Handbuch der mikroskopischen Anatomie des Menschen

Begründet von Wilhelm von Möllendorff

Fortgeführt von Wolfgang Bargmann

7. Band

Harn- und Geschlechtsapparat

5. Teil

Wolfgang Bargmann

Niere und ableitende Harnwege

Mit 181, zum Teil farbigen Abbildungen in 255 Teilbildern

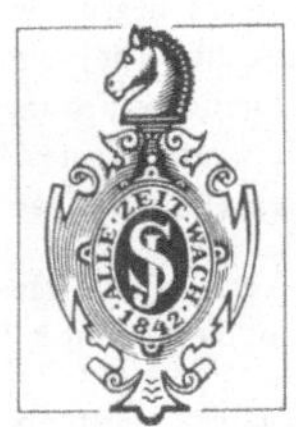

Springer-Verlag Berlin Heidelberg New York 1978

Professor Dr. Drs. h.c. Wolfgang Bargmann

Anatomisches Institut der Universität, Neue Universität, Haus 30, 2300 Kiel

ISBN-13:978-3-642-66837-1   e-ISBN-13:978-3-642-66836-4
DOI:10.1007/978-3-642-66836-4

CIP-Kurztitelaufnahme der Deutschen Bibliothek:
Handbuch der mikroskopischen Anatomie des Menschen
Begr. von Wilhelm von Möllendorff. Fortgef. von Wolfgang Bargmann.
Berlin, Heidelberg, New York: Springer.
Bd. 7, Harn- und Geschlechtsapparat. NE: Möllendorff, Wilhelm von [Begr.]; Bargmann, Wolfgang [Hrsg.].
Teil 5.→Bargmann, Wolfgang: Niere und ableitende Harnwege.
Bargmann, Wolfgang. Niere und ableitende Harnwege. − Berlin, Heidelberg, New York: Springer, 1978.
(Handbuch der mikroskopischen Anatomie des Menschen: Bd. 7, Harn- und Geschlechtsapparat; Teil 5)

Herrn Dr. Drs. h.c. Heinz Götze
zum 65. Geburtstag gewidmet

Inhaltsverzeichnis

1. Einleitung

Seit WILHELM V. MÖLLENDORFF seinen Handbuchbeitrag über den Exkretionsapparat (Bd. VII/1, 1930) vorgelegt hat, sind Jahrzehnte verstrichen, in denen sich unsere Kenntnisse und Vorstellungen über Struktur und Funktion der Niere und der ableitenden Harnwege beträchtlich erweitert und gewandelt haben. Der Fortschritt in der Erkenntnis ist der Anwendung zahlreicher neuer Methoden der Morphologie, Physiologie und Biochemie zu verdanken, deren Ergebnisse in einer nicht mehr zu übersehenden Zahl von Veröffentlichungen niederlegt sind. Es würde illusionär sein, wollte ich eine vollständige Erfassung dieser Literatur anstreben. Die Aufgabe dieses Beitrages soll darin bestehen, dem suchenden Leser als Wegweiser in die ihn interessierenden Gebiete zu dienen.

In der Gliederung weicht diese Darstellung insofern von jener v. MÖLLENDORFFS ab, als sie von der Betrachtung der Architektur der Niere ausgeht, um sich dann der Struktur ihrer Bauelemente unter funktionellen Gesichtspunkten zuzuwenden. Die vergleichende Morphologie der Niere, die in v. MÖLLENDORFFS Abhandlung einen breiten Raum einnimmt, wurde wiederum — diesmal unter Einbeziehung von Wirbellosen — berücksichtigt, da sich die experimentelle Erforschung der Nierenfunktion weitgehend auf das Studium tierischer Exkretionsorgane stützt. Das klassische Werk von HOMER W. SMITH „The Kidney" (1951) zeigt beispielhaft, daß die vergleichende Morphologie das Fundament der vergleichenden Physiologie der Exkretionsorgane bildet, in deren Sicht die strukturellen und funktionellen Besonderheiten der Säugerniere begriffen werden können. Forschungsergebnisse der Pathologie, die v. MÖLLENDORFF noch außer Betracht ließ, werden so weit in die Darstellung einbezogen, wie sie zum Verständnis der normalen Struktur und Funktion der Niere beitragen.

2. Architektur der Niere

Über die gröbere Anatomie der menschlichen Niere unterrichten die Veröffentlichungen von KRAUSE (1969, Lit.), ROUILLER (1969) und GRAY (1973).

2.1. Nierentypen

Folgende *Typen* der Säugerniere (vgl. ROUILLER, 1969) lassen sich unterscheiden, wenn man Zahl und Form ihrer Papillen als Kriterien für eine Systematik wählt: 1. die unipapilläre Niere (*Monotremen,* kleine *Marsupialier, Insektivoren, Nager*), 2. die Leistenniere, die statt einer Papille eine niedrige Erhabenheit aufweist (*Ornithorhynchus, Großkatzen*), 3. die Nieren mit zwei oder mehr Pyramiden, deren jede eine Papille besitzt (*Artiodactyla, Primaten*), 4. die Renculi-Niere (*Eisbär, Fischotter, Waltiere, Robben*); jeder Renculus − beim *Bartenwal* sind es bis zu 3000 − mündet mit einer Papille in einen Nierenkelch (SPER-BER, 1944), 5. die Niere mit Tubi maximi, meistens eine unipapilläre Niere, deren Sammelrohre zum Teil in weite Kanälchen münden (*Equiden, Proboscidea,* SPER-BER, 1944, vgl. hierzu Abb. 1).

Die Zahl der Papillen der *menschlichen* Niere schwankt zwischen 4 und 20, in der Regel sollen 12–14 Papillen ausgebildet sein. Nach INKE et al. (1966), die 375 Nieren untersuchten, kommen in 26% der Fälle 8 Papillen vor, in je 15% 7 oder 9 Papillen, in 10% bzw. 13% 6 oder 9 Papillen, in 4 bzw. 5% je 5 oder 11 Papillen. Bei Werten von 15 und mehr Papillen liegt nicht selten eine Anomalie vor.

Die Kenntnis der *quantitativen Entfaltung* der verschiedenen Nierenstrukturen von Säugetieren hat das Interesse vor allem der Nierenphysiologen gefunden, die sich mit dem Problem der Harnkonzentration unter extremen Lebensbedingungen befassen (vgl. hierzu S. 284). Dafür einige Beispiele: in der Wüste lebende *Nager, Antilopen, Kamel, Giraffe* und *Löwe* besitzen das relativ am stärksten ausgebildete Nierenmark (lange Henlesche Schleifen, S. 6), amphibisch lebende Säuger (*Biber, Wasserratte*) ein schmales Mark (kurze Schleifen). Bei einer Reihe von Wüstennagern, z.B. der *Känguruhratte* (*Dipodomys spectabilis*) und der *Sandmaus* (*Psammomys obesus*), die einen hochkonzentrierten Harn absondern, findet sich eine ungewöhnlich lange Nierenpapille, die weit in den Ureter hinein-reicht (SPERBER, 1944; s. auch SCHMIDT-NIELSEN, 1964; PUROHIT, 1974, KAISS-LING et al., 1975). Bei der Entnahme derartiger Nieren zu Untersuchungszwecken

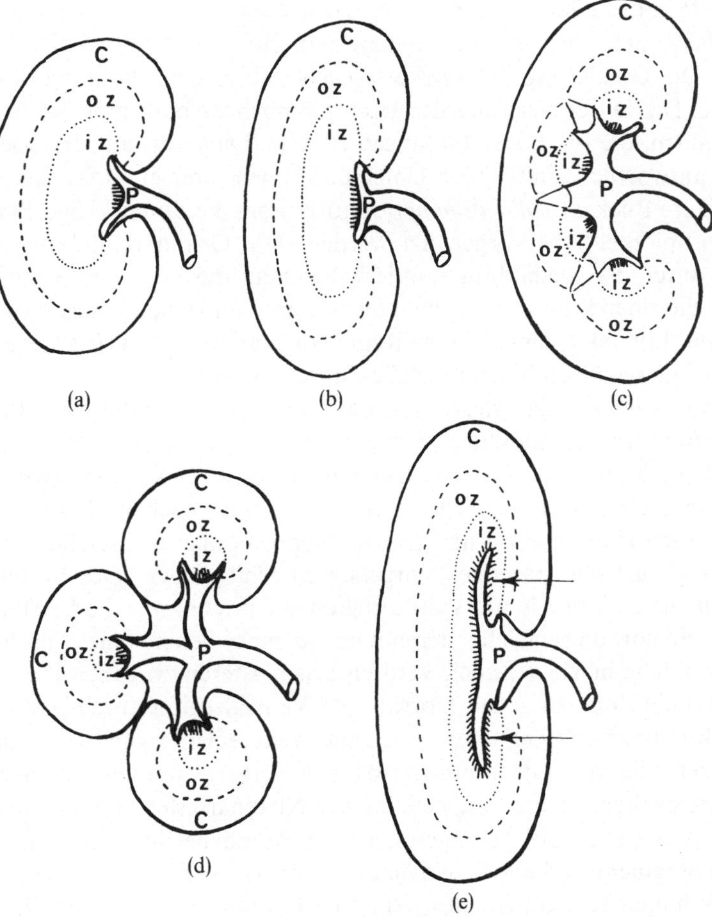

Abb. 1a–e. Typen der Säugerniere. (a) einfache, unipapilläre Niere, (b) Niere mit Leistenpapille („crest kidney"), (c) multipapilläre Niere, (d) Renculi-Niere, (e) Niere mit Tubi maximi. P: Pelvis, oz: Außenzone des Markes, iz: Innenzone des Markes, C: Cortex. (Aus ROUILLER, 1969)

muß man den Ureter in einiger Entfernung vom Nierenbecken durchschneiden, um die Papille nicht zu verletzen. Die Länge der Papille macht sie für Mikropunkturen hervorragend geeignet (zur Methodik: WINDHAGER, 1968).

2.2. Nierenlappung und Gefäßsegmente

Die *fetale Lappung* der *menschlichen* Niere steht zu der Differenzierung des Ureterbäumchens und der topographischen Anordnung der Pyramiden in Beziehung. Nach LÖFGREN (1949, 1956), der 167 normale *menschliche* Nieren untersuchte, umfaßt das Ureterbäumchen 7 Paare von Astbezirken mit je einer dorsalen und ventralen Komponente. Die ersten drei Astbezirke entsprechen dem kranialen Primordiallappen der Niere, die letzten vier dem kaudalen Lappen; letzterer lasse sich noch in zwei kleinere Abschnitte mit je 2 Astbezirkspaaren aufteilen. Die Gliederung in Bezirke spiegelt sich in der Furchung der Nierenoberfläche. Die Differenzierung des Ureterbäumchens bestimmt die Anordnung der Pyramiden, die für Buckelbildungen (*Colliculi majores*) auf der Nierenoberfläche verantwortlich sind. Diese Colliculi können ihrerseits inkonstant auftretende kleinere Buckel (*Colliculi minores*) aufweisen, die durch kleine Pyramidenteile („Pyramidikel") hervorgerufen werden. Die Grundarchitektur der Niere wird also durch die Ausbildung von je 7 dorsalen und ventralen Komponenten bestimmt, die einen kranialen, einen intermediären und einen kaudalen Nierenbereich bilden. LÖFGREN schildert eine Reihe von Varianten (s.a. INKE et al., 1966), die sich auf dieses Grundschema zurückführen lassen.

In der Erwartung, daß der durch das räumliche Verhalten der Pyramiden (Lobi) bestimmten Architektur der Nieren ein einigermaßen konstantes *Gefäßmuster* entspricht, waren zahlreiche Untersucher (Lit. bei KRAUSE, 1969) bemüht, das Vorhandensein von *arteriellen Nierensegmenten* nachzuweisen und damit dem Chirurgen eine Orientierung für die Nephrotomie an die Hand zu geben, d.h. ein möglichst blutsparendes Vorgehen zu ermöglichen. Der Verteilung der Pyramiden auf die Dorsal- und Ventralregion entspricht zwar die Existenz zweier arterieller Versorgungsgebiete, deren Grenze nicht selten eine Furche in der Nierenoberfläche markiert, doch wird entgegen älteren Angaben (Lit. bei LÖFGREN, 1949) die Zone zwischen Dorsal- und Ventralregion durch Arterien überbrückt (HOU-JENSEN, 1930, u.a.). Auch die weitere Untergliederung der Niere in Provinzen, die von intramuralen Arterien versorgt werden (*Segmente*) stößt auf Schwierigkeiten, da die Verzweigung der Nierenarterien stark variiert. Dementsprechend weichen die Aussagen über die räumliche Situation und Zahl der sog. Nierensegmente erheblich voneinander ab (s. auch S. 2). WOZNIAK et al. (1972) z.B. halten es nicht für möglich, eine bestimmte Zahl arterieller Nierensegmente anzugeben.

2.3. Das Nierenläppchen

Die Tatsache, daß innerhalb der Nierenpyramiden etwa vorhandene architektonische Untereinheiten nicht durch Bindegewebssepten umgrenzt oder wenigstens durch bindegewebige Verstärkungen in ihren Umrissen markiert werden, hat die Definition eines Nierenläppchens erheblich erschwert. Üblich sind Formulierungen wie die von BLOOM und FAWCETT (1968), wonach die Einheiten aus Markstrahl und zugehörigem Rindengewebe als Nierenläppchen betrachtet werden können, obwohl sie nicht durch Bindegewebe voneinander getrennt werden, wie dies in den Drüsen der Fall ist. Andere Lehrbuchautoren verzichten darauf, einen Lobulus als Untergliederung der Pyramide, des einstigen Renculus, zu charakterisieren. Der Auffassung, der Markstrahl bilde jeweils die Achse eines Läppchens, stellt V. MÖLLENDORFF (1930) die Konzeption des *Gefäßläppchens* entgegen. Als Gefäßläppchen bzw. Gefäßeinheit beschreibt er jenen Gefäßkomplex im Nierengewebe des Menschen, dessen corticaler Abschnitt von der die Glomerula speisenden Arterie (*A. lobularis*) und der *V. lobularis* axial durchzogen wird, während den zugehörigen Markabschnitt die Gefäßbüschel der *Vasa recta* durchsetzen. KRIZ (1967) bestätigt nicht nur die entsprechenden Befunde v. MÖLLENDORFFS für die Nierenrinde der *Ratte* in vollem Umfang, sondern wendet den Begriff „Gefäßläppchen" auch auf die Architektonik des Markes an. In der Rinde wird das Zentrum der Gefäßläppchen von den *Vasa interlobularia* gebildet, im Mark von einem Gefäßbüschel, den *Vasa recta*, die sich bis in die Innenzone erstrecken (s. auch TRUETA et al., 1947; weitere Lit. bei KRIZ, 1967). Dieses Markbüschel wird zunächst von venösen *Vasa recta* und den absteigenden Schenkeln der Henleschen Schleifen umgeben.

Es fragt sich, ob die Bezeichnung „Gefäßläppchen" berechtigt ist, da man unter Läppchen epithelial gebauter Organe allgemein epitheliale Bildungen versteht, durch deren organotypisches Wachstum eben diese Epithelverbände entstanden sind. Martin HEIDENHAIN (1937) ist denn auch „nicht bereit, mit von MÖLLENDORFF das architektonische Prinzip der Niere auf die Gefäßverteilung zurückzuführen und z.B. in der Rinde besondere Gefäßläppchen anzuerkennen". Die Lage der Gefäße sei „sekundär abhängig von dem Aufbau der epithelialen Formationen". Überdies seien die *Aa. interlobulares* reichlich baumartig verzweigt, „so daß die Konstruktion besonderer Gefäßläppchen nicht mehr möglich ist, welche irgendwie ausschlaggebend sein könnten für den Aufbau der Drüsensubstanz" (M. HEIDENHAIN, 1937, S. 61/62). Nach HEIDENHAIN hängt die räumliche Anordnung der Nephrone unmittelbar von der fortlaufenden radialen Spaltung der Sammelröhren ab. Auch das Studium der postnatalen Entwicklung der *Ratten*niere läßt erkennen, daß die epithelialen Strukturen die führende Rolle in der Gestaltung der Organarchitektonik spielen (SPELLER u. MOFFAT, 1977, Lit.). Hier bilden die Gefäßbündel nicht die Achsen, um die herum sich die Kanälchen gruppieren. Vielmehr dringen die Blutgefäße in die Räume vor, die sich zwischen den zuvor angelegten und sich ausbildenden Tubuli befinden — ein Vorgang, der etwa vier Wochen nach der Geburt zum Abschluß kommt.

Trotz der Einwände, die sich gegen den Begriff „Gefäßläppchen" erheben lassen, kommt dem Konzept v. MÖLLENDORFFS das Verdienst zu, Besonderheiten der vaskulären Gliederung der Niere deutlich sichtbar gemacht zu haben, deren wichtige Rolle bei der Harnbereitung später erkannt wurde (vgl. S. 283).

Nach INOUYE (1931) leitet sich das Läppchen der Säugerniere als „sekundäres Läppchen" von dem „primären Läppchen" der Pfortaderniere der Reptilien ab, dessen Zentrum die *A.* und *V. intralobularis* durchsetzt. Die intralobulären Arterien entsenden die *Vasa afferentia* der Glomerula, die Harnkanälchen ziehen zur Läppchenperipherie, wo sie in die Sammelgänge münden. Die Seitenästchen der Nierenpfortader, die *Vv. interlobulares*, versorgen die Randzonen der Läppchen; sie stehen durch Kapillaren mit den *Vasa efferentia* in Verbindung. In vergleichend-anatomischer Sicht beruht die Entwicklung der sekundären Läppchen der Säugerniere nach INOUYE auf der Verschmelzung benachbarter Hälften je zweier primärer Läppchen, wobei die ursprünglich intralobulären Arterien zu *Aa. interlobulares* werden.

2.4. Architektur des Markes der Säugerniere

Aus dem geordneten Nebeneinander verschieden langer und verschieden struktu-
rierter Epithelrohre ergibt sich, wie PETER (1909) gezeigt hat, eine Gliederung
des Markes in Zonen und Streifen (s. auch v. MÖLLENDORFF, 1930). Die *Innenzone des Markes* der menschlichen Niere wird durch die Sammelrohre und
ihre Verzweigungen sowie die dünnen Abschnitte langer Henlescher Schleifen
gebildet, die *Außenzone* durch Sammelrohre, gerade Teile der Hauptstücke und
Überleitungsstücke einschließlich der geraden Teile von Mittelstücken, also Abschnitte der Henleschen Schleifen. An der Grenze zwischen Außen- und Innenzone geht das Überleitungsstück in das Mittelstück über. Die Außenzone läßt
sich in einen *Außen-* und *Innenstreifen* unterteilen; die unscharfe Grenze zwischen
beiden Streifen bilden die Übergänge zwischen Hauptstücken und dünnen Schlei-
fenteilen (Überleitungsstücke). Breite und Struktur der Zonen und Streifen werden vor allem durch die Entfaltung der Rinde und durch die Gestalt der Nephrone, damit durch die Länge der Schleifen bestimmt, ist also je nach Tierart
unterschiedlich, wie PETER am Beispiel der Niere von *Mensch, Schwein, Katze*
und *Kaninchen* darlegt. Eine Besonderheit der Niere der *Maus* besteht in der
Ausbildung eines *innersten Streifens* („innermost stripe") zwischen Innenstreifen
und Innenzone (KRIZ u. KOEPSELL, 1974), der fast ausschließlich Schenkel langer
Henlescher Schleifen enthält.

Die Erkenntnis, daß in den Kanälchen des Nierenmarks Harn konzentriert
wird, und die Vorstellung, dieser Vorgang laufe nach den Gesetzen des *Gegen-
stromprinzips* ab (vgl. hierzu KRIZ u. LEVER, 1969; Lit., ferner S. 283), hat das
Interesse an der Markarchitektur aufleben lassen; ihre Aufklärung ist nicht
zuletzt für den Experimentator von Bedeutung. Eine sorgfältige Darstellung
der Niere der *Ratte*, die Nephrone verschiedenen Typs enthält — nämlich kurze
und lange —, ist KRIZ et al. (1972) zu verdanken. Die Autoren untersuchten
Nephrone, deren topographisches Verhalten infolge ihrer Füllung mit einem
Kunststoff durch Schnittserien hindurch verfolgt werden konnte. Die oberflächlichen und die inmitten der Rinde liegenden Nephrone besitzen kurze, die juxtamedullären Nephrone dagegen lange Henlesche Schleifen (Abb. 2). In den Markstrahlen und im Außenstreifen des Marks verlaufen Strecken der Schleifen parallel zueinander, nahe dem zugehörigen Sammelrohr. Etwa an der Grenze des
Innenstreifens zur Innenzone des Marks liegen die Umbiegungsstellen der kurzen
Schleifen; ihre aufsteigenden Schenkel begleiten die Sammelrohre in geringem
Abstand. Die absteigenden Schenkel der langen Schleifen, die zu den juxtamedullären Nephronen gehören, ziehen durch den Außen- und Innenstreifen der Außenzone hindurch und durchsetzen die Innenzone, um erst in deren Tiefe in
die aufsteigenden Schenkel umzubiegen. Die dicken Abschnitte der langen Schleifen lassen sich durch den Innen- und Außenstreifen verfolgen. Die Abb. 131a
und b zeigen, wie verschieden die Strukturmuster des Marks sind, je nach
der Markzone, der die Schnitte entstammen. Über die Beziehungen der Schleifen
zu den Blutgefäßen (vgl. auch S. 283) unterrichtet die Abb. 137.

Da das System der Henleschen Schleifen bei der Konzentration des Harnes
eine entscheidende Rolle spielt, und da die quantitative Ausbildung der Schleifen

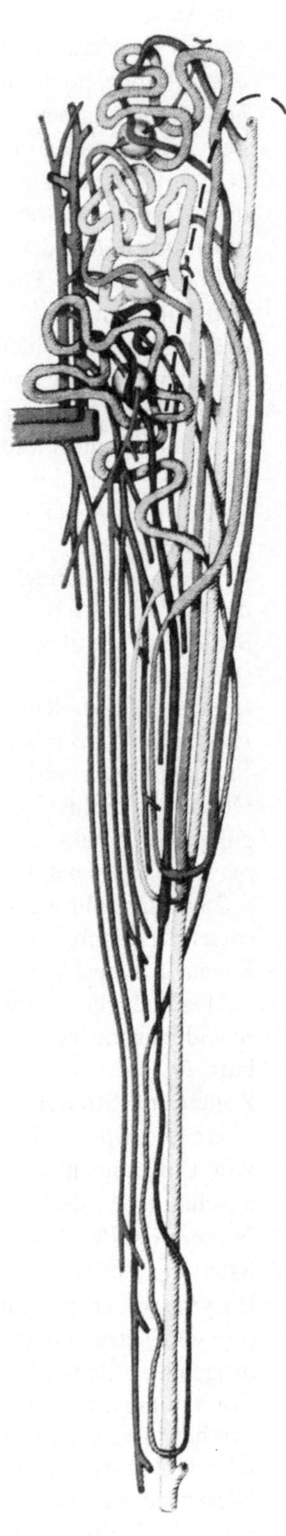

Abb. 2. Schema der Nierenarchitektur (*Ratte*). Grün ein oberflächliches, gelb ein in Rindenmitte gelegenes, braun ein juxtamedulläres Nephron. Absteigende Schenkel der Henleschen Schleife
und distale Kanälchenabschnitte dunkler als proximale Tubulus-
segmente und absteigende Schenkel getönt. Sammelrohr graublau.
Arterielle Gefäße rot, venöse blau. Gestrichelte Linie im Cortex:
Markstrahl. Die Strukturen sind in der Transversalen etwa 50 ×, in
der Longitudinalen etwa 35 × vergrößert. Die lange Henlesche
Schleife (braun) erstreckt sich über rund 2000 µm in die innere
Markzone. (Aus KRIZ et al., 1972)

die Architektur der Niere wesentlich prägt, verdienen Untersuchungen an den Nieren von Säugern besonderes Interesse, die wie die Wüstenmaus *Psammomys obesus* einen hochkonzentrierten Harn produzieren (vgl. auch S. 285). Entgegen den Angaben von SPERBER (1944) und LECHÈNE et al. (1966) besteht der Schleifenapparat von *Psammomys* nach den Befunden von KAISZLING et al. (1975) nicht nur aus langen Henleschen Schleifen, die in die Innenzone des Marks hineinreichen, sondern wird wie bei *Ratte* und *Maus* von zwei Nephrontypen gebildet, nämlich solchen mit kurzen (66%) und solchen mit langen (34%) Schleifen. Die Glomerula der kurzen Nephrone liegen in der äußeren und mittleren Region der Rinde, deren dicht beisammenliegende Nierenkörperchen 4–5 Lagen bilden, während die Glomerula der langen Nephrone der juxtamedullären Rinde angehören. In dem kräftig ausgebildeten Mark fällt die Gliederung in zwei Kompartimente auf, nämlich riesige *Gefäßbündel* (Abb. 163, giant vascular bundles) und zwischen ihnen gelegenen Regionen (interbundle regions). Für diese Nierenkompartimente möchte ich die Bezeichnungen „*Fasciculus vasorum*" und „*Regio interfascicularis*" vorschlagen, deren ich mich im folgenden bediene.

Die Gefäßbündel enthalten dünne absteigende Schenkel der kurzen Schleifen, die 44–51% der Bündelstrukturen ausmachen. Die dünnen Schenkel der kurzen Schleifen verlaufen innerhalb der Gefäßbündel durch den Innenstreifen, verlassen die Bündel und setzen sich in der interfaszikulären Region innerhalb der Innenstreifen in den aufsteigenden Schenkel fort (Abb. 163). Die *Regio interfascicularis* wird von beiden Schenkeln der langen Schleifen zusammen mit den Sammelrohren und aufsteigenden Schenkeln der kurzen Schleifen durchzogen. Die langen Schleifen dringen tief in die Innenzone ein, wo viele ihrer Umbiegungsstellen nahe an die Papillenspitze heranreichen. Die Innenzone des Nierenmarks von *Psammomys* wird fast gänzlich vom Nierenbecken umfaßt (s. ferner S. 284), das zahlreiche lakunenartige Fortsätze bis in die Nähe der Gefäßbündel entsendet (Abb. 163). Über die Morphologie der Niere der Australischen *Känguruhmaus* (*Notomys alexis*) siehe MAJID und GLASGOW (1974).

Da sich die Nierenkanälchen nicht nur morphologisch voneinander unterscheiden, sondern auch eine je nach Segment verschiedene zytochemisch darstellbare *Enzymausstattung* besitzen, ergeben sich Differenzen im Reaktionsbild der Zonen und Streifen. Die Zahl der Veröffentlichungen über die Zytochemie der Niere ist zwar erheblich – schon LONGLEY (1969) legte eine mehrseitige Tabelle von Enzymnachweisen in der Niere vor –, doch vermitteln nur wenige ein anschauliches Bild von der Zuordnung der Enzymmuster zur Architektur der Niere. Als Beispiel für eine „chemische Anatomie" sei die Darstellung von STERNBERG et al. (1956) erwähnt (Abb. 13), die sich auf die Verteilung oxydativer Enzyme in der Niere der *Ratte* bezieht; ihr Nachweis stützt sich auf die Reduktion von Tetrazoliumsalzen (Formazanbildung), die auf der Aktivität dem Dehydrogenasesystem angehörender Enzyme beruht. Da STERNBERG et al. von einer Vorstellung über die mikroskopische Anatomie der *Ratten*niere ausgehen, die den heutigen Erkenntnissen nicht mehr entspricht, wäre eine erneute zytochemische Untersuchung des Organs unter Berücksichtigung der Angaben über die Nierenarchitektur erwünscht, die KRIZ et al. (1972) vorgelegt haben (vgl. Abb. 2). MÜHLENFELD (1969) weist bereits darauf hin, daß die Behauptung von Sternberg et al. (1956), die *Ratten*niere besitze keine Markstrahlen, den Tatsachen nicht entspricht.

2.5. Die Pfortaderniere der Vögel

Der langgestreckte Metanephros der Vögel, eine Pfortaderniere (s. 245), gliedert sich makroskopisch in drei Abschnitte verschiedener Größe, die durch Einschnürungen gegeneinander abgesetzt sind. Diese Abschnitte (Abb. 3) werden als kranialer, mittlerer und kaudaler Lappen („division") bezeichnet (Krause, 1922; Feldotto, 1929; v. Möllendorff, 1930, Lit.; Sperber, 1960; Braun u. Dantzler, 1972, u.a.), entsprechen aber nicht den Lobi der Säugerniere s.u. (vgl. auch Siller u. Hindle, 1969, *Huhn*). Eine longitudinal verlaufende, exzentrisch gelegene Furche trennt am hinteren und mittleren Lappen einen größeren lateralen Organabschnitt von einem kleineren medialen. Die Furche, der Nierenhilus, setzt sich auf die mediale Kante des vorderen Lappens fort. Der Ureter tritt aus dem Hilus des Vorderlappens aus, verläuft ventral in der Längsfurche und erhält auf seinem Wege zur Kloake Zuflüsse aus dem mittleren und kaudalen Lappen der Niere; er mündet lateral in die Kloake (zur Entwicklung vgl. Waldeyer, 1931). Über die Versorgung der drei Nierensegmente durch drei Arterien und über das Venensystem der Niere (S. 245) s. Siller und Hindle (1969), Akester (1964) und Jones und Johansen (1972).

Jeder der sog. Lappen besteht aus etwa keulen- oder pyramidenförmigen *Lobuli*, deren gewölbte Oberflächen eine deutliche Buckelung des Nierenreliefs hervorrufen (Abb. 3). Nach Johnson und Mugaas (1970) sowie Johnson et al. (1972) sind die Lobuli verzweigte Gebilde, die sich um die Äste der *V. renalis efferens* (Zentralvenen) gruppieren. Ihre Länge schwankt zwischen etwa 1 mm und 18 mm. Die vielfach in Windungen und unter Winkelbildung verlaufenden, sich verjüngenden Fortsätze der Lobuli, die Sammelrohre verschiedenen Kalibers enthalten, erreichen den Ureter im Nierenhilus. Die starke Auffächerung des Sammelrohrsystems in Strähnen führt dazu, daß man auf Schnittpräparaten inselhafte Bezirke von Markgewebe neben Läppchenanschnitten findet, die aus Rindengewebe bestehen. Johnson und Mugaas (1970) sowie Shoemaker (1972) sprechen deswegen von „cortical lobules" und „medullary lobules" (Markläppchen, Feldotto, 1929), Bezeichnungen, die eine unzutreffende Vorstellung von der Nierenarchitektur suggerieren; die Unterscheidung von Rinden- und Markläppchen läßt die Kontinuität von Rinde und Mark außer Betracht. Es leuchtet jedoch ein, wenn Johnson et al. (1972) jenen Nierenabschnitt als *Lobus renalis* definieren, der Aufzweigungen eines sekundären Ureterastes und die seinen Endästen zugeordneten Rindenläppchen umfaßt. Zu den wesentlichen Unterschieden in der Bauweise von Metanephros der Säuger und der Vögel gehört also die Tatsache, daß die Säugerniere ein kompaktes, die der Vögel ein dendritisch in Stränge („Markzylinder") aufgegliedertes Mark besitzt.

Untersuchungen von Sperber (1960) sowie Braun und Dantzler (1972, *Lophortyx gambelii*) haben gezeigt, daß die Rinde der Vogelniere *Nephrone verschie-*

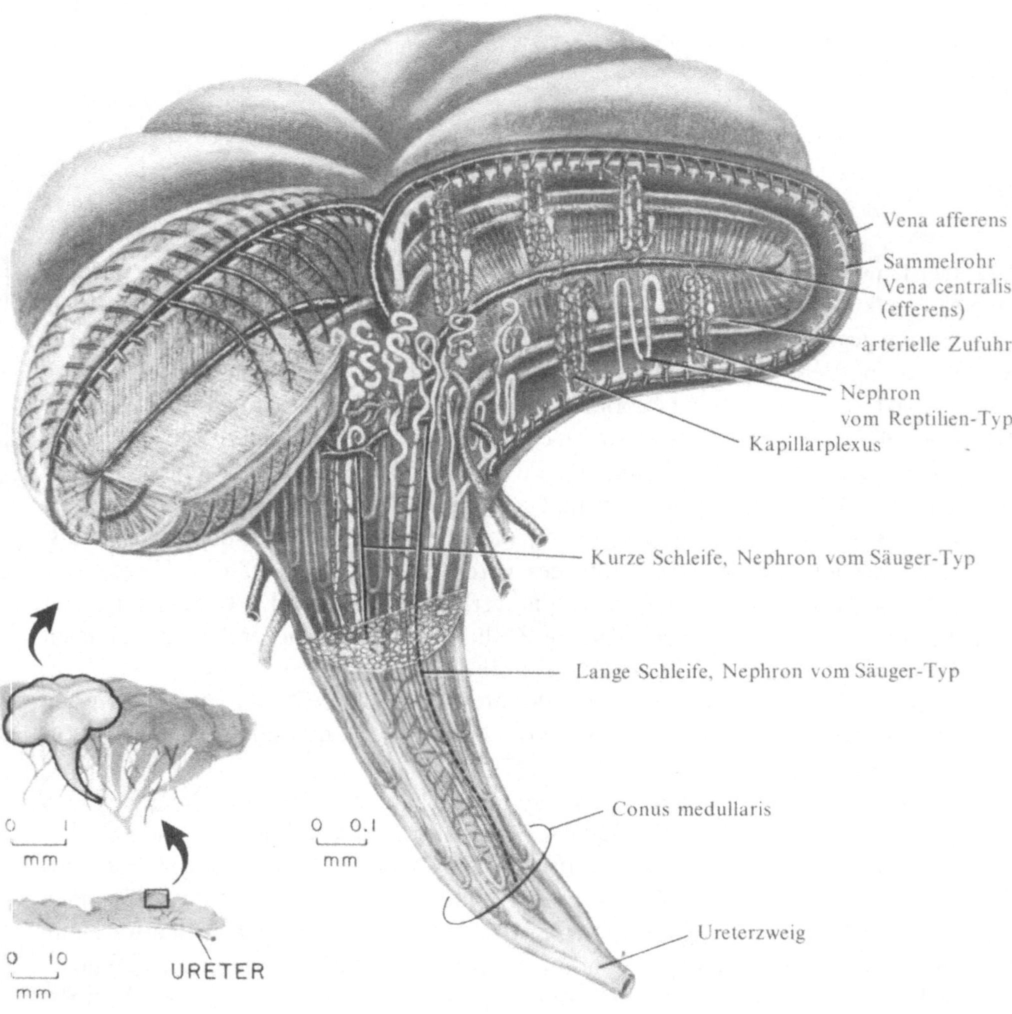

Abb. 3. Dreidimensionales Schema der Vogelniere. (Aus BRAUN u. DANTZLER, 1972; vergrößerte Wiedergabe)

denen Typs enthält, die jeweils eine besondere Lage im Cortex einnehmen. Schleifenlose Nephrone vom Reptilien-Typus, die etwa 3–4mal gewunden sind, umgeben die Zentralvene des Läppchens (*V. efferens*). Mit Annäherung an die markwärtige Region der Läppchen treten vermehrt Nephrone vom Säugertypus auf, die windungsreicher sind und Segmente besitzen, die den Henleschen Schleifen entsprechen. Die Nephrone vom Reptilien-Typus münden mit hellen Verbindungsstücken rechtwinklig in Sammelröhrchen, die an der Peripherie des zylindrischen perivenösen Läppchenbezirkes liegen. In das Innere des Lobulus treten mindestens 2 Arterien ein, aus denen die afferenten Arteriolen entspringen. Die postglomerulären Arteriolen leiten in das peritubuläre Kapillarnetz über. Die afferenten Venen, die dem Pfortadersystem der Niere entstammen, verlaufen

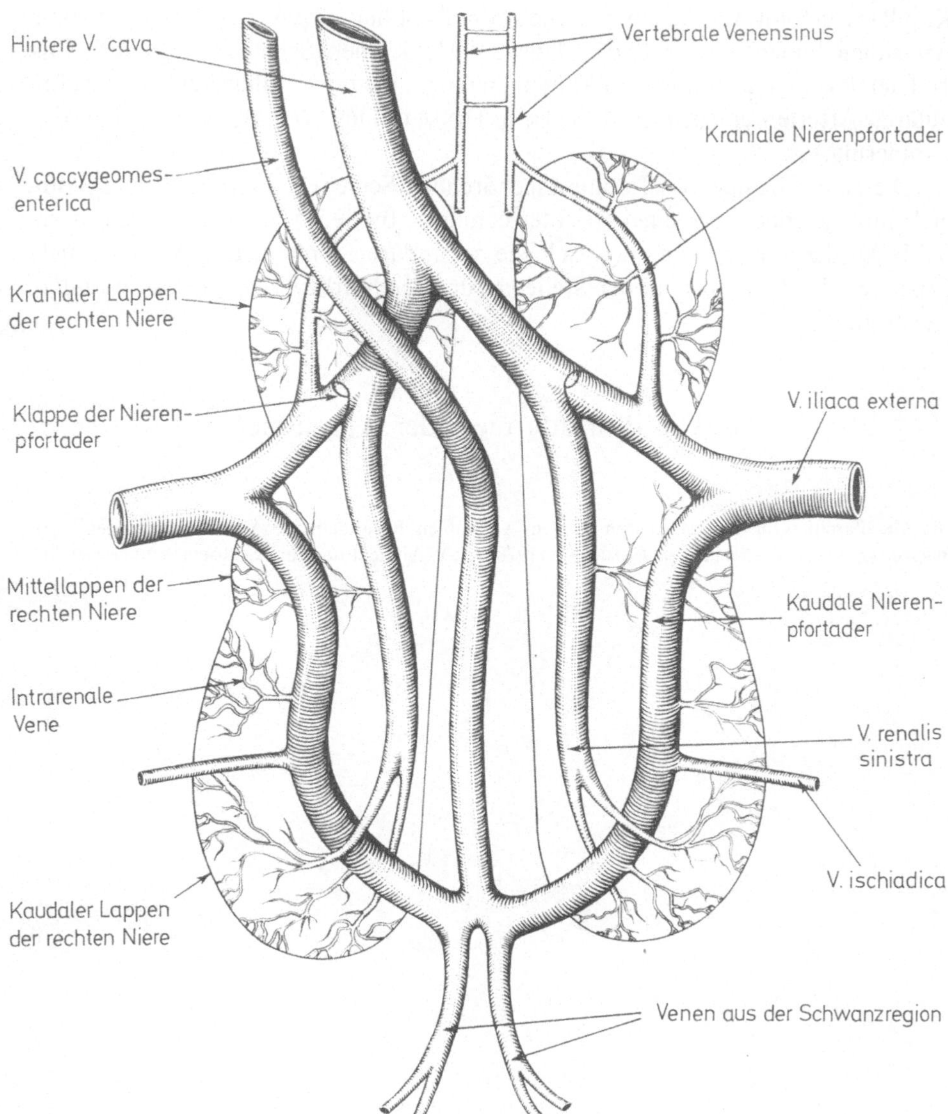

Abb. 4. Ventralansicht der Niere des *Haushuhns* und der mit ihr verbundenen Hauptvenen. (Aus AKESTER, 1967)

in der Peripherie jedes Rindenzylinders und geben rechtwinklig Äste zum intertubulären Kapillarsystem ab.

Die längeren Nephrone, die in der gleichen Weise wie die Säugernephrone segmentiert sind und Schleifen mit dünnen und dicken Schenkeln besitzen, sind stets weiter von der Nierenoberfläche entfernt. Zwischen ihnen und den Kanälchen vom Reptilien-Typus bestehen Übergangsformen. Die längeren Nephrone werden von denselben Arterien wie die kürzeren versorgt. Die Nierenkörperchen der Nephrone vom Säugertypus fallen durch größeres Volumen und ein stärkeres Kapillarkonvolut, verglichen mit jenen vom Reptilien-Typus, auf. Ihre efferenten Arteriolen bilden *Vasa recta*, welche die Henleschen Schleifen begleiten. Ein Teil der *Vasa recta* stammt aus kurzen Gefäßen, die unmittelbar aus den intralobulären Arterien entspringen (SILLER u. HINDLE, 1969, *Huhn*); sie umgehen die Glomerula.

Die einer Gruppe von Lobuli angehörenden Schleifen, *Vasa recta* und Sammelrohre werden von einer trichterförmigen Bindegewebshülle umschlossen (Abb. 3), die dort beginnt, wo sich die sekundären Ureteräste gabeln (s. auch EMERY et al., 1972), also an der Stelle, an der der Markzylinder (*Conus medullaris*) beginnt.

2.6. Die Pfortaderniere der Amphibien

Die Gefäßarchitektur des Mesonephros von Amphibien behandeln die Veröffentlichungen von BERTON (1964) sowie MORRIS u. CAMPBELL (1978, Lit.). Ältere Literatur: v. MÖLLENDORFF (1930).

3. Zur Entwicklung der Niere

3.1. Induktion und Nierenentwicklung

Aus zahlreichen Beobachtungen geht hervor, daß die Entwicklung der Nephrone des Mesonephros (*Hühnchen*, BISHOP-CALAME, 1965, 1966) und des Metanephros (GROBSTEIN, 1955) durch Induktoren in Gang gesetzt wird. Als Voraussetzung ihres Wirkens ist der enge Kontakt der Verzweigungen des Wolffschen Ganges bzw. der Ureterknospen mit dem mesenchymalen Nierenblastem angesehen worden (Lit. bei DU BOIS, 1969). Experimentell kann auch das Mesenchym der Lunge und anderer Organe zur Bildung von Nephronen induziert werden (BISHOP-CALAME, 1965). Die Entstehung von Kanälchen im Nachnierenblastem läßt sich ferner durch embryonales Rückenmark hervorrufen, das seine induzierende Wirkung durch Filterporen hindurch entfaltet (GROBSTEIN, 1956, *Maus*). Dieser Versuch spricht dafür, daß der Induktion nicht ein unmittelbarer Kontakt der Gewebe zugrunde liegt, sondern die Einwirkung von kleinen Partikeln oder gelösten Stoffen. Auch das nierenbildende Mesenchym besitzt induktorische Fähigkeiten: in vitro löst es die Verzweigung der Ureterknospe aus (GROBSTEIN, 1955, *Maus*embryo; CALAME, 1961, *Hühner*embryo).

Mit der induktorischen Aktivität des Wolffschen Ganges bzw. der Ureterknospe und ihrer Sprossen und mit den anschließenden Differenzierungsvorgängen lassen sich enzymzytochemische Befunde in Verbindung bringen; bei der Induktion kommt es anscheinend zur Passage von Enzymen von einem Gewebe zum anderen. Der Wolffsche Gang des 75 Std alten *Hühner*embryos zeichnet sich durch starke Reaktion auf unspezifische saure Phosphomonoesterase (JUNQUEIRA, 1951; TURCHINI u. CATAYEE, 1964) aus, während die benachbarten Mesenchymzonen etwa 75% ihrer Aktivität eingebüßt haben. Das Enzym ist vermutlich aus dem Mesenchym der Zoelomwandung in das Epithel des Wolffschen Ganges überführt worden. Nach DU BOIS (1969, *Hühner*embryo) folgt der Ausbreitung der Phosphomonoesterase die Lokalisation des Glykogens. Der Wolffsche Gang und die Urnierenkanälchen des 116 Std alten Keimlings weisen ebenfalls eine sehr starke Reaktion auf Phosphomonoesterase auf, während die Diastasereaktion der Glomerula deutlich abgeschwächt ist und das umgebende Mesenchym keine Phosphatasereaktion gibt. Ebenso sind die Ureterknospen durch eine bemerkenswert starke Reaktion auf Phosphomonoesterase ausgezeichnet. Beobachtungen an organotypischen *Gewebekulturen*, die sich aus Nachnierenblastem der *Maus* unter der Einwirkung von Rückenmark als Induktor entwickelt hatten, sprechen dafür, daß das Auftreten der Laktatdehydrogenase ein Ausdruck der beginnenden Zelldifferenzierung ist (KOSKIMIES, 1967).

3.2. Die Entwicklung der Niere als Gegenstand der synthetischen Morphologie HEIDENHAINS

Nach Martin HEIDENHAIN (1937) wird die morphologische Analyse der Organe durch verschiedene Zielsetzungen bestimmt. Die Gestaltung von Objekten der Biomorphologie stellt ihre Betrachter einmal vor das „Problem der Formenphysiologie, wobei die Zwecklosigkeit bzw. die Eigenart vieler Formgebungen deutlich in Erscheinung tritt". Gemeint ist die Erfassung der inneren Eigengesetzlichkeit, nach der eine Architektur des Lebendigen gestaltet wird, ein Vorgang der Modellierung, bei dem „die physiologische Zweckdienlichkeit, oder die Anpassung an die Lebensumstände oftmals die geringere Rolle spielt". Die Mehrzahl der Morphologen interessiere freilich die Suche nach Formen als „Ausdruck einer Notwendigkeit im Sinne der Betriebsphysiologie". Gerade für die Erkenntnis des Aufbaus der Niere sei aber „die begriffliche Scheidung zwischen den unerläßlichen Bedingungen der Formenphysiologie einerseits und der Zweckbestimmung besonderer Teile andererseits" von außerordentlicher Bedeutung. HEIDENHAIN schließt mit seinem Buch über die Niere die Reihe seiner Studien zur synthetischen Morphologie ab, mit denen er sich bemüht, einen Überbau über die ihm atomistisch erscheinende Zellenlehre zu errichten. Die Vermehrung vielzelliger geweblicher Systeme durch unvollständige Teilung, Spaltung und durch Knospung führe zur Bildung in sich zusammenhängender Gewebekomplexe, von Systemen höherer Organisation; so entstehen bei der Teilung von Drüseneinheiten (Adenomeren) unter Erhaltung ihres Zusammenhanges Drüsenbäumchen, die sich tierischen Stockbildungen vergleichen lassen.

Das großartige, auf eine Fülle von Beobachtungen gegründete Gedankengebäude der theoretischen Morphologie HEIDENHAINs hat nicht die Beachtung gefunden, die es nach meiner Ansicht verdient; ihm wurde das Denken „in funktionellen Systemen" vorgezogen (vgl. hierzu L. V. BERTALANFFY, 1949). Diese Tatsache dürfte mit dafür verantwortlich sein, daß HEIDENHAINS Aussagen über die Tektonik der Niere weithin unberücksichtigt blieben. In neuerer Zeit hat sich lediglich OLIVER (1968) eingehend mit HEIDENHAINS Formenlehre — auch unter Würdigung ihrer philosophischen Hintergründe — am Beispiel der Niere auseinandergesetzt.

Die Niere des *Menschen* läßt sich nach HEIDENHAIN als ein „schalenförmiges Hohlorgan mit einem weiten Binnenraum (dem primären Sinus) und enger Eingangspforte (Hilus, s. Porta renis)" auffassen, dessen Wandung die Form eines Gewölbes besitzt, in das die Renculi wie etwa keilförmige Bausteine eingefügt seien. Aus der Tatsache, daß in der Niere des Erwachsenen „bald wenige, bald viele Renculi vorhanden sind und daß unter diesen zahlreiche Zwillings- und andere Mehrlingsbildungen in jeder Ausführung vorkommen", ergebe sich die Teilkörpernatur der Renculi. Diese Teilkörper werden je nach den Umständen der Entwicklung bald mehr, bald weniger häufig in Sammelrohre aufgespalten. Anfänglich sind nur 6 Stammröhren und entsprechend 6 Sammelrohrbäumchen vorhanden, doch werden diese bald bis auf die Nierenpapille durchgespalten. Die erste Spaltung gehe von der untersten Gabelungsstelle des durch Knospung entstandenen Bäumchens aus. Schließlich mag die Zahl der Ductus papillares 150–200 betragen, „so daß eine vielfältige Zerlegung und starke Vermehrung der Sammelrohrbäumchen statthat, welche aus diesem Grunde in der Teilkörperreihe der Niere als Histosysteme einer bestimmten Größenordnung zuzurechnen sind". Die Sammelröhren innerhalb jedes einzelnen Renculus mögen peripher mit einigen tausend Würzelchen beginnen.

Die Aufspaltung der Sammelröhren läßt HEIDENHAIN von ihren blinden Enden (Ampullen) ausgehen. Das durch Spaltung entstehende Sammelrohrsystem bestimmt „den formalen Typus der Niere", „d.h. die Entwicklungsphysiologie beherrscht das Bild der Tektonik, weil eben das radialsymmetrische System des Organs lediglich eine Auswirkung der Spaltungsvorgänge ist" (HEIDENHAIN, 1937, S. 62). Das Endprodukt der Teilung und Synthese ist der spezifische Bauplan der Niere des Erwachsenen „nach Maßgabe der Vermehrung der Renculi, welche rindenwärts durch die Plicae corticales (Columnae renales, d. Ref.) in dauerndem Zusammenhang bleiben" (HEIDENHAIN, 1937, S. 263). Die Nephrone als Träger der Betriebsfunktion passen sich mit ihren Schleifen in den „entwicklungsphysiologisch gegebenen Grundriß des Organs" ein.

Die Aussagen HEIDENHAINS zur Tektonik der Niere, die hier nur in kurzem Abriß wiedergegeben werden können, sind durch zahlreiche sorgfältige Beschreibungen und mustergültige Abbildungen der einzelnen Entwicklungsstadien belegt, die der Autor an histologischen Schnittpräparaten studierte. An der Deutung der Befunde ist jedoch Kritik geübt worden, ebenso daran, daß HEIDENHAINS Material wichtige junge Entwicklungsstadien nicht umfaßt. Die Mehrzahl der Untersucher huldigt im Gegensatz zu HEIDENHAIN der *Reduktionstheorie*, die folgendes aussagt: Ureternahe Sammelröhren werden unter Erweiterung und Verschmelzung in das embryonale Nierenbecken einbezogen (FELIX, 1905), wobei die sie trennenden Epithelsporne abgebaut werden (SONNTAG, 1943); bei der *Maus* hat LUDWIG (1949) epitheliale Septen oder Trennungsfalten übrigens vermißt. Ferner hat FUCHS (1933) festgestellt, daß Mitosen in größerer Zahl an den Basen und Endauftreibungen (Ampullen) der Sammelrohre auftreten und damit wahrscheinlich gemacht, daß die Vermehrung der Sammelrohre auf Aussprossung aus den Endampullen und nicht auf Spaltung beruht. Den Veröffentlichungen von FUCHS (1933) und SONNTAG (1943) war die eingehende Kritik von PETER (1927) an früheren Nierenstudien von HEIDENHAIN (1923) vorausgegangen.

Widerspruch gegen HEIDENHAINS im Formalen zunächst einleuchtende Konzeption von der Gestaltung der Niere meldet sich auch dort, wo sich der Autor den Beziehungen zwischen Architektur und Funktion („Betriebsphysiologie") zuwendet. Es ist aus dem Wissensstand seiner Generation (1864–1949) heraus erklärbar, daß er die Nephrone „als die im engeren Sinne funktionierenden Teile", die Sammelrohre als „zeitlebens physiologisch inaktiv" auffaßt und meint, die Niere könnte wegen der Harnsekretion „sehr wohl ähnlich gebaut sein wie die Speicheldrüsen" (HEIDENHAIN, 1937, S. 253). Wir wissen heute, daß sich das System der Sammelrohre an der Harnbereitung beteiligt und daß die Parallelisierung seiner einst für inaktiv gehaltenen Kanälchen dem Stoffaustausch mit den angrenzenden Blutgefäßen dient (Gegenstromtheorie, vgl. S. 179f.). Die von HEIDENHAIN für reine Wachstumstektonik gehaltene Architektur der Niere erfüllt also eine wichtige Aufgabe bei der Harnbereitung. Unberücksichtigt blieben bei HEIDENHAIN die Induktionsvorgänge, die zur Differenzierung der Nephrone als den Abkömmlingen des Nierenblastems führen.

3.3. Histogenese der Niere

Die Erörterungen über die Architektur der Niere (S. 13–15) sprechen zugunsten der Auffassung, daß sie nicht durch Spaltung von Teilkörpern im Sinne

HEIDENHAINS, sondern durch *Sprossung der Sammelrohre* bestimmt wird, deren induzierende Aktivität zur Ausbildung der Rinde führt. Wie im einzelnen und in welcher zeitlichen Ordnung diese Entwicklung abläuft, haben POTTER (1965) sowie OSATHANONDH und POTTER (1963, 1966) in einer Reihe von Veröffentlichungen geschildert, deren Ergebnisse HAMILTON und MOSSMAN (1972) ihrer Lehrbuchdarstellung zugrunde legen. Die Autoren stützen ihre Aussagen nicht auf Beobachtungen an Schnittserien, sondern an Isolationspräparaten, die durch Mikrodissektion in konzentrierter Salzsäure mazerierter Nieren gewonnen wurden, ein schon von PETER (1909, 1927) u.a. angewandtes Verfahren. Ferner hat OLIVER (1968) die Ergebnisse der Mikrodissektion fixierter und mazerierter menschlicher Nieren in einem mustergültigen Tafelwerk vorgelegt, das mit Eisenhämatoxylin gefärbte Isolationspräparate photographisch wiedergibt. OSATHANONDH und POTTER unterstreichen, daß ihre Ergebnisse die Angaben von PETER (1909) teils bestätigen, teils ergänzen, teils korrigieren; die Autoren bedauern, daß die Veröffentlichungen von PETER im internationalen Schrifttum lange Zeit unberücksichtigt blieben.

Eine Übersicht über den zeitlichen Ablauf der Embryonalentwicklung des *menschlichen* Nierensystems geben O' RAHILLY und MUECKE (1972).

In Übereinstimmung mit PETER (1909) stellen OSATHANONDH und POTTER fest, daß sich die Entwicklung der Nachniere des *Menschen* in *vier Etappen* abspielt. In der *Periode I*, die 5 Wochen nach Beginn der Gravidität beginnt und sich bis zur 15. Woche erstreckt, sproßt die Ureterknospe aus und dringt in das metanephrogene Gewebe ein, wo sie sich dichotomisch teilt. Das Nachnierenblastem, das die ampullär aufgetriebenen Gangenden umgibt, teilt sich gleichzeitig mit deren Aufzweigung. Die Differenzierung der Nephrone setzt ein, wenn 3—5 Generationen von Uretersprossen vorhanden sind. Die Nephrone gehen aus Zellen des Blastems hervor, die eine deutlich umschriebene ovale Masse an der Oberfläche der Ampullen bilden. Im Inneren jeder Zellmasse bildet sich eine längliche Lichtung. Das so entstandene *Nierenbläschen* („nephrogenic vesicle"), das bereits eine zarte Basallamina (JOKELAINEN, 1963) umgibt, entwickelt sich rasch zu einem S-förmigen Kanälchen (Abb. 5). Die obere Krümmung dieser Schleife lagert sich der ihr zugekehrten Oberfläche der Ampulle an. Die Kommunikation der Lumina von Nephron und Sammelrohr kommt durch Umlagerung der Epithelzellen und nicht durch Untergang der Wandabschnitte zustande, welche die Lichtungen trennen. Nach KAMPMEIER (1926) münden die ersten Nephrone der *menschlichen* Nachniere, die wieder abgebaut werden, nicht in Sammelrohre, sondern in Äste des embryonalen Nierenbeckens.

Während sich die *Anlage des Nephrons* streckt und aufknäuelt, verbreitert sich ihr freies unteres Ende zu einer doppelwandigen Schale, die aus einer Schicht schmaler zylindrischer Zellen und einer Lage niedriger Epithelzellen besteht, der späteren Bowmanschen Kapsel. Die hohe Zellschicht, der Vorläufer der Podozyten, umschließt das Glomerulum. Dieses Gefäßknäuel entsteht durch Einsprossen einer Blutkapillare, an die ein Netzwerk anschließt (OSATHANONDH u. POTTER, 1966). Alle Kapillaren des Glomerulums stehen mit den extraglomerulären Gefäßen im Zusammenhang (POTTER, 1965). Von den Mesenchymzellen, welche die Kapillaren begleiten, leiten sich wahrscheinlich die Mesangiumzellen

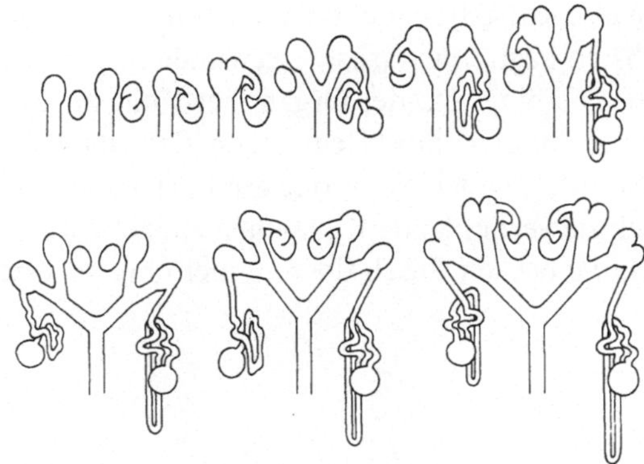

Abb. 5. Erste Periode der Nierenentwicklung (*Mensch*). Ausdehnung der Nephrone. (Aus Osathanondh u. Potter, 1963)

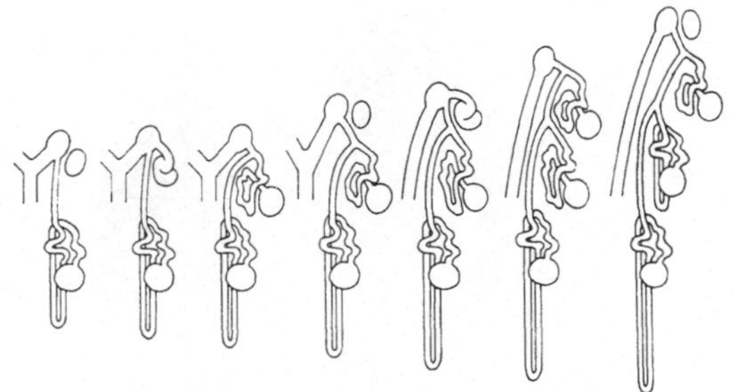

Abb. 6. Zweite Periode der Nierenentwicklung (*Mensch*). Arkadenbildung. (Aus Osathanondh u. Potter, 1963)

ab (Aoki, 1966). Die erste Serie von Nephronen umfaßt etwa 15–20 Einheiten, die annähernd gleichzeitig auftreten. Ihre Situation innerhalb der Nierenanlage ändert sich infolge des Auftretens weiterer Sammelrohrgenerationen, an deren Ampullen neue Anlagen von Nephronen gebildet werden. Wenn sich die Ampulle teilt, behält das sich differenzierende Nephron seine Beziehungen zur Mutterampulle bei. Nephrone, die den Kontakt mit ihrer Ampulle verlieren, degenerieren. Eine Gliederung der Nephrone in Nierenkörperchen mit Kapselraum, proximalem und distalem gewundenem Abschnitt und Verbindungsstück ist nach Oliver (1968) gegen Ende des 2. Monats erkennbar, ferner die Andeutung einer Henleschen Schleife. Als erstes Segment des Nephrons entsteht dort, wo Nierenbläschen und späteres Sammelrohr, ein Sproß der Ampulle, in Kontakt treten, das Verbindungsstück (connecting tubule, Oliver 1968, s.S. 199).

Die *Periode 2* der Entwicklung, die sich in der Nierenanlage 14/15 bis 20/22 Wochen alter Embryonen abspielt, ist durch die Entstehung von *Arkaden* der Nephrone gekennzeichnet. Dieser Vorgang setzt dann ein, wenn sich die Ampullen nicht mehr teilen und keine weiteren Nephrone durch Induktion entstehen und wenn die Kanälchenanlagen typische S-Form angenommen haben. Wie aus Abb. 6 hervorgeht, bleiben die neugebildeten Nephrone durch ein Kanälchen (Verbindungsstück, connecting tubule) untereinander in Kommunikation. Nur das jeweils jüngste Nierenkanälchen steht in direkter Verbindung mit der Ampulle. Auf diese Weise entsteht eine Arkade von Nephronen, deren ältestes dem Mark am nächsten liegt, am stärksten gewunden ist und die längste Henlesche Schleife besitzt. Die jüngsten, der Organoberfläche zugewandten Nephrone sind am wenigsten gewunden, ihre Henleschen Schleifen sind kurz. Aus der arkadenförmigen Anordnung der Nephrone ergibt sich, daß der von ihnen abgesonderte Harn durch sie verbindende Kanälchen zunächst zur Peripherie strömt, um von dort das Nierenbecken durch die Sammelrohre zu erreichen (Abb. 10).

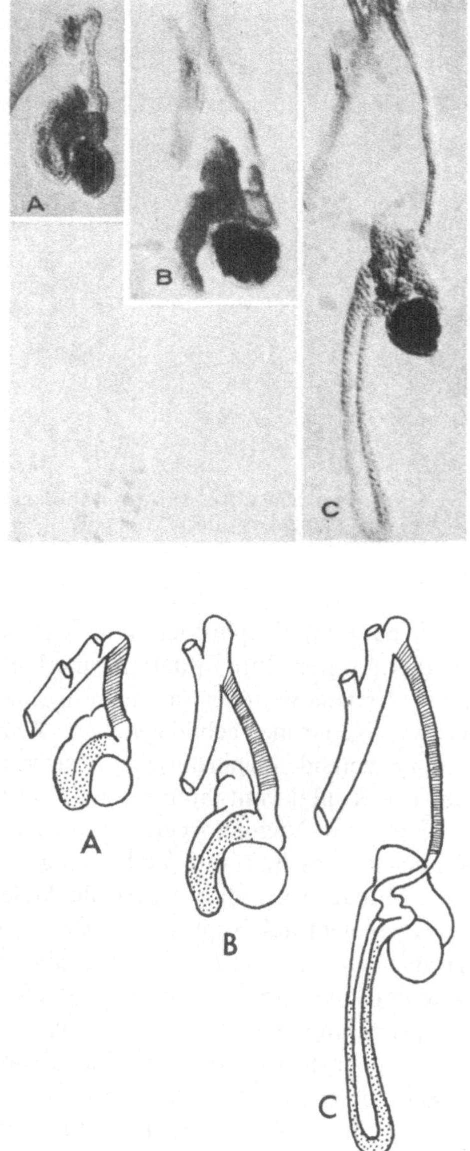

Abb. 7A–C. Drei Phasen der Entwicklung des Nephrons (*Mensch*). Beachte die Ausbildung der Henleschen Schleife (punktiert) und des Verbindungsstückes (schraffiert). Das Nephron ist der Ampulle des Sammelrohrs angelagert. (Aus OSATHANONDH u. POTTER, 1963)

Auch in der Periode 2 kommt es zu einer *Degeneration von Kanälchen*, die keinen Anschluß an die Sammelrohrampullen gefunden haben. Die Zahl der bereits in den ersten Monaten der Gravidität degenerierenden Nephrone ist allerdings so gering, daß sie für die Gestaltung der Nierenarchitektur nicht von Bedeutung ist (vgl. hierzu OLIVER 1968). Variationen des geschilderten Entwicklungsmusters können u.a. durch Teilung einer Ampulle hervorgerufen werden, die bereits eine Arkade gebildet hat. Die Schwesterampulle kann die Entstehung neuer Nephrone induzieren, die wiederum in Arkadenform angeordnet sind (weitere Einzelheiten bei OSATHANONDH u. POTTER, 1963). Die Periode 2 ist abgeschlossen, wenn das Glomerulum seine endgültige Gestalt angenommen hat und von der Bowmanschen Kapsel umschlossen ist und wenn die gewundenen Kanälchen sowie die Henleschen Schleifen deutlich hervortreten (OSATHANONDH u. POTTER, 1966). Der obere Abschnitt der Kanälchenanlage differenziert sich in das Verbindungsstück, das distale gewundene Segment des Kanälchens und die Henlesche Schleife, der mittlere in das Hauptstück, der untere Abschnitt gliedert sich in eine weitere kurze Hauptstückstrecke, in das Halssegment, in Bowmansche Kapsel und Glomerulum (Abb. 7). Die Henleschen Schleifen wachsen in Richtung auf das Nierenbecken aus. Noch zur Zeit der Geburt liegen etwa 20% der Schleifen innerhalb der Nierenrinde (FETTERMAN et al., 1965).

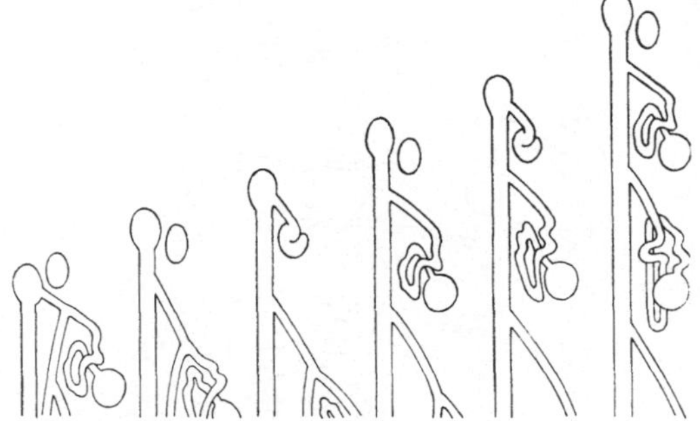

Abb. 8. Periode 3 der Nierenentwicklung (*Mensch*). Direkte Anlagerung der Nephrone. (Aus OSATHANONDH u. POTTER, 1963)

Die *Periode 3* umfaßt die Zeit zwischen der 20.–22. und 32.–36. Woche. Zunächst entfernt sich die Sammelrohrstrecke, die mit der Ampulle endet, durch Längenwachstum von der Abgangsstelle der Arkade, und es kommt erneut zur Nephronbildung durch Induktion; nur sehr selten teilen sich die Ampullen noch einmal. Die Generationen neuer Nephrone sind entlang dem Endabschnitt der Sammelrohre in regelmäßiger Abfolge angeordnet. In der Periode 3 bilden sich also die unverzweigten Endstrecken der Sammelrohre aus. Ferner werden die Glomerula, die in direkter Beziehung zu den Sammelrohren stehen, in der äußeren Hälfte der Rinde angesiedelt. In der inneren Rindenhälfte liegen die Glomerula, die zu Arkadennephronen gehören (vgl. Abb. 8, 9).

Periode 4, die Zeit des interstitiellen Wachstums der Niere, beginnt in der 32.–36. Woche und setzt sich bis in die Kindheit hinein fort. Mit ihrem Beginn verschwinden die Ampullen, und es werden weder neue Sammelrohre hervorgebracht noch die Bildung neuer Nephrone induziert (s. Abb. 10).

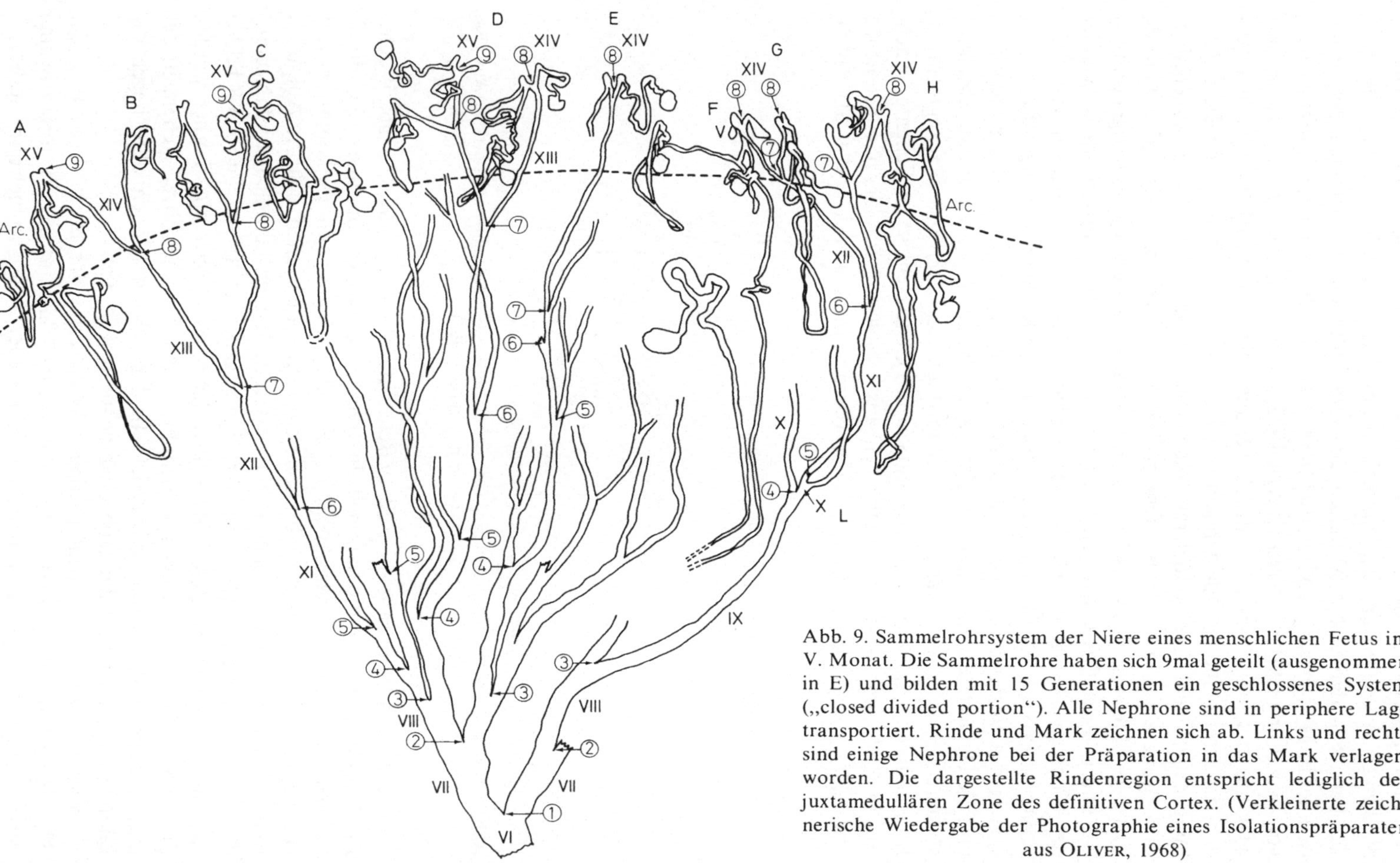

Abb. 9. Sammelrohrsystem der Niere eines menschlichen Fetus im V. Monat. Die Sammelrohre haben sich 9mal geteilt (ausgenommen in E) und bilden mit 15 Generationen ein geschlossenes System („closed divided portion"). Alle Nephrone sind in periphere Lage transportiert. Rinde und Mark zeichnen sich ab. Links und rechts sind einige Nephrone bei der Präparation in das Mark verlagert worden. Die dargestellte Rindenregion entspricht lediglich der juxtamedullären Zone des definitiven Cortex. (Verkleinerte zeichnerische Wiedergabe der Photographie eines Isolationspräparaten aus OLIVER, 1968)

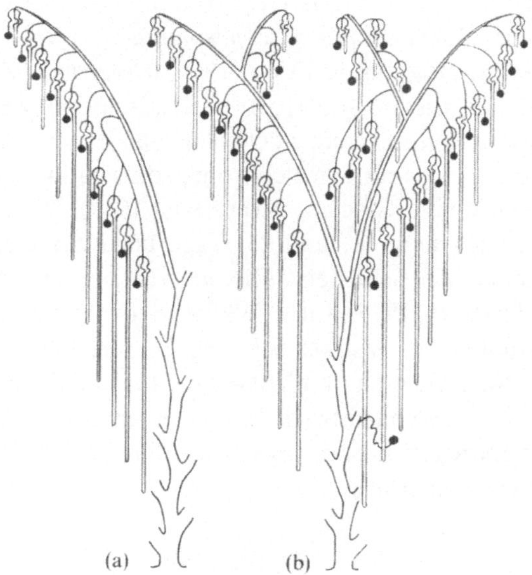

Abb. 10a u. b. Anordnung der Nephrone zur Zeit der Geburt (*Mensch*). (a) allgemein verbreitetes Muster; (b) Variationen. (Aus OSATHANONDH u. POTTER, 1963)

Etwa im 7. Monat ist die Mehrzahl der Nephrone in Form von Nephronbläschen angelegt, aus denen sich in den beiden letzten Monaten alle jene Nephrone entwickeln, die im späteren extrauterinen Leben Harn produzieren. Da sich diese Entwicklung weit über den Geburtstermin erstreckt, entspricht das Strukturbild auch der Niere des *Neugeborenen* einer Momentaufnahme aus einem Entwicklungsablauf (vgl. hierzu OLIVER, 1968). Der Grad dieser Entwicklung läßt sich jeweils an der Zahl der ausgereiften Glomerula ablesen. Zeichen der Unreife der Nephrone des Neugeborenen sind nach OLIVER die geringe Windung aller Hauptstücke und die Kürze der Henleschen Schleifen. Viele Schleifen corticaler Nephrone reichen noch nicht bis in das Mark hinein. Die Kürze der Henleschen Schleifen entspricht dem geringen Konzentrationsvermögen der Niere des Neugeborenen (weitere Lit. über die Probleme der Funktion und strukturellen Reifung der Niere der Perinatal- und Postnatalperiode in OLIVER, 1968). EMERY und MACDONALD (1960) wiesen in den Nieren von 475 Kindern verödende und vernarbende Glomerula besonders nahe den Vasa arcuata nach. Diesen Befund erklären die Autoren mit einer Rückbildung der ersten Generationen von Nierenkörperchen; sie dürfte mit einem Abbau von Kanälchen verbunden sein.

Zählungen der Nephrone in verschiedenen Stadien *fetaler Nachnieren* des *Menschen* (OSATHANONDH u. POTTER, 1966) ergaben folgende Werte:

20 Wochen (Körpergewicht   508 g) –350501 Nephrone
24 Wochen (Körpergewicht 1065 g) –680260 Nephrone
28 Wochen (Körpergewicht 1490 g) –766663 Nephrone
40 Wochen (Körpergewicht 3380 g) –822300 Nephrone.

Da die Niere der *Ratte* sehr häufig Gegenstand physiologischer Untersuchungen ist, seien einige Hinweise auf ihre *postnatale Entwicklung* gegeben (vgl. hierzu ARATAKI, 1926; HORSTER u. LEWY, 1970; HORSTER, 1974; GONCHAREVSKAYA u. DLOUHA, 1975, Lit.; WACHSMUTH u. STOYE, 1976). Zum Geburtstermin enthält der Cortex der *Ratten*niere noch eine ansehnliche nephrogene Zone. Die Zahl der Glomerula, damit der Nephrone, soll sich in den ersten 12 Tagen post partum annähernd verdreifachen (KITTELSON, 1917). Die Henleschen Schleifen reifen erst zwischen dem 11. und 23. Tage nach der Geburt; die dünnen aufsteigenden Schenkel der Schleifen differenzieren sich offenbar zuletzt (GONCHAREVSKAYA u. DLOUHA, 1975, Lit.). Während der genannten Zeit entsteht auch der Außenstreifen des Markes mit den 2. Segmenten der Hauptstücke (BOSS et al., 1963). Nach BAXTER und YOFFEY (1948) sind die peripheren Rindenkanälchen um den 28. Tag voll entwickelt. Die ersten Anzeichen einer Funktion in der peripheren nephrogenen Zone lassen sich durch Vitalfärbung mit Trypanblau etwa am 12. Tage nachweisen.

3.3.1. Regeneration

Zur Regeneration nekrotisierter Tubuli (Einwirkung von Uranylazetat) soll es durch mitotische Proliferation von Zellen in der Zone zwischen Mark und Rinde kommen, von Zellen, die angeblich zu den geschädigten Tubuli wandern (KEMPCZINSKY u. CAULFIELD, 1968, *Maus*).

Die Urniere des Molches *Notophthalmus viridescens* (partielle Nephrektomie) ist anscheinend nicht zu einer Regeneration imstande (SCADDING u. LIVERSAGE, 1974).

3.3.2. Kompensatorische Nierenhypertrophie

Die kompensatorische Hypertrophie der Niere nach einseitiger Nephrektomie beruht nicht auf einer Vermehrung der Nephrone (vgl. dagegen CANTER und GOSS, 1975, u.a.), sondern auf mitotischer Teilung von Epithelzellen und ihrer Zunahme an Volumen (Lit. in HALLIBURTON, 1969, NOWINSKI und GOSS, 1969, KAZIMIERCZAK et al., 1976). Die gesteigerte Aktivität der Epithelzellen in der in situ belassenen Niere findet ihren Ausdruck in der verstärkten Reaktion auf oxidative und hydrolytische tubuläre Enzyme (KAZIMIERCZAK et al., 1976). Nach den Messungen der letztgenannten Autoren sind die Durchmesser der Haupt- und Mittelstücke vier Wochen nach dem Eingriff (*Ratte*) um 21% bzw. 18% größer als bei den Kontrolltieren. Bereits am 2. bis 4. Tag nach einseitiger Nephrektomie tritt die kompensatorische Hypertrophie deutlich hervor, um dann allmählich zuzunehmen. Die nach Einwirkung von Folsäure und anderen renotropen Stoffen einsetzende Nierenhypertrophie ist nach HSUEH und ROSTORFER (1973) die Folge einer Regeneration geschädigter oder zu Grunde gegangener Nierenzellen. — Zu einer Mehrbildung von Nephronen mag es in Organen von jungen Versuchstieren kommen, die noch über Blastem und induktionsfähige Sammelrohrendigungen verfügen (s. hierzu CANTER und GOSS, 1975).

3.4. Die Differenzierung der Nierenkanälchen
und des juxtaglomerulären Apparates

3.4.1. Glomerulum

Frühzeitig tritt die *Basallamina* des Glomerulums hervor, die das viszerale Epithel des Nierenkörperchens, die spätere Podozytenschicht, von den glomerulären Blutkapillaren trennt. Diese Membran läßt sich bereits an den Anlagen des

Nephrons mit histochemischen Verfahren darstellen (KLINGER u. GEYER, 1965, Feten von *Mensch* und einigen Säugern). Die Lamina unterscheidet sich frühzeitig von anderen Membranstrecken des sich entwickelnden Kanälchens durch ihre Dicke und stärkere Basophilie und durch ihren höheren Gehalt an Sialoglykoproteinen. Nach elektronenmikroskopischen Untersuchungen von VERNIER und BIRCH-ANDERSEN (1963) ist die Lamina densa der Basallamina junger Glomerula noch nicht ausgebildet; die Membran könne daher ihre Filterfunktion noch nicht ausüben. Die Dicke der glomerulären Basallamina könnte darauf beruhen, daß sie sich aus den Laminae aufbaut, die von dem viszeralen Epithel und dem Endothel der Kapillaren hervorgebracht werden (KURTZ, 1958). KURTZ u. FELDMAN (1962) haben allerdings später experimentell nachgewiesen, daß die Epithelzellen — wenigstens in den Glomerula erwachsener *Ratten* — die Basallamina produzieren; sie sind nämlich imstande, auf der Epithelseite der durch Silberdepots markierten Basallamina Material aufzulagern. Auch VERNIER und BIRCH-ANDERSEN (1963) sind der Meinung, daß die Epithelzellen die glomeruläre Basallamina bilden (s. auch S. 89).

Wie auf S. 29 erwähnt, entsteht das glomeruläre *Kapillarnetz* durch Bildung von Endothelsprossen in situ. Schon das *Endothel* fetaler Glomerulumkapillaren des *Menschen* kann Ferritin und Tuscheteilchen pinozytotisch aufnehmen (VERNIER u. BIRCH-ANDERSEN, 1963). Die ursprünglich kompakten Zellen des viszeralen Epithels gestalten sich im Kontakt mit den Kapillaren zu *Podozyten*. Zellausläufer treten nur dort auf, wo sich die Epithelzellen den Kapillarschlingen anlagern (KURTZ, 1958). Die Gestalt des Kapillargitters wird nach KURTZ (1958) durch die Zellen des viszeralen Epithels geprägt, d.h. es kommt nicht, wie im älteren Schrifttum angenommen, zur Invagination eines Epithelbläschens durch die Kapillaren. Da in dem Mesenchym der Glomerulumanlagen schon vor dem Auftreten von Kapillarlumina rote Blutzellen vorkommen, hält KURTZ (1958, Lit.) eine lokale Blutzellbildung für möglich; der Autor stellt sich vor, die Kapillarlichtungen könnten durch Retraktion des Endothels um die Erythrozyten herum entstehen. Wie Untersuchungen an Nieren neugeborener, junger, erwachsener und alter *Ratten* (KAZIMIERCZAK, 1975) gezeigt haben, ist das *Mesangium* „die am spätesten organisierte Glomerulusstruktur". Zunächst besteht es aus primitiven Mesenchymzellen, die sich regellos zwischen Blutkapillaren und Epithel verteilen. Im Zuge der Differenzierung dieser Zellen gewinnt die Matrix des Mesangiums an Dichte und Volumen. Granulierte *Mesangiumzellen* wurden in der Niere 16 und 17 Tage alter *Maus*feten gefunden, wo sie in vollentwickelten Glomerula der tiefen Nierenzone vorkommen (KAYLOR u. CARTER, 1967).

Die Epithelzellen der *Bowmanschen Kapsel menschlicher* Feten und von *Ratten*feten sind in ihren apikalen Bereichen durch Desmosomen und „intermediäre Zellverbindungen" miteinander verbunden. Zonulae occludentes und adhaerentes scheinen kaum vorzukommen (RYSER u. WEBBER, 1974).

Die Ausreifung der Glomerula des *Menschen* erstreckt sich über einen längeren Zeitraum. In den Nieren 4–6 Monate alter Kinder kommen noch unreife Formen vor. Nach dem 6. Lebensjahr gehört die Mehrzahl der Glomerula dem ausgereiften Typ an. Erst nach 12 Jahren haben alle Glomerula den Reifegrad jener des Erwachsenen erreicht (MacDONALD u. EMERY, 1959).

3.4.2. Nierenkanälchen

Die Epithelzellen der Nierenbläschen und S-förmigen Anlagen der Nephrone besitzen einen wohlentwickelten Golgiapparat (LARSSON und MAUNSBACH, 1975), jedoch wenige Vakuolen und Lysosomen. Erst nach Beginn der glomerulären Filtration nimmt das Volumen an Vakuolen und Lysosomen in den sich entwikkelnden Nephronen allmählich zu, während der Golgiapparat an Umfang verliert. Auch die Peroxisomen treten erst nach dem Einsetzen der Filtration des Primärharnes auf. Über die Einzelheiten der Differenzierung der S-förmigen Anlage des Nephrons in verschiedene Abschnitte liegen verhältnismäßig wenige Untersuchungen vor. Nach CLARK (1957) entwickelt sich der *Bürstensaum der Hauptstückzellen* der neugeborenen weißen *Maus* während der ersten beiden Lebenswochen durch Vermehrung der Mikrovilli der Zellapices. Es kommt ferner zur Ausbildung der *basalen Streifung* in den gewundenen Kanälchen durch Einfaltung des basalen Plasmalemms (vgl. hierzu Abb. 11, 12) und entsprechende Anordnung der *Mitochondrien,* die an Zahl zunehmen und mit kleinen massendichten Granula ausgestattet werden. Zur Zeit der Geburt treten in den Nierenepithelzellen unregelmäßig geformte *Lipideinschlüsse* auf, die nach wenigen Tagen verschwinden. Mit zunehmender Differenzierung der Zellen sinkt auch die Zahl der *Ribosomen.* Große, runde *Einschlußkörper* in den proximalen Tubuli dürften, nach der Beschreibung von Clark zu schließen, *Lysosomen* entsprechen; ein Teil dieser Einschlüsse soll in den ersten Lebenswochen gleichfalls verschwinden. In allen Abschnitten der Nephronanlagen *menschlicher* Feten (2.–4. Monat), ferner von fetalen und neugeborenen *Ratten,* fand JOKELAINEN (1964) Zytoplasmaeinschlüsse vom Typ der *Phagosomen,* die das Volumen eines Zellkerns erreichen können. Nach PUGH (1967) kommen in den Hauptstückzellen nicht ausgereifter *Ratten*nieren proteinhaltige Granula vor, die eine positive Reaktion auf saure Phosphatase und andere lysosomale Enzyme geben; sie werden mit Abbauvorgängen während der Differenzierung in Zusammenhang gebracht. *Granula,* die eine positive PAS-Reaktion geben, treten nach DAVIES (1954) in den Hauptstücken fetaler Nieren (*Mensch, Hund, Schaf, Schwein, Meerschweinchen, Kaninchen, Ratte*) zum Teil reichlich auf (s.a. LEESON u. BAXTER, 1957). Nach Ansicht des Autors handelt es sich dabei um Proteine, welche die glomeruläre Schranke passiert haben und von den Epithelzellen rückresorbiert wurden. Mit zunehmender Differenzierung des Bürstensaums gewinnt die Reaktion auf alkalische Phosphatase im lumenwärtigen Teil der Epithelzellen an Stärke (LEESON u. BAXTER, 1957; DU BOIS, 1969), ferner tritt hier PAS-positives Material auf. Beim *Goldhamster* zeichnen sich die Anlagen der Nephrone des jungen Metanephros und die Ampullen der Sammelrohre durch hohen Gehalt an RNS aus (TEUTSCH, 1974). Glykogen kommt nur im sekundären Ureter und seinen Ästen vor. Im Zuge der Ausbildung der Nephronsegmente folgt der Phase eines hohen RNS-Gehaltes nach TEUTSCH eine Steigerung der LDH-Aktivität. Nur in der perinatalen Periode tritt Glykogen im Überleitungsstück und in der Pars recta des Mittelstückes auf. Die zentralen Abschnitte des harnableitenden Systems weisen in der pränatalen Periode reichlich Glykogen auf; dabei sei die LDH-Aktivität stark. Entsprechend der Tatsache, daß um den Geburtstermin noch neue Nephrone entstehen und die Epithelien bereits vorhandener

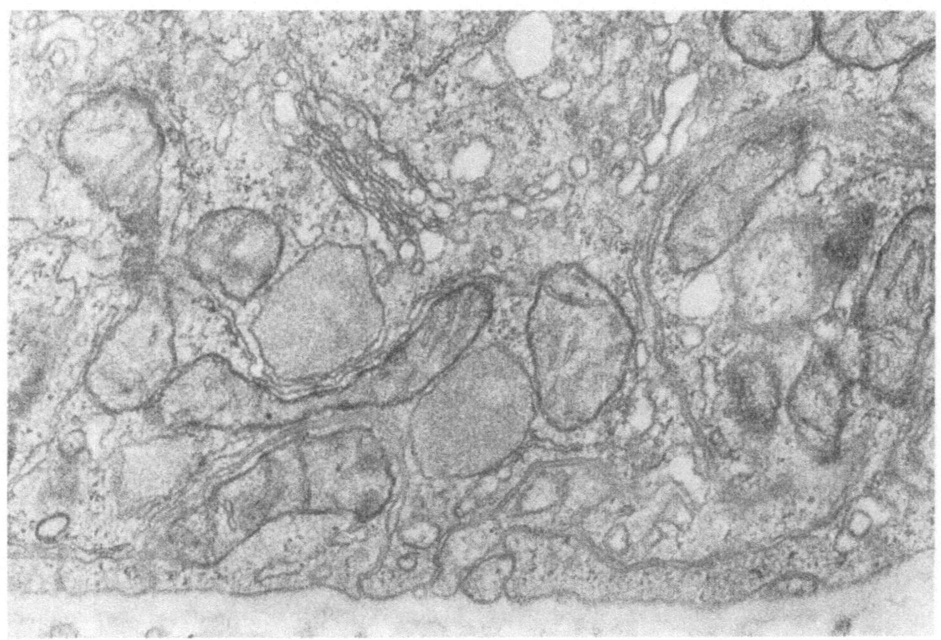

Abb. 11. Ausschnitt aus der Basis des noch nicht ausgereiften Hauptstückepithels vom *Kaninchen*. Das Kanälchen wurde vor der Fixation (Osmiumtetroxid) mit ferritinhaltigem (1%) Ultrafiltrat durchströmt. Die Zellen verzahnen sich bereits miteinander. Die Mitochondrien sind noch nicht regelmäßig angeordnet, die Interzellularräume sind noch eng. Vergr. 74000fach. (Aus LARSSON u. HORSTER, 1976)

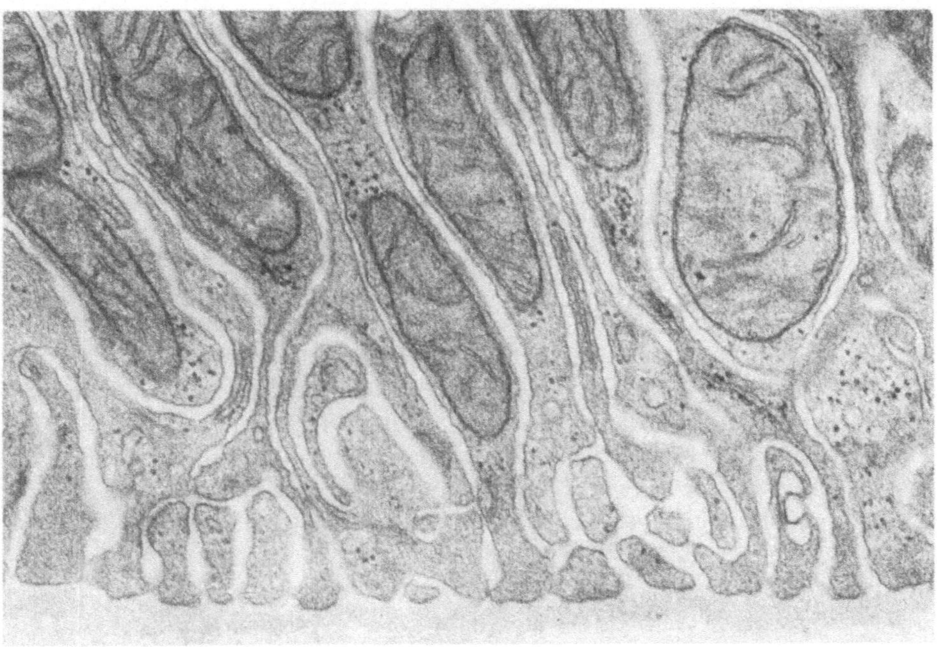

Abb. 12. Basis eines ausgereiften Hauptstückes (*Kaninchen*), das vor der Fixation (Glutaraldehyd) nur vom Ultrafiltrat durchströmt wurde. Beachte die starke Verzahnung der Zellfortsätze und die Weite der Interzellularspalten (Labyrinth). Die Mitochondrien sind größer als in Abb. 11 und parallel orientiert; ihr Abstand zum Plasmalemm ist gering. Vergr. 74000fach. (Aus LARSSON u. HORSTER, 1976)

Kanälchenabschnitte morphologisch noch unausgereift sind, fallen die Reaktionen auf SDH und G-6-PDH noch schwach aus. TEUTSCH ist der Ansicht, daß der Pentosephosphatzyklus für die RNS-Synthese von nur untergeordneter Bedeutung sei und daß die Energie hauptsächlich anaerob gewonnen werde.

Ein genaueres Bild vom enzymzytochemischen Verhalten der *Sammelrohre* wurde an Embryonen der *Ratte* gewonnen, bei denen sie schon am 16. Embryonaltag vollständig ausgebildet sind (HENNEBERG, 1937; MÜHLENFELD, 1969); ihre Kerne liegen jedoch noch vorwiegend basal. Nach anfänglich geringer Reaktion auf Diaphorasen und Dehydrogenasen erhalten sie binnen einiger Tage die für die Sammelrohre der reifen Niere bezeichnende Enzymausstattung, z.B. NADH-Diaphorase, die sich vom 2. Lebenstag an über das Sammelrohrepithel ausbreitet (MÜHLENFELD, 1969; über Aldolase A und B s. WACHSMUTH u. STOYE, 1976). Durch stärkere Enzymreaktionen (NADH-Diaphorase, NADPH-Diaphorase, Succinatdehydrogenase, Adenosintriphosphatase, Laktatdehydrogenase) als ihre Nachbarzellen zeichnen sich vor allem die sog. *Schaltzellen* (vgl. v. MÖLLENDORFF, 1930, Lit.) in den Sammelrohren der Papillen aus (WACHSTEIN u. BRADSHAW, 1965; MÜHLENFELD, 1969); diese Zellen tauchen in den Sammelrohren um den Geburtstermin herum auf. In den Schaltzellen der Sammelrohre der Markstrahlen entsteht erst zwischen dem 14. und 16. Lebenstag ein Enzymmuster wie bei den erwachsenen Tieren.

3.4.3. Juxtaglomerulärer Apparat

Die *Macula densa* des distalen Nephronabschnittes, die aus dem oberen Bereich der S-förmigen Anlage des Nephrons der Nachniere hervorgeht, läßt sich frühzeitig an der dichten Zusammenlagerung und an den ovoiden Kernen ihrer Zellen nahe dem späteren Gefäßpol des Nierenkörperchens erkennen (DU BOIS, 1969). In späteren Stadien fällt die Macularegion des Kanälchens (*Ratte*, Embryo 18 mm Länge) durch Abplattung auf; ihre Lichtung ist relativ weiter als beim erwachsenen Tier (vgl. Abb. 17 bei DU BOIS, 1969). Bei *Maus*feten soll eine Macula densa erst von dem 18. Tag der Entwicklung an nachzuweisen sein (ERTL, 1967).

In der *Urniere* des *Menschen* ist ein juxtaglomerulärer Apparat nicht ausgebildet (DEMARTINO u. ZAMBONI, 1966). Die Differenzierung der sekretorisch tätigen, reninbildenden Zellen des *Polkissens* in der *Arteriola afferens* läßt sich lichtmikroskopisch vor allem am Verhalten ihrer *Granulation* ablesen. Nach DAUDA und ENDES (1964) treten die ersten gekörnten Zellen des juxtaglomerulären Apparates in der Niere der *Ratte* am 14. Tage des extrauterinen Lebens auf und sind nach 60. Tagen voll ausgebildet. Indessen nehmen CAIN und KRAUS (1971) wohl mit Recht an, daß granulierte epitheloide Muskelzellen bereits in der Pränatalzeit der *Ratte* auftreten, da der Granulationsindex (S. 262) am 1. Lebenstag schon 4,7 beträgt. Die Richtigkeit dieser Annahme wird von BRÜHL et al. (1974) bestätigt. Die Ausbildung der gekörnten Zellen verläuft parallel zu jener der Macula densa. Beide Strukturen erscheinen zunächst in der juxtamedullären Zone der Niere, in der sich die am weitesten differenzierten Nephrone befinden; auf diese Region sind die reninbildenden Zellen noch bei der neugeborenen *Ratte* beschränkt. Nach und nach erscheint die Granulation in den epitheloiden Zellen der *Arteriolae afferentes* weiter peripher gelegener Glomerula. Die Ultrastruktur der juxtaglomerulären Zellen 18 Tage alter *Ratten*feten ist entsprechend ihrer synthetischen Aktivität durch ein wohlentwickeltes Ergastoplasma charakterisiert, dessen Masse mit der Vermehrung der Granula abzunehmen scheint (BRÜHL et al., 1974); auch der Golgi-Apparat der epitheloiden Zellen ist verhältnismäßig kräftig ausgebildet. Noch undifferenzierte Zellen enthalten reichlich Glykogen. Bei *Maus*feten wurden die ersten granulierten Zellen in den Wänden der afferenten Arteriolen am 18. Tag der Entwicklung festgestellt (ERTL, 1967). Nach KAYLOR und CARTER (1967) kommt es bei der *Maus* in den ersten 4 Tagen nach der Geburt, in denen die Zahl der Glomerula rasch ansteigt, zu einer relativen Abnahme der Zahl von Glomerula, deren Arteriolen mit granulierten Zellen ausgestattet sind. Etwa eine Woche post partum entspricht die Ausbildung der granulierten Mediazellen den Verhältnissen beim ausgewachsenen Tier. Die immunfluoreszenzmikroskopisch nachweisbaren Reningranula in den *Arteriolae afferentes* von Embryonen des *Schweines* (Länge 15–25 cm) sind kleiner und weniger zahlreich als die von Jungtieren (SUTHERLAND u. HARTROFT, 1964). Bei *menschlichen* Feten, in deren Nachnieren granulierte Epitheloidzellen in der 17. Woche der Schwangerschaft festgestellt wurden, sollen diese Elemente auch in noch nicht ausgereiften Glomerula und in den Wandungen verschiedener, nicht unmittelbar zu Glomerula gehörender Arteriolen von Mark und Rinde vorkommen (LJUNGQVIST u. WÅGERMARK, 1966).

Über das Vorkommen juxtaglomerulärer Apparate bei fetalen *Schafen* berichten BING und KAZIMIERCZAK (1964) sowie KAZIMIERCZAK (1965).

3.5. Zytochemie des fetalen und postnatalen Metanephros

In den Nephronen 3–6 Monate alter *menschlicher* Feten kommen *unspezifische Phosphatasen* in konstanter Verteilung vor (IVEMARK, 1958), die sich jedoch von der beim Erwachsenen anzutreffenden unterscheidet. Starke Reaktionen auf *saure Phosphatasen* und *neutrale Glycerophosphatasen* geben das distale Konvolut und der aufsteigende Schenkel der Schleife, während sie beim Erwachsenen besonders in den Glomerula und den Sammelrohren bzw. im gesamten Nephron mit Schwerpunkt im proximalen gewundenen Kanälchen, aber mit Aussparung der Glomerula, auffallen. Die Reaktion auf *alkalische Phosphatasen* ist bei Feten im auf- und absteigenden Schleifenschenkel und besonders im Bürstensaum des proximalen gewundenen Kanälchenabschnitts deutlich. IVEMARK schließt aus den Unterschieden der Enzymverteilung in den Segmenten der Nephrone von Feten und Erwachsenen auf funktionelle Verschiedenheiten.

Ein Zeichen des Beginns der Differenzierung der Epithelzellen in der Nachniere der *Maus* ist u.a. das Auftreten der *unspezifischen Carboxylesterase* (v. DEIMLING u. GROSZARTH, 1972), die bis zum 25. Lebenstag das Fünffache des Ausgangswertes erreicht. Bei Neugeborenen und 5 Tage alten Tieren überwiegt die Enzymaktivität im marknahen Bereich, während die subkapsuläre, neogene Zone keine Esterasereaktion gibt. Vom 25. Tage an kommt es unter der Einwirkung der Sexualhormone zur Ausbildung *renaler Geschlechtsunterschiede* (vgl. S. 331 f.), die in der Verteilung der Enzyme ihren Ausdruck findet. Bei der *Ratte* lassen sich bereits am 29.–35. Lebenstag Geschlechtsunterschiede in der Verteilung der sauren und alkalischen Phosphatase sowie der Glukose-6-Phosphatase feststellen (vgl. S. 334 f., weitere Einzelheiten bei MÜHLENFELD, 1969).

Die Tatsache, daß nur die mittleren und tiefen Regionen der *Nierenrinde* der neugeborenen *Maus* eine positive Reaktion auf *β-Glukuronidase, Glukose-6-Phosphatase* und *Leucinaminopeptidase* geben, während beim erwachsenen Tier die ganze Rinde positiv reagiert, hängt nach TURCHINI et al. (1965) mit dem späteren Beginn der Differenzierung in der Organoberfläche der neogenen Zone zusammen. Auch die Reaktion des Nierengewebes der jungen *Maus* auf *Naphtholazetatesterase, Succinatdehydrogenase* und *5'-Nukleotidase* ist noch auf Kanälchengruppen der tiefen Rindenzone beschränkt. Succinatdehydrogenase kommt außerdem im Markbereich vor (TURCHINI u. MALET, 1965). Der *Ribonukleingehalt* neugebildeter Kanälchen ist hoch. In bereits funktionierenden Tubuli lassen sich *Phospholipide, NADPH-* und *NADH-Tetrazoliumreduktasen* und *Glukose-6-Phosphatdehydrogenase* nachweisen (TURCHINI et al., 1965). Auch aus vergleichenden histochemischen Untersuchungen von WACHSTEIN und BRADSHAW (1965) an den Nieren neugeborener *Kaninchen, Ratten* und *Meerschweinchen*, also Organen von Nesthockern und einem Nestflüchter, geht hervor, daß sich der Reifegrad der Nachniere in ihrem Reaktionsmuster spiegelt (Reaktionen auf alkalische Phosphatase, saure Phosphatase, Glukose-6-Phosphatase, Adenosintriphosphatase, 5-Nucleotidase, Glyzerophosphatase, unspezifische Esterase, Succinatdehydrogenase, $NADH_2$-Diaphorase, $NADPH_2$-Diaphorase). Unreife gewundene Kanälchen geben keine oder kaum eine Reaktion auf eine Reihe von Enzymen. Im einzelnen besteht eine Beziehung zwischen der Ausbildung des *Bürstensaums* im Hauptstück (alkalische Phosphatase, Adenosintriphosphatase), der Zahl der *Lysosomen* (saure Phosphatase) und *Mitochondrien* (Adenosintriphosphatase, Diaphorase) und der Stärke der Enzymreaktionen. Weitere Angaben bei WACHSTEIN und BRADSHAW (1965, s. auch Lit.).

Aus Untersuchungen an der sich entwickelnden Niere der *Maus* geht hervor, daß die Zahl und die Aktivität der *Peroxisomen* im Hauptstück während der ersten 4 Lebenswochen rasch ansteigen, parallel zur Entstehung des endoplasmatischen Retikulums (ER). Abschnitte des ER lagern sich den Peroxisomen eng an (GOECKERMANN u. VIGIL, 1975). REDDY et al. (1976, *Ratte*) sprechen von einer Beziehung zwischen der Bildung von Peroxisomen und der Entstehung apikal gelegener endozytotischer Vakuolen und dem Bürstensaum.

3.6. Zur Entwicklung der Nierengefäße

Die Frage, ob das Gefäßsystem der Nachniere ausschließlich durch Einsprossung von Blutgefäßen oder ganz oder teilweise in situ entsteht, ist verschieden beantwortet worden. O.J. LEWIS (1958, Lit.), der seine Angaben auf die Untersuchung mit Farbstoff injizierter Nachnieren von *Kaninchen*embryonen, neugeborenen Kaninchen und Jungtieren stützt, hält es für erwiesen, daß die Blutgefäße nach einem anfänglichen Einsprossen von Ästen der *A.* und *V. renalis* an Ort und Stelle gebildet werden. In der neogenen Rindenzone sollen an Sinusoide erinnernde Rindengefäße entstehen, die sich bis in die Anlagen der Glomerula erstrecken. Mit zunehmender Reifung der Glomerula verbinden sich ihre Lichtungen mit denen der umgebenden Sinus. Auch OLIVER (1968, *Mensch*) ist der Ansicht, daß die intraglomerulären und intertubulären Sinusoide in situ entstehen, sich miteinander vereinigen und zu Kapillaren differenzieren. Die Gestaltung der Nierenkörperchen beruht also nicht auf der Invagination ihrer Anlagen durch einsprossende Gefäße, sondern auf der lokalen Proliferation ihrer Zellen. Die *Vasa recta* des Markes sollen sich entweder in situ entwickeln oder aus dem Rindenplexus durch Sprossung hervorgehen. Befunde von EDWARDS (1951) sprechen dafür, daß die *Arteriolae rectae* im Nierenmark *menschlicher* Feten ebenso wie die peritubulären Kapillaren der Rinde aus den distalen Strecken der *Arteriolae efferentes* hervorgehen, noch bevor diese eine Lichtung erhalten haben.

3.7. Nerven in der fetalen Nachniere

Der elektronenmikroskopische Nachweis von marklosen Nervenfäserchen in der Nachniere 13–16 Wochen alter *menschlicher* Feten ist H.-D. ZIMMERMANN (1972) gelungen. Sowohl die Macula densa als auch andere Abschnitte des Mittelstücks werden durch Fasern versorgt, welche die Kanälchen mit den Blutgefäßen erreichen und nach Durchtritt durch die Basallamina Kontakte mit den Epithelzellen bilden sollen. Die Frage, ob es sich meistens um cholinerge oder adrenerge Nervenfasern handelt, ist nicht geklärt. Der Autor berichtet ferner über synaptische Kontakte am Endothel kleinster Arteriolen (vgl. hierzu S. 300 f.).

3.8. Zur Funktion des Mesonephros und embryonalen bzw. fetalen Metanephros

Die strukturelle Differenzierung der Nierenzellen, der eine Ausstattung mit zahlreichen Enzymen entspricht, führt bereits in der Embryonal- bzw. Fetalzeit zur Entstehung funktionsfähiger Nephrone des Meso- und Metanephros.

3.8.1. Mesonephros

Einen wie hohen Grad der Differenzierung der Mesonephros des *Menschen* aufweist, der in der 4. Embryonalwoche entsteht und sich gleichzeitig mit der

Ausbildung des Metanephros gegen Ende des 4. Monats zurückbildet, geht aus Untersuchungen von DE MARTINO und ZAMBONI (1966) an 7 und 10 Wochen alten Embryonen hervor. An jedem Glomerulum sind zwei Gefäßpole ausgebildet, da das dünnwandige *Vas efferens* das Nierenkörperchen in beträchtlichem Abstand von der Eintrittsstelle des *Vas afferens* verläßt. Aus dem *Vas efferens* hervorgehende Gefäße versorgen das Interstitium bzw. die Kanälchen. Der Feinbau der Glomerulumkapillaren entspricht dem der Nachnierenglomerula, auch hinsichtlich des Vorkommens von Filamentbündeln in den Podozyten (vgl. S. 66), doch soll die Zahl der Endothelporen nur gering sein. Das Zytoplasma des Glomerulumendothels enthält bemerkenswert viele pinozytotische Bläschen. Schon lichtmikroskopisch erkennt man eine Gliederung des langen Kanälchens in ein proximales und ein distales, in den Wolffschen Gang mündendes Segment. Während das Epithel des proximalen Kanälchenkonvoluts zahlreiche Tubuli enthält und einen Bürstensaum trägt, zwischen dessen Mikrovilli das Plasmalemm vielfach kleine Invaginationen bildet, wölben sich die Apices der Zellen des distalen Abschnitts frei von Mikrovilli ballonartig in die Lichtung des Kanälchens vor; zahlreiche Mitochondrien gruppieren sich um die basalgelegenen Kerne, ein basales Labyrinth ist nicht ausgebildet. Die das proximale und distale Segment verbindende Kanälchenstrecke besitzt ein Epithel, dessen Zellen allmählich in die des distalen Abschnitts übergehen. Für die Hauptstückzellen ist u.a. der Besitz von Lysosomen und das gelegentliche Vorkommen von Zilien bezeichnend. Ein *juxtaglomerulärer Apparat* ist im Mesonephros des *Menschen* nicht festgestellt worden (s.S. 26).

Die Funktion des menschlichen Mesonephros könnte sich nach DE MARTINO und ZAMBONI von der des Metanephros insofern unterscheiden, als Filtrationsvorgänge in der Urniere eine geringere Rolle als ein aktiver Stofftransport spielen, da die Zahl der Endothelporen gering zu sein scheint, das Glomerulumendothel viele pinozytotische Bläschen aufweist und der Blutdruck im embryonalen Kreislauf zu gering sein dürfte, um das Zustandekommen eines effektiven Filtrationsdruckes zu ermöglichen. Die Hypotonie des Urnierenharnes dürfte vor allem mit dem Fehlen basaler Einfaltungen im distalen Kanälchenabschnitt und der Henleschen Schleifen zusammenhängen, die der Konzentration des Harnes dienen (s.u.).

Das Nephron des Mesonephros des *Schweines* gliedert sich in Glomerulum (s.S. 31), Hauptstück (Bürstensaum), Mittelstück mit weitlumigem und englumigem Abschnitt, deren jeder ein basales Labyrinth und viele großen Mitochondrien aufweist. Das anschließende Sammelrohr erreicht den Wolffschen Gang (SCHLÜNS u. TIEDEMANN, 1976, weitere Angaben zur Entwicklung der Säugerurniere bei DAVIES u. DAVIES, 1950, DAVIES, 1952, *Schaf*; SHUMKINA, 1960, *Schaf, Rind*; TIEDEMANN, 1975, 1976, *Schaf, Katze*, Lit.).

Der Mesonephros einer Reihe von Säugetieren ist imstande, Harn abzusondern, dessen Hypotonie dem Fehlen Henlescher Schleifen zugeschrieben wird. Zwischen der Ausbildung einer funktionstüchtigen Urniere und der Art der *Plazentation* wurde ein Zusammenhang angenommen, d.h. eine harnbildende Urniere bei großer Allantois sollte bei Säugern mit einer Semiplazenta vorkommen, so beim *Schwein*, das eine Plazenta epitheliochorialis und eine auffallend kräftig entwickelte Urniere besitzt. Diese Vorstellung ist indessen infrage gestellt, seit HINTZSCHE (1940) gezeigt hat, daß der Halbaffe *Microcebus murinus* über eine epitheliochoriale Plazenta verfügt, während sein Mesonephros nur verhältnismäßig schwach entwickelt ist und kleine Glomerula besitzt. Bemerkenswert ist weiter die Tatsache, daß die primitiven Insektivoren *Hemicentetes* und *Ericulus* eine vorwiegend hämochoriale Plazenta haben, jedoch weniger und kleinere Urnierenglomerula als *Mensch* und *Kaninchen* mit ihrer hämochorialen Plazenta. Nach STARCK (1975) scheinen daher allgemein gültige Beziehungen zwischen Bau der Plazenta und Ausbildung und Funktion der Urniere nicht zu bestehen.

Zugunsten der Annahme, daß die Urnierennephrone von Säugerembryonen exkretorisch tätig sind, spricht bereits ihre strukturelle Differenzierung. Sowohl im Glomerulum des Mesonephros der *Katze* als auch von *Schweineembryonen* (Sch.-St.L. 11 mm–52 mm) wird das viszerale Epithel des Nierenkörperchens zu typischen Podozyten umgestaltet, die lichtmikroskopisch ausgezeichnet mit HEIDENHAINS Eisenhämatoxylin dargestellt werden können (BARGMANN, 1933); insbesondere die großen Glomerula der *Schweineurniere* sind für die Demonstration von Podozyten vorzüglich geeignet. Auch das elektronenmikroskopische Bild des Urnierenglomerulums vom *Kaninchen* entspricht dem der Glomerula der reifen Nachniere (LEESON, 1960). In der Urniere des *menschlichen* Embryos fand ALTSCHULE (1930) gut durchblutete Glomerula und gewundene Kanälchen mit typischem Epithel. Die Hauptstückzellen der Mesonephros tragen einen deutlich ausgebildeten Bürstensaum (DE MARTINO u. ZAMBONI, 1966). TIEDEMANN (1976, Lit.) weist darauf hin, daß die Glomerula im Mesonephros der *Katze* wie die der Nachniere Filtrationsarbeit leisten und daß zwischen dem 26. und 40. Tag Meerrettichperoxidase vor allem im Hauptstück resorbiert werden kann.

Diese Befunde stützen die Vermutung, die langen und stark gewundenen Nephrone des Mesonephros (BARNISKE, 1951; s.a. STANIER, 1960) seien funktionsfähig. Ihnen entsprechen ältere Beobachtungen an Embryonen vom *Hühnchen* und von *Säugern*, denen Vitalfarbstoffe verabfolgt wurden, z.B. Phenolrot (vgl. GERSH, 1937, *Säugerembryonen, Hühnerembryonen*). Schon im Jahre 1932 beobachteten CHAMBERS und CAMERON an Gewebekulturen vom Mesonephros des *Hühnchens*, daß die Hauptstücke — und nur diese — Phenolrot ausscheiden, das dem Kulturmedium zugefügt wurde (s.a. CHAMBERS u. KEMPTON, 1933). Da auch in dem nur kurze Zeit bestehenden, rund 10 Nephrone enthaltenden Mesonephros des *Mausembryos* alkalische Phosphatase besonders im Saum der Hauptstückzellen darstellbar ist, vermuten VETTER und GIBLEY (1966) eine über einige Stunden anhaltende Funktionstätigkeit der Urniere, zumal der Bürstensaum auch eine positive PAS-Reaktion gibt. In der Urniere des *Schafes* läßt sich eine starke K^+-p-Nitrophenylphosphatase-Aktivität nachweisen, die an die basalen Pole der Epithelzellen der Sammelrohre und des Mittelstückes gebunden ist. SCHLÜNS und TIEDEMANN (1975, Lit.) sehen hierin einen Hinweis auf die Tätigkeit der Na^+-K^+-Ionenpumpe.

3.8.2. Fetaler Metanephros

Vom fetalen *Kaninchen* wird Phenolrot trotz hoher Konzentration im Blutplasma nur in sehr geringer Menge ausgeschieden (LEVINE u. LEVINE, 1958), ebenso

Inulin. Da die histologisch ausgereiften, mit einem Bürstensaum ausgestatteten Kanälchen der neugeborenen *Ratte* in der inneren Zone der Nierenrinde Trypanblau speichern (BAXTER u. YOFFEY, 1948), kann man annehmen, daß sie bereits ante partum sezernierten. Nephrone von Feten, deren Glomerulumkapillaren von Podozyten überzogen werden und deren Hauptstücke einen Bürstensaum besitzen, können Vitalfarbstoffe im Hauptstück sezernieren, falls sie die glomeruläre Schranke nicht passieren wie das Phenolrot, während Ferrocyanid die Kapillarwände im Glomerulum permeiert (CHAMBERS u. KEMPTON, 1933).

Während Experimente mit Vitalfarbstoffen Auskunft darüber geben können, ob embryonale und fetale Nieren tatsächlich harnpflichtige Substanzen rückresorbieren und ausscheiden, lassen sich die Ergebnisse *enzymzytochemischer* Studien weniger klar deuten. Nach Untersuchungen von ROSSI et al. (1953) an fetalen Nachnieren des *Menschen* soll die *alkalische Phosphatase* nach Ablauf der Histogenese nur noch dort vorhanden sein, wo sie sich auch beim Erwachsenen als Zeichen funktioneller Aktivität nachweisen läßt, z.B. im Bürstensaum (s.a. DESALU, 1966); die Autoren nehmen an, dieses Enzym spiele während der ersten Entwicklungsstadien eine andere Rolle als in der ausgewachsenen Niere. Dagegen sind ERÄNKÖ und LETHO (1954) aufgrund ihrer Untersuchungen an embryonalen *menschlichen* Nachnieren der Ansicht, „daß starke Phosphataseaktivität im embryonalen Nephron im wesentlichen von dessen sekretorischer Funktion abhängt, während im ausdifferenzierten Nachnierengewebe die Enzyme (alkalische und saure Phosphatase, d. Ref.) an morphogenetischen Vorgängen beteiligt sind". Die Autoren fanden eine starke Reaktion auf *saure Phosphatase* im aufsteigenden Schenkel der Henleschen Schleife und in den distalen gewundenen Tubulusstrecken, auf *alkalische Phosphatase* in den proximalen gewundenen Kanälchenabschnitten und oberen Abschnitten des absteigenden Schenkels der Schleife. Hinweise auf die Wandlungen in der Enzymverteilung in dem sich entwickelnden Organ enthält u.a. die Untersuchung von HARDONK und KOUDSTAAL (1968), nach der die alkalische Phosphatase, die wie die *5'-Nucleotidase* in den sich differenzierenden Kanälchen noch nicht vorkomme, in ihrer endgültigen Lokalisation die Funktionsfähigkeit der Hauptstückzellen verraten soll. Die 5'-Nucleotidase-Aktivität läßt sich nach HARDONK und KOUDSTAAL erst in der Niere 6 Tage alter *Mäuse* nachweisen, wo sie in den Glomerula, den proximalen Kanälchen und peritubulären Kapillaren auftritt.

In der Nachniere der *Ratte* soll die Funktion um den 19. Tag der Embryonalzeit beginnen, da sich zu dieser Zeit die Hauptstücke differenzieren und *Phosphatasen* (Glycero-6-Phosphatase, alkalische und saure Phosphatase) auftreten, während die P 2-Segmente ihre Tätigkeit erst zwischen dem 14. und 25. Lebenstag aufnehmen (MÜHLENFELD, 1969); in dieser Periode kommt es zu einer verstärkten Reaktion auf *alkalische Phosphatase, Laktatdehydrogenase, NADPH-Dehydrogenase, NADH-Dehydrogenase, β-Hydroxibutyratdehydrogenase* und *Succinatdehydrogenase*. Nach FLEXNER (1939) geben die Nierenkanälchen des *Schweinefetus* mit Beginn der sekretorischen Aktivität eine starke *Cytochromoxydasereaktion;* sie fällt im absteigenden Teil der Henleschen Schleife und in den Sammelrohren nur schwach aus.

Es ist fraglich, ob man zytochemische Reaktionen allein als Hinweis auf den Vollzug einer Exkretion werten darf, da ein und dasselbe Enzym eine Rolle bei der Morphogenese, im Erhaltungsstoffwechsel und im Ablauf von Betriebsfunktionen spielen kann (vgl. hierzu Du Bois, 1969, dort weitere Lit.).

Weitere Aufschlüsse sind von der Anwendung differenzierterer Methoden zu erwarten, die z.B. spezifische Phosphatasen und ATPase nachweisen und damit Transportvorgänge anzeigen (vgl. hierzu Schmidt u. Dubach, 1971, Ernst, 1975, Lit.).

3.9. Embryonales und fetales Nierengewebe in der Gewebekultur

In der Gewebekultur lebende Fragmente von Kanälchen des *Mesonephros* des *Hühnchens* und des *Metanephros* vom 3 $^1/_2$ Monaten alten *menschlichen Embryo* schließen sich beiderseits ab und bilden mit Flüssigkeit sich füllende Zysten. Phenolrot oder andere, dem Kulturmedium zugesetzte Vitalfarbstoffe werden von den Hauptstückzellen in die Lumina der Bläschen abgesondert, jedoch nicht von Epithelzellen des distalen gewundenen Kanälchensegmentes (Chambers u. Kempton, 1933; Cameron u. Chambers, 1938; van Deen u. de Haan, 1940; Forster, 1947; de Ridder u. Mareel, 1972; s.S. 31).

In der Zellkultur verhalten sich aus dem Tubulusverband künstlich gelöste fetale *Hauptstückzellen (Rind)* nach Cade-Treyer (1975, Lit.) folgendermaßen: die Epithelzellen bilden Nester, die auf ihrer Unterlage wie auf einer Basallamina wachsen. Dabei entsenden sie interdigitierende Fortsätze und ein Flagellum, wie es auch in vivo vorkommt, während Höhe und Zahl der Mikrovilli abnehmen. Die sich rückbildenden Zellen können in vitro ein α-Fetoprotein synthetisieren, während sie nicht mehr imstande sind, ein gewebespezifisches Antigen zu bilden. In ihnen treten reichlich Mikrofilamente und Mikrotubuli auf (vgl. hierzu auch Malinin, 1973). Man kann annehmen, daß diese Strukturen das Substrat der in vitro zu beobachtenden Beweglichkeit der Nierenepithelzellen sind (Price, 1972; Malinin, 1973).

4. Das Nephron

4.1. Gliederung des Nephrons

Das aus dem Nachnierenblastem hervorgegangene, mit dem Sammelrohr kommunizierende Nephron der Säuger einschließlich des Menschen gliedert sich in 1. das *Nierenkörperchen* (*Corpusculum renale*, Malpighisches Körperchen), 2. das *Hauptstück* (*Portio principalis, Pars proximalis tubuli nephroni*)*, 3. das *Überleitungsstück***, 4. das *Mittelstück* (*Portio intermedia, Pars distalis tubuli nephroni*), 5. das *Verbindungsstück* (*Pars conjungens*).

Diese Segmente lassen sich aufgrund ihres Feinbaus unterscheiden. Die geraden Schenkel (*Partes rectae*) des Haupt- und Mittelstücks bilden zusammen mit dem Überleitungsstück die *Henlesche Schleife* (*Ansa nephroni*). Zwischen Pars recta und Pars convoluta des Mittelstücks kann man mit ERICSSON und TRUMP (1969) sowie ROUILLER (1969) u.a. eine *Pars maculata* unterscheiden, den die *Macula densa* bildenden Kanälchenabschnitt.

Bei der *Ratte* erstreckt sich das Epithel des kortikalen Teiles des dicken aufsteigenden Schenkels der Schleife bald mehr, bald weniger weit über den Bereich der *Macula* hinaus (KAISSLING et al., 1977, Abb. 105). Da sich das Epithel der *Pars ascendens* von dem der *Pars contorta* des Mittelstückes deutlich unterscheidet (Abb. 105), taucht die Frage auf, ob das mit der *Macula* ausgestattete aufsteigende Epithelrohr als Abschnitt des Mittelstücks zu gelten hat oder eine besondere *Pars* verkörpert, die dann als *Pars maculata* zu bezeichnen wäre (vgl. hierzu S. 181). Voraussetzung für eine derartige Umbenennung wäre allerdings der Nachweis, daß der von KAISSLING et al. für die *Ratte* beschriebene Befund auch an den Nephronen anderer Säugetiere zu erheben ist.

Das *Verbindungsstück* (5) zwischen gewundenem Teil des Mittelstücks und *Sammelrohr* (*Tubulus renalis colligens*) ist nach v. MÖLLENDORFF (1930) nicht scharf von letzterem abgesetzt, während der Übergang zwischen Mittelstück und Verbindungsstück nach SJÖSTRAND (1944, Fluoreszenzmikroskopie) scharf markiert sein kann und die Zellen des Verbindungsstückes sich andererseits von denen des Sammelrohrs unterscheiden lassen (S. 199). Da sich das

---

**Zur Terminologie*: Es ist ein Zeichen begrifflicher Unbekümmertheit, wenn in der Literatur von proximalem und distalem Tubulus die Rede ist. Unter der Bezeichnung Tubulus ist das in Partes bzw. Portiones gegliederte Nierenkanälchen zu verstehen; es gibt weder einen proximalen noch einen distalen Tubulus. Gemeint sind jeweils die Portio principalis (Hauptstück) bzw. die Portio intermedia (Mittelstück).

**Vorschlag: *Pars tenuis ansae nephroni.*

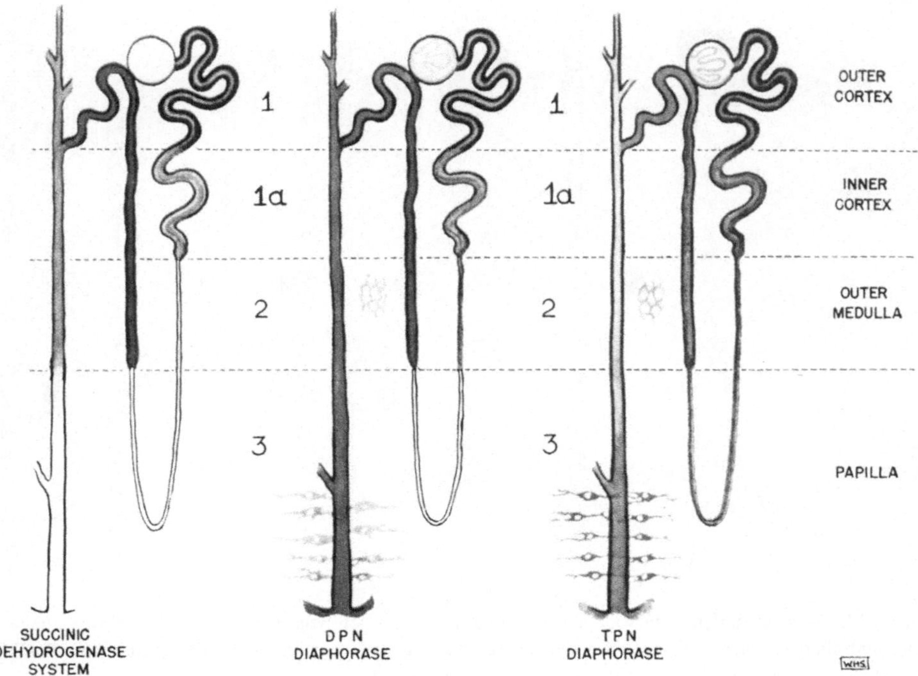

Abb. 13. Segmentale Verteilung von Succinatdehydrogenase, DPN-Diaphorase und TPN-Diaphorase im Nierenkanälchen der *Ratte*. In Zone 2: Gefäßendothel (DPN und TPN-Diaphorase), in Zone 3 transversal orientierte Interstitialzellen. (Aus Sternberg et al., 1956)

Verbindungsstück (connecting part, tube) aus dem metanephrogenen Gewebe entwickelt, ist es dem Nephron zuzurechnen.

Auf erste Versuche, die Abschnitte der Nierenkanälchen vom Glomerulum bis zur Mündung der Sammelrohre nicht nur morphologisch, sondern auch enzymzytochemisch zu charakterisieren und auf diese Weise auch zu einer Chemoarchitektonik der Säugerniere zu gelangen, stoßen wir Anfang der 50er Jahre, wie aus dem bekannten Schema von Sternberg et al. (1956, Abb. 13) hervorgeht.

Mit *enzymzytochemischen Verfahren* läßt sich eine Gliederung des Hauptstükkes der Säuger in *Segmente* nachweisen, die als P 1 und P 2 (P = proximal) bezeichnet wurden (Longley u. Fisher, 1954; Dunn, 1949, Wachstein, 1955; Mangione, 1957; Mühlenfeld, 1969, vgl. S. 164). In welcher Weise sich eine Reihe zytochemisch darstellbarer Enzyme auf drei Segmente (P 1 – P 3) des Hauptstükkes der *Ratte* verteilen, verdeutlichen die Abb. 14, 15 aus Jacobsen und Jørgensen (1973, dort weitere Lit.). Fluoreszenzmikroskopisch unterscheidet Sjöstrand (1944) vier Abschnitte (H 1 – H 4) des Hauptstückes (vgl. hierzu S. 164). Auch unter dem Einfluß von Schilddrüsenhormon (Trijod-1-Thyronin), das die Aktivität der mitochondrialen α-Glycerophosphatdehydrogenase steigert, treten die Unterschiede der Segmente des Nephrons zutage (Jacobsen, 1976). Zum Beispiel

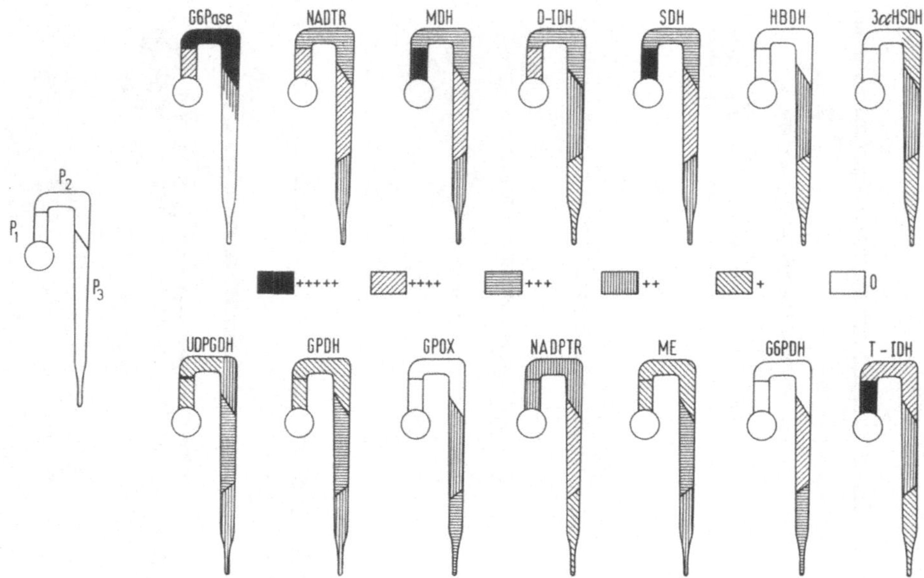

Abb. 14. Lokalisation enzymcytochemischer Reaktionen in den Segmenten P_1–P_3 des Hauptstückes der männlichen *Ratte*. Schematische Kennzeichnung der relativen Reaktionsintensitäten. Zur Erklärung s. auch Abb. 15. (Aus JACOBSEN u. JØRGENSEN, 1973)

geben die Segmente P 1 und P 2 des Hauptstückes (*Ratte*), die bei Kontrolltieren reaktionslos bleiben, nach Hormonzufuhr eine starke Farbreaktion, das Segment P 3, der dicke aufsteigende Schenkel der Henleschen Schleife und der gewundene Teil des Mittelstückes normalerweise eine starke oder mäßig starke, beim Versuchstier eine verstärkte Reaktion.

Die Gliederung der Nephrone *niederer Wirbeltiere* weicht insofern von jener des Säugernephrons ab, als die Kanälchen mit besonderen bewimperten Abschnitten oder mit sekretorisch tätigen Segmenten ausgestattet sind. Dies trifft u.a. für den Metanephros der Reptilien zu. So besteht das Nephron der Schlange *Thamnophis* aus folgenden, an das Glomerulum anschließenden Segmenten: 1. enges Halsstück mit Wimperepithel, 2. Hauptstück, 3. dünnes, intermediäres Segment mit niedrigem Zilienepithel, 4. distales Segment mit stark basophilem Epithel, 5. terminales oder Sexualsegment (s. S. 338), 6. kurzes postterminales, in ein Sammelrohr mündendes Segment (vgl. auch BISHOP, 1959; ältere Lit. bei v. MÖLLENDORFF, 1930). Distales und Sexualsegment zusammen werden von BISHOP als Homologon des distalen Segmentes der Säuger angesehen (vgl. hierzu CORDIER, 1928). Über die Gliederung des Nephrons eines *Teleostiers* (*Pleuronectes platessa*) in Segmente berichtet OTTOSEN (1978). Dem Halssegment (Zilien) folgen hier ein erstes, zweites und drittes, nicht immer vorhandenes proximales Segment, das in ein Sammelkanälchen mündet. Die drei proximalen Segmente besitzen einen unterschiedlich entwickelten Saum aus Mikrovilli.

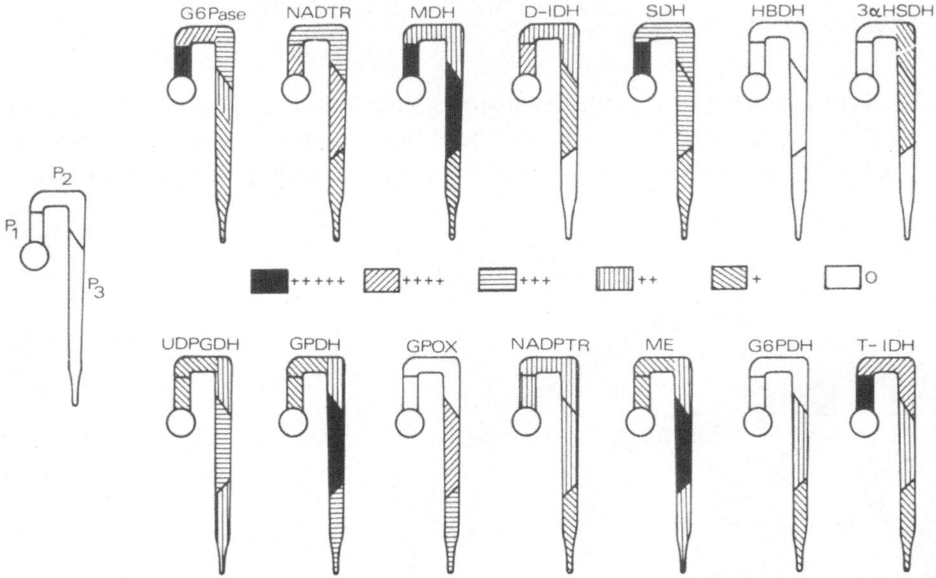

Abb. 15. Lokalisation enzymzytochemischer Reaktionen in den Segmenten P_1–P_3 der Hauptstücke der weiblichen *Ratte*. Schematische Kennzeichnung der relativen Reaktions-Intensitäten. (Aus JACOBSEN u. JØRGENSEN, 1975)

G6Pase	—	Glukose-6-Phosphatase
NADTR	—	$NADH_2$-Tetrazoliumreduktase
MDH	—	Malatdehydrogenase (NAD)
D-IDH	—	Isozitratdehydrogenase
SDH	—	Succinodehydrogenase
HBDH	—	β-Hydroxibutyratdehydrogenase
3αHSDH	—	3α-Hydroxisteroiddehydrogenase
UDPGDH	—	Uridindiphosphatglukosedehydrogenase
GPDH	—	1-Glycerophosphatdehydrogenase (NAD)
GPOX	—	1-Glycerophosphatdehydrogenase
NADPTR	—	$NADPH_2$-Tetrazoliumreduktase
ME	—	Malatdehydrogenase (NADP-dekarb.)
G6PDH	—	Glukose-6-Glycerophosphatdehydrogenase
T-IDH	—	Isozitratdehydrogenase

Die *Zahl der Nephrone* (vgl. hierzu S. 40) kann als genetisch determiniert angesehen werden. GOSS u. DITTMER (1969) weisen darauf hin, daß sie bei einseitiger Nierenagenesie in dem kompensatorisch vergrößerten Organ nicht erhöht ist.

Über die *Kultur isolierter Nephrone* von Säugern in vitro s. CADE-TREYER (1972) sowie CADE-TREYER und TSUJI (1975, Lit.), über das Verhalten von Biopsien menschlichen Nierengewebes FIALA et al. (1973).

Im folgenden werden außer den Verhältnissen bei den Säugern einschließlich des Menschen auch die bei Sauropsiden, Amphibien und Fischen festgestellten Strukturen der Nephrone behandelt.

4.2. Basalmembran, Basallamina

Die lichtmikroskopisch durch Versilberung oder Färbung (Azan, PAS, Alzianblau) darstellbare *Basalmembran* der Nierentubuli besteht aus der elektronenmikroskopisch erkennbaren *Basallamina*, der die Epithelzellen auflagern, und einer

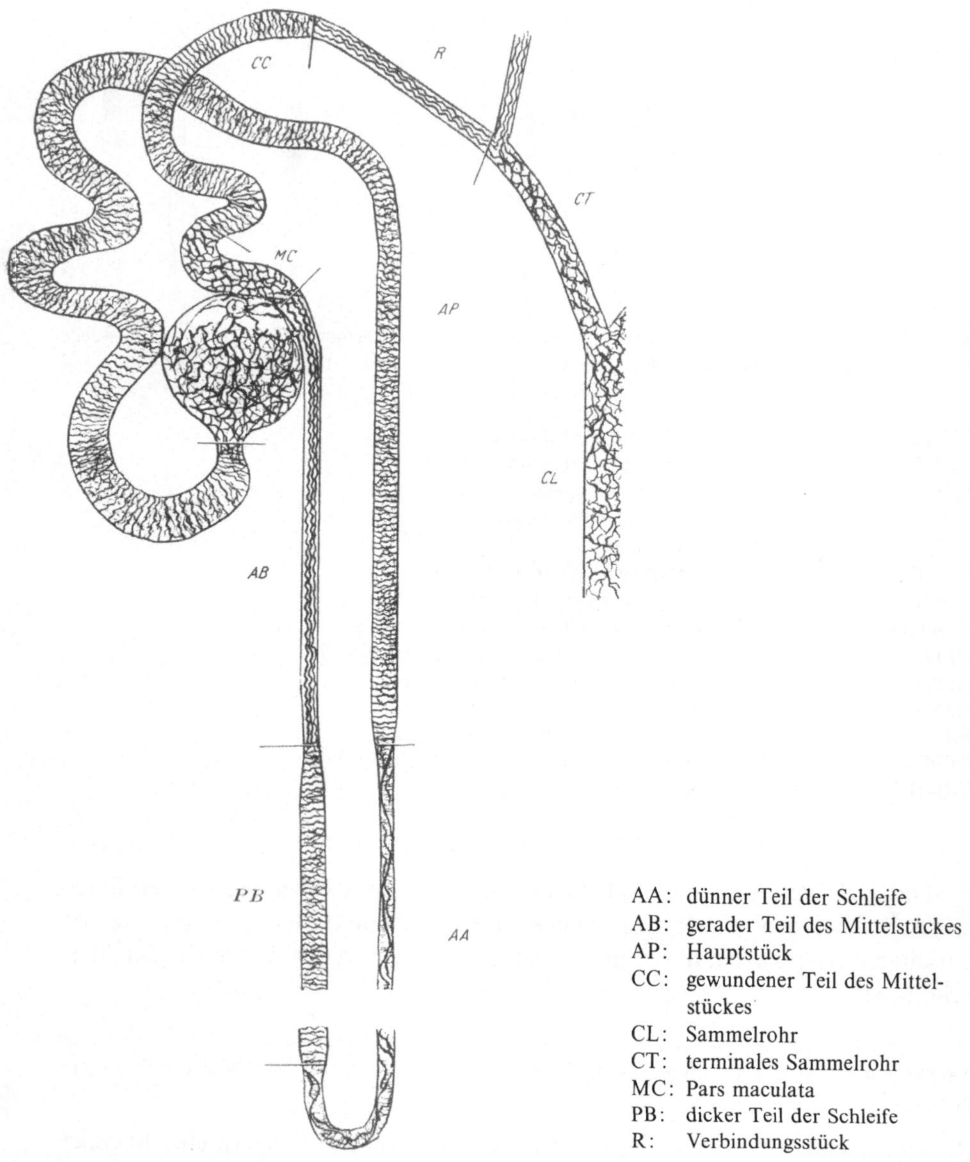

AA: dünner Teil der Schleife
AB: gerader Teil des Mittelstückes
AP: Hauptstück
CC: gewundener Teil des Mittelstückes
CL: Sammelrohr
CT: terminales Sammelrohr
MC: Pars maculata
PB: dicker Teil der Schleife
R: Verbindungsstück

Abb. 16. Schema der Struktur der Basalmembran an den verschiedenen Abschnitten des Nephrons (*Bos taurus*). Die Längenverhältnisse der Abschnitte sind der Übersichtlichkeit halber nicht berücksichtigt worden. (Aus Bairati u. Migliardi, 1939)

Gitterfaserhülle (Abb. 16), die den Raum zwischen der Lamina und den Wänden der peritubulären Kapillaren einnimmt (vgl. hierzu MAHIEU u. WINAND, 1970). Nach BAIRATI und MIGLIARDI (1939) weist die Gitterfaserhülle je nach Kanälchenabschnitt Verschiedenheiten ihrer Textur auf (Abb. 16).

An der *Basallamina* sind nur gelegentlich eine *Lamina densa* und *rara interna* zu erkennen. Die Dicke der Membran ist je nach Tierart und Lebensalter (*Ratte*) verschieden; im Krankheitsfalle kann sie beträchtlich zunehmen (CHATELANAT u. SIMON, 1969, Lit.). Beim *Menschen* wurde eine Membranstärke von 2300–2500 Å gemessen (ORMOS u. SOLBACH, 1963; FLUME et al., 1963), bei der *Maus* von 500–1000 Å (SJÖSTRAND u. RHODIN, 1953). Die Basallamina des menschlichen Hauptstückes ist nach FLUME et al. (1963) dünner als die der Henleschen Schleife.

Die *physikalischen Eigenschaften* der Basallaminae, die sich isolieren lassen (BURG et al., 1966), wurden von WELLING und GRANTHAM (1972) untersucht. Ihr Elastizitätsmodul ähnelt dem des Kollagens des Sehnengewebes. Die Basallamina ist durchlässig für Wasser und bis zu einem gewissen Grade für Proteine; es fragt sich, ob sie in allen ihren Abschnitten in gleichem Ausmaß permeabel ist. Elektronenmikroskopisch läßt sich feststellen, daß die Basallamina aus einem Filz 40–60 Å dicker Filamente besteht, die in eine Matrix eingebettet sind (v. BRUCHHAUSEN u. MERKER, 1965, *Ratte*). *Chemisch* unterscheidet sich die Basallamina des Tubulus von der des Glomerulums durch ihren geringen Gehalt an Sialinsäure (MAHIEU u. WINAND, 1970). Im übrigen entspricht ihre Zusammensetzung jener der glomerulären Basallamina (s. S. 86 f.).

Aufgrund der am Glomerulum gemachten Beobachtungen (S. 86 f.) kann man vermuten, daß die Basallamina des Kanälchens durch die Epithelzellen produziert wird, in gleicher Weise, wie es von DODSON und HAY (1971) für die Basalmembran des Cornealepithels beschrieben wurde, dessen Zellen in vitro Kollagen bilden. Die Bildung der extralaminären Anteile der Basalmembran ist dem intertubulären Bindegewebe zuzuschreiben. ROMEN und MÄDER-KRUSE (1978, *Ratte*) sind der Ansicht, sowohl die Tubuluszellen als auch — und vor allem — die Interstitialzellen seien für die Bildung, Erhaltung und Erneuerung der Basallamina (basement membrane) verantwortlich.

Eine Hülle aus *glatten Muskelzellen*, die sich der Basalmembran des Nephrons anschmiegen, beschreibt OTTOSEN (1978) für das Nierenkanälchen des Teleostiers *Pleuronectes platessa*.

4.3. Das Nierenkörperchen

Die älteren Darstellungen des Aufbaus des Nierenkörperchens beschränken sich auf die Beschreibung der Bowmanschen Kapsel und der Glomerulumkapillaren samt ihrem Zellüberzug. Seit den Veröffentlichungen von K. W. ZIMMERMANN (1929, 1933) wissen wir jedoch, daß ein bindegewebiges, zellreiches Mesangium zu den Strukturelementen des Nierenkörperchens gehört, offenbar auch der Urniere des *Menschen* (DE MARTINO u. ZAMBONI, 1966; KOGA, 1972).

Die Nierenkörperchen liegen in der Rinde des Metanephros der Säuger, abgesehen von einer schmalen subkapsulären Zone. *Ektopische Nierenkörperchen* kommen u.a. im Bindegewebe radiär orientierter gefäßführender Septen (SHEEHAN u. DAVIES, 1959) in der Niere von *Hund, Katze* und *Kaninchen* vor (FOURMAN u. MOFFAT, 1964, 1971, dort Einzelheiten über ihre Blutgefäße). Die ektopischen Glomerula neigen zu Degenerationen und Zystenbildung (*Mensch, Hund, Kaninchen*). Dicht beisammenliegende Nierenkörperchen bilden bei dem Dipnoer *Lepidosiren paradoxa* Gruppen, deren Schnittbild das Muster eines vierblättrigen Kleeblatts darbietet (BARGMANN, 1934).

In Verödung begriffene Nierenkörperchen kommen in der Niere des *Kindes* vorzugsweise nahe den *Vasa arcuata* vor (EMERY u. MACDONALD, 1960, s.S. 21), ferner in der Peripherie der Rinde. Im ersteren Falle könnte es sich wenigstens zum Teil um eine physiologische Degeneration der ältesten Körperchen handeln (s.S. 21), im letzteren um das Ergebnis krankhafter Vorgänge. Ein Untergang von Glomerula durch Glomerulosklerose wird bei *Ratten* vom 2. Lebensjahr an beobachtet (vgl. hierzu ARATAKI, 1926; MOORE, 1931; KRAUS u. CAIN, 1974; ROMEN et al., 1975, Lit.). Den feineren Aufbau eines avaskulären, in Rückbildung begriffenen Glomerulums der *Ratte* schildert SHIGEMATSU (1972) aufgrund elektronenmikroskopischer Untersuchungen.

Mit der nicht treffenden Bezeichnung „Pseudoglomeruli" belegt GRAFFLIN (1929) degenerierende Nierenkörperchen, wie sie in der aglomerulären Niere des Teleostiers *Lophius piscatorius* vorkommen (s. S. 125). Degenerierte Glomerula sind ferner in der Niere des Teleostiers *Myoxocephalus scorpius* anzutreffen (GRAFFLIN, 1933). In ihnen wie in den Glomerula anderer Fische können Zysten entstehen, vermutlich das Ergebnis einer Degeneration oder Fehlentwicklung (GRAFFLIN, 1937).

Unter der Bezeichnung „*Zwillingsglomeruli*" bildet v. MÖLLENDORFF (1930) zwei Glomerula innerhalb eines Kapselraumes der Niere eines mißbildeten *Lammes* ab, die SCAGLIOSI (1897) gefunden hatte; beide Kapillarknäuel gehen hier aus *einem Vas afferens* hervor. Außerdem gibt es selten Zwillingsbildungen von Nierenkörperchen in der *menschlichen* Niere, bei denen ein *Vas afferens* zwei Glomerula speist, die je in einem Kapselraum liegen, aber eine Kapselwand gemeinsam haben (Abb. 17, eigene Beob.). Ein derartiges Verhalten von Nierenkörperchen beschreibt NIESSING (1944) für die kompensatorisch hypertrophierende Niere der *Maus*; es soll das Ergebnis eines Spaltungsvorganges oder einer Fehlentwicklung sein (vgl. hierzu S. 22). Auch bei Teleostiern, Elasmobranchiern und bei *Myxinen* kommen Doppelbildungen von Nierenkörperchen vor (NASH, 1931). Die sog. *Riesenglomerula* im Pronephros-Mesonephros von *Schafen* entstehen nach DAVIES (1951) durch Fusion innerer Glomerula unter Einschmelzung der sie trennenden Scheidewände.

Über das Verhalten von Glomerula des *Menschen* in der *Gewebekultur* berichten FISH et al. (1975).

4.3.1. Quantitative Daten über das Nierenkörperchen

Die Angaben über die *Zahl* der Nierenkörperchen des *Menschen* weichen zum Teil wesentlich voneinander ab; dies ist angesichts der methodischen Schwierig-

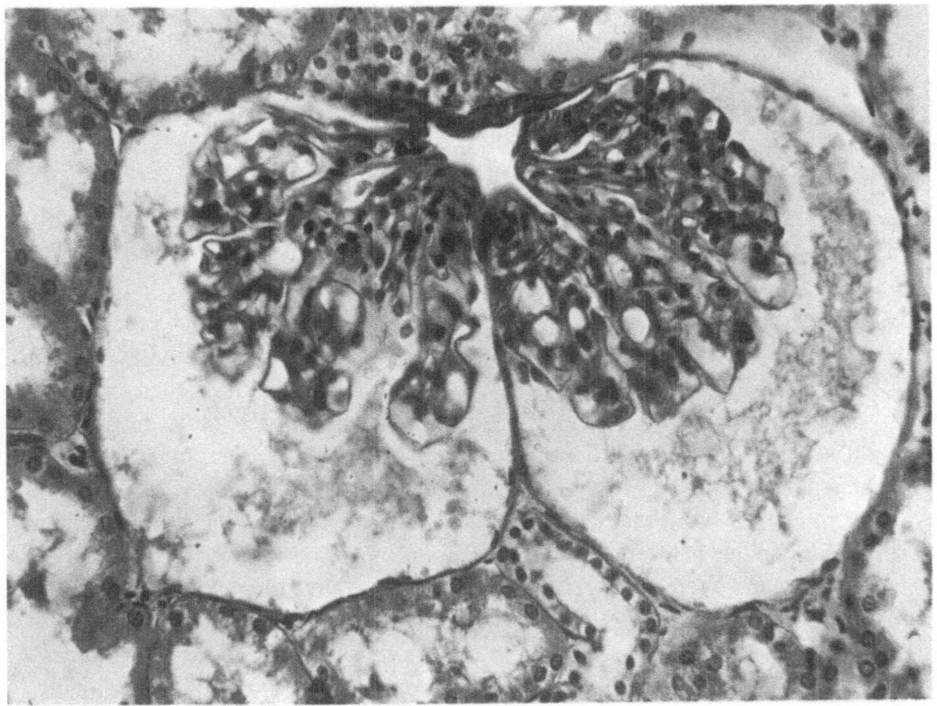

Abb. 17. Zwillingsbildung eines Nierenkörperchens (Erwachsener). Hämatoxylin-Eosinfärbung. Vergr. etwa 200 fach

keiten verständlich. Aufgrund der zu seiner Zeit vorliegenden Daten nimmt v. MÖLLENDORFF an, die Zahl der Glomerula bleibe vom 2. Lebensjahr an konstant und betrage für beide Nieren zusammen im Mittel 2,5 Millionen. Diese Angabe steht mit den von MOBERG (1929) vorgelegten Zahlen in Einklang, da die Zahl der Nierenkörperchen nach MOBERG zwischen 1,79–3,47 Millionen (17 Fälle) schwankt, d.h. insgesamt rund 2,5 Millionen beim Manne und 2,2 Millionen bei der Frau beträgt. Aufgrund einer Auswertung älterer Veröffentlichungen geht Homer W. SMITH (1951, Lit.) von einer Zahl von 1,095 Millionen Glomerula je Niere des *Menschen* aus (vgl. Tabelle 1), ein Wert, der annähernd den Bestimmungen von MOORE (1931, ältere Lit.) entspricht, nach denen die normale menschliche Niere vom Zeitpunkt der Geburt bis zum 40. Lebensjahr 800 000 bis 1 Million Glomerula enthält, gelegentlich 600 000 und 1,2 Millionen. Für Kinder im Alter von 22–73 Monaten ermittelten TRYGGVASON und KOUVALAINEN (1975) den Wert von $1,82 \pm 0,35 \times 10^6$ Nephronen. Die Ergebnisse älterer Untersucher, die durch Mazeration freigesetzte Nierenkörperchen zählten, stimmen weitgehend mit denen überein, die ELIAS und HENNIG (1967) durch Anwendung der stereologischen Methode an Schnittpräparaten erhielten. Die Autoren geben für die Niere eines 6 Monate alten *Kindes* die Zahl von 1 690 500 Nierenkörperchen an, für die eines 7 Jahre alten *Kindes* 1 155 000 und eines 47jährigen Mannes 1 309 000 Nierenkörperchen. Die von OSATHANONDH und POTTER (1963,

1966) bei menschlichen Feten erhaltenen Werte (s.S. 21) lassen bereits erwarten, daß die Zahl der Nierenkörperchen je Niere im Laufe der Entwicklung die Millionengrenze erreicht bzw. überschreitet. Die in Lehrbüchern zu findende pauschale Angabe, jede Niere des erwachsenen Menschen besitze rund 1 Million Glomerula (z.B. GRAY, 1973), kann nach dem Gesagten auf 1,2–1,3 Millionen korrigiert werden.

Die Gesamtzahl der Glomerula des *Menschen* ist nach MOBERG (1929) vom *Alter* unabhängig; erst nach dem 67. Lebensjahr komme es zu einer Altersinvolution von Nierenkörperchen, wie sie von ARATAKI (1926) bei der weißen *Ratte* beobachtet wurde (s. auch v. MÖLLENDORFF, 1930, Lit.). Dagegen spricht MOORE (1931) von einem „senile loss of glomeruli", ähnlich jenem, der bei der *Ratte* zu verzeichnen ist; die Gesamtzahl der Nierenkörperchen betrage im 7. Jahrzehnt nur 2/3 bis 1/2 derjenigen, die auf der Höhe des Lebens ausgebildet ist. Dieser Widerspruch erklärt sich vermutlich aus der Tatsache, daß die von MOBERG untersuchten Nieren meistens von *Menschen* stammen, die eines plötzlichen Todes starben (Unglücksfall, Selbstmord), während die Befunde von MOORE an Nieren von Patienten gewonnen wurden, die überwiegend an chronischen Krankheiten gelitten hatten. Damit soll nicht bestritten werden, daß im Laufe des Lebens Nierenkörperchen normalerweise zugrunde gehen, doch dürfte ihre Zahl nicht groß genug sein, um ins Gewicht zu fallen.

Über die Ergebnisse von Zählungen der Glomerula einer Reihe von *Säugetieren* und von Bestimmungen des Glomerulumvolumens orientiert die Tabelle 1 (aus Homer W. SMITH, 1951), in die u.a. die von KUNKEL (1930) und RYTAND (1937/38) ermittelten Werte eingegangen sind. Aus ihr läßt sich u.a. entnehmen, daß zwischen *Körpergewicht, Nierengewicht* und *Zahl der Glomerula* eine Beziehung besteht. Dies geht auch aus einer Studie von SCHMEER (1940) hervor, der beim *Hunde* in beiden Nieren zusammen 186 528 bis 337 227 Glomerula feststellte und dabei fand, daß die Nieren leichterer und kleinerer Tiere mit kleinen Nieren weniger Glomerula als die großer und schwerer *Hunde* besitzen. In einer Niere eines *Hundes* (Körpergewicht 19,8 kg) zählten SELLWOOD und VERNEY (1955) 630 000 Nierenkörperchen. HORSTER et al. (1971) ermittelten bei 3 Wochen bis 74 Tage alten *Hunden* (Beagle) eine durchschnittliche Gesamtzahl der Glomerula je Niere von 589×10^3. Die Angaben von SCHMEER, dem die Nieren von nur 6 Hunden zur Verfügung standen, decken sich mit den Ergebnissen, die von KÜGELGEN et al. (1959) an 21 *Hundenieren* erzielten. Die Autoren, die die Zahl der Glomerula durch Auszählung an Korrosionspräparaten bestimmten, fanden nämlich eine mittlere Gesamtzahl von 200 000 Nierenkörperchen je Organ; die von ihnen angewendete Methode (Auszählung der glomerulatragenden Gefäße unter dem Stereomikroskop) kann als verläßlich angesehen werden. Zählungen der Glomerula an Korrosionspräparaten, die ZOLNAI (1963) vornahm, ergaben je 2,5 mm² Rindengewebe folgende Werte: *Mensch* (5 Individuen, gesund, plötzlich verstorben) 25–35, *Kaninchen* (10) Durchschnittswert 56, *Hund* (5) 28–55, *Katze* (5) 31–64. In 1 mm³ Rindengewebe einer *Bisamratte* (*Ondatra zibethica*) finden ELIAS et al. (1961) mit Hilfe eines geometrischen Verfahrens zur Auswertung von Schnittpräparaten 88,5 Glomerula. Die Niere der *Ratte* enthält etwa 30 000–35 000 Nierenkörperchen, das etwa gleichgroße Organ des Wüstennagers *Psammomys obesus* rund 60 000 (BAINES u. DE ROUFFIGNAC,

Tabelle 1. Körpergewicht, Nierengewicht, Größe, Zahl und Gesamtvolumen der Glomerula einer Reihe von Säugetieren. (Aus H.W. SMITH, 1951)

Tierart	Körpergewicht g	Gewicht einer Niere, mg	Glomerulumradius µm	Zahl der Glomerula in einer Niere	Gesamtvolumen der Glomerula in einer Niere mm³	Gesamtvolumen der Glomerula in 1 mg Niere mm³
Maus	20	123	36,7	12430	2,6	21,1
Känguruhratte	66	295	48,4	18840	8,9	30,3
weiße Ratte	241	746	61,2	30800	29,5	39,5
Meerschweinchen	565	1900	63	75700	79,3	41,7
Marmota monax	1210	1800	69,5	96000	135	75
Opossum	2000	5200	87,5	91200	246	49,2
Kaninchen	2320		71	207000	310	
Katze	2750	8000	66	184000	227	28,3
	3500	25000	75	214500	379	14,9
Affe	3860	9000	83	186600	447	49,7
Hund	9100	31300	90	408100	1247	39,9
Schwein	46650	76700	83	1193000	2859	37,3
Mensch	70000	156500		1095000	4599	29,4
Rind	410000	640000	122	3992000	29860	46,7
Elefant	4545000	3650000	169	7510000	151900	41,6

1969; s. auch KAISSLING et al., 1975). Eine kurze Übersicht über die *Methoden zur Isolierung von Glomerula* geben SCHADE und FUCHS (1975).

Größenunterschiede der Nierenkörperchen ein und derselben Säugerniere lassen sich beim Vergleich kortikaler und juxtamedullärer Glomerula feststellen. Die kortikalen Nierenkörperchen, die zu Nephronen mit kurzen Henleschen Schleifen gehören, sind als die jüngste Generation kleiner als diejenigen juxtamedullärer Nephrone, die lange Schleifen besitzen (s. hierzu HORSTER et al., 1971). Bei der Beurteilung der Größe der Kapillarkonvolute ist zu berücksichtigen, daß der Grad ihrer Füllung je nach Kontraktion der *Vasa afferentia* und *efferentia* wechselt, wie u.a. aus Lebendbeobachtungen an der Niere von *Rana pipiens* hervorgeht (SINGER, 1933).

Das *Volumen* von Nierenglomerula, die nach Mazeration isoliert und in einer Suspension untersucht wurden, läßt sich nach RYTAND (1937/38) annäherungsweise nach der Formel $4/3\,\pi\,r^3$ bestimmen, wenn man annimmt, sie seien kugelförmige Gebilde. Der Tabelle 1 können Angaben über die Volumina von Nierenkörperchen entnommen werden. Einen kleinen Radius besitzen die Nierenkörperchen von *Maus* (36,7 µm) und *Ratte* (61,2 µm), einen großen die des *Hundes* (90 µm) und des erwachsenen *Menschen* (100 µm, nach MOBERG, 1929). Nach ZOLNAI und PALKOVITS (1965) (zur Methodik vgl. PALKOVITS u. ZOLNAI, 1963), die das Glomerulum als Rotationsellipsoid auffassen, erreichen die

Volumina der Nierenkörperchen des *Menschen* ihre höchsten Werte im 4. Dezennium, um später an Größe abzunehmen.

Das *Gesamtvolumen der Glomerula des Menschen* beträgt nach ELIAS und HENNIG (1967, stereologisches Verfahren) 0,42 cm³ für ein 6 Monate altes *Kind*, 1,5 cm³ für einen 7jährigen *Knaben* und 3,3 cm³ für einen 47jährigen *Mann*.

Ins einzelne gehende Daten über die Beteiligung verschiedener *Komponenten am Volumen des Glomerulums* der *Ratte* (Durchmesser 89,02–116,23 µm, Mittelwert 101,41 µm, Gewicht der Tiere 262–294 g) haben PINTO und BREWER (1974, dort weitere Einzelheiten) morphometrisch erarbeitet. Die Autoren geben folgende Volumenwerte an: Epithelzellen 34,18%, Kapillarlumen 32,89%, Basallamina 5,39%, Kapselraum 8,73%, Mesangium 18,66%. Die quantitative Analyse spielt in der Erforschung krankhafter Veränderungen der Struktur des Glomerulums eine Rolle (vgl. z.B. WEHNER et al., 1972).

Besonders große Nierenkörperchen kommen in *hypoplastischen Nieren* mit wenigen vergrößerten Nephronen vor (Oligomeganephronie, ROYER et al., 1962). GRIFFEL et al. (1972) fanden in der hypoplastischen Niere eines 8 1/2jährigen *Knaben* — bei Agenesie des Partnerorgans — Nierenkörperchen mit Durchmessern zwischen 280 und 400 µm; die Durchmesser der Glomerula der normalen Niere eines 9jährigen *Kindes* betrugen nur 120 µm.

Die *Gesamtlänge der Blutwege in den Glomerula* eines 7jährigen Knaben beträgt nach ELIAS und HENNIG (1967) 10,34 km. Dieser Wert kommt den Ergebnissen der Berechnungen von VIMTRUP (1928) nahe, nach denen diese Strecke beim *Erwachsenen* auf rund 25 km zu veranschlagen ist, da die Autoren bei dem von ihnen untersuchten erwachsenen Menschen ein durchschnittliches und ein totales Glomerulumvolumen feststellten, das 2,6 bzw. 3mal größer ist als die entsprechenden Werte vom 7jährigen Knaben.

Die gesamte *glomeruläre Filtrationsfläche* nimmt nach den Berechnungen von ELIAS und HENNIG bei einem 7jährigen *Knaben* 0,235 m² ein, ein Areal, das etwa der Sitzfläche eines Stuhles entspricht. VIMTRUP errechnete für den Erwachsenen eine Filtrationsfläche von 0,78 m².

Vergleicht man die quantitative Entwicklung der Nierenkörperchen der Wirbeltiere, so gelangt man zu der Feststellung, daß zwischen *Umwelt, Wasserhaushalt, Zahl* und *Größe der Glomerula* Beziehungen bestehen. MARSHALL und SMITH (1930) gehen von der Vorstellung aus, daß die Protovertebraten ursprünglich über eine aglomeruläre Niere verfügten und daß sich Glomerula mit der Anpassung an das Leben im Süßwasser ausbildeten, um oral und perkutan aufgenommenes Wasser auszuscheiden. Dauernd oder vorübergehend an das Süßwasser gebundene Formen (Dipnoer, Ganoiden, Teleostier, Amphibien) besitzen in der Tat Nieren mit einem wohlentwickelten glomerulären Apparat. Besonders große Nierenkörperchen findet man bei den Urodelen, z.B. bei *Necturus maculosus* (Durchmesser mehr als 300 µm). Bei den Formen, die zu Salzwasserbewohnern wurden, wie die marinen Teleostier — hier ist eine geringere glomeruläre Filtrationsrate zu verzeichnen (LAHLOU, 1966) — oder bei Landtieren (Reptilien, Vögel), die Wasser sparen müssen, sind die Nierenkörperchen dagegen wesentlich kleiner (MARSHALL u. SMITH, 1930, dort und bei NASH, 1931, zahlreiche Maßangaben). Auch die Oberfläche des Kapillarkonvoluts der Glomerula von *Reptilien* und besonders von *Vögeln* (vgl. S. 56) ist deutlich eingeschränkt. Die Angabe, die Glomerula der *Elasmobranchier* fielen durch ihre Größe auf (Durchmesser 400–600 µm, BARGMANN, 1937), sollte erneut geprüft, d.h. zur Gesamtzahl der Nierenkörperchen, zur Größe und zum Gewicht des Körpers und zum Verhalten der Glomerula von Süßwasserelasmobranchiern in Beziehung gesetzt werden, damit festgestellt wird, ob die marinen Elasmobranchier über eine geringere Filtrationsfläche als Süßwasserfische verfügen. Eine Sonderstellung nimmt der Mesonephros von *Myxine glutinosa* ein, dessen rund 70, den Ureteren angelagerte Nierenkörperchen einen Durchmesser von 0,5–1,5 mm besitzen (FÄNGE, 1963, NASH, 1931), also mit unbewaffnetem Auge gut erkennbar sind (HEATH-EVES u. MCMILLAN, 1974).

Da zwischen Größe und Funktion der Glomerula eine Beziehung besteht, stellt sich die Frage, ob es bei Wasserbewohnern, die das Milieu wechseln, zu quantitativen Veränderungen der Nierenkörperchen kommt. Nach OGAWA (1968) sind die Durchmesser der Glomerula von Stichlingen (*Gasterosteus aculeatus*), die im Meerwasser leben, kleiner als jene von Exemplaren, die sich im Süßwasser aufhalten. Bei Stichlingen, die von Salz- in Süßwasser versetzt werden, nimmt der Durchmesser der Glomerula binnen 12 Std zu. Über entsprechende Veränderungen der Filtrationsrate bei euryhalinen Teleostiern, die der Einwirkung von Wasser mit verschiedenem Salzgehalt ausgesetzt wurden, berichten HOLMES und MCBEAN (1963, *Forelle*) sowie Chester JONES et al. (1969, *Aal*). Während der Wechsel im Füllungszustand der Kapillarkonvolute (Glomerula) deutlich ist, unterscheiden sich die Durchmesser der Kapselräume, d.h. der Nierenkörperchen, kaum (*Gasterosteus aculeatus*, Wendelaar BONGA, 1973). Im Gegensatz zu den Angaben anderer Autoren ist BAIGAN (1973, Lit.) der Auffassung, daß sich Veränderungen der glomerulären Filtrationsrate nicht zuverlässig in der Größe der Glomerula spiegeln. Über qualitative Veränderungen der Nierenkörperchen bzw. Glomerula, die im Zusammenhang mit dem Milieuwechsel auftreten, wird auf S. 117 berichtet.

Auch am *volumetrischen* Verhalten der Glomerula von *Säugern* lassen sich Anpassungen an die Umwelt ablesen (MUNKACSI u. PALKOVITS, 1965). Vergleicht man die durchschnittlichen Volumina der kortikalen und der juxtamedullären Glomerula miteinander, dann stellt sich heraus, daß die Differenz zwischen beiden bei Wüstentieren wesentlich größer ist, als bei Tieren, die Zugang zum Wasser haben. In der Niere des in der Wüste heimischen Nagers *Jaculus jaculus* beträgt die Differenz der Volumina kortikaler und juxtamedullärer Glomerula 101%, bei dem in der Halbwüste lebenden Primaten *Galago galago senegalensis* 169%. Die entsprechenden Unterschiede geben die Autoren für die weiße *Ratte* mit nur 21% und für den Primaten *Cercopithecus aethiops aethiops* mit 28% an, für Formen also, denen es normalerweise nicht an Wasser mangelt. In der Größe der juxtamedullären Glomerula, die zu den langen Nephronen gehören, sehen MUNKACSI und PALKOVITS ein Zeichen der Anpassung an das Leben in trockener Umwelt.

4.3.2. Bowmansche Kapsel

In der Regel bildet die Kapsel des Nierenkörperchens einen apfelförmigen Ballon. Bei Tieren, deren Glomerula eine *Arteriola afferens* und mehrere *Arteriolae efferentes* besitzen, findet man zum Teil kräftige Einfaltungen der Kapselwand am Gefäßpol, z.B. bei *Myxine glutinosa*; hier sind eine *Arteriola afferens* und drei *Arteriolae efferentes* vorhanden (HEATH-EVES u. MCMILLAN, 1974). Der Kapselraum („Endkammer") wird von einem einschichtigen, abgeplatteten, aus polygonalen Zellen bestehenden Epithel ausgekleidet, das sich bis zum Harnpol erstreckt und am Gefäßpol des Nierenkörperchens in die Schicht der Podozyten übergeht. Lichtmikroskopisch wurde festgestellt (BENSLEY u. BENSLEY, 1930; MUELLER, 1958; weitere Lit. bei ROUILLER, 1969), daß das parietale Epithel von einer *Basalmembran* unterlagert wird, die eine *Gitterfaserhülle* umschließt. Feine Kollagenfibrillen verankern das Nierenkörperchen im Interstitium (ANDREWS u. PORTER, 1974). Nach BORST (1931) u.a. setzt sich die Basalmembran am Gefäßpol auf die Oberfläche des Glomerulums fort. Aus dem Vergleich histologischer Schnittpräparate von Nieren, die teils durch Immersion, teils durch Injektion fixiert wurden, ergibt sich, daß die Kapsel stark dehnbar ist (Abb. 18, BARGMANN, 1932). Daß es intra vitam zu einer starken Erweiterung der Kapselräume kommen kann, geht aus Lebendbeobachtungen hervor, insbesondere an den großen, mikrochirurgisch gut zugänglichen Nierenkörperchen von Amphibien (WHITE, 1928, *Necturus*). Diese Auftreibungen können auch dann auftreten,

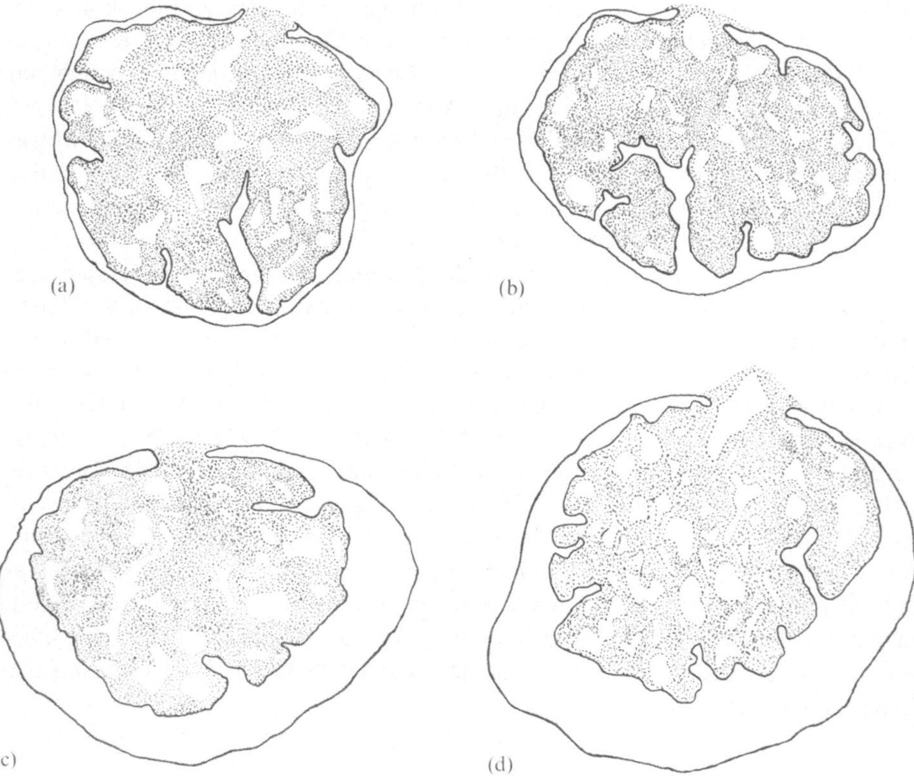

Abb. 18a–d. Glomerula aus der rechten nicht-durchspülten (a, b) und der linken durchspülten (c, d) Niere eines *Kaninchens*. Starke Erweiterung der Kapselräume in (c) und (d). Vergr. etwa 500fach, auf 1/2 verkleinert. (Aus BARGMANN, 1932)

wenn die Filtration des Primärharns nicht gesteigert ist, z.B. infolge Einströmens von Peritonealflüssigkeit über Nephrostome (s. auch LUCAS u. WHITE, 1932), die in das Halssegment einmünden. Kapselerweiterungen können auch die Folge degenerativer Veränderungen des Kanälchenepithels sein, die den Abfluß des Harns hemmen. Die von EKEHORN (1931) an Nierenkörperchen von Säugern beobachtete Anreicherung von Flüssigkeit im Kapselraum führen LUCAS und WHITE auf methodisch bedingte Abflußbehinderungen zurück. Unregelmäßige buckelartige Auftreibungen der Bowmanschen Kapsel fand GRAFFLIN (1929) an den degenerierenden Glomerula von *Lophius piscatorius*. Mit dem *Alter* nehmen Dicke und Elektronendichte der parietalen *Basallamina* zu, ihre PAS-Reaktion gewinnt an Stärke (ASHWORTH et al., 1960). Eine kräftigere Bindegewebshülle (kollagene und elastische Fasern, Fibroblasten) umgibt die Nierenkörperchen von *Myxine glutinosa* (HEATH-EVES u. McMILLAN, 1974).

Das Zytoplasma der parietalen *Epithelzellen* enthält wenige Mitochondrien, einige Zisternen des rauhen endoplasmatischen Retikulums, eine geringe Zahl von Ribosomen und einen kleinen Golgi-Apparat. Da die Zellen, deren Ränder einander überlappen, durch verschiedene Haftstrukturen miteinander verbunden sind (RYSER u. WEBBER, 1974; KÜHN u. REALE, 1975; TAUGNER et al., 1978), kann das Epithel als wenig durchlässig („leaky") gelten. Typische Zonulae occludentes in verschiedener Ausprägung wiesen TAUGNER et al. bei *Ratte, Goldhamster* und *Tupaia* nach (*Ratte*: zwei Streifen, *Goldhamster*: zwei bis fünf Streifen, *Tupaia*: drei Streifen und „gap junctions"). Außerdem wurden Berührungszonen vom Typ der intermediären Zellverbindungen und Desmosomen festgestellt. Die Zonulae occludentes stellen einerseits die Verbindung mit den polnahen Podozyten, andererseits mit dem Hauptstückepithel her. Aus der Zelloberfläche erheben sich, besonders nahe den Zellgrenzen, kurze Mikrovilli (WEBBER u. LEE, 1974, *Mensch, Ratte*) und ein oder zwei Zilien (BULGER et al., 1974; ANDREWS u. PORTER, 1974; WEBBER u. LEE, 1974, *Mensch, Ratte*; SPINELLI, 1974, *Ratte*; ANDREWS, 1975, *Mensch, Ratte,* Rasterelektronenmikroskopie, Abb. 19). Wie in anderen Zellen des Nephrons kommen auch in denen der Bowmanschen Kapsel Mikrotubuli vor; ihre Zerstörung durch Vinblastin hat die Bildung von parakristallinen Einschlüssen zur Folge (TYSON u. BULGER, 1972).

Die der Basallamina nahen Bereiche der Epithelzellen werden von kräftigen Bündeln zarter Filamente (Dicke 6–7 nm, WEBBER u. WONG, 1973) durchzogen, die im marginalen Plasmalemm verankert sind. Lichtmikroskopisch haben CLERMONT und PEREIRA (1966) Fibrillen im Epithel der Kapselzellen nahe der Basalmembran durch Färbung mit saurem Amidoschwarz dargestellt. Das elektronenmikroskopische Bild läßt vermuten, daß es sich um Aktomyosin- oder Myosinfilamente handelt (PEASE, 1968; UNSICKER u. KRISCH, 1975, Lit.). Die Resultate der Analysen von Beugungsspektren sprechen dafür, daß die Filamente aus Aktin bestehen (ZIMMERMANN u. BOSECK, 1972). Möglicherweise sind die Filamentbündel mit den schmalen Streifen identisch, die an Tangentialschnitten durch das parietale Epithel der Bowmanschen Kapsel einiger Säuger von K.W. ZIMMERMANN (1918, u.a., Lit. bei v. MÖLLENDORFF, 1930) dargestellt und als „basale Kittfäden" bezeichnet wurden (PEASE, 1968).

Mit dem Nachweis der Filamentbündel — PEASE spricht von „myoepithelial characteristics" — wird die Frage nach der Funktion des parietalen Epithels

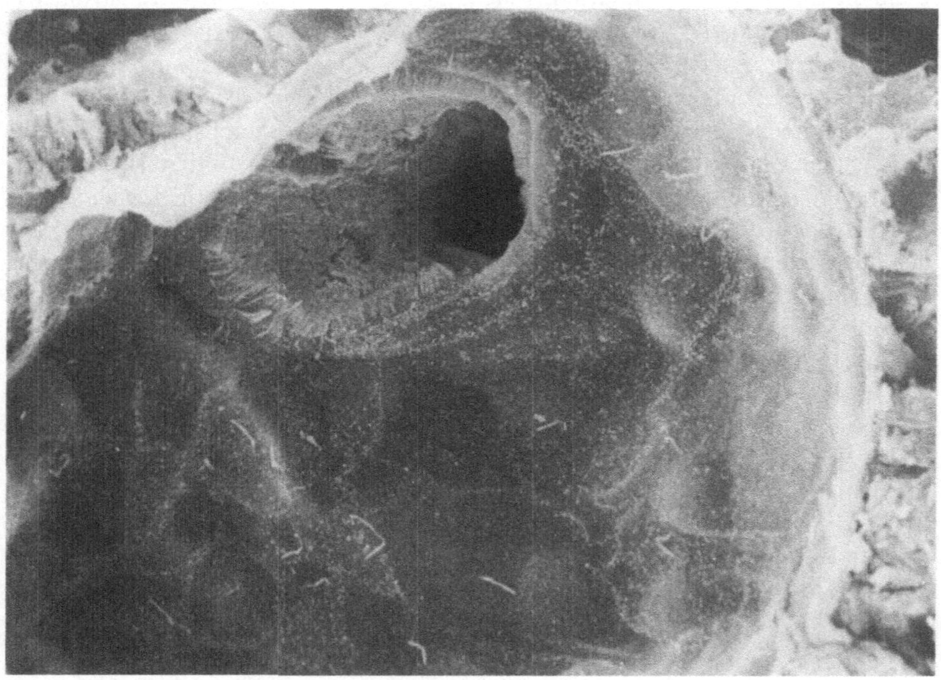

Abb. 19. Rasterelektronenmikroskopische Aufsicht auf die Innenfläche der Bowmanschen Kapsel (Niere der *Ratte*). Man erkennt Zilien und Mikrovilli. Links oben von der Mitte der Harnpol mit Einblick in das Hauptstück. Vergr. 1500fach. (Aus BULGER et al., 1974)

in ein neues Licht gerückt: man darf vermuten, daß die Kontraktion und Erschlaffung der Epithelzellen den Druck im Kapselraum variiert und damit die Filtrationsrate beeinflußt (UNSICKER u. KRISCH, 1975). Diese Arbeitshypothese schließt die Möglichkeit nicht aus, daß das parietale Epithel außerdem den Nachschub für Podozyten über den Gefäßpol liefert, die gleichfalls Myofilamente enthalten (s.S. 66). Ob die Kontraktilität der Epithelzellen auf nervalem oder humoralem Wege gesteuert wird, ist eine noch offene Frage. Eine nahe dem Gefäßpol gelegene *Synapse* an der Bowmanschen Kapsel eines menschlichen Fetus wird von H.-D. ZIMMERMANN (1972) sowie ZIMMERMANN und BOSECK (1972) beschrieben (s. hierzu S. 29).

Der Handbuchbeitrag v. MÖLLENDORFFS enthält den auch bildlich belegten Hinweis, daß „bei den Nagern ein Teil des Kapselhohlraums durch Epithel vom Charakter des Hauptstückes ausgekleidet ist", das wie dieses Trypanblau speichert. Inzwischen ist wiederholt über das Vorkommen von kubischem bzw. zylindrischem parietalem Epithel der Bowmanschen Kapsel berichtet worden. Abgesehen vom Auftreten derartigen Epithels beim diabetischen *Menschen* (FINCKH u. JOSKE, 1954) kommt ein kubischer Epithelbelag auf der Kapselwand normalerweise bei einer Anzahl von Säugetieren vor (*weiße Maus, Nerz, Opossum,* HELMHOLZ, 1935), soll jedoch bei *wilden Mäusen* nicht oder kaum auftreten (DUNN u. ANDERVONT, 1963). Es handelt sich teils um eine vollständige, teils eine partielle Auskleidung des Kapselraums mit kubischem Epithel vom Typus des Epithels der Hauptstücke (Bürstensaum, s. auch PEYROT et al., 1975, *Taube*; HANKER et al., 1975, *Maus*).

Von den flachen Zellen des parietalen Epithels unterscheiden sich die kubischen Elemente durch die positive Reaktion auf Oxidoreduktasen, die jener der Hauptstückzellen entspricht (Mitochondrien). Wie der proximale Abschnitt des Hauptstücks enthält das kubische Kapselepithel Peroxisomen. Der Bürstensaum der kubischen Epithelzellen zeichnet sich durch starke Reaktion auf alkalische Phosphatase und Aminopeptidase aus. Die Zellen nehmen Meerrettichperoxidase auf, die in apikalen Vakuolen und Phagosomen angereichert wird. Insgesamt verhalten sich die kubischen Zellen der Bowmanschen Kapsel also wie Hauptstückzellen (HANKER et al., 1975).

Besonderes Interesse verdient die Feststellung, daß sich in der Epithelialisierung der Wand des Nierenkörperchens von Laboratoriumsmäusen Unterschiede des Alters und des Geschlechts bekunden. Nach CRABTREE (1940) ist das Verhältnis von Nierenkörperchen mit niedrigem zu hohem Epithel ein Index für *Alter* und *Sexualentwicklung*. Kapseln mit kubischem Epithel kommen bei beiden Geschlechtern in allen Altersklassen vor, doch bleibt ihre Zahl solange gering, bis sich die x-Zone der Nebennierenrinde rückbildet. Nach der Pubertät (5.– 6. Woche) treten sie beim Männchen häufiger auf, um bei 24 Wochen alten Tieren den Wert von 94% zu erreichen, während nur 50% der Nierenkörperchen der Weibchen ein kubisches parietales Epithel aufweisen. Die Abhängigkeit dieser Veränderungen vom Einwirken von Sexualhormonen wird durch die Feststellung beleuchtet, daß eine Injektion von Testosteronpropionat bei Mäuseweibchen zu einem Ansteigen der Zahl von Kapseln mit kubischem Epithel führt (SELYE, 1939, 1945; s. auch PFEIFFER et al., 1940). Nach HANKER et al. (1975) könnte die besondere Differenzierung der Kapselzellen der Rückresorption von Eiweißstoffen dienen, die bei der männlichen Maus in besonders starkem Maß durch die Glomerula ausgeschieden werden (physiologische Proteinurie, WICKS, 1941).

Aus der Schilderung geht hervor, daß das beschriebene Phänomen nichts mit dem infraglomerulären Epithelreflux zu tun hat (vgl. z.B. WAUGH et al., 1964), bei dem es infolge krankhafter Prozesse zu einer Verlagerung von Hauptstückepithel in den Kapselraum kommt (weitere Lit.: MACNIDER, 1950; NACKMAN, 1962; MACPHERSON, 1963; GORDON, 1962).

Einen besonderen, regelmäßig vorkommenden Zelltyp wies Wendelaar BONGA (1973) beim Stichling (*Gasterosteus aculeatus*) zwischen dem Epithel der Kapsel und dem des Kanälchens nach. Das elektronenmikroskopisch hell erscheinende Zytoplasma dieser ovoiden Zellen, die Durchmesser von 15 µm erreichen, enthält Sekretgranula, die sich mit Azocarmin, Paraldehydfuchsin und nach BOWIE darstellen lassen.

Systematische Studien über das *zytochemische Verhalten* des parietalen Epithels scheinen nicht vorzuliegen. Nach BIAVA et al. (1966, *Mensch*), zeichnet es sich durch höheren Gehalt an β-Teilchen des Glykogens als das viscerale Epithel aus. Über positive Reaktionen seiner Zellen auf Adenosintriphosphatase und Adenylzyklase berichten SATO et al. (1974, *Ratte*). Eine positive Reaktion des Kapselepithels auf Acetylcholinesterase stellte ARVY (1965), die Nieren von neun Teleostierarten untersuchte, nur bei *Rutilus rutilus* fest.

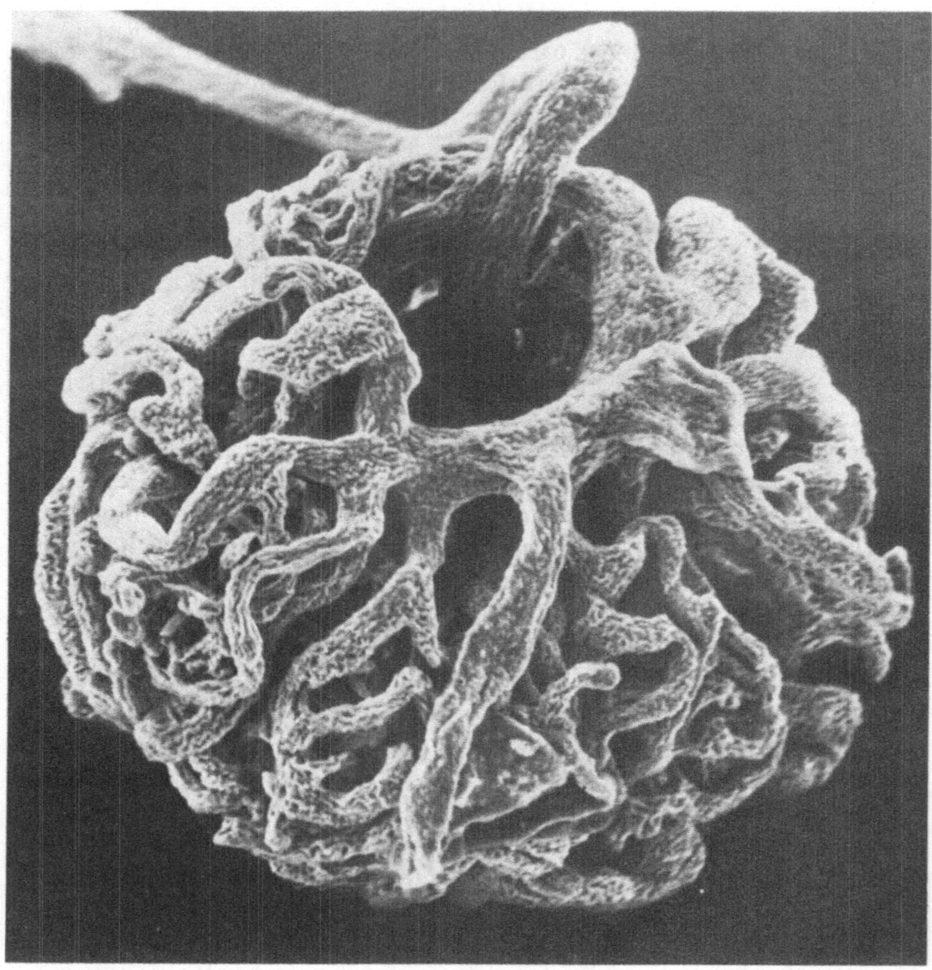

Abb. 20. Silikongummi-Ausguß eines juxtamedullären Glomerulums (*Hund*). Das *Vas afferens* mündet in ein etwa halbkreisförmiges Gefäß, aus dem die Läppchenkapillaren entspringen. Die Anastomosen zwischen absteigendem und aufsteigendem Schenkel sind parallel zur Oberfläche des kugeligen Knäuels orientiert, so daß die Filtrationsfläche der ersten Abschnitte der Kapillaren vergrößert ist, während die Segmente mehr zentral verlaufen, in denen das Filtrationsgleichgewicht annähernd erreicht ist. Eine Verbindung zwischen *Vas afferens* und *efferens* ist nicht erkennbar. Rasterelektronenmikroskopische Aufnahme. Vergr. 660fach. (Aus SPINELLI et al., 1972)

4.3.3. Die Anordnung der glomerulären Kapillaren

Am Gefäßpol des Nierenkörperchens bricht die *Arteriola** afferens* in Kapillarschlingen auf, die mehr oder weniger stark geschlängelt in Richtung auf den Harnpol verlaufen und sich dann dem Inneren des Konvoluts zuwenden, aus

---

* Zur Nomenklatur: im folgenden wird auch die Bezeichnung *Vas afferens* bzw. *efferens* verwendet.

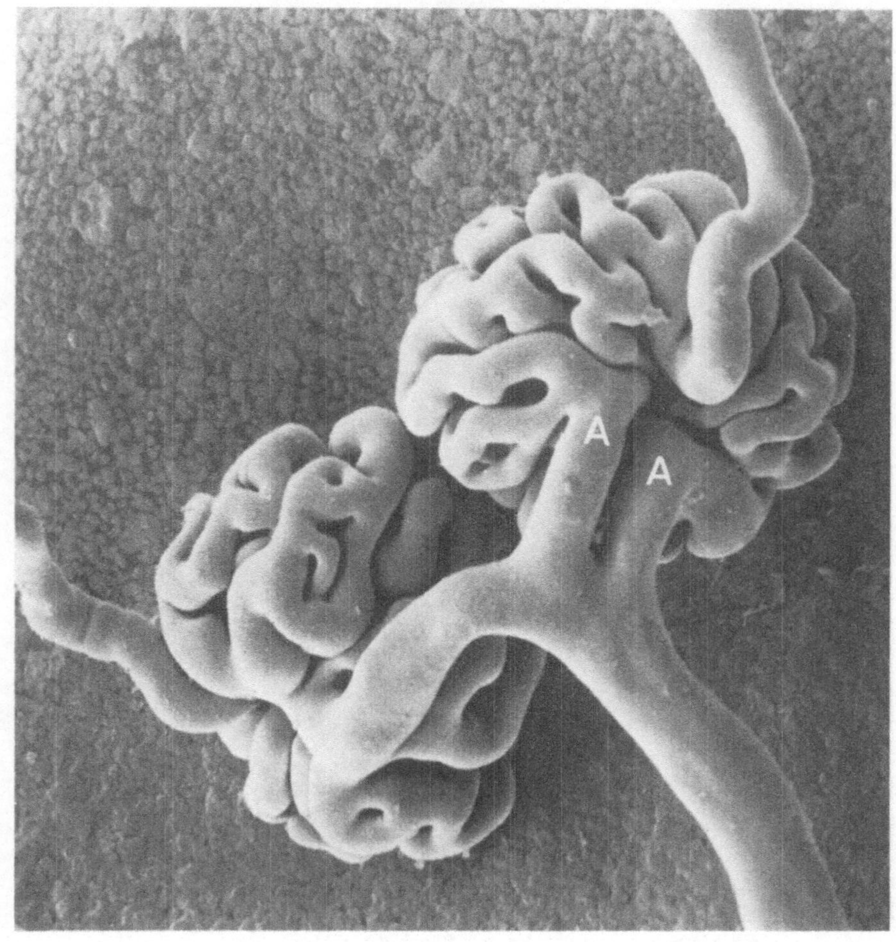

Abb. 21. Glomerulum einer *Ratte* mit Verdoppelung der *Vasa afferentia* (rechtes Glomerulum, A, A), E = *Vas efferens*. T: Endabschnitt der *A. interlobularis*. (Aus MURAKAMI, 1976)

dem das filtrierte Blut der *Arteriola efferens* zuströmt. Die Abb. 20 aus SPINELLI et al. (1972) gibt eine Variante des Kapillarsystems wieder, ein juxtamedulläres Glomerulum vom *Hunde*, dessen *Arteriola afferens* sich gabelt und einen Gefäßring bildet, aus dem die Kapillaren der Läppchen des Glomerulums hervorgehen. Bevor sich die zuführende Arteriole in Kapillaren fortsetzt, kann sie ampullär erweitert sein (CECIO, 1961, *Schaf*). *Doppelte Arteriolae afferentes* sind offenbar selten (MURAKAMI, 1976, *Ratte*, Abb. 21).

In der Regel verläßt eine *Arteriola efferens* das Glomerulum, mitunter an einem besonderen „Pol", doch kommen beim erwachsenen *Menschen* und beim Kinde zwei und mehr *Arteriolae efferentes* vor (BOENIG, 1936). Bei 11 von 1200 Glomerula der *Ratte* fanden MURAKAMI et al. (1971) *verdoppelte Vasa efferentia*, die aus unterschiedlichen Läppchen des Glomerulums hervorgehen

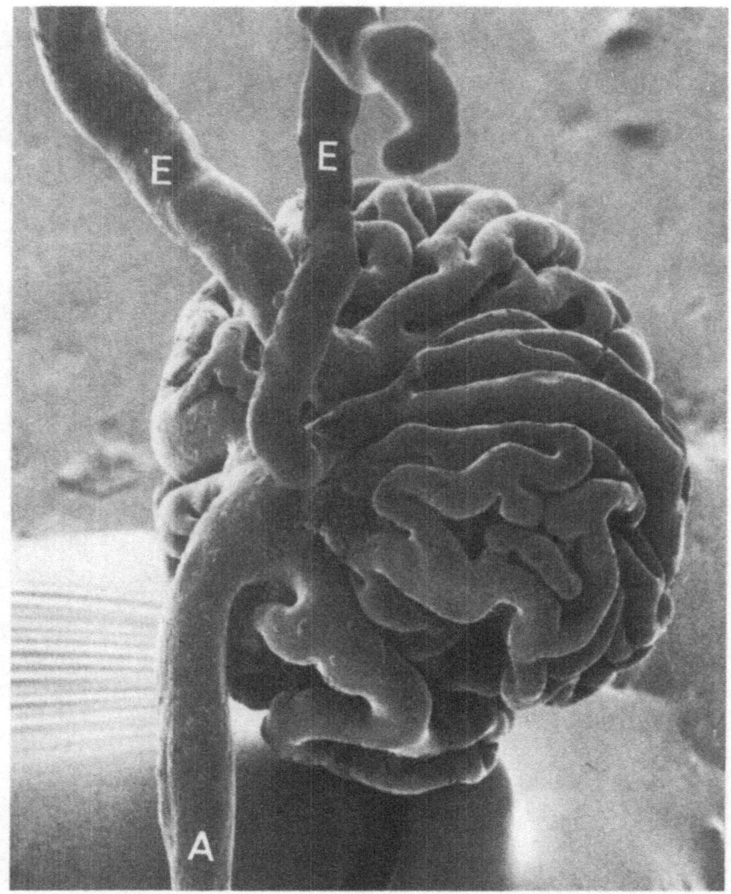

Abb. 22. Glomerulum einer *Ratte* mit zwei *Vasa efferentia* (E). (A) *Vas afferens*, Gefäßausguß
mit Methylmethakrylat. Vergr. 450fach. (Aus MURAKAMI et al., 1971)

(Abb. 22). Die *Arteriolae efferentes* der menschlichen Niere sind nach EDWARDS
(1956) von unterschiedlicher Länge. In der juxtamedullären Zone lassen sich
Glomerula mit kurzen und langen efferenten Arteriolen nachweisen. Etwa
180000 lange *Vasa efferentia* ziehen in das Mark, wo sie sich in *Arteriolae
rectae* gabeln. Nur rund 7000 efferente Arteriolen setzen sich in Kapillaren
fort, die das juxtamedulläre Gewebe gleichmäßig versorgen. Die Muskulatur
der langen medullären *Arteriolae efferentes* und der *Arteriolae rectae* übertrifft
mit einem Volumen von 0,169 cm^3 die der afferenten und efferenten kortikalen
Arteriolen, deren Volumen auf 0,124 cm^3 berechnet wurde. EDWARDS nimmt
an, daß die starke Muskularisierung der medullären Arteriolen für die Regulierung der Rindendurchblutung bedeutsamer ist als für die des Markes. Eine
Verbindung zwischen *Vas afferens* und *efferens*, die als Umgehungsweg dienen
könnte, soll an juxtamedullären Glomerula des *Menschen* bestehen (TAKAZA-
KURA et al., 1972) und mit dem Lebensalter an Häufigkeit zunehmen (Lit. bei

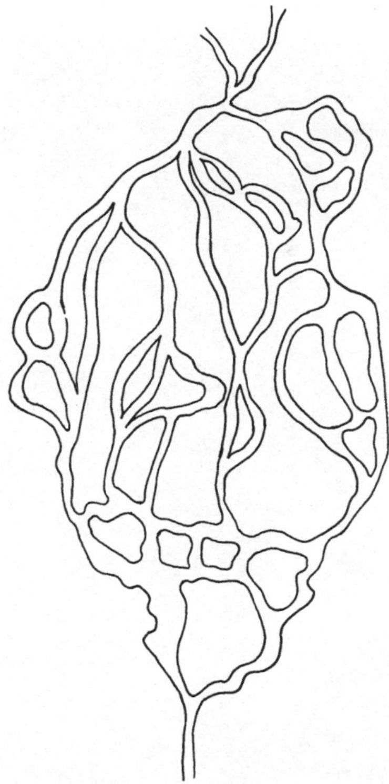

Abb. 23. Quetschpräparat eines reifen Glomerulums (*Mensch*). Unten: Vas afferens. Oben: Vas efferens. (Aus OSATHANONDH u. POTTER, 1966)

MOFFAT, 1975), wurde aber von MURAKAMI (1972) und SPINELLI (1974) bei jungen und erwachsenen *Ratten* und bei erwachsenen *Hunden* vermißt.

In der Frage, ob die Läppchen des Glomerulums jeweils aus einer gewundenen Kapillarschlinge bestehen, die aus dem *Vas afferens* hervorgeht und in das *Vas efferens* mündet oder ob die Kapillarschlingen vor Erreichen des letzteren anastomosieren, hat sich v. MÖLLENDORFF (1930) die Anschaung VIMTRUPS (1928) zu eigen gemacht, nach der die Glomerulumkapillaren keine Anastomosen bilden. Diese Auffassung findet ihren Niederschlag in einem vielverwendeten Schema des Nierenkörperchens (v. MÖLLENDORFF, 1930, dort Abb. 34). Indessen haben BOYER (1956) an Rekonstruktionen tierischer Glomerula sowie OSATHANONDH und POTTER (1966) an abgeplatteten Isolationspräparaten von Glomerula des *Menschen* ein Kapillarmuster nachgewiesen, das sich dem eines Flusses vergleichen läßt, der sich vorübergehend in ein Netz von Armen aufspaltet. Innerhalb dieses Netzes, das 20–30 Maschen aufweist (Abb. 23), sind 4–6 Hauptarme auszumachen. Auch die Kapillaren der Glomerula von *Schaf, Kaninchen* und *Meerschweinchen* stehen durch Anastomosen untereinander in Verbindung, wie O.J. LEWIS (1958) an aufgehellten dicken Schnitten durch Nieren gezeigt hat, deren Arteriensystem mit Tusche injiziert worden war. Trotz dieser eindeutigen Befunde (s. auch HALL, 1954) halten es FERNER und ZAKI (1969) aufgrund ihrer Sichtung der Literatur noch für strittig, ob die Kapillaren untereinander Querverbindungen eingehen. Die Gründe für die Verschiedenheit der Meinungen

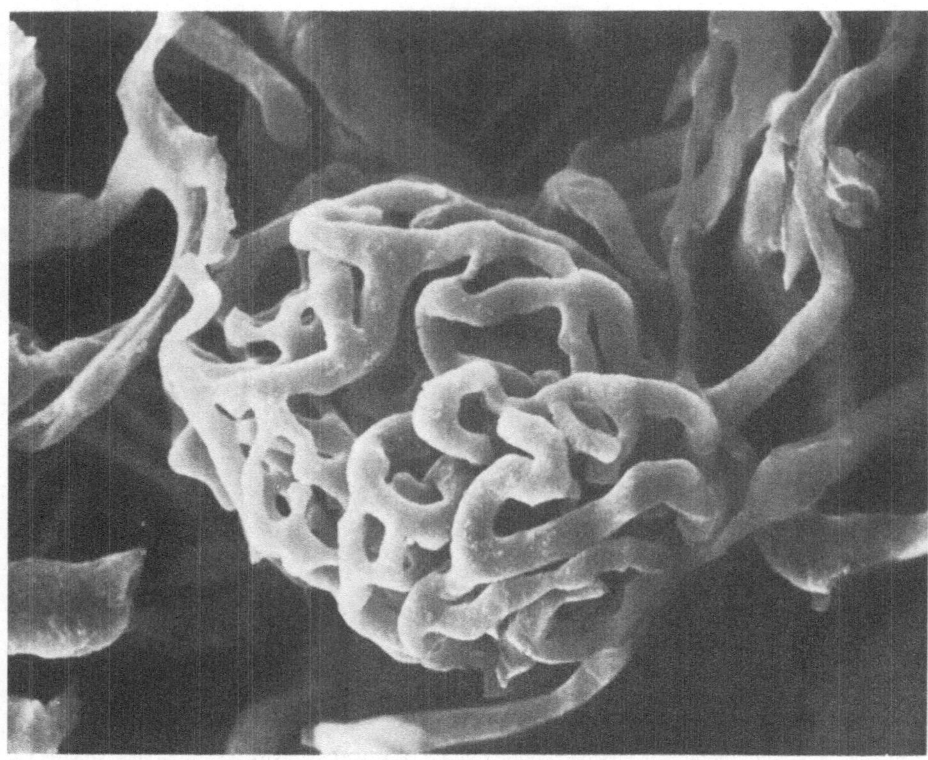

Abb. 24. Methakrylatausguß eines Glomerulums aus der Mitte des Cortex. Die Läppchen biegen in der Nähe des Harnpoles um und streben etwa im Zentrum des Knäuels dem *Vas efferens* zu. Beachte die Anastomosen zwischen den Kapillaren ein und desselben Läppchens. Rasterelektronenmikroskopische Aufnahme, Vergr. 1320fach. (Aus SPINELLI, 1974)

liegen unter anderem in der Schwierigkeit, das räumliche Verhalten der dichtgedrängten Glomerulumkapillaren mit Hilfe konventioneller Verfahren der Lichtmikroskopie (z.B. Wachsplattenrekonstruktionen nach Schnittserien) auszumachen. Die endgültige Klärung der alten Kontroverse über die Gestaltung des Kapillarknäuels ist der Anwendung der Rasterelektronenmikroskopie zu verdanken (SPINELLI, 1974, Lit.), die es erlaubt, die mit Methakrylat oder Silikongummi gefüllten Glomerulumkapillaren räumlich darzustellen. Wie aus den Abb. 24 und 25 hervorgeht, bestehen die Läppchen aus einfach verzweigten Schlingen, deren Umbiegungsstellen dem Harnpol des Nierenkörperchens zugewendet sind. Die ab- und aufsteigenden Schenkel ein und desselben Läppchens sind untereinander durch *Anastomosen* wechselnder Größe verbunden, ferner kommen Verbindungen zwischen benachbarten Läppchen vor.

Mit den Feststellungen der Rasterelektronenmikroskopie finden die auf lichtmikroskopische Studien gegründeten Angaben von K.W. ZIMMERMANN (1933) ihre volle Bestätigung; sie lauten: „Gabelungen der Kapillaren bzw. Wiedervereinigung der Gabeläste, also Maschenbildung sehr verschiedener Weite, wurden beim Menschen und einigen anderen Säugern an verschiedenen Stellen, selbst

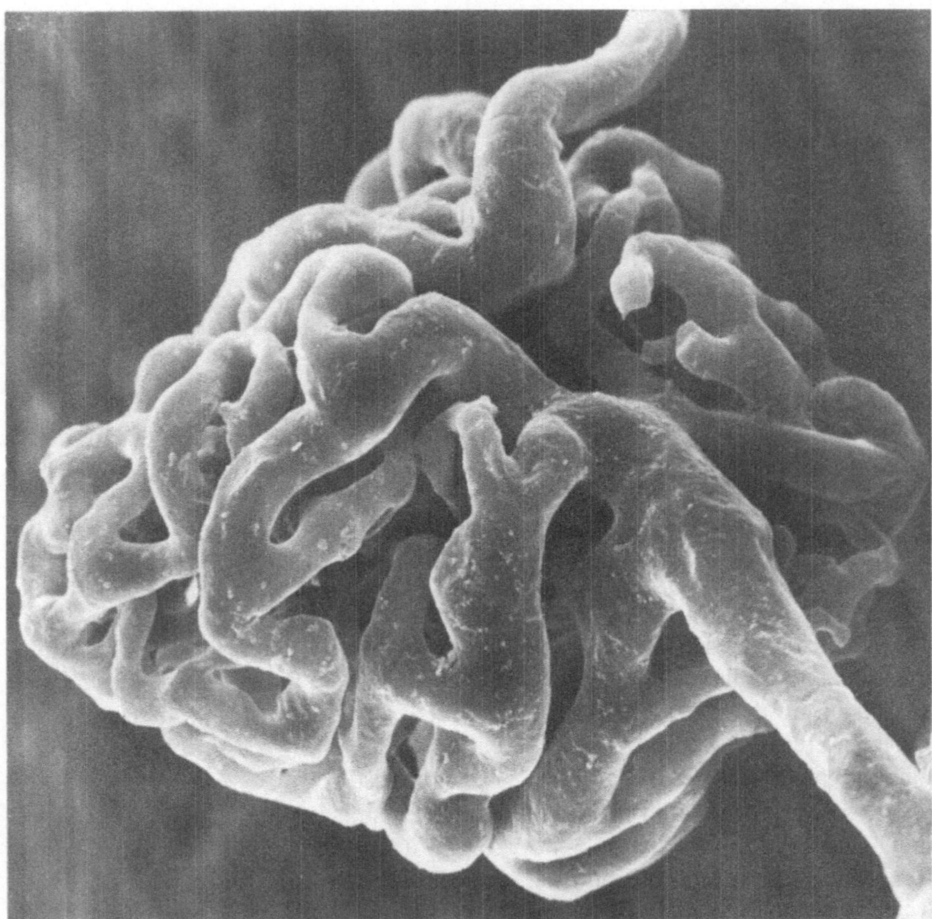

Abb. 25. Methakrylatausguß eines Glomerulums aus der äußeren Rindenregion. Das *Vas afferens* (rechte untere Bildecke) teilt sich in fünf lobuläre Zweige. Das *Vas efferens* geht aus dem Zentrum des Knäuels hervor. Rasterelektronenmikroskopische Aufnahme. Vergr. 1 320fach. (Aus Spinelli, 1974)

in der Nähe des Harnpoles gefunden" (Abb. 25). K.W. Zimmermann (1933) unterscheidet zwei Arten von Kapillaren, nämlich 1. weite, die auf einer Seite von Podozyten bedeckt sind und hier das Filtrat des Blutes abgeben, während die andere Seite mit dem intraglomerulären Zwischengewebe (s. S. 102) verbunden ist, und 2. meist enge Kapillaren, die das Zwischengewebe durchsetzen und allseits von ihm umgeben. sind; sie sollen mit der Harnbereitung nichts zu tun haben. Völlig freie Glomerulumkapillaren gebe es nicht. Die meisten, wenn nicht alle Anastomosen verbinden die unter 1. genannten Kapillaren. Zimmermann hält es für möglich, daß durch die Anastomosen Kapillarabschnitte von der Harnbildung ausgeschlossen werden können. An die Schilderung Zimmermanns erinnert die Darstellung von Zlabek (1957), die sich auf die Untersuchung mit Kunststoff injizierter Glomerula des *Menschen* stützt. Der Autor spricht

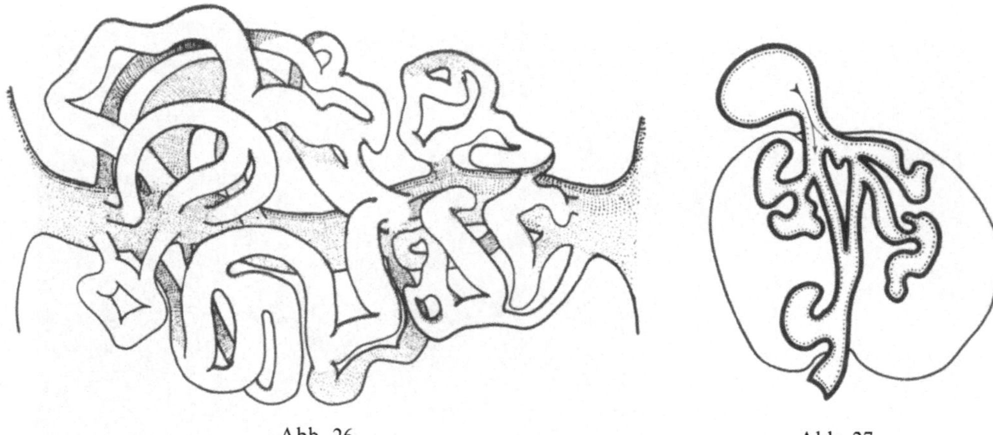

Abb. 26   Abb. 27

Abb. 26. Halbschematische Darstellung einer Wachsplattenrekonstruktion der Glomerulumgefäße des Elasmobranchiers *Scyllium canicula,* vom Harnpol aus gesehen. (Aus BARGMANN, 1937)

Abb. 27. Kurze Verbindungen im Glomerulum von *Scyllium canicula.* Umrißzeichnung nach Schnittpräparat. Vergr. etwa 250fach, verkleinerte Wiedergabe. (Aus BARGMANN, 1937)

von einem „dualen System" von Gefäßen. Afferente, der Filtration dienende, relativ weite Sinus gehen aus der *Arteriola afferens* hervor und bilden mehrere Schlingen an der Oberfläche des Konvoluts. Aus ihren Seiten und Enden entspringen rechtwinklig enge Kapillaren für den Abfluß des filtrierten Blutes, das durch sie der *Arteriola efferens* zugeleitet wird.

Rasterelektronenmikroskopische Untersuchungen an den Glomerula von Nichtsäugern könnten u.a. klären, ob es zutrifft, daß die *Vögel* ein Glomerulum besitzen, das von nur einer ungeteilten Kapillarschlinge gebildet wird (v. MÖLLENDORFF, 1930). Nach BRAUN und DANTZLER (1972, *Wüsten-Wachtel*) bestehen die Glomerula kurzer, schleifenloser Nephrone (Reptilien-Typus) vielfach aus nur zwei Kapillaren, die sich zur *Arteriola efferens* vereinigen (s. auch SILLER u. HINDLE, 1969, *Huhn*, Neopren-Ausgüsse), während die juxtamedullären Glomerula Kapillaren mit Seitenästen besitzen (SILLER u. HINDLE, 1969). Über die Glomerula der *Reptilien* liegen Angaben aufgrund der Analysen von Wachsplattenrekonstruktionen vor (CORDIER, 1928), die auf ein verschiedenes Verhalten der Schlingen je nach Ordnung und nach Besonderheiten des Wasserhaushaltes schließen lassen. Bei den *Schildkröten* findet CORDIER ein Netzwerk mit zahlreichen Anastomosen, während die Filtrationsfläche bei *Schlangen* durch ein weniger gut ausgebildetes Kapillarnetz gebildet wird. Im Glomerulum von *Chamaeleon spec.* fand BARGMANN (1936) anastomosierende Kapillaren. Die Glomerulumkapillaren von *Eidechsen* verdienen nach CORDIER kaum die Bezeichnung Netz; hier handele es sich um ein einzelnes, stark erweitertes Gefäß, dessen gelegentliche Gabelungen sich wieder mit dem Hauptgefäß vereinigen. Es ist anzunehmen, daß die beträchtliche Erweiterung der Kapillaren zu einer Verlangsamung des Blutstroms führt. Bei dem Teleostier *Anguilla rostrata* findet GRAFFLIN (1937) verzweigte Glomerulumkapillaren, die von NASH (1931) auch bei anderen Fischen festgestellt worden waren (s. auch ANDERSON u. ANDERSON,

1976). Die Glomerula von *Elasmobranchiern* bestehen aus auffallend dicken Kapillarschlingen (s. Abb. 26), die z.T. miteinander anastomosieren; ebenso stehen die kräftigen Läppchen der Glomerula durch Anastomosen in Verbindung (BARGMANN, 1937). Bei *Scyllium* und *Trygon* wurden kürzere und längere Blutwege innerhalb der Nierenkörperchen nachgewiesen (s. auch NASH, 1931, *Raja*), wie sie auch von GUYTON (1935) und VILTER (1935) für das Glomerulum von *Taube* und von *Reptilien* beschrieben wurden. Als Kurzschlußwege sind vor allem gestreckt durch den Kapselraum ziehende arterielle Gefäße anzusehen, die BARGMANN (1937) bei *Elasmobranchiern* feststellte (Abb. 27).

4.3.4. Der epitheliale Überzug der glomerulären Kapillaren

4.3.4.1. Die Podozyten

Die heute gültigen Vorstellungen über die Gestaltung des sog. viszeralen Epithels des Nierenkörperchens gehen auf die lichtmikroskopischen Untersuchungen von v. MÖLLENDORFF (1927, 1930), BARGMANN (1929, 1932, 1933, 1936) und K.W. ZIMMERMANN (1915, 1929, 1933) zurück, die durch CLARA (1936) bestätigt wurden. Vor allem an Präparaten von Glomerula, deren Kapillaren durch Perfusion mit einem Fixationsmittel leergespült worden waren (BARGMANN, 1932), wurde erkannt, daß ein Belag aus Zellen mit kräftigen langen, sich verästelnden und immer feiner sich verzweigenden Ausläufern das Grundhäutchen bedeckt (Abb. 28, 29). Die Zellfortsätze gehen von Perikaryen aus, die sich in den Kapselraum vorwölben. Auf Kapillardurchschnitten treten die Profile der Fortsätze in Gestalt teils dickerer, teils winziger knöpfchen- und leistenartiger Erhabenheiten hervor. Die Darstellung des zytoplasmatischen Gitterwerks auf den Kapillargrundhäutchen — es wurde photographisch von BARGMANN (1932) und KULENKAMPFF (1954) festgehalten — gelingt insbesondere mit Eisenhämatoxylin (v. MÖLLENDORFF, 1927), mit dem Azokarmin der Azanfärbung nach M. HEIDENHAIN (BARGMANN, 1932), mit der Chromsilbermethode nach Golgi-Kopsch (K.W. ZIMMERMANN, 1933) und mit Molybdänhämatoxylin nach Held (KULENKAMPFF, 1952, 1954).

Vergleichende histologische Untersuchungen ergaben, daß das zytoplasmatische Filigran die Glomerulumkapillaren nicht nur des *Menschen* und der übrigen *Säuger*, sondern auch der *Vögel, Reptilien, Amphibien* und *Fische*, ferner der *Urniere* von Säugerembryonen bedeckt (Abb. 30, 31, BARGMANN, 1929, 1932, 1936). Ob sich zwischen den Zellfortsätzen eine „metamikroskopisch feine Plasmaschicht" (v. MÖLLENDORFF, 1930) ausspannt, ließ sich nach dem Stande der Methodik in den 30er Jahren nicht entscheiden. Die Zellelemente des Kapillarbelages, zunächst als Deckzellen (v. MÖLLENDORFF, 1930), dann als Epizyten (CLARA, 1936) bezeichnet, werden heute allgemein *Podozyten* (Füßchenzellen) genannt. Es hat Jahrzehnte gedauert, bis die Befunde der Lichtmikroskopiker allgemein anerkannt wurden, obwohl erkennbar war, daß sie für Erörterungen über den Aufbau und die Funktion der glomerulären Filtrationsbarriere wichtig sind.

Während im Gegensatz zu der Meinung von FUJITA et al. (1970) unter den Lichtmikroskopikern keine Differenzen über die Gestalt der Podozyten bestan-

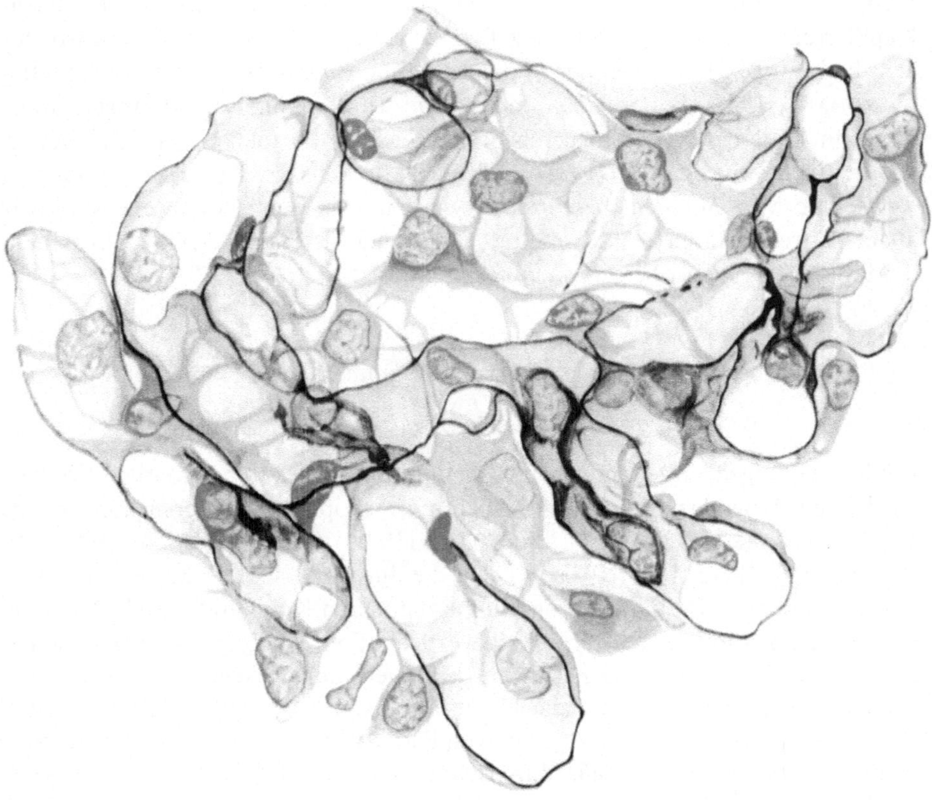

Abb. 28. Glomerulumkapillaren vom *Menschen*. Fixation: Durchspülung mit Formol-Alkohol. Stellenweise Fasern des Mesangiums. Die Nachbarbeziehungen der Podozyten sind durch Überdehnung der Kapillaren gestört. (Aus BARGMANN, 1932)

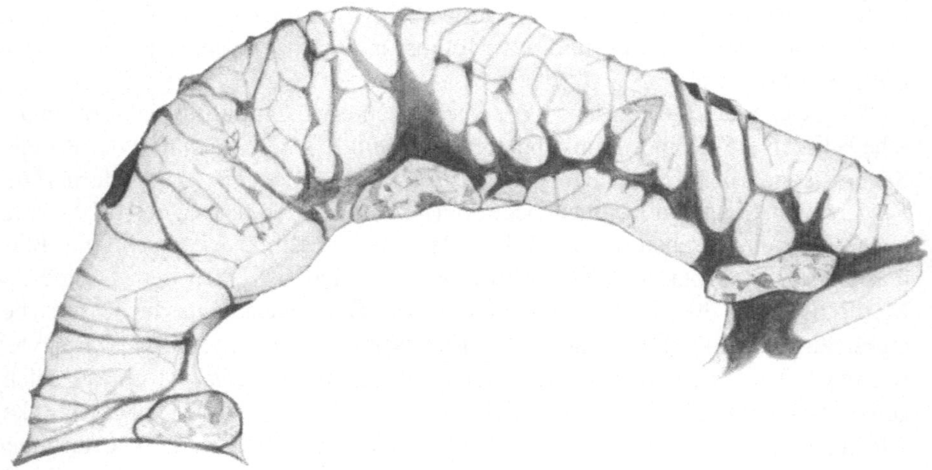

Abb. 29. Kapillare aus dem Nierenglomerulum eines *Hundes*. Fixation: Durchspülung mit Susa, Azanfärbung. Die Ausläufer der Podozyten bilden ein Netzwerk. Vergr. etwa 1200fach. (Aus BARGMANN, 1932)

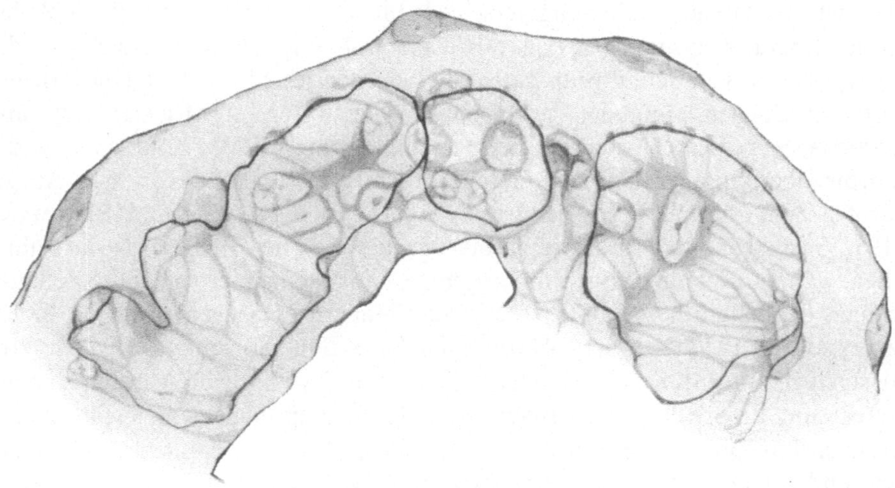

Abb. 30. Kapillarabschnitte aus dem Nierenglomerulum der *Taube*. Bowmansche Kapsel links. Fixation: Durchspülung mit Susa, Azanfärbung. Podozyten auf der Basallamina. Vergr. etwa 1200fach. (Aus BARGMANN, 1932, einfarbige Wiedergabe)

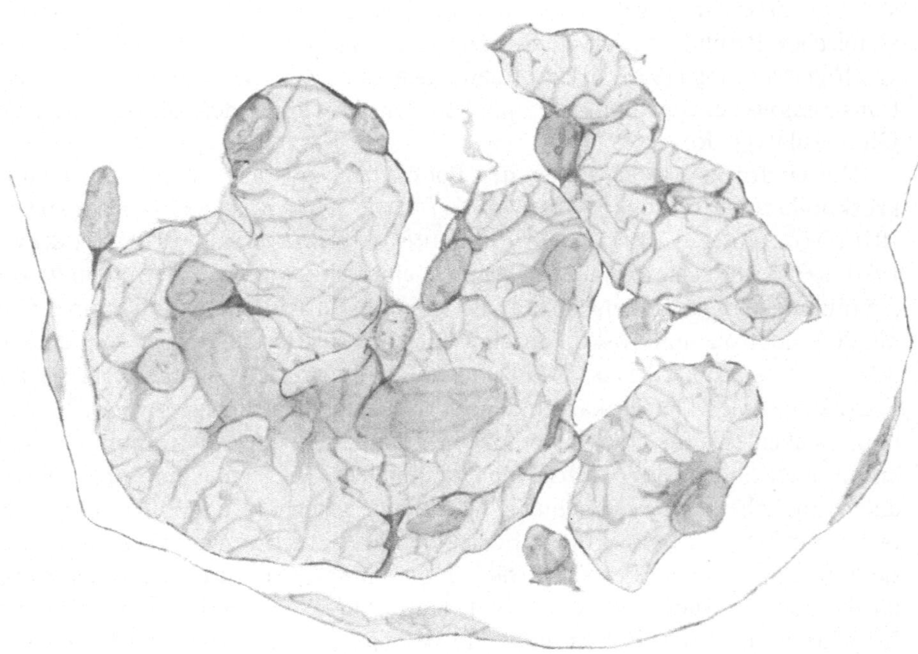

Abb. 31. Fragment eines Nierenglomerulums mit Bowmanscher Kapsel von *Lacerta agilis*. Fixation: Durchspülung mit Susa, Azanfärbung. Reichverzweigte Podozyten auf der Kapillarwand. Vergr. etwa 1200fach. (Aus BARGMANN, 1932, einfarbige Wiedergabe)

den, wurden zunächst Meinungsverschiedenheiten über die Natur dieser Zellen in der Literatur ausgetragen (vgl. z.B. CLARA, 1936); sie ergaben sich aus der Interpretation von Schnittpräparaten, die von den jeweiligen Untersuchern mit unterschiedlichen Methoden gewonnen worden waren. V. MÖLLENDORFF und BARGMANN bedienten sich der Zytoplasmafärbung, K.W. ZIMMERMANN der Chromsilberimprägnation nach Golgi-Kopsch (vgl. WILLIS et al., 1964). An gefärbten Schnittpräparaten gelang es V. MÖLLENDORFF (1927) und BARGMANN (1932) nicht, innerhalb des zytoplasmatischen Netzwerks Zellgrenzen auszumachen, während ZIMMERMANN wohlbegrenzte, eng miteinander verzahnte Zellindividuen darstellte, die er als Epithelzellen definierte. Dagegen sprachen BARGMANN sowie KULENKAMPF (1954) von einem Synzytium. Sowohl V. MÖLLENDORFF als auch BARGMANN hielten die Deckzellen für Perizyten. Beide Autoren standen unter dem Eindruck von ZIMMERMANNS (1915) ursprünglichem Vergleich der Glomerulumepithelzellen mit Adventitialzellen, also nicht-epithelialen Elementen, und der Darstellung von Perizyten, die K.W. ZIMMERMANN (1923) in seiner klassischen Studie über diese Zellform veröffentlicht hatte. Später wurde erkannt, daß die Epizyten die Kriterien von Perizyten nicht erfüllen (CLARA, 1936); z.B. sind sie nicht wie diese allseits von der Basallamina umschlossen, ein Befund, den die Elektronenmikroskopiker sicherten. Heute besteht kein Zweifel mehr an der Richtigkeit der Aussage ZIMMERMANNS, der Überzug der Glomerulumkapillaren bestehe aus Epithelzellen.

Genauere Aufschlüsse über die Gestalt und Struktur der Podozyten erbrachten zahlreiche Untersuchungen der Transmissions- und Rasterelektronenmikroskopiker; über ihre Ergebnisse wird anschließend unter Einbeziehung lichtmikroskopischer Befunde berichtet, die seit dem Erscheinen des Handbuchartikels V. MÖLLENDORFFS (1930) bekannt geworden sind. Zur Methode der raster- und transmissionselektronenmikroskopischen Untersuchung der Morphologie der Glomerula vgl. JONES (1977).

Die eindrucksvollsten Bilder der Podozyten sind den Rasterelektronenmikroskopikern zu verdanken (BUSS u. KRÖNERT, 1969; BUSS, 1970; FUJITA et al., 1970; MIYOSHI et al., 1971, 1978; SKAARING u. KJAERGAARD, 1974; ARAKAWA, 1970, 1971; SPINELLI, 1974 u.a.); sie zeigen einerseits, wie objektgetreu im ganzen die räumlichen Darstellungen sind, die anhand von Aufnahmen mit dem Transmissionselektronenmikroskop durch graphische Rekonstruktion gewonnen wurden (YAMADA, 1955; ELIAS, 1956) und tragen andererseits zu Korrekturen und Ergänzungen bei. Die Perikaryen der Podozyten an der Außenseite des Glomerulums wölben sich als etwa kissenförmige, runde Gebilde vor, während sie sich an anderen Stellen den wechselnden räumlichen Gegebenheiten anpassen und dabei längliche Formen annehmen. Von ihnen gehen kräftige, oft radiär orientierte Primärfortsätze aus, die auf der Oberfläche der Kapillaren verlaufen und sie umgreifen. Andere Primärfortsätze legen eine längere Strecke auf der Kapillaroberfläche zurück und setzen sich dann auf die Außenfläche benachbarter Kapillaren fort, wie bereits lichtmikroskopisch erkannt wurde (BARGMANN, 1932). Kürzere Sekundärfortsätze der Primärarme stehen z.T. in kontinuierlichem Zusammenhang mit dickeren Fortsätzen der Mutterzelle. Sekundär- und etwa vorhandene Tertiärfortsätze entsenden meistens rechtwinklig abgehende, parallel zueinander verlaufende, an die Zinken eines Kammes erinnernde End-

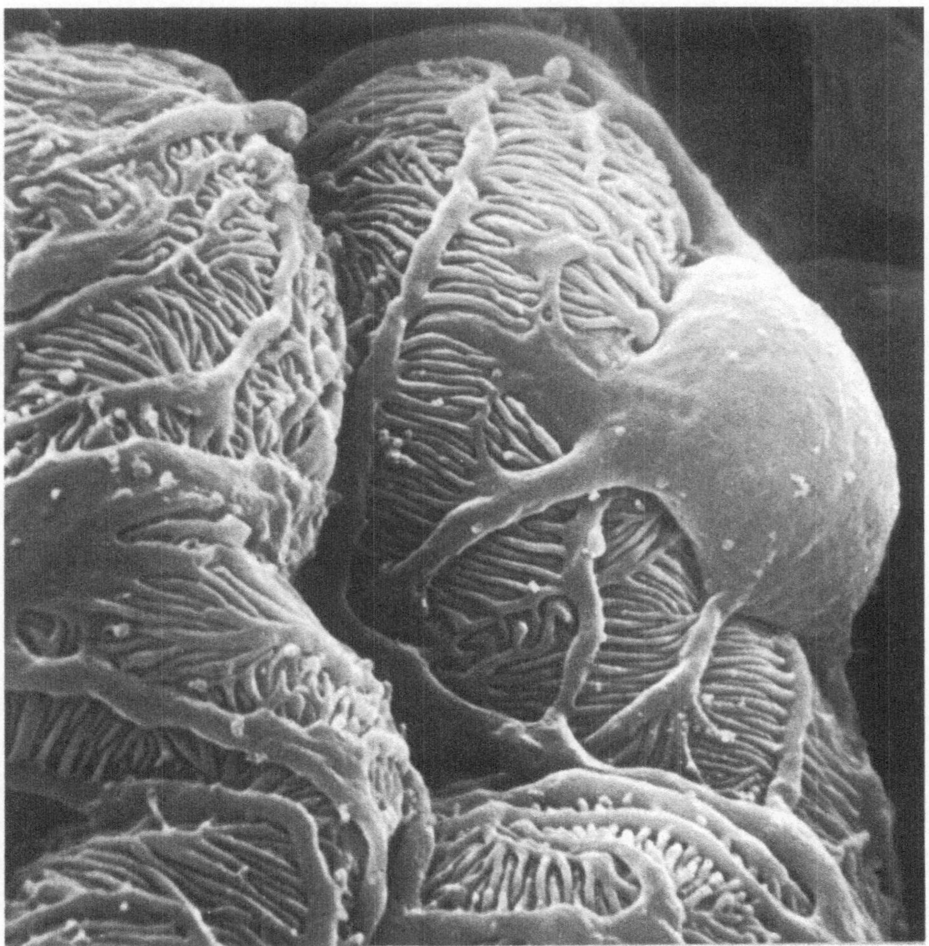

Abb. 32. Aufsicht auf die Oberfläche einer Glomerulumschlinge. Podozyt (Perikaryon rechts) und zahlreiche Fortsätze, deren feinste sich miteinander verzahnen und die Filtrationsschlitze begrenzen. Rasterelektronenmikroskopische Aufnahme. Vergr. 6600fach. (Aus SPINELLI et al., 1972)

füßchen, die sich mit denen der Nachbarzellen so verzahnen, daß zwischen ihnen schmale, schlitzförmige Spalten entstehen (Abb. 32). Auf diese Weise kommt es zur Bildung von Mustern, die zum Vergleich mit den Zweiglein einer Edeltanne oder mit Blättern von Farnkraut herausfordern. Wie Querschnitte zeigen, ist die der Basallamina anhaftende Basalfläche der Füßchenfortsätze in der Regel verbreitert. Die Profile der Fortsätze sind daher meistens annähernd kegel- oder stempelförmig (Abb. 37). Stellenweise verbreitern sich die Primärfortsätze zu membranartigen Partien („Podozyten vom flächigen Typ", BUSS u. KRÖNERT, 1969), bevor sie in feinere Ausläufer aufbrechen. Die Abb. 33 zeigt jedoch, daß das durch die Podozyten gebildete Relief auf der Oberfläche der glomerulären Kapillaren bei niederen Tierformen andersartig gestaltet sein kann (MIYOSHI, 1978, *Entosphenus*). Die Weite der Schlitzporen zwischen

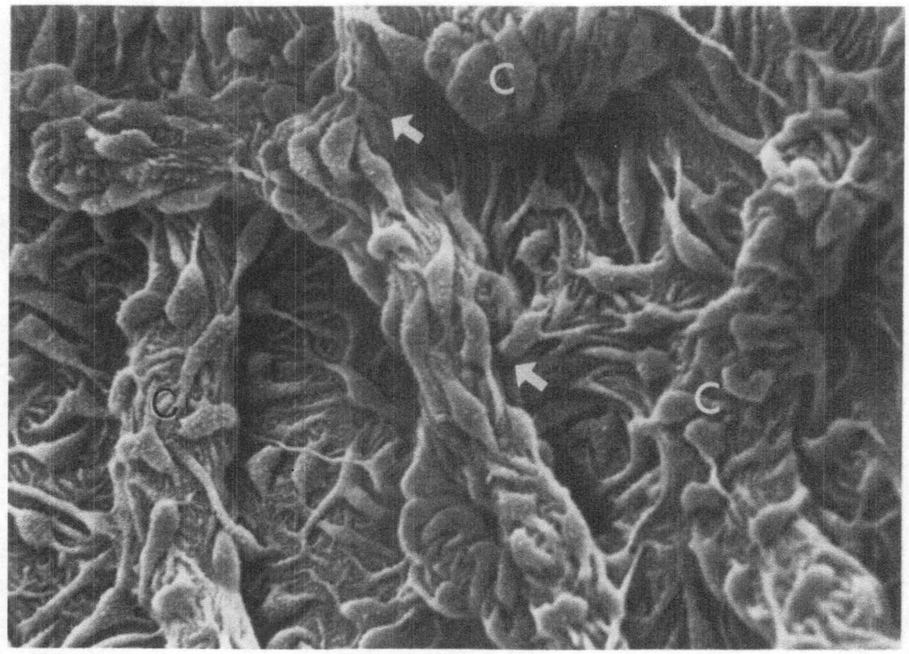

Abb. 33. Relief der Podozyten auf den Kapillaren des Glomerulums im Mesonephros von *Entosphenus japonicus*. Beachte die Spindelform der Zellen. Rasterelektronenmikroskopische Aufnahme, Vergr. 1100fach. (Aus MIYOSHI, 1978)

den Endfüßchen (S. 68) beträgt etwa 240 Å (LATTA, 1970), bei dem Anuren *Xenopus laevis* 300–400 Å (BARGMANN et al., 1955); bei der Beurteilung derartiger Maßangaben ist zu berücksichtigen, daß sie an fixiertem, d.h. geschrumpftem Material gewonnen werden müssen. Ein Teil der Endfüßchen verläuft in Tunnels in der Basalfläche benachbarter Podozyten (BARGMANN et al., 1955; MIYOSHI et al., 1971), so daß sie sich der Aufsichtsbetrachtung entziehen.

Streifenförmige, ein Netz bildende Zonulae, ferner Maculae occludentes verbinden die Zellen untereinander, wie aus Untersuchungen an gefriergeätztem Untersuchungsgut (*Mensch, Ratte, Myxine*) hervorgeht (KÜHN et al., 1975; HUMBERT et al., 1976). An Podozyten, die bei Aminonukleosidnephrose (*Ratte*) ihre Füßchen und Schlitzmembranen einbüßen, entwickeln sich besondere, bei Normaltieren nur selten anzutreffende Haftstrukturen, die die morphologischen Merkmale von Zonulae occludentes besitzen und möglicherweise als Ersatz für verlorengegangene Schlitzmembranen dienen (PRICAM et al., 1975). Außerdem wurden „gap junctions" an den Podozyten von Säugern nachgewiesen. Als „peculiar junctions" bezeichnen KÜHN et al. (1975) Strukturen, welche die Podozyten von *Myxinen*, besonders ihre Fortsätze, untereinander verbinden. In ihrem Bereich werden die Interzellularspalten durch feine Filamente überbrückt, die die Plasmalemmata miteinander verknüpfen; diese Junktionen, deren Natur noch geklärt werden muß, werden von glattwandigen Zysternen in den einander benachbarten Zellen flankiert. Pentalaminäre Verbindungen zwischen benachbarten Füßchen

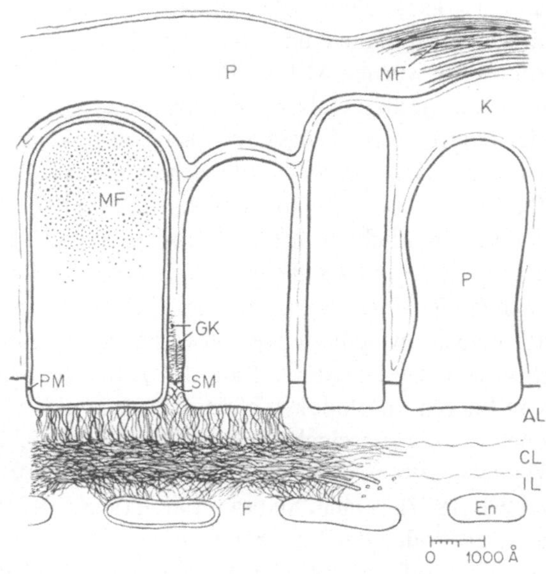

Abb. 34. Schema des Aufbaues der Kapillarwände im Glomerulum (*Ratte*). Der Weg der Filtration verläuft nach dieser Darstellung durch die Fenster (F) des Endothels (EN), die aufgelockerte innere Lage (IL), die kompakte mittlere (ML) und die aufgelockerte äußere Lage (AL) der Basallamina, die Schlitzmembran (SM) und die Glykokalyx (GK) der Podozytenfortsätzchen (P). Kapselraum (K), Plasmamembran (PM). Myofilamente (MF) im Zytoplasma der Podozyten (P). (Aus Latta, 1970)

von Podozyten, die unter der Einwirkung von polykationischem Protaminsulfat ihre Gestalt geändert haben, erwähnen Seiler et al. (1975).

Das *Plasmalemm* der Podozyten ist wie jenes anderer Zellen geschichtet („unit membrane"), doch zeichnet sich die äußere Lage der Zellmembran auf der Außenfläche der Podozyten nach Latta (1962) durch die Eigenschaft aus, sich mit Phosphormolybdänsäure intensiv färben zu lassen; seine Dicke kann bis zu 100 Å erreichen. Latta führt dieses Phänomen auf die Einlagerung positiver Moleküle zurück, die Phosphormolybdänsäure binden; seine funktionelle Bedeutung ist nicht bekannt.

Perikaryen und Ausläufer der Podozyten werden von einer 100–700 Å dicken, Sialinsäure enthaltenden *Hülle aus Glykoproteinen* bedeckt, die sich unter anderem mit Rutheniumrot und kolloidalem Eisen (Mohos u. Skoza, 1970, u.a.) darstellen läßt. Diese von den Podozyten produzierte Schicht von Mukosubstanzen (Abb. 34) reicht bis in die Tiefe der Schlitze hinein (vgl. Jones, 1969; Groniowski et al., 1969; Rambourg, 1971) und bedeckt die Schlitzmembran (Latta et al., 1975; vgl. dagegen Rodewald u. Karnovsky (1974). Die Hüllschicht enthält dichtgepackte Filamente, deren Dicke 12–25 Å beträgt (Latta et al., 1975).

Die Darstellbarkeit der Sialoglycoproteinschicht mit kationischen Farbstoffen geht bei einem pH von 3.4 bis 4.4 verloren. Unter Einwirkung von Neuraminidase schwindet die Anfärbbarkeit (weitere Einzelheiten bei Nevins et al., 1977). Aus dem Zytoplasma porenfreier Areale erheben sich zum Teil warzenförmige

Mikrovilli (Buss u. Krönert, 1969; Spinelli, 1974, *Ratte*; Andrews, 1975, *Mensch*). Auch an den Endfüßchen und dickeren Ausläufern der Podozyten von *Mensch* und *Rhesus*affe wurden Mikrovilli (Fujita et al., 1970) beobachtet; sie kommen bei der *Ratte* häufiger als beim *Kaninchen* vor (Andrews, 1975). Die Natur ring- oder napfförmiger Fortsätze (*Ratte*) ist unklar.

Über *Variationen des Podozytenreliefs* unterrichten die von Buss u. Krönert (1969), Buss (1970), Fujita et al. (1970), Miyoshi et al. (1971, junge *Ratten*), sowie Spinelli (1974) veröffentlichten rasterelektronenmikroskopischen Aufnahmen der Glomerula von *Ratte* und *Kaninchen*. Zu Schwellung der Podozytenausläufer und einem Schwinden ihrer Verzahnungen („Fusion" der Endfüßchen) kommt es unter pathologischen Bedingungen, etwa bei Ablagerung großmolekularer Substanzen (Simon u. Chatelanat, 1969, Lit.). Bei der Aminonukleosidnephrose (*Ratte*) konfluieren die Podozytenfortsätze und bilden eine mehr oder weniger geschlossene Zytoplasmaschicht (Körtge et al., 1961; Körtge, 1962; Herken et al., 1963; Arakawa u. Tokunaga, 1972, Rasterelektronenmikroskopie, s. auch Andrews, 1977). Nach Seiler et al. (1975, 1977) treten starke Formveränderungen der Podozyten unter der Einwirkung von Polykationen (z.B. von Protaminsulfat) auf, die mit der anionischen Oberfläche der Zellen reagieren. Entsprechende Untersuchungen an den Glomerula von Nichtsäugern scheinen noch nicht vorzuliegen; es ist zu vermuten, daß sie ähnliche Reliefmuster enthüllen werden.

Das Perikaryon der Podozyten enthält *Diplosomen*, die beim *Menschen* bei massiger Ausbildung des Zytoplasmas zwischen Kern und Zellbasis in einem hellen Hof liegen (K.W. Zimmermann, 1929). Ein Zentriol in einem Podozyten der *Ratte* bilden Tyson und Bulger (1973) ab. Auch in den Podozyten von *Reptilien* (Bargmann, 1936) und von *Elasmobranchiern* sind Diplosomen nachgewiesen worden, außerdem eine mit dem äußeren Zentriol verbundene *Zentralgeißel* (Bargmann, 1937; Bargmann u. v. Hehn, 1971, Abb. 35). Einzelzilien unterschiedlicher Länge besitzen auch die Podozyten von *Mensch* und *Rhesusaffe* (Andrews, 1975, Rasterelektronenmikroskopie). Es stellt sich die Frage, ob den Geißeln eine motorische oder chemorezeptorische Funktion zukommt (Bargmann u. v. Hehn, 1971).

Die locker strukturierten *Kerne* der Podozyten besitzen eine rundliche, oft ovoide Form und weisen nicht selten Einsenkungen ihrer Oberfläche auf; besonders die Kerne der Deckzellen von Amphibien können zerklüftet sein (Bargmann et al., 1955). *Großkernige* oder *zweikernige Podozyten* kommen nach Clara (1936, *Mensch, Kaninchen*) nur selten vor. Der in Kernnähe liegende *Golgi-Apparat* ist wohlentwickelt, das glatte endoplasmatische Retikulum verhältnismäßig spärlich entfaltet. Das Zytoplasma enthält zahlreiche, meistens kleine glattwandige Vesikel. Die auffallend kleinen *Mitochondrien* gehören dem Cristatyp an; sie sind bei Säugern im Perikaryon konzentriert, lassen sich jedoch bei *Xenopus* bis in die kapillarnahen Ausläufer hinein verfolgen (Bargmann et al., 1955). Langgestreckte, teils longitudinal, teils transversal zur Kapillarachse verlaufende Öffnungen mikropinozytotischer *Vesikel* wurden von Kühn et al. (1975, *Ratte*) an Podozytenfortsätzchen nachgewiesen. Das *rauhe endoplasmatische Retikulum* ist vielfach zu Zisternen erweitert (Durchmesser bis zu 8 µm, *Ratte*, Thoenes, 1967), die dichtes Material enthalten (*Mensch, Ratte*). Dieses

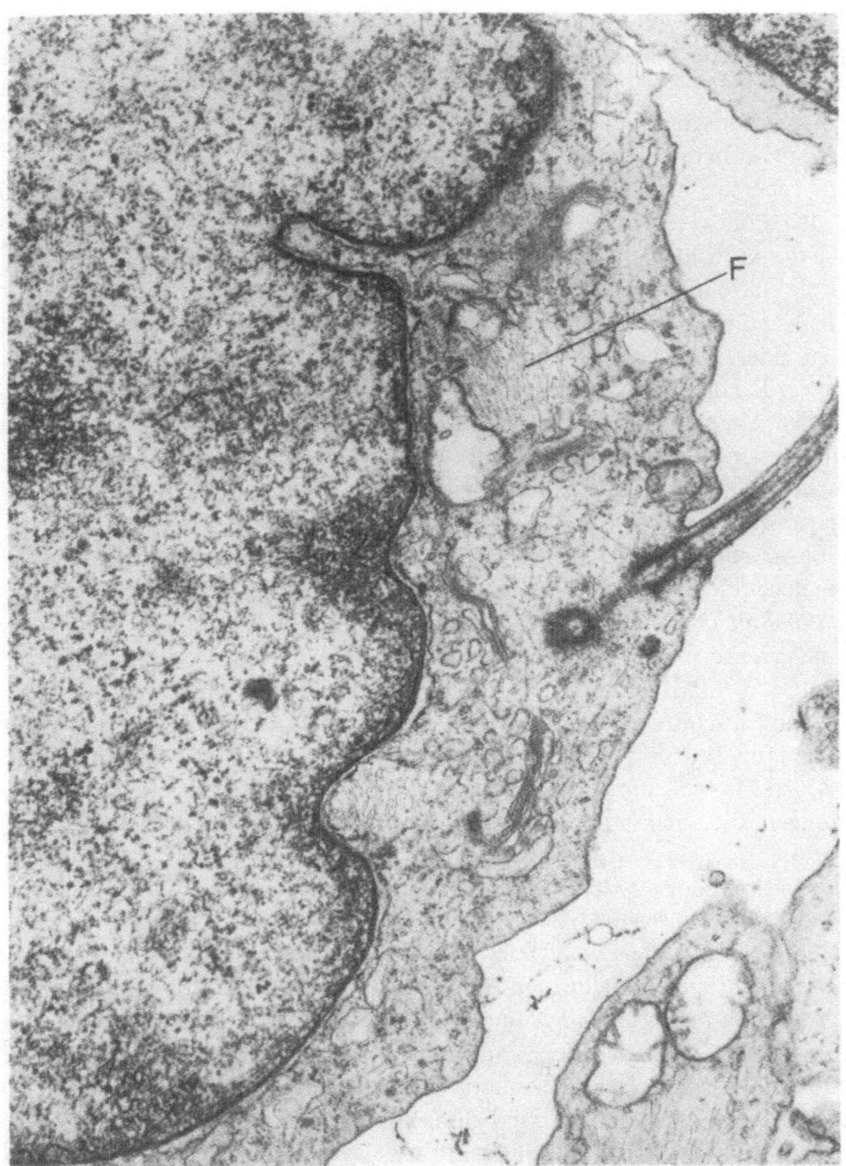

Abb. 35. Perikaryon eines Podozyten von *Scyllium canicula* mit Cilium. F: Filamente. Elektronenmikroskopische Aufnahme, Vergr. 24000fach. (Aus BARGMANN und v. HEHN, 1971)

Material tritt in Form gefalteter Membranen auf, deren Substanz jener der Basallamina ähnelt (FARQUHAR, 1964) oder rundlicher, PAS-positiver „Sekretkörper" (THOENES, 1967), deren Struktur an diejenige parakristalliner Einschlüsse erinnert. Der Inhalt der Zisternen wird als Vorläufer der Substanz gedeutet, aus der sich die Basallamina aufbaut (FARQUHAR, 1964; THOENES, 1967). WENDELAAR BONGA (1973) vermutet in den Podozyten sekretorisch aktive Elemente, da sie Partikel enthalten, die sich ebenso färben wie die Basallamina (Süßwasserform von *Gasterosteus aculeatus*). Der Autor hält es für möglich, daß die Rate der Neubildung von Basallamina zur Filtrationsrate in Beziehung steht. Mit dieser Hypothese läßt sich die Feststellung vereinbaren, daß die Zeichen sekretorischer Tätigkeit in den Podozyten von Seewasser-Stichlingen, d.h. bei einer Form mit niedriger glomerulärer Filtrationsrate, geringfügig sind. Allerdings scheinen morphologische Äquivalente einer Ausschleusung von Sekret aus den Podozyten noch nicht bekannt zu sein. Die Befunde von FARQUHAR und THOENES schließen sich an Untersuchungen von KURTZ und FELDMAN (1962) an, die gleichfalls eine sekretorische Funktion der Podozyten annehmen: nach Beendigung der Verabreichung von Silbernitrat im Trinkwasser an *Ratten*, die zu einer Markierung der Basallamina führt, tritt eine von Niederschlägen freie Verdickung der Membranen auf der Epithelseite auf. Auf die autoradiographischen Untersuchungen von ROMEN et al. (1976), deren Ergebnisse für eine Synthese der prolinreichen Skleroproteine der Basallamina durch die Podozyten sprechen, wird auf S. 90f. hingewiesen. Mit Hilfe der experimentell erzeugten Argyrie hat WALKER (1973, *Ratte*) wahrscheinlich gemacht, daß am Aufbau der Basallamina auch eine endotheliale Komponente beteiligt ist (s.S. 91).

Gelegentlich stößt der Untersucher der Podozyten auf *Lysosomen*. Eine *lipofuscin-haltige* Deckzelle bildet BARGMANN (1932, *Salamandra*) ab. *Glykogen* tritt normalerweise im Zytoplasma der Podozyten vor allem kindlicher Nieren in Gestalt von β-Partikeln auf (BIAVA et al., 1966). Ein seltenes Vorkommnis sind längliche Einschlüsse im Zytoplasma, die aus regelmäßig wechselnden parallelisierten Lamellen und Reihen ribosomenähnlicher Partikel bestehen (SCHUURMANS, STEKHOVEN und VAN HAELST, 1975, *Mensch*, Lit.); die Bedeutung dieser Bildungen, die auch in anderen Zellarten gefunden wurden, ist unbekannt.

Nach Verabreichung verschiedener Pharmaka (z.B. Chlorphentermin, Iprindol, Imipramin, Clomipramin) entstehen im Zytoplasma der Podozyten zahlreiche große, lamellär strukturierte Einschlüsse, die aus Phospholipiden bestehen (LÜLLMANN-RAUCH, 1975).

Der Gedanke, die Podozyten verfügten über die Fähigkeit der *Kontraktion* (BARGMANN, 1932), erhielt neuen Auftrieb durch den elektronenmikroskopischen Nachweis von *Filamentbündeln* und *-strähnen*, die in den Perikaryen und Ausläufern bis in die Füßchen hinein vorkommen und morphologisch an die Myofilamente glatter Muskelzellen erinnern. Möglicherweise entsprechen sie den von CLERMONT und PEREIRA (1966) lichtmikroskopisch festgestellten Fibrillen im viszeralen Epithel des Glomerulums. PEASE (1968, *Ratte*), der als einer der ersten den elektronenmikroskopischen Nachweis von „myoid features" im Nephron erbrachte, hielt die Filamente für Myosinfäden. ACCINNI et al. (1975) irren, wenn sie POLICARD et al. (1955) als erste Kronzeugen für die Existenz von Filamenten in den Podozyten anführen; die französischen Autoren vermißten vielmehr derartige Strukturen. LATTA (1970) fand dünne (Durchmesser 50 Å), DEMARTINO et al. (1973) dünne und dicke Filamente (Durchmesser 50–70 bzw. 110–130 Å) in den Podozyten von Säugern, ebenso UNSICKER und KRISCH (1975; weitere Lit. bei MOFFAT, 1975; ACCINNI et al., 1975); den letztgenannten Autoren gelang außerdem die Darstellung mächtiger Bündel dünner Filamente (Durchmesser 60–80 Å) in Podozytenausläufern des Krallenfrosches (*Xenopus laevis*, Abb. 36) und BARGMANN und V. HEHN (1971) beschrieben sie für die Podozyten

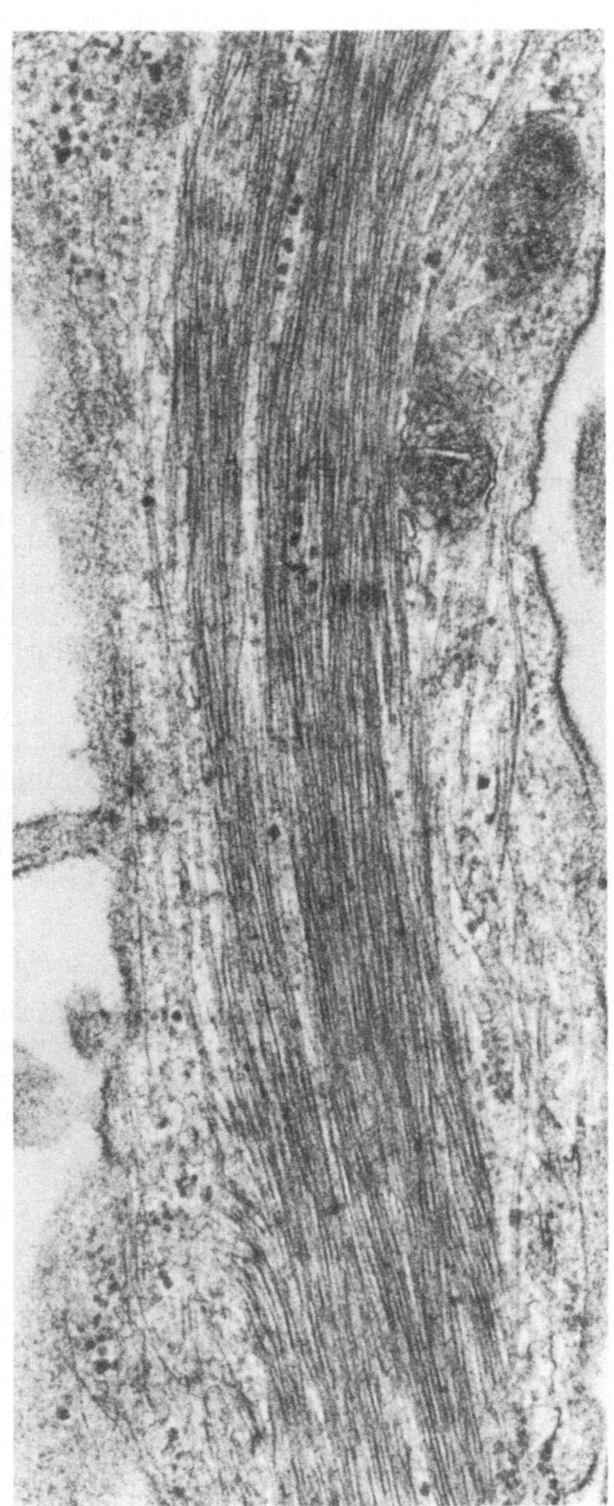

Abb. 36. Filamentsträhne im Zytoplasma eines Podozyten des *Krallenfrosches* (*Xenopus laevis*). Elektronenmikroskopische Aufnahme von Prof. Dr. K. Unsicker/Kiel, Vergr. 60000fach

der *Elasmobranchier*. Die Beobachtung von Bewegungen an in vitro lebenden menschlichen Glomerula (BERNIK, 1969), vor allem aber der *immunelektronenmikroskopische Nachweis* von Actin und Meromyosin in den Füßchen der Podozyten (ACCINNI et al., 1975; TRENCHEV et al., 1976), erlauben die Annahme, daß sich die Podozyten kontrahieren können. Die kontraktilen Strukturen in Podozyten und Epithelzellen der Bowmanschen Kapsel bilden einen Teil des ausgedehnten motorischen Apparates des Nephrons, dessen Aufgabe in Ermangelung experimenteller Befunde noch Gegenstand der Spekulation ist (vgl. hierzu UNSICKER u. KRISCH, 1975).

Die außer den mutmaßlichen Myofilamenten vorkommenden *Mikrotubuli* (*Ratte*, Durchmesser rund 260 Å), die sich durch Vinblastinsulfat zerstören lassen (TYSON u. BULGER, 1972, Bildung parakristalliner Einschlüsse, TYSON, 1977), dürften eine Rolle bei Transportvorgängen spielen. Mikrotubuli (Durchmesser 180 – 200 Å) wurden schon von SCHECHTER und FAWCETT (1964, *Ratte*) in den Perikaryen und Ausläufern der Podozyten nachgewiesen (s.a. LATTA, 1970); ein Teil der Tubuli verläuft zum Plasmalemm. TYSON (1977) meint, die Tubuli dienten der Erhaltung der Zellgestalt, da es nach ihrem durch Vinblastin hervorgerufenen Schwund zu lokalen Verdickungen des Zellleibes der Podozyten und zu Verschmälerung ihrer Ausläufer kommt. Gleichfalls vorhandene *Makrotubuli* (Durchmesser 450 Å), in deren Umgebung viele Ribosomen liegen, gliedern sich in Untereinheiten; das Profil ihres Querschnittes läßt 12 oder 13 Untereinheiten erkennen (TYSON u. BULGER, 1973). Beide Arten von Tubuli bestehen aus Tubulin.

Aus dem Gesagten ergibt sich, daß die Podozyten allein oder gemeinsam mit anderen Zellen des Glomerulums am Aufbau der Basallamina teilhaben (Lit. bei THOENES, 1967; ROMEN et al., 1976) und sehr wahrscheinlich eine Wirkung auf die Druckverhältnisse im Glomerulum durch Kontraktion ausüben, die den Filtrationsvorgang beeinflussen dürfte. Von ihrer Beteiligung an der Bildung des Primärharns ist auf S. 92f. die Rede.

4.3.4.2. Das Schlitzdiaphragma

Die genauere Untersuchung des Grundes der Schlitzporen hat zu Ergebnissen geführt, die für das Verständnis des Stofftransportes durch die glomeruläre Schranke von großer Bedeutung sind. Elektronenmikroskopische Aufnahmen von Vertikalschnitten durch die Kapillarwand zeigen, daß die Lamina rara externa am Boden der Schlitze durch eine zarte Membran gegen den Kapselraum abgegrenzt wird, die *Schlitzmembran* (*Diaphragma*). Ein winziges Knötchen (Abb. 37) in ihrem Zentrum (Durchmesser 110 Å) soll dem Profil einer fadenförmigen Struktur entsprechen (RHODIN, 1962), die sich durch die gesamte Länge des Spaltes zwischen den Füßchen erstreckt. Die Schlitzmembran (Dicke etwa 60 Å) spannt sich zwischen den Plasmalemmata der einander benachbarten Füßchen aus; ihre Breite beträgt somit etwa 300–450 Å. Die Außenfläche der Membran wird nicht von Glykokalyx bedeckt. Unmittelbar unter der Schlitzmembran befindet sich in der Regel ein elektronenmikroskopisch leer erscheinender Raum innerhalb der locker strukturierten Außenzone (Lamina rara externa) der Basallamina (RODEWALD u. KARNOVSKY, 1974).

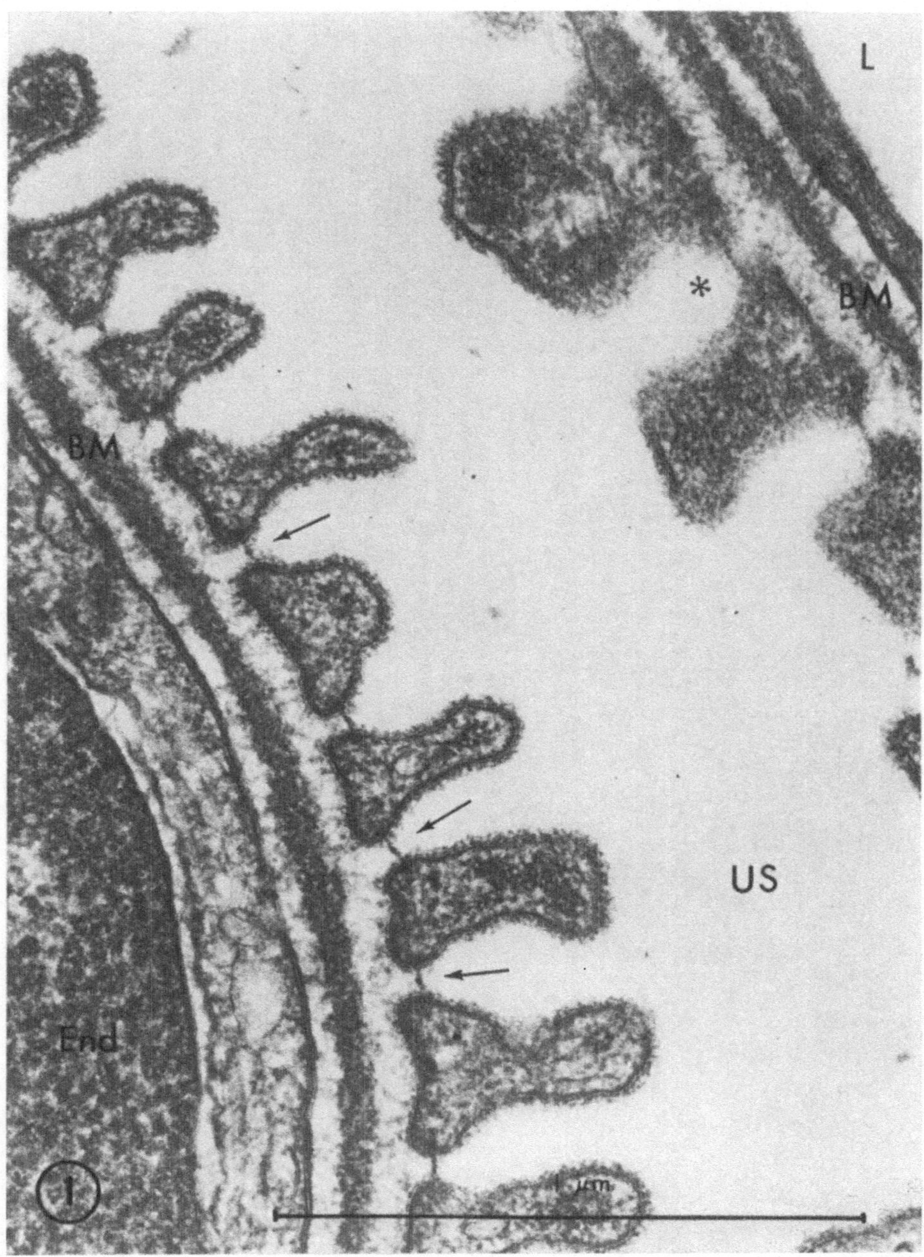

Abb. 37. Glomerulum der *Maus*. Die Profile der Schlitzdiaphragmen (Pfeile) erscheinen als elektronendichte Linien. Ihr zentrales Filament ist stellenweise als dunkles Knötchen im Zentrum der Diaphragmen zu erkennen. An diesen Stellen (Pfeile) findet man in der Regel einen hell erscheinenden Raum zwischen Diaphragma und Basallamina (BM). Dort, wo die Endfüßchen der Podozyten schräg getroffen sind (*), läßt sich die Periodizität der Querbrücken im Diaphragma ausmachen. L: Kapillarlumen, US: Kapselraum, End: Endothel. Vergr. 88000fach. (Aus RODEWALD u. KARNOVSKY, 1974)

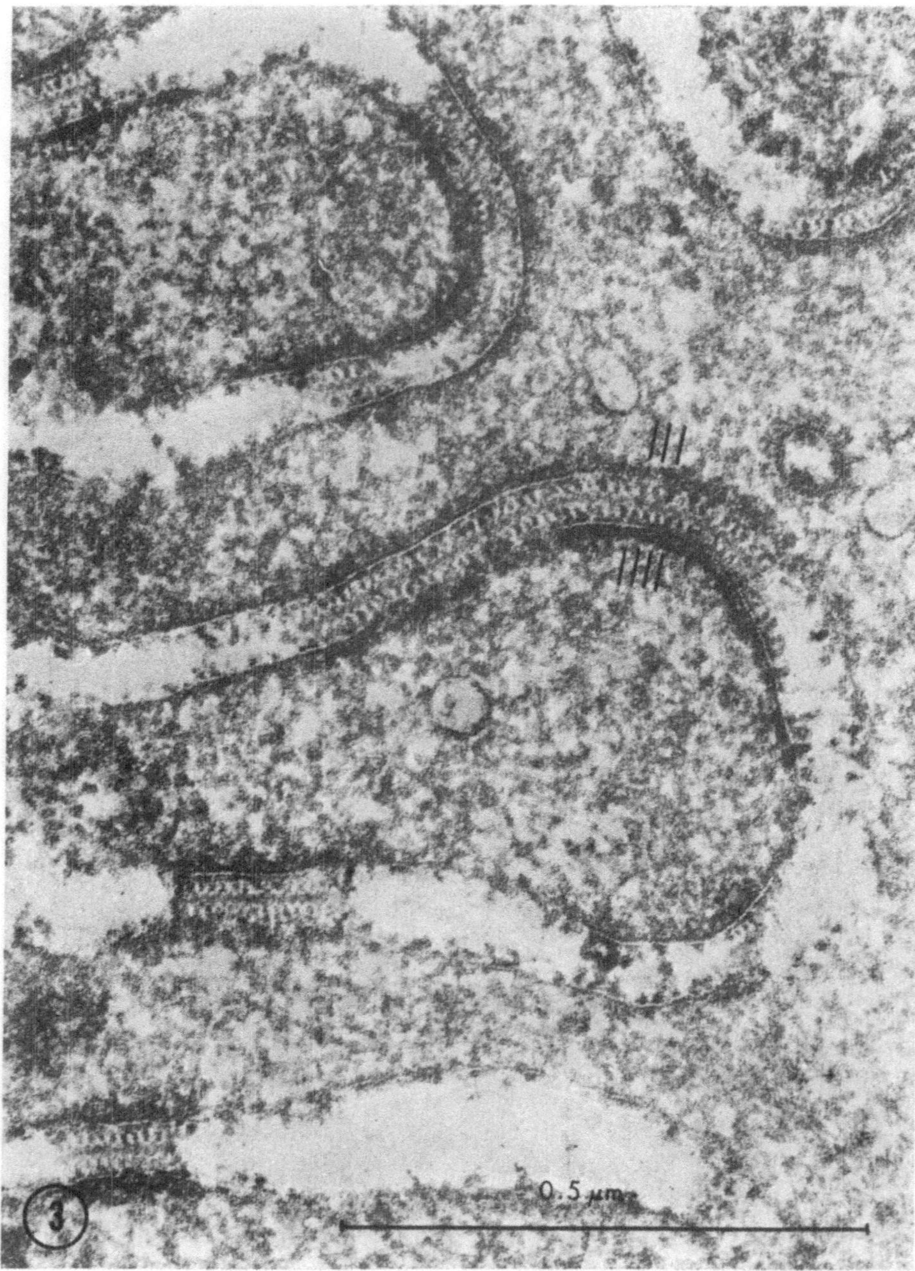

Abb. 38. Teile der Schlitzdiaphragmen im Glomerulum der *Ratte* in Aufsicht. Beachte das zentrale Filament und die Brücken. Striche: alternierende Anordnung der Brücken, Verdichtung des Zytoplasmas an der Grenze von Podozytenoberfläche und Diaphragma. Vergr. 153000fach. (Aus RODEWALD u. KARNOVSKY, 1974)

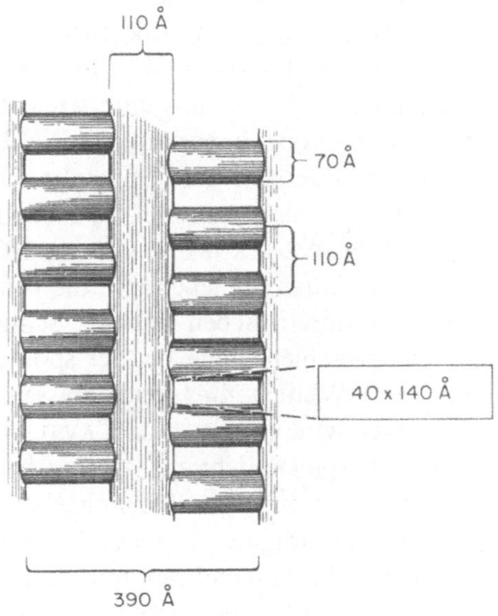

Abb. 39. Schema des Aufbaues des Schlitzdiaphragmas. (Aus RODEWALD u. KARNOVSKY, 1974)

Weitere Strukturbesonderheiten des Diaphragmas lassen sich erfassen, wenn man sich der von MIZUHIRA und FUTAESAKU (1971, s. auch FUTAESAKU et al., 1972) angegebenen Perfusionsfixierung mit einem Gemisch aus Tanninsäure und Glutaraldehyd bedient, wie RODEWALD und KARNOVSKY (1974, *Ratte, Maus*) gezeigt haben. Auf tangential zur Basallamina orientierten Schnitten erkennt man, daß das Filament in Längsachse der Schlitzpore, das überall gleichen Abstand vom Plasmalemm der Podozytenfüßchen wahrt, beiderseits mit regelmäßig angeordneten stäbchenförmigen Brücken gleicher Größe besetzt ist (Abb. 38), die rechteckige Poren zwischen sich fassen. Der Durchmesser der Brücken beträgt etwa 70 Å, ihre Länge 110 Å, der Abstand von Stäbchenmitte zu Stäbchenmitte 110 Å. Da die Stäbchenreihen beiderseits des Filaments gegeneinander versetzt sind, entsteht ein Muster, das sich dem eines Reißverschlusses vergleichen läßt. Mit Hilfe der Gefrierätzmethode wurde die Existenz dieses Musters bestätigt (KARNOVSKY u. RYAN, 1975; RYAN et al., 1975). Form, Größe und Anordnung der Brücken bestimmen also das Bild eines regelmäßig gebauten Systems von rechtwinkligen Poren, deren Kantenlängen bei der *Maus* 40 bzw. 140 Å betragen, beim Menschen 50 bzw. 120 Å (SCHNEEBERGER et al., 1975, Abb. 39).

Die Gesamtlänge der Epithelschlitze und damit der bandförmigen Membranen beträgt nach morphometrischen Untersuchungen von SHEA und MORRISON (1975) 65,19 ± 3,84 cm, die Gesamtfläche der Poren nimmt 3,96 cm² ein, von denen 2,96 cm² der Peripherie des Glomerulums angehören. Nach den Berechnungen von RODEWALD und KARNOVSKY werden 2–3% der Kapillarwand von den rechtwinkligen Poren der Schlitzmembran eingenommen (weitere Lit. bei RODEWALD u. KARNOVSKY, 1974).

Die Frage, durch wen und auf welche Weise die Schlitzmembranen gebildet werden, ist ungeklärt. Nach RODEWALD und KARNOVSKY (1974) ist die Porenmembran keine Differenzierung der Basallamina. Wie diese dürfte sie ein Produkt der Podozyten sein. Ihre Sonderstellung unterstreicht die Beobachtung, daß die Porenmembran im Zuge von Umgestaltungen und Verwerfungen der Podozytenausläufer verlagert und gefaltet, anscheinend auch fragmentiert werden kann, Veränderungen, die bei der Aminonukleosidnephrose (*Ratte*, RYAN et al., 1975) auftreten (s. auch SCHNEEBERGER u. GRUPE, 1976). Wenn sich bei diesem Vorgang die Podozytenschlitze schließen und die benachbarten Oberflächen der Füßchen einander berühren, heben sich die Schlitzporenmembranen von der Basallamina ab. Dies geschieht auch bei der spontanen Glomerulonephritis der New Zealand Black/White*mäuse*, wenn massendichtes Material in den Epithelschlitzen abgelagert wird (KELLEY u. CAVALLO, 1976, 1977, Lit). Damit zeigt sich, daß die Diaphragmen nicht zur Außenschicht der Basallamina gehören. An den Glomerula nephrotischer *Ratten* haben RYAN et al. (1975) auch das Auftreten multipler Diaphragmen festgestellt. Es läßt sich nicht ausschließen, daß Bruchstücke der Porenmembran mit dem Primärharn fortgeschwemmt werden. Anscheinend werden die Diaphragmen dann verlagert, wenn sich zwischen den umgestalteten Podozyten neue Haftstrukturen nach Art der Zonulae occludentes ausgebildet haben (vgl. hierzu auch SCHNEEBERGER u. GRUPE, 1976, KELLEY u. CAVALLO, 1977). Kommt es vor der Knüpfung neuer interzytoplasmatischer Verbindungen zur Verlagerung oder zum Verlust von Diaphragmen, so können sich die Podozytenausläufer retrahieren und damit Teile der Basallamina von Zytoplasma entblößen. Die Ultrastruktur der Porenmembran proteinurischer *Ratten* soll nach SCHNEEBERGER und GRUPE (1976) gegenüber der Norm nicht verändert sein. Möglicherweise dienen die Diaphragmen der Kontrolle des Wasserdurchstroms durch die Glomerulummembran (RYAN et al., 1975). Vielleicht können vergleichende Untersuchungen der Ultrastruktur interpodozytärer Diaphragmen, die auch die Verhältnisse bei Wirbellosen berücksichtigen, zur Lösung der von RYAN et al. (1975) sowie SCHNEEBERGER und GRUPE (1976), ferner KELLEY und CAVALLO (1976) zur Diskussion gestellten Problematik beitragen.

4.3.4.3. *Vom Cyrtozyten zum Podozyten*

Der Podozyt ist eine hochdifferenzierte Zelle, die im Dienste der Harnfiltration steht; er ist für die Glomerula aller Vertebraten charakteristisch. Läßt man auch die Exkretionsorgane der *Evertebraten* Revue passieren, so stellt man die Existenz von Filterzellen bereits bei Tieren fest, die noch nicht über ein geschlossenes Blutgefäßsystem und damit über Glomerula verfügen. Es ist daher verlokkend, zu prüfen, ob diese Zellen und die Podozyten der Vertebraten übereinstimmende oder ähnliche morphologische Merkmale tragen, die der Ausdruck funktioneller Gemeinsamkeit sind. Wenn im folgenden kurz über die verschiedenen Erscheinungsformen des Zelltyps „Cyrtozyte" (Reusengeißelzelle) bei *Choanoflagellaten, Schwämmen*, an Proto- und Metanephridien, z.B. der *Priapuliden, Crustaceen* und des Acraniers *Branchiostoma lanceolatum*, berichtet wird (vgl. hierzu Tabelle 2), so geschieht dies ohne Stellungnahme zu der Frage, ob die

Tabelle 2. Vorkommen von Exkretionsorganen mit und ohne Podozyten bei Proto- und Deuterostomiern. (Nach verschiedenen Autoren zusammengestellt von Prof. Dr. U. WELSCH, Kiel)

Coelomaten

Protostomier	*Deuterostomier*
(A) Metanephridien (= Nephridien), keine Podozyten (Anneliden, Mollusken, Arthropoden u.a.)	(A) Gefäßknäuel mit Podozyten oder modifizierten Podozyten
(B) Protonephridien, Terminalzellen, Solenozyten (keine Podozyten) (Flachwürmer, Gastrotrichen, Anneliden u.a.)	1. Hemichordaten Gefäßknäuel (Glomerulum) vor dem Herzen mit *Podozyten* 2. Echinodermen Gefäßknäuel (Axialorgan) mit *Podozyten*
(C) Sacculus (Endblase) der Nephridialorgane, mit *Podozyten* (Krebse u.a. Arthropoden)	3. Akranier (*Branchiostoma*) Gefäßknäuel mit *Cyrtopodozyten* im Kopf und Pharynxbereich
(D) Podozyten an verschiedenen Stellen, z.B. Herz bei Schnecken, Anhänge der Kiemenherzen bei Tintenfischen u.a.	4. Wirbeltiere Gefäßknäuel (Glomerula) mit *Podozyten* (in Vor-, Ur- und Nachniere)
(E) Malpighische Gefäße, keine Podozyten (Arthropoden)	

Cyrtozyten sich von einem einzelnen Zelltyp ableiten (KÜMMEL, 1962, divergente Evolution) oder ob sie als das Ergebnis einer konvergenten Evolution anzusehen sind (WILSON u. WEBSTER, 1974, Lit.).

Wie der Zytoplasmakragen der *Choanoflagellaten*, so bildet auch jener der Choanozyten von *Schwämmen* eine Reuse aus parallel zueinander verlaufenden Zytoplasmastäbchen. Durch den Schlag einer das Zentrum der Reuse durchsetzenden Geißel wird Flüssigkeit durch die Lücken zwischen den Stäben in das Reuseninnere bewegt, aus dem sie durch das freie Ende des Kragens wieder nach außen strömt. Die Protonephridien der Flimmerlarven (Miracidien) von *Leberegeln* (*Fasciola hepatica*) besitzen Terminalzellen, deren zylinderförmige Verlängerung statt einer einzelnen Geißel einen Geißelschopf umschließt. Der Zylinder besteht aus zwei konzentrisch angeordneten Röhren aus Längsstäben, die auf Lücke stehen und die Lichtung des Protonephridiums gegen das Parenchym des Tieres abschließen. Die Stäbe sind durch Schleim miteinander verbunden (KÜMMEL u. BRANDENBURG, 1961, Lit.). Auch die in Gruppen auftretenden Terminalzellen an den Protonephridien der *Priapuliden* gehören zum Typus der Cyrtozyten (KÜMMEL, 1964); zahlreiche transversal verlaufende Fortsätze verleihen ihnen eine gewisse Ähnlichkeit mit den Podozyten der Vertebraten. Wie einem von KÜMMEL (1962) entworfenen „Stammbaum" zu entnehmen ist, gehören die seit langem bekannten Solenozyten der Protonephridien der *Polychaeten* gleichfalls in die Reihe der Reusenzellen, also von Zellen, die imstande sind, Flüssigkeit zu transportieren und zu filtrieren. An den Aufbau der glomerulären Filtrationsmembran erinnert die Struktur der Wandung des Ventralgefäßes

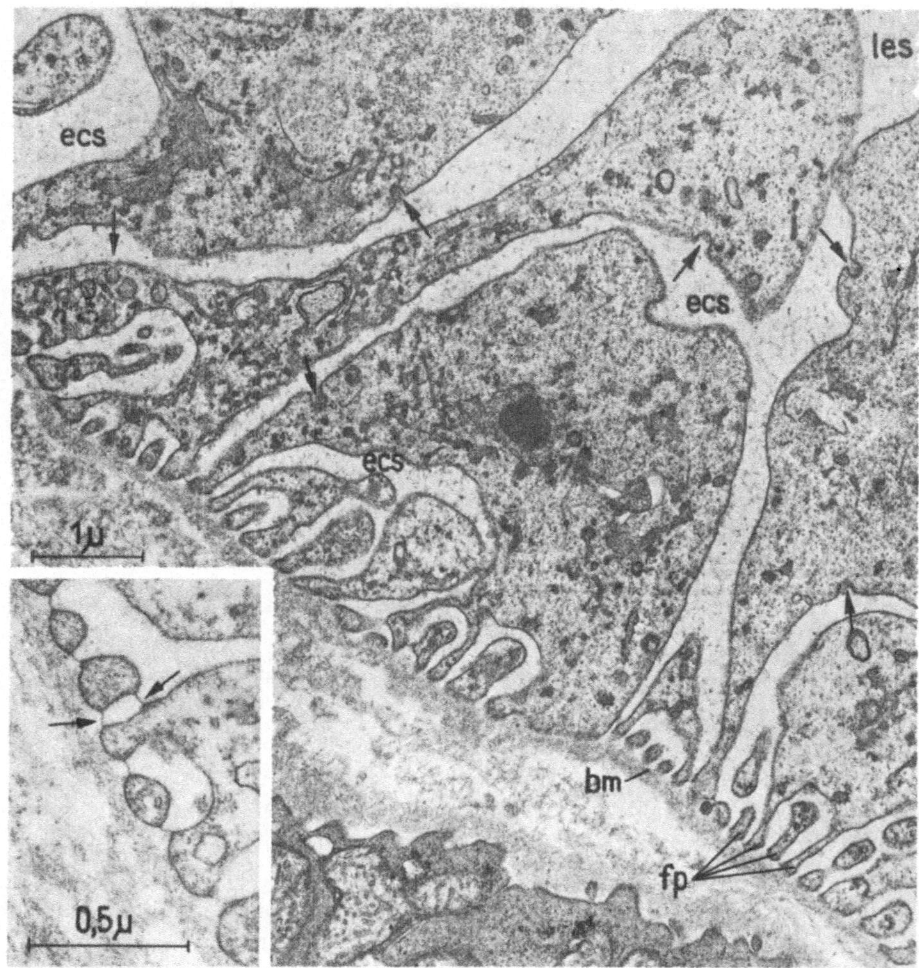

Abb. 40. Ausschnitt aus dem Endsack von *Artemia salina*. Podozytenfüßchen (fp) auf der Basallamina (bm). ecs: Extrazellulärraum. les: Lumen des Endsackes. Pfeile: Stachelsaumgrübchen. Vergr. 14500fach. Links unten: Podozytenfüßchen des Endsack-Epithels bei starker Vergrößerung. Zwischen ihnen Zellverbindungen, die im Schnitt als zarte Linie erscheinen. Vergr. 42300fach. (Aus TYSON, 1968)

des *Oligochaeten Tubifex tubifex* (PETERS, 1977, dort weitere Lit. über Oligochaeten), deren Basalmembran mit Podozyten besetzt ist; die Füßchen dieser Zellen stehen senkrecht auf der Basallamina.

Besonders bemerkenswert ist die Struktur der Wand des Endsackes der Maxillardrüse bzw. Antennendrüse von *Crustaceen*, einer vom Zölomepithel abzuleitenden Bildung dieses segmentalen Exkretionsorgans (KÜMMEL, 1964; TYSON, 1968, 1969, Abb. 40), die von Haemozöl umgeben ist. Das Endsäckchen wird als Organ einer Ultrafiltration von Primärharn gedeutet. Das Epithel des Endsackes besteht aus einer Lage großer, reich verzweigter Podozyten, deren Füßchen in gleichmäßigen Abständen an einer Basallamina haften (Abb. 40); die Spalten zwischen den Endfüßchen werden von „junctional elements" überbrückt, die sich den Filtermembranen der Glomerula vergleichen lassen (TYSON, 1968). Auch die Bluträume im Schaft der Kiemen des landlebenden dekapoden Krebses *Ocypode ceratophthalma*, die als Exkretionsorgane dienen, werden von Podozyten begrenzt, die auf einer Basallamina liegen. Ihre Pedizellen sind durch Diaphragmen miteinander verbunden (STORCH u. WELSCH, 1975). Die Breite der Diaphragmen zwischen den Podozytenfüßchen von *Palinurus argus* beträgt etwa 30 Å (STRANGWAYS-DIXON u. SMITH, 1970).

Auch bei *Mollusken* sind Podozyten und kompliziert strukturierte Filter ausgebildet. BOER et al. (1973) fanden z.B. Podozyten bei dem prosobranchen Gastropoden *Viviparus viviparus*, wo sie in der Wand der Aurikel unter dem Epikard liegen; die Aurikel steht wahrscheinlich im Dienste der Ultrafiltration.

Die Schlitze zwischen den Füßchen der Podozyten werden durch zwei Diaphragmen überbrückt, die im Tangentialschnitt das Muster eines Reißverschlusses aufweisen (Abb. 41). Jedes Diaphragma besteht aus Zähnchen mit einer Länge von rund 100 Å und einem Durchmesser von etwa 60 Å; ihre freien Enden sind knopfartig verdickt und werden durch mäßig elektronendichtes Material voneinander getrennt. Über die räumliche Ordnung der Zähnchen, die ein dreidimensionales Gittersieb mit 90–110 Å weiten Poren bilden, orientiert die Abb. 42. Über die Schlitzmembran der Porenzellen der Schnecke *Lymnaea*, die Hämozyanin bilden, vgl. BOER und SMINIA (1976).

Der für ein Exkretionsorgan gehaltene, zum Eichelkomplex gehaltene Glomerulus des *Enteropneusten Glossobalanus minutus* enthält Blutgefäße, deren Wand aus einer Basalmembran besteht, die Cölomepithel überzieht; ein Endothel fehlt. Das Epithel besteht aus einer Lage von Podozyten, zwischen deren Füßchen sich Diaphragmen befinden (WILKE, 1972).

Bei dem *Echinodermen Asterias rubens* kommen Podozyten an den Hämalkanälen im Axialorgan vor, das mit den Glomerula der Vertebratenniere verglichen wird. Diese Kanäle bestehen aus einer Basalmembran, deren Außenfläche von Podozyten bedeckt wird (Abb. 43). Ihre Fortsätze bilden ein zytoplasmatisches Gitterwerk, ähnlich jenem, das sich auf der Oberfläche der Glomerulumkapillaren der Wirbeltiere ausbreitet (BARGMANN und v. HEHN, 1968).

Eine grundsätzlich gleiche Struktur wie die Wand der Endblase der Crustaceen (s.o.) besitzt der mit Cyrtopodozyten (*Solenozyten*) besetzte Abschnitt der Nephridien des *Akraniers Branchiostoma lanceolatum* (KÜMMEL u. BRANDENBURG, 1961; WELSCH, 1975). Auch hier ragen die Perikaryen der Filterzellen in einen Zölomraum hinein, und treten einerseits mit der Wand von Blutgefäßen (Glomerulumkapillaren) in Kontakt, während andererseits ihre langen geißelführenden und von Mikrovilli durchzogenen Röhrchen das Epithel des Nephridientubulus durchsetzen, der dann in den Kiemendarm ausmündet. Auf der Abb. 44 erkennt man die Perikaryen der Podozyten, die große Mitochondrien, von einer Membran umhüllte Granula, Glykogenpartikel, einige Zisternen des rauhen endoplasmatischen Retikulums, Mikrotubuli und Filamente sowie einen Golgi-Apparat nahe dem Basalknötchen der Zilie enthalten. Zwischen den die Basalmembran besetzenden Podozytenfüßchen befindet sich eine Schlitzmembran (WELSCH, 1975). Es sollte versucht werden, die Ultrastruktur dieser Membran nach dem Vorbild der Studien von RODEWALD und KARNOVSKY (1974) sowie von BOER und SMINIA (1976) zu analysieren. Die Aufgabe der Geißelröhrchen

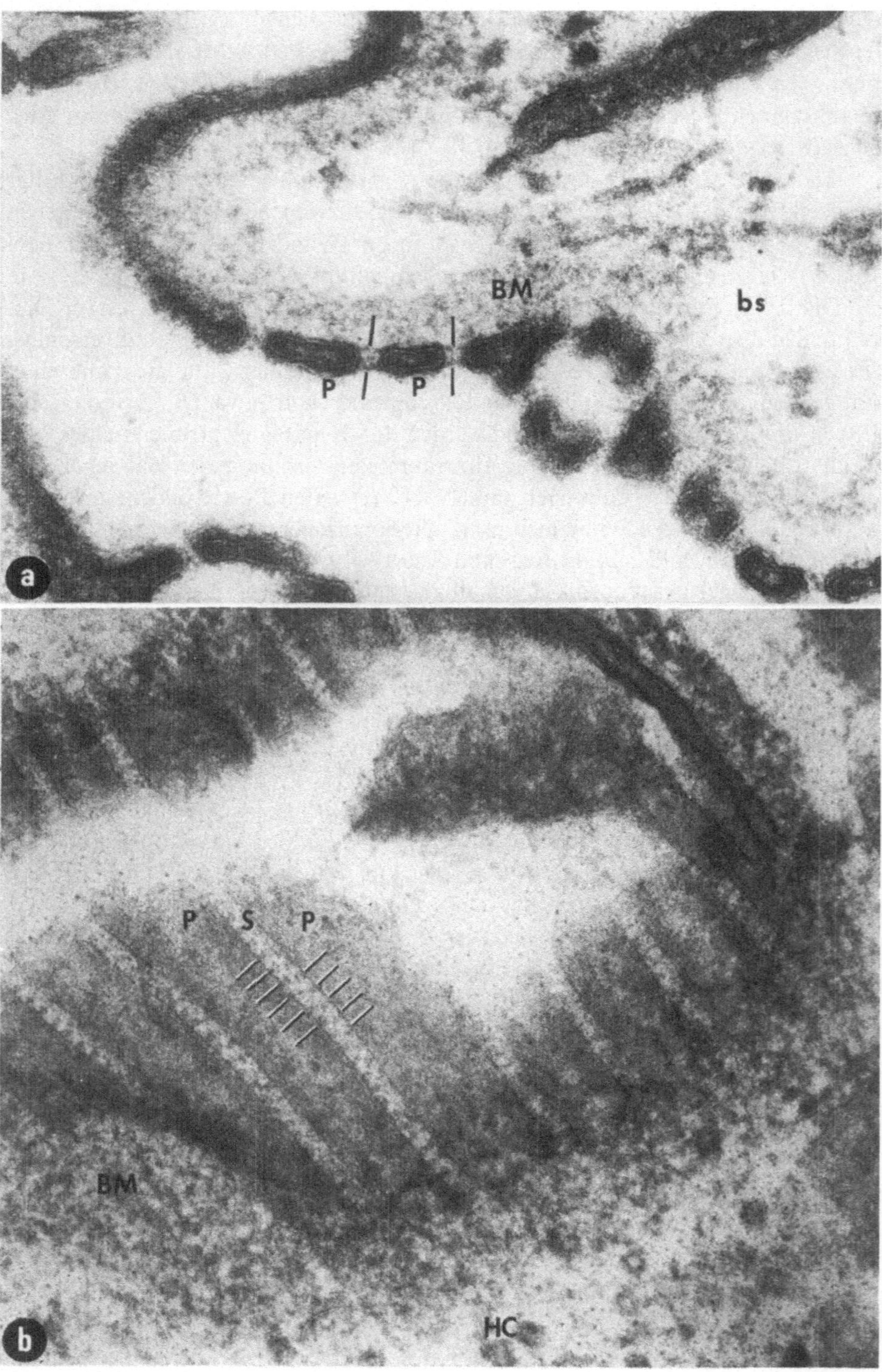

Abb. 41a u. b

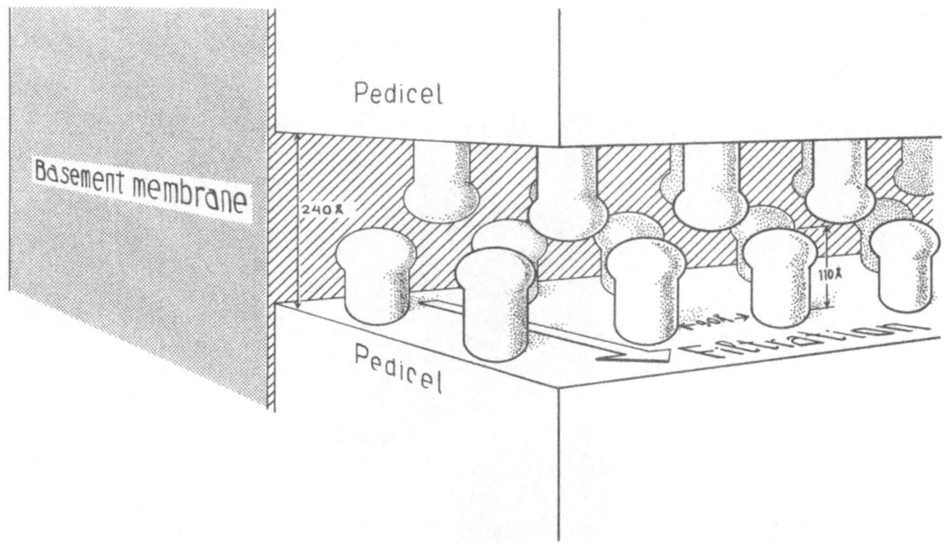

Abb. 42. Schema des dreidimensionalen Siebes in den Schlitzen zwischen den Podozytenfüßchen von *Viviparus viviparus*. Die Maschenweite des Siebes mißt etwa 90×110 Å. (Aus BOER u. SMINIA, 1976)

sehen KÜMMEL und BRANDENBURG (1961) in der Erhöhung des Druckgradienten für die Filtration aus dem Glomerulumgefäß, während bei den Vertebraten der Blutdruck das Ausmaß der Ultrafiltration bestimmt.

Die Podozyten der Akranier unterscheiden sich von denen der *Cranioten* durch die Ausbildung des Geißelröhrchens; sie werden daher nicht mehr Solenozyten, sondern Cyrtopodozyten genannt. Die Hypothese von KÜMMEL und BRANDENBURG (1961), die von Lichtmikroskopikern an den Glomerula von Elasmobranchieren (s.S. 65) nachgewiesenen Einzelzilien der Podozyten seien vielleicht ein Äquivalent der Geißelapparate der Solenozyten von Wirbellosen, kann wohl nur noch historisches Interesse beanspruchen, da derartige Zilien inzwischen allenthalben in den Nierenkanälchen von Wirbeltieren nachgewiesen wurden (FLOOD u. TOTLAND, 1977, Lit.).

Eine neuere, ausführlichere vergleichende Darstellung der Funktionsmorphologie der Exkretionsorgane mit besonderer Berücksichtigung des Podozytenproblems gibt KÜMMEL (1977).

◄ Abb. 41. (a) Elektronenmikroskopische Aufnahme der Podozytenfüßchen (P) von *Viviparus viviparus*. Schlitzporen, die durch 2 Diaphragmen überbrückt werden, durch Verweisungsstriche markiert. BM: Basalmembran, bs: Blutraum. (b) Tangentialschnitt durch Podozytenfüßchen (P) von *Viviparus viviparus*. In den Schlitzen (S) zwischen den Füßchen erkennt man die Zähnchen (Striche), die ein Reißverschluß-Muster bilden. BM: Basallamina, HC: Hämocyanin. Tanninsäurefixation. Vergr. 126000fach. (AUS BOER u. SMINIA, 1976)

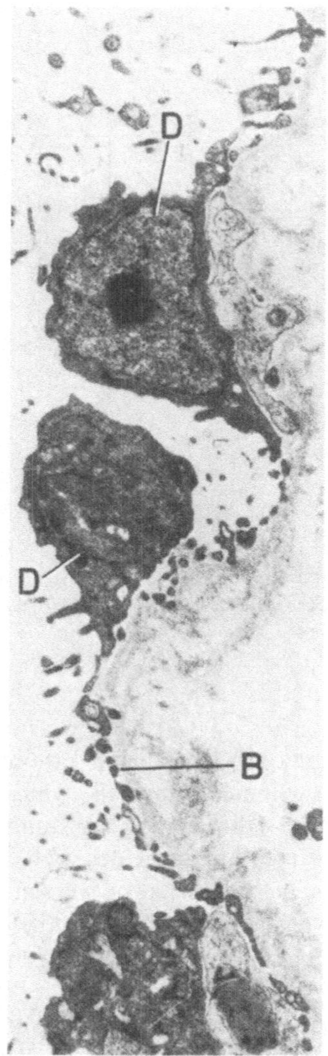

Abb. 43. Wandung eines Hämalkanals im Axialorgan von *Asterias rubens*. Deckzellen (D) überziehen die Basalmembran (B) mit zahlreichen Füßchen, deren Profile als dunkle Gebilde hervortreten. Vergr. 3500fach. (Aus BARGMANN und V. HEHN, 1968)

4.3.5. Das Endothel der Glomerulumkapillaren

Als der Handbuchbeitrag v. MÖLLENDORFFS erschien, war bekannt, daß die Kapillaren des Glomerulums von einem sehr flachen Endothel ausgekleidet werden, doch waren Zellgrenzen im Endothel der Glomerulumkapillaren der Säugerniere noch nicht nachgewiesen. Der Verdacht, NUSSBAUM (1886) habe in Wirklichkeit die Epithel- statt Endothelgrenzen imprägniert, hat sich nicht bestätigt; im ersten Falle wären völlig andere Zellkonturen als die von NUSSBAUM

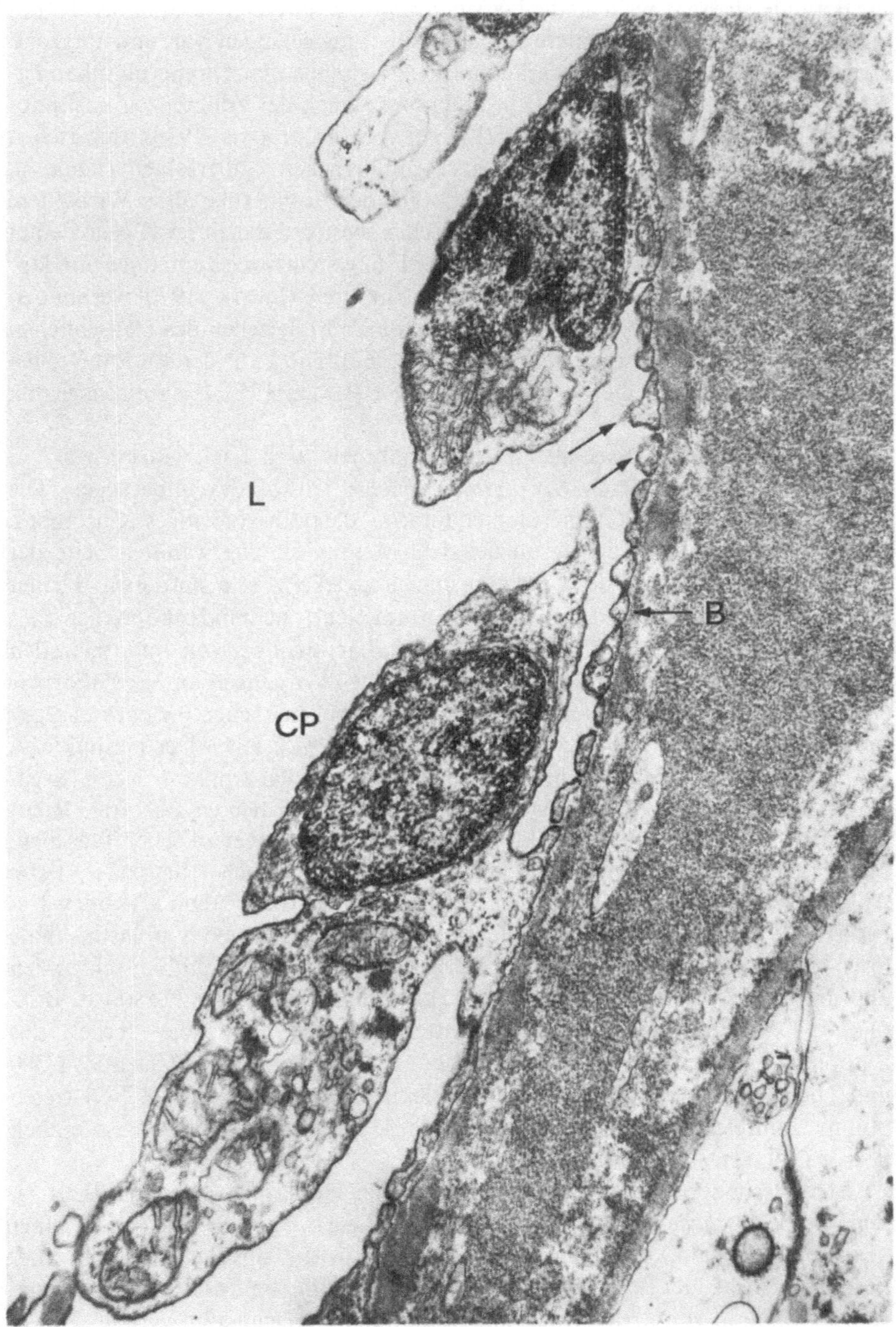

Abb. 44. Cyrtopodozyt (CP) des *Amphioxus* (*Branchiostoma lanceolatum*). B: Basallamina. L: Lumen des Coeloms, Pfeile: Füßchen der Cyrtopodozyten (CP). Vergr. 18000fach. (Aus WELSCH, 1975)

dargestellten zu erwarten gewesen. POLICARD (1910) meinte im Hinblick auf die Befunde NUSSBAUMS, dem die Darstellung von Endothelgrenzen in den Kapillarschlingen der Amphibienniere durch Versilberung gelungen war, und aufgrund eigener Beobachtungen an Froschglomerula, zwischen den Glomerulumkapillaren der Amphibien und der Säuger bestehe bezüglich der Zellgrenzen im Endothel ein grundsätzlicher Unterschied (Lit. bei v. MÖLLENDORFF, 1930). Inzwischen hat die Elektronenmikroskopie — nach anfänglichen Mißerfolgen (PEASE u. BAKER, 1950) — gezeigt, daß das Endothel der Glomerula aller Wirbeltiere aus einem kontinuierlichen Belag von Zellen besteht, die durch Plasmalemm begrenzt sind (HALL, 1953; BOHLE u. SITTE, 1962), stellenweise einander überlappen (LATTA et al., 1960) und durch Haftstrukturen (LATTA, 1970) verbunden sind (FARQUHAR, 1964); dies trifft auch für die Endothelzellen des menschlichen Mesonephros zu (DE MARTINO u. ZAMBONI, 1966). Die Zahl der Endothelzellen soll 3–4mal höher als die der Podozyten sein (HALL, 1953; FARQUHAR et al., 1957).

Das lumenwärtige Plasmalemm des Endothels wird nach GRONIOWSKI et al. (1969) von einer zarten *Glykoproteinschicht (Glykokalyx)* überzogen. Die flachen *Zellkerne* des Glomerulumendothels, deren zartkörniges Chromatin gleichmäßig verteilt ist, liegen auf der dem Mesangium zugewandten Seite der Kapillare, sind also von der Filtrationsfläche abgekehrt; sie sind etwas kleiner und dichter als die Kerne der Epithelzellen. Im elektronenmikroskopischen Bild werden Einfaltungen der Kernoberfläche sichtbar. *Mitosen* von Endothelzellen der Glomerulumkapillaren treten bei proliferativen Vorgängen im Nierenkörperchen (Glomerulonephritis) auf, wurden jedoch bisher nur selten beobachtet (JENNINGS u. HABER, 1961, *Ratte*; MOLLO et al., 1972, *Mensch*, Lit.). Das perinukleäre Zytoplasma enthält einen geringfügig entwickelten Golgi-Apparat, wenig Ergastoplasma, einige kleine runde Mitochondrien mit spärlichen Cristae, freie Ribosomen und eine verhältnismäßig kleine Zahl von mikropinozytotischen Bläschen. Langgestreckte, leistenartige Verdickungen des Endothels (SPINELLI, 1974, Abb. 45) in der Umgebung des Zellkerns enthalten Mikrotubuli (ANDREWS u. PORTER, 1974). Unter der Einwirkung intravenös verabfolgten Vinblastinsulfats lösen sich die Endothelzellen von der Basallamina. Ihre Mikrotubuli schwinden und in ihrem Zytoplasma entstehen parakristalline Einschlüsse (TYSON u. BULGER, 1972, *Ratte*). Mit wachsender Entfernung vom Kerngebiet verliert das Zytoplasma der Endothelzellen an Höhe; seine Dicke schwankt zwischen 300 und 1000 Å (THOENES, 1965). Im rasterelektronenmikroskopischen Bild treten plumpe zahlreiche Mikrovilli im Bereich des kernhaltigen Zytoplasmas deutlich hervor (SPINELLI, 1974, Abb. 46, 47).

Eine Besonderheit des dünnen kernfernen Zytoplasmas des Endothels ist seine *porös erscheinende Bauweise* (Abb. 48), die HALL (1953, 1954) von einer „Lamina fenestrata" bzw. von einem „lining network" sprechen ließ, das einer „Lamina densa", der Basallamina, auflagert. HALL fand im Endothel der Glomerulumkapillaren von *Mensch, Kaninchen* und *Ratte* gleichmäßig verteilte, unregelmäßig ovale Öffnungen, deren Durchmesser je nach Spezies 250–1000 Å beträgt, und erblickte in dem Porenendothel ein Ultrafilter. Nach späteren Angaben (Lit. bei RHODIN, 1962) beträgt die Weite der Poren, die auch polygonalen Umriß haben können (SPINELLI), 500–1500 Å. Das zuvor von OBERLING et al.

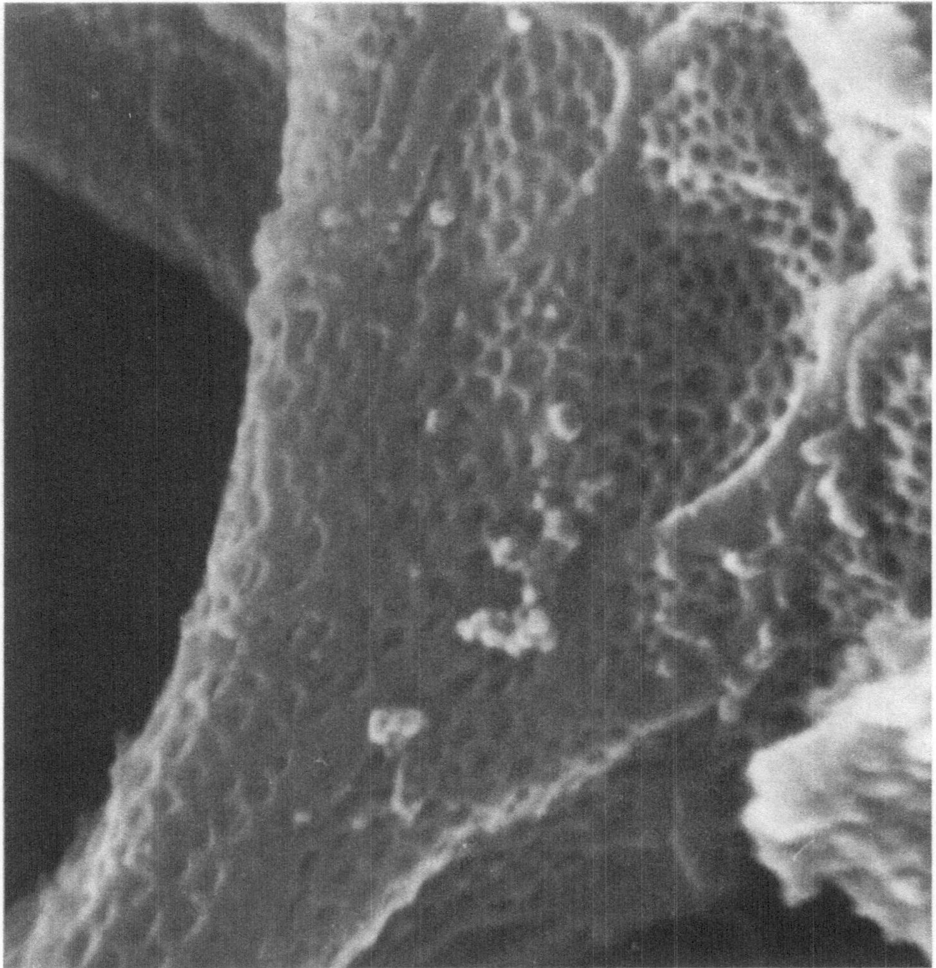

Abb. 45. Endothel einer Glomerulumkapillare. Porenfelder, die von porenfreien Leisten eingerahmt werden. Rasterelektronenmikroskopische Aufnahme. Vergr. 26400fach. (Aus SPINELLI, 1974)

(1951) beschriebene Wabenwerk im Glomerulumendothel, dem die Autoren eine mechanische Funktion zuschrieben, verkörpert ein Kunstprodukt, das durch mikrotechnisch bedingte Deformation des Porenendothels entstanden ist. Mit der Vervollkommnung der elektronenmikroskopischen Methodik wuchs die Zahl der Veröffentlichungen, die HALLS Beobachtungen grundsätzlich bestätigten; ferner wurde erkannt, daß nicht nur die Kapillaren der Glomerula der Wirbeltiere, sondern auch anderer Nierenabschnitte und bestimmter anderer Organe, z.B. des endokrinen Systems, von einem sog. fenestrierten Endothel ausgekleidet werden. Eine Ausnahme bilden angeblich die *Petromyzonten*; im Mesonephros von *Entosphenus japonicus* fand MIYOSHI (1970) ein nicht-gefenstertes Endothel der Glomerulumkapillaren. HEATH-EVES und McMILLAN (1974) stellten bei *Myxine glutinosa* jedoch eine wenn auch schwache Fenestrierung des Endothels

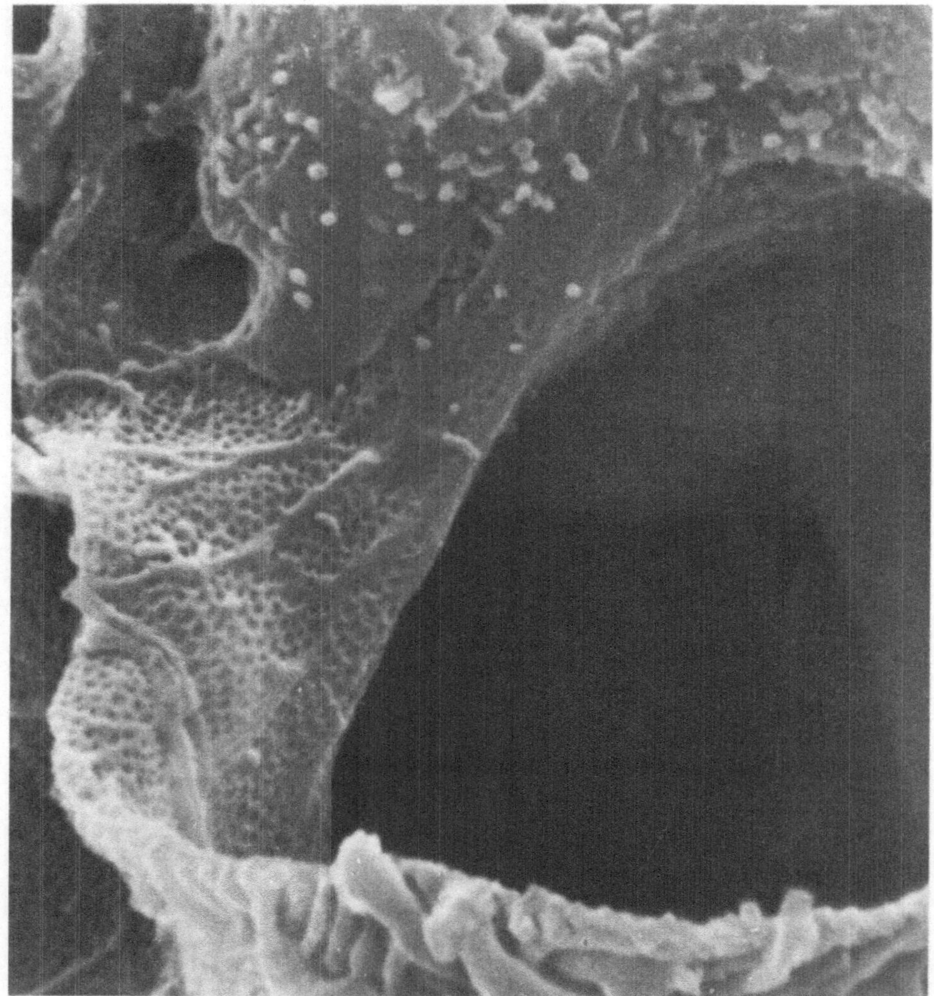

Abb. 46. Aufsicht auf das Endothel einer Glomerulumkapillare. Oben ein Zellkörper mit Mikrovilli, von dem sich faltenartige Erhöhungen in den Bereich des porenhaltigen Zytoplasmas erstrecken. Rasterelektronenmikroskopische Aufnahme. Vergr. 13200fach. (Aus SPINELLI, 1974)

fest. Die Ansicht, das Porenbild werde durch Anschnitte intrazytoplasmatischer Bläschen vorgetäuscht (RINEHART, 1955), ist aufgegeben worden.

Zum Gegenstand der Diskussion wurde jedoch die Frage, ob es sich bei den Poren tatsächlich um Öffnungen (BENNETT et al., 1959; LATTA et al., 1960; LUFT u. HECHTER, 1957; MONROE, 1953; PALAY u. KARLIN, 1959; WISSIG, 1960 u.a.) oder um Fenster handelt, die durch ein zartes *Diaphragma* geschlossen sind, wie es von RHODIN (1962, *Maus*) beschrieben wurde (Abb. 49). Nach RHODIN sind die Fenster durch eine Membran von der Dicke des Plasmalemms der Endothelzellen geschlossen. Das Zentrum dieses Diaphragmas sei durch eine Verdickung („Knopf") verstärkt, deren Durchmesser etwa 100 Å beträgt

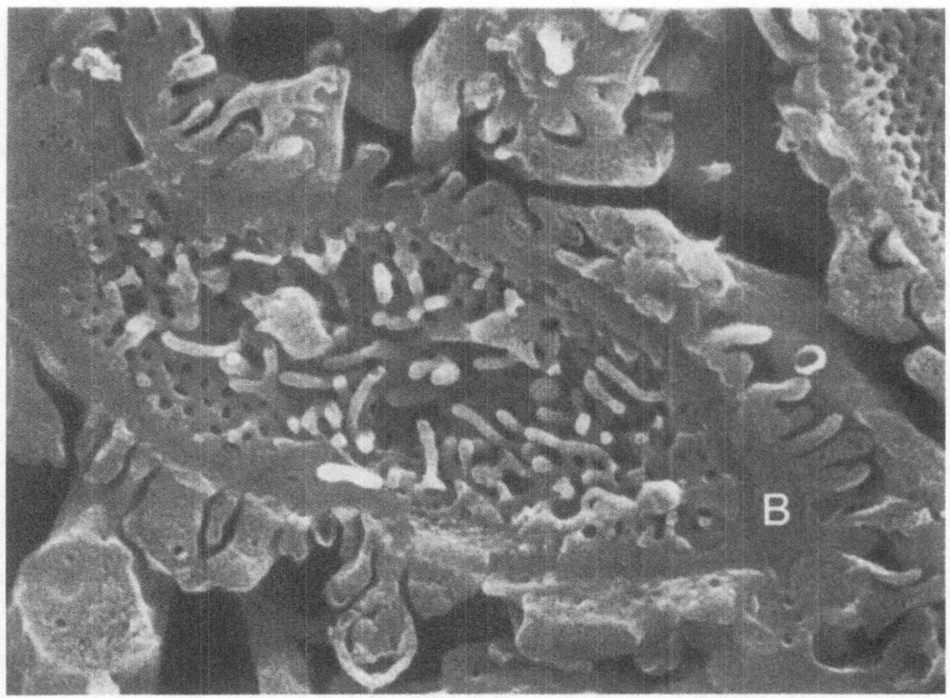

Abb. 47. Teil einer Glomerulumkapillare (*Ratte*) mit zahlreichen Mikrovilli des Endothels. Außer typischen Mikrovilli sind perforierte Platten erkennbar, die durch Vereinigung von Mikrovilli entstanden sein dürften. B: Basallamina. Vergr. 12500fach. (Aus FUJITA et al., 1976)

(s. auch SPINELLI, 1974). Nach THOENES (1965) soll das Diaphragma der Innenschicht des Plasmalemms der Endothelzellen entsprechen, während SIMON und CHATELANAT (1969) an eine „simple proteinaceous condensation" denken. Indessen lassen elektronenmikroskopische Aufnahmen von FARQUHAR (1964, 1975), CAULFIELD und FARQUHAR (1974) sowie ANDREWS und PORTER (1974) keinen Zweifel an der Existenz offener Poren im Endothel der Glomerulumkapillaren. Überdies haben CAULFIELD und FARQUHAR überzeugend nachgewiesen, daß Dextranpartikel durch die Poren hindurch die Basallamina erreichen (s. S. 99). Soweit Fenster mit Diaphragmen ausgebildet sein sollten, wie sie in Blutkapillaren anderer Körperprovinzen reichlich vorkommen, treten sie zahlenmäßig in den Hintergrund (vgl. hierzu LATTA, 1970; ANDREWS u. PORTER, 1974, dort S. 83). Die Fenster nehmen nach FARQUHAR et al. (1961) etwa 30% der Endothelfläche ein. Porenfrei sind nur die kernnahen Zytoplasmateile (BOHLE u. SITTE, 1962) und die Leisten, welche die Porenfelder einfassen (s. z.B. SPINELLI,1974, Abb. 50).

Über die *Pinozytose* von Ferritin- und Kohleteilchen durch das Endothel der Glomerulumkapillaren *menschlicher Feten* (9.–19. Woche der Gravidität) berichten VERNIER und BIRCH-ANDERSEN (1963); die entsprechenden Lösungen wurden in die *A. umbilicalis* von Feten injiziert, die aus medizinischer Indikation gewonnen worden waren (vgl. auch S. 23). Es kommt bereits binnen 12 min nach der Injektion zur Einlagerung der Partikel im Endothel. Eine Passage

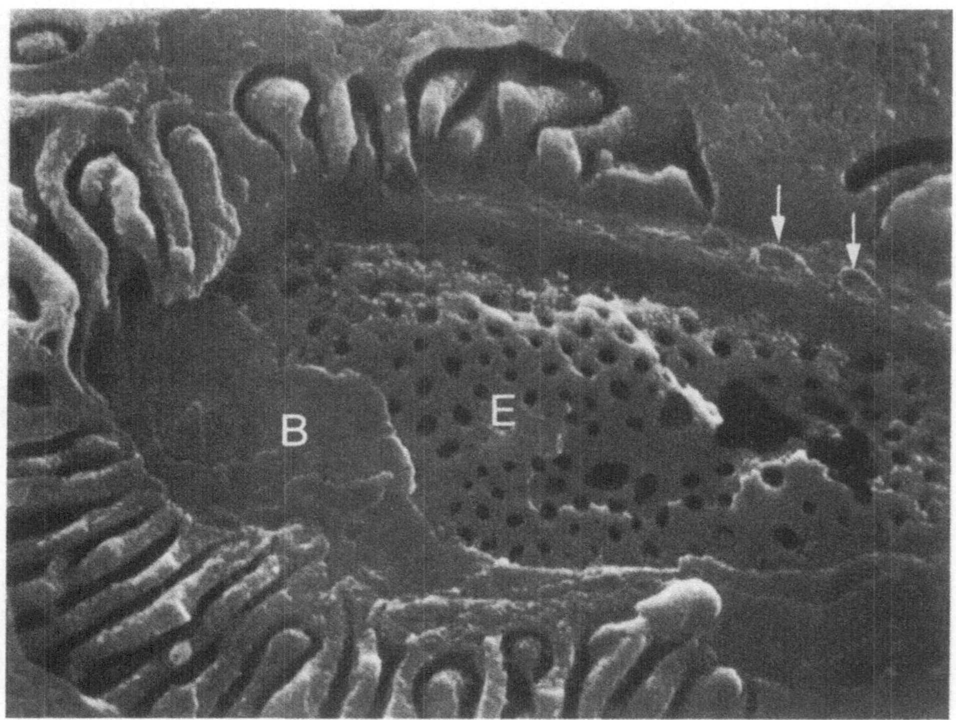

Abb. 48. Rasterelektronenmikroskopische Aufnahme eines Bruchstückes einer Glomerulumkapillare (*Ratte*), vom Kapselraum her gesehen. Verzahnte Podozytenfortsätze auf der Basallamina (B). Pfeile: „Fußspuren" der Podozyten auf der Basallamina. Das gefensterte Endothel (E) ist stellenweise beschädigt. Vergr. 22000fach. (Aus Fujita et al., 1976)

von Lipidpartikeln durch das Endothel der Glomerulumkapillaren von *Ratten-säuglingen* mit physiologischer Lipämie beschreiben Suter und Majno (1965); nach ihren Angaben und Abbildungen treten die Teilchen durch Unterbrechungen des Endothels hindurch und können sich im Interstitium des Glomerulums anreichern. Hämoglobinmoleküle scheinen die Diaphragmen der Endothelfenster durchsetzen zu können (Ericsson, 1968). Aufgrund elektronenmikroskopischer Befunde an dem porenarmen Endothel von *Myxine glutinosa* nehmen Heath-Eves und McMillan (1974) eine pinozytotische Aktivität des glomerulären Endothels an.

4.3.6. Basalmembran, Basallamina der Glomerulumkapillaren

Größere Durchbrechungen der Endothelschicht werden durch Fortsätze von Mesangiumzellen hervorgerufen, die als Intrakapillarhöckerchen (K.W. Zimmermann, 1933) frei in die Kapillarlichtung hineinragen (Huhn et al., 1962). Vermutlich handelt es sich um Durchbrüche im Bereich der Zellgrenzen. Eine Einwanderung von Mesangiumzellen in den Raum zwischen Endothel und Basalmembran

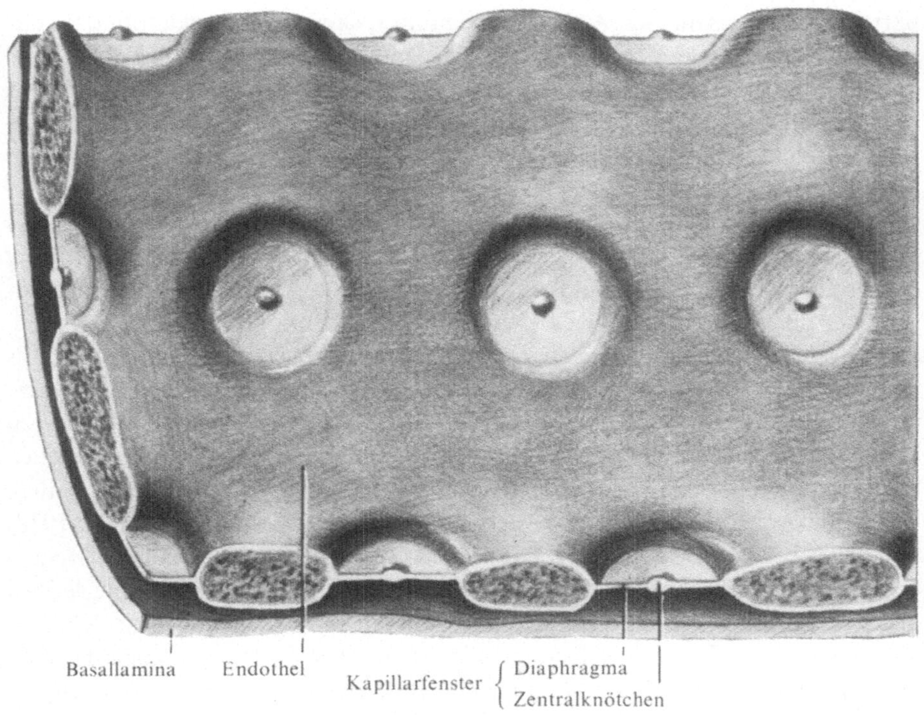

Abb. 49. Dreidimensionales Schema der Fenestrierung des Endothels der Nierenkapillaren. (Aus RHODIN, 1962)

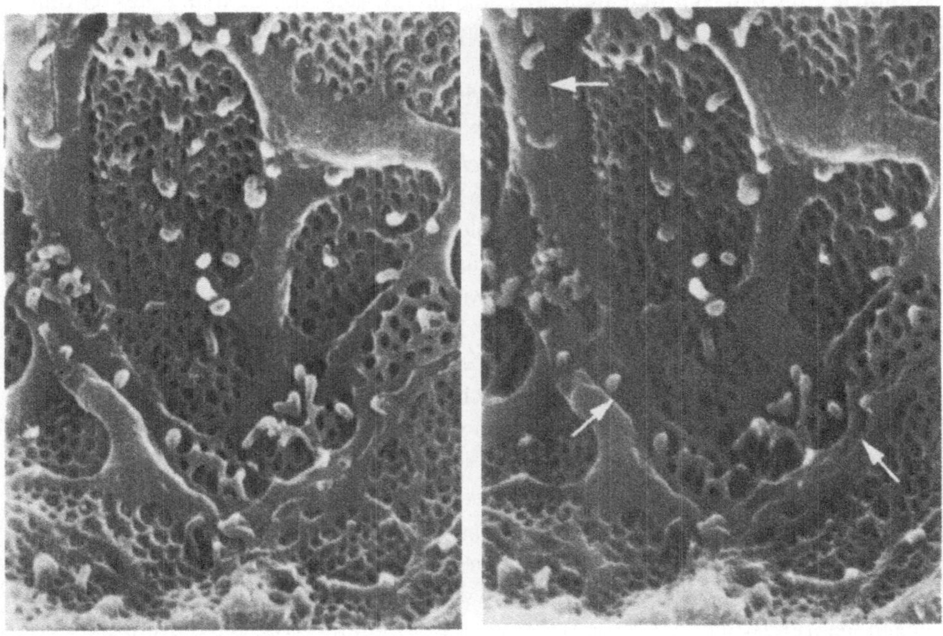

Abb. 50a u. b. Rasterelektronenmikroskopische Stereoaufsicht auf das Endothel einer Glomerulumkapillare (*Ratte*). Pfeile: Zellgrenzen: Vergr. 13000fach. (Aus FUJITA et al., 1976)

spielt sich nach BOHLE et al. (1969) bei der akuten proliferativen Glomerulonephritis ab. Bereits in der Aera der Lichtmikroskopie war bekannt, daß das Endothel der Glomerulumkapillaren wie das anderer Kapillaren einer Basalmembran (Grundhäutchen, v. MÖLLENDORFF, 1930, Lit.) auflagert, die teils als homogen, teils als streifig strukturiert geschildert wird.

Da es mit Hilfe von Silberimprägnationen gelingt, an den Kapillaren in anderen Organen und Geweben eine Hülle aus *argyrophilen Fäserchen* (Gitterfasern) sichtbar zu machen, taucht die Frage auf, ob auch die Kapillaren des Glomerulums eine derartige Umhüllung besitzen, ferner, in welcher Beziehung die Gitterfasern zu dem Grundhäutchen stehen. Die Angaben der Lichtmikroskopiker über das Vorkommen argyrophiler Fibrillen im Glomerulum des *Menschen* weichen je nach angewandter Methodik stark voneinander ab. FUCHS und POPPER (1937, Lit. bei BARGMANN, 1938) sprechen von einem Fehlen derartiger Fäserchen, BENSLEY und BENSLEY (1930) bilden Glomerula mit wenigen zarten argyrophilen Fibrillen ab, die vom Gefäßpol in das Nierenkörperchen eindringen, die peripheren Kapillarschlingen jedoch nicht erreichen; ähnlich lauten die Angaben von COSTERO und LOPEZ (1932, Lit. bei BARGMANN, 1938) und CLARA (1936). Dagegen fand BARGMANN (1938) im Glomerulum von *Mensch* und *Hund* mit der Silbermethode von HORTEGA Fibrillengitter, konnte jedoch nicht entscheiden, ob sie im oder auf dem Grundhäutchen liegen. Klarheit haben erst die zahlreichen elektronenmikroskopischen Untersuchungen der letzten Jahrzehnte geschaffen. Aus ihnen geht hervor, daß das Grundhäutchen zwischen Endothel und Podozytenschicht – nicht nur der Säuger, sondern auch niederer Wirbeltiere – aus einer *fibrillenfreien Basallamina* besteht, wie sie im folgenden geschildert wird. Die lichtmikroskopisch nachgewiesenen argyrophilen Fibrillen gehören dem Mesangium (S. 102) im Zentrum des Glomerulums und in der Achse der Kapillarläppchen an. Die argyrophilen faserigen Strukturen im Glomerulum sind nicht mehr nachweisbar, wenn die Schnitte mit Trypsin und Kollagenase vorbehandelt wurden (FOSTER u. RIAD, 1963).

Fibrillen aus *long spacing-Kollagen* kommen in der unregelmäßig verdickten Basallamina der Glomerula von *Mensch* und *Kaninchen* (Periodizität 1200 Å, 9 symmetrische intraperiodische Banden) vor, die an Amyloidose erkrankt sind (KIMURA et al., 1975). Rätselhaft ist die Bedeutung und Entstehung *streifiger Membranen* (Dicke rund 200 Å) mit areolärer Substruktur, die von NAGLE et al. (1969) sowie BARIETY und CALLARD (1975) in der Basallamina und der Matrix des Mesangiums *menschlicher* Glomerula gefunden wurden. Über die *Dicke der Basallamina* liegen je nach Spezies, Lebensalter und Stoffwechsellage des Organismus (z.B. Winterschlaf) verschiedene Daten vor. Für *kleine Laborsäuger* und *Kinder* werden Durchmesser von rund 1000 Å bzw. von 800 Å angegeben (FARQUHAR et al., 1957), für die *Maus* von 1250 Å (RHODIN, 1955), für *Ratte* und *Kaninchen* von 1100–1600 Å (LATTA, 1970) bzw. für die *Ratte* von 1200–1500 Å (CAULFIELD u. FARQUHAR, 1974), für *Macaca mulatta* von 2500–3000 Å (LATTA, 1970). Die Dicke der glomerulären Basallamina des erwachsenen *Menschen* wird mit 2570–4180 Å angegeben (JØRGENSEN, 1967). Dagegen geht KIMMELSTIEL (1966) bei der Beurteilung von Nierenbiopsien von einem Normwert von maximal 5100 Å aus (KIMMELSTIEL, 1966); lokale und generelle Verdickungen der Membran weisen auf pathologische Vorgänge hin.

Die Glomerulumkapillaren vom *Krallenfrosch* (*Xenopus laevis*) besitzen eine 6000 Å starke Basallamina (BARGMANN et al., 1955). Über eine Verdickung der Membran mit zunehmendem *Alter* berichten u.a. FARQUHAR et al. (1957) sowie ASHWORTH et al. (1960), während des ersten *Winterschlafes* (*Glis glis*) FOURMAN und MOFFAT (1971). Die bei der Alterung auftretende Membranverdikkung steht nach ASHWORTH et al. (1960) möglicherweise mit der Entwicklung einer Hypertonie, mit Veränderungen der Menge und Qualität des Ultrafiltrats oder der Ablagerung makromolekularen Materials in Zusammenhang.

Die Basallamina gliedert sich, wie elektronenmikroskopische Aufnahmen zeigen, in drei *Schichten* aus einem feinfilzig erscheinenden Material, die meistens als subendothelial gelegene *Lamina rara interna, Lamina densa* und subepitheliale *Lamina rara externa* bezeichnet werden. Im elektronenmikroskopischen Gefrierätzungsbild hebt sich die Lamina densa als feinkörnig strukturierte Zone von den Laminae rarae ab (KÜHN et al., 1975). Die Laminae rarae unterscheiden sich von der Lamina densa durch ihre wesentlich geringere Dichte. Bei der *Ratte* ist die subendotheliale Innenschicht (L. rara interna) etwa 200–300 Å dick, die Zentralschicht (L. densa) und die Außenschicht (L. rara externa) je 500–600 Å. Für *Macaca mulatta* gelten die Werte von jeweils 200–400 Å, 2000–24000 Å und 400 Å (LATTA, 1970). Die *Altersverdickung* der Basallamina beruht auf einer Verstärkung der Lamina densa (ASHWORTH et al., 1960; KURTZ u. FELDMAN, 1962 u.a., s. auch SIMON u. CHATELANAT, 1969, Lit.). Da die sog. Laminae fließend ineinander übergehen, wäre es zutreffender, sie als *Zonae* zu bezeichnen.

Die strukturellen Differenzen der Zonen beruhen auf Verschiedenheiten der Zahl und Orientierung sehr zarter *Filamente* (KURTZ u. McMANUS, 1960), die keine periodische Struktur erkennen lassen. MENEFEE und MUELLER (1967) halten die Filamente für „representatives of a continuosly changing interrelationship" zwischen Proteinmolekülen, die innerhalb eines thixotropen Gels liegen. Die Dicke der Filamente beträgt etwa 12–25 Å, nach RODEWALD und KARNOVSKY (1974) 50–100 Å; nur selten finden LATTA et al. (1975) ein rund 50 Å starkes Filament in der mittleren dichten Zone. In die Außenzone sind die Füßchen der Podozyten eingebettet, von deren Basis Filamentbündel bis in die dichte Zentralzone einstrahlen (RODEWALD u. KARNOVSKY, 1974). In den spaltförmigen Räumen (Weite etwa 240 Å) zwischen den Füßchen bedeckt eine massendichte, 40–60 Å dicke Schlitzmembran die äußere Zone der Basallamina (Abb. 51).

Die Einsicht, daß die Basallamina der Glomerulumkapillaren bei der Ultrafiltration des Harnes eine entscheidende Rolle spielt, hat zu einer stattlichen Zahl von Analysen ihrer Beschaffenheit angeregt (Lit. bei KEFALIDES u. WINZLER, 1966; GEYER et al., 1970). Färberisch unterscheiden sich die Laminae rarae durch ihre Anfärbbarkeit mit Alzianblau von der Lamina densa, die im Gegensatz zu den Laminae rarae eine mit dem Alter intensiver werdende PAS-Reaktion gibt (ASHWORTH et al., 1960). Aufgrund histochemischer Untersuchungen an isolierten Glomerula halten GEYER et al. (1970, Lit.) die Laminae rarae, in denen saure Mukosubstanzen vorkommen, für Bestandteile der Glykokalyx des Endothels und der Podozyten (*Säuger, Amphibien*). Eine positive PJS-Reaktion der Wand der Glomerulumkapillaren von *Xenopus laevis* stellten BARGMANN et al. (1955) fest. Nach der Auffassung von GEYER et al. bildet die Lamina

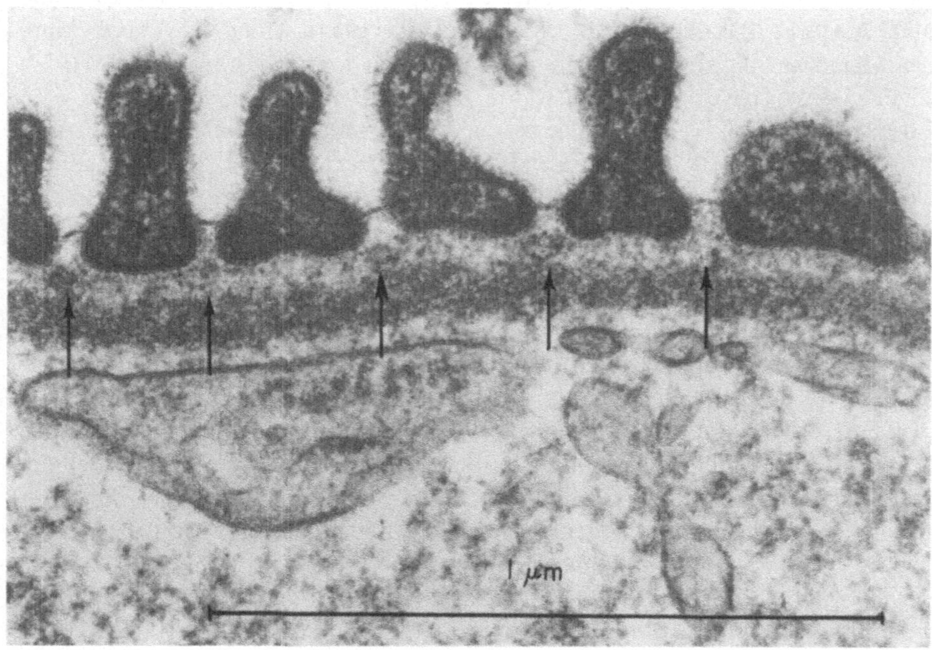

Abb. 51. Glomerulum der *Ratte*, Immersionsfixation. Reichlich flockiges Material im Kapillarlumen. Dieses Material scheint bis in die Außenschicht der Basallamina vorzudringen und sich unter den Schlitzdiaphragmen anzureichern (Pfeile). Vergr. 88 000fach. (Aus RODEWALD u. KARNOVSKY, 1974)

densa „die eigentliche Basalmembran", an der die sie einfassenden Zellschichten beiderseits durch eine verbreiterte Glykokalyx verankert sind. Dieser Auffassung steht allerdings die Tatsache entgegen, daß sich die durch die Laminae rarae ziehenden Filamente kontinuierlich in das Filzwerk der Lamina densa fortsetzen. Vergleicht man den Aminosäurengehalt von Sehne und glomerulärer Basallamina (*Hund*) miteinander, so ergibt sich eine Ähnlichkeit in der Zusammensetzung der Lamina mit der des Kollagens (KEFALIDES u. WINZLER, 1966). Die Unterschiede bestehen darin, daß die Membran weniger Glycin, Prolin und Hydroxiprolin und mehr Hydroxilysin und Cystin enthält. Der Gesamtgehalt der Basallamina an Kohlenhydraten liegt bei 10%, während er beim Kollagen 0,6% ausmacht. Aus diesen und anderen Befunden ziehen KEFALIDES und WINZLER den Schluß, die Basallamina des Glomerulums der *Hundeniere* bestehe aus einem kollagenähnlichen Protein und aus Glykoproteinen, deren Anwesenheit auch die positive PAS-Reaktion anzeigt. Außerdem gehören Lipidproteine zu den Bausteinen der Membran (vgl. MISRA u. BERMAN, 1972). Angaben über den Sialinsäuregehalt (vgl. hierzu WESTBERG u. MICHAEL, 1970) der Basallamina, die sich auf die Analyse von Zentrifugaten stützen, werden von MOHOS und SKOZA (1970, Lit.) in Zweifel gezogen, da die Membranfraktionen durch Plasmalemmfragmente verunreinigt seien. MISRA und BERMAN (1972) haben ihre Vorstellungen von der molekularen Architektur der glomerulären Basallamina durch ein vorläufiges Modell (Abb. 52) veranschaulicht und dargelegt,

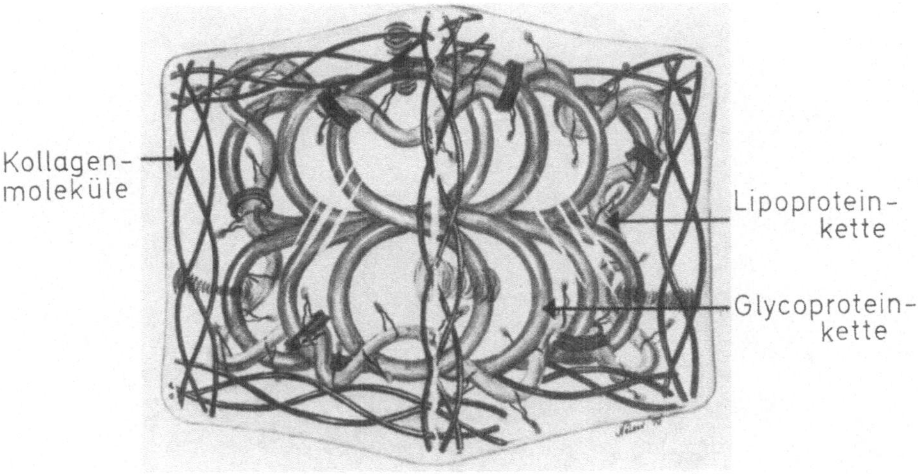

Abb. 52. Schema der molekularen Architektur der Basallamina des Glomerulums. Die Kollagenmoleküle bestehen aus Tripelhelices von Tropokollagen. Bindungen (Disulfide, kovalente Bindungen): Ring- und schleifenförmige Strukturen. (Aus MISRA u. BERMAN. 1972)

daß Veränderungen in diesem Gefüge etwa durch Verbindung eines Zuckers mit einer seiner Komponenten und durch deren intermolekulare Dynamik die Porenweite des Filters und damit seine Permeabilität verändern (vgl. S. 98). Veränderungen der Molekulararchitektur der Basallamina, die der Proteinurie bei experimentell hervorgerufener Aminonukleosidnephrose (*Ratte*) zugrunde liegen, sollen nach GANG und MAUTNER (1972) durch die Art der Einlagerung von Lanthandioxid angezeigt werden. Die Membranbezirke, die für Albumin durchlässig geworden sind, zeichnen sich nach den Angaben der Autoren durch gleichmäßige Einlagerung von Lanthanaggregaten aus, während den Orten der Globulinpassage herdartige dichte Anreicherungen von Lanthan entsprechen. Falls sich die Angaben von ACCINNI et al. (1975, immunelektronenmikroskopische Untersuchungen, *Maus*) über das Vorkommen von *Aktin* oder *aktinähnlichem Protein* in der Basallamina und nicht nur im Mesangium bestätigen sollten, bestünde die Möglichkeit einer Beeinflussung der Porenweite auch durch kontraktiles Protein. Die ins einzelne gehende biochemische Erforschung der glomerulären Basallamina (vgl. hierzu KEFALIDES, 1972; MISRA, 1971) spielt eine wichtige Rolle beim Studium von Antigen-Antikörperreaktionen, wie sie bei der Glomerulonephritis und anderen Erkrankungen des *Menschen* auftreten (vgl. hierzu z.B. MARQUARDT et al., 1973).

Da die Basallamina der Glomerulumkapillaren beiderseits von einer Zellschicht bedeckt wird und dicker ist als die anderer Blutkapillaren, wurde angenommen, daß sie durch die Verschmelzung von zwei Membranen entstanden sei. Nach K.W. ZIMMERMANN (1933) muß man zwischen einer „allgemeinen subepithelialen Membran" und einem sehr dünnen Kapillargrundhäutchen unterscheiden. Erstere fehle stets dort, wo die Kapillaren mit dem Mesangium verbunden sind. Es besteht jedoch ein kontinuierlicher Zusammenhang zwischen dünner subendothelialer und dickerer subepithelialer Lamina, wie man mit Hilfe

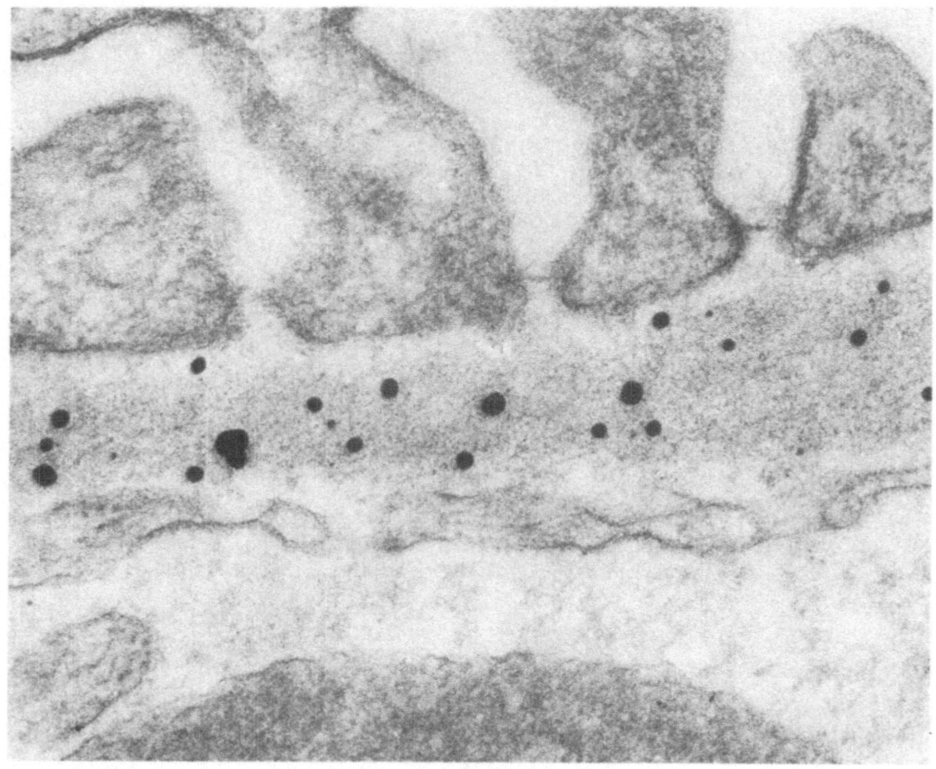

Abb. 53. Glomeruläre Basallamina einer Argyrie-*Ratte* nach Beendigung der Zufuhr von Silbernitrat. Silbergranula in allen Schichten der Basallamina. Vergr. 84000fach. (Aus WALKER, 1973)

des Elektronenmikroskops feststellen kann. Die Dicke der subepithelialen Membran läßt sich auf die absondernde Tätigkeit der Podozyten zurückführen (S. 68). Auch die Ergebnisse histogenetischer Untersuchungen (S. 22) sprechen dafür, daß ursprünglich zwei Laminae vorhanden sind, die sich später zusammenschließen, um ein Filter aufzubauen. Unter pathologischen Bedingungen kann es zur Trennung beider Membranen durch ein Ödem oder ein Exsudat an der freien Seite der Kapillaren des Glomerulums kommen (BOHLE u. KRECKE, 1955). Das zu den Glomerulumkapillaren gehörende Grundhäutchen bildet die Fortsetzung der Lamina, die zu den aus den Arteriolen des Gefäßpols hervorgehenden Kapillaren gehört, während sich die subepitheliale Basallamina an das Grundhäutchen der Bowmanschen Kapsel anschließt (BOHLE u. KRECKE, 1955). Dagegen sprechen VERNIER und BIRCH-ANDERSEN (1963, *menschliche Feten*) von nur *einer* Basallamina, die durch die Tätigkeit des viszeralen Epithels des Glomerulums entsteht, nach ASHWORTH et al. (1960) durch die des Epithels und Endothels. Zugunsten der Auffassung, nach der die Basallamina ein Sekretionsprodukt der Podozyten ist, führt THOENES (1967, Lit.) unter anderem den Nachweis von Sekretkörpern ins Feld (s. S. 65), die in den Zisternen des rauhen endoplasmatischen Retikulums dieser Zellen entstehen. Auch ROMEN et al. (1976) schlie-

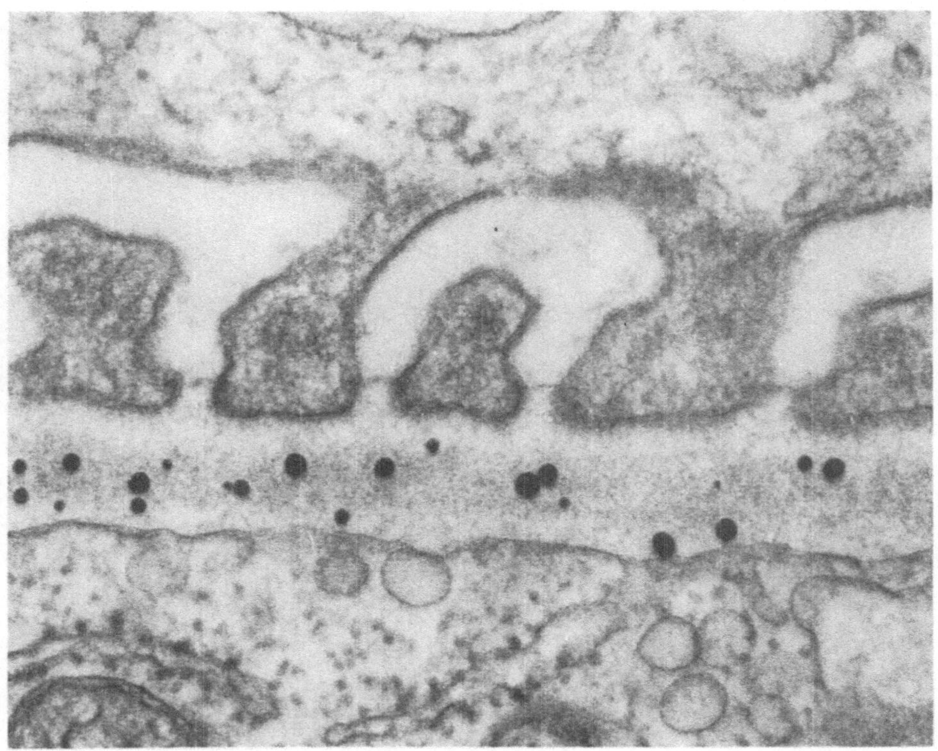

Abb. 54. Glomeruläre Basallamina einer Argyrie-*Ratte*, 8 Wochen Verabfolgung von Leitungswasser. Keine Silbergranula in der Lamina rara externa. Vergr. 84000fach. (Aus WALKER, 1973)

ßen aus autoradiographischen Untersuchungen an Glomerula von *Ratten*, denen markiertes ^{3}H-Prolin und ^{3}H-Leucin intraperitoneal verabfolgt worden war, daß die Basallamina allein durch die Podozyten gebildet wird. Diese Zellen synthetisieren die prolinreichen Skleroproteine der Membran. Es ergaben sich keine Anhaltspunkte für eine Beteiligung der Endothelzellen oder Mesangiumzellen an dem Aufbau der Basallamina. Indessen kommt WALKER (1972, 1973) im Einklang mit älteren Autoren aufgrund von Befunden an Glomerula von *Ratten,* denen Silbernitrat (12 mM) mit der Trinkflüssigkeit verabfolgt worden war, zu einer abweichenden Vorstellung von der Entstehung der Basallamina. Unmittelbar nach 10 Wochen anhaltender Zufuhr von Silbernitrat findet man rundliche Silberkörnchen in allen drei Zonen der Basallamina (Abb. 53). Acht Wochen nach Beendigung der Silbernitratvergiftung sind in der Lamina rara externa keine Silbergranula mehr nachweisbar (Abb. 54), nach 24 Wochen liegen sie in der äußeren Hälfte der Lamina densa (Abb. 55), nach 40 Wochen an ihrem inneren Rand (Abb. 56). Nach 70 Wochen ist die Basallamina fast frei von Silberdepots (Abb. 57). Der Strom von Material der Basallamina, der sich an der Verlagerung der Silberteilchen ablesen läßt, erreicht die Matrix des Mesangiums und die Mesangiozyten (Abb. 58, 59). Aus den Ergebnissen der Experimente kann man folgern, daß der völlige Ersatz einer Basallamina etwa ein

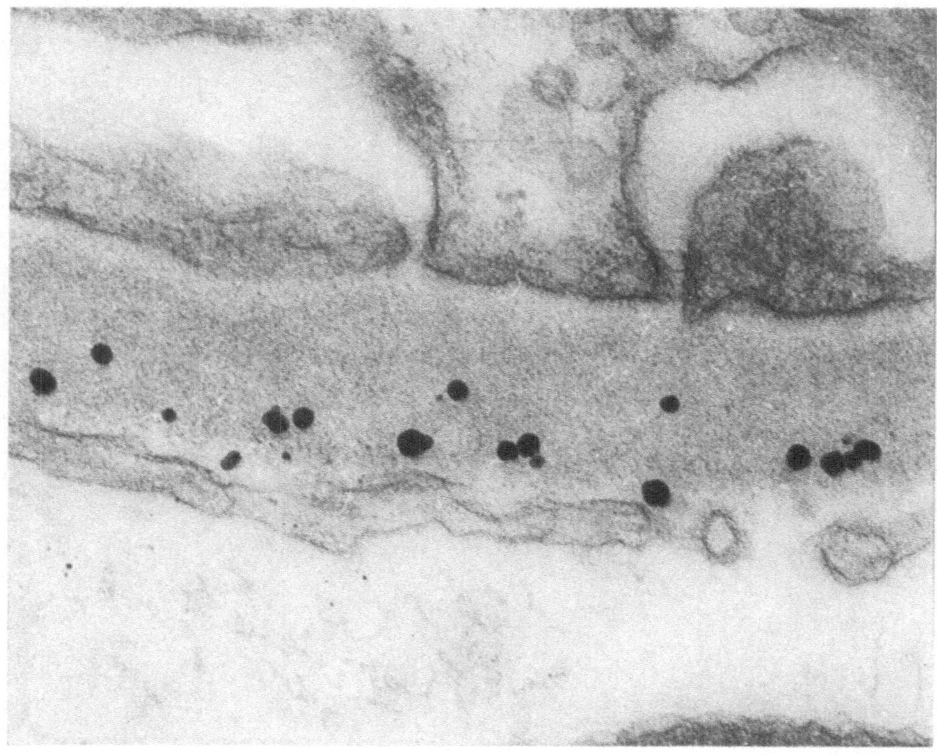

Abb. 55. Glomeruläre Basallamina einer Argyrie-*Ratte*, 24 Wochen Verabfolgung von Leitungswasser. Keine Silberdepots in der äußeren Hälfte der Lamina densa. Vergr. 84000fach. (Aus
WALKER, 1973)

Jahr in Anspruch nimmt. Die Tatsache, daß die Silbergranula nicht inmitten
der Lamina rara interna angereichert werden, läßt WALKER annehmen, sie sei
eine von der Lamina densa funktionell gesonderte Schicht, eine Komponente
der Basallamina endothelialer Herkunft, deren „turnover" schneller ist als jener
der epithelialen Komponente. Erst bei langanhaltender Silberzufuhr wies WAL-
KER (1972) große Silberpartikel nach, die sich durch Endothelfenster in das
Kapillarlumen vorwölben. (Über die Entstehung der Silberablagerungen in der
Basallamina s. WALKER 1972).

4.3.7. Licht- und elektronenmikroskopische Äquivalente
der glomerulären Permeabilität

Mit der Feststellung, daß die Wandungen der Glomerulumkapillaren aus einem
gefensterten Endothel, einer in Zonen gegliederten Basallamina, aus Podozyten
und ihrer Glykokalyx, schließlich der kompliziert gebauten Porenmembran bestehen (Abb. 70), taucht die Frage auf, welche Rolle die Strukturen der Blut-
harnschranke bei der Abscheidung des Primärharns spielen. Morphologische

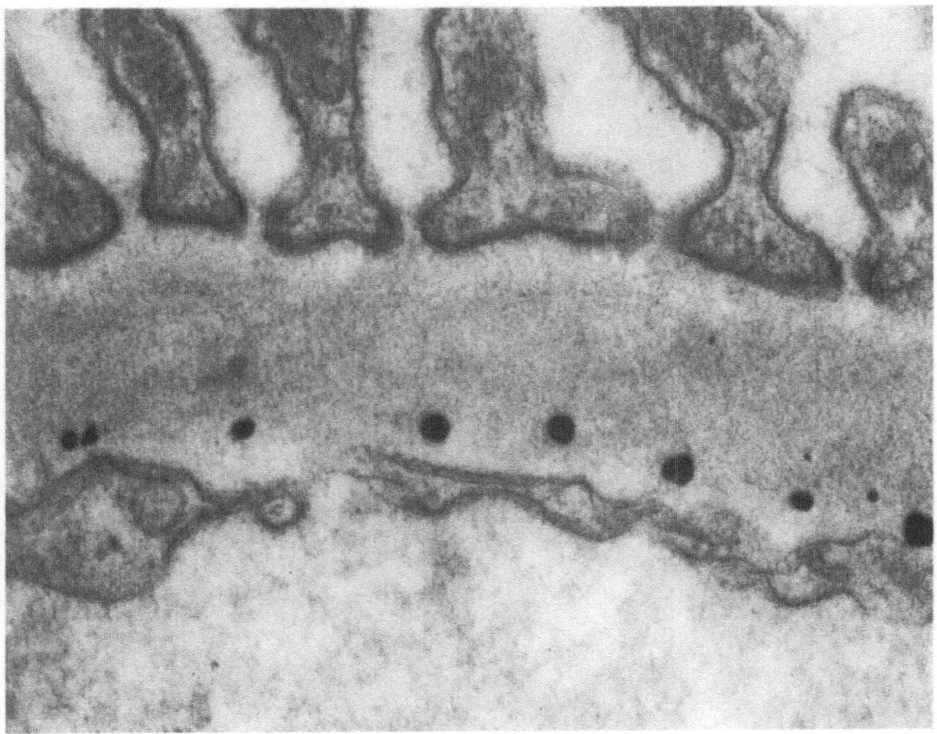

Abb. 56. Glomeruläre Basallamina einer Argyrie-*Ratte*. 40 Wochen Verabfolgung von Leitungswasser. Silberniederschläge an der inneren Oberfläche der Lamina densa. Vergr. 84000fach. (Aus WALKER, 1973)

Befunde an den Glomerula im *Winterschlaf* befindlicher und aktiver *Säuger* (*Citellus tridecimlineatus*) sprechen dafür, daß alle Schichten der Kapillarwand an der Bildung des Primärharns teilhaben (ZIMNY u. RIGAMER, 1966). Bei den Winterschläfern sind nämlich 1. Zahl und Größe der Endothelporen herabgesetzt, 2. die Basalmembran auf etwa das Doppelte (4000–5000 Å) ihres ursprünglichen Wertes verdickt und 3. die Podozytenfüßchen geschwollen, die Schlitzporen verengt.

Als einer der Wege, zu Hinweisen auf eine Beteiligung der erwähnten Strukturen an den Ausscheidungsvorgängen zu gelangen, wurde die *Vitalfärbung* angesehen. Über eine deutliche Speicherung von Trypanblau in den Zellen der Glomerulumschlingen von *Amphibien* und *Reptilien* berichtet v. MÖLLENDORFF (1930); der Farbstoff scheine sowohl in den Endothelzellen als auch in den Deckzellen (Podozyten) abgelagert zu werden. Bei *Säugern* dagegen kommt es nur bei lang anhaltender Zufuhr von Trypanblau zu einer feinkörnigen Speicherung im Glomerulum (s. auch BARGMANN, 1932, *Kaninchen, Katze, Rhesusaffe*). Parenteral verabreichte Tusche wird ebenso wie Jodkollargol, Elektrokollargol, Ferrum oxydatum saccharatum und Natriumferrizitrat im Endothel der Glomerulumkapillaren von *Amphibien*, weniger ausgesprochen von *Eidechsen*, festgehal-

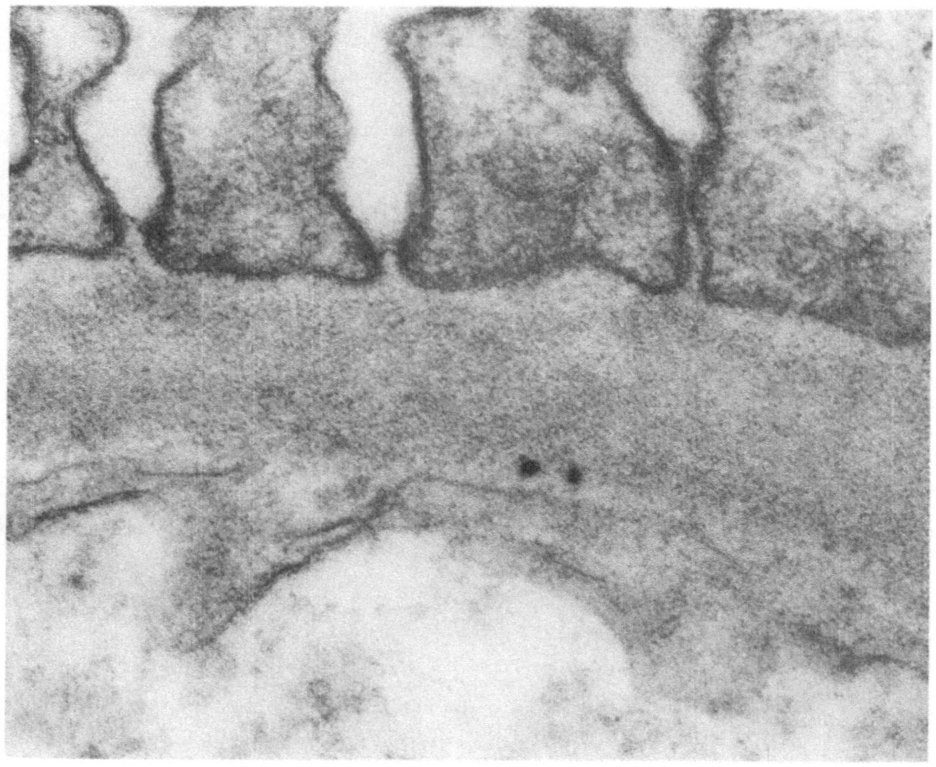

Abb. 57. Glomeruläre Basallamina einer Argyrie-*Ratte*, 70 Wochen Verabfolgung von Leitungswasser. Die Basallamina ist praktisch frei von Silberanlagerungen. Vergr. 84 000fach. (Aus WALKER, 1973)

ten (BARGMANN, 1932). Etwas später erscheinen Tuschepartikel auch im Zytoplasma der Podozyten einschließlich ihrer Fortsätze (Abb. 60, 61). Die beladenen Zellen heben sich unter Abrundung von ihrer Unterlage ab. Bei *Säugern* wurde Elektrokollargol nur in einem Falle (*Katze*) in Endothel und Deckzellen in geringem Umfang festgehalten, während eine Speicherung von Tusche und Eisenverbindungen nicht erzielt werden konnte. Aus den erwähnten lichtmikroskopischen Beobachtungen kann gefolgert werden, daß die Durchlässigkeit der Glomerulumkapillaren für ein und dieselbe Substanz bei niederen und höheren Vertebraten unterschiedlich ist. Die Voraussetzungen für Untersuchungen über die Frage, wie sich die verschiedenen Strukturen der Barriere gegenüber einem Angebot von Stoffen bestimmter Teilchengrößen verhalten, wurden erst durch Aufklärung der Ultrastruktur der Kapillarwand mit Hilfe des Elektronenmikroskops geschaffen.

Bei der Interpretation *ultrastruktureller Befunde* ist zu berücksichtigen, daß nicht alle morphologisch faßbaren, bei Änderung der Filtrationsrate auftretenden Phänomene, z.B. an den Podozyten, unmittelbarer Ausdruck von Filtrationsvorgängen sein müssen. WENDELAAR BONGA (1973) findet bei Süßwasser-*Stichlingen* (*Gasterosteus aculeatus*) mit hoher Filtrationsrate Zeichen einer stärkeren metabolischen Aktivität (mikropinozytotische Einsenkungen des Plasmalemms,

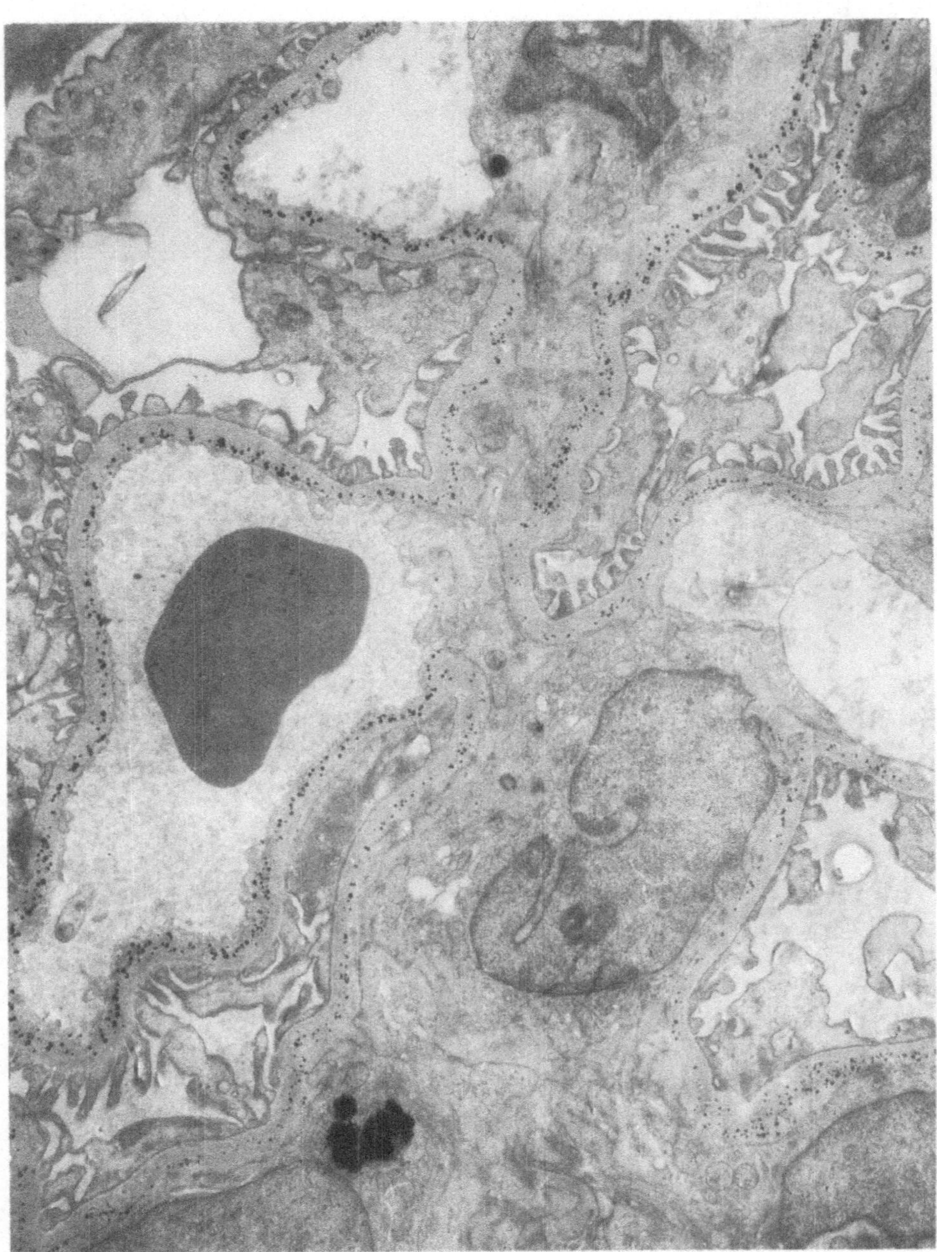

Abb. 58. Ausschnitt aus einem Glomerulum einer Argyrie-*Ratte*, 22 Wochen Verabfolgung von Leitungswasser. Silberablagerungen hauptsächlich in der inneren Hälfte der Basallamina, der Matrix des Mesangiums und in Mesangiozyten. Verg. 11000fach. (Aus WALKER, 1973)

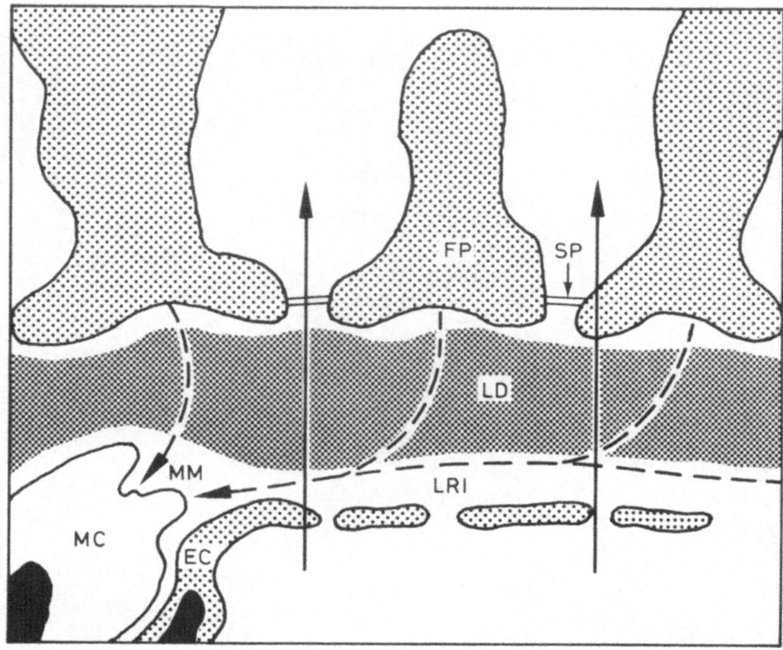

Abb. 59. Schema der Transportwege durch die Wand der Glomerulum-Kapillaren nach WALKER (1973). Ausgezogene Pfeile: Weg des glomerulären Ultrafiltrats. Gebrochene Pfeile: langsamer Strom der vom Epithel kommenden Komponente der Basallamina

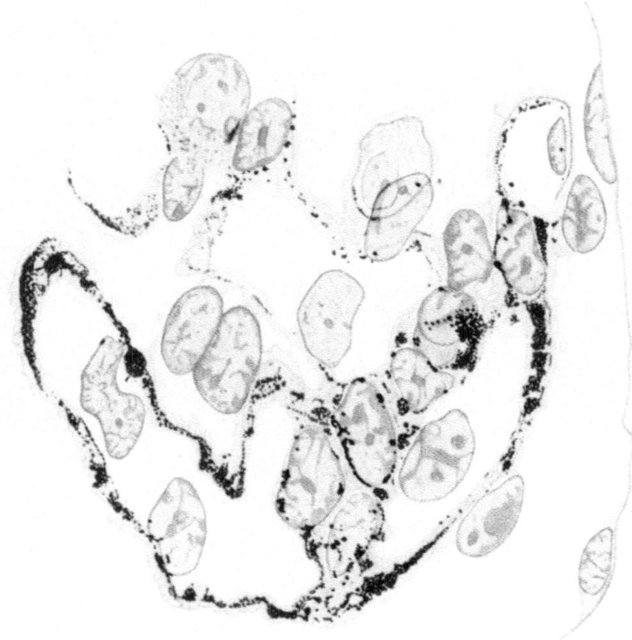

Abb. 60. Tuschespeicherung im Endothel der Glomerulumkapillaren von *Salamandra maculosa*. 24 Std nach einmaliger Injektion. Fixation mit Susa, Azanfärbung, Schnittdicke 4 mµ. Vergr. etwa 600fach. (Aus BARGMANN, 1932)

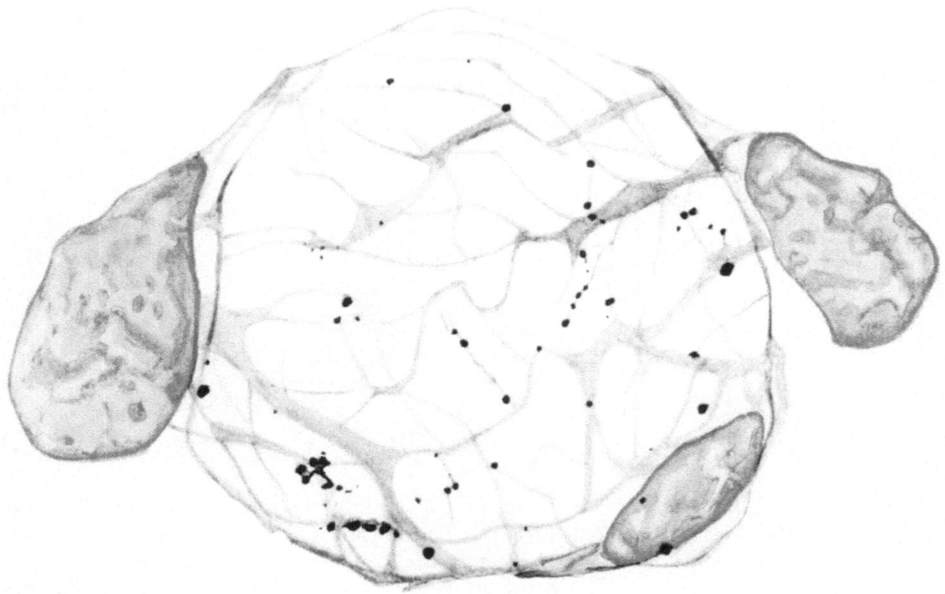

Abb. 61. Tuschespeicherung in den Ausläufern der Podozyten von *Salamandra maculosa*. 12 Tage nach zweimaliger Tuscheinjektion. Fixation: Susa, Azanfärbung, Vergr. etwa 1200fach. (Aus BARG-MANN, 1932)

große Nukleolen, Züge von rauhem ER, gefüllte Zisternen), bei Seewasser-*Stichlingen* dagegen Anzeichen geringerer Zellaktivität (weniger Zytoplasma, geringere Kernoberfläche). Derartige Unterschiede dürften die Äquivalente einer verschieden starken sekretorischen Tätigkeit sein, durch die das Material für den Aufbau der Basallamina hervorgebracht wird (Abb. 62).

Solange die Vorstellung bestand, die Kapillarwände seien Membranen mit relativ geringer struktureller Differenzierung, beherrschte eine „mechanical barrier philosophy" (MENEFEE u. MUELLER, 1967) das Feld, so die Anschauung, nach der abzusondernde Partikel in Abhängigkeit vom hydrostatischen Druck durch Poren, deren Existenz postuliert wurde, hindurchtreten, oder daß der Transport aus dem Blutplasma durch Diffusion wie durch eine semipermeable Membran erfolgt (vgl. hierzu PAPPENHEIMER, 1953; CHINARD et al., 1955). Es entsprach dem schrittweise sich vollziehenden Zuwachs an Befunden, die mehr und mehr einen komplizierten Aufbau der Glomerulumwand erkennen ließen, daß zunächst den *Poren* zwischen den Podozyten und an den Grenzen der Endothelzellen (HALL, 1957) die Funktion eines Ultrafilters zugeschrieben wurde, der *Basallamina* die Aufgabe eines Diffusionsweges, der nicht mit präformierten Poren ausgestattet ist. HALL neigte zu der Auffassung, die Basallamina sei ein homogenes, gelartiges Gebilde, in dem erst unter dem Einfluß der Fixation und Dehydratisierung fädige Strukturen auftreten, welche die Existenz eines Ultrafilters vortäuschen. Dagegen spricht SITTE (1959) aufgrund von Untersuchungen zur experimentellen Pathologie des Glomerulums (*Ratte*, Gaben von Fremdeiweiß) dem Endothel und Epithel eine Filterwirkung ab und erblickt in dem vernetzten Maschenwerk von Filamenten in der *Lamina densa* das glome-

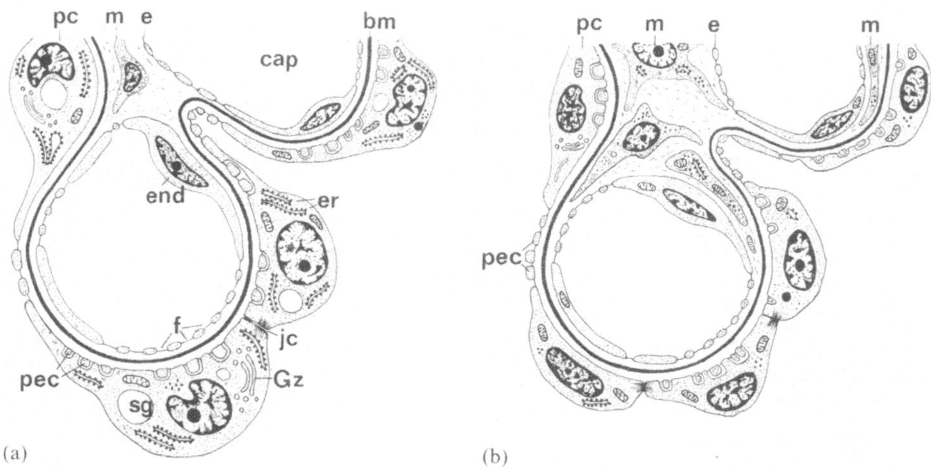

Abb. 62a u. b. Halbschematische Darstellung der Glomerula von *Stichlingen* aus dem *Süßwasser* (a) und dem *Meerwasser* (b). pc: Podozyten, pec: Podozytenfüßchen. Gz: Golgi-Zone, bm: Basallamina, m: Mesangiumzelle, end und e: Endothelzelle, f: Fenster, cap: Kapillarlumen, jc: Zelljunktionen, sg: Sekrettröpfchen. Die Kerne der Podozyten der Süßwassertiere sind größer, das Zytoplasma (zahlreiche Profile von granulärem endoplasmatischem Retikulum [er], einige Sekretkörnchen) ist stärker ausgebildet. Bei den Seewassertieren findet man mehr und kräftiger entwickelte Mesangiumzellen. Lange Fortsätze der Mesangiumzellen schieben sich zwischen Basallamina und Endothel. (Aus WENDELAAR BONGA, 1973)

ruläre Ultrafilter. Durch Lösung interfilamentärer Haftpunkte sollen sich die Porendurchmesser jeweils ändern, ein Vorgang, der normalerweise zu einer reversiblen Quellung der Membran führt. Der Bestand der Membran werde durch die Tätigkeit der sie einfassenden Zellschichten gewährleistet. Schädigung der Glomerulumzellen führt dementsprechend zu einer Beeinträchtigung der Filterfunktion der Basalmembran. Eine Verdickung der Membran, die mit einer Weiterstellung des Maschenwerkes einhergeht, kann mit einer verstärkten Durchlässigkeit für Eiweiß verbunden sein (BOHLE et al., 1959; THOENES, 1961; weitere Lit. bei SITTE, 1959). Aufgrund von Clearance-Versuchen an *Menschen* verschiedenen Alters, denen *Dextran* verschiedener Molekülgröße verabfolgt wurde, gelangten ARTURSON et al. (1971, Lit.) zu der Vorstellung, die Basallamina des Glomerulums sei ein heteroporöses Gelfilter, dessen kleinere Poren einen Radius von 20 bis 28 Å und dessen selten vorkommende größere Poren Radien bis zu 80 Å besitzen; auf eine große Pore sollen etwa 10 000 kleine entfallen. Dem *Porenendothel*, d.h. seinen durch Diaphragmen verschlossenen Fenstern, hat RHODIN (1962) die Rolle eines Filters zugeschrieben. Das Zytoplasma der Endothelzellen, in dem bereits durch lichtmikroskopische Untersuchungen Ablagerungen kolloidalen Materials festgestellt wurden (s. S. 93), kann sich größere kolloidale Partikel wie Globin durch Phagozytose einverleiben und an die Basalmembran weitergeben. Der Durchtritt größerer Teilchen soll durch lokale Verflüssigung des Gels ermöglicht werden. Es ist anzunehmen, daß die von BARGMANN (1932, *Amphibien*) in den Deckzellen festgestellten Ablagerungen von Tuscheteilchen (Abb. 61) auf diesem Wege an den Ort ihrer Speicherung gelangt sind. Zu den kolloidalen Stoffen, die in der Basallamina elektronenmikroskopisch nachgewiesen wurden, gehören außerdem u.a. Ferritin (Molekulargewicht 480000), Serumalbumin (wechselndes Mol.-Gew.), Thorotrast (wechselndes Mol.-Gew.), kolloidales Gold (wechselndes Mol.-Gew., vgl. hierzu CAULFIELD u. FARQUHAR, 1974). Nach FARQUHAR und PALADE (1960) findet man bei *Ratten*, denen eine *Ferritinlösung* intravenös injiziert wurde, 10 min später Ferritinteilchen im Blutplasma der Glomerulumkapillaren und in geringerer Zahl in den Endothelfenstern und in der Basallamina. Diese Partikel werden schließlich auf der Epithelseite der Membran von den Füßchen der Podozyten durch Mikropinozytose aufgenommen (s.u.), in besonders starkem Maß bei Tieren mit experimentell hervorgerufener Nephrose. In Lösung befindliche Stoffe dürften pinozytotisch resorbiert und in den elektronenmikroskopisch feststellbaren Vesikeln durch das Zytoplasma des Endothels hindurchgeschleust werden. Die Kapillarauskleidung scheint sowohl dem passiven als auch dem aktiven Transport zu dienen (vgl. MENEFEE u. MUELLER, 1967).

Geht man von der Vorstellung aus, das Endothel kontrolliere den Zutritt auszuscheidender Stoffe zur Basallamina (FARQUHAR et al., 1961), so erscheint diese in der Tat als das primäre Ultrafilter in der Kapillarwand des Glomerulums, wie schon von SITTE (1959), BOHLE und SITTE (1962), THOENES (1961) u.a. angenommen wurde. Aufschlußreiche Befunde, die diese Theorie stützen, haben CAULFIELD und FARQUHAR (1974) vorgelegt. Es war den Autoren darum zu tun, die glomeruläre Schranke für Partikel ausfindig zu machen, die sich bezüglich ihrer Teilchengröße den Plasmaproteinen vergleichen lassen. CAULFIELD und FARQUHAR verwendeten *Dextrane* verschiedenen Molekulargewichts; diese Polysaccharide bakterieller Abkunft lassen sich in Fraktionen gewinnen, deren Partikel ein Molekulargewicht von rund 10000 bis mehr als 500000 besitzen. Es ist bekannt, daß die verschiedenen Dextranfraktionen je nach Molekulargewicht und Einstein-Stoke-Radius im Glomerulum teils in großem Umfang, teils in geringer Menge abgefiltert oder weitgehend zurückgehalten werden. Dementsprechend verhielten sich in den Experimenten der Autoren Fraktionen mit Dextranteilchen vom Molekulargewicht 32000, 62000 und 125000. Elektronenmikroskopisch ließ sich an Glomerula der *Ratte* feststellen, daß Partikel aller Fraktionen bei hoher Konzentration im Blutplasma auch in großer Zahl in den Endothelfenstern und in der subendothelialen Zone der Basallamina auftreten. Eine Barriere für die Masse der größeren Teilchen bildet jedoch die Zone zwischen Lamina rara interna und densa. Die größeren Teilchen (Molekulargewicht 62000 und 125000) reichern sich in der dem Mesangium zugekehrten Region der Basallamina an. In den Schlitzporen oder nahe der Schlitzmembran wurde jedoch keine der drei Fraktionen gefunden. Ferner wurde Dextran in Phagosomen der Mesangiumzellen, in den Podozyten und im Hauptstück nachgewiesen, doch gilt dies in nur geringem Maß für Fraktionen mit niedrigem Molekulargewicht. Der Übertritt der Dextranteilchen in die Podozyten beruht wie der des Ferritins auf endozytotischer Aufnahme durch die Füßchen der Podozyten. Die Teilchen werden hier in kleinste Vesikel eingeschlossen und Phagosomen einverleibt. NOVIKOFF (1961) findet bei nephrotischen Versuchstieren (Aminonukleosid-Nephrose) PAS-positive Lysosomen in den Epithelzellen.

Die Abgabe von Ferritinteilchen oder Phagosomeninhalt durch die Podozyten könnte nach FARQUHAR und PALADE (1960) einem normalen Vorgang entsprechen oder Ausdruck einer Überlastung der Zellen sein. Da die Molekulargewichte der Dextranfraktionen etwa denen des Albumins entsprechen, das nicht oder kaum ausgeschieden wird, schreiben CAULFIELD und FARQUHAR den Podozyten die Aufgabe zu, Proteine zurückzuhalten, welche die Filter passiert haben, den Mesangiumzellen die Rolle einer Ablagerungsstätte außerhalb der Kapillaren.

Außer dem Molekulargewicht spielt, wie Untersuchungen von RENNKE et al. (1975) an der mit Ferritin perfundierten *Mäuseniere* zu entnehmen ist, die *Ladung der Moleküle* bei der Regulierung ihres Durchtritts durch die glomeruläre Schranke eine Rolle. Ferritinteilchen, die sich wie Kationen verhalten, reichern sich in der subendothelialen Zone der Basallamina weitaus stärker an als anionisches Ferritin. Stark kationische Ferritinpartikel durchsetzen die Membran in beträchtlicher Menge, doch wird ihr Übertritt in den Kapselraum im Gebiet der Filtrationsschlitze verzögert. Sehr stark kationisches Ferritin haftet am Endothel und der Basallamina, in deren Außenzone sich ansehnliche Aggregate bilden. Die Autoren nehmen an, daß die Filtereigenschaft der Kapillarwand zum Teil auf der Wirkung anionischer, also negativ geladener Gruppen im Endothel und in der Basallamina beruht.

Über die *Rolle der Schlitzporen* in der *Schlitzmembran* geben die Befunde von CAULFIELD und FARQUHAR keine Auskunft. Die Ergebnisse anderer Untersucher deuten darauf hin, daß auch in ihrem Bereich Stoffe teils zurückgehalten werden, teils passieren. KELLEY und COTRAN (1972) fanden Ferritinteilchen bzw. Ferritinimmunkomplexe nach der Injektion von cadmiumfreiem Ferritin (*Maus*) unter den Epithelschlitzen, stellten jedoch keinen Durchtritt des Materials durch die Schlitzporen fest. Die Autoren nehmen daher die Existenz einer weiteren Filtrationsbarriere für Makromoleküle am Boden der Schlitzporen an. Die Befunde von KELLEY und COTRAN schließen an gleichsinnige Beobachtungen über die Lokalisation von Myeloperoxidase (Molekulargewicht 100000, GRAHAM u. KARNOWSKY, 1966) und Katalase (Mol.-Gew. 240000, MICHAEL et al., 1967; VENKATACHALAM et al., 1970) in der Wandung der Glomerulumkapillaren an. Über den Durchtritt kleinerer Moleküle wie der Meerrettichperoxidase (Mol.-Gew. 40000) und des Hämoglobins (Mol.-Gew. 64500) durch die Schlitzmembran berichten GRAHAM und KARNOVSKY (1966) und LATTA (1970). Es ist vorstellbar, daß die rechteckigen Poren der Schlitzmembran Albumin und größere Moleküle zurückhalten (RYAN et al., 1975), kleinere Moleküle wie Hämoglobin dagegen durchtreten lassen. Ebenso kann die Masse der Filtratflüssigkeit durch sie passieren (RYAN et al., 1976). LATTA (1970) schreibt der Polysaccharidschicht auf der Schlitzmembran die Bedeutung eines zusätzlichen Filters zu.

Zu den Faktoren, von denen die Permeabilität der Glomerulumschranke abhängt, gehören die hydrodynamischen *Bedingungen der Durchblutung*, wie RYAN et al. (1976, *Ratte*) am Beispiel der Durchlässigkeit der Kapillarwand für Proteine (endogenes Immunglobulin GF, IgG, exogene Katalase) nachgewiesen haben. Die Autoren berichten über folgende Befunde: Werden oberflächlich gelegene Glomerula rasch in situ durch Auftropfen von Glutaraldehyd auf die Nierenoberfläche fixiert, so beschränkt sich das Vorkommen von IgG und Katalase im wesentlichen auf die Kapillarlichtung. Nur geringe Mengen der Proteine sind unter den Endothelfenstern in der Lamina rara interna der Basallamina nachzuweisen. Wird Rindengewebe durch Immersion oder nach Ligatur der *A. renalis* fixiert, dann treten die Proteine allenthalben in der Basallamina auf, nicht jedoch im Kapselraum. Wenn in situ nach Ligatur der Arterie und Vene fixiert wird, kommen IgG und Katalase sowohl in der Basallamina als auch im Kapselraum vor. Wird jedoch die Durchblutung nach 5minütiger Unterbindung der Gefäße für 10 min wiederhergestellt, lassen sich beide Proteine in gleicher Lokalisation wie bei guter Durchblutung nachweisen, d.h. sie dringen nicht über die Endothelschranke hinaus. Die Wirksamkeit der glomerulären Barriere für IgG und Katalase, aber auch für andere Proteine (z.B. endogenes Albumin, RYAN u. KARNOVSKY, 1975), hängt also vom Bestehen normaler Durchströmungsbedingungen ab.

Es bereitet trotz der neuen Erkenntnisse Schwierigkeiten, die Entstehung der starken *Proteinurie* zu erklären, die bei der experimentell verursachten Aminonukleosidnephrose der *Ratte* auftritt. Hier kommt es nämlich zu einer Einengung der zwischenzelligen Räume und zu einer Verringerung der Verzahnung der Podozytenfüßchen, damit der Flächen, die für eine Ultrafiltration zur Verfügung steht. RYAN et al. (1975) halten es für möglich, daß die Proteine in diesem abnormen Fall ihren Weg über das Zytoplasma der Podozyten (s.o.) nehmen oder über die Strecken der Basallamina, die infolge Epithelschädigung von Podozyten entblößt sind (s. auch RYAN et al., 1976). Nach KELLEY und CAVALLO (1977) treten Ferritinmoleküle bei proteinurischen *Mäusen* nach Passieren der Basallamina, deren Permeabilität gesteigert ist, meistens durch noch vorhandene Epithelschlitze in den Kapselraum über. Verlagerung, Faltung oder Verlust der Schlitzmembranen könnten bei diesem Vorgang eine Rolle spielen.

Es sei dahingestellt, ob die in der Basallamina und den Podozyten zytochemisch nachweisbaren Stoffe in jedem Fall retinierte oder auf Passage befindliche, zur Ausscheidung bestimmte Substanzen bzw. deren granuläre Reaktionsprodukte verkörpern. Nach SATO et al. (1974, *Ratte*) läßt sich in der Basallamina — vor allem der Lamina rara interna und densa — und in der Matrix des Mesangiums reichlich, in Podozyten, Mesangium- und Endothelzellen spärlich Adenylzyklase feststellen. Stellenweise lagern die körnigen Reaktionsprodukte wie die anderer Enzyme in unmittelbarer Nachbarschaft der Schlitzmembran. Da Parathormon und Vasopressin an der Adenylzyklase, die in den Nierenkanälchen lokalisiert ist, angreifen sollen, fragt es sich, ob eines dieser Hormone oder beide auch auf die Glomerula einwirken oder ob der Enzymnachweis im Glomerulum lediglich einen Transit auf dem Wege zu den Tubuli anzeigt oder ob das Enzym eine Rolle bei der Synthese der Glykoproteine in Basallamina und Matrix des Mesangiums spielt.

Ferner ist ungeklärt, welche Bedeutung der *Glykokalyx* der Podozyten zukommt, deren Dicke rund 100 Å beträgt und sich bei Proteinurie fast verdoppelt (GRONIOWSKI et al., 1974, *Mensch, Ratte*). Möglicherweise spielt diese Schicht, ein Produkt der Podozyten, eine Rolle bei der Diffusion von Ionen und kleinen Molekülen in den Kapselraum (vgl. PEASE, 1966). GRONIOWSKI et al. (1974) halten es für nicht ausgeschlossen, daß die Glykokalyx Proteine aus dem Primärharn im Kapselraum abfängt (vgl. hierzu DICK u. KURTZ, 1968). d.h., daß die

Proteinurie für die Verdickung der Glykokalyx verantwortlich ist. Die Sialoglycoproteinschicht (s.a. S. 63) enthält einen Rezeptor für Komplement (NEVINS et al., 1977, Lit.).

Die ultrastrukturelle und experimentelle Erforschung der Wand der Glomerulumkapillaren hat ergeben, daß sie aus einem Schichtensystem von Filtern besteht, dessen Kompliziertheit die Anfälligkeit dieser Gefäße gegenüber den verschiedenartigsten Störfaktoren verständlich macht. Ein Teil der strukturellen Äquivalente von Schädigungen der Glomerula läßt sich durch die elektronenmikroskopische Untersuchung von bioptisch gewonnenem Material erfassen und für die klinische Diagnostik heranziehen (Diabetes, verschiedene Formen der Glomerulonephritis, progressive hereditäre Nephritis, vgl. hierzu HINGLAIS et al., 1972; STEJSKAL et al., 1973, ZOLLINGER und MIHATSCH, 1977).

4.3.8. Mesangium und Lacis-Zellen

Bis zum Erscheinen des Handbuchartikels v. MÖLLENDORFFS (1930) hatte das extrakapilläre Gewebe im Glomerulum kaum Beachtung gefunden; von älteren Autoren war seine Existenz sogar bestritten worden. Erst K.W. ZIMMERMANN (1929, 1933), dessen Angaben durch BENSLEY und BENSLEY (1930) sowie BARGMANN (1932) bestätigt wurden, wies in den Glomerula des *Menschen* und einer Reihe von Säugern ein „mit allen Kapillaren in Verbindung stehendes Bindegewebsbäumchen", „Mesangium", nach, das er als „intralobulären Stützapparat" deutete (Abb. 63). Nach ZIMMERMANN können „blattartige Verbreiterungen" des Mesangiums von engen Kapillaren durchbohrt und Kapillaren von Bindegewebsbälkchen schlingenartig umfaßt werden. Als „Intrakapillarhöckerchen" bezeichnet der Autor knopfartige Fortsätze des Mesangiums, welche die Kapillarwand an Kontaktstellen vorwölben bzw. sich „durch das Kapillargrundhäutchen strecken". POLICARD et al. (1955) verglichen die Beziehungen zwischen Kapillarkonvolut und Mesangium mit denen, die zwischen Darmschlingen und Mesenterien bestehen. Als Strukturelemente des Mesangiums beschrieb ZIMMERMANN Fibrozyten und Bindegewebsfasern, die sich u.a. mit Anilinblau (Azanfärbung) intensiv färben lassen. Die Zellelemente entsprechen den „mucoid cells" von FOSTER und RIAD (1963), deren intrazytoplasmatische Fibrillen eine positive PAS-Reaktion geben.

Auch zu Beginn der Periode der Elektronenmikroskopie wurden Stimmen laut, die das Vorhandensein einer dritten Strukturkomponente des Glomerulums in Abrede stellten (HALL, 1954; RINEHART, 1955; KURTZ, 1958 u.a.; Lit. bei ZAMBONI und DE MARTINO, 1968). Aus zahlreichen elektronenmikroskopischen Studien ist jedoch klar ersichtlich, daß ein Mesangium tatsächlich ausgebildet ist, auch im Glomerulum des menschlichen Mesonephros (KOGA, 1972). Im Glomerulum der *Ratte* z.B. ist das Mesangium zu rund 18 Volumenprozent am Aufbau des Glomerulums beteiligt (PINTO u. BREWER, 1974).

Normalhistologische Studien und Untersuchungen über die Glomerulonephritiden (BOHLE et al., 1969) haben zu neuen Erkenntnissen, aber auch zu Kontroversen über Bau und Funktion des lange vernachlässigten Mesangiums (glomerular stalk, JONES et al., 1962) geführt. Beispielsweise wurde die Frage,

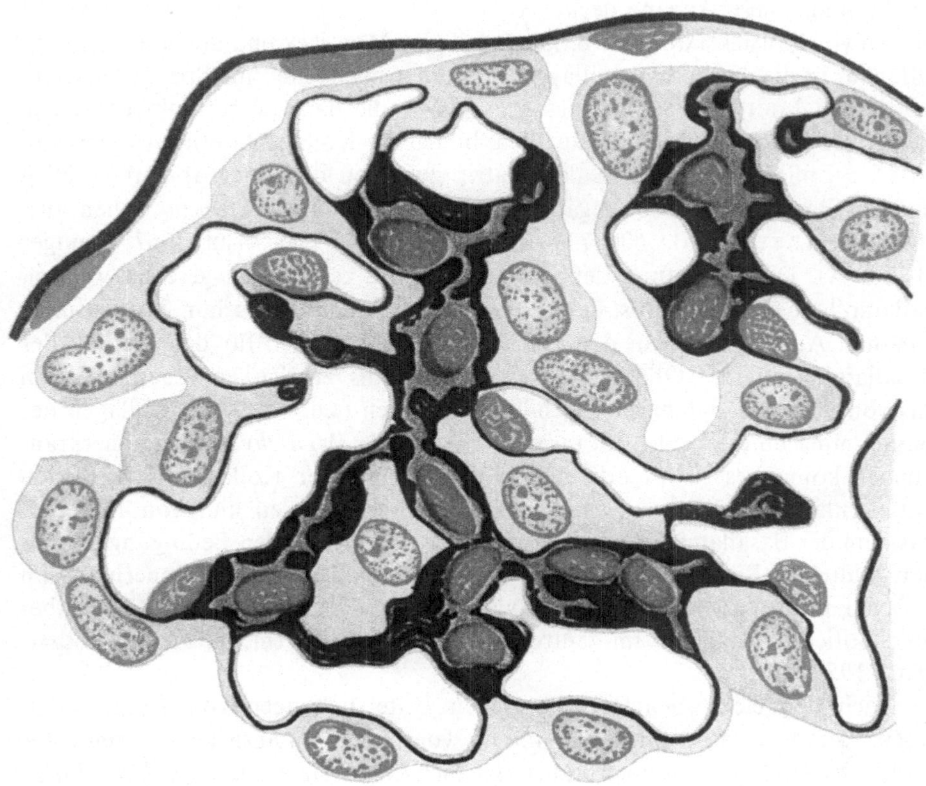

Abb. 63. Ausschnitt aus einem Glomerulum eines 24jährigen Mannes. Beachte das intralobuläre Bindegewebe (Mesangium) mit verzweigten Zellen. (Aus K.W. Zimmermann, 1929)

ob die Mesangiumzellen Fibrozyten, Endothelzellen (Mueller et al., 1955 u.a.) oder andersartige Zellen seien, wiederholt zur Diskussion gestellt. "The mesangium appears to have become in the last few years the Armageddon of renal morphology" (A.C. Allen, 1966; Armageddon: Mythischer Ort, an dem nach der Offenbarung des Johannes [16,16] Teufel die Könige der Erde zum Kampf versammeln).

Ein großer Teil des zentrolobulären Raumes wird von einer amorphen interzellulären Substanz, der *Matrix*, ausgefüllt, die besonders unter der Lamina densa der Basallamina an den zentralwärts gerichteten Einsenkungen der Kapillaren Verdichtungszonen bildet (Abb. 63); diese Zonen entsprechen den verwaschen konturierten blaugefärbten Massen, die der Lichtmikroskopiker im Azanpräparat erkennt. *Kollagenfäserchen* oder andere faserige Strukturen haben Latta et al. (1960, *Ratte*) im zentrolobulären Bereich des Glomerulums im Gegensatz zu Yamadas (1960) Feststellungen am Glomerulum des *Frosches* (*Rana pipiens*) zunächst vermißt. Yamada schließt allerdings nicht aus, daß das Auftreten von Kollagenfibrillen bei *Rana* durch pathologische Vorgänge bedingt sein könnte. Später jedoch erwähnen Latta und Maunsbach (1962) das Vorkommen von Kollagenfasern in der Umgebung der Mesangiumzellen der *Ratte* als normalen Befund. Diese Angabe deckt sich mit den lichtmikroskopischen Beobachtungen von ZIMMERMANN und BARGMANN beim *Menschen* und anderen Säugern. Offenbar ist die Ausbildung kollagener Fasern je nach Alter und Spezies verschieden. Nach MICHIELSEN und CREEMERS (1967), die das Glomerulum der *Ratte* elektronenmikroskopisch untersuchten, bilden die Kollagenfasern Gruppen von 10–15 Fibrillen, vor allem in der Matrix zwischen den interkapillären Zellen und der Basallamina. Die Angaben über ihre *periodische Struktur* gehen auseinander (LATTA, 1961: 500–700 Å; MICHIELSEN u. CREEMERS, 1967: weniger als 100 Å). Die Bedeutung der Kollagenbildung kann darin gesehen werden, daß durch sie ein Stützgerüst des Glomerulums entsteht, wie schon ZIMMERMANN annahm. Außerdem ist an den Nachschub von Kollagen für den Aufbau der Basallamina auf der Oberfläche des Mesangiums zu denken, doch soll sich das von den Mesangiumzellen gebildete Kollagen (s.u.) von dem Kollagen der Basallamina unterscheiden (SCHEINMAN et al., 1976, *Mensch*). Bei Nierenerkrankungen kommt es zu oft erheblicher Vermehrung der Kollagenfasern in den Glomerula, außerdem zur Anreicherung hyaliner Massen und von Material, das dem der Basallamina ähnelt. Auch unter experimentellen Bedingungen können zahlreiche Kollagenfasern im Glomerulum gebildet werden. Innerhalb von 4 Tagen nach Vergiftung mit Uranylazetat treten Kollagenfasern „and other unidentified substances" im zentrolobulären Bereich vermehrt auf (BENCOSME et al., 1959).

Nach den elektronenmikroskopischen Untersuchungen von LATTA et al. (1960, *Ratte*) enthält das Mesangium, die vom Gefäßpol ausgehende „zentrolobuläre Region" des Glomerulums, vielfach verzweigte *interkapilläre Zellen* (Abb. 64). Eine regelmäßige Beteiligung dieser Zellen am Aufbau der Kapillarwand wurde von PRICAM et al. (1974) nicht festgestellt. Indessen schmiegen sich Zytoplasmafortsätzchen interkapillärer Elemente in die Endothelleiber ein (HUHN et al., 1962). Mitunter ragen sogar die Enden langer Pseudopodien in die Kapillarlichtung (FARQUHAR u. PALADE, 1962). LATTA et al. (1960) vertreten die Hypothese, die interkapillären Zellen seien infolge ihrer Kontakte (s.o.) mit dem Blutplasma in der Lage, auf Änderungen in der Zusammensetzung des Plasmas zu reagieren. Bei der Masugi-Nephritis (*Kaninchen*) dringen Mesangiumzellen weit in die Kapillarlichtung vor, so daß sie mehr oder weniger vollständig verlegt wird (KONDO et al., 1976).

Für die nicht-fibrozytäre Natur der Mesangiumzellen spricht ihr Strukturbild, das zugleich ihre Unterschiede von den Endothelzellen erkennen läßt, zu denen sie verschiedentlich gerechnet wurden („endothelial stalk", MUELLER et al., 1955; s. auch SUZUKI, 1959; MICHIELSEN u. CREEMERS, 1967, Lit.). Die unregelmäßig geformten Kerne (DE MARTINO et al., 1973, Lit.) der interkapillären Elemente sind lockerer als die der Endothelzellen strukturiert. *Kerneinschlüsse* mit feinkörnigem Inhalt wiesen VAN NOORD et al. (1972) in den Kernen der Mesangiozyten von *Praomys* (*Mastomys*) *natalensis* nach. Die Zellen werden durch gap junctions miteinander verknüpft, die auch zwischen den Fortsätzen ein und derselben Mesangiumzelle ausgebildet sind (PRICAM et al., 1974). Im oft hellen Zytoplasma liegen der Golgi-Apparat, kleine rundliche Mitochondrien, ein wohlentwickeltes endoplasmatisches Retikulum, viele Ribosomen und Glykogenpartikel. Runde Granula mit unterschiedlicher Binnenstruktur werden

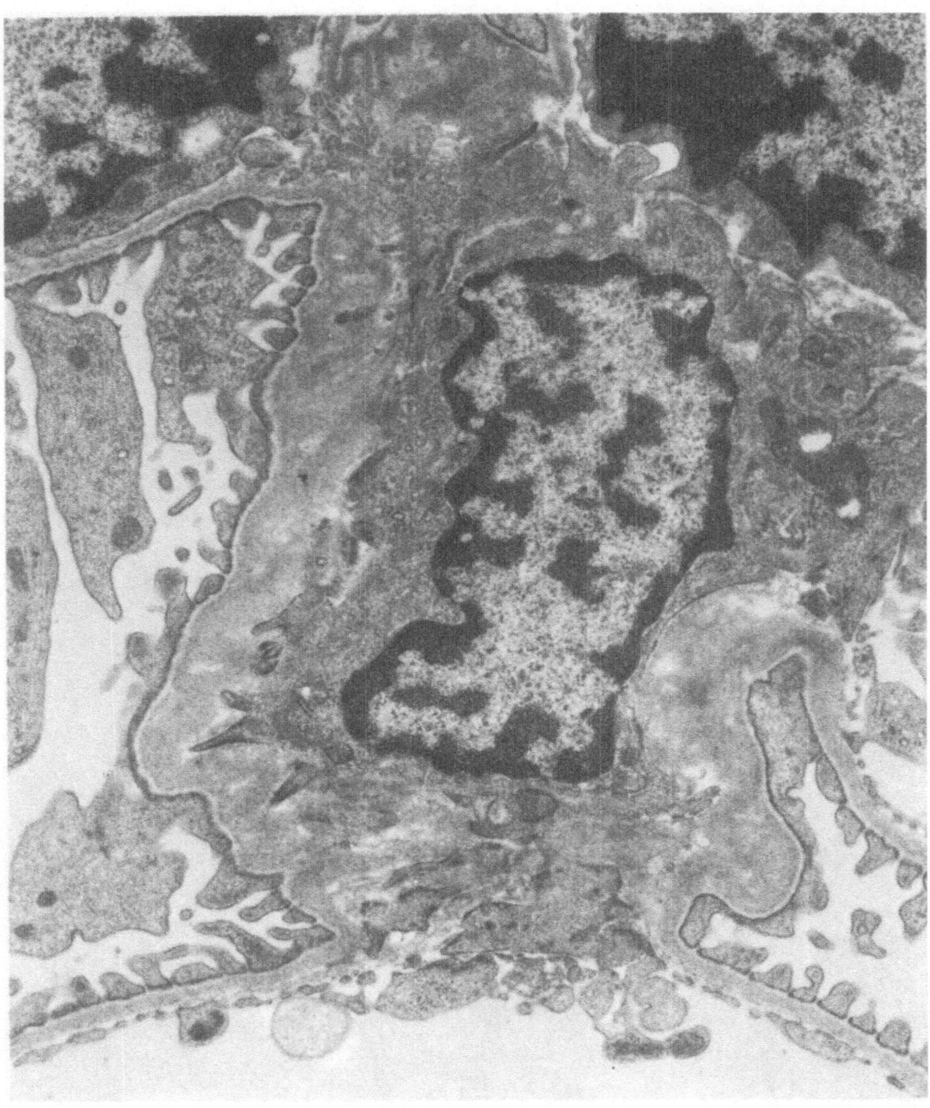

K

Abb. 64. Mesangiozyt im Glomerulum einer *Katze*. K: Kapillarlumen. Vergr. etwa 16000fach. (Aufnahme von Prof. Dr. K. Unsicker, Kiel)

von einer Membran umschlossen. Bündel zarter *Fibrillen* in der Peripherie des Zelleibes ähneln den Zügen von Myofilamenten glatter Muskelfasern (HUHN et al., 1962, *Hund, Maus*). Die Filamentbündel sind im Plasmalemm der Mesangiumzellen verankert (ZAMBONI u. DE MARTINO, 1968, *Ratte*). ZAMBONI und DE MARTINO (1968) sowie GORGAS (1978) machen auf den Zusammenhang von Mesangiumzellen und glatten Muskelzellen der glomerulären Arteriolen aufmerksam (Abb. 65). *Immunfluoreszenzmikroskopisch* wies BECKER (1972) *Akto-*

Vas efferens
Macula densa
Axon
Vas afferens
M
M
M
M
Tubulus
proximalis

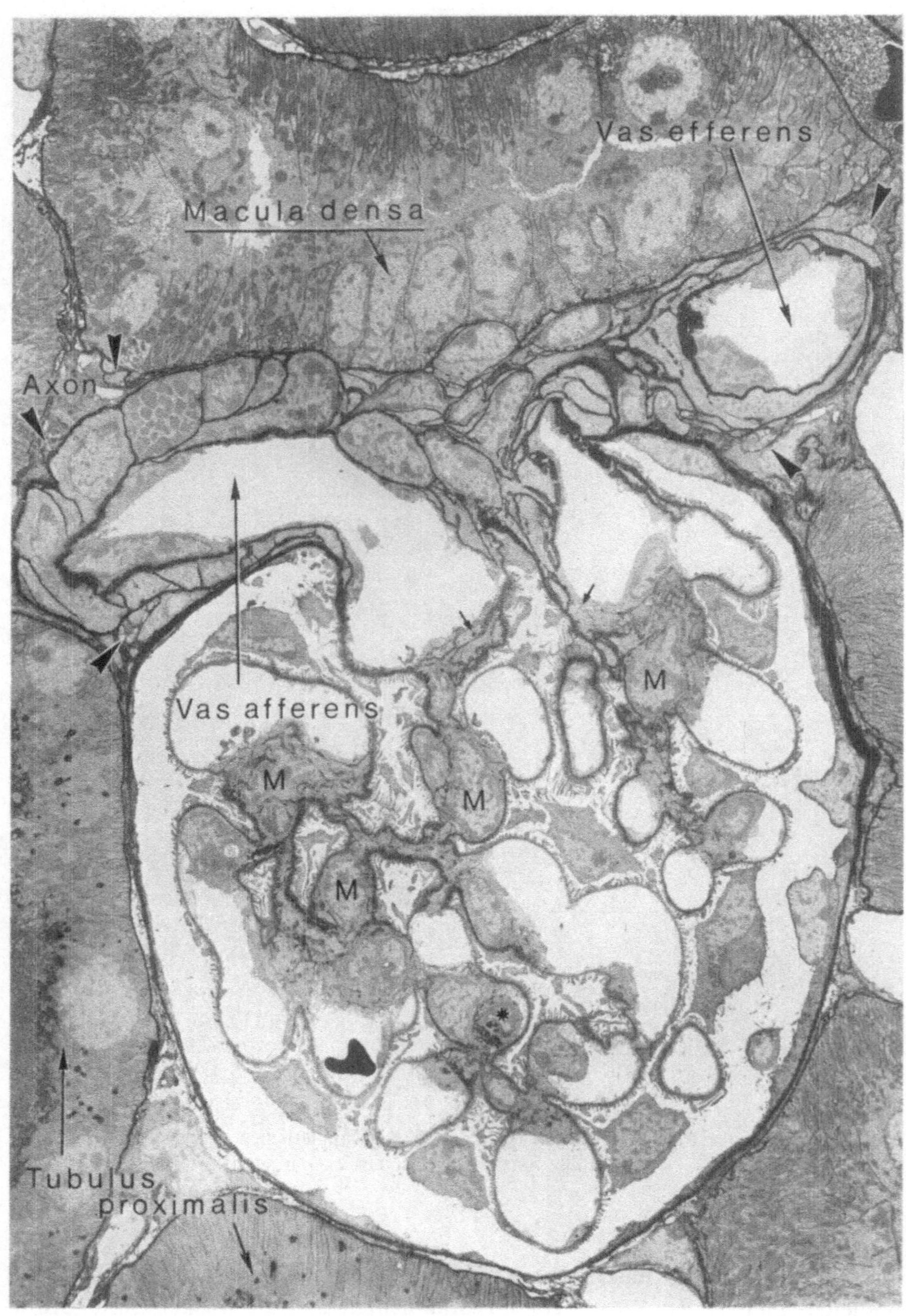

Abb. 65

myosin in den interkapillären Zellen von Glomerula des *Menschen* nach, ebenso
SCHEINMANN et al. (1976), denen die Darstellung von Fibrillen im Zytoplasma
in vitro gezüchteter Mesangiumzellen des *Menschen* glückte (s. hierzu auch FI-
SHER et al., 1975); diese Fibrillen reagieren mit Antiserum gegen Aktomyosin
glatter Muskelzellen. Schon GOORMAGHTIGH (1947) hatte die Vermutung ausgesprochen, die Mesangiumzellen seien modifizierte glatte Muskelzellen, eine Auffassung, die auch BOHLE et al. (1969) vertreten. LATTA und MAUNSBACH (1962)
verweisen auf die Beziehungen der Mesangiumzellen nicht nur zu den glatten
Muskelzellen, sondern auch zu dem Zellnetz (lacis cells) und den granulierten
epitheloiden Zellen des juxtaglomerulären Apparates (S. 247f., vgl. auch GORGAS,
1978).

Zu den hervorstechenden Eigenschaften der Mesangiozyten gehört ihre Fähigkeit zur *Phagozytose*. Im glomerulären Blut verteilte, nicht oder nur spärlich
ausscheidbare Substanzen können in kurzer Zeit durch die Basallamina in das
Mesangium gelangen. Beispielsweise finden LATTA et al. (1960; s. auch LATTA
u. MAUNSBACH, 1962) intravenös injiziertes Thorotrast schon nach 5–10 min
zwischen den Mesangiozyten. Dieses Material soll in „spaltenartige Interzellularräume" eindringen, die mit der Kapillarlichtung kommunizieren. Wahrscheinlich
handelt es sich hierbei um artefiziell entstandene Spalten in der Matrix. FARQU-
HAR und PALADE (1962) erwähnen derartige Räume nicht, sondern sprechen
von einer „spongy area" der axialen Region des Glomerulums. Das interzelluläre
Schwammwerk entspricht der Matrix, die von Kollagenfibrillen durchzogen wird
und mit der Basallamina kontinuierlich zusammenhängt. Nach FARQUHAR und
PALADE lassen sich Partikel von intravenös zugeführtem Ferritin, kolloidalem
Gold und Thorotrast nach 1–4 Std in der Innenschicht der Basallamina und
der Matrix feststellen. Danach nimmt ihre Zahl in der Basallamina allmählich
ab, um im Mesangium zuzunehmen, wo sie mehr und mehr von den Mesangiozyten phagozytiert werden, so daß die Teilchenmenge in der „spongy area" abnimmt. Dieser Vorgang erstreckt sich über 2–4 Tage. Es ist ungeklärt, welcher
Mechanismus für den Transport großer Moleküle und Partikel in die Matrix
verantwortlich ist. Auch kolloidale Kohleteilchen (Tusche) werden von den Mesangiumzellen phagozytiert, im verstärkten Maße in Nieren mit experimentell
hervorgerufener Aminonukleosidnephrose (*Ratte*) oder Serumnephritis, wie
HOYER et al. (1976, Vergleich einer unilateral erkrankten Niere mit dem Partner-
organ) gezeigt haben.

◄ Abb. 65. Übersichtsbild eines subkapsulären Nierenkörperchens (*Maus*) mit Darstellung des juxtaglomerulären Apparates nach Markierung der interzellulären und interstitiellen Räume mit Meerret-
tich-Peroxidase. Die verzweigten glatten Muskelzellen des *Vas afferens* und des *Vas efferens* erstrek-
ken sich in die Wandungen der Stammgefäße der Lobuli (Pfeile) und gehen kontinuierlich ins
Mesangium des Glomerulums über. 10 min nach Applikation des Tracers sind die Mesangialzellen
(M) in der Zellpopulation des Glomerulums nicht durch vermehrte Phagozytoseaktivität gekennzeichnet (* = freie Zelle im Lumen einer Kapillare); bzw. Axonbündel (Pfeilköpfe) finden sich
in typischer Lokalisation im Winkel zwischen distalem Tubulusepithel und *Vas afferens* bzw. *Vas
efferens* einerseits und zwischen Bowmanscher Kapsel und glomerulären Arteriolen andererseits.
Vergr. 1 600fach. (Aus GORGAS, 1978)

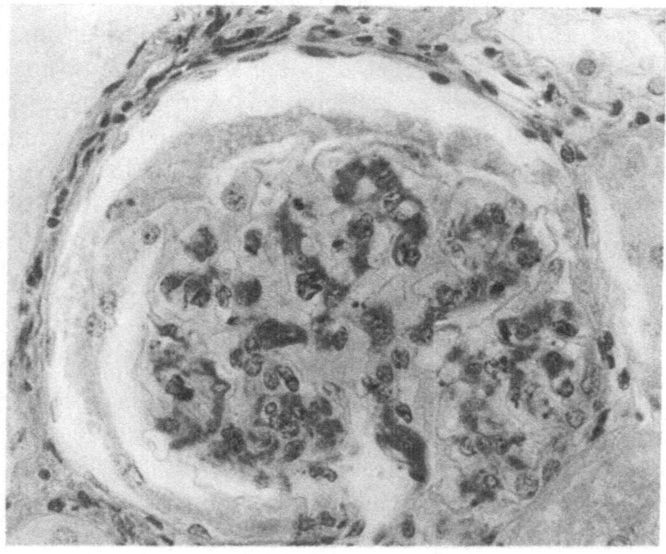

Abb. 66. Glomerulum einer immunisierten *Maus*, der 1 Std vor der Tötung Ferritin intravenös injiziert worden war. Stark positive Eisenreaktion (nach GOMORI) im Mesangium. Vergr. 450fach. (Aus STILMANT et al., 1975)

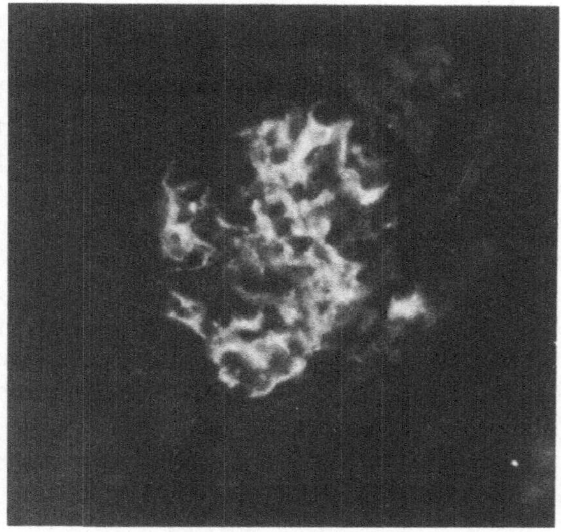

Abb. 67. Glomerulum einer mit Ferritin immunisierten *Maus*. Immunofluoreszenzmikroskopischer Nachweis von IgG, hauptsächlich im Mesangium. Vergr. 425fach. (Aus STILMANT et al., 1975)

Im Blut zirkulierende *Immunkomplexe* können gleichfalls in Vakuolen innerhalb der Mesangiozyten abgelagert werden, z.B. Ferritinimmunkomplexe (KELLEY u. COTRAN, 1972; STILMANT et al., 1975, Lit., Abb. 66–69), doch liegen die Aggregate von ferritinhaltigem Material hauptsächlich in der Matrix des Mesangiums. In Fällen von Immunoglobulin A-Glomerulonephritis läßt sich, um ein

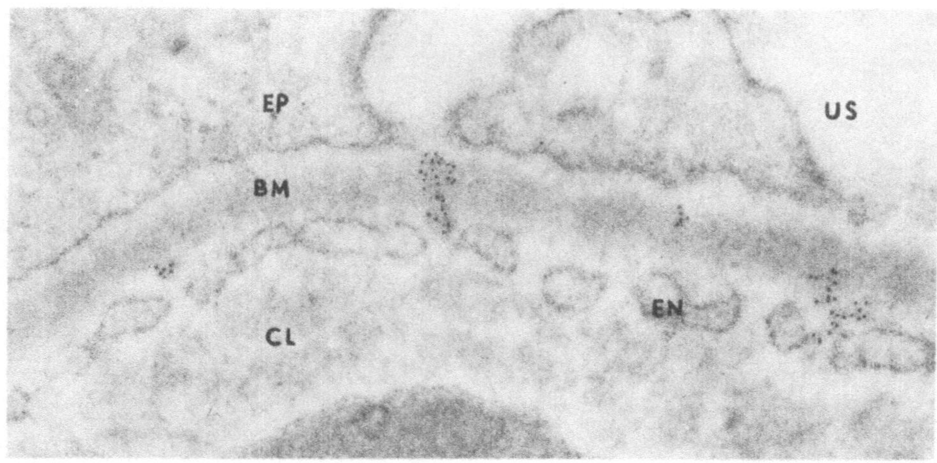

Abb. 69. Wandung einer Glomerulumkapillare einer immunisierten *Maus*, die 24 Std nach intravenöser Injektion von Ferritin getötet worden war. Kleine Ferritin-Immunkomplexe in der Basallamina
(BM). CL: Kapillarlumen, US: Kapselraum, EN: Endothel, EP: Epithelzelle (Podozyt). Vergr.
etwa 3200fach. (Aus STILMANT et al., 1975)

weiteres Beispiel zu nennen, IgA vorwiegend im Mesangium fluoreszenzmikroskopisch nachweisen (FINLAYSON et al., 1975). Mit Peroxidase markierte Antikörper wurden bei der an Serumnephritis erkrankten Ratte vor allem in dem mesangialen Gewebe unmittelbar unter dem Endothel der Glomerulumkapillaren festgestellt (DRUET et al., 1972), deren Basallaminae in gleicher Stärke markiert
sind.

In *Gewebekulturen* von isolierten Glomerulumzellen treten zahlreiche phago-
zytierende Mesangiumzellen auf (CAMAZINE et al., 1976), die während der ersten
2 Std. Rezeptoren für Immunoglobulin und Komplement bilden können (Rosetten von Schafserythrozyten).

Zu den *Einschlußkörpern* der Mesangiozyten gehören nicht selten große Partikel mit lamellärer Struktur, die an Myelinfiguren erinnern. Was die Vergrößerung und stärkere Vakuolisierung der Mesangiozyten *winterschlafender Tiere*
(*Citellus tridecimlineatus*) bedeutet, ist nicht bekannt (ZIMNY u. LEVY, 1971).

Die bisherigen Erkenntnisse über die Mesangiozyten lassen sich folgendermaßen kurz zusammenfassen: einmal werden von ihnen Substanzen, die nicht
in den Kapselraum übertreten, aufgenommen. Die Ausbildung teilweise sehr
langer, mitunter bis in die Kapillarlichtung sich erstreckender Pseudopodien
zeigt die engen Beziehungen der Mesangiozyten zum glomerulären Blut an.
Die starke Formveränderlichkeit dieser Zellen und ihre Ausstattung mit Filamenten, die aus kontraktilem Eiweiß bestehen, hängen vermutlich miteinander zusammen. Die Myofilamente könnten z.B. der Retraktion langer Pseudopodien
aus dem Kapillarbett dienen. Das Mesangium ist außerdem ein Schauplatz
immunreaktiver Prozesse, wie aus vielen Studien zur Pathologie der Niere hervorgeht, von Vorgängen, bei denen die Zahl der Mesangiozyten im Verlaufe
einer „Proliferation" zunimmt. (Lit. bei LATTA et al., 1960; BOHLE et al., 1969;
GERMUTH u. RODRIGUEZ, 1973, BRADFIELD u. CATTELL, 1977; BRADFIELD et al.,

1977). Die Tatsache, daß sich proliferierende Mesangiozyten durch Vergrößerung des Golgi-Apparates und des endoplasmatischen Retikulums auszeichnen, läßt nach KONDO et al. (1976) auf ihre Fähigkeit zur Proteinsynthese schließen.

KAZIMIERCZAK (1975) betrachtet das Mesangium „as a kind of guarding-reticular tissue" in nächster Nachbarschaft des Filtrationsapparates. Mit dieser Vorstellung steht das Vorkommen von Monozyten, unter pathologischen Umständen auch von Lymphozyten und Granulozyten (FARQUHAR u. PALADE, 1962) in Einklang. Bei der Masugi-Nephritis (*Kaninchen*) z.B. spielt sich eine massive Infiltration von Monozyten in das aufgelockerte Mesangium und in den subendothelialen Raum ab (KONDO et al., 1976).

Wie BRADFIELD u. CATTELL (1977) zeigten, kommt es bei Immunkomplex-Glomerulonephritis (*Kaninchen*) zu einer Zellanreicherung im Glomerulum, die vorwiegend auf der Einwanderung mononukleärer und polymorphkerniger Leukozyten, teils aber auch auf der *mitotischen Teilung* von Endothelzellen und Mesangiozyten beruht. Die Natur der im Glomerulum selten vorkommenden, in Mitose begriffenen Zellen, läßt sich lichtmikroskopisch nicht mit Sicherheit ausmachen. Über eine funktionelle Verknüpfung des Mesangiums mit der Macula densa, die LEIPER et al. (1977) für möglich halten, s.S. 196.

Goormaghtighsche-Zellen, (Lacis-Zellen, Netzzellen). In dem Winkel zwischen den afferenten und efferenten Arteriolen fand GOORMAGHTIGH (1932) bei *Mensch* und *Katze* regelmäßig eine Gruppe dichtgedrängter kleiner, zytoplasmaarmer Zellen, die zu kompakten Formationen gestapelt sein können; ihre Kerne seien stark abgeplattet. Die Komplexe der zunächst *Goormaghtigh-Zellen* genannten Elemente, die lichtmikroskopisch Schwannschen Zellen ähneln, werden von feinen Nervenfäserchen umgeben; sie wurden von ihrem Entdecker mit Meissnerschen und Dogielschen Tastkörperchen verglichen und als „corpuscules nerveux sensitifs" bezeichnet. BECHER (1949) wies darauf hin, daß sich die Goormaghtigh-Zellen kontinuierlich einerseits an die Mesangiumzellen, andererseits an die Zellen der Arteriola afferens anschließen. Da es ihm nicht gelang, die Zellen deutlich voneinander abzugrenzen, sprach er von einem „Sockelplasmodium". Auch BECHER macht auf den Nervenreichtum des von GOORMAGHTIGH beschriebenen Zellkomplexes aufmerksam und meint, er verkörpere „ein nervöses Rezeptorenfeld". Lange Ausläufer von Fibroblasten dringen in das Polster der Netzzellen ein (GORGAS 1978, *Ratte*).

Die von GOORMAGHTIGH erstmals beschriebenen Zellkomplexe wurden anfangs irrtümlich mit den Becherschen Zellgruppen gleichgesetzt, Epithelinseln und kolloidhaltigen Bläschen, die vor allem am Gefäßpol der Glomerula vorkommen (BECHER, 1936; APPELT, 1939). CLARA (1938) sprach von „Goormaghtigh-Becherschen Zellgruppen". Es handelt sich dabei um Abgliederungen des Mittelstückes der Nephrone (NEUMANN, 1949, Lit.).

Die Goormaghtigh-Zellen liegen vielfach in Stapeln innerhalb eines Fachwerkes, dessen Wände aus einem basalmembranähnlichen Material bestehen, das im Schnitt als Netzwerk erscheint. OBERLING und HATT (1960) sprechen daher von Lacis-Zellen (lacis = Netz), ein Ausdruck, dessen sich auch angelsächsische Autoren bedienen. Für das deutsche Schrifttum bietet sich die Bezeichnung Netzzelle an. Die Basalmembranen hängen einerseits kontinuierlich mit denen des Endothels der Polgefäße und der *Macula densa* zusammen, andererseits mit der Basalmembran der Glomerulumkapillaren und der Umhüllung der Mesangiumzellen (OBERLING u. HATT, 1960; BOHLE u. SITTE, 1966).

Über Gestalt und Struktur der Goormaghtigh-Zellen und ihre Beziehungen zu den Wandzellen der Arteriolen sowie den Mesangiumzellen gaben erst elektronenmikroskopische Untersuchungen genauere Auskunft (OBERLING und HATT, 1960; BUCHER und REALE,1962; HATT, 1967, Lit.; MEYER, 1972, Lit.; MOFFAT, 1975, Lit.; GORGAS, 1978, Lit.). Schon OBERLING u. HATT erkannten, daß die Komplexe der Goormaghtigh-Zellen weder plasmodialer noch synzytialer Natur sind, sondern aus Zellindividuen bestehen, die sich durch den Besitz langer, dünner, verästelter Fortsätze auszeichnen. Nur wenig Zytoplasma umgibt ihre platten, unregelmäßig geformten, chromatinreichen Kerne. Ihr hell erscheinendes Zytoplasma enthält ovoide Mitochondrien vom Cristatypus, den Golgi-Apparat und reichlich endoplasmatisches Retikulum, das dem Zytoplasma eine vesikuläre Struktur verleihen kann. Ferner kommen intrazytoplasmatische *Filamente* vor (LATTA u. MAUNSBACH, 1962), die als *Myosinfäden* angesehen werden (PEASE, 1968). In einzelnen Zellen liegen kleine *Granula* (BARAJAS u. LATTA, 1963), die eine Membran umschließt; ihr Durchmesser beträgt durchschnittlich 0,07 µm. GORGAS (1978, *Ratte*) spricht von spezifischen Sekretkörnchen, die vor allem in Nähe des Golgi-Apparates vorkommen. Gelegentlich werden Zellen mit Lipofuszineinschlüssen gefunden (*Mensch*, BIAVA u. WEST, 1965; SCHÜRHOLZ et al., 1969). Wie die Mesangiozyten besitzen die Goormaghtigh-Zellen die Fähigkeit, Partikel, z.B. Ferritin, aufzunehmen (BARAJAS, 1970). Die stark eingefaltete Zelloberfläche entsendet vereinzelt Mikrovilli. Bezeichnend sind ferner stachelsaumartige Membrandifferenzierungen an den Einfaltungen des Plasmalemms (GORGAS, 1978). Die Goormaghtigh-Zellen sind untereinander und mit den Mesangiozyten durch spezifische Junktionen, vor allem „gap junctions" verknüpft, die auch Fortsätze ein- und derselben Zelle miteinander verbinden (PRICAM et al., 1974; GORGAS, 1978).

Nach den methodisch brillanten elektronenmikroskopischen Untersuchungen von Karin GORGAS (1978, Serienschnitte) besteht kein Zweifel darüber, daß die Goormaghtigh-Zellen der Wandung von *Vas afferens* und *efferens* im Hilusbereich dem Glomerulum angehören und daß sich ihr Verband fließend in das Mesangium fortsetzt (Abb. 64). Wir haben es offensichtlich mit modifizierten glatten Muskelzellen zu tun, die besonders am juxtaglomerulären Apparat stark verzweigt sind. Die Zellen verbinden die Endothelien beider glomerulärer Arteriolen, Macula densa und Mesangium miteinander. Vor allem an den lateralen Bereichen der Gefäßachse bilden sie eine Manschette aus Zellausläufern, die sich an der Basallamina anheften. FORSSMANN und TAUGNER (1977) gelangten aufgrund ihrer Studien an *Tupaia belangeri* zu gleichsinnigen Ergebnissen und beziehen die granulierten epitheloiden Zellen in den geschilderten Verband ein. Die Autoren beschreiben die Verbindung von Laciszellen mit granulierten epitheloiden Zellen durch „gap junctions". Beim *Kaninchen* sind glatte Muskelzellen von Vas afferens und efferens, granulierte Zellen, Goormaghtigh-Zellen und Mesangiozyten durch „gap junctions" so ausgiebig untereinander verknüpft, daß TAUGNER et al. (1978) von einer „synchronized functional unit" sprechen.

BIAVA und WEST (1966) haben die verschiedenen Erscheinungsformen der extrakapillären Glomerulumzellen, die sie an bioptisch gewonnenem Nierengewebe von *Menschen* mit normalem Blutdruck (vgl. hierzu S. 259) untersuchten, zu charakterisieren versucht. Als Typ I-Zellen bezeichnen die Autoren Elemente mit meist langgestreckten oder nierenförmigen, gleichmäßig dicht strukturierten Kernen ohne Nukleolen; diese Zellen liegen an der Peripherie der Zellkomplexe und nahe dem Hilus der Glomerula. Die am häufigsten auftretenden Typ II-Zellen besitzen größere, zart strukturierte Kerne mit mehr oder weniger deutlich hervortretenden Nukleolen. Dem Typ III gehören Zellen mit runden, ungewöhnlich großen Kernen an, die sich durch ein feines, vesikulär erscheinendes Chromatinmuster auszeichnen. Diese epitheloid erscheinenden Zellen findet man meistens in der Wandung der *Arteriola afferens* und in der Nähe der Macula densa; sie kommen aber auch inmitten der juxtaglomerulären Zellmasse vor. Eine Vakuolisierung des Zytoplasmas kennzeichnet vor allem die Typ I-Zellen, während sie in mäßigem Umfang und weniger konstant in den Typ II-Zellen ausgebildet ist. Das Zytoplasma der Typ III-Zellen erscheint diffus vakuolisiert. Die Vakuolisierung beruht auf einer Erweiterung der perinukleären Zisternen und der Räume des endoplasmatischen Retikulums.

Die Bedeutung der bisher vorliegenden Angaben zur *Enzymzytochemie* der Goormaghtigh-Zellen ist noch ungeklärt. KROMPECHER-KISS u. BUCHER (1975, Lit.) finden Unterschiede in der enzymatischen Aktivität dieser Zellen bei *Meerschweinchen* und *Ratte* (Tabelle 3). Die Goormaghtighschen Zellen von *Meriones unguiculatus* geben eine stärkere Reaktion auf Dehydrogenasen als die der *Ratte* (KROMPECHER-KISS und BUCHER, 1977).

Während die Wandzellen der Polarteriolen reichlich durch *Nervenfäserchen* versorgt werden (vgl. S. 300f.), bilden verhältnismäßig wenige Nervenendigungen Kontaktzonen mit den Netzzellen. Nach fluoreszenzmikroskopischen Beobachtungen handelt es sich um *adrenerge Nerven* (LJUNGQVIST, 1970). BARAJAS u. MÜLLER (1973) fanden elektronenmikroskopisch nur vereinzelt Nervenendigungen an Netzzellen. MEYER (1972) hält die Innervation der extravaskulären Zellmasse für erwiesen, da eine Reihe von Autoren marklose Nervenfäserchen und synaptoide Strukturen innerhalb des Fachwerks der Basalmembran elektronenmikroskopisch feststellte, das die Netzzellen einschließt (BOHLE u. SITTE, 1966, *Ratte*; HARTROFT, 1966, *Maus*; BIAVA u. WEST, 1966; BOHLE et al., 1969, *Mensch*).

Tabelle 3. Vergleich einiger Enzymaktivitäten in den Goormaghtigh-Zellen von Meerschweinchen- und Rattennieren. Bezeichnungen: Ausfall der Reaktion: − negativ; ± andeutungsweise; + schwach. (Aus KROMPECHER-KISS und BUCHER, 1975)

Enzyme	Koenzyme	Meer-schweinchen	Ratte
Cytochrom-Oxydase	− −	−	−
Isocitrat-DH	NADP	+	−
Succinat-DH	− −	−	−
Malat-DH	NAD	+	−
Lactat-DH	NAD	+	+
α-Glycerophosphat-DH	NAD	+	+
Glucose-6-Phosphat-DH	NADP	−	−
6-Phosphogluconat-DH	NAD	−	−
NAD-Tetrazolium-Reductase	− −	+	+
NADP-Tetrazolium-Reductase	− −	±	±

Nach GORGAS (1978, *Ratte*) sind die peripheren Zellen des Goormaghtighschen Polsters durch adrenerge Einzelfasern innerviert; letztere stammen aus den Fasern, die meistens in Richtung der Gefäßachse verlaufen.

Das Mesangium von Nichtsäugern. In den Glomerula der *Vögel* treten extrakapilläre Zellkomplexe auffälliger als in denen der Säuger hervor. Seit langem kennt man „eine zentrale kompakte Masse" im *Vogelglomerulum,* die aus abgeplatteten Zellen und sie umgebenden Bindegewebsfäserchen besteht (v. MÖLLENDORFF, 1930); letztere bilden ein feines Filzwerk. VILTER (1935, *Taube*) hält die Zellen des Zentralkörperchens für Fibroblasten, die während der Entwicklung des Nierenkörperchens zwischen die Kapillaren eingewandert sind. Nach elektronenmikroskopischen Studien an der Niere des *Hühnchens* (PAK POY u. ROBERTSON, 1957) steht die zentrale Gewebsmasse des Glomerulums mit der Adventitia der Polarteriolen in kontinuierlicher Verbindung. Knopfartige Fortsätze des Gewebes dellen die Kapillarwand stellenweise ein, sind jedoch stets von Epithel bedeckt. Zwischen den Kapillaren ragen Buckel der Zentralmasse in den Kapselraum. Die Zellen des extrakapillären Gewebes besitzen große Kerne mit ein oder zwei Nukleolen, ihr spärlich ausgebildetes, Granula enthaltendes Zytoplasma entsendet Fortsätze, die sich mit denen anderer Zellen verschränken und auf diese Weise ein Netzwerk bilden. Die Zahl der Mitochondrien ist gering. Die Interzellularsubstanz besteht aus einem Schwammwerk, das mit der Basalmembran der Kapillaren zusammenhängt. Zu einer „Wanderung" mesangialer Zellen aus dem Zentrum des Nierenkörperchens in seine Peripherie soll es bei reduzierter Wasserzufuhr kommen, zu Zellverlagerungen in entgegengesetzter Richtung bei Steigerung der Wasserzufuhr (RADKE und SCHWARZ, 1977, *Huhn*).

Im Nierenglomerulum von *Reptilien* hat BARGMANN (1937, *Pseudopus, Lachesis, Chamaeleon*) ein zentrales Bindegewebsknötchen lichtmikroskopisch nicht feststellen können, jedoch Zellen und Bindegewebsfibrillen, die der Wand der Kapillaren angehören und ihrem Verlauf vom Gefäßpol aus folgen. Diese Zellen hängen mit der Muskelschicht des *Vas afferens* zusammen. Ihre Perikaryen liegen in den dem Zentrum des Glomerulums zugewandten Wandabschnitten der Kapillaren, ihre länglichen Leiber sind zirkulär orientiert und durch Bindegewebsfäserchen voneinander getrennt. Die Meinung BARGMANNS, die beschriebenen Zellen seien Abkömmlinge von Muskelzellen, die stellenweise an epitheloid umgewandelte glatte Muskelzellen erinnern, wurde jedoch von THIEL (1958) für die griechische Landschildkröte (*Testudo graeca*) elektronenmikroskopisch nicht bestätigt. Die in der dicken Wandschicht eingeschlossenen Zellen, von der Autorin als „intralamelläre Zellen" bezeichnet, werden allseits von der Lamina rara interna umgeben. THIEL deutet sie als fibrozytäre Elemente; ihre wenigen schmalen Fortsätze sollen die Basallamina der Kapillaren durchdringen und sich dem basalen Plasmalemm der Endothelzellen anlegen. Auch in den Glomerula von *Phrynosoma cornutum* kommen Zellen vor, die von der sich aufspaltenden Basallamina der Kapillaren umschlossen werden (ANDERSON, 1960). Diese dritte Zellart wird von ANDERSON jedoch als „interkapilläres Gewebe" bezeichnet und dem Mesangium zugerechnet. Vermutlich gehören auch die von BARGMANN (1937) und THIEL (1958) beschriebenen „intralamellären Zellen" in Wirklichkeit nicht der Kapillarwand, sondern dem Mesangium an.

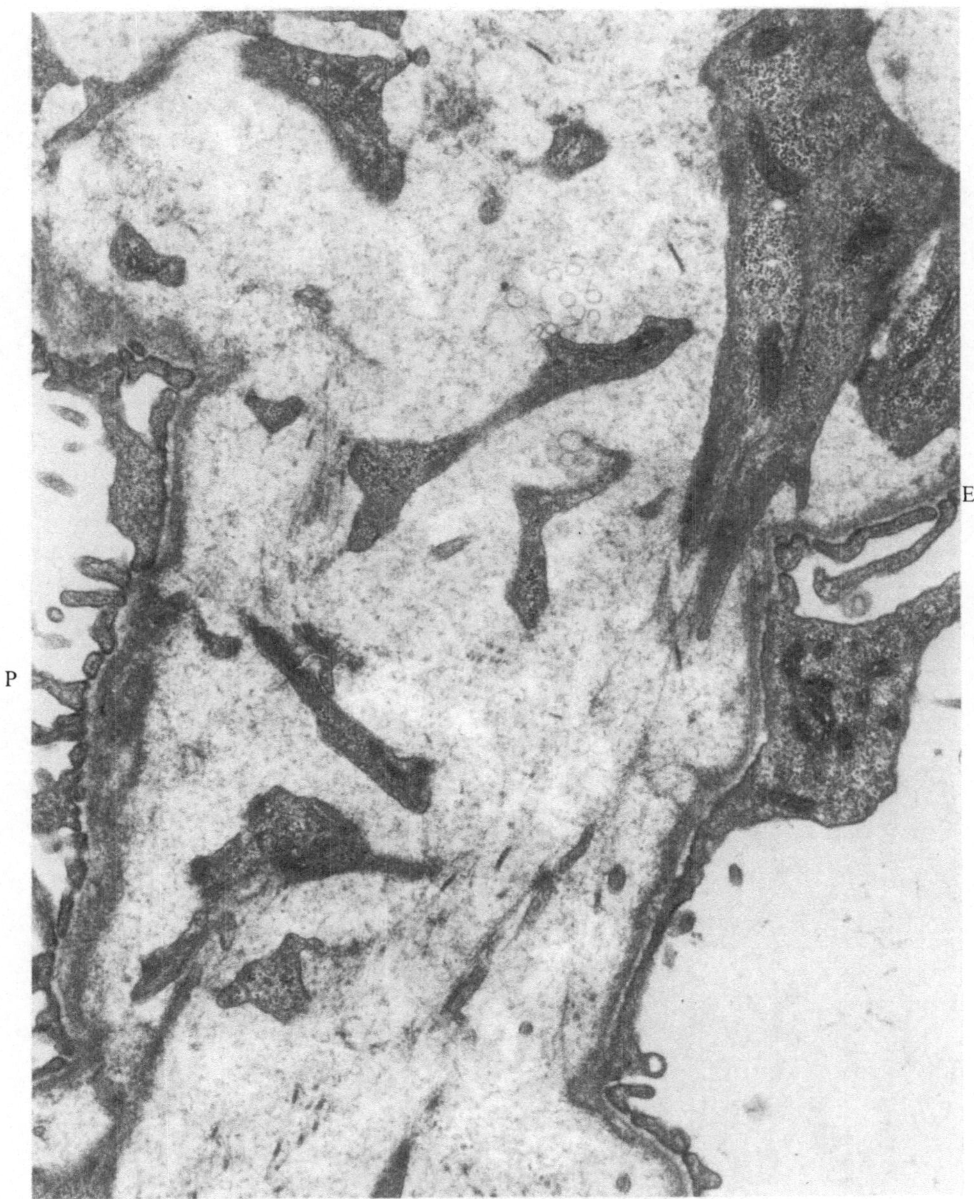

Abb. 70. Ausschnitt aus dem Mesangium eines Glomerulums von *Rana esculenta*. Anschnitte von Zellfortsätzen in der Matrix. P: Podozytenfortsätze, E: Endothel. (Aufnahme von Prof. Dr. K. Unsicker, Kiel)

Für diese Auffassung sprechen elektronenmikroskopische Beobachtungen an Glomerula von *Amphibien* (UNSICKER, unveröffentlichte Befunde). Auf Durchschnitten der Glomerulumkapillaren von *Anuren* (*Rana esculenta, Xenopus laevis*) erkennt man in der dicken Schicht zwischen Endothel und Podozyten die Profile verästelter Zellen bzw. Anschnitte ihrer Fortsätze (Abb. 70). An manchen

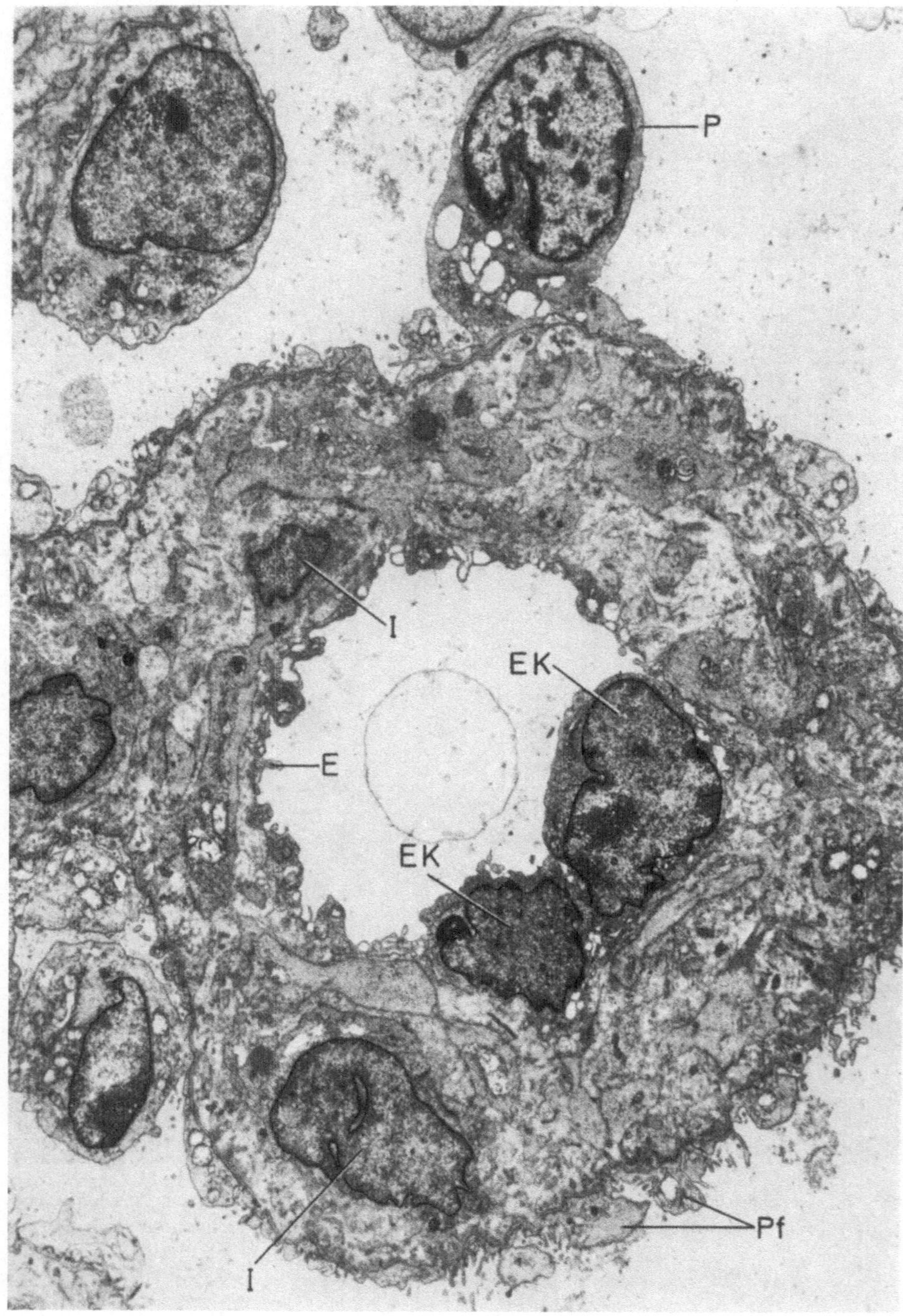

Abb. 71. Glomerulumgefäß von *Scyllium*, Querschnitt. P: Podozyt, Pf: Podozytenfüßchen, I: Intralamelläre Zelle, E: Endothel, EK: Endothelkerne. Elektronenmikroskopische Aufnahme. (Aus Bargmann und v. Hehn, 1971)

Stellen ist der Zusammenhang der filzig strukturierten Basalmembran mit zwikkelartigen Mesangiumanschnitten festzustellen, aus denen sich fibrozytäre Zellen zwischen die Kapillaren erstrecken. Bei *Teleostiern* kommen zahlreiche Mesangiumzellen vor, deren Lage jener der sog. intralamellären Zellen (S. 114) entsprechen kann. Bei im Süßwasser lebenden *Stichlingen* (*Gasterosteus aculeatus trachurus*) liegen die Mesangiumzellen überwiegend in der Nähe des Gefäßpoles als ovoide Elemente mit kleinen Fortsätzen, bei der Seewasserform sind sie mindestens viermal häufiger als Zellen mit längeren Ausläufern anzutreffen, die zwischen Endothel und Basallamina liegen (Abb. 62, WENDELAAR BONGA, 1973). Auch ihre Perikaryen lagern vorzugsweise in Nachbarschaft des Gefäßpoles. BARGMANN und v. HEHN (1971) werfen die Frage auf, ob die aufgrund lichtmikroskopischer Befunde (BARGMANN, 1937) als glatte Muskelzellen gedeuteten Elemente in der dicken Wand der Glomerulumkapillaren von *Elasmobranchiern* interkapillären Zellen entsprechen. Die Ausläufer dieser „intralamellären Zellen" enthalten nur wenige Filamente. Manche verästelten Zellen fallen durch Vakuolisierung auf, polygonal-rundliche Elemente durch Ergastoplasmareichtum (Abb. 71). Die in der Wand der Glomerulumkapillaren des *Petromyzonten Entosphenus japonicus* gelegenen, mit Ausläufern versehenen Zellen, deren Zytoplasma Filamente enthält, rechnet MIYOSHI (1970) zu den Mesangiumzellen. Auch das an Matrix reiche Mesangium von *Myxine glutinosa* beteiligt sich am Aufbau der Filtrationsschranke, indem es mit lamellenartigen Fortsätzen den Raum zwischen Endothel und Podozytenschicht einnimmt. Es fehlt offenbar an experimentellen Untersuchungen über die Funktion der erwähnten Zellen im Glomerulum niederer Vertebraten.

4.4. Das Halssegment

Wie v. MÖLLENDORFF (1930) hervorhebt, besitzen die Nephrone niederer Wirbeltiere ein Halssegment, dessen Merkmal ein Flimmerhaare oder Geißeln tragendes, oft flaches Epithel ist oder ein niedriges, undifferenziert erscheinendes Epithel ohne Bewimperung, das gelegentlich als basophil bezeichnet wird. Angaben über die Existenz eines Halsstückes des Nephrons der *Reptilien*, das lange Geißeln besitze, finden sich u.a. bei BISHOP (1959) sowie EDWARDS und SCHNITTER (1933), der *Amphibien* bei SINGER (1933), LISON (1940) und BARGMANN et al. (1955, *Xenopus laevis*). In den Apices der Epithelzellen des Halsstückes von *Triton cristatus* fanden PEYROT und MASSIMELLO (1961) nicht-metachromatisch färbbare Granula, die PAS- und Hale-positiv sind und sich nicht mit Alzianblau tingieren lassen; nach Ansicht der Autoren bestehen sie nicht aus sauren Mucopolysacchariden. Zahlreich sind die Hinweise auf Halssegmente der *Teleostier* (MARSHALL, 1934; GRAFFLIN u. EISENBERG, 1934; EDWARDS, 1935). Bei *Myoxocephalus octodecimspinosus* ist der Grad der Bewimperung außerordentlich wechselnd, ja es kommen wimperfreie Segmente vor (GRAFFLIN, 1937). EDWARDS (1935) unterscheidet bei See- und Süßwasserteleostiern kurze Halssegmente mit Zilien (*Goldfisch*) und solche ohne Zilien (*Trachinus, Atherina*), lange Segmente

mit Zilien (*Muraena, Danio*) und ohne Zilien (*Scorpaena, Myoxocephalus* u.a.).
Nach den Feststellungen des Autors besitzen Nierenkanälchen mit zilientragen-
den Halssegmenten auch mit Zilien ausgestattete Intermediärsegmente zwischen
proximalem und distalem gewundenen Kanälchen (*Reptilien, Anuren, Süßwasser-
teleostier,* EDWARDS u. SCHNITTER, 1933). Das Halsstück des *Teleostiers Gasterosteus aculeatus* verdient deswegen Beachtung, weil seine Zellen ein an Mitochondrien reiches basales Labyrinth besitzen, wie es Epithelien eigen ist, durch die
Wasser und Ionen transportiert werden (WENDELAAR BONGA, 1973). Die Nierenkanälchen der *Dipnoer* sind teils mit kurzen (*Protopterus,* CORDIER, 1929), teils
mit sehr dünnen, ziemlich langen, oft gewundenen Halsstücken *(Lepidosiren
paradoxa)* ausgestattet (BARGMANN, 1934), deren Wimperflammen in den Anfangsabschnitt des Hauptstücklumens hineinragen. Die bewimperten Halsstücke
der *Elasmobranchier* fallen durch ihre Dehnbarkeit auf; man kann auch lokale
Auftreibungen beobachten (BARGMANN, 1937). Am Übergang von Bowmanscher
Kapsel und Halsstück ist oft eine kräftige Einschnürung ausgebildet. Die langgestreckten, oft sehr unregelmäßig geformten Kerne des Epithels stehen quer zur
Längsachse des Kanälchens. Das Zytoplasma enthält zahlreiche Mitochondrien
und Zentriolen (Zentralgeißel). Die Geißeln, deren Bewegungen am Frischpräpa-
rat gut beobachtet werden können, führen synchron Wellenbewegungen aus.
Das bei *Petromyzonten* ausgebildete Halssegment ist gleichfalls mit Flimmerepi-
thel ausgestattet (MIYOSHI, 1970, *Entosphenus japonicus* Martens).

Über rasche *Kontraktionen* der Halssegmente von *Necturus,* die an Frisch-
schnitten beobachtet wurden, berichten LUCAS und WHITE (1933); nach ihren
Angaben kommt es mit der Verengerung des Kanälchens zum Stillstand, bei
seiner anschließenden Weiterstellung zum Wiederaufleben der Bewegung der
Zilien. Die Autoren vermuten das Substrat der Kontraktilität in der Kanälchen-
wand, finden in ihr aber keine besonderen, zu Kontraktion befähigten Zellelemente. Die neueren Erkenntnisse über die Ausbildung eines motorischen Apparates im Nephron (UNSICKER u. KRISCH, 1975, s. auch S. 47) lassen es geraten
erscheinen, nach Myofilamenten im Epithel der Halssegmente zu suchen.

4.5. Das Hauptstück

4.5.1. Struktur und Funktion

Am Hauptstück werden ein gewundener Abschnitt (Pars convoluta) und ein
gestreckt verlaufender Abschnitt (Pars recta, Pars descendens) unterschieden.
Die Gesamtlänge des Hauptstücks des *Menschen,* das länger ist als das Mittelstück (Portio intermedia), beträgt nach der von ROUILLER (1969) vorgelegten
Tabelle rund 14000 µm. An Nephronen von *Ratten,* die durch Mikrodissektion
gewonnen waren, ermittelten WAHL und SCHNERMANN (1969) eine mittlere Länge
des proximalen Konvoluts von 5,91 mm (Nierengewicht 1 g). Weitere quantitative Angaben über die Länge der Hauptstücke von *Amphibien, Reptilien* und
Säugern sind der gleichen Tabelle zu entnehmen. Nach EDWARDS und SCHNITTER
(1933) haben die Nephrone der *Säuger* die längsten, die der *Schildkröte* die

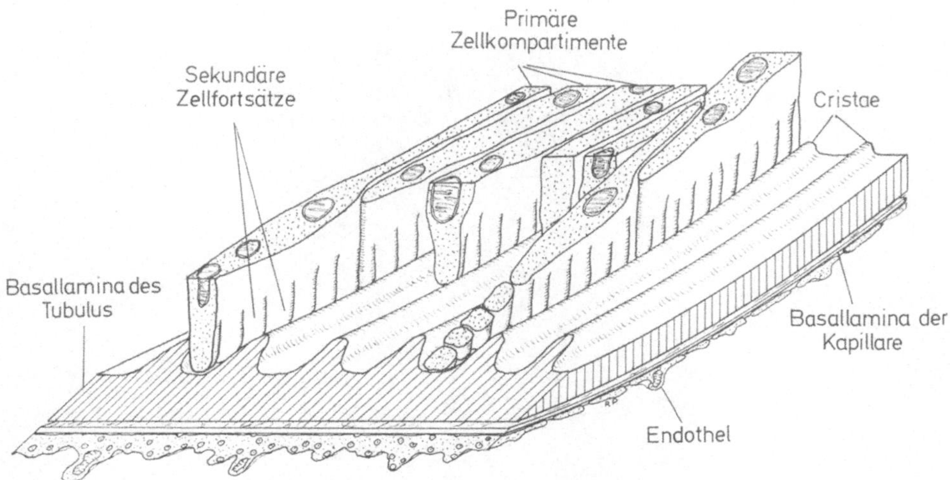

Abb. 72. Räumliches Schema der Basalregion des Hauptstückepithels (*Ratte*). Parallele primäre Zellkompartimente entsenden Sekundärfortsätze. Die primären Kompartimente sind parallel zu den Cristae der Basallamina orientiert. (Aus WAUGH et al., 1967)

kürzesten Hauptstücke. Tiefgelegene Nephrone der Säugetierniere besitzen längere Hauptstücke als rindennahe (SPERBER, 1944).

Zu den Besonderheiten der Basallamina des Hauptstückes gehören transversal zur Längsachse des Kanälchens verlaufende *Leisten* (*Cristae*), die sich aus ihrer dem Epithel zugekehrten Oberfläche in ziemlich regelmäßigen Abständen erheben und mit den Basalfortsätzen der Zellen verzahnen. Die Kompartimente sind parallel zu den Leisten orientiert und enden in den Rinnen zwischen den Leisten mit sekundären Füßchen („Villi"). Die Cristae der Basallamina wurden von WAUGH et al. (1967) im Hauptstück der *Ratte*, von LEAK (1968) bei der Maus, von BARGMANN und v. HEHN (1971) bei *Elasmobranchiern* nachgewiesen (Abb. 72, 73); sie sind auch am Hauptstück des *Menschen* deutlich ausgeprägt. Für die *Maus* beschreibt LEAK (1968) Cristae, die sich nicht voneinander getrennt über den gesamten Umfang der Basallamina erstrecken, sondern sich untereinander verbinden, so daß umgrenzte Rinnen für einzelne Zellfortsätze entstehen. Bei der *Ratte* sind die Cristae etwa 3–4mal so hoch wie die Dicke der Basallamina. Da sie bereits bei Rattensäuglingen ausgebildet sind, verkörpern sie keine Altersveränderungen der Membran, wie SCOTT (1964) annahm. Mit dem elektronenmikroskopischen Nachweis der Cristae ist die alte Frage nach der Natur der Reifen beantwortet, die unter sehr verschiedenen Bezeichnungen (Belegreifen, Querreifen der Basalmembran, Basalreifen, Kittfäden) aufgrund von Beobachtungen am gefärbten Schnittpräparat (Lit. bei v. MÖLLENDORFF, 1930) oder am frischen Objekt (BARGMANN, 1937) beschrieben wurden. Im Tangentialschnitt erscheinen die basalen Kompartimente als Reifen im Farbton des Zytoplasmas, die Cristae in jenem der Basalmembran.

Die *funktionelle Bedeutung* der basalen Verzahnung des Epithels mit dem Relief der Basallamina kann man einmal darin erblicken, daß es durch sie zu einer festen Verankerung des Epithels auf seiner Unterlage kommt. Vielleicht

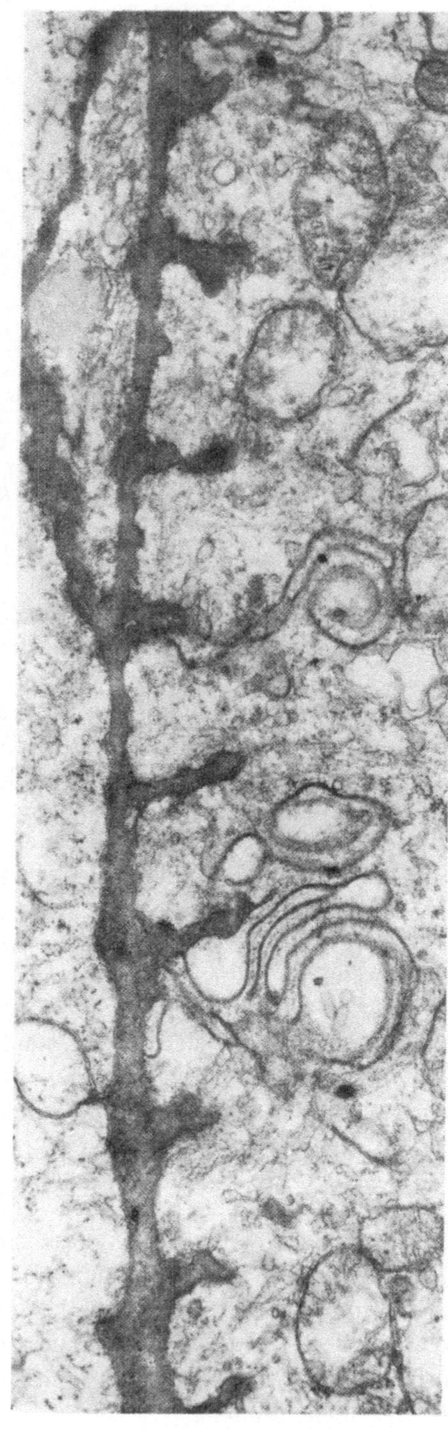

Abb. 73. Profil der Basallamina des Hauptstückes von *Scyllium* mit Cristae. Vergr. 24 000fach. (Aus BARGMANN und v. HEHN, 1971)

wirken die Cristae dem Längszug entgegen, der durch den Harnstrom auf das Epithel ausgeübt wird und tragen damit zu seiner Ortsbeständigkeit bei. Außerdem entsteht durch die Ausbildung der Cristae und der Kompartimente des Cytoplasmas eine große Kontaktfläche, die der tubulo-kapilläre Flüssigkeitsstrom permeiert (WAUGH et al., 1967).

In vivo läßt sich feststellen, daß die Kanälchenlichtung so weit ist, daß man sie punktieren kann; das Epithel weiter Tubuli ist niedrig. Die Lumenweite proximaler Nephronabschnitte gleichschwerer *Ratten* beträgt nach STEINHAUSEN (1963) 22,8 ± 0,66 µm. Diesen Zustand kann man durch schlagartiges Gefrieren in situ (−150° C) festhalten (PARKER et al., 1962 u.a.). Wie schnell sich die Weite der Hauptstücklichtung in vivo ändern kann, haben Experimente an der *Rattenniere* gezeigt. Bereits einige Sekunden nach Abklemmen der Nierenarterie ist das Kanälchenlumen geschlossen (THURAU u. DEETJEN, 1961; STEINHAUSEN et al., 1963; WALTHER, 1963); bei der „Okklusion" nehme auch der Tubulusdurchmesser ab. Etwa 1 min nach Lösung der Klemme sind die Kanälchen wieder vollständig eröffnet. WARNING und THOENES (1972) stellten zwar fest, daß der Gesamtdurchmesser der Kanälchen bei Okklusion gegenüber der Norm unverändert sei, das Epithel jedoch in der Tat so erheblich an Volumen zugenommen habe, daß nur noch ein Restlumen von 7 µm Durchmesser elektronenmikroskopisch nachgewiesen werden könne. Nach Beobachtungen der Autoren füllen flüssigkeitsreiche Blasen, die vom Bürstensaum ausgestülpt werden, die Lichtung aus. Die Epithelschwellung ist mit einer starken Erweiterung der Labyrinthspalten verbunden, die Flüssigkeit enthalten. Die Epithelverdickung kommt offenbar durch Umlagerung der im Tubulus befindlichen Flüssigkeit und nicht durch Resorption zustande. Mit der Normalisierung der arteriellen Durchströmung schwillt das Epithel allmählich wieder ab. (vgl. hierzu GLAUMANN et al., 1977). Für elektronenmikroskopische Untersuchungen empfehlen MAUNSBACH et al. (1962) die Verwendung der oberflächlichen 100–200 µm der Nierenrinde, die in situ — ohne vorherige Entferung der Kapsel — durch Beträufeln fixiert worden waren; in dieser Zone finde man weitgestellte Kanälchen und Kapillaren. Weite Lumina der Kanälchen zeigen licht- und elektronenmikroskopische Präparate von Nieren, die durch Perfusion ihrer Blutgefäße fixiert wurden (Abb. 74, FORSSMANN et al., 1967, dort weitere Lit.). Eine völlig naturgetreue Erhaltung der Tubuluslichtungen und der Wandstärke der Kanälchen ist allerdings auch von diesem Verfahren nicht zu erwarten, da durch Perfusion Kontraktionszustände des Epithels zum Verschwinden gebracht werden können, die durch den motorischen Apparat des Kanälchens hervorgerufen werden (s.S. 147). Bei Immersionsfixierung kommt es zur Quellung des Epithels, vermutlich infolge des Einströmens von Harn aus der Lichtung in die Zellen (vgl. LATTA et al., 1967, Lit.), so daß das Lumen mehr oder weniger stark eingeengt oder gar verlegt werden kann (vgl. auch MAUNSBACH et al., 1962).

ROUILLER (1969, dort weitere Lit.) betont daher, wie wichtig für die Beurteilung von Schnittpräparaten die Berücksichtigung der Bedingungen ist, unter denen ein Organ gewonnen, ferner, wie es vorbehandelt wurde (Art des Fixationsmittels und der Einbettung). Gute Resultate sind durch Perfusion der Nierengefäße des narkotisierten Tieres mit Glutaraldehyd zu erzielen. (FORSSMANN et al., 1967, 1973; LARSSON, 1975); es ist wichtig, daß der arterielle Druck

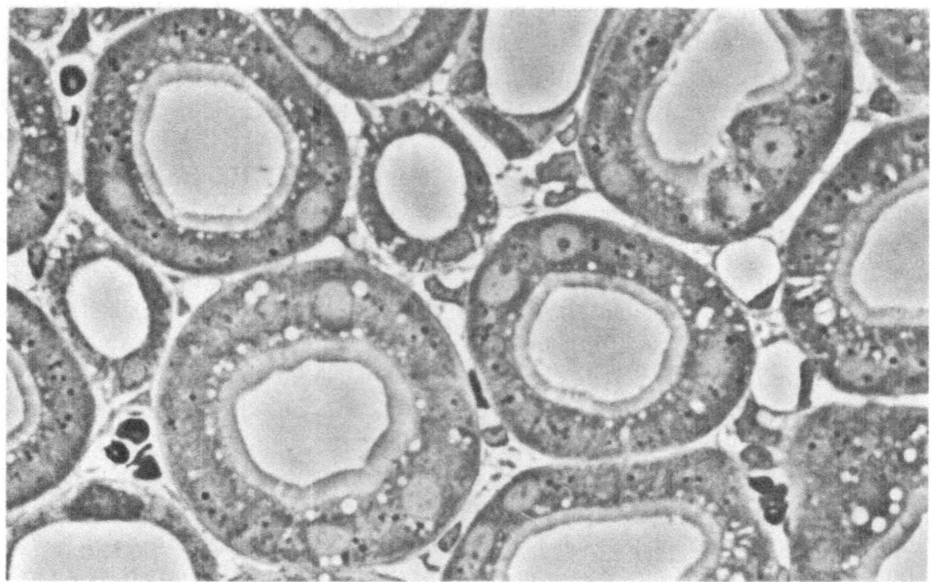

Abb. 74. Nach Perfusionsfixierung zeigen die Nierenkanälchen weite Lumina. *Ratte,* Phasenkontrast-
optische Aufnahme, Vergr. 8000fach. (Aus FORSSMANN, 1973)

bei der Infusion nicht abfällt (FORSSMANN, 1973). Über postmortale und mikrotechnisch bedingte Epithelveränderungen unterrichten HANSSEN (1960) und Os-
VALDO et al. (1965). Ein guter Erhaltungszustand des in vivo durch Auflichtbetrachtung beobachteten Epithels wird nach THOENES et al. (1965) durch die
gezielte Fixierung von Nierenkanälchen durch Mikroperfusion (Glaskapillare,
Durchmesser 7–15 µm) gewährleistet. Unterschiedliche Strukturbilder von Neph-
ronabschnitten können bei Ischämie auftreten, auf welche die Segmente verschieden reagieren. Während Pars convoluta und recta des Hauptstückes im Markstrahl einen ischämischen Insult überstehen können, nekrotisieren die Partes
rectae im Außenstreifen (DOBYAN et al. 1977, *Ratte*).

Die *Kerne* des Hauptstückepithels besitzen meistens rundliche Gestalt. Auffallend zerklüftete Kerne, die lumenwärts oder zur Zellbasis gerichtete Fortsätze
entsenden, wurden lichtmikroskopisch im Hauptstück des *Selachiers Scyllium*
festgestellt (BARGMANN, 1937). Zweikernige Zellen kommen nach CLARA (1935)
in der *kindlichen Niere* sehr selten vor, doch nimmt ihre Zahl in höherem
Alter zu. *Mehrkernige Zellen* fehlen nach seinen Angaben in der Niere des
Kindes, sind beim *Erwachsenen* spärlich, im *Greisenalter* häufiger. Zwei- und
mehrkernige Hauptstückzellen entstehen nach CLARA durch *Amitose, Mitosen*
werden bei Säugern nur gelegentlich beobachtet, treten aber bei Regenerations-
vorgängen häufiger auf. Eine mitogenetische Wirkung entfalten intrarenal injizierte Nierenextrakte, doch ist sie nicht auf das Hauptstückepithel beschränkt
(CAIN et al., 1976, *Ratte*). Sehr viele Mitosen erscheinen in den Nierenkanälchen
des *Aales* einschließlich der Hauptstücke unter der Einwirkung von Prolaktin
(OLIVEREAU u. LEMOINE, 1968). Mitosen im Hauptstück von *Elasmobranchiern*

erwähnt BARGMANN (1937). Die Kerne reifer Hauptstückzellen besitzen nach Untersuchungen an *Microtus agrestis* (KINSKY, 1976) keine Chromozentren; sie verlieren diese während der Differenzierung, bleiben aber in den Kernen der Mittelstücke und der Sammelrohre zum Teil erhalten. Azidophile, rundliche, aus Eiweiß bestehende *Kerneinschlüsse* („Kernkugeln"), die oft eine konzentrische Schichtung aufweisen, wurden in Hauptstückkernen von *Siebenschläfern (Glis glis)* gefunden, die sich im Winterschlaf befanden (PETRY et al., 1964).

Der Versuch, die *Kerndurchmesser* und *Kernvolumina* zu bestimmen, führt je nach dem Zeitpunkt der Organentnahme, dem Funktionszustand der Nierenzellen, dem Lebensalter und der Wahl des Fixationsmittels zu unterschiedlichen Ergebnissen (s. auch DJELALI, 1960, Lit., BUCHER, 1960). Als „Regelzelle" ermittelte CLARA (1935) eine Zellklasse im Hauptstückepithel des erwachsenen *Menschen* (Formolfixation) mit einem Kerndurchmesser von 7,3 µm beim 5 Monate alten Fetus von 7,6 µm. Nach karyometrischen Untersuchungen an der lebensfrisch fixierten *menschlichen* Niere beträgt der mittlere Durchmesser des Hauptstückkerns 6,3 µm, das Volumen 131,5 µm^3 (BUCHER, 1959, s. auch Lit.). Für die Hauptstückkerne nicht sofort post mortem fixierter Nieren gelten nicht selten geringere Werte; in derartigen Fällen erscheinen auch dunklere Kerne mit verwaschener Struktur. Auch aus Untersuchungen tierischer Nieren ergibt sich, daß eine postmortale Kernschrumpfung vorliegt. Die Angabe von K.-D. BACHMANN (1950), die Haupstückkerne juxtaglomerulärer Nephrone seien größer als die subkapsulärer, hat sich bisher nicht bestätigt (BUCHER, 1960).

Bei Belastung der Hauptstückzellen werden ihre Kerne größer; es können Riesenkerne, amitotisch eingeschnürte Kerne und Doppelkerne auftreten (BUCHER u. GAILLOUD, 1958; zur Methodik s. BUCHER, 1959, 1960). Nach Untersuchungen an der Niere der *Ratte* nimmt das relative Volumen des Kernes während des Heranreifens der Zelle ab (LARSSON, 1975). In Parallele zu der Differenzierung steigt der transzelluläre Transport isotoner Flüssigkeit durch das Epithel auf etwa das 4fache an. Eine Vergrößerung der Zellkerne setzt beim *Aal* nach Injektion von Prolaktin ein, ebenso eine Volumzunahme der Epithelzellen, die zu einer Erweiterung der Kanälchenlichtung führt (OLIVEREAU u. LEMOINE, 1968).

Das an die Bowmansche Kapsel bzw. das Halssegment (S. 117) anschließende Hauptstück ist durch einen im lichtmikroskopischen Präparat gestreift erscheinenden *Saum* gekennzeichnet. „Ohne gestreiften Saum kein Hauptstück" (v. MÖLLENDORFF, 1930). Bei Auflichtbetrachtung der Nierenoberfläche läßt sich das Hauptstück vom Mittelstück bei günstiger Beleuchtung in vivo unterscheiden, da der Saum als lichtbrechender Streifen erscheint. Auch nach intravenöser Injektion einer Lissaminlösung wird der Saum des Hauptstückepithels (*Ratte*) als heller Streifen bei Auflichtbeobachtung in vivo sichtbar (STEINHAUSEN, 1963, Abb. 75). Die Streifung des Saumes führte v. MÖLLENDORFF auf seinen Aufbau aus einem Wabenwerk („Wabensaum") zurück, dessen Wände im Schnittbild als Streifen erscheinen und so die Existenz isolierter Bürstenhaare oder Stäbchen vortäuschen. Indessen beruht diese Auffassung, die schon die meisten Zeitgenossen v. MÖLLENDORFFS nicht teilten, auf der Interpretation von Fixationsartefakten.

Die endgültige Klärung hat die Elektronenmikroskopie mit dem Nachweis erbracht, daß die lichtmikroskopisch erkennbare Streifung des Saumes durch

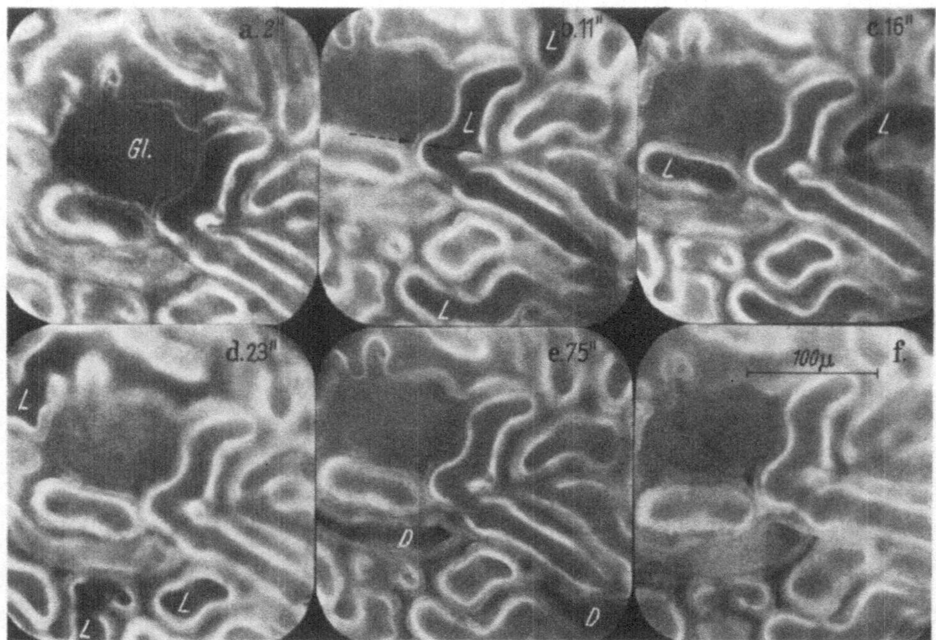

Abb. 75a–f. Mikrophotogramme der Nierenoberfläche einer 320 g schweren, männlichen Ratte nach i.v. Stoßinjektion von 0,25 ml/kg einer 10%igen Lissaminlösung. (a) 2 sec nach Farbgabe ist im Zentrum des Bildes ein oberflächlich gelegenes Glomerulum (Gl) gefärbt. Das Glomerulum, dessen Kapillarschlingen in den nachfolgenden Bildern gerade angedeutet erscheinen, ist nur seitlich von einigen proximalen Tubulusschlingen überlagert. (b–d) 11, 16 und 23 sec nach Injektion Farbpassage durch proximale Tubuluslumina (L). Der ausgezogene Pfeil weist auf die Lumenbegrenzung proximaler Tubuli (weißer Saum = Bürstensaum ?), der gestrichelte Pfeil auf die äußere Tubulusbegrenzung. (e) 75 sec nach Injektion Färbung distaler Tubuluslumina (D), rechts unten außerhalb der Schärfenebene. (f) Deutliche Lumenzunahme des distalen Tubulussegments 4,5 min nach i.v. Injektion von 6,25 ml/kg einer 30%igen Mannitlösung. (Aus STEINHAUSEN, 1963)

die Verklebung von *Mikrovilli* gleichen Kalibers hervorgerufen wird. Erste Angaben über die Existenz der Mikrovilli stammen von DALTON et al. (1950, 1951), DALTON (1951) sowie PEASE und BAKER (1950); weitere Literaturhinweise gibt RHODIN (1958). In den Anfängen der Elektronenmikroskopie hatten noch SJÖSTRAND und RHODIN (1953) die Meinung vertreten, der sog. Bürstensaum bestehe aus parallel zueinander orientierten, apikal und basal geschlossenen Röhrchen mit dünner Wandung („ducts"), die für das wabige Muster des tangential zum Zellapex geschnittenen Saumes verantwortlich seien (s. auch ROLLHÄUSER, 1954). ROSTGAARD und THUNEBERG (1972) haben die Mikrovilli (*Ratte*) mit Hilfe der Nomarski-Optik auch lichtmikroskopisch eindeutig sichtbar gemacht (Abb. 76, zur Methodik s. THUNEBERG u. ROSTGAARD, 1968).

Länge und Dicke der Mikrovilli gibt RHODIN (1958) mit 1 µm bzw. 800 Å an. Ihre Zahl betrage rund 215 je µm², so daß die Hauptstückzelle annähernd 6500 Mikrovilli trägt, wenn man davon ausgeht, daß die freie Zelloberfläche etwa 30 µm² einnimmt. Veranschlagt man mit RHODIN die Oberfläche des Einzelvillus auf rund 0,2 µm², so ergibt sich eine Vergrößerung der apikalen Zellober-

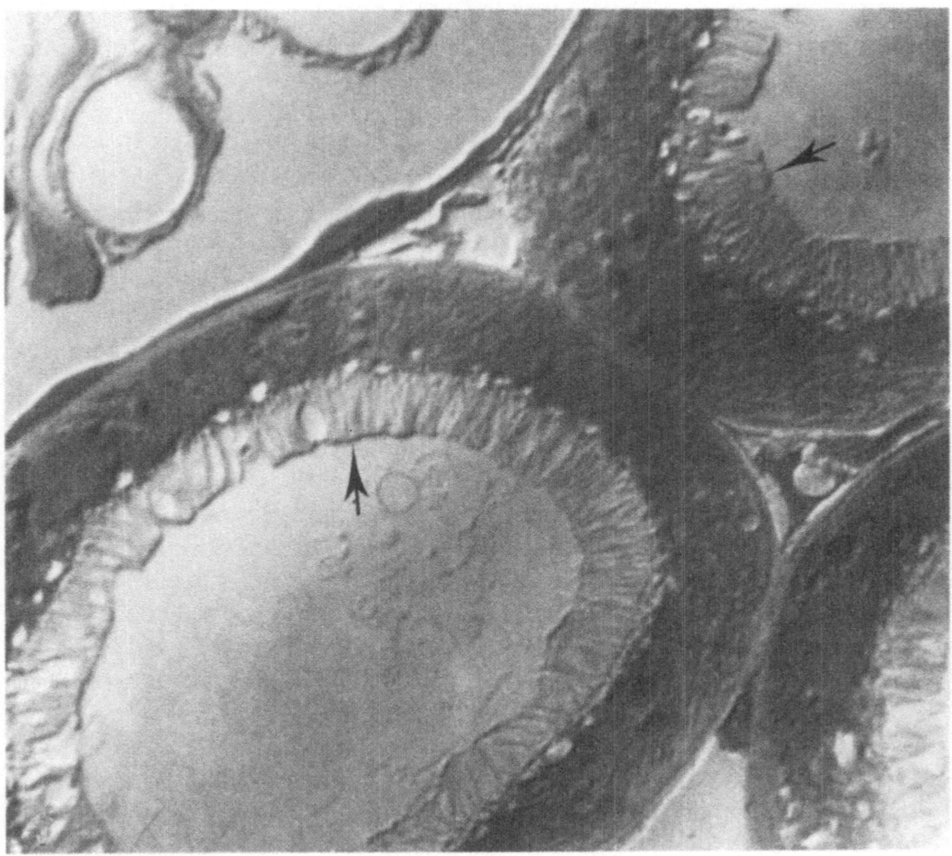

Abb. 76. Lichtmikroskopische Aufnahme von Hauptstücken der *Ratten*niere, mit Nomarski-Optik gewonnen. Gefäßperfusion mit 6%igem Glutaraldehyd. Die einzelnen Mikrovilli (Pfeile) sind erkennbar. Links oben: Glomerulum. Vergrößerung 2500fach. (Aus ROSTGAARD u. THUNEBERG, 1972)

fläche auf etwa 1200 μm². PEASE und BAKER (1950, *Ratte*) geben eine Länge bzw. Dicke der Mikrovilli von 1,2 μm bzw. 0,03 μm an. Nach FORSSMANN (1973), der sich einer besseren Fixationsmethode bedient (Perfusion), sind die Mikrovilli des Hauptstücks der *Ratte* in der Pars contorta 3–5 μm lang. Zur Pars recta nimmt ihre Länge auf 2 μm ab, ebenso die Höhe der Zellen. Der Durchmesser des Einzelvillus beträgt rund 0,500 μm. Einen Bürstensaum besitzen auch die Kanälchen der *aglomerulären Nieren* der *Teleostier Lophius piscatorius* (GRAFFLIN, 1937) oder *Opsanus tau* (BULGER, 1965). Differenzen in den Aussagen über Länge und Dicke der Mikrovilli beruhen wohl nicht nur auf Unterschieden der Fixation oder der Spezies. Auch die Möglichkeit *aktiver Verkürzung* ist in Betracht zu ziehen (s. u.).

Die PAS-Färbung des Saumes, die wahrscheinlich an die Glykokalyx auf dem Plasmalemm gebunden ist, ist ein Zeichen der funktionellen Reifung der Hauptstückzellen im Mesonephros und im sich differenzierenden Metanephros (LEESON u. BAXTER, 1957, *Kaninchen*); dies trifft auch für den Pronephros der

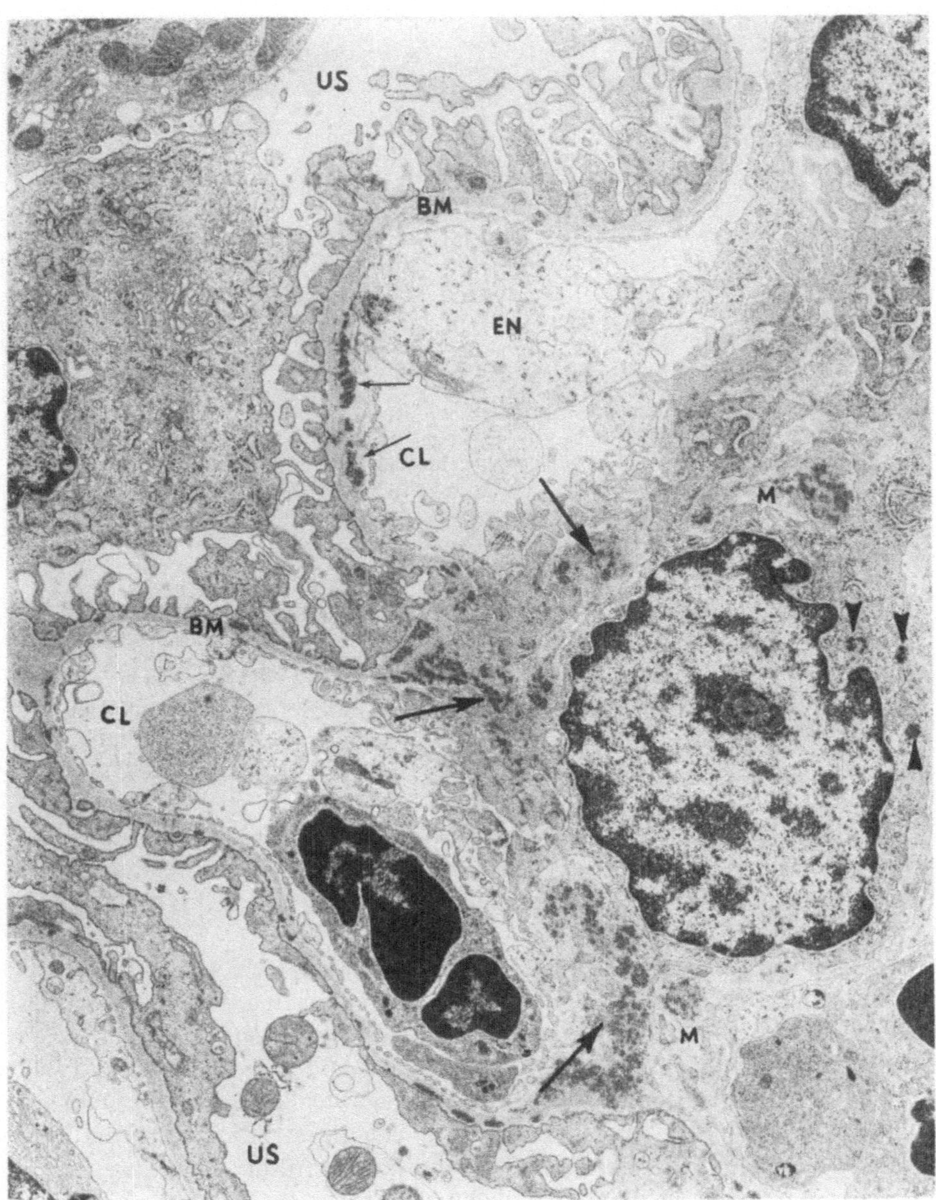

Abb. 68. Teilbild eines Glomerulums einer mit Ferritin immunisierten *Maus*. Das Mesangium (M) ist verbreitert, die Endothelzellen (EN) sind geschwollen. Die Fusion der Podozytenfüßchen ist geringfügig. In der Matrix des Mesangiums erkennt man zahlreiche Ferritin-Immunkomplexe (große Pfeile), ferner im subendothelialen Raum (kleine Pfeile). Einige ferritinhaltige, von einer Membran begrenzte Vakuolen liegen im Zytoplasma des Mesangiozyten am rechten Bildrand (Pfeilköpfe). Im Kapillarlumen (CL) befindet sich ein polymorphkerniger Leukozyt. US: Kapselraum, BM: Basallamina. Vergr. etwa 13000fach. (Aus STILMANT et al., 1975)

Anuren zu (JAFFÉE, 1963). Eine unregelmäßige Anfärbung des Saums beobachteten MELMAN und ROSENBAUM (1963) bei *Fledermäusen* (*Myotis lucifugus*), die unter sommerlichen Bedingungen gehalten wurden, eine regelmäßige bei Tieren, die in der Kälte lebten.

Die Verfeinerung der elektronenmikroskopischen Methodik hat eine komplizierte *Bauweise des Mikrovillus* aufgedeckt (s.u.), der ursprünglich als ein verhältnismäßig strukturarmes Zytoplasmafädchen angesehen wurde. Bei RHODIN (1958) heißt es: „the core of the microvillus is strikingly structureless as compared with the rest of the ..cytoplasm".

Das Zytoplasma der Mikrovilli, in dem schon frühere Untersucher einen axialen Tubulus (HANSSEN u. HERMAN, 1962) und longitudinale Filamente (SANDBORN, 1970) vermuteten, wird nach ROSTGAARD und THUNEBERG von einem axialen Bündel von *Filamenten* (Durchmesser 50–70 Å) durchzogen (Abb. 77), deren Querschnitt das Muster 1+6 aufweist, wie aus Abb. 78 ersichtlich. Außerdem enthüllt das „negative staining"-Verfahren das Vorhandensein von 60 Å-Filamenten, die z.T. eine Länge von 1 µm erreichen. Diese Filamente erinnern stark an die Aktinfilamente der Skelettmuskulatur, so daß die Hypothese naheliegt, die Mikrovilli seien kontraktile Zellfortsätze. Mit dem Phasenmikroskop haben THUNEBERG und ROSTGAARD (1969) in der Tat lebhafte aktive Bewegungen der Mikrovilli (*Ratte*) beobachtet; dabei handelte es sich um Verkürzungen.

Die Oberfläche der Mikrovilli erwies sich nicht als eine glatte Plasmalemmfläche, wie zunächst angenommen wurde. ROSTGAARD und THUNEBERG (1968, 1972), die sich der „negative staining"-Methode bedienten, wiesen auf dem Plasmalemm der Mikrovilli isolierter Hauptstückzellen (*Ratte, Kaninchen, Rind*) eine 150–300 Å dicke Schicht nach, die aus Partikeln mit Durchmessern von 30–60 Å besteht (s. auch KENNY et al., 1969). Anscheinend handelt es sich um eine für die Mikrovilli bezeichnende Bildung, da am Plasmalemm der Zellbasis keine derartige Schicht festgestellt werden konnte. Im Hinblick auf vergleichbare Befunde an den Mikrovilli des Dünndarms denken die Autoren an die Möglichkeit, daß die winzigen Partikel ein Substrat enzymatischer Aktivität darstellen. Zugunsten dieser Annahme sprechen die morphologischen und biochemischen Befunde, die POCKRANDT-HEMSTEDT et al. (1972) unter Heranziehung des „negative staining"-Verfahrens an isolierten Fragmenten des Bürstensaums der *Ratte* gewannen. Die Autoren entwickeln folgende Vorstellung vom Aufbau der Oberfläche der Mikrovilli: in eine Matrix, die alkalische Phosphatase, andere Proteine und Hexosamin enthält, sind Partikel mit einem Durchmesser von 40 Å eingebettet, die Aminopeptidaseaktivität besitzen. Matrix und Partikel werden von einer *Glykoproteinschicht* bedeckt, die für die Glätte der Villusoberfläche verantwortlich ist. Die stark positive PAS-Reaktion des Bürstensaums (S. 125) ist auf den hohen Gehalt der Glykoproteine an Hexosamin zu beziehen.

Sowohl licht- als auch elektronenmikroskopisch können im Bürstensaum nicht nur die unspezifische alkalische Phosphatase (Abb.79, GOMORI, 1952; NOVIKOFF et al., 1962; MÖLBERT et al., 1960; OHKURA, 1965; BORGHESE, 1966 u.a.), sondern auch ATPase, Inosindiphosphatase und 5′-Nukleotidase, ferner neutrale Glycerophosphatase (IVEMARK, 1958, 1959) nachgewiesen werden. Die beim elektronenmikroskopischen Enzymnachweis auftretenden Niederschläge von Bleiphosphat liegen auf der lumenwärtigen Oberfläche des Plasmalemms (Lit. bei

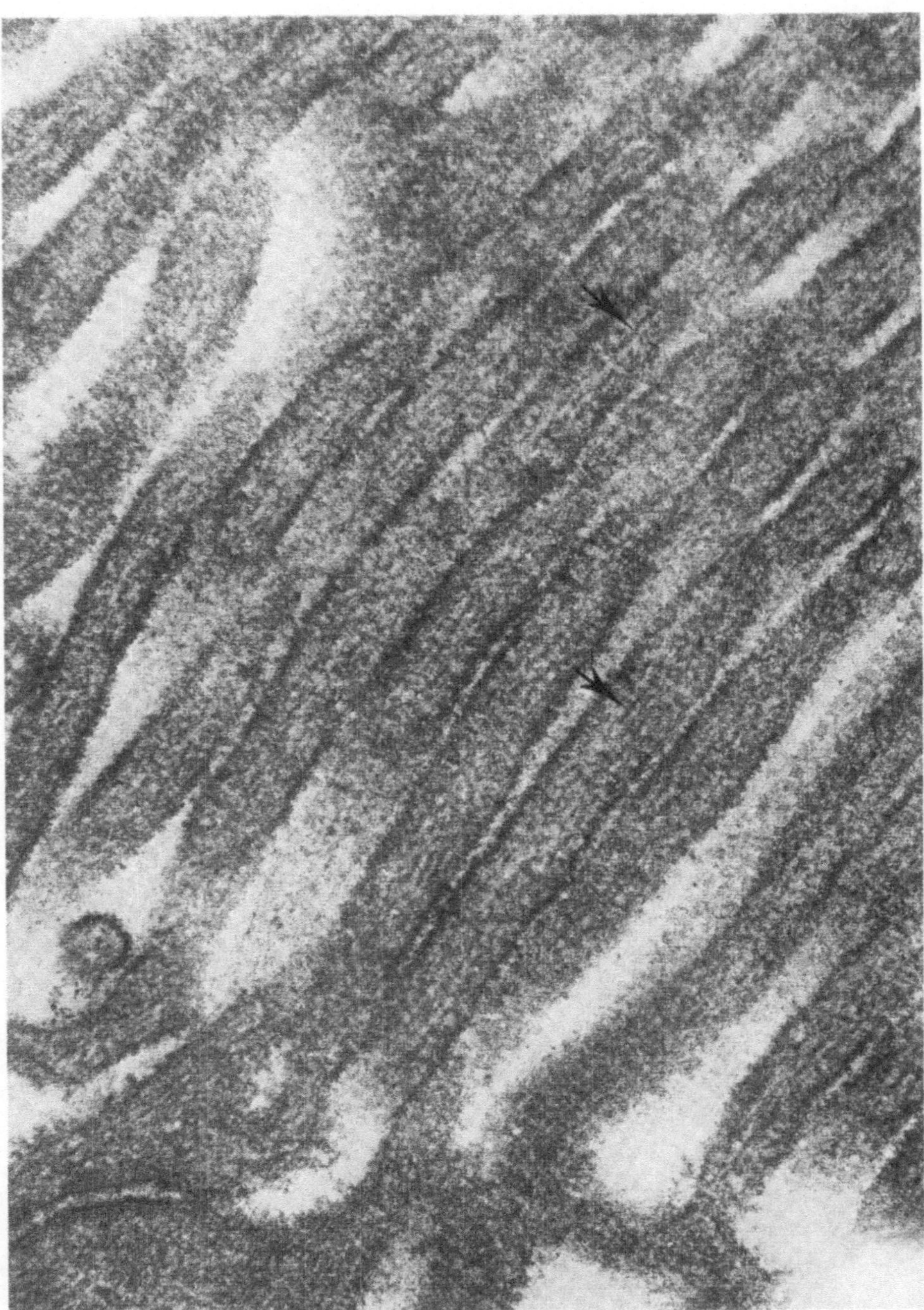

Abb. 77. Bürstensaum des Hauptstückes der *Ratten*niere. Im Zentrum der längsgetroffenen Mikrovilli erkennt man Filamente (Pfeile). Elektronenmikroskopische Aufnahme, Vergr. 96000fach. (Aus ROSTGAARD u. THUNEBERG, 1972)

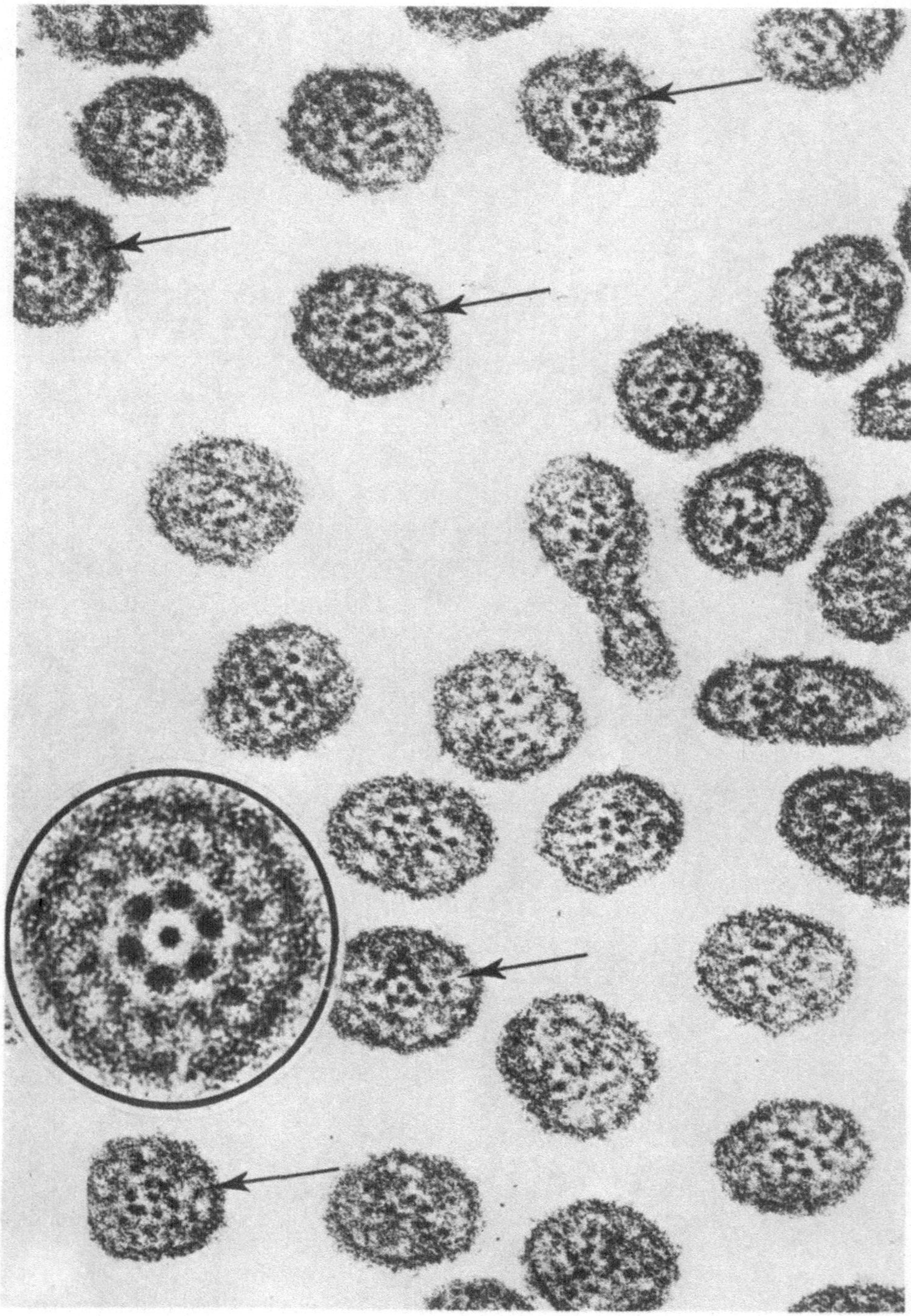

Abb. 78. Querschnitte von Mikrovilli des Bürstensaumes (*Ratte*). Beachte das 1 + 6 Muster der Anordnung der Filamente. Im Kreis: einzelner Mikrovillus bei stärkerer Vergrößerung. Der Kontrast des Filament-Musters wurde durch 6malige Rotation erzielt. Vergrößerungen 180 000fach bzw. 400 000fach. (Aus ROSTGAARD u.. THUNEBERG, 1972)

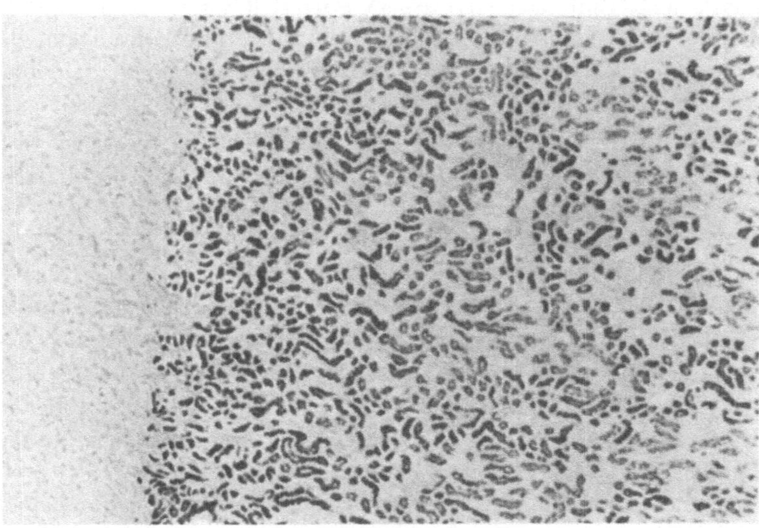

Abb. 79. Reaktion auf alkalische Phosphatase (GOMORI, 1959) in der *Ratten*niere. Vergr. 20fach.
(Aufnahme von Prof. Dr. W. Kühnel, Aachen)

ERICSSON u. TRUMP, 1969). Nach MÖLBERT et al. (1960, *Maus*) ist der Sitz
der im Bürstensaum darstellbaren, bei pH 7,6–7,7 wirksamen Phosphatasen die
Membran der Mikrovilli. Parallel zu der Ausstattung des Bürstensaumes mit
alkalischer Phosphatase während der Differenzierung des Hauptstückes verläuft
die Anreicherung des Substrates, das eine positive PAS-Reaktion gibt (LEESON
u. BAXTER, 1957, *Kaninchen*; DU BOIS, 1969, *Ratte*). WACHSMUTH und STOYE
(1976) wiesen die Membranenzyme alkalische Phosphatase und Aminopeptidase
an Kryostatschnitten im Bürstensaum nach. Auch in isolierten Bürstensäumen
fanden BERGER und SACKTOR (1970, *Kaninchen*) alkalische Phosphatase, ferner
ATP-ase, Glucose-6-Phosphatase und zwei Polysaccharidasen (Trehalase, Mal-
tase), in denen die Autoren Leitenzyme des Saumes erblicken (zur Methodik
der Isolierung s. auch KINNE u. KINNE-SAFFRAN, 1969). In den Membranen des
Bürstensaumes läßt sich eine durch Bikarbonat stimulierbare ATP-ase nachweisen, durch die nach KINNE (1976) ein aktiver Transport von Bikarbonat oder
Protonen vermittelt wird. Der aktive Transport von Natrium spielt sich am
lateral-basalen Plasmalemm ab. Die Bürstensaummembran enthält ferner natrium-
abhängige Transportsysteme für Zucker, Aminosäuren und Phosphat, die
Membranen des basalen Labyrinths dagegen natriumunabhängige Transportsysteme für diese Substanzen und für p-Aminohippursäure (Einzelheiten bei
KINNE, 1976).

Die Mikrovilli werden von einem Sialinsäure enthaltenden Film von Glyko-
proteiden, einer *Glykokalyx*, bedeckt, die auch die intervillösen Spalten ausfüllt
und bis in die Invaginationen der Zelloberfläche an der Basis der Mikrovilli
hineinreicht (GRONIOWSKI et al., 1969, Rutheniumrot-Methode). Eine noch dich-
tere Schicht mit Rutheniumrot elektronenmikroskopisch darstellbarer Substanz
überzieht das Plasmalemm, das die Interzellularräume und vor allem die Einfaltungen an der Zellbasis begrenzt; die Interzellularräume werden von dem färbba-

ren Material ausgefüllt. Die Glykokalyx scheint mit der äußeren Schicht des Plasmalemms verbunden zu sein. Durch Färbung mit kolloidalem Thorium lassen sich ähnliche Resultate erzielen. GRONIOWSKI et al. (1969) halten es für möglich, daß die Glykoproteinschicht auf den Mikrovilli der Siebung des Primärharns dient, indem sie Ionen und kleine Moleküle hindurchtreten läßt. Eine genauere, aber noch vorläufige Vorstellung von der Funktion der Glykoproteine entwickeln POCKRANDT-HEMSTEDT et al. (1972). Nach ihrer Ansicht kann die Glykoproteinschicht, die netzig strukturiert ist, wie ein Sieb wirken, das nur Moleküle von den Poren entsprechender Größe zu dem Grundgerüst der Membran gelangen läßt. Es könne ferner dank seines Gehaltes an ionisierbaren Amino-, Carboxyl- und Sulfhydrylgruppen u.a. als Ionenaustauscher wirken. Organische Verbindungen werden auf ihrem Wege durch Wasserstoffbrücken mit den Hydroxyl- bzw. Aminogruppen der Glykoproteine verknüpft. Großmolekulare Substanzen werden zwischen den Basen der Mikrovilli pinozytotisch aufgenommen (s.u.).

Im rasterelektronenmikroskopischen Bild hervortretende *kraterähnliche Vertiefungen* im Bürstensaum (Durchmesser 1,5 µm, ANDREWS u. PORTER, 1974; BULGER et al., 1974) werden nach PFALLER und KLIMA (1976) möglicherweise durch die Perfusionsfixation hervorgerufen. Indessen haben schon GRIFFITH et al. (1967) gezeigt, daß das Auftreten der Krater nicht von der Art der Fixation abhängt. Möglicherweise handelt es sich um eine Struktur, die die Pinozytose großer Moleküle begünstigt. ANDREWS (vgl. ANDREWS u. PORTER, 1974) hat nachgewiesen, daß die Zahl der Mikrokrater im Hauptstück zunimmt, wenn Proteine in den Primärharn übertreten (Nephrose).

Tubuläre Einsenkungen des apikalen Plasmalemms zwischen den Basen der Mikrovilli wurden bereits von RHODIN (1954) beschrieben und von PEASE (1956) und CLARK (1957) mit Pinozytose, (s. hierzu S. 154) in Verbindung gebracht (weitere Lit. bei RHODIN, 1958; ROSTGAARD u. THUNEBERG, 1972; s. auch POCKRANDT-HEMSTEDT et al., 1972). Die apikalen Invaginationen (Durchmesser 600–700 Å, LATTA et al., 1967), die elektronendichtes Material enthalten können, stehen oft mit größeren Vakuolen im apikalen Zytoplasma im Zusammenhang. Außer diesen Vakuolen kommen hier Bläschen vor, deren Wände mit Ribosomen besetzt sind (rauhes endoplasmatisches Retikulum). Vgl. hierzu Abb. 80/81.

Die Hauptstückzelle, deren Höhe zwischen 5–8 µm (RHODIN, 1958) schwankt, besitzt infolge der Ausbildung des Bürstensaums und der Einfaltungen des basalen und lateralen Plasmalemms eine große, zerklüftete Oberfläche, wie sie für Zellen mit starkem Flüssigkeitstransport bezeichnend ist (vgl. hierzu LARSSON, 1975, *Ratte*). Nur bei Aufsicht auf die lumenwärtige Oberfläche des Epithels, wie sie das Rasterelektronenmikroskop gestattet, gewinnt man den Eindruck, man habe es mit polygonalen, vorwiegend hexagonalen Elementen zu tun (ANDREWS u. PORTER, 1974). Verfolgt man die Ausbildung der Oberfläche der Hauptstückzellen an isolierten überlebenden Kanälchen verschieden alter *Kaninchen*, die mit einem aus Kaninchenserum gewonnenen Perfusat durchströmt wurden, um den Flüssigkeitstransport zu bestimmen, so gelangt man nach LARSSON und HORSTER (1976) zu folgenden, morphometrisch ermittelten Resultaten. Die Hauptstückzellen 30–38 Tage alter Kaninchen haben eine wesentlich stärker gefaltete Oberfläche als diejenigen 2–6 Tage alter Jungtiere. Die Oberfläche des

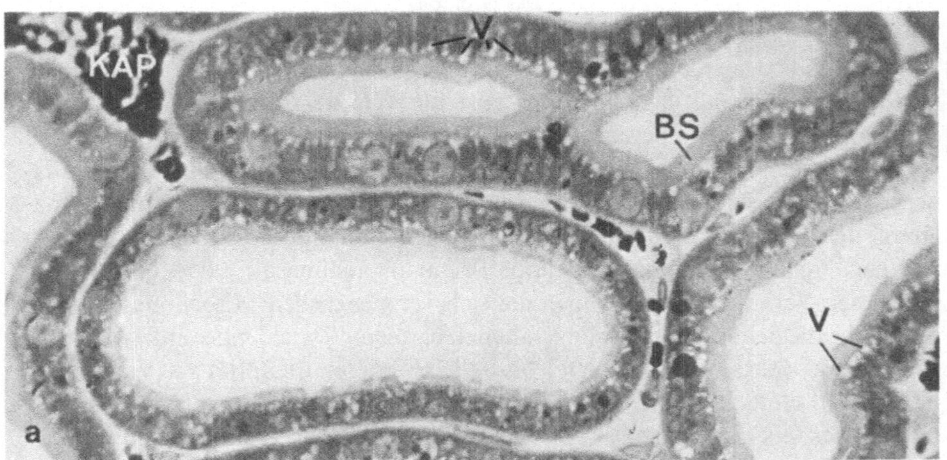

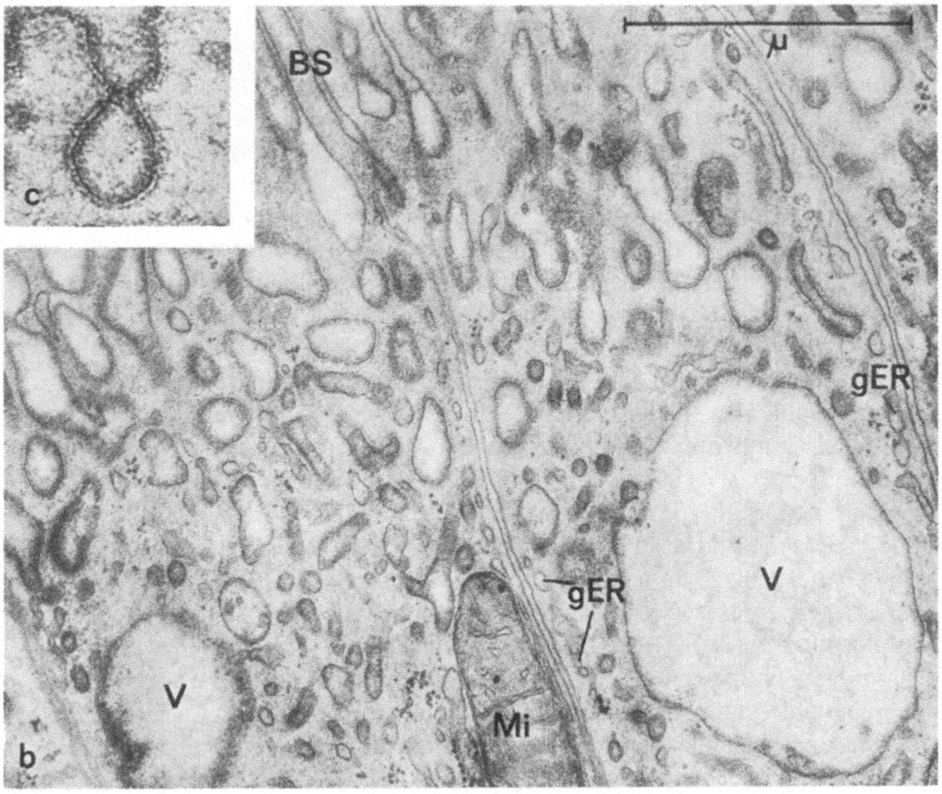

Abb. 81

Abb. 80/81a–c. Zur Normalstruktur des proximalen Tubuluskonvolutes der *Ratten*niere. (a) Lichtmikroskopischer Semidünnschnitt: die großen apikalen Resorptionvacuolen (V) finden sich aufgereiht unterhalb des Bürstensaumes (BS). Kap: peritubuläre Kapillare. (b) Elektronenmikroskopisch zeigt die Apikalzone der Epithelzellen Invaginationen am Grunde des Bürstensaumes (BS) sowie bläschen- und schlauchförmige Elemente mit transparentem oder homogen dichtem Inhalt. V: große apikale Resorptionsvacuolen, gER: paramembranöses glattes endoplasmatisches Reticulum, Mi: Mitochondrien. (c) Mikropinocytosebläschen im Abschnürungsstadium mit „coat" auf der Zytoplasmaseite und Substanzfilm auf der Lumenseite. (a) Giemsa, 720:1, (b) 37500:1, (c) 120000:1. (Aus THOENES u. LANGER, 1969)

lateralen und basalen Plasmalemms vergrößert sich derart, daß das Zellvolumen von 1,53 $\mu m^2/\mu m^3$ auf 2,38 $\mu m^2/\mu m^3$ ansteigt (vgl. hierzu auch LARSSON, 1975, *Ratte*). In der gleichen Zeit erreicht die Höhe des Bürstensaums 2,0 μm, während sie beim jungen Tier noch 1,5 μm beträgt. Die Zahl der Mikrovilli bleibt annähernd konstant. Die Längenzunahme der Mikrovilli und der Zuwachs an Plasmalemm, der mit der Erweiterung des Kanälchendurchmessers einhergeht, führen zu einer Zunahme der apikalen Zelloberfläche um annähernd 300%. Gleichzeitig mit diesen Veränderungen nehmen die sich vergrößernden Mitochondrien enge räumliche Beziehungen zum eingefalteten basalen Plasmalemm auf (Abb. 11, 12, s. auch LARSSON 1975, *Ratte*; bezüglich weiterer quantitativer Daten vgl. LARSSON u. HORSTER, 1976).

Aus der Oberfläche der Hauptstückzelle ragen ein bis mehrere dünne *Zilien* hervor (GUYTON, 1935; LEESON, 1961; LATTA et al., 1961; ROSSMANN u. GALLE, 1968; ANDREWS u. PORTER, 1974; PFALLER u. KLIMA, 1976). Ihre Länge beträgt bei *Säugern* etwa 2,5 μm. *Basalknötchen* wurden gleichfalls beobachtet. Auch Epithelzellen der *aglomerulären Nephrone* von *Opsanus tau* besitzen Einzelzilien und ein Zentriol (BULGER, 1965). Die Zilien sind jedoch keine für die Hauptstückzelle des Nephrons charakteristischen Strukturen, da sie auch im Nierenkörperchen (S. 64, s. auch WEBBER u. LEE, 1974) und in den distal gelegenen Segmenten des Nephrons vorkommen. Die zu den Derivaten des Wolffschen Ganges gehörenden Epithelrohre sollen nach PFALLER und KLIMA zilienfrei sein. Es muß jedoch bemerkt werden, daß ANDREWS und PORTER (1974) an der Oberfläche der Sammelrohrzellen Rudimente von Zilien nachwiesen (s.S. 210), FLOOD und TOTLAND (1977, *Maus*) Solitärzilien. Die Funktion der sehr zarten Zilien ist noch Gegenstand der Spekulation. Nach ANDREWS und PORTER ist denkbar, daß sie zwar das Filtrat des Glomerulums nicht vorantreiben, wohl aber lokale Turbulenzen erzeugen. Durch diese Turbulenzen könnte eine laminäre Strömung verhindert und damit die Resorption erleichtert werden. Ebenso ist es möglich, daß die Zilien eine sensorische Funktion ausüben (WEBBER u. LEE, 1975, FLOOD und TOTLAND, 1977), wie dies auch für Zellen anderer Organe und die Podozyten erörtert wurde. Dank ihrer zentralen Lage könnten sie dem gesamten Zelleib rasch Informationen übermitteln. WEBBER und LEE verweisen in diesem Zusammenhang auf die Feststellung von ROBERTS und SCHMIDT-NIELSEN (1966), nach der zwischen dem Vorkommen von Einzelzilien im Hauptstück von *Reptilien* und der Beschaffenheit des Harnes eine Beziehung besteht. Hauptstückzilien sind bei den *Wüstenechsen Phrynosoma* und *Tropidurus* ausgebildet, die einen mit dem Blut fast isoosmotischen Harn absondern, wurden aber bei der tropischen *Echse Hemidactylus* nicht gefunden, die einen hyposmotischen Harn ausscheidet. Da nur 10% der Solitärzilien im Nephron der *Maus* das Querschnittsmuster 9+0, die überwiegende Mehrzahl eine atypische Verteilung einer geringeren Zahl von Filamenten aufweisen, halten FLOOD und TOTLAND die Vorstellung für diskutabel, die Solitärzilien seien funktionslose rudimentäre Strukturen.

Rätselhaft ist die Bedeutung etwa 0,2 μm langer *fädiger zytoplasmatischer Fortsätze* im Anfangsteil des Hauptstückes (*Ratte*), die sich vom Epithel einer Wandseite zur gegenüberliegenden ausspannen und hier in einer klumpigen oder kolbigen Verdickung enden. Diese von ANDREWS und PORTER (1974) rasterelektronenmikroskopisch entdeckten Gebilde enthalten viele an Ribosomen erinnernde Partikel.

Mit langen *Geißeln* versehene Zellen kommen z.B. im Hauptstück des *Teleostiers Muraena* (EDWARDS u. SCHNITTER, 1933), des *Aales* (*Anguilla anguilla*, OLIVEREAU u. LEMOINE, 1968) und des *Selachiers* (*Scyllium*, BARGMANN, 1937) vor.

Der *Schlußleistenkomplex* der Hauptstückzellen nimmt nach CLERMONT und PEREIRA (1966, *Ratte*) einen welligen Verlauf. Die interzellulären Verbindungen bestehen vorwiegend aus *Zonulae occludentes* (FORSSMANN, 1973; PRICAM et al., 1974, *Ratte* u.a.), ferner aus *Zonulae adherentes*. Kleine *Maculae adherentes* (Desmosomen) kommen bei der *Ratte* selten vor, bei *Necturus* sind sie wohlentwickelt (LATTA et al., 1967). Nur einen Gürtel einer Zonula occludens fanden KÜHN und REALE (1975) unmittelbar unter dem Bürstensaum des Hauptstückepithels der *menschlichen* Niere, dagegen bis zu 6 derartige Zonulae im gewundenen Abschnitt des Mittelstückes. Auch an den Nierentubuli anderer Wirbeltiere wurde eine Zunahme der Zellverbindungen in distaler Richtung festgestellt (PRICAM et al., 1974, *Ratte*; CLAUDE u. GOODENOUGH, 1973, *Maus, Necturus*; PEEK et al., 1977, *Thamnophis sirtalis*).

Beim Vergleich der Zonulae occludentes des Epithels der Pars convoluta und recta (S$_3$) von *Ratte, Goldhamster, Kaninchen, Katze, Hund* und *Tupaia* fanden ROESINGER et al. (1977), mit Hilfe des Gefrierbruchverfahrens (freeze-fracture), daß die gewundenen Abschnitte mit Zonulae occludentes vom stark durchlässigen Typ ausgestattet sind; beim *Kaninchen* (Tabelle 5) trifft dies auch für die Pars recta zu. Dagegen besitzt das Epithel der Pars recta von *Ratte, Hamster, Katze, Hund* und *Tupaia* komplizierter strukturierte und breitere Junktionen. Den Histogrammen (Tabellen 4 und 5) aus ROESINGER et al. (1977) können weitere Einzelheiten über das Verhalten der „*tight junctions*" bei den erwähnten sechs Species entnommen werden (vgl. hierzu auch S. 165). Zonulae vom Typ der „*gap junctions*" sind nach PEEK et al. (1977) bei der Schlange *Thamnophis sirtalis* nur im Hauptstück des Nephrons ausgebildet.

Zwischen der Ausstattung des Epithels mit Zelljunktionen und seiner Durchlässigkeit bestehen Beziehungen. Die relativ schwache Ausbildung der Verbindungsstrukturen in der Pars convoluta läßt sich mit den hier sehr niedrigen transepithelialen Potentialdifferenzen in Zusammenhang bringen (BOULPAEP, 1971; weitere Lit. bei KÜHN und REALE, 1975). Wasser und Ionen können die Zonulae occludentes passieren (vgl. TISHER u. YARGER, 1973, *Ratte*). Lanthan dringt dort ein, wo die Zonulae occludentes spärlich entwickelt sind, so im Hauptstück. Wie elektronenmikroskopische Untersuchungen am Hauptstück von *Necturus maculosus* (HUMBERT et al., 1976, Gefrierätzungsmethode) belegen, kann sich die Struktur der Zonulae occludentes unter Belastung ändern. Bei Kontrolltieren wiesen die Autoren intakte Zonulae nach, bei Tieren mit verstärkter Diurese (Infusion einer Tyrodelösung) eine deutliche Herabsetzung der Zahl der Grate („*ridges*") und der Kontinuität. Diesen Veränderungen, von denen auch die Grübchen der Zonulae betroffen sind, entspricht eine Steigerung des elektrischen Leitvermögens im parazellulären Raum, d.h. eine Steigerung der Permeabilität des Epithels für Ionen (weitere Lit. zur Frage der Permeabilität bei HUMBERT et al., 1976). Morphologische Veränderungen der Zonulae occludentes treten bei Erhöhung des intratubulären Druckes auf, der sich durch Steigerung des Ureterdruckes oder des renalen Venendruckes durch Stauung erzielen läßt (BULGER et al., 1974, *Ratte*). Bei einer Reihe von Zonulae, die einer derartigen Belastung ausgesetzt waren, erwiesen sich die aneinandergrenzenden Zellmembranen als nicht miteinander verschmolzen. Aufgrund dieser Beobachtungen kann man annehmen, daß eine durch Steigerung des intraluminalen Druckes hervorgerufene Erhöhung der Permeabilität durch strukturelle Veränderungen der Zonulae zustande kommt oder durch sie begünstigt wird (vgl. dagegen EVAN et al., 1976). Die *Zonulae adherentes* bilden eine Schranke, die größeren Molekülen den Durchtritt verwehrt. Dies geht aus der Beobachtung von THOENES (1968) hervor, daß nach Infusion einer Ferritinlösung unter Unterdruck Ferritinteilchen aus dem Insterstitium in den Interzellularraum gelangen, jedoch nur soweit, wie es die Zonulae adherentes gestatten. Auch für die Meerrettichperoxidase bilden die apikalen Zellverbindungen ein Hindernis (FERIA-VELASCO, 1974). Die Tatsache, daß experimentell zugeführte Peroxidase oberhalb und unterhalb der Zonulae occludentes nachzuweisen ist − die Zonulae erscheinen ausgespart −, läßt sich auf die apikale Aufnahme des Enzyms an der Basis der Mikrovilli und ihre Weitergabe an den Interzellularraum zurückführen (FORSSMANN, 1973, Abb. 82).

Der *Golgi-Apparat* der Hauptstückzellen liegt, wie schon von älteren Autoren wiederholt beschrieben, in der Nähe des Kerns. Elektronenmikroskopisch wurde er von RHODIN (1954) identifiziert und als ein Komplex von 4–6 glattwandigen Membranstapeln geschildert, dessen Profil sich über einen Bereich von etwa 1 µm Länge und 0,5 µm Breite erstreckt. Einzelne oder Gruppen von Bläschen liegen in seiner unmittelbaren Umgebung (s. hierzu auch SJÖSTRAND u. RHODIN, 1953). Nach NOVIKOFF (1959) ist in den Vakuolen, die meistens ein granuläres Material enthalten, saure Phosphatase elektronenmikroskopisch nachzuweisen. Es ist anzunehmen, daß dieses Enzym in den Bläschen entsteht.

Die Gestalt des Golgi-Apparates ändert sich nach FISCHER (1938, *Maus*) mit dem Funktionszustand der Hauptstückzelle. Nach der Methode von Kopsch-Kolatschew dargestellte Golgi-Apparate erscheinen bei normaler Diurese als wohlausgebildete Netzgürtel, die den Kernäquator umgeben. Nach Anregung der Diurese wird das Gerüst in apikaler Richtung verlagert, wobei es sich in Fragmente aufgliedert. Bei maximaler Diurese ist es in kleine Granula nahe der Lichtung aufgelöst. Zusammen mit angeblichen Sekrettropfen sollen die Körnchen aus der Zelle ausgestoßen werden. Bei Abklingen der Diurese bildet sich ein neues Golgi-Netz zwischen Kern und Zellbasis, das sich der basalen Kernoberfläche anlagert. Bei erneuter Diurese nimmt der Apparat wieder äquatoriale Lage ein. FISCHER deutet die Veränderungen des Golgi-Apparates als Ausdruck eines Sekretionsvorganges. Dagegen hat OKKELS (1934, *Kaninchen*) Veränderungen der Lage des Golgi-Apparates im Hauptstück unter der Einwirkung von Diuretica oder nach Nephrektomie niemals beobachtet. Eine Fragmentierung des Golgi-Apparates als Reaktion auf eine Nierenperfusion mit Ringerlösung stellte EMMEL (1938) im Nierenkanälchen, insbesondere im Hauptstück, von *Rana pipiens* (Methode Nassonov-Kolatschew) fest. Die im älteren Schrifttum häufig vertretene Meinung, im Golgi-Apparat werde Trypanblau festgehalten, ist durch elektronenmikroskopische Untersuchungen nicht bestätigt worden.

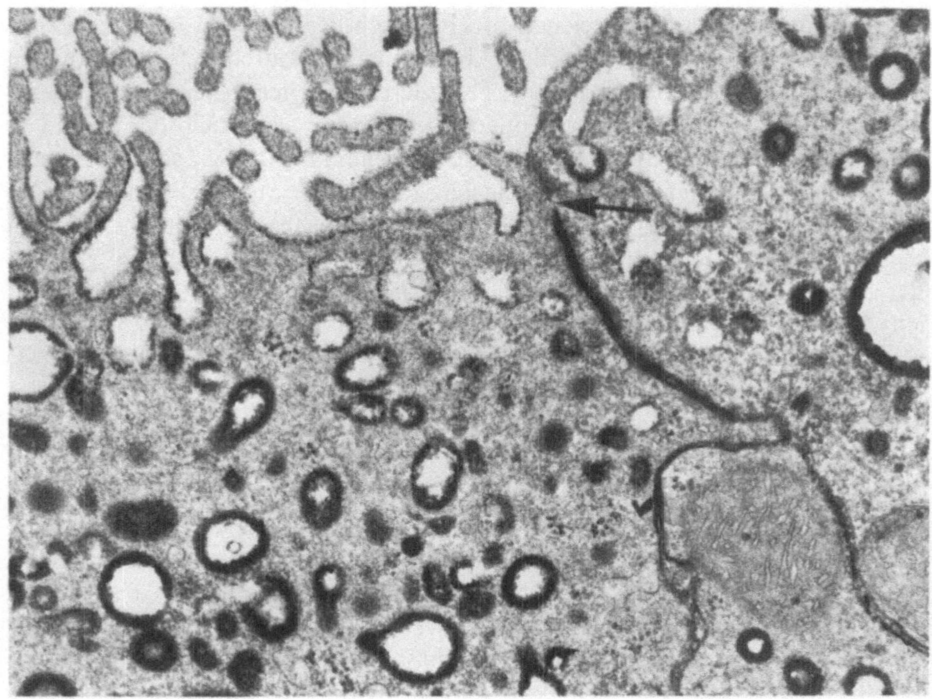

Abb. 82. Zonula occludens (Pfeil) tritt nach Anwendung der Peroxidase-Methode als Aussparung hervor. Zahlreiche apikale Vesikel enthalten Peroxidase, die bereits 5 min nach intravenöser Injektion aufgenommen wurde. Elektronenmikroskopische Aufnahme, Vergr. 33250fach. (Aus FORSS-MANN, 1973)

Die Bedeutung des mit dem Golgi-Apparat, dem glatten ER und anderen Membranen zusammenhängenden Netzwerkes aus sauren Polysacchariden (THIÉRY und BERGERON, 1977, *Ratte*) ist unklar.

Das *glatte endoplasmatische Retikulum* der Hauptstückzelle ist reichlich entwickelt. Insbesondere tritt es zu den Seitenflächen, in geringerem Maße zur Basis der Zelle in engere räumliche Beziehungen; es kann als „paramembranöses Zysternensystem" ausgebildet sein. *Rauhes endoplasmatisches Retikulum* findet sich allenthalben im Zytoplasma, nicht selten in Form mit Ribosomen besetzter Zisternen, die vielfach saure Phosphatase enthalten. *Freie Ribosomen* treten sowohl als einzelne Partikel als auch zu Rosetten vereint auf (Polyribosomen).

Die reichlich vorhandenen *Mitochondrien* der Hauptstückzelle, die dem Cristatyp angehören, fallen durch ihre Größe, zum Teil auch durch ihre Länge auf, doch kommen auch rundliche Formen vor. Im Hauptstück der *menschlichen* Niere sind ringförmige Mitochondrien häufig zu beobachten (ERICSSON u. TRUMP, 1969). Die Matrix der Mitochondrien enthält Granula intramitochondrialia (SJÖSTRAND u. RHODIN, 1953; RHODIN, 1954; BARGMANN et al., 1955, *Xenopus*, LATTA et al., 1967, *Säuger*). Matrixreiche Riesenmitochondrien mit Einschlüssen, die Filamente enthalten, kommen im Hauptstück nierenkranker

Menschen vor (SCHUURMANS STEKHOVEN und V. HAELST, 1970, Lit.; SUZUKI et al., 1975). Besonders zahlreiche Mitochondrien liegen in den lateralen Bereichen der Zelle und in ihren basalen Abschnitten, die durch tiefe Einfaltungen des Plasmalemms in Kompartimente gegliedert sind. Hier stehen langgestreckte Mitochondrien senkrecht zur Basalfläche; dies ergibt sich auch aus Befunden, die mit Hilfe des Gefrierätzverfahrens elektronenmikroskopisch gewonnen wurden (LEAK, 1968). Auf diese Weise entsteht die den Lichtmikroskopikern schon lange bekannte Stäbchen- oder Streifenstruktur der Zellbasis. Nicht alle in einem Schnittbild sichtbaren mitochondrienhaltigen Fortsätze der Zellbasis gehören der gerade getroffenen Hauptstückzelle an, sondern Nachbarzellen, da die basalen Ausläufer aneinandergrenzender Epithelzellen miteinander verzahnt sind (Interdigitation). Im Prinzip handelt es sich also um das gleiche Verhalten wie im Falle der Podozyten.

Das Vorkommen von *Microbodies* (*Peroxisomen*, Durchmesser 0,3–0,8 µm), die Oxidasen und Katalase enthalten, ist nach LANGER (1968, *Ratte*) auf das Hauptstückepithel beschränkt (s. Abb. 83, 84). Diese Organellen fallen durch stabförmige Auswüchse (Durchmesser etwa 100 nm, Länge bis zu 1,5 µm) auf (ERICSSON et al., 1967; ERICSSON u. TRUMP, 1966; MAUNSBACH, 1966; TISHER et al., 1966, 1968; LANGER, 1968), ferner durch eine nichtkristallin strukturierte Verdichtung („Nukleoid"). Die stabförmigen Auswüchse sind meistens tangential zum Mikrokörper orientiert (Abb. 85). Ihrer Membran lagert eine granuläre Struktur an, die bei der *Ratte* im Gefrierätzbild kristallin geordnet in Erscheinung tritt (KALMBACH u. FAHIMI, 1978). Das Stabinnere setzt sich in die Matrix des Peroxisoms fort (Abb. 85, 86, 87). Der Einschluß von Mikrokörpern und isoliert erscheinenden Stäben in Vakuolen dürfte nach LANGER Ausdruck eines autophagischen Vorgangs sein. Elektronenmikroskopische Befunde lassen LANGER die Möglichkeit erwägen, daß stabförmige Auswüchse der Organellen in das Zytoplasma abgestoßen werden, wo sie vielleicht enzymatisch wirken.

Die Identifizierung der Peroxisomen beruht auf dem Nachweis von Katalase und einem Enzym, das Wasserstoffperoxid entstehen läßt (NOVIKOFF u. GOLDFISCHER, 1969; BEARD u. NOVIKOFF, 1969, Diaminobenzidin-Methode). Elektronenmikroskopisch erkennt man in ausgereiften Peroxisomen der *Ratte* häufig *Kristalleinschlüsse*, die aus Uratoxidase bestehen (ERICSSON u. TRUMP, 1966), das sog. *Nukleoid*, das bei anderen Tieren fehlt (AFZELIUS, 1965). Zwischen dem endoplasmatischen Retikulum und den Peroxisomen bestehen enge räumliche Beziehungen, gelegentlich sogar ein Zusammenhang, der eine Entstehung der Peroxisomen aus ER vermuten läßt. Peroxisomen treten nach LARSSON und MAUNSBACH (1975, *Ratte*) dann auf, wenn die Filtrationstätigkeit des Glomerulums begonnen hat. Ihre Zahl nimmt während der ersten 4 Wochen der postnatalen Entwicklung der Niere stark zu (GOECKERMANN u. VIGIL, 1975, *Ratte*), in Parallele zur Ausbildung des endoplasmatischen Retikulums; Teile des ER lagern den Peroxisomen in dieser Periode eng an. Durch einen besonders hohen Volumanteil an zytochemisch durch den Nachweis von Katalase und D-Aminosäureoxidase identifizierten Peroxisomen zeichnen sich die Epithelzellen des Hauptstückes II der Niere des *Teleostiers Gasterosteus aculeatus trachurus* aus (VEENHUIS u. WENDELAAR BONGA, 1977). Die Zahl der Peroxisomen wächst in den Hauptstücken mit dem Grade der Zelldifferenzierung, wie aus Befunden

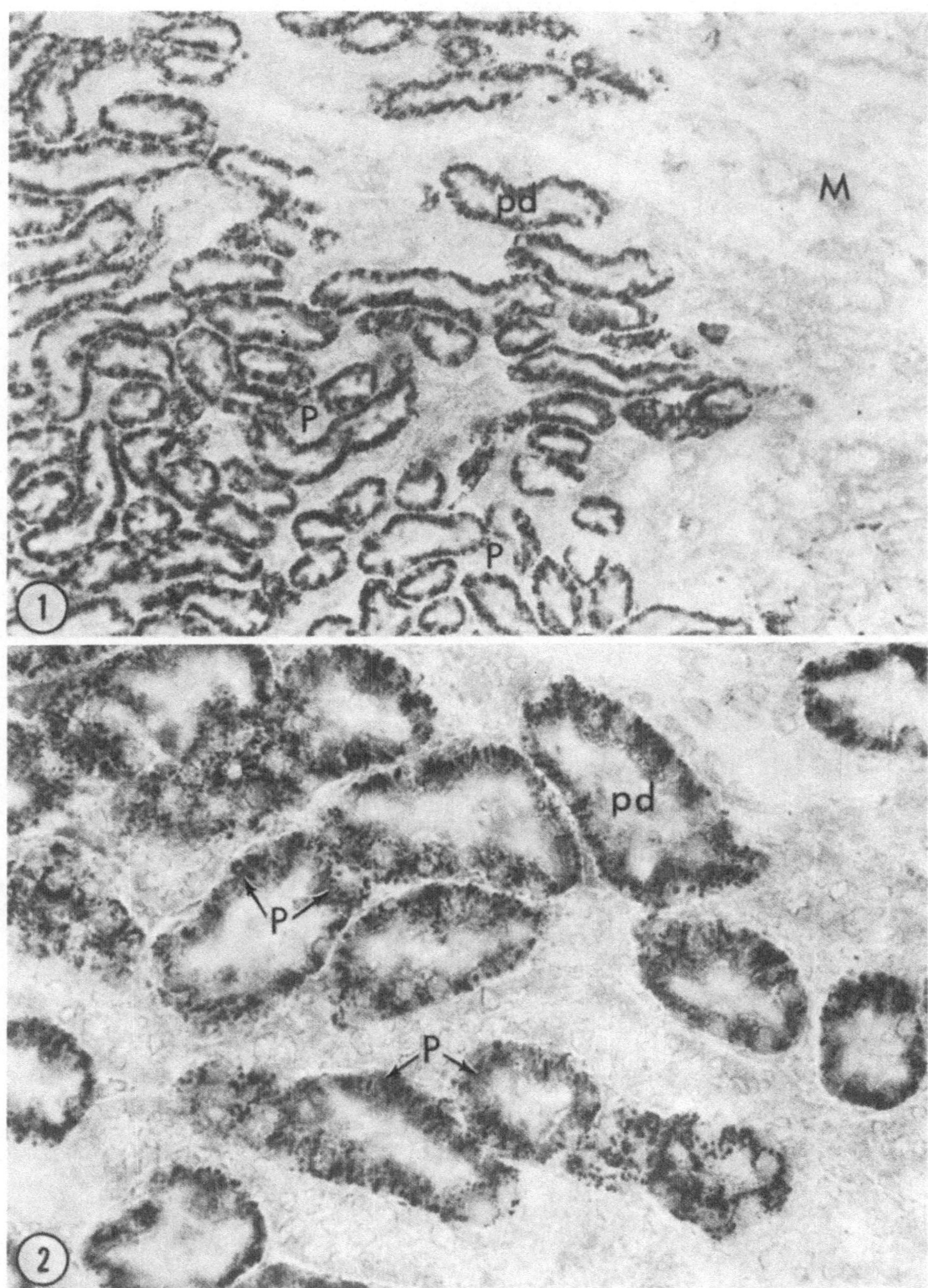

Abb. 83. Oben (1): Verteilung der Peroxisomen in der Innenzone der *Ratten*niere. Das Reaktionsprodukt ist in den Zellen der Pars descendens (pd) des Hauptstückes lokalisiert. Sammelrohre und Henlesche Schleifen im Mark (M) sind ungefärbt. Ferricyanid-Methode von SHNITKA und TALIBI. Vergr. 115fach. Unten (2): Ausfall der Ferrizyanid-Reaktion auf L-L-Hydroxysäureoxidase in den Zellen der Pars descendens (pd) des Hauptstückes. P: Peroxisomen (0,5–1,0 μm Durchmesser), hauptsächlich in den basalen und perinukleären Bereichen der Zellen gelegen, Vergr. 420fach. (Aus SHNITKA u. TALIBI, 1971)

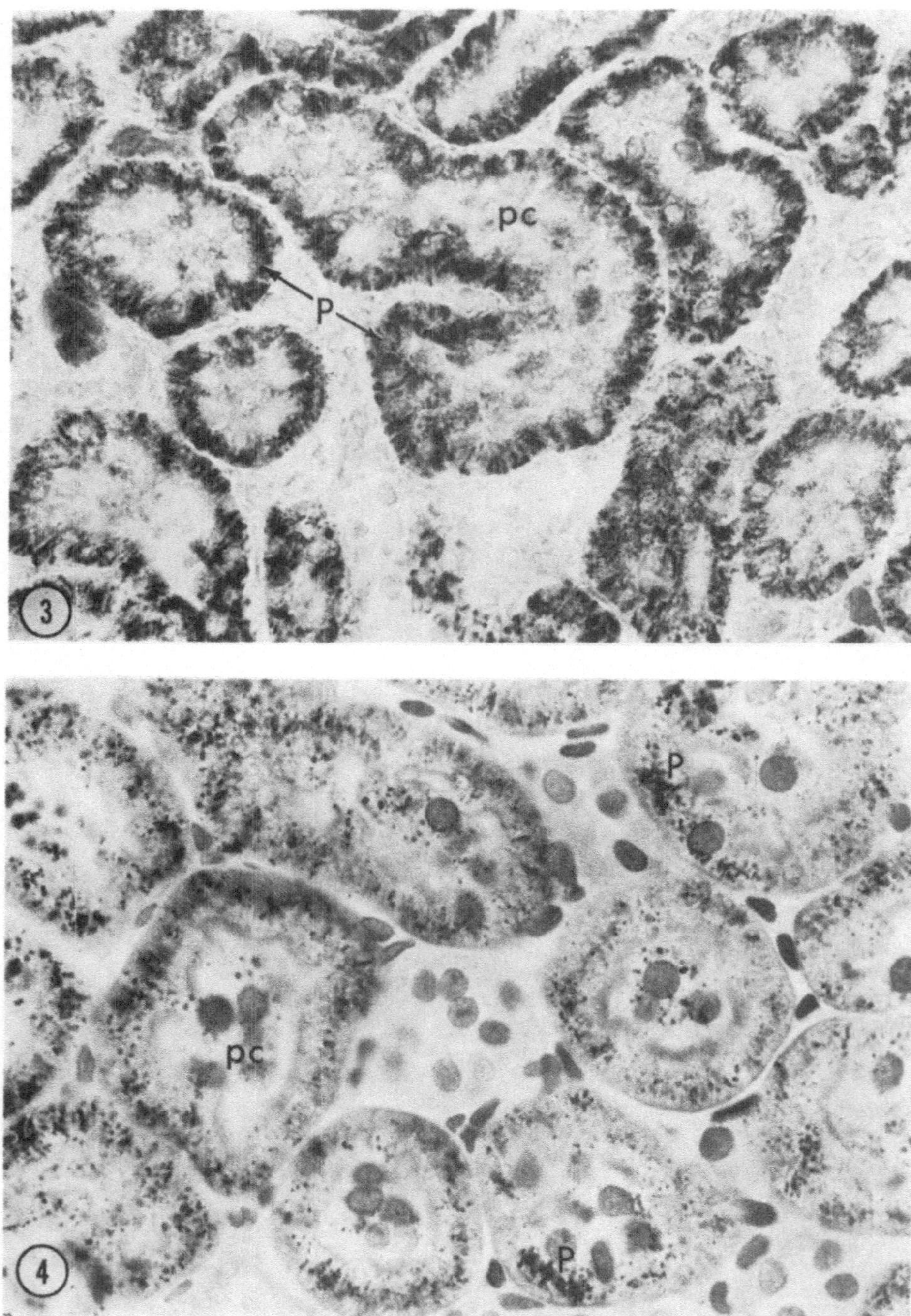

Abb. 84. Oben (3): Verteilung der Peroxisomen in der Außenzone der *Ratten*niere. Die Peroxisomen in den Partes convolutae (pc) der Hauptstücke erscheinen kleiner, reagieren schwächer und sind zahlreicher als in der Pars descendens. Unten (4): Ausschnitt aus der äußeren Rindenzone. Beachte die Darstellung der Peroxisomen (P) in der Pars convoluta (pc) des Hauptstückes. Vergr. 510fach. (Aus SHNITKA u. TALIBI, 1971)

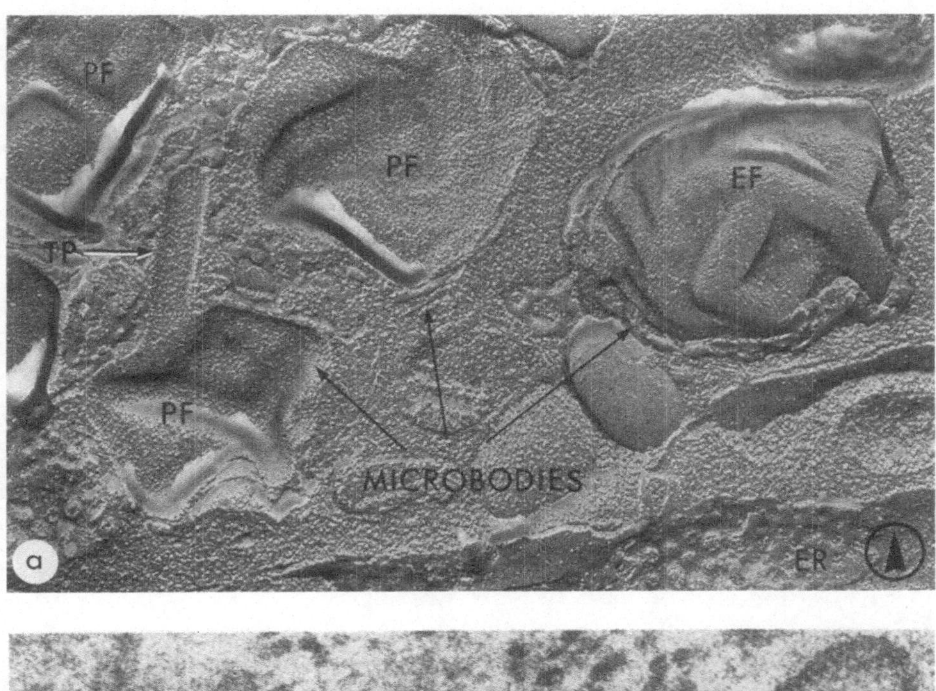

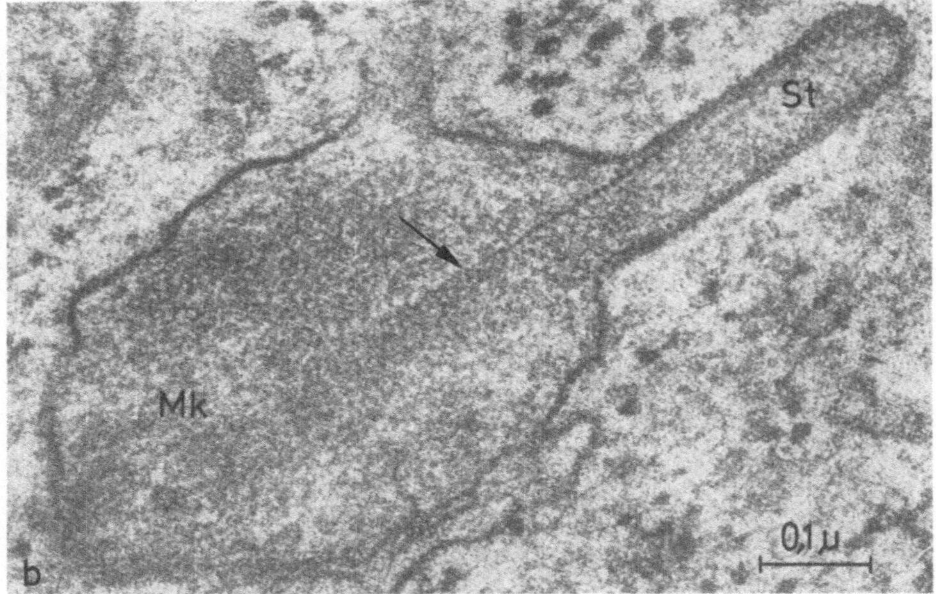

Abb. 85. (a) Peroxisomen in der Pars recta des Hauptstückes der Rattenniere. (Gefrierätzbild: Pfeilspitze kennzeichnet die Beschattungsrichtung, PF und EF: protoplasmatische und ektoplasmatische Bruchfläche). Die tubulären Einschlüsse in der Matrix der Mikrokörper weisen auf der E-Fläche kristallines Muster auf. Ein stabförmiges Profil (TP, Pfeil) zieht ins Zytoplasma. ER: fenestriertes endoplasmatisches Retikulum. Vergr. 41000fach. Präparat und Aufnahme von Dr. P. KALMBACH und Prof. Dr. H.D. FAHIMI, Heidelberg. (b) Mikrokörper (Mk) mit stabförmigen Ausstülpungen (St: „Stab"). Der Granulazylinder des Stabes setzt sich kontinuierlich in die Matrix des Mikrokörpers fort (→). Uranylacetat, 130000:1. (Aus LANGER, 1968)

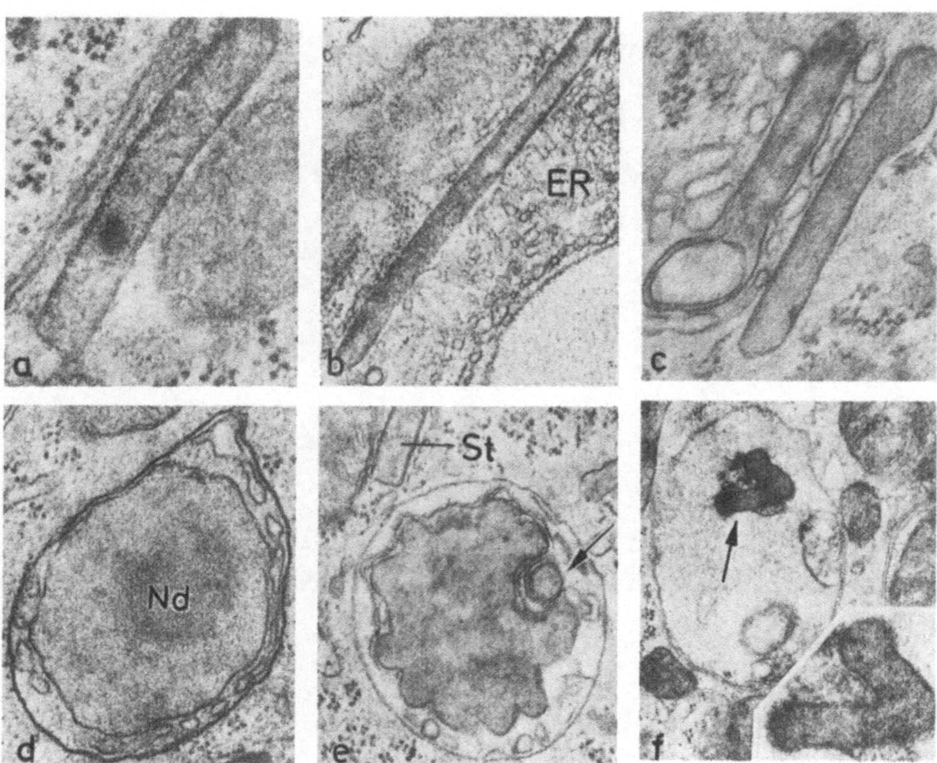

Abb. 86a–f. Scheinbar isoliert liegende Mikrokörper-Stäbe. (a) mit umschriebener nucleoider Verdichtung; (b) mit ungleicher, schnittbedingter Querstreifung, inmitten von glattem endoplasmatischem Retikulum (ER), Stablänge 1,5 μm; (c) mit vakuoliger Auftreibung an einem Ende. (a) Uranylacetat, 64 000:1, (b) Bleiacetat, 38 000:1, (c) Bleihydroxid, 58 000:1, (d–f) Mikrokörper bzw. Stäbe (→) in Vakuolen mit weitgehend erhaltener (d) und veränderter (e, f) Form und Feinstruktur, (Nd): nukleoide Verdichtung, (St): Anschnitt eines Mikrokörper-Stabes, (d) Bleihydroxid, 45 000:1, (e) Bleihydroxid, 38 000:1, (f) Uranylacetat, 22 500:1 (Ausschnitt 46 500:1). (Aus Langer, 1968)

Abb. 87a–d. Innenstrukturen der Mikrokörper, (a) und (b) Matrix (Ma) mit zentraler, unscharf ▶ begrenzter, feingranulärer Verdichtung („Nukleoid", Nd). Ähnliche, bandförmige Verdichtungszonen (→) oder Granula-„Ringe" (= quergeschnittene Granula-Zylinder ╫) in unmittelbarer Nachbarschaft der Membran. (c) Zwei distinkte, im Winkel zueinander stehende Granula-Doppelreihen (= längsgeschnittene Granula-Zylinder ╟) unter gestreckten Membranabschnitten. (d) Aus Mikrokörper herausgehobener, größtenteils membranumzogener Granula-Zylinder. Bleihydroxid. (a) 82 000:1 (a′ Ausschnitt 150 000:1), (b) 100 000:1 (b′ Ausschnitt 190 000:1), (c) 102 000:1, (d) 136 000:1.

(Aus Langer, 1968)

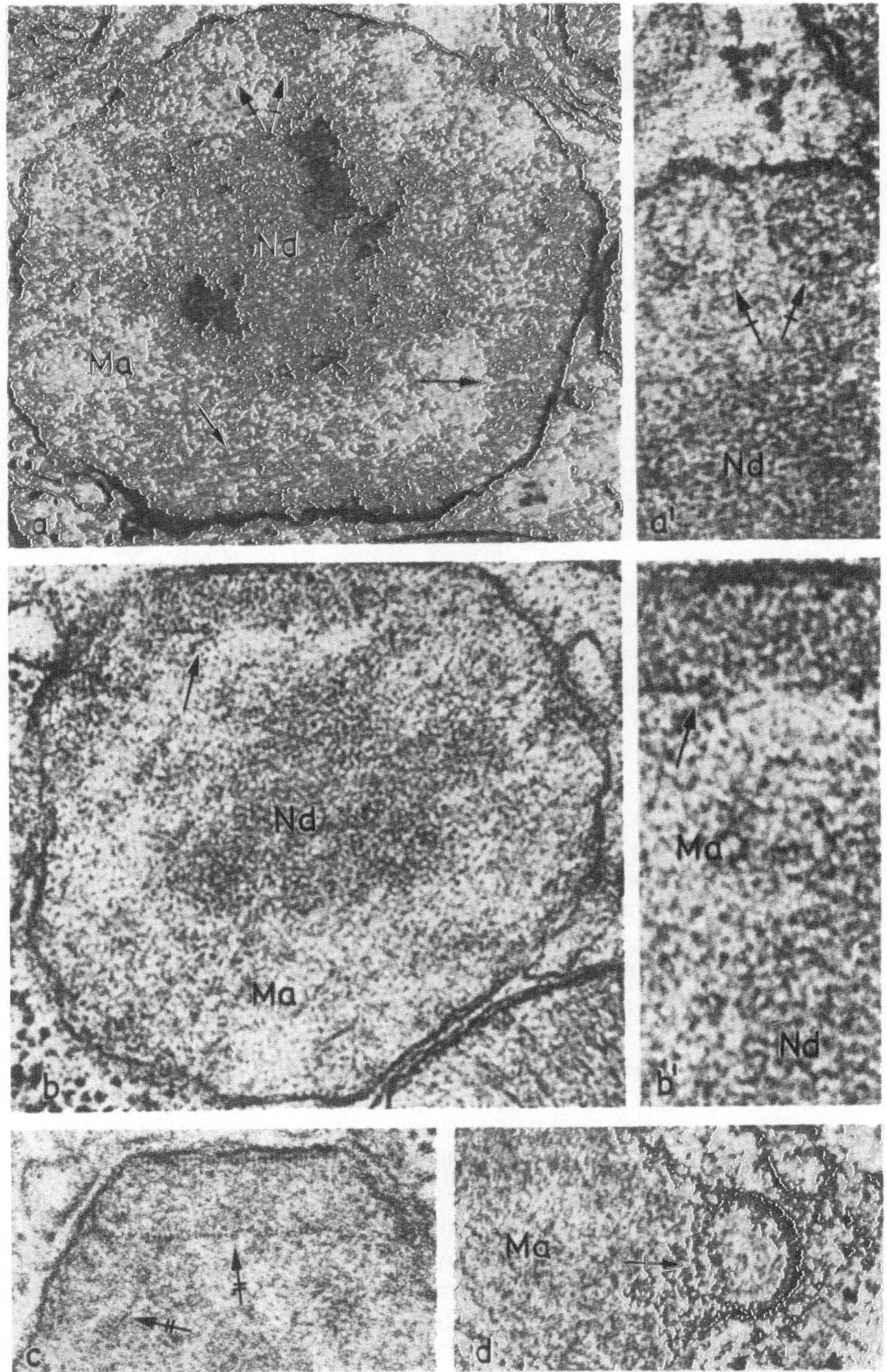

Abb. 87a–d

an verschiedenen Entwicklungsstadien von *Mäusenieren* hervorgeht (PIPAN u. PŠENIČNIK, 1975).

Die Hauptstückzellen des *Kaninchens* enthalten von einer Membran umhüllte *Zytosomen*, die eine positive Reaktion auf saure Phosphatase geben und *Mikrotubuli* einschließen. Der Durchmesser der Mikrotubuli beträgt durchschnittlich 200 Å, kann jedoch bei größeren Tubuli den Wert von 355–440 Å erreichen (BOLER u. ARHELGER, 1966, dort weitere Einzelheiten). Gelegentlich ragen die Mikrotubuli aus dem Einschlußkörper in das benachbarte Zytoplasma, seltener liegen sie frei im Grundplasma. Die Autoren halten es zwar für möglich, daß der Eindruck einer intrazytoplasmatischen Lage der Mikrotubuli durch Tangentialschnitte von Einschlußkörpern erweckt werden kann. Wahrscheinlich handelt es sich wohl um *Lysosomen*, die Mikrotubuli aufgenommen haben und abbauen. Im Hinblick auf Befunde von GORDON et al. (1965) denken BOLER und ARHELGER auch an die Möglichkeit eines Transportes von saurer, im Golgi-Apparat gebildeter Phosphatase in die Zytosomen durch Vermittlung der Mikrotubuli; über die Struktur und Entstehung der Lysosomen s.S. 156f.

Im Zytoplasma der Hauptstückzellen von drei *Affenarten* beobachtete BULGER (1968) Komplexe aus parallel verlaufenden Lamellen und Reihen von Granula, die möglicherweise Ribosomen verkörpern. Nach Ansicht der Autorin könnte es sich um Strukturen handeln, die synthetisch tätig sind.

Der *Interzellularraum* kann apikal aufgenommenen und vorübergehend in Vesikeln angereicherten Stoffen als Weg bis zur Basallamina dienen, z.B. experimentell zugeführter Mikroperoxidase (HORSTER u. LARSSON, 1976). Das jeweilige Ausmaß des transepithelialen Transportes hängt von dem hydrostatischen und onkotischen Druck im Lumen des Hauptstückes ab (Perfusion isolierter Kanälchen in vitro, *Kaninchen*).

Man darf annehmen, daß die *Weite* der *Interzellularspalten* basalwärts von den Haftstrukturen in vivo wechselt (s.S. 147), doch ist stets mit einer mikrotechnisch verursachten Erweiterung dieser Räume zu rechnen. Über eine Weiterstellung der Interzellularräume nach intravenöser Infusion von Ringer-Locke-Lösung berichten BENGELE und EVAN (1975).

Durch die Verzahnung der basalen Zellfortsätze entsteht im Hauptstückepithel ein „*basales Labyrinth*" (RUSKA et al., 1957), nach THOENES (1968) ein einheitlicher Diffusionsraum, der anscheinend eine organische Interzellularsubstanz enthält. Eine Plastizität des Labyrinths ist aufgrund von lichtmikroskopischen Untersuchungen an Nieren von *Fledermäusen* anzunehmen, die unter den Bedingungen von Sommer und Winter gehalten wurden (MELMAN u. ROSENBAUM, 1963). Möglicherweise spielen dabei die Filamente eine Rolle, über die auf S. 147 berichtet wird. THOENES (1968) macht allerdings aufgrund elektronenmikroskopischer Untersuchungen darauf aufmerksam, daß der Labyrinthspalt im Hauptstück der *Ratte* eine konstante Weite von $19,8 \pm 2,9$ nm besitzt; er ist damit enger als das basale Spaltensystem in der distalen Nephronstrecke. Die Angaben von MAUNSBACH et al. (1962) über wechselnde Weiten der Spalten lassen sich nach seiner Ansicht vielleicht mit der Art der Fixierung (supravitale Stückfixierung) erklären.

ANDERSON (1967, *Ratte*) erwähnt das Verstreichen der basalen Einfaltungen von Hauptstückzellen, die sich zur Mitose anschicken (Reaktion auf einseitige

Nephrektomie). Die Erweiterung des Labyrinths im Hauptstück (und im Mittelstück) nach Vergiftung mit Phosphorsäureester bringt HETTWER (1976) mit einem Verlust an ATPase an den Zellmembranen und mit einer Einschränkung der NA-Resorption in Zusammenhang. Aus dem Vergleich der Nieren von Süß- und Seewasserformen des *Stichlings* (*Gasterosteus aculeatus*) geht hervor, daß das Labyrinth eine wandlungsfähige Struktur ist; der Grad seiner Entfaltung ist bei den marinen Tieren geringer als bei den im Süßwasser lebenden Fischen (WENDELAAR BONGA, 1973, s.u.).

Eine Nachprüfung der Angabe von RHODIN (1958), die Hauptstückzellen des *aglomerulären Nephrons* von *Lophius piscatorius* besäßen keine basalen Einfaltungen, hat ergeben, daß hier ein ausgedehntes System glatter Membranen — besonders basalwärts vom Kern — Wirbel bildet und Mitochondrien in Schleifen umzieht (BULGER, 1965). Die Abb. 5 von BULGER belegt ferner eindeutig die Existenz zahlreicher basaler Einfaltungen der Zellmembran. Interdigitierende Zellfortsätze sind gleichfalls vorhanden. Im Hauptstück der *Elasmobranchier* ist ein basales Labyrinth ausgebildet (BARGMANN u. v. HEHN, 1971). Die bei dem *Petromyzonten Entophenus japonicus* nachweisbaren basalen Lamellen rechnet MIYOSHI (1970) dem Labyrinth zu; verglichen mit den entsprechenden Strukturen der Teleostier sind sie jedoch schwach ausgebildet.

Eine von den Verhältnissen bei den Säugern abweichende Struktur des basalen Labyrinths ist nach WENDELAAR BONGA und VEENHUIS (1974) bei *Teleostiern* entwickelt, wenn man die bei *Gasterosteus aculeatus*, *Pungitius pungitius* und *Pleuronectes platessa* erhobenen Befunde verallgemeinern darf. Bei diesen Knochenfischen besteht das Labyrinth aus elektronenmikroskopisch darstellbaren schlauch- und sackförmigen, von einer Membran umgrenzten Räumen im Zellinnern, die durch Schlitze und Poren mit dem Extrazellulärraum kommunizieren; die Hauptstückzellen lassen sich daher mit den Chloridzellen der Knochenfische vergleichen (vgl. hierzu BIERTHER, 1970). Die Tubuli verzweigen sich, anastomosieren und enden blind. Ihre Poren öffnen sich an den seitlichen und basalen Partien des Plasmalemms nach außen (Abb. 88, 89). GRITZKA (1963, *Fundulus*) bemerkt bereits, daß Tubuli des glatten ER an der basalen Zelloberfläche der Hauptstückelemente zu münden scheinen. Zwischen den als intrazellulär bezeichneten Membranen des Labyrinths und der äußeren Zellmembran besteht insofern ein ultrastruktureller Unterschied, als sie eine verschiedene Ausstattung mit Partikeln aufweisen, die als Proteinkomplexe gelten (Einzelheiten bei WENDELAAR BONGA u. VEENHUIS, 1974). Es ist anzunehmen, daß das sog. *intrazelluläre Labyrinth* dem Transport von Ionen dient.

Die Oberfläche des Hauptstückepithels wird nach dem *„Prinzip der multiplen Interdigitation"* vergrößert, auf das THOENES und LANGER (1969) hingewiesen haben. Sie muß um so beträchtlicher sein, je stärker die basalen und lateralen Zellabschnitte in Fortsätze aufgegliedert sind. Aus der Abb. 90 geht hervor, daß jede Zelle der Pars convoluta des Hauptstückes Fortsätze I., II. und III. Ordnung entsendet. Man kann dementsprechend drei Grade der Interdigitation unterscheiden, deren man an Horizontalschnitten durch verschiedene Höhen der Zellen ansichtig wird. Die Bezeichnung „basales Labyrinth" darf nicht übersehen lassen, daß der von dem Epithel gebildete Diffusionsraum nicht auf seine Basis beschränkt ist, sondern sich von den apikalen Haftstrukturen bis zur

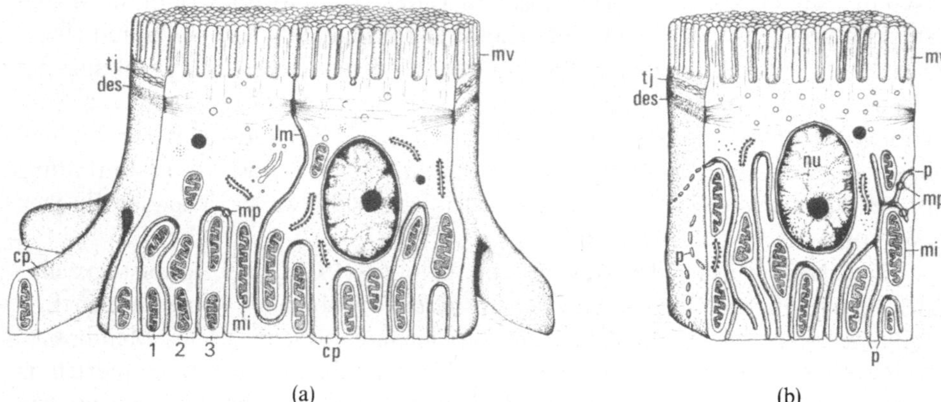

Abb. 88a u. b. Schema von Nierenzellen der *Ratte* und des *Stichlings* (*Gasterosteus aculeatus*). des: Desmosom, lm: laterales Plasmalemm, mi: Mitochondrien, mv: Mikrovilli, nu: Nucleus, tj; tight junction. (a) Hauptstück der Ratte (modifiziert nach BULGER, 1965). Das basale Labyrinth wird durch Zytoplasmafortsätze (cp) gebildet. Die Fortsätze 1 und 3 gehören benachbarten Zellen an. (b) Zelle aus dem Hauptstück II des Stichlings. Das Lumen des intrazellulären Labyrinthes kommuniziert mit dem Extrazellulärraum durch Poren (p). Zytoplasmafortsätze sind nicht ausgebildet. (Aus WENDELAAR BONGA u. VEENHUIS, 1974)

Basallamina erstreckt. THOENES (1968) hat gezeigt, daß unter hohem Druck in die Nierengefäße injiziertes Ferritin aus den Kapillaren durch die Basallamina nicht nur in das Labyrinth an den Zellbasen eindringt, sondern das gesamte Spaltensystem bis zu den Zonulae adhaerentes erfüllt.

Auf Beziehungen zwischen der Ausbildung des basalen Labyrinths und dem *Wasserhaushalt* machen Beobachtungen von ROBERTS und SCHMIDT-NIELSEN (1966) an *Echsen* verschiedener Lebensweise aufmerksam (vgl. Abb. 91). Das basale Plasmalemm der Haupt- und Mittelstücke von *Phrynosoma cornutum* und *Tropidurus* ist nicht eingefaltet, nur wenige Mitochondrien sind vorhanden. Diese Spezies produzieren einen isoosmotischen Harn und resorbieren 55% des Glomerulumfiltrates. Auch das Hauptstück von *Crocodylus acutus* besitzt kein Labyrinth (DAVIS u. SCHMIDT-NIELSEN, 1967). Bei dem *Gecko Hemidactylus*, der einen verdünnten Harn absondert und 75% des Filtrats rückresorbiert, findet sich eine starke basale Zerklüftung der Epithelzellen und eine reichliche Population von Mitochondrien. Untersuchungen an isolierten Hauptstücken der *Kaninchenniere* haben ergeben, daß zwischen dem Flächenzuwachs der basalen und lateralen Zellmembranen und der Zunahme des Flüssigkeitstransportes während der Zellreifung eine Beziehung besteht: die Oberfläche nimmt von $1,53\ \mu m^2$ je μm^3 Zellvolumen beim 2–6 Tage alten Tier auf $2,84\ \mu m^2$ je μm^3 Zellvolumen in der ausgereiften Niere zu, während der Flüssigkeitstransport von 0,26 auf 1,06 nl/min je mm Kanälchen ansteigt. Während dieses Vorgangs gelangen die Mitochondrien unter Parallelstellung zu den lateralen und basalen Zellmembranen näher an das Plasmalemm heran (LARSSON u. HORSTER, 1976). Deutliche Unterschiede in der Ultrastruktur von Membranen des basalen Labyrinthes lassen sich mit dem Gefrierätzverfahren bei *Stichlingen* (*Gastrosteus aculeatus*) feststellen, die aus Meerwasser in Süßwasser versetzt wurden (WENDE-

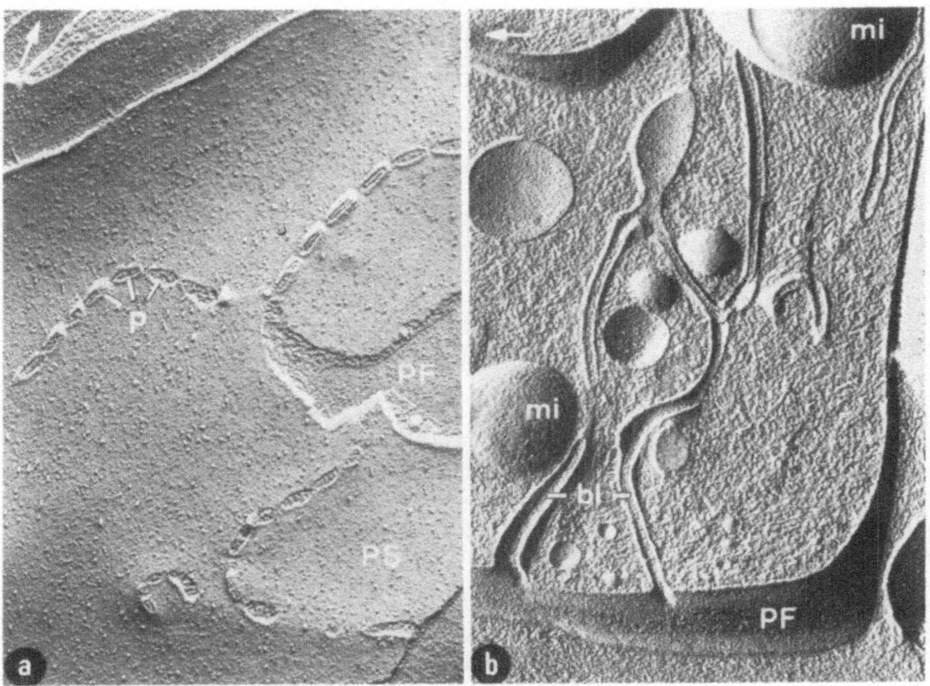

Abb. 89a u. b. Einzelheiten des basalen Labyrinthes im 2. Hauptstück der Niere des *Stichlings* (*Gasterosteus aculeatus*). Gefrierätzung. Die Pfeile kennzeichnen die Richtung der Metallbeschattung. (a) Innere Oberfläche (PS) einer lateralen Zellmembran mit Reihen von schlitzähnlichen Poren (p). Die Membranen des Labyrinthes wurden während der Gefrierätzung entfernt. PF: protoplasmatische Bruchfläche einer lateralen Zellmembran, die einer benachbarten Zelle angehört. Vergr. 50000fach. (b) Teilansicht einer Zellbasis. Kontakte zwischen den Membranen des basalen Labyrinthes (bl) und dem basalen Teil der äußeren Zellmembran. mi: Mitochondrien, PF: protoplasmatische Bruchfläche der äußeren Zellmembran. Vergr. 75000fach. (Aus WENDELAAR BONGA u. VEENHUIS, 1974)

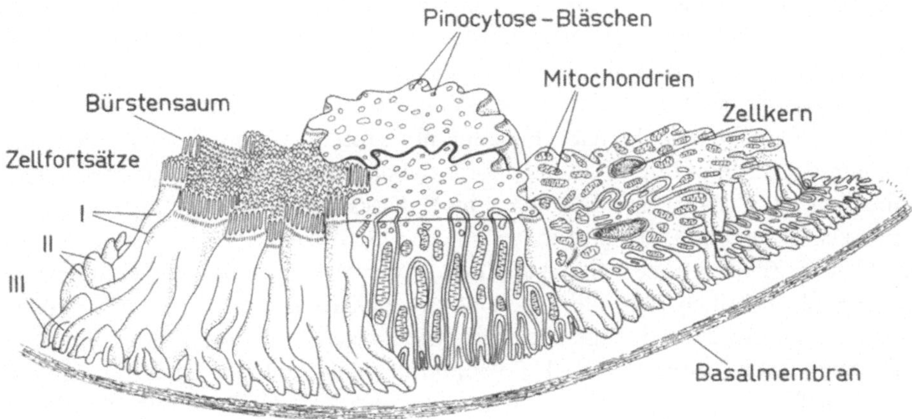

Abb. 90. Dreidimensionales Schema des Epithels im Hauptstück. Fortsätze der Zellen und Labyrinthbildung I., II. und III. Ordnung. (Aus THOENES u. LANGER, 1969, dort in Anlehnung an YOSHIMURA u. NAKAMURA, 1965)

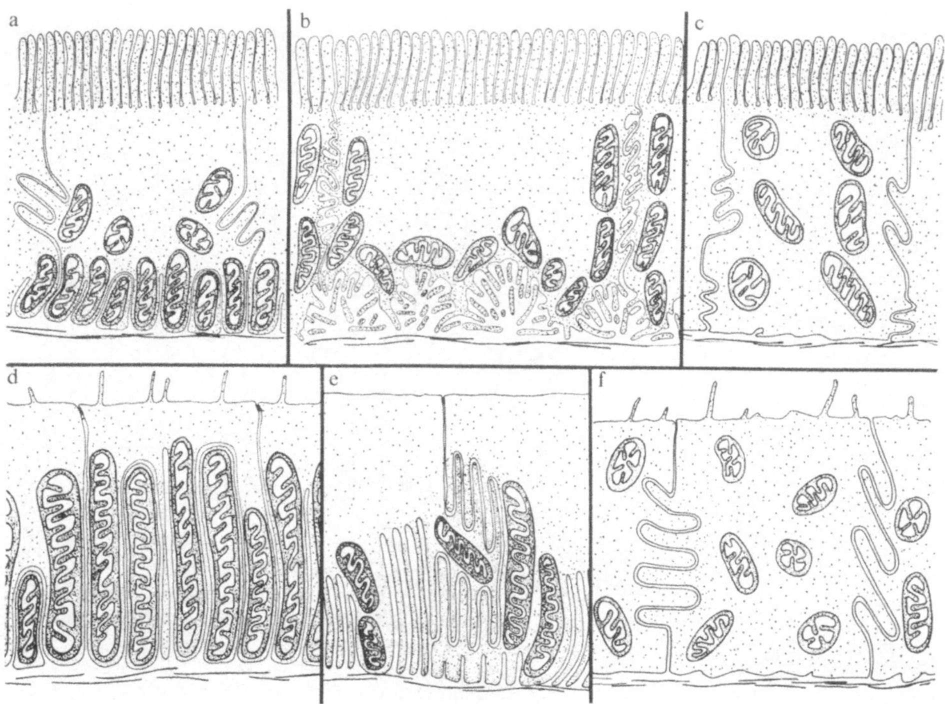

Abb. 91 a–f. Schematische Darstellung der Charakteristika der Zelloberflächen des Epithels des Hauptstückes und des Mittelstückes („distal tubule"). (a) Säuger, Hauptstück; Bürstensaum, basale Einfaltungen; (b) Gecko, Hauptstück; Bürstensaum, kurze Fortsätze vergrößern die Basalfläche; (c) Galapagos-Echse, Hauptstück; Bürstensaum; (d) Mittelstück, Säuger; geringgradige Vergrößerung der apikalen Oberfläche, starke basale Einfaltungen; (e) Mittelstück, Gecko; kleine apikale Fläche, dünne basale Fortsätze; (f) Galapagos-Echse, Mittelstück; minimale Vergrößerung der apikalen Fläche, keine basalen Einfaltungen. (Aus ROBERTS u. SCHMIDT-NIELSEN, 1966)

LAAR BONGA und VEENHUIS, 1974). Die Zahl der membrangebundenen Partikel, die als Enzymkomplexe gedeutet werden, nimmt nach dem Milieuwechsel in Parallele zur Aktivierung des Ionentransportes zu.

Im apikalen Zytoplasma breitet sich nahe dem Bürstensaum eine horizontale Lage von *Fibrillen* aus, die nach Färbung mit saurem Amidoschwarz (vorherige Beizung mit Tanninsäure und Phosphormolybdänsäure) lichtmikroskopisch auszumachen ist (CLERMONT u. PEREIRA, 1966); dieses „terminal web" wurde bereits von LEBLOND et al. (1960) und KALLENBACH (1963) nachgewiesen. Die Fibrillen strahlen in Zelljunktionen ein. Außerdem kommen von den sog. Schlußleisten ausgehende Fibrillen vor, die zur Zellbasis ziehen. Diesen Strukturen wurde mechanische Bedeutung zugeschrieben (Cytoskelett). Da wenigstens ein Teil von ihnen nach ANDERSON et al. (1966) *Mikrotubuli* enthält, ist außerdem an Transportfunktionen zu denken. Zugunsten dieser Vorstellung spricht die Beobachtung von SILVERBLATT et al. (1974), daß die Verlagerung von Phagolysosomen in basaler Richtung (Hauptstückzelle der *Ratte*, Meerrettichperoxidase) nach Einwirkung des Tubulusgiftes Vinblastin unterbleibt. Ferner haben CLERMONT und PEREIRA zirkulär orientierte Fibrillen in Nähe der Basalmembran festgestellt. Vermutlich sind sie mit den Filamentsträhnen in der Zellbasis identisch, die zu dem motorischen Apparat des Nierenkanälchens gehören (s.u.).

Da sich die Fibrillen im Zytoplasma der Epithelzellen — nicht nur des Hauptstückes — färberisch ähnlich wie die der glatten Muskelzellen verhalten, liegt die Hypothese nahe, zum mindesten ein Teil dieser fädigen Strukturen bestehe aus *kontraktilem Protein* (s. auch NEWSTEAD, 1971), zumal POMERAT (1961) an in vitro lebenden Nierenkanälchen des neugeborenen *Kaninchens* den Ablauf peristaltischer Wellen kinematographisch festgehalten hat. Einen wichtigen Fortschritt erzielten Untersuchungen von PEASE (1968), nach denen glatte Muskelzellen ebenso wie Nierenepithelzellen, die in frischem Zustand mit Glycerin behandelt worden waren, 170–300 Å dicke Filamente enthalten, die möglicherweise aus *Myosin* bestehen. Diese Filamente kommen hauptsächlich in der Basis der Hauptstückzellen vor. An der gleichen Stelle fanden ROSS und REITH (1970) nach Fixation mit Glutaraldehyd und Osmiumsäure nur Bündel dünner Filamente mit Durchmessern von 50–70 Å (s. auch ANDERSON, 1967), während NEWSTEAD (1971) Filamente nachwies, deren Durchmesser meistens 35–45 Å beträgt, außerdem solche mit Durchmessern von 25–160 Å. Für die Myofilamentnatur der fädigen intraepithelialen Strukturen sprechen auch Untersuchungen von ZIMMERMANN und BOSECK (1972, frühfetale *menschliche* Nachniere), die an einem Laser-Meßplatz Beugungsspektren der Filamente gewannen. Die Auswertung der Befunde läßt auf eine Filamentbreite von 80 ± 8 Å schließen, die in der Größenordnung der Breite von *Aktinfilamenten* liegt. Gleiche Ergebnisse lieferte die Beugungsanalyse der Filamente glatter Muskelzellen. Den Nachweis, daß die Hauptstückzelle (*Ratte*) zwei Arten von gebündelten Filamenten enthält, die als Aktin- und Myosinfäden angesehen werden dürfen, haben ROSTGAARD et al. (1972) erbracht. Als Aktinfilamente sind die dünnen, 50–80 Å starken Fäden zu deuten, die am basalen Plasmalemm ansetzen und mit schwerem Meromyosin typisch geformte Komplexe („arrowhead complexes") bilden, wie sie für die Aktinfilamente der Muskulatur bekannt sind. Das Kaliber der dicken Filamente mit Durchmessern von 130–170 Å entspricht jenem von Myosinfilamenten. TRENCHEV et al. (1976) gelang der immuno-elektronenmikroskopische Nachweis von kontraktilen Proteinen in den basalen Fortsätzen der Epithelzellen. Über den Nachweis von Filamenten an in vitro gezüchteten Nierenzellen vgl. MALININ (1973), PRICE (1972) sowie CADE-TREYER und TSUJI (1975, Lit.).

Nach ROSTGAARD et al. (1972) fällt dem motorischen Apparat, dessen Basalbündel quer zur Längsachse des Kanälchens verlaufen, die Aufgabe zu, durch seinen Tonus den intratubulären Druck konstant zu halten. Die Autoren verweisen auf Druckmessungen (Mikropunktion der Tubuli), die trotz Schwankungen des hydrostatischen Druckes in den glomerulären und peritubulären Kapillaren und des arteriellen Druckes keine Schwankungen des intratubulären Druckes anzeigten (vgl. hierzu FALCHUK u. BERLINER, 1971). Außerdem kann an eine aktive Einwirkung auf das basale Labyrinth gedacht werden, durch die die Transportvorgänge gefördert werden. Der Tonus der basalen Filamente soll nach LEYSSAC (1964) durch das Angiotensin reguliert werden. Über die Verbindung der filamenthaltigen basalen Kompartimente mit der Basallamina s. S. 119. Da sich den Außenflächen der Basallamina der Tubuli Endigungen adrenerger *Nervenfäserchen* anlagern, ist mit einer Einwirkung von Transmittern auf die Epithelzellen zu rechnen, die sich u.a. auf deren kontraktilen Apparat erstreckt. Diese Nerven stammen aus Gefäßnerven, so daß eine synchrone Beeinflussung von Gefäßmuskulatur und Nephronepithel möglich erscheint.

Lichtmikroskopisch nachweisbare granuläre oder schollige Einschlüsse von *Glykogen* gehören nicht zum normalen Bilde der Hauptstückzelle des *Menschen* (ältere Lit. bei v. MÖLLENDORFF, 1930). Auch elektronenmikroskopisch sind die oberen Abschnitte des Hauptstückes nach den Angaben von BIAVA et al. (1966) im Gegensatz zu den Podozyten und dem Epithel der Bowmanschen Kapsel frei von Glykogen in Form von β-Partikeln (Durchmesser etwa 200 Å). Erst in den mittleren Abschnitten des Hauptstücks von *Kindern* und den Endabschnitten bei *Erwachsenen* tauchen Glykogenteilchen auf, die ausschließlich in den basalen Kompartimenten zwischen den Mitochondrien angetroffen werden. BIAVA et al. (1966) beziehen das Fehlen von Glykogen im Anfangsteil des Hauptstücks auf die stärkere funktionelle Belastung, d.h. höhere energetische Leistung dieses Nephronabschnitts durch die Resorption des Glomerulumfiltrates und die rasche Freisetzung von Glukose durch Glykogenabbau. Hiermit steht in Einklang, daß Glukose-6-Phosphatase vornehmlich im Hauptstück histochemisch nachzuweisen ist (CHIQUOINE, 1953, *Maus*, vgl. hierzu BIAVA et al., 1966). Über etwaige Zusammenhänge zwischen der Resorption von Kohlenhydraten und der Lokalisation von Aldolase-Isozym (Monomer E) in den Hauptstückzellen, das sich immunhistochemisch nachweisen läßt, s. WACHSMUTH et al. (1975).

Da im Hauptstück nicht nur Bestandteile des Primärharns rückresorbiert, sondern auch Stoffe in die Lichtung des Kanälchens abgegeben werden, stellt sich die Frage, ob es morphologische Äquivalente eines derartigen Vorgangs gibt. BARGMANN (1934) beschreibt für das Hauptstück von *Lepidosiren paradoxa* — eines wegen der Zellgröße günstigen Untersuchungsobjektes — ein Schwinden des Bürstensaums unter Aufhellung und Aufquellung der Zellkuppen, in denen sich zahlreiche Granula („Granuloid", KOSUGI, 1927; LASCANO-GONZÁLEZ, 1932, 1933) ansammeln, die durch Platzen der Kuppe nach außen befördert werden. Heute besteht kein Zweifel mehr darüber, daß es sich hier um die Darstellung von Artefakten der Immersionsfixation handelt, zumal von einem Platzen der Zellmembran die Rede ist. Auch die Bilder einer „blasenförmigen Sekretion", d.h. der Abschnürung oft großer, blasiger Gebilde am Zellapex, sind meistens als Wiedergabe von Kunstprodukten gedeutet worden. Eine besonders auffällige, offenbar nicht artefiziell bedingte Abschnürung birnenförmiger Blasen, die sich durch den Bürstensaum zu zwängen scheinen, ist im Hauptstück der *Elasmobranchier* festzustellen (BARGMANN, 1937). Große Blasen, die den Bürstensaum durchsetzen, sind mit Granula gefüllt oder schaumig-wabig strukturiert; manche weisen eine Schichtung auf, die an das Muster von Stärkekörnern erinnert. Von anderen Zellen scheinen sich unregelmäßig geformte granulierte Protuberanzen abzulösen. Die Kerne stark „sezernierender" Epithelzellen sind basalwärts verlagert. Gegen die Annahme, diese Strukturen seien Fixationsprodukte, spricht u.a. das Vorhandensein eines blasig-schaumigen Inhalts überlebender Nierenkanälchen. Elektronenmikroskopische Untersuchungen führten zu einer Bestätigung dieser Befunde (BARGMANN u. v. HEHN, 1971). Wie die Abb. 92 zeigt, erheben sich allseits vom Plasmalemm umschlossene, blasenreiche oder

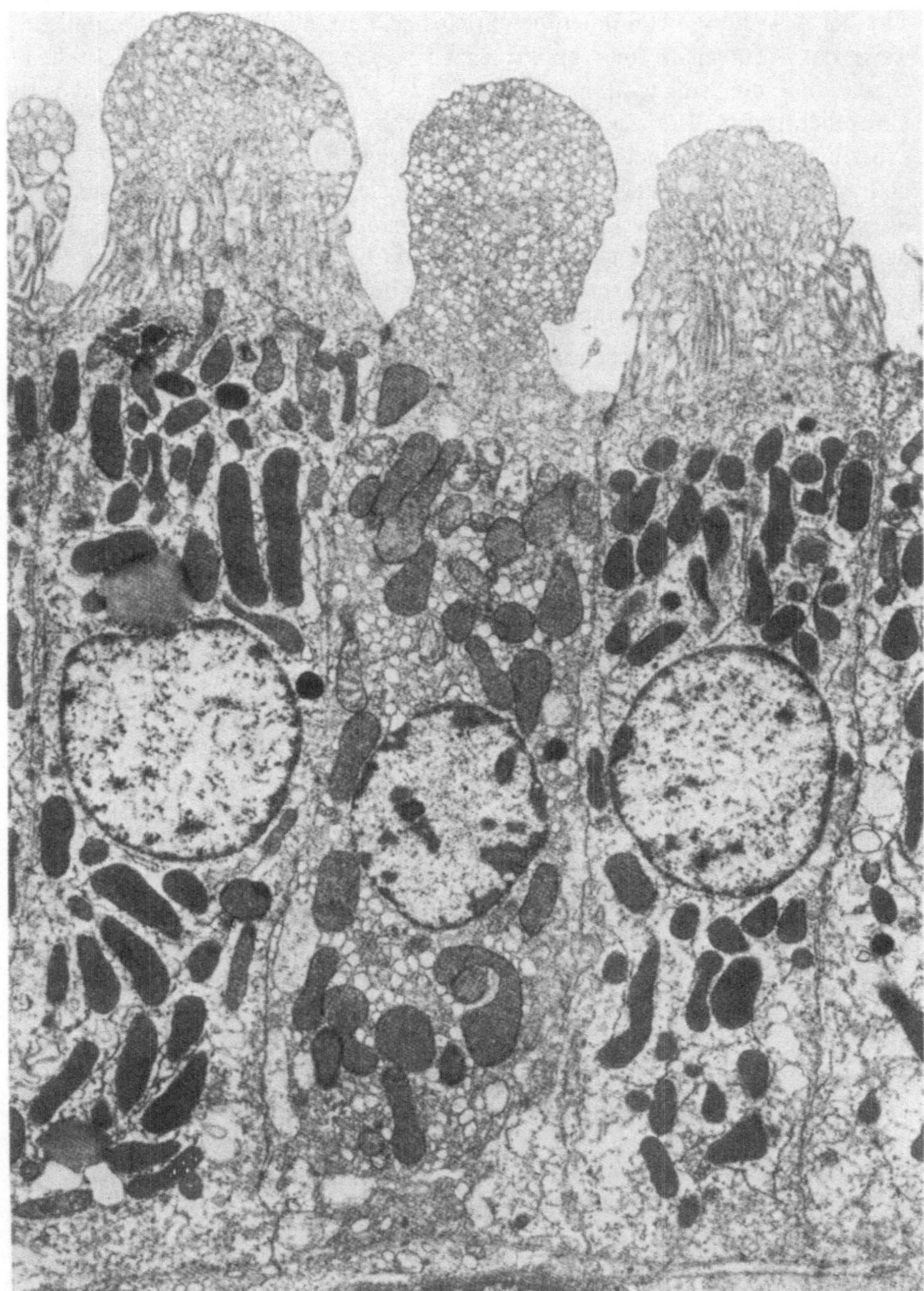

Abb. 92. Hauptstück von *Raja clavata* mit wabig strukturierten Zellapices. Elektronenmikroskopische Aufnahme. Vergr. 5400fach. (Aus Bargmann und v. Hehn, 1971)

gekammerte Kuppen aus den Apices von Hauptstückzellen. Außerdem findet
man derartige Bildungen frei im Kanälchenlumen liegend vor. Die Autoren
sind der Ansicht, die von ihnen beschriebenen Zustandsbilder seien „möglicherweise das Äquivalent einer apokrinen Extrusion aus den Hauptstückzellen",
lassen aber die Frage offen, ob derartige Vorgänge etwas mit der Abgabe
harnpflichtiger Substanzen zu tun haben. Zur Klärung dieser Frage könnten
experimentelle Untersuchungen unter Heranziehung zytochemischer Methoden
beitragen. Nach v. MÖLLENDORFF (1936) spielt sich im Saumepithel der *aglomerulären Niere* des *Teleostiers Hippocampus guttulatus* ein Sekretionszyklus ab, bei
dem Granula zu Vakuolen aufquellen, die zum Lumen drängen und ihren Inhalt
vermutlich in flüssiger Form entleeren; diese Behauptung bedarf einer Nachprüfung mit moderneren Methoden. Bei positivem Ergebnis stellt sich auch hier
die Frage, ob der beschriebene Vorgang der Entleerung harnpflichtiger Substanzen dient. Auf eindeutig sekretorische Leistungen von Hauptstückzellen, z.B.
die Absonderung von Klebstoff beim Nestbau (*Stichling*), wird auf S. 340 eingegangen.

Zu den Substanzen, deren tubuläre Ausscheidung durch die Zellen des Hauptstücks unbestritten ist, gehören Phenolrot, Paraaminohippursäure, Phenol-
phthaleine (SPERBER, 1953), Bromkresolgrün (HONG u. PARK, 1971) und das
Röntgenkontrastmittel Diodrast. Nach ROLLHÄUSER (1957) wird parenteral gege-
benes Phenolrot in den *Partes rectae* der Hauptstücke in die Kanälchenlichtung
abgesondert (vgl. hierzu auch SOTTIURAI u. LONGLEY, 1970; WEDEEN u. WINER,
1973). Dieser Vorgang dürfte ebenso wie die Abgabe von Paraaminohippursäure
auf einem *aktiven Transport* beruhen. Hierfür spricht auch die Beobachtung,
daß die tubuläre Ausscheidung von Phenolrot durch eine Herabsetzung des
Filtratvolumens infolge mehrstündiger Ureterunterbindung, damit Verlangsamung der Nierendurchblutung, geradezu begünstigt wird (DIETERICH, 1962,
Ratte). Auch bei Einschränkung der Rückresorption durch das Hauptstückepithel wird Phenolrot in die Lichtung des Kanälchens abgegeben, z.B. bei Ausschaltung der Resorption von Natrium und Glukose durch Hydrolorotheazid
bzw. Phlorrhizin. Lichtmikroskopisch fand ROLLHÄUSER in den sezernierenden
Zellen keine Farbstoffgranula oder -vakuolen. Als „Leitbahnen" beschreibt der
Autor „zarte rote Linien", die von der Basalmembran aus das Zytoplasma
durchziehen und den Bürstensaum erreichen. Diese Linien deutet er als die
Äquivalente von Doppellamellen. Aus elektronenmikroskopischen Aufnahmen
schließt ROLLHÄUSER, daß der Farbstoff ebenso wie das mit dem Diodrast ver-
wandte Abrodil nach Passieren der Basalmembran in Vakuolen an der Zellbasis
aufgenommen wird, die durch Erweiterung der sog. Leitbahnen entstehen. Die
Spalten der Doppellamellen sollen teils an der Basis der Mikrovilli, teils in
apikale schlauchförmige Krypten münden. Der abgesonderte Farbstoff ergieße
sich in den intervillösen Raum. Die Abbildungen ROLLHÄUSERS lassen allerdings
annehmen, daß die von ihm geschilderten Leitbahnen den Räumen des extrazellulären Labyrinths entsprechen. Es ist vorstellbar, daß zur tubulären Ausscheidung gelangende Substanzen zunächst vom Zytoplasma aufgenommen und anschließend in das Labyrinth abgegeben werden, sofern sie die Zelle nicht am
Zellapex durch Exozytose verlassen. Nach SCHLEIFER (1962) findet die Sekretion
von Phenolrot nur dann statt, wenn eine elektrolythaltige Flüssigkeitssäule im

Hauptstücklumen vorhanden ist. Dies folgert der Autor aus der Beobachtung, daß die Farbstoffabscheidung nach ein bis zwei Tagen zum Erliegen kommt, wenn Tubulus und Glomerulum mechanisch voneinander getrennt werden, so daß sich die Hauptstücklichtung nicht mit Primärharn füllen kann. Eine vorherige Belastung des Epithels durch Trypanblau schränkt die Sekretion von Phenolrot nur geringfügig ein.

Der *Mechanismus der Resorption* körpereigener und körperfremder Substanzen durch die Hauptstückzelle ist vor allem durch elektronenmikroskopische Untersuchungen geklärt worden. Lichtmikroskopisch konnte nur festgestellt werden, daß nach parenteraler Zufuhr derartiger Stoffe Einschlüsse im Zytoplasma der Hauptstückzellen auftreten, z.B. *hyaline Tröpfchen* nach Injektion artfremden Serums (PETERS u. FRIMMER, 1951), oder von Hühnereiweiß (*Goldfisch*, JAFFEE, 1956; vgl. hierzu OLIVER, 1948, 1950, *Ratte*; DAVIES, 1953; OLIVER et al., 1954; TRUMP, 1961, Lit.). Den fluoreszenzmikroskopischen Nachweis der Resorption von Proteinen im Hauptstück, darunter von Hypophysenhormonen, erbrachten VILAR et al. (1964). Zu den Altersveränderungen der Hauptstückzellen (*Ratte*) gehört die Abnahme ihrer Fähigkeit, aufgenommene Substanzen (z.B. Proteine) lysosomal abzubauen (CHRISTENSEN u. MADSEN, 1976).

In einer Bindung von Peptiden an den Bürstensaum sieht JUST (1975, *Ratte*) die erste Etappe auf ihrem Weg in das Zellinnere. Nach welchem Muster *Proteine* durch die Hauptstückzelle aufgenommen werden, läßt sich am Beispiel der Resorption von *Peroxidase* verfolgen. Schon wenige Minuten nach intravenöser Injektion erscheint das Enzym im apikalen und basalen Zellbereich (Blaufärbung durch Benzidinreaktion, *Ratte*, STRAUS, 1960, 1961, 1962, 1964). Es dringt in den Zellapex ein, wo es sich zum Teil in Form gewundener Stränge lichtmikroskopisch, d.h. als Inhalt geschlängelter Invaginationen, nachweisen läßt. Nach 10–60 min fand STRAUS eine Kondensation feingranulären Materials in großen, apikal gelegenen Einschlußkörpern (Phagolysosomen, Durchmesser 1–5 µm), die zum Teil anscheinend in die Kanälchenlichtung ausgestoßen werden; dies ist besonders nach hoher Dosierung von Peroxidase der Fall (distaler Teil des Hauptstücks, STRAUS, 1964). Später tauchen solche Partikel in tieferen Regionen der Zelle auf. Zunächst spielen sich die Resorption und der Abbau des Proteins durch *Phagolysosomen* in den Hauptstücken der Rindenperipherie ab. GRAHAM und KARNOVSKY (1966) gelang es, eine Methode zu entwickeln, die den elektronenmikroskopischen Nachweis schon geringer Mengen von Meerrettichperoxidase und ihre genaue Lokalisation ermöglicht. Nach den Feststellungen der Autoren tritt das Enzym bereits 90 sec nach Tötung des Versuchstieres (*Maus*) auf den Membranen des Bürstensaums und in den apikalen Invaginationen auf, von denen es in oberflächlich gelegene Vakuolen transportiert wird. Diese Vakuolen, deren Inhalt allmählich zu Tröpfchen kondensiert wird, entstehen wahrscheinlich durch Abschnürung der Enden schlauchförmiger Invaginationen (s.u.). Auf welche Weise es zum Eindringen der Peroxidase in Lysosomen und Restkörper kommt, wurde von GRAHAM und KARNOVSKY nicht im einzelnen geklärt. Biochemische Untersuchungen isolierter pinozytotischer Vesikel haben zu der Feststellung geführt, daß sie reichlich saure Phospholipide und Glykoproteide enthalten (KINNE, 1976), die als Rezeptoren für basische Proteine und Polysaccharide dienen könnten.

In gleicher Weise wie die Peroxidase wird auch *Hämoglobin* von der Hauptstückzelle aufgenommen (MILLER, 1960, *Maus*; MILLER u. PALADE, 1964), das intraperitoneal oder intravenös (NEUSTEIN, 1967, *Kaninchen*) zugeführt wurde. Wie die Abbildungen MILLERS zeigen, wird das resorbierte Material schließlich *Lysosomen* einverleibt, die teilweise geschichtete Membranen (Lamellenstruktur, Myelinfiguren) und Ferritinteilchen enthalten. Markiertes Hämoglobin läßt sich 150 min nach intravenöser Injektion (*Kaninchen*) in verschiedenen Formen von „specific cytoplasmic bodies" nachweisen (NEUSTEIN u. MAUNSBACH, 1966). Außerordentlich rasch spielt sich auch die Resorption von *Ferritin* ab, wie MAUNSBACH (1966) durch Mikroperfusion einzelner punktierter proximaler Kanälchen hat zeigen können. Bereits 5 min nach Beginn der Perfusion befindet sich der überwiegende Teil des Ferritins in kleinen und großen apikalen Vakuolen. Die Proteinteilchen haften — soweit es sich nicht um Vakuolen mit Durchmessern unter 0,15 μm oder um sehr große Bläschen handelt — vorzugsweise an der Innenfläche der Vakuolen, die von den Enden der apikalen Invaginationen abgegliedert werden. Große Vakuolen vereinigen sich mit anderen Bläschen zur Bildung umfangreicher Vesikel, die in der Regel weiter vom Lumen entfernt liegen. Es ergeben sich, wie auch THOENES und LANGER (1969) hervorheben, keine Anhaltspunkte für eine Passage von Molekülen durch das geschlossene apikale Plasmalemm; dementsprechend war auch das Zytoplasma außerhalb der Vakuolen frei von Ferritin. Auch intramuskulär verabfolgtes *Myoglobin*, das mit Hilfe der Diaminobenzidin-H_2O_2-Reaktion elektronenmikroskopisch nachweisbar ist, wird innerhalb von 60–120 sec nach Injektion von den Glomerula und auf der Oberfläche der Mikrovilli des Saumes angereichert; es erreicht gleichfalls die kleinen, zum Teil sogar die größeren apikalen Vakuolen (ANDERSON, 1972). Andere Proteine, die intratubulär gegeben wurden, treten ebenso nach Minuten in der Hauptstückzelle auf (Lit. bei MOFFAT, 1975). Über den immunfluoreszenzmikroskopischen Nachweis von Myoglobin in der Niere vgl. KAGEN (1970).

Aus den Befunden von GRAHAM und KARNOVSKY, MILLER, MAUNSBACH, ANDERSON, THOENES und LANGER sowie FORSSMANN (1973) geht hervor, daß apikale endozytotisch entstehende *Invaginationen am Grunde der Mikrovilli* die Orte der *Eiweißresorption* sind (Abb. 93).

Von ihnen werden aber auch andersartige Stoffe, z.B. Thoriumdioxid und Trypanblau (TRUMP, 1961, *Ratte, Frosch*), also kolloidale Substanzen, ferner Folsäure (SPORS, 1971, *Ratte*) aufgenommen. Auf diese Weise wird wahrscheinlich eisenhaltiges Sorbitalzitrat resorbiert (ENGBERG et al., 1969). Die Glykokalyx („amorphous external coating of the plasma membrane", MAUNSBACH, 1966) dient offenbar als Fänger des angebotenen Materials.

Wie exogenes Hämoglobin und Myoglobin (BLÖHMER et al., 1971, *Ratte*), werden zahlreiche *Vitalfarbstoffe* im Epithel des Hauptstückes von *Säugern*, *Reptilien* und *Amphibien* gespeichert (Trypanblau, Diaminschwarz, Diamingrün), ferner Tusche und Karminteilchen (Lit. in v. MÖLLENDORFF, 1930; GÉRARD u. CORDIER, 1934; CORDIER, 1934; GÉRARD, 1936; BARGMANN, 1937; LATTA et al., 1967; ROUILLER, 1969). Nach subkutaner Verabfolgung von Lithiumkarmin und Trypanblau (*Maus*) treten winzige Farbstoffgranula zunächst unmittelbar unter dem Bürstensaum auf (HERKLOTZ, 1942). Die Hauptstückzellen neuge-

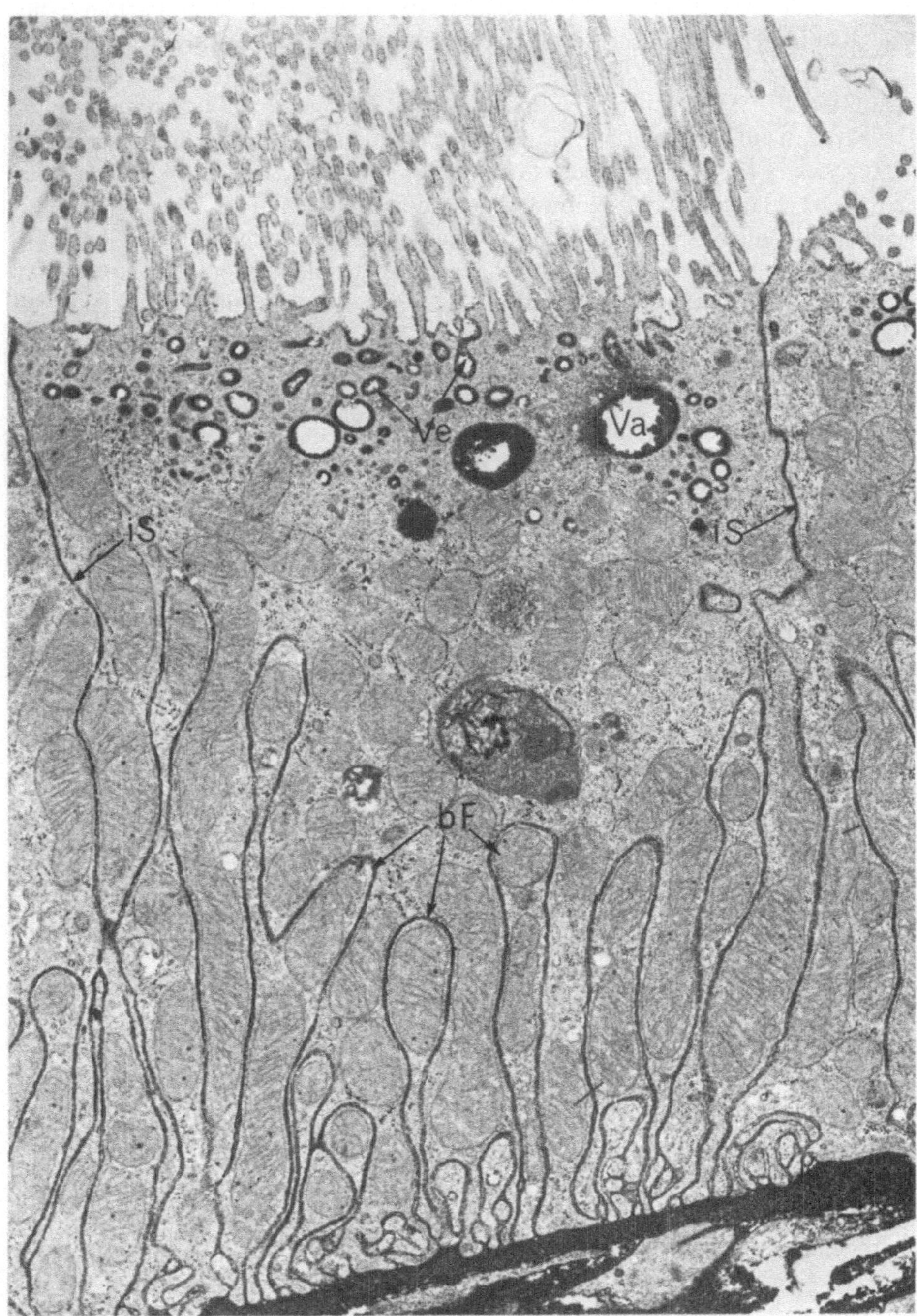

Abb. 93. Basale Einfaltungen (bF) und Interzellularspalten (iS) im Hauptstück der *Ratten*niere, durch die Peroxidase-Lanthanmethode sichtbar gemacht. Die Peroxidase wurde vom Lumen des Kanälchens aus in Vesikel (Ve) und Vakuolen (Va) aufgenommen. Elektronenmikroskopische Aufnahme, Vergr. 21600fach. (Aus FORSSMANN, 1973)

borener *Ratten* speichern Trypanblau erst dann, wenn ein Bürstensaum ausgebildet ist (BAXTER u. YOFFEY, 1948). Zu einer Beeinträchtigung der Enzymaktivitäten (alkalische Phosphatase, Fumarase, Phosphohexoisomerase, Hexokinase) der Hauptstückzellen durch Trypanblauspeicherung (*Hund*) soll es nicht kommen (MCCANN, 1956). Auch die Hauptstücke der Nieren von *Teleostiern* nehmen Trypanblau auf, während bei *Elasmobranchiern* keine Speicherung erzielt wurde (BARGMANN, 1937); vermutlich steht dieses Verhalten mit den Unterschieden in der Durchlässigkeit der dünnwandigen Glomerulumkapillaren der Knochenfische und der dickwandigen der Elasmobranchier in Zusammenhang (s. Abb. 71). Beim *Aal* (*Anguilla vulgaris*) wurde ein Gradient der Athrozytose von Trypanblau und Ovalbumin festgestellt, der in distaler Richtung abnimmt (GUGLIELMONE, 1969). *Fluoreszierende Farbstoffe* wie Fluoreszein und Aeskulin werden von den Saumzellen der *Teleostier* in gleicher Weise resorbiert, wie sie für höhere Wirbeltiere bekannt ist (GRAFFLIN u. EISENBERG, 1934).

Verfolgt man den Ablauf der Eiweißresorption im Hauptstück mit THOENES und LANGER (1969), so gelangt man zur Feststellung von *Phasen verschiedener Dauer*. Die Autoren erhoben ihre Befunde mit Hilfe einer alternierenden Rizinusöl-Ferritin-Mikroinjektion in die Kanälchenlichtung, bei der mehrere Ferritindepots im Lumen durch Ölsäulen festgehalten werden (Modifikation der „Methode des gespaltenen Öltropfens" von GERTZ, 1963); die Ölsäulen blockieren den tubulären Flüssigkeitsstrom, d.h. die Ferritin-Öl-Säule wird nicht oder kaum weitergeschoben und faßt jeweils die zur Untersuchung vorgesehenen ferritinhaltigen Abschnitte des Lumens zwischen sich. Das Verfahren erlaubt es u.a., die Lösungen ohne Beimengungen von Harn auf das Epithel einwirken zu lassen. Für die I. Phase der Resorption, nach THOENES und LANGER die schnelle Endozytosephase, sind die auf Abb. 94 wiedergegebenen Stadien der Invagination des intervillösen Plasmalemms bezeichnend. Dabei tritt auf der lumenwärtigen Oberfläche des invaginierten Plasmalemms ein Film aus mäßig dichter Substanz hervor, die kaum Ferritinmoleküle enthält. Da die Stärke dieser Schicht die einer konventionellen Glykokalyx überschreitet, folgern THOENES und LANGER, daß zu Beginn der Mikropinozytose nicht nur resorbiertes zellfremdes Material, sondern auch ein Zellprodukt in den Inhalt der Vakuole eingeht. Auf der Zytoplasmaseite der Membran entsteht eine schmale Substanzverdichtung. Diese Schichtbildungen treten an den Mikrovilli nicht in Erscheinung; hier kommt es auch nicht zur Pinozytose. Anschließend grenzt sich das kugelige oder längliche Invaginat durch eine Einschnürung von der Oberfläche ab. In den in Abschnürung begriffenen oder bereits zu Vakuolen verselbständigten Einsenkungen liegt das resorbierte Material inmitten des Raumes, von der Bläschenwand durch den erwähnten filmartigen Saum getrennt, eingebettet in eine mit der Bläschenauskleidung identische Trägersubstanz, vermutlich ein Glykoprotein (vgl. hierzu auch SPORS, 1971). Der auf der Außen-(Zytoplasma)-Seite des Vesikels entstandene, teils gestreift, teils punktiert, teils linienhaft erscheinende Saum (Breite 70–140 Å) ist an den tiefergelegenen kleinen Bläschen und Schläuchen nicht mehr vorhanden, während das der Innenseite anlagernde Material noch nachzuweisen ist. Durch Verschmelzung kleiner ferritinhaltiger Vesikel und Tubuli (Abb. 94) entstehen unregelmäßig gestaltete Bläschen, die durch Übergangsformen mit den subapikal gelegenen großen Resorptionsvakuolen (Durchmesser

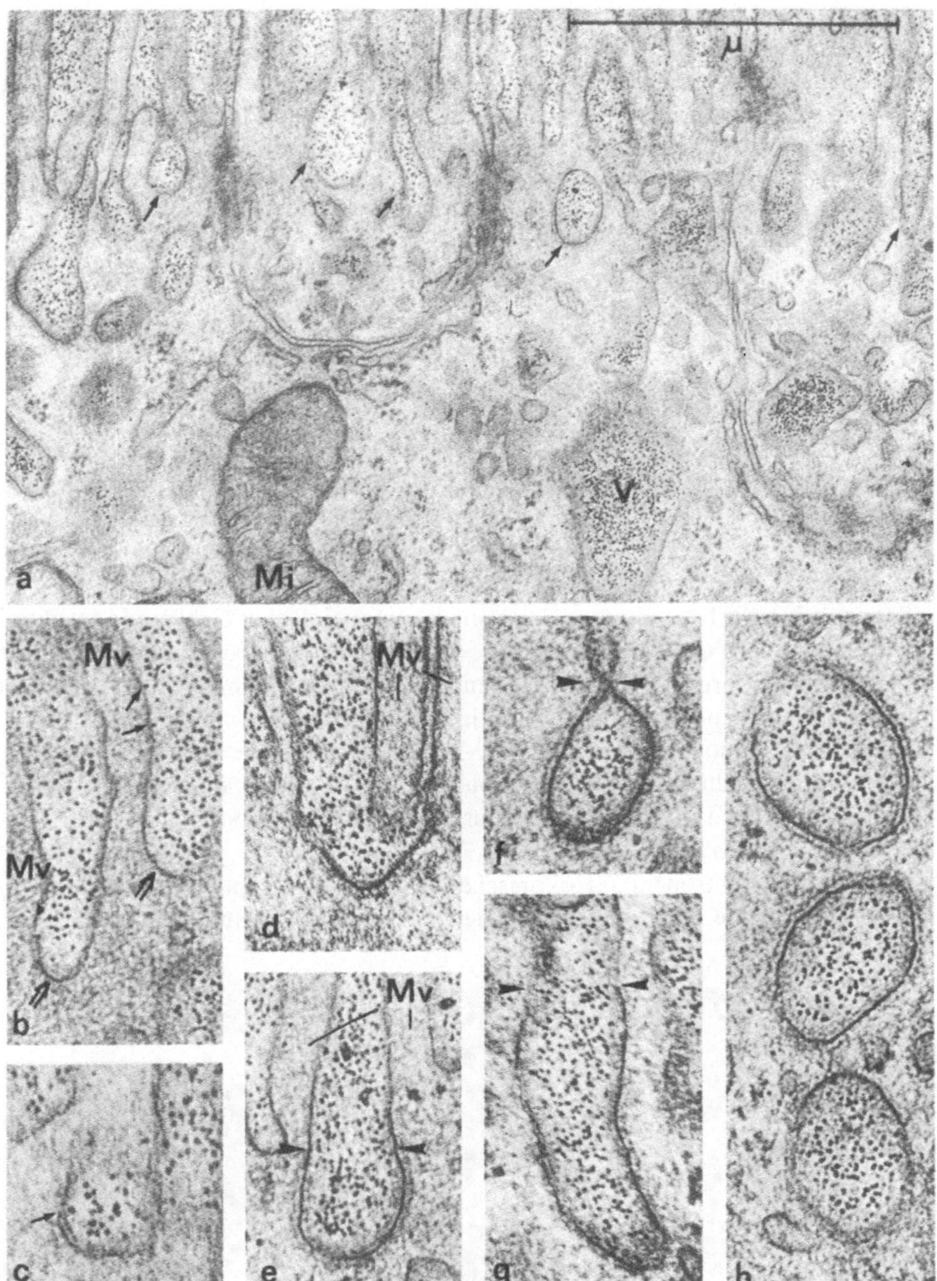

Abb. 94a–h. Initialstadien der Endozytose. (a) Die Invaginationen (→) haben rundliche oder längliche Form. V: Angeschnittene apikale Resorptionsvacuole, Mi: Mitochondrien. (b) und (c) Vor Beginn der Invagination: gerundeter Membranabschnitt etwas stärker kontrastiert (⇒) als die Mikrovillus (Mv)-Membran. Ferritinmoleküle treten z.T. direkt an die Membran heran (→). (d) Beginnende Invagination mit in Bildung begriffenem cytoplasmatischem Saum (coat). (e) Fortgeschrittenes Invaginationsstadium: stark kontrastierte Membran, cytoplasmatischer Saum und homogene, mit Ferritin vermischte Masse im Lumen. (f) In Abschnürung begriffenes Pinozytose-Bläschen. (g) Langgestrecktes, offenbar tubuläres Invaginat (> < in e–g: Markierung der Abschnürungsstellen). (h) In sich geschlossene ferritinhaltige Membranprofile mit und ohne Saum. (a) 42000:1; (b), (d)–(h) 83000:1; (c) 124500:1. (Aus Thoenes u. Langer, 1969)

0,50–1,1 µm) verbunden sind; letztere besitzen keinen äußeren Saum. In den
großen Vakuolen erscheint Ferritin 2–5 min nach Injektion. Außerdem können
sie winzige, optisch leere Vesikel (Durchmesser 50 nm) und „multivesikuläre
Körperchen" enthalten. Mit der Aufnahme des Materials in Bläschen beginnt
die II. langsame Vakuolenphase (THOENES u. LANGER). Die Frage, auf welche
Weise die mit Resorbat gefüllten Vesikel und Tubuli in basaler Richtung transportiert werden, ist noch Gegenstand von Spekulationen. Nach THOENES und
LANGER ist u.a. an die Wirkung eines apiko-basal gerichteten Zytoplasmastroms
zu denken oder an eine selbständige Fortbewegung der Vesikel durch Abbau
von Membransubstanz am apikalen Pol bei gleichzeitigem Einbau von Makromolekülen am basalen Pol.

Eine pinozytotische Aufnahme von *Meerrettichperoxidase* durch die *Basen
der Epithelzellen* beschreibt FERIA-VELASCO (1974, *Ratte*, intravenöse bzw. intrarenale Injektion). Das Enzym wird rasch Zelleinschlüssen einverleibt, die sehr
wahrscheinlich Lysosomen entsprechen. Wie den Untersuchungen von MILLER
(1960), MAUNSBACH (1966), SPORS (1971) u.a. entnommen werden kann, kommt
es im Zusammenhang mit Resorptionsvorgängen zur Entstehung von *Lysosomen*
(SPORS, 1971), die besonders im Hauptstück in mannigfacher Größe und Struktur
auftreten können (MAUNSBACH, 1966; ENGBERG et al., 1969) und sich durch
Zentrifugieren anreichern lassen. Da auch die bereits erwähnten *autofluoreszierenden Granula* saure Phosphatase enthalten, gehören sie wahrscheinlich in die
Gruppe der lysosomalen Strukturen. MAUNSBACH zählt die Lysosomen zu der
von ihm aufgestellten Reihe der „cytoplasmic bodies", die man heute als *Zytosomen* zu bezeichnen pflegt, ebenso die ursprünglich Microbodies genannten *Peroxisomen* (Typ I nach MAUNSBACH).

Aufgrund elektronenmikroskopischer Befunde an Hauptstücken (*Ratte*), in
deren Lumen eine Ferritinlösung injiziert worden war, gelangen THOENES et al.

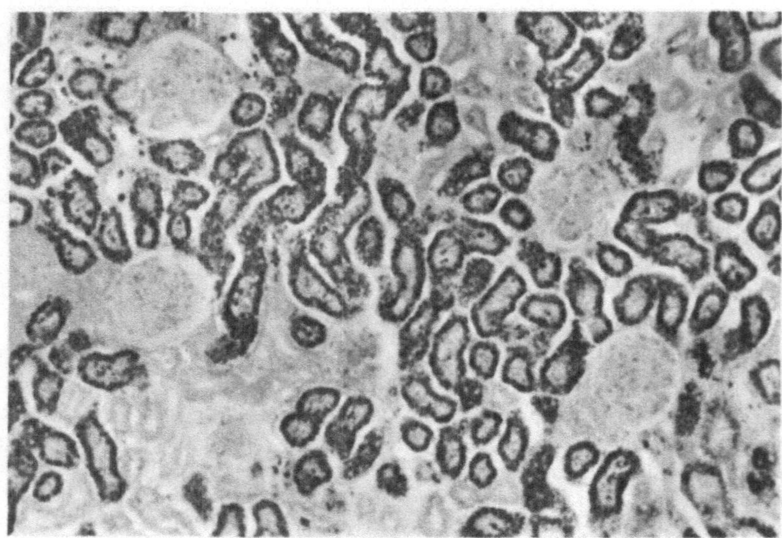

Abb. 95. Reaktion auf lysosomale Esterase in der *Ratten*niere. (Reaktion nach HOLT u. WITHERS,
1952). Vergr. 80fach. (Aufnahme von Prof. Dr. W. Kühnel, Aachen)

(1970) zu folgender Vorstellung von der *Entstehung sekundärer Lysosomen:* entweder vereinigen sich mikropinozytotisch entstandene ferritinhaltige Vesikel mit bereits vorhandenen Vakuolen, die saure Phosphatase enthalten („lytische Vakuolen"), oder die Ferritintropfen wandeln sich unmittelbar in Lysosomen um; diese direkte Umwandlung kann sich bereits in der subapikalen Zone abspielen. Während der zwischen 1 und $3^1/_2$ Std. betragenden Resorptionszeit kommen die Fusionen mit lytischen Vakuolen gehäuft zwischen 90 und 180 min nach Injektionsbeginn vor, während die direkte Umwandlung bis 90 min nicht, zwischen 90 und 180 min selten, später jedoch ziemlich häufig zu beobachten ist.

Über die *Ausstoßung von Lysosomen* in die Kanälchenlichtung berichten ENGBERG et al. (1969). Da der Golgi-Apparat zur Entstehung lytischer, d.h. saure Phosphatase enthaltender Vakuolen beiträgt, ist es verständlich, daß die Volumenentfaltung der endozytotischen Vakuolen und Lysosomen und die des Golgi-Systems in umgekehrtem Verhältnis zueinander stehen (LARSSON u. MAUNSBACH, 1975, *Ratte*). *Riesenlysosomen* mit kristalloider Struktur treten im Hauptstückepithel (*Ratte*) nach Zufuhr basischer Aminosäuren vermehrt auf (MADSEN et al., 1976). Zahl, Größe und Enzymbestand der Lysosomen im Hauptstück der *Ratte* stehen unter dem *Einfluß der Geschlechtshormone* (ZELLER, 1973, s. S. 336). Das Auftreten sekundärer Lysosomen im Hauptstückepithel ist, beiläufig bemerkt, nicht in jedem Fall das Ergebnis eines Resorptionsprozesses, der nach dem geschilderten Muster vonstatten geht. Massen großer Lysosomen mit lamellärer Struktur können sich im Zytoplasma bilden, wenn Pharmaka das Plasmalemm permeieren und in das Zellinnere eindringen. Ein Beispiel hierfür sind, wie LÜLLMANN-RAUCH (1975) gezeigt hat, die *multilamellären Zytoplasmaeinschlüsse*, die als Folge einer Einwirkung des Anorektikums Chlorphentermin oder von trizyklischen Antidepressantien (Iprindol, Imipramin, Cloripramin u.a.) auch in den Hauptstücken der Niere entstehen. Es handelt sich um den Ausdruck einer Lipidose, die durch Pharmaka von amphiphilem Charakter hervorgerufen wird. *Multivesikuläre Körper* verschiedener Größe und Struktur kommen im Apex der Zelle und nahe der Basallamina vor (ERICSSON u. TRUMP, 1966, *Ratte*); über ihre Funktion besteht keine Klarheit (intrazellulärer Transport? Abbau? Bildung von Vesikeln?). Über die Entstehung zahlreicher membranöser Wirbelformationen nach einseitiger Nephrektomie oder nach Röntgenbestrahlung, ferner von lamellär strukturierten Granula, die Myelinfiguren ähneln, berichten LEAK und ROSEN (1966).

Die skizzierten Angaben über die Resorption von Proteinen lassen die Frage unberührt, ob nach Passieren der glomerulären Schranke pinozytotisch aufgenommene Eiweißkörper in unverdautem Zustand durch *transtubulären Transport* an den Kreislauf weitergegeben werden, d.h. ohne den Weg über Lysosomen zu nehmen. JUST et al. (1975) prüften, ob ein transtubulärer Weg beschritten wird oder nicht, indem sie das Schicksal des intravenös injizierten, mit 125 I markierten Proteasehemmers Aprotinin (Trasylol) an einseitig nephrektomierten *Ratten* verfolgten, die als Spender und Empfänger durch extrakorporale Zirkulation miteinander verbunden waren. Das Peptid wird rasch von den Hauptstückzellen durch Pinozytose aufgenommen. Anzeichen für einen transtubulären Übertritt an den angeschlossenen Organismus ergaben sich jedoch nicht. Die

Autoren sind daher der Ansicht, daß Proteine nach der Pinozytose zunächst
in den Lysosomen verdaut werden. Anschließend gelangen die Abbauprodukte
in den Kreislauf (s. S. 157). Demgegenüber vertreten MAACK et al. (1971) aufgrund autoradiographischer Untersuchungen über das Schicksal von Lysozym
die Auffassung, daß Proteine nur im Falle eines Überangebotes in Phagolysosomen aufgenommen werden. Normalerweise sollen resorbierte Proteine den Weg
über das Zytoplasma nehmen, von dem aus sie an den Kreislauf zurückgegeben
werden (s. auch MAACK u. KINTER, 1969).

Lipideinlagerungen sind nach lichtmikroskopischen Untersuchungen von
BACHMANN (1942) in je nach Spezies verschiedenen Abschnitten der Hauptstücke
von Säugern zu finden. Eine fettreiche Pars contorta des Hauptstücks besitzen
Löwe und *Hauskatze* (s. auch SMITH, 1920, MODELL, 1933; FOOTE u. GRAFFLIN,
1938; H. FISCHER, 1938; LOBBAN, 1955; MANGIONE, 1957; BARGMANN et al.,
1977), während bei *Hund* (s. auch MANGIONE, 1957) und *Silberfuchs* die Pars
recta durch Fettgehalt auffällt. Wenig sudanophile Stoffe enthält das Hauptstück
von *Didelphys virginiana*. Bei *Mustela foina* wurden Fett-Tropfen am Übergang
der Pars contorta in die Pars recta des Hauptstücks nachgewiesen. MANGIONE
(1957) findet Unterschiede in der Verteilung der Lipideinschlüsse im Hauptstück
der *Katze*: in der Pars convoluta liegen sie im Basalabschnitt der Zellen, häufig
in Reihen geordnet, während sie im Anfangsteil der Pars recta größer und
unregelmäßig verteilt sind. Das basale Auftreten von Fett in den Hauptstückzellen der *Ratte* (Sudanschwarz B-Färbung) zwischen dem 21. Tag der Gravidität
und dem 2. Tag post partum ist nach BREMER (1975) auf einzelne Tubulusabschnitte beschränkt und nur in Kanälchen nachweisbar, die eine atypische
granuläre Reaktion auf Succinodehydrogenase geben. Der Einwand, das Auftreten von Fett-Tropfen in den Epithelzellen sei vielleicht die Folge einer Chloro-
formnarkose, trifft für das von BACHMANN untersuchte Material nicht zu (über
pathologische Fettablagerungen vgl. WOLMAN, 1964; LONGLEY, 1969). Die Hand-
buchartikel v. MÖLLENDORFFS (1930) und SCHIEBLERS (1959) enthalten Übersichten über die reichlich vorhandene ältere Literatur, die sich mit dem normalen Vorkommen von Fett im Nephron, vor allem von *Carnivoren*, befaßt
(s. auch S. 168). Für die Niere der *Kröte* (*Bufo melanostictus*) werden *jahres-
zeitliche Schwankungen* des Lipidgehaltes angegeben (MUKHERJI u. DEB, 1960);
ein Maximum des Gehaltes an ungesättigten Lipiden (und an Plasmalogen)
fällt in den August, ein Minimum in den Februar. Bei *Urodelen* (*Amphibien*)
werden Lipide — ebenso wie Proteine — im Epithel der Nephrone nach intra-
peritonealer Injektion gespeichert. Die entsprechenden Nephrone kommunizieren
durch Nephrostome mit der Leibeshöhle (SMETANA u. JOHNSTON, 1942).

Nach LOBBAN (1955), der Untersucherin einer größeren Zahl von *Hauskatzen*
verschiedenen Alters und Geschlechts, besteht eine Beziehung zwischen dem
Ausmaß der Lipidablagerungen im Hauptstück, dem Schwinden der *Sexualfunk-
tionen* beim Kater und der *Lutealphase* des oestrischen Zyklus beim Weibchen.
Die stärksten Lipidvorkommen sind nämlich bei alten *Katern* und bei der trächtigen *Katze* festzustellen. Aufgrund histochemischer Untersuchungen (Reaktion
auf Steroide nach Schultz, auf Ketosteroide mit Phenylhydrazin, auf Phospholipide nach Baker) nimmt LOBBAN an, daß die Lipidtropfen in erster Linie Oestro-
gene enthalten (vgl. hierzu LEWIS u. LOBBAN, 1961).

HELMY und LONGLEY (1966) ist es nicht gelungen, in den aus den Nieren von *Katze* und *Hund* extrahierten Lipiden Steroide chromatographisch nachzuweisen (s. auch LONGLEY, 1969). Die renalen Lipide enthalten vor allem Triglyceride, Phosphoglyceride, dann Cholesterol (s. auch BARGMANN et al., 1977, *Katze*), Plasmalogen und Cardiolipin (vgl. hierzu MÜLLER et al., 1976).

Die Feststellung, daß das Blut der Nierenarterien der Katze mehr Fettsäuren enthält als das der Nierenvenen, spricht dafür, daß die Niere eine Rolle im Fetthaushalt spielt (BARGMANN et al., 1977). Da bei der erwachsenen *Katze* sowohl im Hauptstücklumen (Artefakte?) als auch im Harn Lipide vorkommen, könnte vermutet werden, daß diese als Vehikel harnpflichtiger Stoffe ausgeschieden werden (vgl. hierzu MODELL, 1933; F. BLOOM, 1960). Der Harn des *Tigers* enthält nach HEWER et al. (1948) 0,1–1% Lipide. Indessen ließen sich morphologische Äquivalente einer *Fettextrusion* bisher nicht nachweisen (BARGMANN et al., 1977).

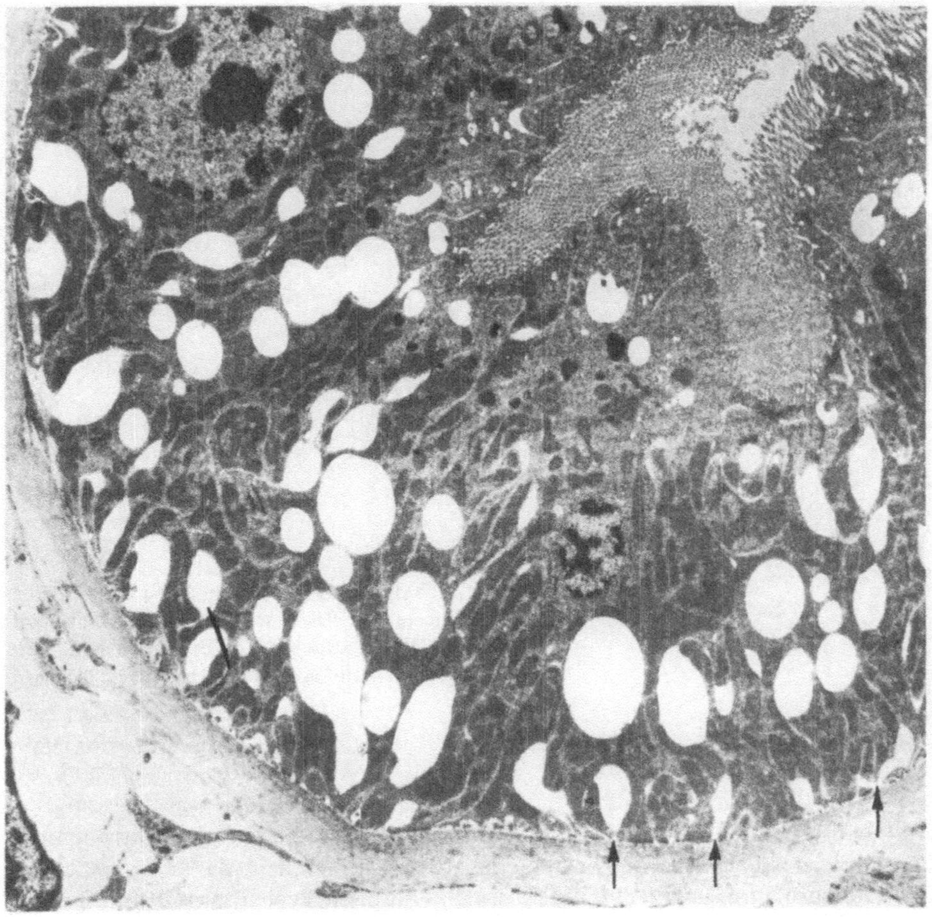

Abb. 96. Hauptstück der *Katzen*niere, quergetroffen. Leere Lipid-Vakuolen und erweiterte, ursprünglich lipidhaltige Labyrinthräume (Pfeile). Vergr. 4200fach. (Aus BARGMANN et al., 1977)

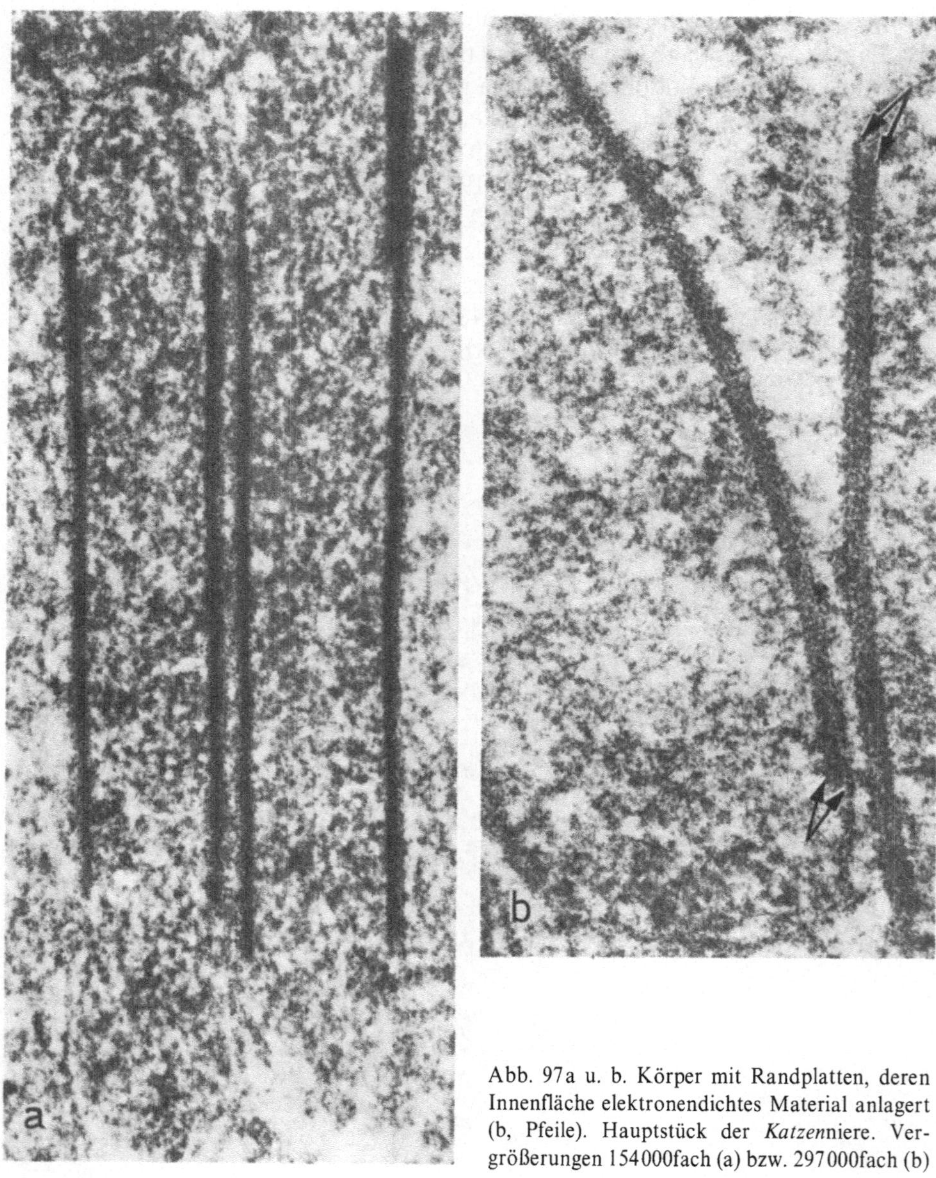

Abb. 97a u. b. Körper mit Randplatten, deren
Innenfläche elektronendichtes Material anlagert
(b, Pfeile). Hauptstück der *Katze*niere. Vergrößerungen 154000fach (a) bzw. 297000fach (b)

Die Ergebnisse der Digitonin-Cholesterol-Reaktion (*Katze*, Elektronenmikroskopie) lassen nach BARGMANN et al. (1977) annehmen, daß *Cholesterol* in
den Glomerula ausgeschieden und von den Hauptstückzellen pinozytotisch aufgenommen wird. Möglicherweise dient dieser Vorgang der Rückgewinnung (recycling) dieses wertvollen Materials. Elektronenmikroskopisch erkennt man, daß
die Lipideinschlüsse im Hauptstück der *Katze* nicht nur im Zytoplasma, sondern

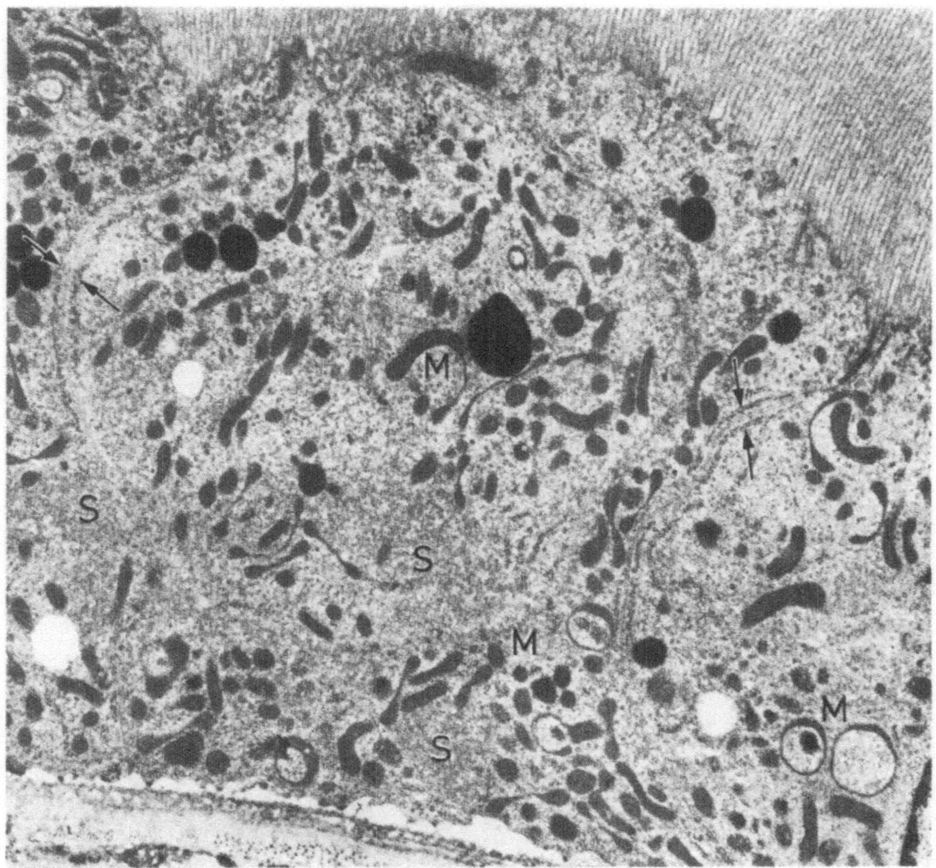

Abb. 98. Hauptstückzelle (sog. Typ II-Zelle) der *Katzen*niere. Nahe dem Plasmalemm rauhes ER (Pfeile). Glattes ER (S), z.T. schalen- und ringförmige Profile kleiner Mitochondrien (M). Vergr. 12750fach. (Aus BARGMANN et al., 1977)

auch in erweiterten Interzellularräumen und im basalen Labyrinth liegen. Oft perpendikulär orientiert, erreichen sie die Basallamina (BARGMANN et al., 1977, Abb. 96).

Über eine *Aufnahme von Fettsäuren* durch das Hauptstückepithel nach Dauerinfusion von Noradrenalin (*Hund*), die zu einer exzessiven Mobilisierung freier Fettsäuren führe, berichten MAUNSBACH und WIRSÉN (1966). 8 Stunden nach der Infusion treten in den Hauptstücken, vereinzelt auch in anderen Kanälchen, sudanophile Tropfen auf, welche die Größe eines Zellkerns erreichen können. Mit der Dauer der Noradrenalininfusion dehnt sich die Fettablagerung auf alle Nephronsegmente mit Ausnahme der dünnen Teile der Henleschen Schleifen aus. Elektronenmikroskopisch sind „cytoplasmic bodies" mit granuliertem Inhalt und einer Umhüllung aus Zytomembranen feststellbar, ferner Lipidtropfen — wahrscheinlich Triglyceride — , denen sich oft schalenförmige Mitochondrien anschmiegen. Auch für die Lipide speichernden Zellen der Pars contorta der

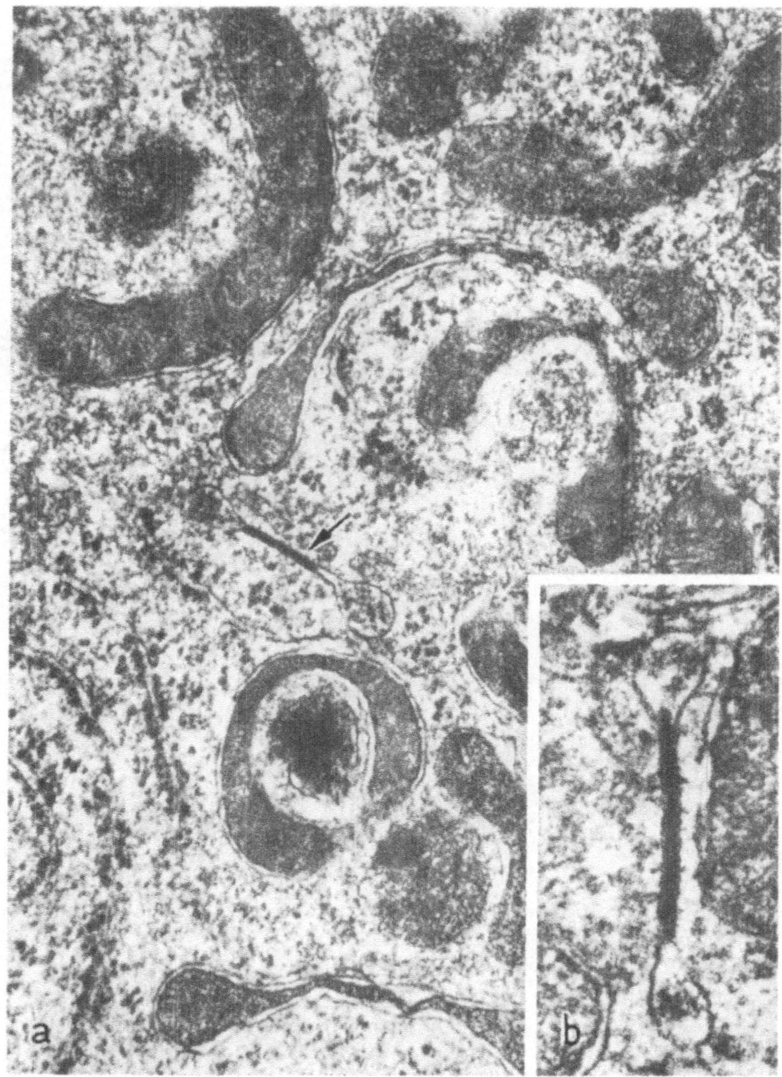

Abb. 99a u. b. Hauptstückzelle einer *Katze* (sog. Typ II-Zelle) mit hantelförmigem Profil eines Organells (Pfeil). Vergrößerungen 60000fach (a) bzw. 112000fach (b). (Aus BARGMANN et al., 1977)

Katze, die eine positive Reaktion auf Phosphoglyceride und Cholesterol geben, sind *Zellorganellen mit Randplatten* (bodies with marginal plates, Abb. 97) bezeichnend, wahrscheinlich *Peroxisomen.* In den Zellen der Pars recta fallen *hantelförmige* Körper (Abb. 98) und lange oder schalenförmige Mitochondrien auf, die Zytoplasmabezirke konzentrisch umgeben, ferner ein wohlentwickeltes glattes ER (BARGMANN et al., 1977) (Abb. 99). In den Nierentubuli von *Drosophila melanogaster* läßt sich gleichfalls eine auffallend enge räumliche Beziehung zwischen Lipidtropfen und Mitochondrien feststellen (WESSING u. EICHELBERG, 1969). Wie die Fettsäuren von den Zellen aufgenommen und transportiert werden, ist nach MAUNSBACH und WIRSÉN nicht bekannt. Äquivalente einer *Pinozytose* in den fetthaltigen Hauptstückzellen der *Katze* (Caveolae zwischen den Mikrovilli, apikale Vesikel und Vakuolen) beschreiben BARGMANN et al. (1977).

Die *Aufnahme von NaCl* durch die Hauptstückzellen beruht nach experimentellen Untersuchungen (Mikropunktionen, Lit. bei NOLTE, 1966) auf dem passiven Einströmen von Na-Ionen in die Zellen, aus denen sie durch die Natriumpumpe aktiv wieder entfernt werden, und auf dem passiven Transport von negativ geladenen Chloridionen. Bei dem Transport von Ionen spielt der extrazelluläre Weg eine wichtige Rolle (GIEBISCH, 1969). Während nun Proteine und andere Kolloide als solche in fixiertem Zustand elektronenmikroskopisch sichtbar gemacht werden können, so daß sich ihr Weg durch die Saumzelle rekonstruieren läßt, muß die jeweilige Lokalisation von Na^+ und Cl^- aus dem Ausfall von Fällungsreaktionen erschlossen werden, deren Produkte den Ultrastrukturen oft nur mit Unsicherheit zugeordnet werden können. Auch ist mit dem Auftreten von Diffusionsartefakten zu rechnen. Fällt man Natriumionen als Natriumantimonat, Chlorionen als AgCl (Methode von KOMNICK, 1962), so ergibt sich nach NOLTE (1966, *Ratte*) folgendes Bild: Die Natriumniederschläge liegen als scharf begrenzte kristallähnliche Partikel (Durchmesser 80–200 Å) im Grundplasma der Mikrovilli und des Zelleibes, ferner in der Matrix der Mitochondrien, im Kern, in den Interzellularräumen und im basalen Labyrinth. Dagegen erscheinen die gefällten Chlorionen als Körnchen (Durchmesser 100–300 Å), die meistens Aggregate bilden, fast ausschließlich im Extrazellularraum nahe der Kanälchenlichtung unter den Zonulae oder in der Nähe der Basallamina. Nach NOLTE lassen sich diese Verteilungsbilder zugunsten der Vorstellung deuten, daß die Na-Ionen getrennt von den Chlorionen aktiv in der Zelle transportiert werden, während die Chlorionen in den Interzellularraum diffundieren.

Die von BULGER (1969) entwickelte Methode zum elektronenmikroskopischen Nachweis Natrium enthaltender Niederschläge von Kaliumpyroantimonat ergibt, daß die Präzipitate im Lumen des Hauptstückes, an der Oberfläche der Mikrovilli, in den apikalen tubulären Invaginationen, im Interzellularraum unter Aussparung der Zonulae occludentes, in der Basallamina, im Interstitium und in Kapillarlichtungen auftreten. Die Zellkerne und Zellorganellen findet die Autorin meistens frei von Niederschlägen. Nach BULGER lassen sich zwei reproduzierbare Muster der Verteilung der Präzipitate unterscheiden. Das erste Muster, das durch überwiegend extrazelluläre Lage der Niederschläge gekennzeichnet ist, tritt nach Fixation in aldehydhaltigen Lösungen auf. Das zweite Muster, bei dem die Präzipitate sowohl intra- als auch extrazellulär lokalisiert sind, wird sichtbar, wenn es nach Aldehydfixation zu einer Zellschwellung kommt, oder dann, wenn mit Osmiumtetroxid enthaltenden Lösungen fixiert wurde. RIEDEL et al. (1968, *Meerschweinchen*) vermuten, daß die *Granula intramitochondrialia* am Transport von Natriumionen durch die Zelle beteiligt sind, da sie sich nach der Methode von Komnick (s. auch MIZUHIRA u. AMAKAWA, 1966) darstellen lassen und bei Natriumverarmung infolge bilateraler Adrenalektomie aufgehellt erscheinen. Bei dieser Aufhellung tritt in der Peripherie der kugeligen Granula ein Gerüst aus trilaminaren Strukturen hervor. Die für den aktiven Transport von Natrium und Kalium erforderliche Form der ATP-ase scheint in dem stark gefalteten basal-lateralen Zellbereich unter dem Plasmalemm lokalisiert zu sein (vgl. hierzu ERNST, 1975, Lit.), während die im Zellapex befindliche, durch Ouabain hemmbare ATPase nach MILLER et al. (1965) mit der Aufnahme von Proteinen zu tun haben soll. Auch die strukturellen Grundlagen der Resorption der im Primärharn enthaltenen *Glukose*, die zum größten Teil auf dem Wege des aktiven Transportes in das Zellinnere gelangt, sind nicht hinreichend bekannt.

Wie die Strukturen des Zellapex und das Grundplasma der Hauptstückzelle, so steht auch das basale Labyrinth im Dienste von *Transportvorgängen in basaler und apikaler* Richtung. Dieses mit den Interzellularspalten zusammenhängende Raumsystem wird — dies lassen elektronenmikroskopische Befunde von THOENES (1968) erkennen — von einer homogen erscheinenden Interzellularsubstanz ausgefüllt, die außer Wasser und niedermolekularen Stoffen organische Substanz enthält. Da diese Interzellularsubstanz nach RAMBOURG und LEBLOND (1967) eine positive Perjodsäure-Silbermethenamin-Reaktion gibt, dürfte es sich um eine der Glykokalyx entsprechende oder ihr vergleichbare Schicht von Glykoproteinen handeln (s. auch FORSSMANN, 1973). Die Frage nach ihrer Funktion läßt sich noch nicht beantworten. Man kann annehmen, daß sie nicht nur eine Kittsubstanz bildet, sondern ein Medium, in dem Stoffe an die Zelle herangetragen werden oder sie verlassen. Über den Transport von Eiweiß aus den peritubulären Kapillaren in das Labyrinth liegen allerdings noch keine aufschlußgebenden Befunde vor. Wie THOENES (1968) gezeigt hat, gelangen Ferritinteilchen aus den peritubulären Kapillaren nur dann in das Labyrinth, wenn die entsprechende Lösung unter Überdruck infundiert wurde, während es von Ferritin frei bleibt, wenn die Perfusion ohne Erhöhung des hydrostatischen Druckes erfolgte. Niedermolekulare Stoffe dürften die Interzellularsubstanz auf dem Wege der Diffusion passieren.

4.5.2. Segmentierung

Bereits aus älteren lichtmikroskopischen Untersuchungen geht hervor, daß das Hauptstück aus verschieden strukturierten Strecken besteht (ältere Lit. bei v. MÖLLENDORFF, 1930). Schon SUZUKI (1912) macht auf Verschiedenheiten im Verhalten der Mitochondrien und der Aufnahme von Vitalfarbstoffen aufmerksam, die ihn zur Einteilung des Hauptstückes in drei Zonen veranlaßten, nämlich eine dem Glomerulum nahe mit sehr dichter, eine mittlere mit lockerer Stäbchenstruktur und einen Endabschnitt, in dem diese Struktur schwindet. Parallel zu dieser Gliederung nimmt die Speicherung von Farbstoffen in distaler Richtung ab (vgl. hierzu v. MÖLLENDORFF, 1930). Auch *autoradiographische Untersuchungen* belegen die funktionelle Differenzierung des Hauptstückes (DARMADY, 1965). *Arginin-^{14}C* wird in der gesamten Pars convoluta gleichmäßig aufgenommen, *Leucin-^{14}C* nur in ihrem Anfangsabschnitt. Das Resorptionsgefälle für *Insulin-^{131}C* und *Glukose* hat sein Maximum in der postglomerulären Strecke.

Aufgrund der unterschiedlichen Fluoreszenz des Stäbchengefüges und der Einschlüsse in den Epithelzellen gelangt SJÖSTRAND (1944, *Maus, Ratte, Kaninchen, Meerschweinchen*) zur Einteilung des Hauptstückes in *vier Abschnitte*, für die er die Bezeichnung H1–H4 vorschlägt. Die Eigenfluoreszenz von H1 des

Meerschweinchens bekundet sich in starkem blau-grün-weißem bis blauweißem Aufleuchten in der Epithelbasis und einer kräftigen, rein blauen Fluoreszenz der Zellapices und des Saumes. Zelleinschlüsse werden als weißgelb fluoreszierende Granula sichtbar. In H2 leuchten Zellbasen und -apices schwächer und eher rein blauweiß auf. Goldgelb bis gelborange strahlende Granula nehmen ein bis zwei Drittel der Epithelbasis ein; sie bilden kegelförmige Komplexe mit lumenwärtiger Spitze. In dem ohne scharfe Grenze sich anschließenden Abschnitt H3 fluoreszieren die basalen und apikalen Zellzonen in blauem bis gelbgrünem Licht. Granula, die als gedämpft goldgelb bis gelborange getönte Partikel hervortreten, sind über den größten Teil der Zellbasen verteilt. Der Abschnitt H3 gehört dem Ende der Pars convoluta und dem Rindenteil der Pars recta an. Der distale Teil der Pars recta, dessen Zellen niedriger sind, entspricht H4; in ihm nehmen die Granula oft eine perinukleäre Lage ein. Am gewundenen Teil des Hauptstückes lassen sich also drei Zonen unterscheiden. Für die *Rattenniere* gelten folgende Beobachtungen: in H1 fluoresziert die basale Zellregion blauweiß, manchmal tiefblau, die apikale Region dunkelblau. Meistens stark weiß leuchtende Granula verschiedener Größe sind besonders in der basalen Zellzone reichlich vorhanden, oft in radiär orientierten Reihen. In H2 strahlt die Epithelbasis, in der Reihen großer Körnchen liegen, grün, die apikale Zone dunkelblau. H3, das auch hier das Ende der Pars convoluta und den Anfang der Pars recta umfaßt, ist durch grüne Fluoreszenz in der Basalzone und durch dunkelblaue in der apikalen Region gekennzeichnet. Die Granula von H3 sind sehr klein, sie schimmern gelbgrün oder gelb und sparen die Zellperipherie häufig aus, so daß sich die Zellterritorien abzeichnen. Nach SJÖSTRAND unterscheidet sich H4 von den übrigen Abschnitten durch deutliche Streifung des Bürstensaums; dies gilt auch für H4 der *Maus*, das dem distalen Teil der Pars recta entspricht. Bezüglich weiterer Einzelheiten sei auf SJÖSTRANDS Monographie verwiesen.

Es kann als sicher angenommen werden, daß ein großer, wenn nicht der größte Teil der von SJÖSTRAND dargestellten Granula lysosomaler Natur ist. Dementsprechend fand STRAUS (1964) im Hauptstückepithel wie in den distal sich anschließenden Kanälchenstrecken *Lysosomen* und nach Injektion von Meerrettichperoxidase *Phagosomen* und *Phagolysosomen* in unterschiedlicher Verteilung, die ihn auf Unterschiede in der Intensität der Stoffresorption in verschiedenen Kanälchensegmenten schließen ließ.

Auch mit Hilfe anderer Methoden kann eine Segmentierung der Hauptstücke festgestellt werden. ROESINGER et al. (1977, Gefrierbruchmethode) beschreiben ultrastrukturelle Unterschiede im Aufbau der Zonulae occludentes in Pars contorta und Pars recta einer Reihe von Säugern (Seite 166, 167, Tabelle 4 und 5). Die „tight junctions" im proximalen Abschnitt des Hauptstückes von *Ratte, Hamster, Katze, Hund* und *Tupaia* gehören dem "very leaky typ" der Interzellularverbindungen an, jene in der Pars recta dem weniger durchlässigen Typ. Beim Kaninchen seien die strukturellen Unterschiede zwischen den Zonulae occludentes der beiden Tubulusabschnitte nur geringfügig. Es wäre erwünscht, so bemerken ROESINGER et al. (1977), die Verschiedenheiten im Aufbau der Zelljunktionen im Hauptstückepithel zum funktionellen Verhalten seiner Segmente in Beziehung zu setzen. MAUNSBACH (1966) unterscheidet am Nephron der *Ratte drei Seg-*

Tabelle 4. Histogramm der Morphologie der Zonulae occludentes in der Pars contorta des Hauptstückes von 6 Säugern. Ordinate: Häufigkeit der Typen in Prozent aller Zonulae occludentes, die bei jeder Species untersucht wurden. Abszisse: 5 Kategorien von Zonulae mit jeweils unterschiedlicher Zahl der "strands". Bei Ratte und Tupaia ist nur 1 diskontinuierlicher Streifen ausgebildet. (Aus ROESINGER et al., 1977)

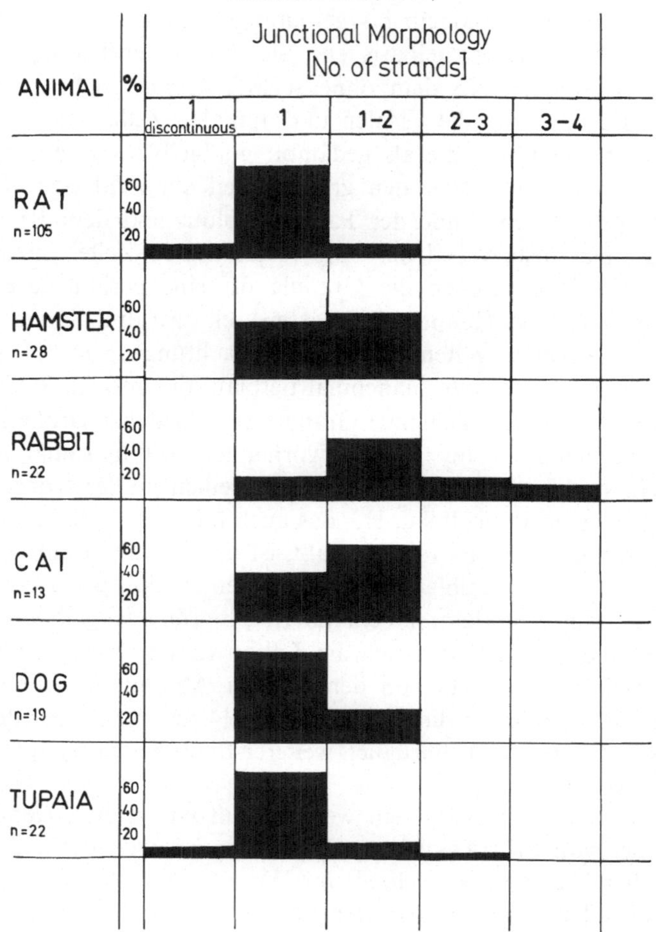

mente, die sich sowohl *phasenkontrastoptisch* und *fluoreszenzmikroskopisch* als auch *licht-* und *elektronenmikroskopisch* nachweisen lassen. Im phasenoptischen Bild sind 1. Segmente an ihrem geringen Gehalt an Granula und großen apikalen Vakuolen zu erkennen. Die Körnchen zeigen starke Eigenfluoreszenz, die apikalen Vakuolen dagegen nicht. Der Bürstensaum ist hoch (2,0–3,0 μm), die Mitochondrien sind langgestreckt. Die Zytoplasmaeinschlüsse lassen sich mit Toluidinblau nur schwach anfärben, ihr Durchmesser beträgt meistens 1,0–2,0 μm. Im elektronenmikroskopischen Bild erscheinen die Epithelzellen des 1. Segmentes höher als die des 2. Segmentes, die Mikrovilli sind länger und etwas kräftiger, die apikalen Vakuolen zahlreicher. Die Verzahnung der Zellen ist stärker ausgebildet. Zwischen den basalen, dünnen Zellfortsätzen, die zahlreich vorhanden sind und kleine Gruppen bilden, erheben sich häufig Leisten der Basallamina (S. 119), die MAUNSBACH im 2. Segment nicht beobachtet hat. Geschichtete Zyto-

Tabelle 5. Histogramm der Morphologie der Zonulae occludentes der Pars recta (S_3) des Hauptstük-kes von 6 Säugern. Die Tabelle gibt außer der Zahl der "strands" die Tiefe (Breite) der Zonulae wieder. Die Junktionen der Pars recta von Hund, Tupaia und Katze erscheinen bemerkenswert dicht, vom Kaninchen ausgesprochen durchlässig. (Aus ROESINGER et al., 1977)

ANIMAL	NUMBER OF TUBULES	JUNCTIONAL MORPHOLOGY	
		NO. OF STRANDS	DEPTH (NANOMETER)
RAT	13	$3{,}78 \pm 1{,}30$	70 ± 24
HAMSTER	6	$3{,}40 \pm 0{,}60$	65 ± 24
RABBIT	10	$2{,}93 \pm 1{,}83$	38 ± 22
CAT	11	$5{,}90 \pm 1{,}23$	155 ± 85
DOG	16	$4{,}60 \pm 1{,}60$	100 ± 42
TUPAIA	13	$4{,}86 \pm 1{,}80$	156 ± 48

plasmaeinschlüsse mit spärlicher Matrix kommen im 1. Segment häufiger als im 2. oder 3. vor. Für das 2. Segment sind folgende Merkmale charakteristisch: seine Zellen sind niedriger, der Bürstensaum ist schmaler, die apikalen Vakuolen sind in der Regel kleiner und seltener. Die Mitochondrien sind kurz und weniger häufig als im 1. Segment. Bezeichnend sind ferner Zytoplasmaeinschlüsse, die sich intensiv mit Toluidinblau färben, besonders nach Fixation mit Glutaralde-hyd. Diese Einschlüsse verhalten sich bei Männchen und Weibchen verschieden (s. auch S. 331 f.). Bei *weiblichen Ratten* sind sie wesentlich kleiner (Durchmesser 0,5–1,5 μm) als bei *männlichen* (Durchmesser 1,0–2,5 μm und mehr). Die Zellen sind weniger innig als im 1. Segment miteinander verzahnt. Das Zytoplasma der Epithelzellen des 3. Segmentes weist eine etwas stärkere Autofluoreszenz als in den Segmenten 1 und 2 auf. Die Zelleiber sind hier nicht miteinander verschränkt, der Bürstensaum ist sehr hoch, die Mitochondrien sind klein und regellos verteilt. Zytoplasmaeinschlüsse, deren Durchmesser oft 1,0 μm über-schreitet, sind vielfach in größerer Zahl als in den ersten beiden Segmenten vorhanden. Nach BEARD und NOVIKOFF (1969) befinden sich unter ihnen auffal-lend große *Peroxisomen*; sie bevorzugen basale Lage. Der *Golgi-Apparat*, der den Zellkern umgibt, pflegt wohlentwickelt zu sein. Als weiteres Merkmal der Zellen des 3. Segmentes erwähnt MAUNSBACH ausgedehnte α-*Zytomembranen*.

Die Zahl großer und kleiner apikaler Vakuolen ist geringer als in den Segmenten 1 und 2. Den Endabschnitt der Pars recta kleidet ein etwas niedrigeres Epithel aus, dessen Bürstensaum mitunter geringfügig niedriger ist. Weitere Einzelheiten über die Struktur der drei Hauptstücksegmente, ihre Einordnung in die Nierenarchitektur und die Morphologie der Granula (Lysosomen, Peroxisomen u.a.) findet der Leser bei MAUNSBACH (1966). Die Pars recta (*Ratte*) reagiert auf experimentell erzeugte Ischämie mit partieller Nekrose, während die Pars convoluta überlebt (GLAUMANN, 1977).

Wie schon angedeutet (S. 35), verraten auch die Ergebnisse *histochemischer* und *enzymzytochemischer Untersuchungen* eine Gliederung des Hauptstückes, deren Bild je nach Tierart und Geschlecht verschieden sein kann. Beispielsweise machen LONGLEY und FISHER (1954) auf den unterschiedlichen Ausfall der *Perjodsäure-Schiffreaktion* im Hauptstück verschiedener Wirbeltiere aufmerksam. Die Autoren, die ein P 1- und P 2-Segment unterscheiden, beschreiben Unterschiede in der Färbung des Bürstensaums der *Maus*. Der Saum des proximalen Abschnittes P 1 färbt sich weit schwächer als jener des Segments P 2, der höher ist. Die durch die Schiffreaktion nachgewiesene Gliederung in P 1 und P 2 entspricht weitgehend derjenigen, die durch die Reaktion auf alkalische Phosphatase (s.u.) deutlich gemacht werden kann.

Die *Lipide* (Färbung mit Sudanschwarz) sind nach MANGIONE (1957) über die ganze Pars convoluta und den oberen Abschnitt der Pars recta von *Katze, Ratte, Meerschweinchen* und *Kaninchen* verteilt, beim *Hund* dagegen auf den distalen Teil der Pars recta beschränkt (vgl. hierzu S. 158). FOOTE und GRAFFLIN (1938, Sudan III) schildern die Pars convoluta und den Beginn der Pars recta der *Katze* gleichfalls als fetthaltig, dagegen das Ende der Pars recta des *Hundes* als fetthaltig und den proximalen Kanälchenabschnitt als fettfrei; zwischen fetthaltigen und fettlosen Abschnitten bestehe ein abrupter Übergang.

Die Anwendung zytochemischer Verfahren hat zu einer genaueren Lokalisierung zahlreicher Enzyme im Nephron geführt (z.B. KISSANE, 1961; JASMIN, 1967). Mit Recht bemerken ULLRICH (1959) und MOFFAT (1975), daß es in vielen Fällen noch nicht möglich ist, die enzymzytochemischen Daten auf spezifische Funktionen und auf die Struktur der Nierenzelle zu beziehen. Bei ihrer Beurteilung ist unter anderem daran zu denken, daß voneinander abweichende Aussagen durch den Vergleich verschieden behandelten Materials (Unterschiede in der Fixationsdauer, vgl. z.B. REALE u. LUCIANO, 1967, alkalische Phosphatase) zustandekommen können und daß das Enzymmuster des Hauptstückes verschiedener Spezies oder von Tieren unterschiedlichen Geschlechtes und Lebensalters Differenzen aufweisen kann. An den Nephronen einer Tierart festgestellte Enzymmuster dürfen daher nicht verallgemeinert werden. So finden BATOLO et al. (1968) bei einer Reihe von Tieren eine Anzahl von Enzymen (Zytochromoxidase, $NADH_2$-Diaphorase, GDH) in den proximalen und distalen Partes contortae stark vertreten, beim *Kalb* dagegen reichlicher in den Partes convolutae des Mittelstückes (weitere Beispiele bei MIRAGLIA et al., 1975).

Ein Beispiel für den Nachweis *oxidativer Enzyme* im Hauptstück der *Ratte* ist u.a. einer Studie von STERNBERG et al. (1956) zu entnehmen (s. auch S. 35). Bei Anwendung von Tetrazoliummethoden für den Nachweis von Succinodehydrogenase, DPN-Diaphorase und TPN-Diaphorase treten die äußeren zwei Drittel der Zelleiber des Epithels der Pars convoluta dunkelblau, der Bürstensaum dagegen rosa oder rot gefärbt hervor, während sich die distalen Nephronabschnitte in anderen Farbwerten darstellen, sofern sie nicht reaktionslos bleiben.

Alkalische Phosphatase finden LONGLEY und FISHER (1954) so im Hauptstück verteilt, daß sich zwei Segmente (P 1, P 2) unterscheiden lassen. Zu einer weitergehenden Differenzierung des Hauptstückes gelangen JACOBSEN et al. (1967) aufgrund des Nachweises *verschiedener Phosphatasen* im Hauptstückepithel der *Ratte*. Die Untersucher ordnen ihre enzymzytochemischen Befunde den Abschnitten P 1 bis P 3 zu, die sich 1 bis 2 Tage nach intravenöser Injektion von Trypanblau (1%ige Lösung, v. MÖLLENDORFF, 1915) abzeichnen. Der postglomeruläre Abschnitt P 1 tritt leuchtend blau gefärbt hervor, seine zahlreichen Farbeinschlüsse liegen in der basalen Zellhälfte. P 2, das bis in den Anfang der Pars recta hineinreicht, ist beträchtlich farbstoffärmer, während P 3, das Ende der Pars recta, kaum Farbkörnchen aufweist. Die Grenze zwischen P 2 und P 3 ist oft scharf gezogen. Den Ausführungen über die Verteilung *ATP-hydrolysierender Enzyme* seien folgende Hinweise entnommen: der ziemlich hohe Bürstensaum von P 1 gibt eine deutliche Reaktion, das Zytoplasma enthält nur wenige reagierende Granula in Kernnähe, die Färbung der Zellbasis nimmt in distaler Richtung ab. Zwischen P 1 und P 2 scheint ein fließender Übergang zu bestehen. Der schmale Bürstensaum von P 2 färbt sich blasser als der von P 1, zahlreiche intensiv reagierende Granula stehen im Vordergrund, eine basale Färbung fehlt. Der Übergang von P 2 zu P 3 ist scharf. In P 3 zeigt der Bürstensaum, der hier am höchsten ist, dieselbe Färbung wie in P 1, eine basale Farbreaktion fehlt. Unter dem Saum liegt eine verhältnismäßig geringe Zahl sehr kleiner Granula.

Die Reaktion auf *saure Phosphatase* gibt ein dem Muster der Trypanblaureaktion entsprechendes Bild, deutet also gleichfalls auf die Existenz von drei Hauptstückzonen. Bei Anwendung der Reaktion auf alkalische Phosphatase dagegen werden keine derart deutlichen Unterschiede sichtbar, wie schon aus den erwähnten Angaben von LONGLEY und FISHER (1954) hervorgeht. Der Bürstensaum weist in P 1 und P 2 eine gleichstarke, in P 3 die stärkste Reaktion auf. Die Reaktion auf *Glucose-6-Phosphatase* wiederum fällt in den drei Segmenten verschieden aus. Im Zytoplasma von P 1 läßt sich ein zartes, netziges Muster mit sehr kleinen Granula darstellen, in P 2 ist dieses Muster etwas gröber, die Granula sind größer und zahlreicher. Im Endabschnitt von P 2, der dem Anfang der Pars recta entspricht, ist die Reaktion blaß, abgesehen von einigen Zellen des P 2-Musters. Auch der Bürstensaum gibt eine Enzymreaktion. Über weitere Einzelheiten unterrichtet die Veröffentlichung von JACOBSEN et al. (1967).

Das hier nur in groben Umrissen geschilderte Enzymmuster des Hauptstückes setzen die Autoren zu Befunden anderer Untersucher über *physiologische Unterschiede* zwischen verschiedenen Hauptstückstrecken in Beziehung, die durch Mikropunktion gewonnen wurden (WALKER et al., 1941; GIEBISCH u. WINDHAGER, 1964). Aus ihnen ist ersichtlich, daß sich in der ersten Hälfte des Hauptstückes vor allem die *Aufnahme von Natrium* abspielt und daß der *aktive Transport* in der Hauptsache in der Epithelbasis abläuft, die sich in P 1 und — wenn auch in etwas geringerem Umfang — in P 2 durch das Labyrinth auszeichnet. Das Segment P 2 wird unter Hinweis auf Untersuchungen von STRAUS (1964) für eine *Rückresorption* und die weitere Verarbeitung eines Teiles von *Proteinen* verantwortlich gemacht; in ihm liegen besonders viele Lysosomen und Peroxisomen. Dem Segment P 3 wird eine wichtige Rolle bei der *Exkretion* zugeschrieben (vgl. hierzu u.a. ROLLHÄUSER, 1957, 1964; ROLLHÄUSER u. VOGELL, 1957, 1960, Phenolrot).

Eine noch weitergehende Differenzierung des Hauptstückes der *Ratte* beschreiben JACOBSEN (1975) und JACOBSEN und JØRGENSEN (1973), die den Ausfall einer großen Zahl von Enzymreaktionen an den Nieren *männlicher* und *weiblicher* Tiere untersuchten. Die Einzelheiten sind den Abb. 14 und 15 zu entnehmen, aus denen hervorgeht, daß das Segment P 3 aus zwei Abschnitten besteht, deren erster in den Markstrahlen, deren zweiter im Außenstreifen der äußeren Markzone liegt. Den zytochemischen Befunden entsprechen ultrastrukturelle Unterschiede (JACOBSEN u. JØRGENSEN, 1975).

Die Bedeutung der enzymzytochemischen *geschlechtsspezifischen Differenzierung* des Hauptstückes ist noch nicht in allen Einzelheiten erkannt (Lit. bei JACOBSEN, 1975). Die vergleichsweise starke *3a-HSDH-Reaktion* beim *Männchen* dürfte mit dem *Androgenstoffwechsel* zusammenhängen, das Auftreten einer Reaktion auf *16-Hydroxysteroiddehydrogenase* nur beim *Weibchen* mit dem *Oestrogenstoffwechsel.* Ein Teil der Enzymreaktionen spiegelt die höhere Intensität von Transportvorgängen und oxidativen Prozessen in den Hauptstücken des Männchens wider (zur Frage der geschlechtsspezifischen Chemodifferenzierung des Nephrons s. S. 331 f.).

Die Segmentierung des Hauptstückes *niederer Wirbeltiere* wurde schon frühzeitig lichtmikroskopisch festgestellt. Bei einer Reihe von *Teleostiern* lassen sich zwei Segmente des Hauptstückes unterscheiden (EDWARDS, 1935), z.B. bei *Danio, Platypoecilus* und *Xiphophorus.* Das 1. kürzere Segment von *Platypoecilus* und *Xiphophorus* zeichnet sich durch niedrige Zellen, periphere Lage der chromatinreichen Kerne und helleres Zytoplasma sowie hohen Bürstensaum aus. Für das 2. Segment sind hohe Zellen mit niedrigerem Saum, eosinophiles Zytoplasma und zentrale Lage der Kerne mit kräftigem Nukleolus charakteristisch. Eine ähnliche Schilderung geben OLIVEREAU und LEMOINE (1968) für das Hauptstück des *Aales.* Eine genauere Untersuchung des Hauptstückes von Süßwasser- und Seewasser-*Stichlingen (Gasterosteus aculeatus trachurus)* von WENDELAAR BONGA (1973) vermittelt weitere Einzelheiten. Das verhältnismäßig kurze 1. Segment, dessen Mikrovilli positive Reaktionen auf alkalische Phosphatase geben, enthält PAS-positives Material, das wahrscheinlich Glykogen darstellt, im Bürstensaum und Zellapex; es ist daher anzunehmen, daß das Segment 1 Glukose resorbiert. Ausdruck einer *Pinozytose* sind kleine Invaginationen zwischen den Mikrovilli. Tubuli und Vesikel kommen in den apikalen Zellpartien reichlich vor. Größere, tiefergelegene Vakuolen enthalten saure Phosphatase, ferner findet man Lysosomen, weniger häufig Peroxisomen. Das basale Labyrinth ist gut entwickelt. Wie auch Trypanblauversuche zeigen, ist das Segment der Ort der *Resorption* und des *Abbaues von Makromolekülen.* Bei *Seewasser-Stichlingen* findet man im wesentlichen die gleichen Strukturverhältnisse, doch sind Zellhöhe und Kernoberfläche um etwa 15% kleiner. Auch ist die lysosomale Aktivität der Zellen geringer. Wesentlich vermindert ist die Oberfläche des basalen Labyrinthes, in dem sich der Ionentransport abspielt. Das Segment 2 besitzt einen

Bürstensaum, der etwa dem des Segmentes 1 entspricht, doch fallen die PAS-Färbung und die Reaktion auf alkalische Phosphatase schwächer aus. Apikale Tubuli und größere Vakuolen fehlen, Trypanblau wird nicht aufgenommen. Der Bestand an Lysosomen und Peroxisomen ist geringer als im Segment 1, der an Mitochondrien etwas höher. Bei *Seewasser-Stichlingen* sind die Epithelhöhe und das Volumen an Lysosomen und Mitochondrien etwas herabgesetzt.

Vorstellungen von der Lokalisation von Enzymen lassen sich nicht nur mit qualitativen Verfahren gewinnen, sondern auch durch die *quantitative Histochemie*, wie aus den Untersuchungen von SCHMIDT und DUBACH (1971) an den Nieren männlicher *Wistarratten* hervorgeht. Die Autoren erarbeiteten quantitative enzymatische Aktivitätshistiogramme mit Hilfe der von LINDERSTRÖM-LANG und HOLTER entwickelten, später nach LOWRY (1953, weitere Lit. bei SCHMIDT u. DUBACH, 1971) benannten Methode, welche die quantitative Analyse am lyophilisierten Schnitt identifizierter Tubulusstrecken ermöglicht; dieses Verfahren kann man mit den Punktionsmethoden der Physiologie vergleichen. Seine Ergebnisse lassen eine enzymatische Segmentierung des Nephrons hervortreten. SCHMIDT und DUBACH weisen u.a. auf folgende Feststellungen hin: die Werte für Glutamatdehydrogenase in der Pars convoluta des Hauptstücks sinken von 8,2 MKH (Mol umgesetztes Substrat/kg Gewicht/Stunde) auf 5,4 MKH in der Pars recta, von 4,1 MKH im distalen Tubulus im Markinnenstreifen auf 3,7 MKH im Außenstreifen und auf 3,0 MKH im distalen Konvolut.

Zwischen den Hauptstücken der *subkapsulären* und *juxtamedullären Nephrone* bestehen quantitative enzymatische Unterschiede, wie sich aus den Werten für die Glukose-6-Phosphatdehydrogenase ergibt; sie betragen für die Partes convolutae und Partes rectae subkapsulärer Nephrone 0,7 MKH bzw. 0,8 MKH, für die entsprechenden Abschnitte der juxtamedullären Nephrone 1,3 bzw. 1,6 MKH. Für das Transportenzym Na-K-ATPase ergibt sich folgendes Aktivitätshistiogramm: das Enzym ist vor allem im distalen Tubulussegment aktiv. Die Hauptstücke der juxtamedullären Nephrone (Pars contorta 2,8 MKH, Pars recta 1,3 MKH) zeichnen sich durch höhere Aktivitätswerte als die der subkapsulären Nephrone aus (Pars contorta 1,6 MKH, Pars recta 0,3 MKH). Die Na-K-ATPase-Werte in den distalen Konvoluten sind 5–8mal höher als im Hauptstück; diese Feststellung weist nach SCHMIDT und DUBACH auf die wichtige Rolle des Enzyms beim transepithelialen Ionentransport im distalen Tubulusabschnitt hin (weitere Einzelheiten bei SCHMIDT u. DUBACH, 1971).

4.6. Überleitungsstück (dünner Abschnitt der Henleschen Schleife)

An die Pars descendens des Hauptstückes der *Säuger* und *Vögel* schließt sich ein dünner Abschnitt des Nierenkanälchens an, das Überleitungsstück, das der Henleschen Schleife angehört. Bei niederen Wirbeltieren setzt sich das Hauptstück in ein mit Zilien versehenes Segment fort, das nach SINGER (1933, *Rana pipiens*) die Aufgabe einer Klappe und eines Druckregulators übernimmt.

Der Übergang des Hauptstückes der Säuger in das Überleitungsstück liegt an der *Grenze* zwischen der subkortikalen Zone und der äußeren Markzone.

Bei Nephronen mit langer Schleife bestreitet das Überleitungsstück einen großen Anteil der haarnadelförmigen Schleife, wobei es sich auf deren absteigenden und aufsteigenden Schenkel erstreckt. Bei Nephronen mit kurzer Schleife nimmt es einen mehr oder weniger kurzen Abschnitt nur des absteigenden Schenkels ein (*Mensch, Schwein,* SPERBER, 1944), soweit es nicht gänzlich fehlt. Die *Länge* der dünnen Segmente schwankt also erheblich, nämlich zwischen 0,5 und 20 mm. Ihre Weite mißt 10–15 µm (BUCHER, 1965). Besonders ausgedehnte Überleitungsstücke besitzen die sehr langen Henleschen Schleifen von *Nagetieren,* die in der Wüste leben (S. 179). Beim *Rhesusaffen* ist der aufsteigende dünne Schenkel der Henleschen Schleife nach Angaben von TISHER (1971) nicht ausgebildet, sei also „not essential for the production of a highly concentrated urine in this animal". Weitere Daten über die Ausdehnung der Schleifen werden auf S. 6 und 8 gegeben. Über die räumliche Eingliederung der Nephrone mit verschieden langen Henleschen Schleifen in die Architektur der Niere wird auf S. 6 berichtet. Dieses Kapitel ist dem Feinbau des Überleitungsstückes vorbehalten.

Widersprüchliche Angaben über die *Morphologie* des Überleitungsstückes, wie sie dem folgenden Text zu entnehmen sind, können einmal darauf beruhen, daß die Untersucher es mit Kanälchenstrecken zu tun hatten, die sich in verschiedenen Funktionszuständen befanden. Eine Rolle spielt außerdem der jeweilige Gehalt des entnommenen Organs an Blut, Harn und Gewebsflüssigkeit (SWANN, 1960; HANSSEN, 1960; PARKER et al., 1962; vgl. DIETERICH u. KRIZ, 1969). Ferner werden mitunter dünne Segmente aus verschiedenen Bereichen der Niere verglichen, zwischen denen jedoch Unterschiede bestehen. Schließlich ist zu beachten, daß das Strukturbild der dünnen Segmente je nach Art der angewandten Fixation unterschiedlich ist (DIETERICH u. KRIZ, 1969, *Ratte*). Während die *Weite* der Überleitungsstücke nach Immersionsfixierung 11 µm beträgt, findet man nach Perfusionsfixierung 16 µm weite Epithelrohre. Für die Durchmesser der Lumina und die Epithelhöhe gelten die Werte 9 µm und 1,2 µm (Immersionsfixierung) bzw. 14 µm und 0,9 µm (Perfusionsfixierung, vgl. hierzu Abb. 100). Die Ergebnisse von älteren, auf lichtmikroskopische Untersuchungen sich stützenden Veröffentlichungen über das Überleitungsstück hat v. MÖLLENDORFF (1930, Lit.) zusammengefaßt. Nach seiner Darstellung wird der dünne Teil der Schleife von einem abgeflachten Epithel ausgekleidet, dessen Kernregionen sich in die Kanälchenlichtung vorwölben. Das Überleitungsstück setzt sich scharf von Haupt- und Mittelstück ab. Seine Zellen sind stark miteinander verzahnt, wie schon aus den Studien von K.W. ZIMMERMANN und seinen Schülern an *Säugernieren* hervorgeht. Die apikale Oberfläche trägt keinen Bürstensaum, ein Diplosom und eine Zentralgeißel sind vorhanden. Die Zahl der Mitochondrien in Form von „körnigen Gebilden" sei gering. Das Epithel der Überleitungsstücke der *menschlichen* Niere enthält pigmenthaltige Zellen, deren Zahl mit dem Alter zunimmt. Das morphologische Verhalten der Epithelzellen veranlaßt v. MÖLLENDORFF, von einer „indifferenten Epithelstrecke" zu sprechen, „die zwischen funktionell bedeutsameren Teilen eingespannt ist". Nach SJÖSTRAND (1944, *Meerschweinchen, Kaninchen, Ratte, Maus*) weist das Epithel des Überleitungsstückes eine schwache, blauweiße, homogene Fluoreszenz und eine geringe Zahl orangegelb leuchtender Körnchen auf.

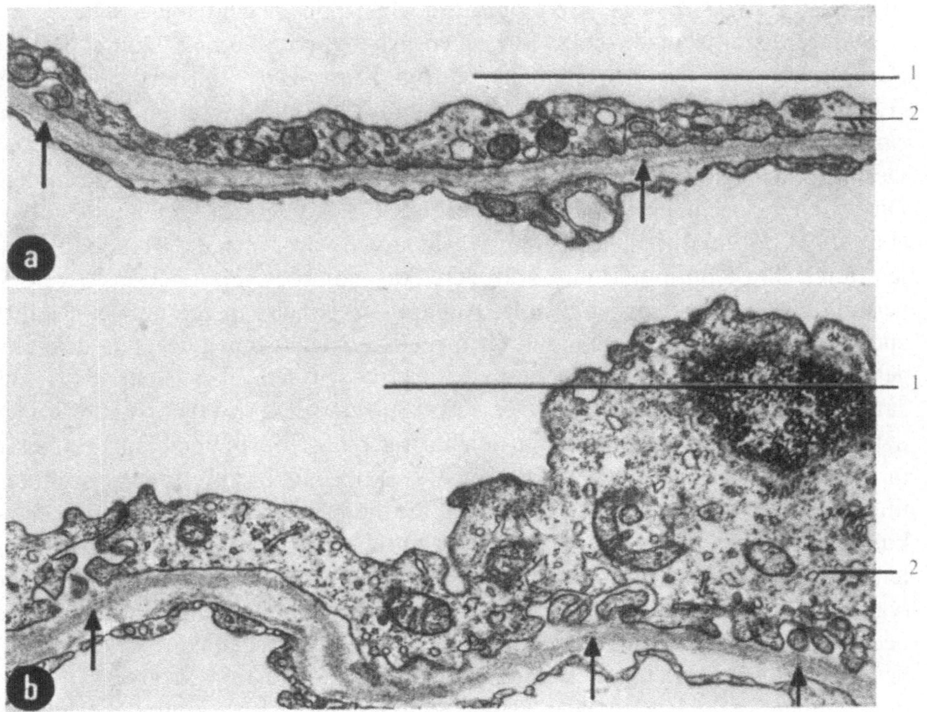

Abb. 100a u. b. Wandausschnitte von Überleitungsstücken (*Ratte*); Lumen jeweils oben. Vergr. jeweils 20000fach. 1 = Lumen; 2 = Epithel. (a) Perfusionsfixierung: das dünne Epithel ist relativ glatt und hat keine Mikrovilli. Bei ↑ Anschnitte feiner Zytoplasmafortsätze. (b) Immersionsfixierung: Das Epithel ist dicker, unterschiedlich hohe Zytoplasmaabschnitte; an der Lumenseite Mikrofalten. Im Bereich der Zellbasis finden sich zahlreiche Anschnitte feiner Zytoplasmaausläufer (↑). (Aus DIETERICH et al., 1975)

Elektronenmikroskopische Aufnahmen lassen ein differenzierteres Bild des Überleitungsstückes hervortreten (OSVALDO u. LATTA, 1966, *Ratte*, Perfusionsfixierung; LATTA et al., 1967; DARNTON, 1969, *Kaninchen*; ANDREWS, 1975, *Rhesusaffe*). Die Zellen, die sich unmittelbar an die Hauptstückelemente anschließen, verlieren teils allmählich an Höhe; sie schwankt zwischen 0,4 μm und 1,8 μm und mehr. Wie schon K.W. ZIMMERMANN (1911) beschrieben hat, entsenden sie radiär orientierte, sich aufzweigende Fortsätze, die sich mit denen der Nachbarzellen verzahnen. RHODIN (1958) vergleicht die Gestaltung des Epithels daher mit dem Podozytenbelag im Glomerulum. Die Fortsätze, durch die ein basales *Labyrinth* gebildet wird, sind stellenweise so dick wie die perinukleären Zytoplasmabereiche. Der supra- und infranukleäre Zellabschnitt ist arm an Fortsätzen und basalen Einfaltungen. Eine starke Erweiterung der basalen und lateralen extrazellulären Räume läßt sich bei *Ratten* mit hereditärem Diabetes insipidus beobachten, denen Vasopressin verabfolgt wurde (TISHER et al., 1971); dieses Phänomen kann man auf die Resorption von Wasser aus der Kanälchenlichtung beziehen.

Die aus dem mehr peripher gelegenen Zytoplasma sich erhebenden *Mikrovilli* sind teils gestreckte, teils gekrümmte Fädchen von gleichmäßiger Dicke, die eine Durchschnittslänge von 0,4 μm haben. Außer ihnen kommen kurze derbere *Zellfortsätze* vor. Die Existenz einer langen *Zentralgeißel* wird von ANDREWS (1975) für das dünne Segment von *Mensch* und *Rhesusaffe* bestätigt. Beim *Kaninchen* fand DARNTON (1969) Diplosomen. Zonulae occludentes, adherentes und Desmosomen sind häufig an den Zellen im Anfangsteil des Segmentes zu finden. Die Zonulae occludentes bestehen meistens aus nur einem Element (PRICAM et al., 1974, *Ratte*). Ihre Leisten unterscheiden sich von denen der Hauptstückzellen durch ihre Kontinuität und kräftigere Ausbildung; „gap junctions" wurden vermißt. Der gut entwickelte Golgi-Apparat liegt meist in Kernnähe. Rauhes endoplasmatisches Retikulum und Gruppen freier Ribosomen liegen in der Umgebung des meist zentral gelegenen Kernes, lassen sich aber nicht bis in die zartesten Ausläufer hinein verfolgen. OSVALDO und LATTA (1966) finden rundliche oder ovoide Mitochondrien in den kräftigeren Zellfortsätzen, langgestreckte in der Umgebung des Kernes. Die von OSVALDO und LATTA (1966) erwähnten und abgebildeten Bündel von *Filamenten*, die die basalen Zellfortsätze perpendikulär, schräg oder parallel zur Basallamina durchsetzen, dürften aus Myofilamenten bestehen, wie sie auch für andere Nephronabschnitte beschrieben wurden (vgl. S. 147). Am apikalen Plasmalemm fallen Invaginationen auf, in ihrer Nähe becher- und ringförmige Profile von Vesikeln; letztere werden von zwei Membranen umschlossen. Kleine Vakuolen sind mit zartgranulärem Material gefüllt; sie kommen vor allem in dem Segmentteil vor, der sich unmittelbar an das Hauptstück anschließt. *Zytoplasmaeinschlüsse*, offenbar lysosomaler Natur, sind selten. Der Abstand zwischen der Basalmembran des absteigenden dünnen Segmentes und den peritubulären Kapillaren ist sehr gering.

Der *aufsteigende Teil* des Überleitungsstückes der Ratte ist nach OSVALDO und LATTA einfacher als der absteigende strukturiert, wie schon LAPP und NOLTE (1962) feststellten. Die kernhaltigen Zellabschnitte springen in das Lumen vor. Vor allem ist der aufsteigende Teil arm an Mikrovilli; hie und da erhebt sich ein kurzer Zytoplasmafortsatz in die Lichtung. Dagegen sah ANDREWS (1975) keine Unterschiede in der Gestaltung der Oberfläche im auf- und absteigenden Abschnitt des Überleitungsstückes von *Mensch* und *Rhesusaffe* (Rasterelektronenmikroskopie); bei beiden sei ein recht spärlicher Bestand aus kurzen Zytoplasmafortsätzen vorhanden. Die Zonulae occludentes — nach KÜHN und REALE (1975) kommen sie beim *Menschen* in Form von zwei bis vier Streifen vor — sind bei der *Ratte* schmal, die Interzellularspalten von ungleichmäßiger Weite. Auch beim *Kaninchen* wurden die ab- und aufsteigenden Strecken des Überleitungsstückes morphologisch unterschieden (DARNTON, 1969). Die Zellapices des aufsteigenden Schenkels weisen im Gegensatz zum absteigenden Schenkel nur gelegentlich einen Zytoplasmafortsatz auf. Während die Zellverbindungen der absteigenden Schenkel einen Abstand von mindestens 70 Å wahren sollen, seien die Zellen der aufsteigenden Schenkel durch kontinuierliche Zonulae occludentes abgedichtet. Nach BULGER (1971) ist jedoch anzunehmen, daß dieser Aussage Artefakte der Fixation zu Grunde liegen. Die Autorin bestreitet das Vorhandensein von Spalten in den Zonulae occludentes des absteigenden dünnen Schenkels (*Ratte*) und macht darauf aufmerksam, daß kolloidales Lanthan nicht in

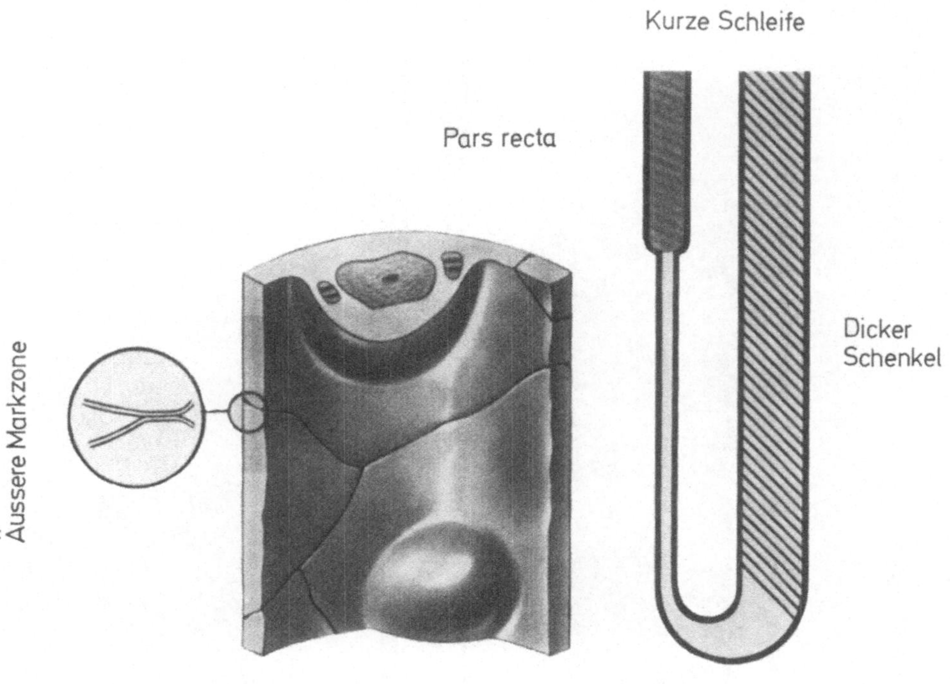

Abb. 101. Schema einer kurzen Schleife der *Ratten*niere. Absteigender Schenkel des Überleitungsstükkes mit Epithel vom Typ 2. (Aus SCHWARTZ u. VENKATACHALAM, 1974)

sie eindringt. Ein weiteres Merkmal des aufsteigenden Schenkels vom *Kaninchen*
sind nach DARNTON Mikropinozytosevesikel, die vor allem am basalen Plasmalemm auftreten (vgl. dagen OSVALDO u. LATTA, 1966). Basale Zellfortsätze sind
nach OSVALDO und LATTA nur schwach und in geringer Zahl ausgebildet.

Nach DIETERICH (1968, Perfusionsfixierung) gibt es *zwei Typen absteigender
dünner Schenkel* der Henleschen Schleife im Innenstreifen der äußeren Markzone
der *Rattenniere*. Dünne Schenkel, die in der Peripherie der Gefäßbündel des
Innenstreifens liegen, gehören dem *Typ I* an, der durch sehr dünnes Epithel
mit spärlichen Mikrovilli, kaum laterale Interdigitationen und basale Einfaltungen charakterisiert ist. Etwas weitere Mittelstücke des *Typs II*, die einzeln zwischen den Mittelstücken und Sammelrohren im Innenstreifen liegen, sind durch
höheres Epithel mit vielen Mikrovilli und die häufigere stärkere Ausbildung
lateraler Invaginationen und basaler Einfaltungen gekennzeichnet. Diese Merkmale gelten nach DIETERICH für ein Drittel der absteigenden Überleitungsstücke.

SCHWARTZ und VENKATACHALAM (1974, *Ratte*, Abb. 101, 102, 167, 168)
unterscheiden Epithel vom Typ 1, dessen Zellen interdigitieren und mit — im
Profil — niedrigen Junktionen ausgestattet sind, von solchem des Typs II, dessen
nicht miteinander verzahnte Zellen über Junktionen mit größerer apikobasaler
Ausdehnung verfügen. Die *kurzen Schleifen* besitzen absteigende Schenkel vom
Typ II, die *langen Schleifen* vom Typ I, dessen Zellen Mikrovilli und basale Invagi-

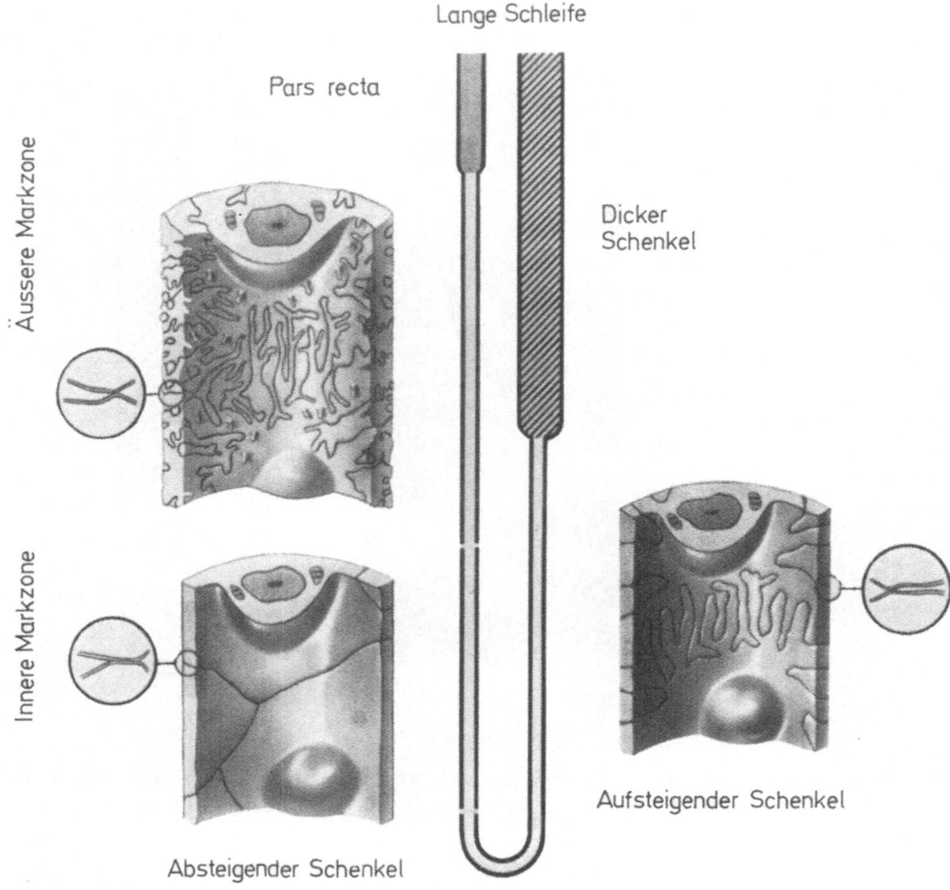

Abb. 102. Schema einer langen Schleife der *Ratten*niere. Verschieden strukturierte Abschnitte des Überleitungsstückes mit unterschiedlichen Junktionen. (Aus SCHWARTZ u. VENKATACHALAM, 1974)

nationen besitzen und in der inneren Markzone in Kanälchenstrecken vom Typ II übergehen. Die aufsteigenden Schenkel gehören dem Typ I an, haben aber keine Mikrovilli und basalen Invaginationen. Der Übergang von Typ II zu Typ I liegt in den Endabschnitten der absteigenden Schenkel vor ihrem Anschluß an den aufsteigenden Schenkel an der Kurve. Die Rohrstrecken des Typs I können als stärker permeabel als jene des Typs II angesehen werden. Die Ausbildung größerer parazellulärer Wege durch Interdigitation in Typ I-Schenkeln dient der Steigerung der Permeabilität.

Ein noch differenzierteres Bild vom Aufbau des Überleitungsstückes ergibt sich aus Untersuchungen an der Niere der *Maus* (KRIZ u. KOEPSELL, 1974; DIETERICH et al., 1975), in denen auf die strukturellen Unterschiede zwischen den dünnen Segmenten kurzer und langer Schleifen besonders geachtet wurde. Die Überleitungsstücke *kurzer Schleifen* in den Gefäßbündeln des Innenstreifens der äußeren Markzone besitzen ein außerordentlich dünnes Epithel Typ 1 (Abb. 103, 104). Die dünnen Abschnitte *langer Schleifen*, die zunächst den Innen-

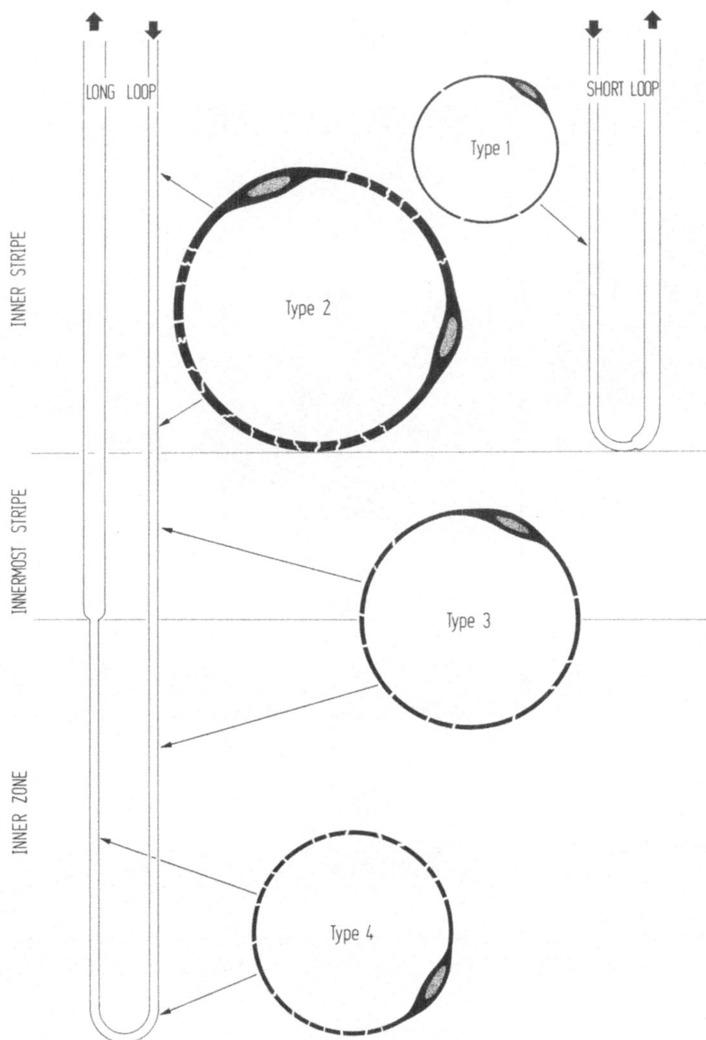

Abb. 103. Schema der Verteilung der vier Typen des Epithels der dünnen Schenkel kurzer und langer Schleifen. Durchmesser der Tubuli, Epithelhöhe, Zahl der Zellfortsätze und der Zellkerne je Kanälchenquerschnitt sind proportional wiedergegeben. Zwischen den Epitheltypen 2, 3 und 4 bestehen graduelle kontinuierliche Übergänge. (Aus DIETERICH et al., 1975)

streifen durchsetzen und hier zusammen mit aufsteigenden Schenkeln (Pars recta des Mittelstückes) und Sammelrohren verlaufen, werden von einem wesentlich dickeren Epithel (Typ 2, Abb. 104) ausgekleidet. An der unteren Grenze des Innenstreifens setzt sich das Epithel der Überleitungstücke langer Schleifen in eine Rohrstrecke mit dünnem Zellbelag fort (Typ 3, Abb. 104); er ist für die absteigenden Schenkel langer Schleifen bis tief in die Innenzone hinein bezeichnend. Der auf die Innenzone beschränkte aufsteigende Teil des Überleitungsstükkes weist gleichfalls ein niedriges Epithel (Typ 4, Abb. 104) auf, dessen Zellen

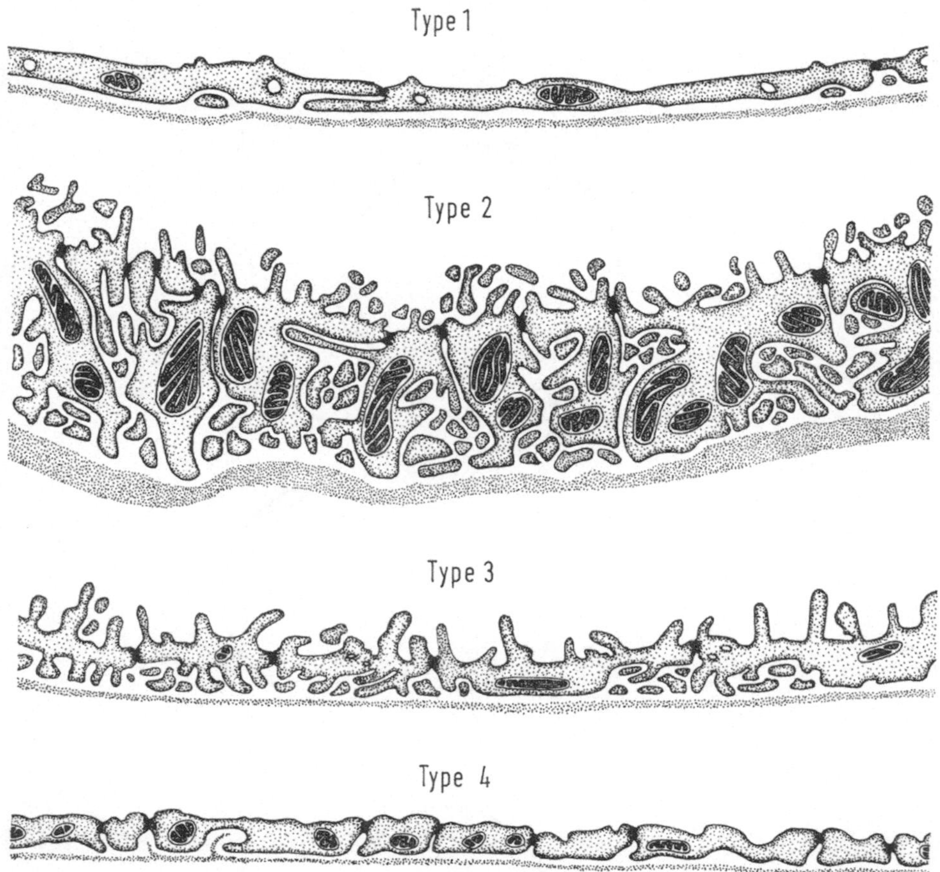

Abb. 104. Die vier Typen des Epithels der dünnen Schenkel langer und kurzer Henlescher Schleifen. Vgl. hierzu Abb. 103. Vergr. etwa 18000fach. (Aus DIETERICH et al., 1975)

sich jedoch von denen des Typs 3 durch ihre wesentlich glattere Oberfläche unterscheiden. Die im elektronenmikroskopischen Bild zu Tage tretenden Unterschiede der vier Epitheltypen, darunter ihre verschiedene Ausstattung mit Mitochondrien, werden durch die Abb. 104 veranschaulicht, ebenso die Differenzen in der Dicke der Basallamina. Auch der Umfang und die lichte Weite der Rohrstrecken verschiedenen Typs sind unterschiedlich (Abb. 106). Dies ist der Abb. 103 zu entnehmen.

Die *Basallamina* des ab- und aufsteigenden Schenkels des Überleitungsstückes ist dünn und erscheint häufig in zarte Lamellen aufgelockert, die mit der sie einhüllenden Grundsubstanz zusammenhängen („multilayered basement membrane", vgl. hierzu OSVALDO u. LATTA, 1966, Lit.). Diese Bauweise der vermutlich an sauren Mukopolysacchariden reichen Hülle ist besonders im Bereich der Pyramiden festzustellen. Im absteigenden Schenkel ragen Fortsätze der Basallamina zwischen die basalen Zellausläufer (DARNTON, 1969, *Kaninchen*).

Es ist noch unklar, an welcher Stelle des Überleitungsstückes die Grenze zwischen den unterschiedlichen Erscheinungsformen des Epithels liegt. Vermutlich befindet sich der Ort des Wechsels in der Epitheldifferenzierung proximal von der Haarnadelkurve der Schleife dort, wo sich die Lichtung des absteigenden dünnen Segmentes weitet. Sowohl Lebendbeobachtungen (THURAU u. HENNE, 1963/64; GOTTSCHALK et al., 1963; STEINHAUSEN, 1963; MARSH u. SOLOMON, 1965; MORGAN u. BERLINER, 1968) als auch Untersuchungen an fixierten *Rattennieren*, die mit Kunststoff injiziert worden waren (KOEPSELL et al., 1972), haben ergeben, daß das Lumen des aufsteigenden dünnen Teils langer Schleifen weiter ist als das des absteigenden Teils. Es kann angenommen werden, daß die beschriebene Erweiterung zu einer Verlangsamung des Harnstroms führt (KOEPSELL et al., 1972, Lit.). Die *Dehnbarkeit* des dünnen Schenkels der Henleschen Schleife (*Kaninchen*) ist beträchtlich, wie Perfusionsversuche an überlebenden isolierten Kanälchen ergeben haben (WELLING u. WELLING, 1975). Die radiäre Erweiterung des dünnen Abschnittes beträgt unter annähernd normalen Druckverhältnissen 35%, ohne damit die Grenze der Dehnbarkeit erreicht zu haben.

Vergleichende Untersuchungen haben gezeigt, daß nur die *Säugetiere* und *Vögel* einen Harn ausscheiden, der höher konzentriert ist als das Blut, also Tiere, in deren Nieren Henlesche Schleifen vorhanden sind (MARSHALL, 1934). Außerdem besteht eine Beziehung zwischen der quantitativen Entwicklung der Schleifen und dem Konzentrationsvermögen der Niere, wie SCHMIDT-NIELSEN und O'DELL (1961) u.a. festgestellt haben. Die Niere der *Vögel*, deren Harn in der Regel nur etwa doppelt so hoch wie ihr Blutplasma konzentriert ist, besitzt weniger und schwächer entwickelte Schleifen als die der *Säuger* (SCHMIDT-NIELSEN, 1964). Unter den Säugern fallen die Nieren derjenigen Formen durch starke Ausbildung der Schleifen auf — ihr entspricht die beträchtliche Entfaltung des Markes und der Papille —, die in der Wüste leben, während die Nieren von Wasserbewohnern sehr kurze Schleifen und eine schmale Markzone aufweisen. Dies gilt vor allem für die Niere von Nagetieren, deren Lebensraum die Wüste ist. Aus diesem Grunde sind sie zu einem reizvollen Forschungsobjekt von Untersuchern geworden, die sich um die Aufklärung der Konzentrationsmechanismen in der Niere bemühen. Ihre Erforschung hat durch die *Gegenstromtheorie* (Haarnadelgegenstromtheorie, countercurrent hypothesis) starke Anstöße erhalten, die von KUHN u. Mitarbeitern (WIRZ et al., 1951; HARGITAY u. KUHN, 1951) auf der Grundlage von *Modellversuchen* aufgestellt wurde (s.a. S. 208, Übersichten in KUHN, 1959; ULLRICH, 1959; KRIZ u. LEVER, 1969; MARSH, 1971; HARTH, 1976).

Das renale Äquivalent des Kuhnschen Modells sind die *Henleschen Schleifen,* die *Vasa recta* (s. S. 283), ferner die *Sammelrohre.* Die aufsteigenden Schenkel der Henleschen Schleifen verläßt ein hypotoner Harn in Richtung Mittelstück, der durch aktiven Transport von Na$^+$ in den dünnen Schenkeln der Schleife entsteht. Als Ausdruck eines aktiven Transportes durch das Epithel deutet DARNTON (1969) die schon von NOVIKOFF (1960, *Ratte*) beschriebenen mikropinozytotischen Vesikel. Über das Auftreten von Natriumionen enthaltenden, elektronenmikroskopisch feststellbaren Präzipitaten im Überleitungsstück (*Ratte*, Kaliumpyroantimonat-Methode) berichtet BULGER (1969). Die meisten Niederschläge sind an der Außenfläche des Plasmalemms oder an der Schicht von Filamenten im apikalen Zytoplasma festzustellen. Außerdem kommen Partikel im zwischenzelligen Raum und in den kleinen basalen Füßchen vor, ferner in der Basallamina und zwischen diesen und dem Plasmalemm. Dem Einwand, das Epithel der Überleitungsstücke sei zwar im morphologischen Sinne nicht „indifferent", aber arm an Organellen (z.B. Mitochondrien) und deshalb kaum für aktive Transportleistungen prädestiniert, hält DARNTON die Untersuchungen von KRAMER et al. (1960), BERNANKE und EPSTEIN (1965) sowie anderen Autoren entgegen, nach denen sich in der schleifenhaltigen Markregion eine anaerobe Glykolyse abspielt, deren Enzyme nicht an Organellen, sondern an das Grundplasma gebunden seien. Der dünne Teil der Henleschen Schleife (*Ratte*) gibt nur schwache enzymzytochemische Reaktionen auf oxidative und hydrolytische Enzyme (JASMIN, 1967); hier sei nur die Laktatdehydrogenase deutlich darstellbar.

Zu einer Vorstellung von der *funktionellen Differenzierung* des Überleitungsstückes gelangen KRIZ et al. (1972) unter Berücksichtigung der Unterschiede zwischen den von DIETERICH (1968) charakterisierten Typen absteigender dünner Schleifenschenkel (s.o.) und ihrer Topik, ferner der Ergebnisse von Experimenten der Nierenphysiologen. Nach den Darlegungen der Autoren dürfte sich in den absteigenden Strecken *kurzer* Schleifen ein passiver Transport im Sinne der Gegenstromtheorie abspielen. Dagegen könnte das Epithel der *langen* absteigenden Schenkel zu aktivem Transport befähigt sein. Zugunsten dieser Annahme spricht die Feststellung von JAMISON et al. (1967), daß Osmolarität und Na-Konzentration in einigem Abstand von der Schleifenkurve in beiden Schenkeln verschieden sind. Beide sind im Harn des absteigenden Schenkels höher als in dem des aufsteigenden. Erreicht der mit Na$^+$ angereicherte Harn die Schleifenstrecke, deren Epithel dem Typus I angehört, so kommt es zu einer Abgabe von Na$^+$ in die Umgebung der Schleifen. Die gesteigerte Kalium-Konzentration im dünnen absteigenden Schenkel der Schleife läßt sich nach der Annahme von KRIZ et al. auf Wasserabgabe und Sekretion von Kalium durch das Epithel der Pars recta des Hauptstückes zurückführen.

Zusammenfassend kann man aufgrund der Untersuchungen von SCHWARTZ und VENKATACHALAM (1974) sowie von DIETERICH et al. (1975) feststellen, daß sich die Überleitungsstücke langer Schleifen in Segmente gliedern, während die dünnen Abschnitte kurzer Schleifen einheitlich strukturiert sind. Diese Erkenntnis ist für die Beurteilung experimentell gewonnener Befunde von Bedeutung, mit denen Aussagen über „die" dünnen Abschnitte der Henleschen Schleifen schlechthin begründet werden. Es muß nämlich angenommen werden, daß zwischen den so verschieden strukturierten Überleitungsstücken kurzer und langer Schleifen funktionelle Unterschiede bestehen. DIETERICH et al. machen darauf aufmerksam, daß eine Reihe von Physiologen von der Vorstellung ausgeht, es gebe nur einen Typ von Epithel des absteigenden Schenkels des Überleitungsstückes, das in kurzen wie langen Schleifen die gleiche Funktion ausüben dürfte. Beispielsweise beziehen sich die Aussagen von KOKKO u. RECTOR (1972, zit. nach DIETERICH et al., 1975) lediglich auf Befunde, die an Überleitungsstücken isolierter langer Schleifen der *Kaninchen*niere gewonnen wurden.

Wie MOFFAT (1975, Lit.) darlegt, ist es noch nicht gelungen, alle bisher mit Methoden der Physiologie faßbaren Phänomene der Harnbildung mit der klassischen Gegenstromtheorie und den bisher vorliegenden Erkenntnissen über die Struktur der Überleitungsstücke in Einklang zu bringen.

4.7. Mittelstück und Macula densa

Das Mittelstück des Nephrons („distal tubule") beginnt mit dem dicken aufsteigenden Abschnitt der Henleschen Schleife im Innenstreifen der äußeren Markzone und setzt sich über den gewundenen Teil in das Verbindungsstück fort.
Bereits v. MÖLLENDORFF (1930) spricht von einer „reichen Gliederung" dieses
Abschnittes. ROUILLER (1969) unterscheidet an ihm eine *Pars recta*, *Pars maculata* und *Pars convoluta*, während LATTA et al. (1967) die Macula densa der
Pars convoluta zurechnen und letztere in einen „intercalated" und einen „connecting part" gliedern. Der größte Teil des Mittelstückes, dessen basale Streifung
lichtmikroskopisch hervortritt, liegt als Pars convoluta so oberflächlich, daß
es der Mikropunktion zugänglich ist (vgl. THOENES et al., 1966).

Ein neuer, auch funktionell (S. 34) interessanter Aspekt über den Aufbau
des Mittelstückes ergibt sich aus den Untersuchungen von KAISSLING et al. (1977,
Ratte, Kaninchen), nach denen die *Macula densa* innerhalb des kortikalen Abschnittes der *Pars ascendens* liegt, deren Epithel sich scharf von dem der Pars
convoluta absetzt. KAISSLING et al. werfen die Frage auf, ob der aufsteigende
Schenkel mit der Macula tatsächlich eine Pars des Mittelstückes oder eine Portio
des Nephrons ist (vgl. S. 34). Eine Frage, die auch durch die Resultate von
Untersuchungen über die Aktivität der Adenylat-Zyklase im Mittelstück nahegelegt wird. IMBERT et al. (1975) wiesen an isolierten Nephronen (*Kaninchen*) eine
starke PTH-abhängige Adenylatzyklase-Aktivität im kortikalen Ende der Pars
ascendens nach, während in der anschließenden Pars convoluta keine derartige
Aktivität festgestellt wurde (vgl. hierzu auch CHABARDÈS et al., 1975).

Die *Länge* des Mittelstückes oberflächlich gelegener Nephrone der *Ratte*
nimmt mit dem Nierengewicht zu; sie beträgt bei einem Gewicht von 0,9 g
etwa 2,5 mm, von 1,7 g rund 4,8 mm (WAHL u. SCHNERMANN, 1969). Starke
Erweiterungen des „distalen Tubulus" nach Glukosegabe beobachteten THURAU
und DETJEN (1961, *Ratte*) am lebenden Objekt; dagegen veränderte sich die
Lumenweite der Hauptstücke kaum.

Im Bereich des Überganges von Überleitungsstück zum Mittelstück wird
das Kanälchen noch von niedrigem abgeflachtem Epithel ausgekleidet (FORSS
MANN, 1973). Wie KAISSLING et al. (1977, *Ratte*) darlegen, nimmt die Höhe
des Epithels zum Cortex hin kontinuierlich bis auf ein Drittel oder ein Viertel
ab, d.h. auf eine Höhe von 3–6 µm, und schließt sich jenseits der *Macula densa*
unvermittelt an das 12–18 µm hohe Epithel der Pars convoluta an (Abb. 105).
Lichtmikroskopisch fällt der gewundene Teil des Mittelstückes durch folgende
Merkmale auf: er ist kürzer und schmaler als das Hauptstück, besitzt jedoch
eine weite Lichtung, ein Bürstensaum fehlt, sein kubisch erscheinendes Epithel
ist weniger azidophil als das des Hauptstückes und seine Kerne sind kleiner
als die der Hauptstückzellen. Die *Zellverbindungen* bestehen nach PRICAM et al.
(1974, *Ratte*) aus schmalen Zonulae occludentes; sie sind zahlreicher als im
Haupt- und Überleitungsstück ausgebildet. Ihre wenig aufgezweigten Elemente
verlaufen in der Regel parallel zueinander in enger Nachbarschaft. PRICAM et al.
konnten gap junctions nicht feststellen. *Fluoreszenzmikroskopisch* beobachtete
SJÖSTRAND (1944) am Mittelstück des *Meerschweinchens* ein blauweißes Aufleuchten der Epithelzellen, besonders in der basalen, oft deutlich radiär gestreif-

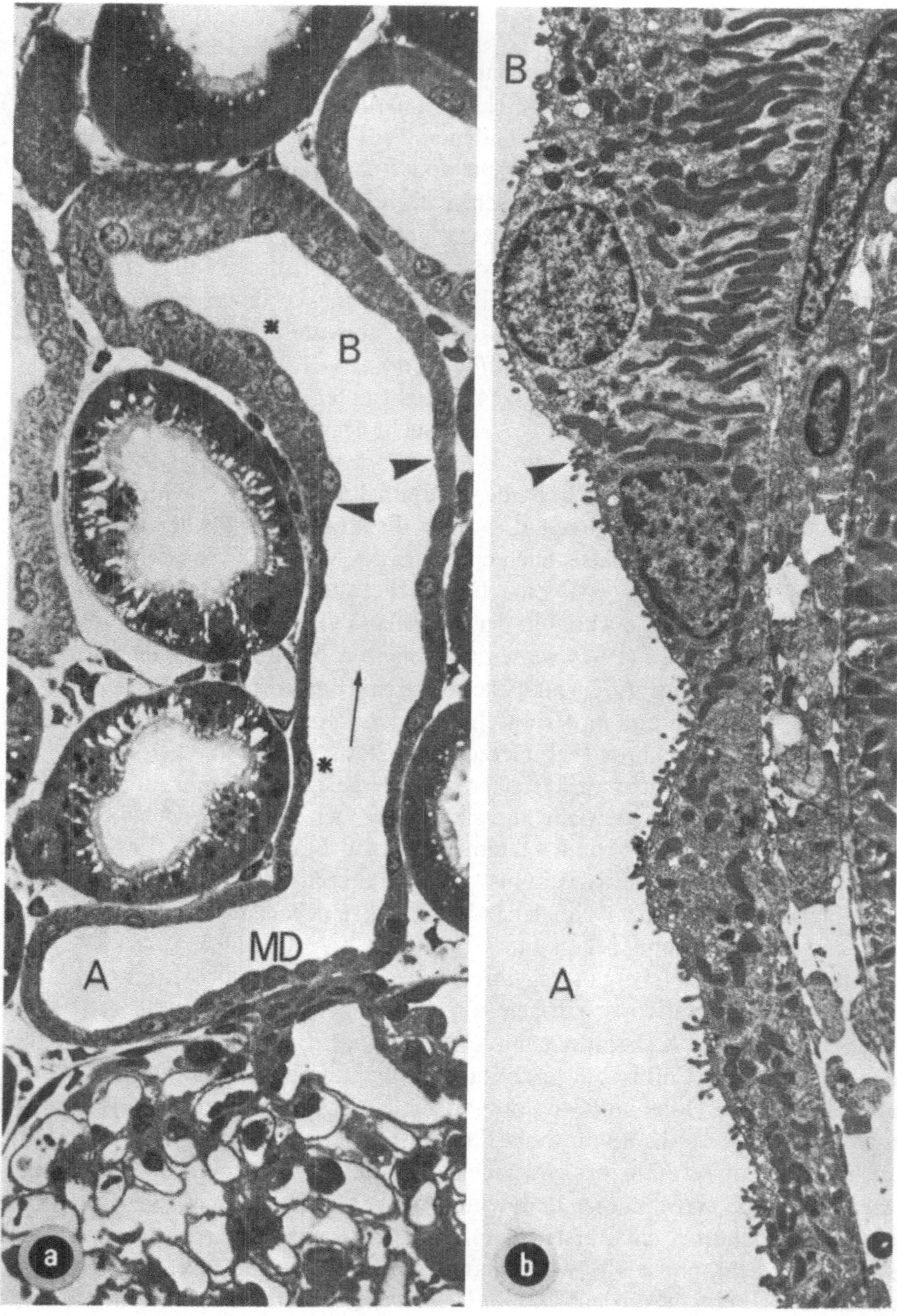

Abb. 105. (a) Rindenabschnitt (*Ratten*niere) des dicken aufsteigenden Schenkels der Henleschen
Schleife (A) mit *Macula densa* (MD) und Beginn des gewundenen Teiles des Mittelstückes (B).
Die Pfeilköpfe markieren den unvermittelten, scharfen Übergang zwischen dickem Abschnitt der
Schleife und gewundenem Teil des Mittelstückes. Pfeil: Richtung des Harnstroms, * die in
Abb. 105b wiedergegebene Stelle. Semidünnschnitt (Epon), Färbung nach RICHARDSON, Vergr. etwa

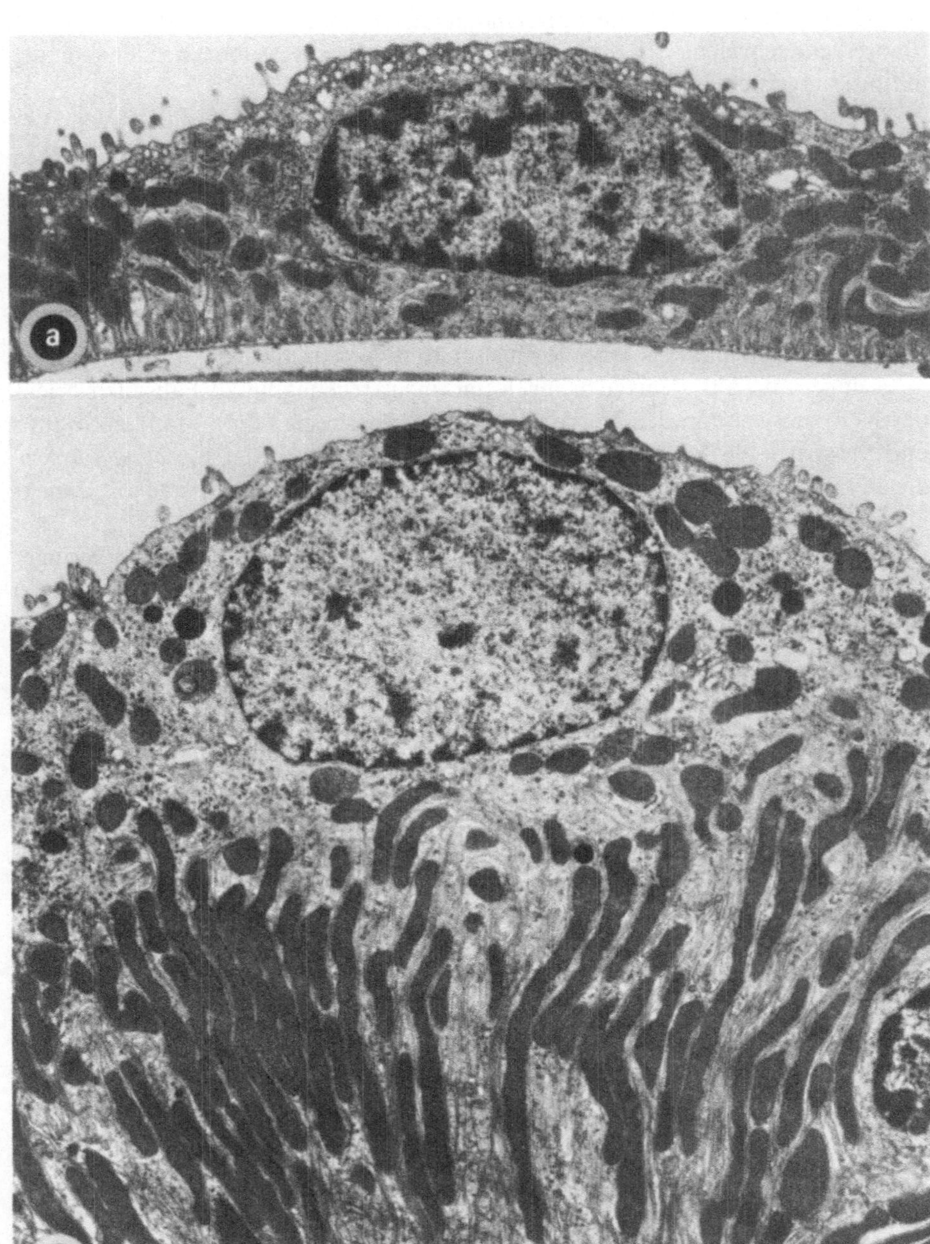

Abb. 106. (a) Zelle des corticalen Teiles des dicken aufsteigenden Schleifenschenkels. (b) Zelle des gewundenen Teiles des Mittelstückes. Vergr. etwa 7500fach. (Aus KAISSLING et al., 1977)

◄ 500fach. Abb. 105 (b) Übergang (Pfeilkopf) des kortikalen Teiles des aufsteigenden dicken Schleifenschenkels (A) in den gewundenen Abschnitt des Mittelstückes (B). Elektronenmikroskopische Aufnahme, Vergr. etwa 4000fach. (Aus KAISSLING et al., 1977)

ten Zone, außerdem vereinzelte, gelborange fluoreszierende Zelleinschlüsse. In distaler Richtung, in der die Epithelhöhle etwas abnimmt, wird die blauweiße Fluoreszenz schwächer. Ferner heben sich diffus verteilte, gelborange leuchtende, mitunter etwas grobe Granula ab.

Elektronenmikroskopisch erkennt man, daß die Basis des Epithels der *Pars recta* ein *Labyrinth* aus kräftigen Fortsätzen bildet, die mit den Ausläufern benachbarter Epithelzellen verzahnt sind (Abb. 104). Die meist länglichen Mitochondrien liegen innerhalb der stärkeren Fortsätze, sind jedoch weniger regelmäßig angeordnet als in den anschließenden Strecken des Mittelstückes (LATTA et al., 1967). Die basalen und lateralen Fortsätze des kortikalen Abschnittes der Pars ascendens der Schleife schildern KAISSLING et al. (1977, *Ratte*) als lockerer verzahnt als jene des medullären Abschnittes, die Mitochondrien — geringer an Zahl — als gedrungen und nicht regelmäßig zu Palisaden orientiert. Vorzugsweise in den Mitochondrien der Pars recta (*Ratte*) fanden SUZUKI und MOSTOFI (1967) verschiedene Typen von langgestreckten *Einschlußkörpern*, die aus Filamenten bestehen und zum Teil von prismatischen Cristae mit dreieckigem Querschnittsprofil umschlossen werden.

Die *Zellapices* weisen kurze, plumpe *Mikrovilli* in verhältnismäßig geringer Zahl auf. Die meisten Epithelzellen des distalen Nephronabschnittes besitzen ein kürzeres oder längeres zentrales *Zilium* (ANDREWS, 1975, *Mensch, Rhesusaffe*; PFALLER u. KLIMA, 1976, *Ratte*). An den zilienfreien Zellen findet ANDREWS apikale *Mikroplicae*, so daß sie den sog. dunklen Zellen in den Sammelrohren ähneln (s. S. 208). Die apikale Zellmembran bedeckt ein an Kohlenhydraten reicher Film, die *Glykokalyx* (GRONIOWSKI et al., 1969). Unter dem Plasmalemm liegen kleine *Vesikel*, das *endoplasmatische Retikulum* ist relativ schwach entwikkelt. *Glykogen* kommt in den Zellen des Mittelstückes des *Menschen* öfter und reichlicher vor als in anderen Kanälchensegmenten. Es ist meistens diffus im Zytoplasma verteilt, nicht selten auch in apikalen Zellkuppen angereichert.

Unterschiede in der Gestaltung des *Oberflächenreliefs* des aufsteigenden Abschnittes des Mittelstückes treten besonders deutlich auf rasterelektronenmikroskopischen Aufnahmen hervor (ALLEN u. TISHER, 1976, *Ratte*). Hier läßt sich eine Zellform mit stark und regelmäßig entwickeltem Besatz aus Mikrovilli von einer zweiten unterscheiden, deren Oberfläche glatt ist, ausgenommen ihre Randpartien. Die Epithelzellen mit rauher Oberfläche besitzen stark entwickelte, radiär orientierte seitliche Fortsätze, die sich mit denen der Nachbarzellen stark verzahnen. Die seitlichen Fortsätze der Zellen mit glatter Oberfläche sind im Innenstreifen der äußeren Markzone weniger häufig als jene mit einer rauhen, nehmen jedoch nach Zahl und Ausbildung im Außenstreifen der äußeren Markzone und im Rindenbereich zu. Die glatten Zellen überwiegen im Innenstreifen der äußeren Markzone. In Richtung auf das Nierenkörperchen kommt es zu einer deutlichen Vermehrung der relativen Zahl rauher Zellen. Im kortikalen Abschnitt der Pars recta wird der Bestand an Mikrovilli bei beiden Zellformen reichlicher, so daß sie nunmehr nur schwer zu unterscheiden sind. ALLEN und TISHER lassen es dahingestellt, ob rauhe und glatte Epithelzellen zwei verschiedene Zelltypen oder verschiedene Erscheinungsformen ein und desselben Typs verkörpern.

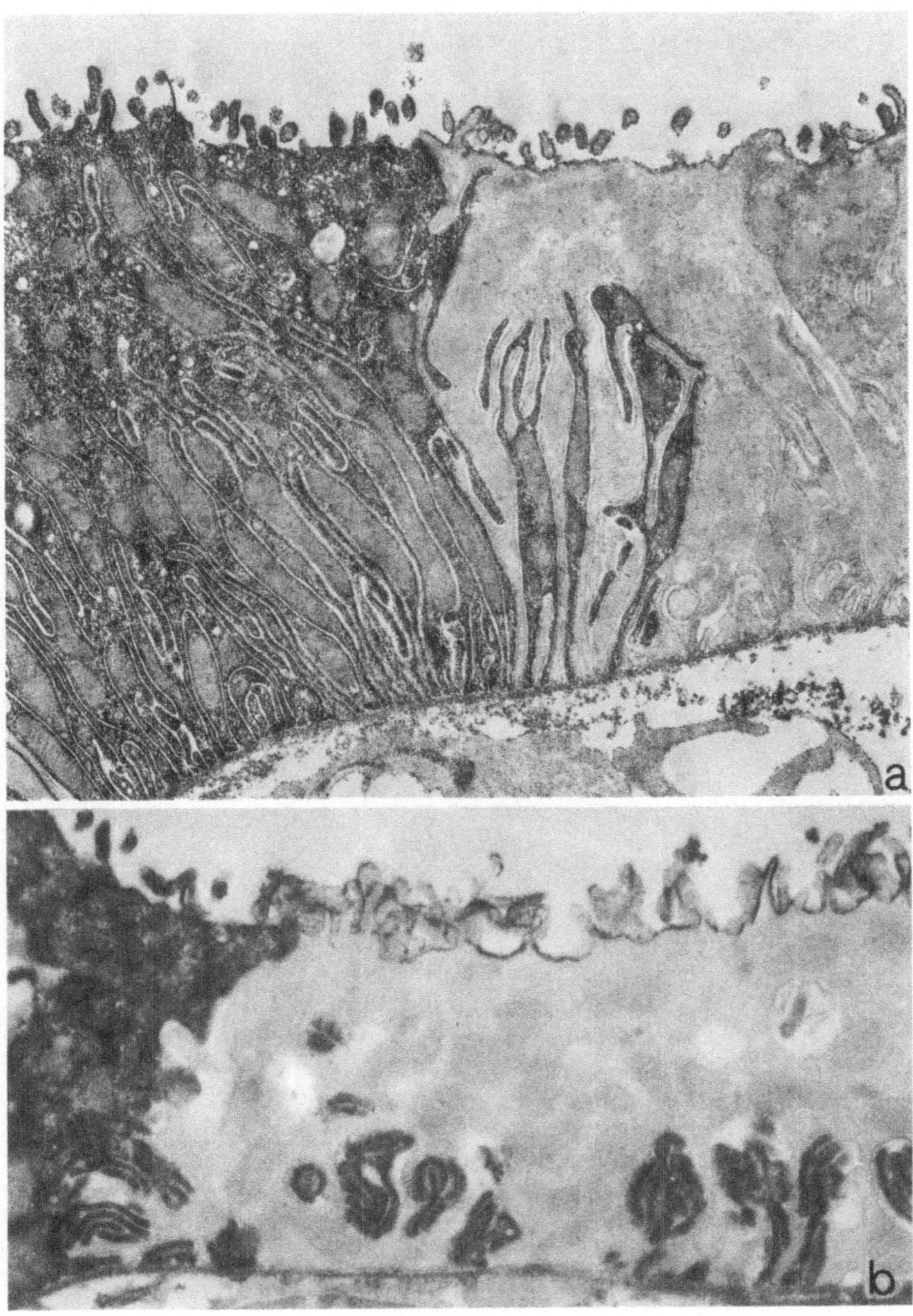

Abb. 107a u. b. Darstellung der interzellulären Verzahnung durch die Peroxidaseimprägnation einzelner Epithelzellen (imbibierte Epithelien schwarz, Artefakt). (a) Pars contorta des Mittelstückes. (b) Pars contorta des kortikalen Sammelrohres. Die mit Peroxidase imbibierten Fortsätze tragen im Bereich der Nachbarzellen zur Labyrinthbildung bei. (Aus CRAYEN u. THOENES, 1975)

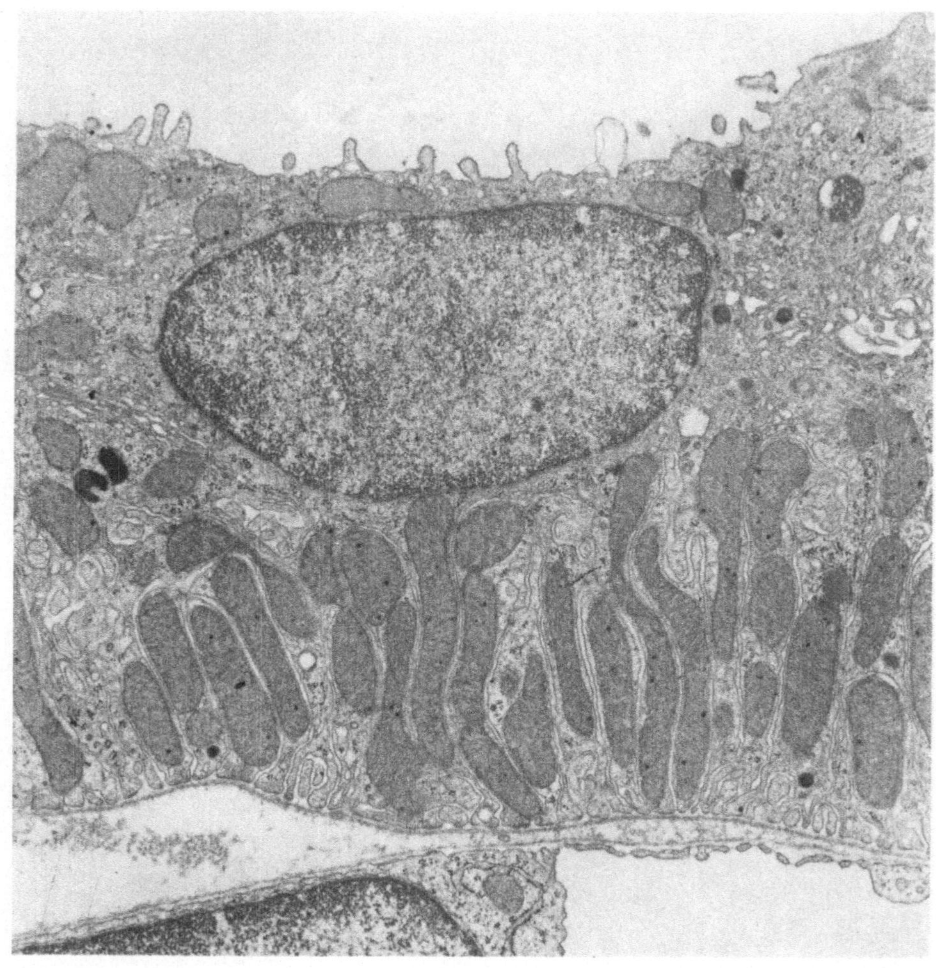

Abb. 108. *Pars contorta* des Mittelstückes (*Ratte*). Hohes Epithel, basale Einfaltungen, stäbchenförmige Mitochondrien. Unten eine peritubuläre Kapillare mit gefenstertem Endothel. Elektronenmikroskopische Aufnahme, Vergr. 28500fach. (Aus Forssmann, 1973)

Die Feinstruktur der *Pars convoluta* ähnelt jener der Pars recta (ascendens),
da ein basales Labyrinth mit langgestreckten Mitochondrien ausgebildet ist
(Abb. 107, 108). Das als Verbindungsstück (connecting part) bezeichnete, etwa
hufeisenförmige Segment (*Ratte*, Abb. 109) besitzt nach Rhodin (1958) ein
niedrigeres Epithel mit relativ wenigen Mitochondrien. Das Verbindungsstück
geht in das kortikale Sammelrohr über (S. 199).
    Eine genauere Untersuchung der Gestalt und Ultrastruktur der Epithelzellen
des Mittelstückes der *Ratte* ergibt, daß dieser Nephronabschnitt von *Zellen
verschiedenen Typs* in unterschiedlicher Verteilung aufgebaut wird. Crayen und
Thoenes (1975) gelangen unter Einbeziehung des kortikalen Sammelrohrs
(Abb. 110) zur Charakterisierung von vier Zelltypen. Als Zelle vom *Typ I* oder
Mittelstückzelle wird ein Element mit kurzen Mikrovilli bezeichnet, das mit

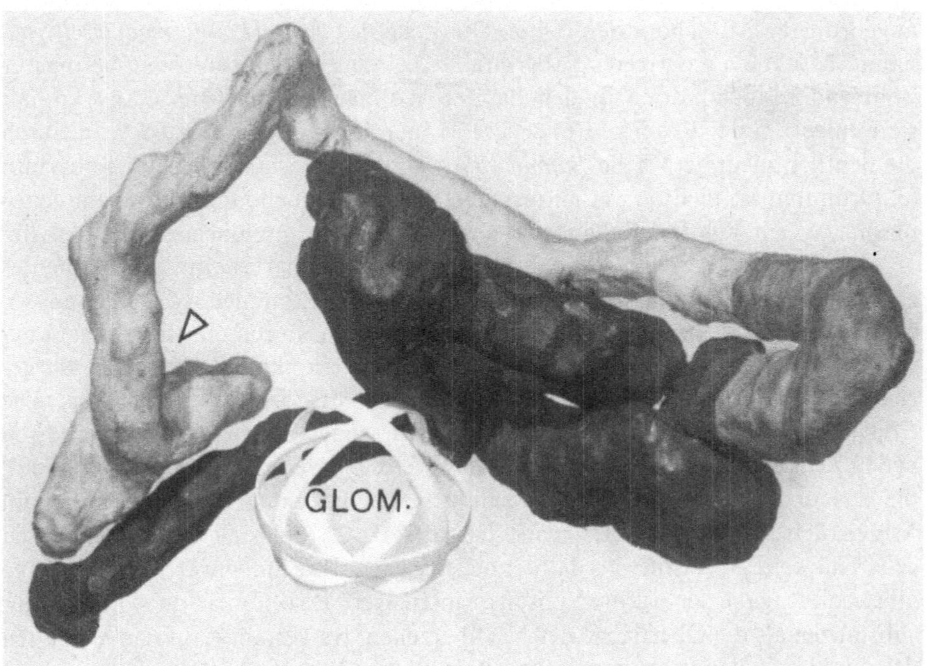

Abb. 109. Maßstabgerechte Rekonstruktion eines distalen Nephronabschnittes der *Ratten*niere aus Semidünnschnitten. Es folgen einander: distaler Tubulusabschnitt mit Pars recta, Macula densa-Segment (Anlagerungsstelle des Glomerulum) (Glom.), Pars contorta (bis hierhin im Bild schwarz); Verbindungsstück (im Bild grau); kortikales Sammelrohr mit Pars contorta und Pars recta (im Bild weiß). Zusammenflußstelle des Sammelrohres durch offenes Dreieck markiert. (Aus CRAYEN u. THOENES, 1975)

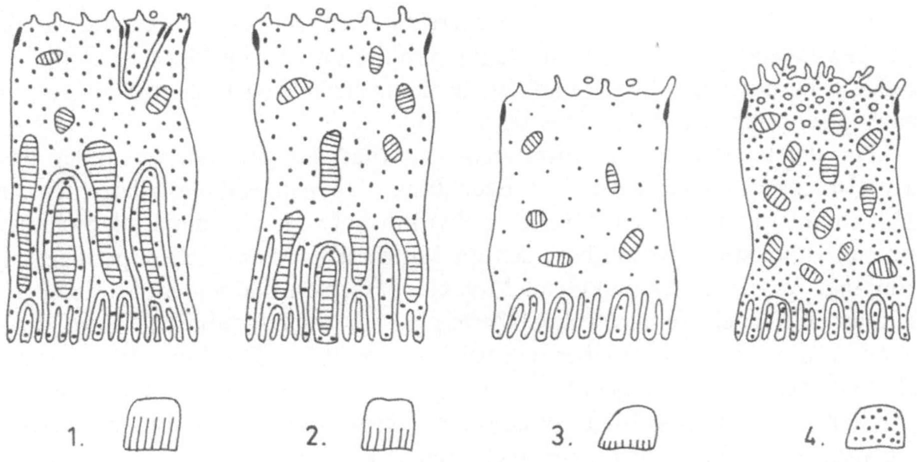

Abb. 110. Schematische Darstellung der vier Zelltypen im distalen Nephronabschnitt. (Aus CRAYEN u. THOENES, 1975)

Fortsätzen 1.–3. Ordnung (vgl. S. 143f.) ein hohes Labyrinth mit palisadenartig angeordneten Mitochondrien bildet. Die Zelle des *Typs II, Intermediärzelle* genannt, besitzt ein niedrigeres Labyrinth 2. Ordnung mit entsprechend geringerer Zahl von Mitochondrien in den basalen Kompartimenten. Insgesamt enthält sie weniger, in der Regel gedrungenere Mitochondrien. Der *Typ III* wird durch die deutlich niedrigere helle *Sammelrohrzelle* verkörpert. Ihr basales Labyrinth (3. Ordnung) ist niedrig, verhältnismäßig wenige Mitochondrien sind im Zytoplasma verteilt, aus dem Zellapex erheben sich wenige, stummelartige Mikrovilli.

Der *Typ IV*, die *dunkle* oder *Schaltzelle*, ist durch verhältnismäßig dichtes Zytoplasma, Reichtum an Mitochondrien, das Vorkommen von Vesikeln — coated vesicles — unter dem apikalen Plasmalemm, durch ein niedriges Labyrinth 3. Ordnung, Mikrovilli und blättchenförmige apikale Zellfortsätze ausgezeichnet; letztere dürften den oben erwähnten Mikroplicae entsprechen. Die *Glykogenpartikel* sind in den dunklen Zellen enger als in den benachbarten hellen Zellen gepackt (BIAVA et al., 1966, *Mensch*). Nach GRIFFITH et al. (1968), die das ursprünglich nur für die Sammelrohre bekannte dunkle Element im Mittelstück (*Ratte*) nachwiesen, ist das apikale Zytoplasma der „intercalated cells" stärker PAS-positiv als das der hellen Zellen. Ihre lumenwärtige Oberfläche gibt nach Angabe der Autoren mitunter intensivere Reaktionen auf saure Mukosubstanzen als die Oberfläche der Nachbarzellen. Im Hinblick auf das Verhalten der dunklen Zellen im Sammelrohrsystem während der postnatalen Entwicklung (*Ratte*) denken WAKE et al. (1974) an die Möglichkeit, daß auch die entsprechenden Zellen im Mittelstück etwas mit der Bereitstellung von Mukosubstanzen für das interstitielle Gewebe zu tun haben (s. S. 292f.).

Die von CRAYEN und THOENES beschriebenen Zelltypen sind, wie folgt, auf das Mittelstück und das kortikale Sammelröhrchen verteilt (vgl. Abb. 110): die Pars recta und convoluta des Mittelstücks bestehen fast ausschließlich aus den sog. Mittelstückzellen (Typ I). Zellen des Typs IV sind in den Epithelverband des Endabschnittes der Pars convoluta eingeschaltet (s. auch YOSHIMURA u. NEMOTO, 1953; LATTA et al., 1967; weitere Lit. bei CRAYEN u. THOENES, 1975). Der gewundene Teil des kortikalen Sammelrohres und der im Markstrahl absteigende Teil werden durch helle und dunkle Sammelrohrzellen (Schaltzellen) aufgebaut, also durch Zellen des Typs III und IV.

Für die Beurteilung der Stoffwechselaktivität des gewundenen Teiles des Mittelstücks ist die Tatsache von Bedeutung, daß sein Anfangsteil reicher an Mitochondrien ist und ein höheres Labyrinth aufweist als sein Endabschnitt. Wie im Hauptstück, so werden auch im Mittelstück, wenn auch in geringerem Umfang, Wasser, Ionen und kleine Moleküle resorbiert und andere Stoffe abgesondert. Der nach Verlassen des Überleitungsstückes hypotonische Harn wird damit konzentriert (kurze Übersicht bei MOFFAT, 1975). Die Ausbeute an morphologischen Befunden, die als Äquivalente dieser Prozesse angesehen werden könnten, ist bisher spärlich. Elektronenmikroskopisch darstellbare Niederschläge, die Natriumionen, aber auch andere Kationen enthalten, treten nach KRSTIĆ und BUCHER (1972, *Ratte*) in den Mittelstückzellen auf, wenn man das Untersuchungsgut nach den Methoden von KOMNICK (1962, s. auch MIZUHIRA u. AMAKAWA, 1966) und BULGER (1969) behandelt. Die Präzipitate liegen vor allem nahe dem Plasmalemm des basalen Labyrinthes und der Mikrovilli, gelegentlich auch in anderen Zellstrukturen, darunter Mitochondrien. BULGER (Kaliumpyroantimonatmethode) erwähnt Niederschläge in der Kanälchenlichtung, die meistens zum apikalen Plasmalemm in Beziehung stehen, außerdem unterhalb der Zonulae occludentes, ferner in der Basallamina und zwischen dieser und dem basalen Plasmalemm.

Die Ergebnisse physiologischer Untersuchungen sprechen für einen aktiven *Transport von Natrium* durch das Tubulusepithel. Dementsprechend ist der *ATPase-Gehalt* des Mittelstückes hoch, sogar beträchtlich höher als der des Hauptstückes (SCHMIDT u. DUBACH, 1971). Dieses Enzym läßt sich nach ERICSSON (1967) im basalen Labyrinth des distalen Kanälchens elektronenmikroskopisch lokalisieren. Die für den Transport des Na^+ erforderliche ATPase ist auf der Innenfläche der basalen Plasmalemmfalten angesiedelt, wie aus elektronenmikroskopischen Untersuchungen hervorgeht (ERNST, 1975). Die Tatsache, daß das Epithel des Mittelstückes reicher an Na-K-ATPase ist als das des Hauptstückes, steht mit dem hohen Anteil des Labyrinths an der Gesamtoberfläche seiner Zellen in Zusammenhang (SCHMIDT u. DUBACH, 1971)*. Die *Chlorionen* dürften passiv durch das Epithel transportiert werden. Der Transport von *Kalium* aus dem Lumen in das peritubuläre Gewebe wird als aktiver Vorgang angesehen, während die Abgabe von Kalium in den Harn als passiver Prozeß betrachtet wird (GIEBISCH, 1971, Lit.). Mit der Ausscheidung von *Harnstoff* durch die Zellen des Mittelstückes bringt LEE (1970, *Ratte*) apikal gelegene Vesikel (Durchmesser 1500–2500 Å) in der Pars ascendens der Henleschen Schleife in Zusammenhang, die durch Glutamat-Oxalsäure-Transaminase hervorgerufene, elektronenmikroskopisch darstellbare Reaktionsprodukte enthalten; sie sind auch in den Mitochondrien und der Kernmembran festzustellen, treten aber zuerst in den Vesikeln auf. Eine Kontinuität zwischen den Bläschen und der Kanälchenlichtung wurde nicht beobachtet. *Eisen*, das durch Injektion einer Eisen-Sorbital-Zitronensäureverbindung zugeführt wurde, kann sekundären Lysosomen einverleibt werden (ENGBERG et al., 1969, *Maus*).

Proteine werden im Mittelstück mikropinozytotisch kaum aufgenommen. Wird dem Kanälchenepithel *Ferritin* angeboten, so findet man — anders als im Hauptstück — nur gelegentlich ein Mikropinozytosebläschen, das Ferritinteilchen umschließt. Bereits MILLER (1960) hatte festgestellt, daß *Hämoglobin* nicht in die Mittelstückzellen übertritt. Auch *Peroxidase* wird nicht resorbiert (FORSSMANN, 1973). THOENES führt das verschiedene Verhalten der Haupt- und Mittelstückzellen gegenüber einem Angebot von Proteinen auf im einzelnen noch nicht bekannte funktionelle Differenzen und damit verschiedenen molekularen Aufbau des apikalen Plasmalemms beider Zellarten zurück. Möglicherweise spielen nach THOENES auch Unterschiede in der Beschaffenheit der *Glykokalyx* eine Rolle, die er im distalen Nephronabschnitt deutlich stärker ausgebildet findet als im proximalen (Kontrastierbarkeit mit kolloidalem Eisen, s. auch GRONIOWSKY et al., 1969, Rutheniumrot).

---

* Über die Orte einer Bindung von Ouabain an die Membranen der dicken aufsteigenden Schenkel berichten SHAVER und STIRLING (1978); dieses Glykosid ist ein spezifischer Hemmer des Na-K-ATPase abhängigen Transportes.

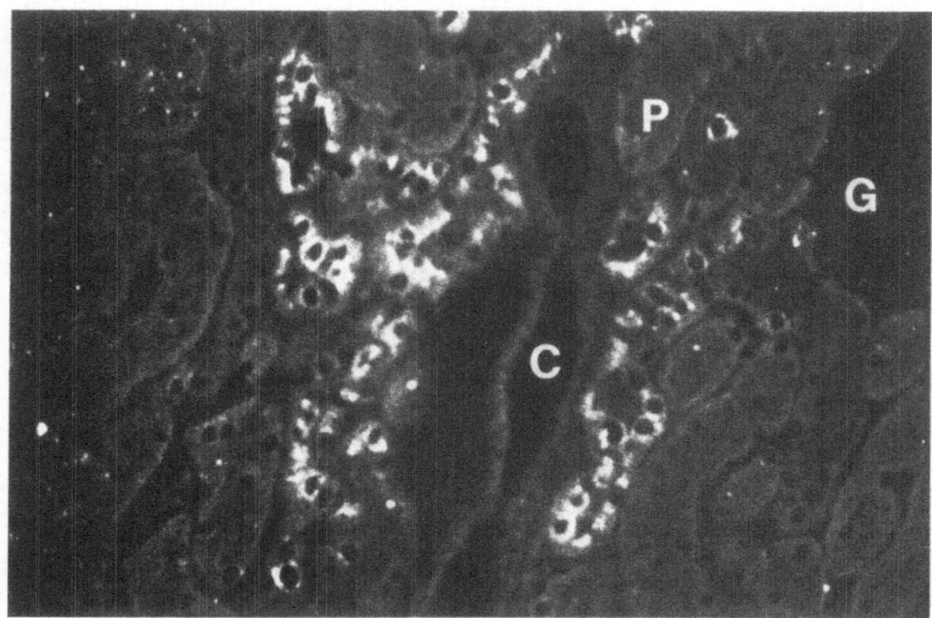

Abb. 111. Schnitt aus einer *Ratten*niere, der mit Harnsäure behandelt wurde und mit Rhodamin-konjugiertem Antikörper auf Kallikrein reagierte. Spezifisch (rote) Fluoreszenz im Zytoplasma des Mittelstückes. P = Hauptstück („proximal tubule"), C = Sammelrohr, G = Glomerulum. Vergr. 60fach. (Aus ØRSTAVIK et al., 1976)

Zu den *inkretorischen Leistungen* des Mittelstückes gehört nach ØRSTAVIK et al. (1976) die Bildung von *Kallikrein*, auf dessen Entstehung in der Nierenrinde u.a. bereits NUSTAD et al. (1975) hingewiesen haben. Mit Hilfe der Immunfluoreszenzmikroskopie haben ØRSTAVIK et al. Kallikrein in Zellen des Mittelstückes von *Ratten* lokalisiert (Abb. 111) und zwar in dem Kanälchenabschnitt zwischen der Region des juxtaglomerulären Apparates und dem Sammelrohr. Die spezifische Fluoreszenz ist besonders an die apikalen Zellabschnitte gebunden. Das in die Lichtung des Tubulus abgegebene Kallikrein wirkt nach der Vorstellung der Autoren auf filtrierte Kininogene enzymatisch ein, so daß Harn-Kinine entstehen. Letztere sollen das Nierenmark erreichen und hier die Freisetzung von Prostaglandin veranlassen. Hinweise auf die funktionellen Beziehungen zwischen Kallikreinbildung und Renin-System bei ØRSTAVIK et al. (1976).

Wie bekannt, wird die Harnausscheidung durch die Hormone Parathormon und Vasopressin reguliert, die ihre Wirkung durch Stimulation der Adenylatzyklase ausüben. SATO et al. (1974) schließen aus dem elektronenmikroskopischen Nachweis von Adenylatzyklase an den Membranen des Labyrinths des Mittelstückes (*Ratte*), daß die Reaktionsprodukte vermutlich den Ort des auf Vasopressin ansprechenden Enzyms anzeigen, das von anderen Autoren überwiegend im Nierenmark festgestellt wurde. Die Niederschläge liegen in enger Nachbarschaft der Mitochondrien des basalen Labyrinthes.

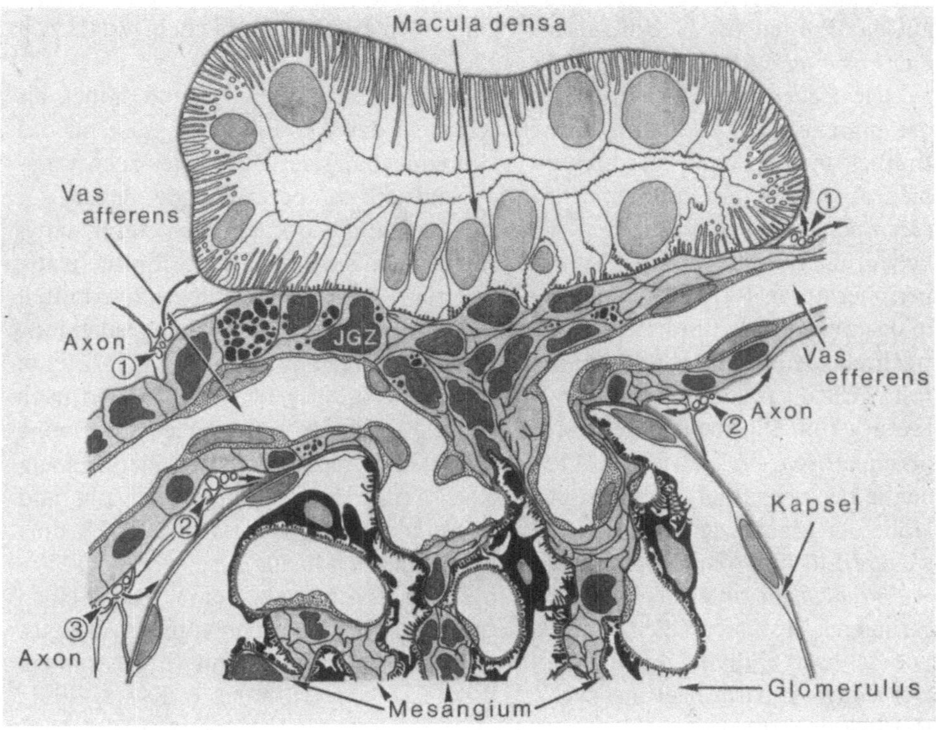

Abb. 112. Schematische Darstellung der Struktur und des Innervationsmusters des juxtaglomerulären Apparates. Typische glatte Muskelzellen in der Wand der afferenten Arteriole gehen kontinuierlich in granulierte und nicht-granulierte epitheloide Zellen, in Goormaghtighsche Zellen, in Mesangiumzellen und in modifizierte bzw. typische glatte Muskelzellen des *Vas efferens* über. Die *Macula densa* mit typischer Zelldifferenzierung ist auf die Region des Goormaghtighschen Zellpolsters beschränkt, und durch eine kontinuierliche Basalmembran von der Gefäßachse getrennt. Von den drei regelhaft im Hilusbereich nachweisbaren Axonbündeln des periarteriolären Plexus ziehen zwei beiderseits der Gefäßachse zum *Vas efferens* (Axon 1 und 2) und innervieren unter Ausbildung von Varikositäten „en passant" oder mit abzweigenden Einzelfasern die peripheren (intermediären) Zellen der *Macula densa*, die Bowmansche Kapsel und die peripheren Ausläufer der Goormaghtighschen Zellen. Ein Bündel (Axon 3) endet meist im Winkel zwischen afferentem Gefäß und Glomerulumoberfläche und innerviert vor allem die Bowmansche Kapsel. Vergr. 2100fach. (Aus Gorgas, 1978)

Macula densa. Die von Karl Peter (1907) entdeckte, der Pars convoluta des Mittelstückes zugerechnete Macula densa besteht aus einer Zellplatte, die sich lichtmikroskopisch von dem sie umgebenden Epithel abhebt. Diese Zellplatte ist ein Bestandteil des *juxtaglomerulären Apparates* (Abb. 112) und wird bei *Mensch* und *Ratte* regelmäßig in Kontakt mit dem Komplex der juxtaglomerulären Zellen gefunden (Bohle et al., 1970), ferner mit den afferenten und efferenten Arteriolen (Barajas u. Latta, 1963, *Ratte*; Latta et al., 1967). Kontakte mit den *Vasa afferentia* sind häufiger anzutreffen als mit den *Vasa efferentia*. Nach Faarup (1965), der Nephrone der *Ratte* rekonstruierte, tritt die Macula teils mit dem *Vas afferens* (16 Fälle), teils mit dem *Vas efferens* (12 Fälle) in Berührung. Mit Blutkapillaren steht die Macula densa nicht in unmittelbarem

Kontakt. Nach GORGAS (1978, *Ratte*) kann der Kontakt der Macula densa auf das Polster aus Goormaghtighschen Zellen beschränkt bleiben, wenn sich das *Vas efferens* früh aufteilt (s. Legende zu Abb. 113).

Die *Zellen der Macula densa* sind in der Regel schmaler und höher als die angrenzenden Zellen des Mittelstückes, so daß der Eindruck entsteht, das Epithel sei hier dichter gepackt als in der Umgebung der Zellplatte, doch kommen auch eher als kubisch denn als zylindrisch zu bezeichnende Zellen vor (*Mensch, Ratte*). Man erkennt die Macula lichtmikroskopisch an ihren länglichen, meistens etwas dunkler sich anfärbenden Kernen. Da die Epithelplatte peripher durch 1–3 *intermediäre Zellen* begrenzt wird, geht sie nicht unvermittelt in das umgebende Epithel über (GORGAS, 1978, *Ratte*). Ihre Flächenausdehnung wechselt. Bei der *Ratte* stellte FAARUP (1965) Maculae mit Längen von 5–35 µm fest, Zellzahlen von 5–39. In der Rindenperipherie gelegene Maculae sind nach FAARUP im allgemeinen zellreicher als in Marknähe befindliche.. Über eine planimetrisch nachgewiesene Abnahme des mittleren Abschnittes der Macula densa bei primärem Aldosteronismus bzw. eine Herabsetzung von Zahl und Höhe der Maculazellen berichten HELBER et al. (1971) bzw. MEYER (1972, dort weitere Lit. über pathologische Veränderungen der Macula).

Im *Feinbau* unterscheiden sich die Zellen der Macula densa durch einen geringeren Bestand an kleinen, locker verteilten Mitochondrien vom Cristatypus. Die Zellbasis enthält zahlreiche multivesikuläre Körper und andere Zytosomen. Der Golgi-Apparat liegt meistens basal vom Zellkern (BUCHER u. REALE, 1961; BUCHER u. KAISSLING, 1973; LATTA u. MAUNSBACH, 1962; GORGAS, 1978), doch wurde er auch seitlich vom Kern beobachtet (MEYER, 1972). In unmittelbarer Nähe des Golgi-Apparates kommen multivesikuläre Körperchen und einzelne Lysosomen bzw. Autophagosomen vor (GORGAS, 1978). Auf elektronenmikroskopischen Aufnahmen werden nur wenige Profile von rauhem endoplasmatischem Retikulum gefunden. Das basale Labyrinth ist schwächer als im übrigen Bereich des Mittelstückes ausgebildet (BUCHER u. REALE, 1961; THOENES, 1961, *Maus*; BUCHER u. RIEDEL, 1965), seine Buchten sind oft flach. Nach GORGAS (1978) fehlen die basalen Einfaltungen bei der *Maus* fast völlig. Der Zellapex, der kurze Mikrovilli entsendet, wird von einer Schicht bedeckt, die eine schwache PAS-Reaktion gibt (BUCHER u. ZIMMERMANN, 1960) und sich mit Phosphorwolframsäure darstellen läßt (LATTA et al., 1967). Vor allem im apikalen Zellbereich, gelegentlich auch in den basalen Abschnitten, liegen optisch meist leere Vesikel, denen sich granuläre Partikel in regelmäßigem Abstand anlagern (GORGAS,

Abb. 113. Rekonstruktion eines juxtamedullären Glomerulums (*Ratte*) mit anliegendem, zum Ne- ▶ phron gehörigen distalen Tubulussegment (Semidünnschnittserie — 3/4 µm, Vergr. 550fach). Die halbschematischen Sagittalschnitte (Vergr. 150fach) zeigen, daß die *Macula densa* mit typischer Zelldifferenzierung trotz vergrößerter Hilusregion auf Grund der frühen Aufteilung des *Vas efferens* (1 und 2) nur auf das Goormaghtighsche Zellpolster zwischen Einmündung des *Vas afferens* und Ursprung der *Vasa efferentia* beschränkt ist. Verschmelzungen der Basallaminae kommen unabhängig von der *Macula densa* regelmäßig zwischen distalem Tubuluskonvolut und Gefäßwand im Bereich des juxtaglomerulären Apparates vor (s. Pfeilköpfe). Sie nehmen im Gefäßabschnitt des *Vas efferens* meist eine größere Flächenausdehnung ein. A — *A. interlobularis*, I und II — *Vasa afferentia*. (Aus GORGAS, 1978)

S10
S20
S30
Macula densa
2
Tubulus distalis
Vas afferens
Juxtamedullärer
Glomerulus
II
I
A
V. efferens
1
Vas efferens
2
1
2
II
1
S40
S50
S60
1
II

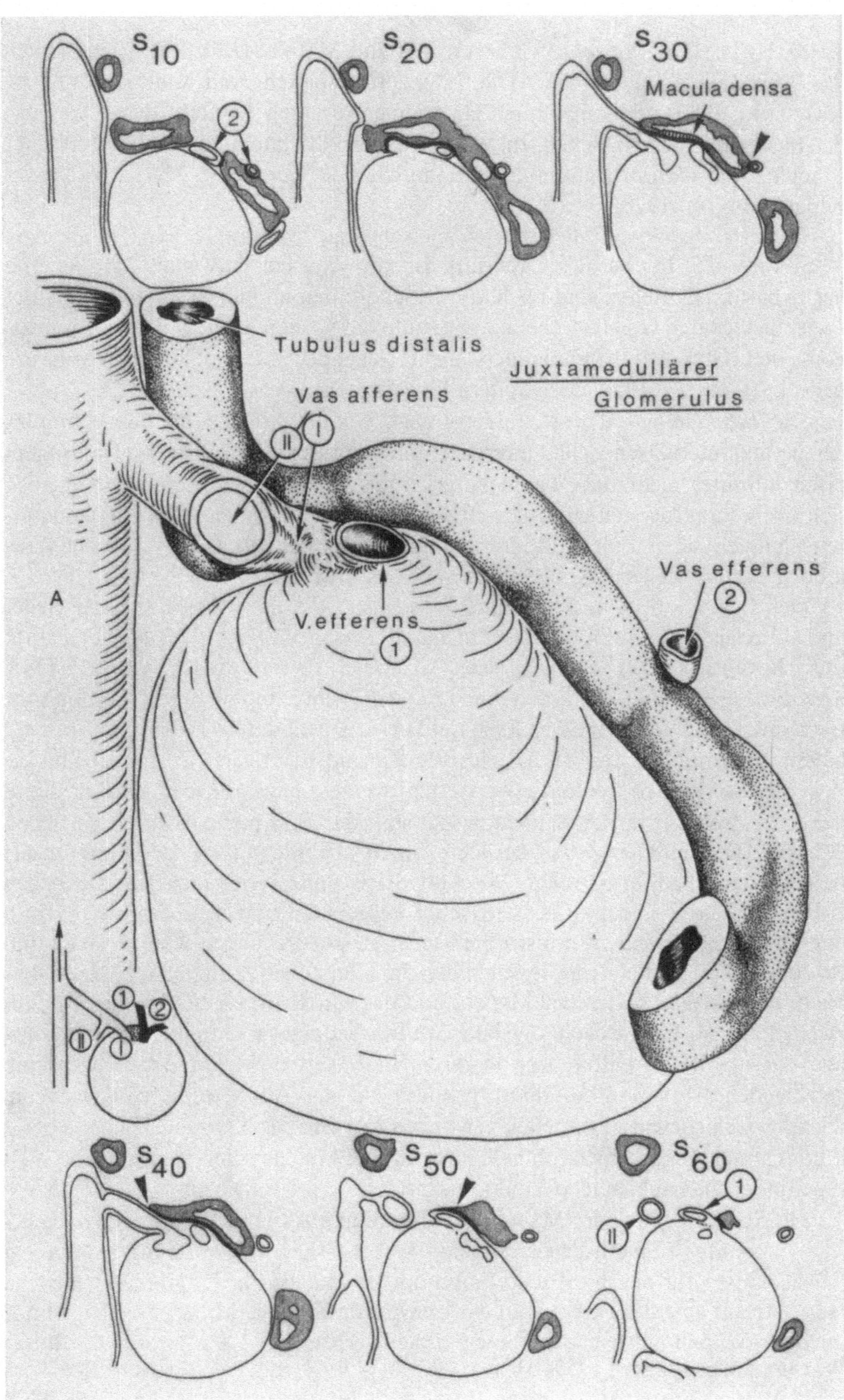

Abb. 113

1978). HATT (1967, *Ratte*) sowie SOTTIURAI und MALVIN (1972, *Hund*) erwähnen das Vorkommen einer Zilie. Die Interzellularspalten sind weit (BUCHER u. KAISSLING, 1973) und sollen nach HATT einen direkten Kontakt des Harns mit der Basallamina ermöglichen. Im unteren Drittel der lateralen Flächen typischer Maculazellen (*Ratte*) sind zahlreiche, miteinander verzahnte Mikrovilli ausgebildet (GORGAS, 1978).

Die *intermediären Zellen* weisen meistens die Merkmale von Schaltzellen (s. S. 188) auf. Ihr basales Labyrinth ist nur schwach entwickelt, ihre Kerne liegen basal. Die Zellen sind reich an Mitochondrien und an Vesikeln in apikaler Lage, die „coated vesicles" ähneln. Die zahlreich vorhandenen Mikrovilli werden von einer Glykokalyx mit langen, dicht stehenden „antenulae microvillares" bedeckt (GORGAS, 1978, dort weitere Einzelheiten).

Die *Basallamina* ist dort aufgesplittert, wo die Macula an den Komplex der juxtaglomerulären Zellen angrenzt; infolgedessen ist sie hier lichtmikroskopisch mitunter nicht oder kaum zu erkennen. Partien der Membran schieben sich im Kontaktbereich einerseits zwischen die Falten des Labyrinths, andererseits hängen sie mit dem Membrangitter zusammen, in dessen Maschen die Goormaghtigh-Zellen liegen (MEYER, 1972, s. auch S. 111).

Der Frage, ob es verschiedene *Typen von Maculazellen* in Gestalt heller und dunkler Zellen gibt, sind BUCHER und KRSTIĆ (1971, 1973) sowie KRSTIĆ und BUCHER (1972) nachgegangen, nachdem bereits DE MUYLDER (1945, *Mensch*, Färbung mit Erythrosin und Orange G) chromophile und chromophobe Elemente und FAARUP (1965, *Ratte*) außer den bekannten Zellformen größere blasse Elemente beschrieben hatten. BUCHER und KRSTIĆ (1973) fanden dunkle Zellen (Abb. 114) prozentual etwa viermal weniger häufig in der Macula densa der *Ratte*, wenn sie ihr Untersuchungsgut statt durch Immersion durch Perfusion fixierten. Die dunklen Zellen besitzen jedoch unabhängig von der Fixationsart in der Regel Keilform, mehr Mitochondrien und Ribosomen als die hellen Zellen, ihr Golgi-Komplex ist schwächer ausgebildet und das basale Labyrinth gut entwickelt. Nach ultrahistochemischen Untersuchungen von KRSTIĆ und BUCHER (1972) sind Natriumionen in den dunklen Zellen zahlreicher nachweisbar als in den übrigen Zellen der Macula und des Mittelstückes. Es erscheint daher zweifelhaft, ob ihr Erscheinungsbild fixationsbedingt ist. Möglicherweise beruhen die erwähnten Differenzen in ihrer Häufigkeit nicht auf der Anwendung verschiedener Fixationsverfahren, sondern auf der Auswertung von Organen, die zu verschiedenen Tageszeiten gewonnen wurden. BUCHER und KRSTIĆ (1973) konnten nicht entscheiden, ob helle und dunkle Maculazellen verschiedene Zelltypen oder unterschiedliche Funktionszustände repräsentieren.

Die Sonderstellung der Macula densa kommt auch in ihrem *enzymzytochemischen Verhalten* zum Ausdruck, doch lassen die bisher erzielten Ergebnisse keine Rückschlüsse auf die spezifische Funktion der Macula zu. Es gibt verschiedene Hinweise auf eine starke Aktivität der Enzyme des Hexose-Monophosphat-Shunt in den Mitochondrien der Maculazellen (HESS u. PEARSE, 1959, *Ratte*; WACHSTEIN u. MEISEL, 1959; HESS u. REGOLI, 1964; Lit. bei KROMPECHER-KISS et al., 1971; KROMPECHER-KISS u. BUCHER, 1976), der für die Bildung von RNS von Bedeutung ist. Die mit dieser Feststellung vereinbare stärkere Färbbarkeit der Zelle mit Pyronin, die auf eine Steigerung der Proteinsynthese hinweist,

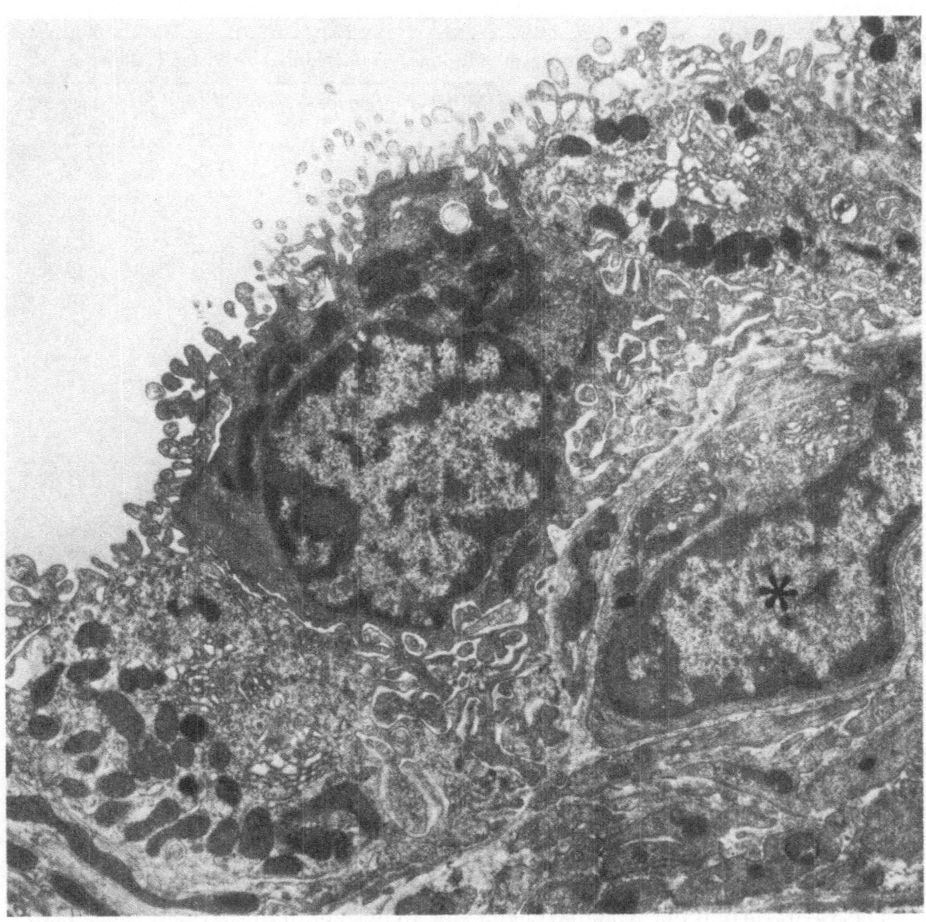

Abb. 114. Randpartie einer Macula densa (*Ratte*). Perfusionsfixierung um 8 Uhr. Keilförmige dunkle Zelle mit gut entwickelten Mikrovilli und basalem Labyrinth. Der Golgi-Komplex der dunklen Zelle ist schwächer als in den benachbarten hellen Maculazellen ausgebildet. ∗ eine Goormaghtigh-Zelle. Vergr. 11000fach. (Aus Bucher u. Krstič, 1973)

läßt sich nach Gomba et al. (1968, *Ratte, Maus*) nicht mit der Feststellung in Einklang bringen, daß die Maculazellen nicht mehr Ribosomen besitzen als andere, ihnen gegenüberliegende Zellen des Mittelstückes und daß sie keine weiteren Merkmale sekretorischer Aktivität aufweisen. Die Reaktion auf Succinat-, Malat-, Glutamat-, Isozitrat- und Laktatdehydrogenase, auf Zytochromoxidase und DPN-Diaphorase ist nach Gomba et al. (1968) jedoch geringer als in den übrigen Zellen des Mittelstückes. Dagegen fanden Krompecher-Kiss et al. (1971) in den Maculazellen eine gesteigerte Aktivität der Laktat- und Glycerophosphatdehydrogenase, also von Enzymen anaerober Stoffwechselprozesse, während ihre Befunde bezüglich der Succinat- und Malatdehydrogenase und der Zytochromoxidase mit denen von Gomba et al. übereinstimmen. Nach Krompecher-Kiss et al. lassen sich diese Differenzen auf *tagesrhythmische Ver-*

Tabelle 6. Vergleich der Enzymaktivitäten im Epithel der Macula densa von *Meriones unguiculatus* und *Ratte* (Wistar). (Aus Krompecher-Kiss und Bucher, 1977)

Enzym	Coenzym	Meriones unguiculati		Wistar Ratten	
		Mittel-stück	Macula densa	Mittel-stück	Macula densa
Cytochromoxidase	–	+	$\pm$	+	$\pm$
Isocitrat-Dehydrogenase	NADP	+++	+/+++	++	$\pm$
Succinat-Dehydrogenase	–	+++	$\pm$/+	++	–
Malat-Dehydrogenase	NAD	+++	+/+++	++	$\pm$
Lactat-Dehydrogenase	NAD	+++	++/+++	+	++
α-Glycerophosphat-Dehydrogenase	NAD	+++	++/+++	+	++
Glucose-6-Phosphat-Dehydrogenase	NADP	++	+/++	+	+++
NAD-Tetrazolium-Reductase	–	+++	++/+++	++	++
NADP-Tetrazolium-Reductase	–	+++	++/+++	++	+++

Symbole für den Ausfall der Reaktionen: – negativ, $\pm$ angedeutet, + schwach, ++ stark, +++ sehr stark

änderungen der Enzymaktivitäten der Maculazellen zurückführen. Die Autorengruppe berichtet über eine stärkere Reaktion der Enzyme des Zitronensäurezyklus während der Nachtstunden und eine erhöhte Reaktion der Enzyme für die anaerobe Glykolyse. Unterschiede im enzymzytochemischen Verhalten der Macula- und Mittelstückzellen der *Ratte* (Wistar) und von *Meriones unguiculatus*, eines in der Wüste lebenden Nagers, ergeben sich aus der Tabelle 6 (Krompecher-Kiss und Bucher, 1977).

Saure Phosphatase und Thiaminpyrophosphatase wurden im perinucleären Bereich der Maculazellen, besonders in der Golgizone nachgewiesen (Grzychi, 1976).

Das Strukturbild der Maculazellen trägt weder charakteristische Züge sekretorischer oder resorptiver Aktivität noch die ausgesprochenen Merkmale eines Rezeptorenfeldes. Die Topik der Macula densa läßt an funktionelle Beziehungen — wenngleich zunächst unklarer Natur — zwischen dem Mittelstück (Pars ascendens), in dessen Verband sie sich befinden, und dem zum gleichen Nephron gehörenden Glomerulum denken. Diese Grundvorstellung wurde von Goor-maghtigh in Form folgender Hypothese vorgetragen: von der durch den Harn benetzten Macula geht ein Einfluß auf die Aktivität der für endokrin gehaltenen juxtaglomerulären Zellen aus, die ihrerseits die Durchströmung des Glomerulums regulieren. Thurau und Boylan (1976) machen darauf aufmerksam, daß schon Brandt-Rehberg (1929) den Gedanken einer funktionellen Verknüpfung von resorbierender Tätigkeit des Tubulus und glomerulärer Filtrationsrate ausgesprochen hat. Zwischen den Epithelzellen der Macula densa und dem Glomerulum besteht anscheinend keine Einbahnbeziehung, wie Untersuchungen von Leiper et al. (1977, *Maus*) annehmen lassen. Intravenös verabfolgtes Eisendextran (Imposil, Molekulargewicht 200000, Teilchengröße 3,7 nm bis 22,0 nm) tritt bereits 5 Minuten nach der Injektion in den Kapillaren der Glomerula auf, gelangt rasch in die Matrix des Mesangiums, wird von Mesangiozyten aufgenommen und läßt sich weiter über die Matrix des juxtaglomerulären Apparates bis in die Interzellularspalten der Macula densa verfolgen. Dextranpartikel liegen nach etwa 8 Stunden im Zytoplasma der Maculazellen, wo sie in sekundären Lysosomen vorkommen; letztere sind auch in den Zellen des Mittelstückes zu finden, die der Macula densa gegenüberliegen. Anscheinend werden Imposilaggregate in die Lichtung des Kanälchens abgegeben. Die Autoren halten es für möglich, daß die Produkte entzündlicher Prozesse im Glomerulum das Mittelstück auf dem geschilderten Weg erreichen und von hier aus die Aktivität des juxtaglomerulären Apparates beeinflussen.

GOORMAGHTIGHS Hypothese ist eines der Beispiele dafür, daß auf morphologische Befunde gegründete Vorstellungen über funktionelle Zusammenhänge einen hohen heuristischen Wert besitzen können. Ihre experimentelle Prüfung hat ergeben, daß zwischen der Beschaffenheit des an der Macula vorüberfließenden Harnes und der Filtrationsrate in dem ihr zugeordneten Glomerulum in der Tat eine Beziehung besteht (THURAU, 1963, vgl. dagegen MORGAN, 1971). Die Gesamtheit der experimentell erarbeiteten Daten hat zu der Theorie der *juxtaglomerulären Rückkoppelung* (juxtaglomerular feedback theory) geführt (vgl. hierzu THURAU u. LEVINE, 1971; THURAU u. MASON, 1974; THURAU u. BOYLAN, 1976). Eine ihrer Stützen ist die Entdeckung, daß im juxtaglomerulären Apparat ein vasoaktiver Wirkstoff, das Angiotensin II, entsteht. Ferner wurden die granulierten myoepitheloiden Zellen in der Wand der Arteriola afferens, der die Macula densa sich anschmiegt, als Produzenten des Renins erkannt, aus dem das Angiotensin II hervorgeht. Eine weitere Hauptstütze der Rückkoppelungstheorie ist der von THURAU und SCHNERMANN (1965) erbrachte Nachweis, daß von der Macula densa eine Wirkung auf die reninbildenden Zellen ausgeht; er gelang mit Hilfe der Mikropunktionsmethode an einzelnen Maculaabschnitten des Mittelstückes der *Ratte*. Dabei wurden die Konzentration des Natriums und die Osmolarität verändert. Das Angebot von Harn unterschiedlicher Na-Konzentration hat den Transport jeweils verschiedener Mengen von Na^+ durch das Zytoplasma der Maculazellen zur Folge. Es zeigte sich, daß eine Steigerung der Natriumkonzentration zu einer Verringerung des Durchmessers des zum gleichen Nephron gehörenden Hauptstückes führt. Diese Veränderungen deuten auf eine Abnahme der Filtrationsrate und damit der Natriummenge im Primärharn. Nach THURAU und SCHNERMANN läßt sich dieses Phänomen mit einer von der Macula her ausgelösten Steigerung der lokalen Angiotensinbildung bzw. -abgabe durch die granulierten myoepitheloiden Zellen erklären, die zu einer Kontraktion der präglomerulären Arteriolenmuskulatur führt (weitere Einzelheiten bei VANDER, 1967; THURAU u. LEVINE, 1971; THURAU u. MASON, 1974).

Die Ergebnisse der wiederholt erwähnten elektronenmikroskopischen Untersuchungen von KAISSLING et al. (1977) über die Lage der Macula lassen sich mit den Vorstellungen gut in Einklang bringen, die THURAU et al. im Laufe der Jahre über die funktionelle Bedeutung der Macula densa entwickelt haben. Dank ihrer Lage innerhalb des kortikalen Abschnittes der Pars ascendens kann die Macula die Beschaffenheit des in letzterer angelangten Harnes kontrollieren, ohne durch eine den Harn — etwa durch Hinzufügung von Ionen — verändernde Tätigkeit der Pars convoluta „gestört" zu werden.

Die moderne, durch THURAU und seine Schule ausgebaute Theorie der juxtaglomerulären Rückkoppelung erweist sich für das Verständnis auch pathophysiologischer Vorgänge als fruchtbar. So läßt sich die bei akutem Nierenversagen auftretende Oligurie als Folge einer Reaktion des juxtaglomerulären Apparates begreifen (THURAU u. BOYLAN, 1976).

Die Macula densa der *Vögel* besteht wie die der Säuger aus einem Epithelfeld mit dichtstehenden ovalen Kernen, das sich dem Gefäßpol des Nierenkörperchens anlegt (EDWARDS, 1940; MCKELVEY, 1963; BERGER, 1966; JOHNSON u. MUGAAS, 1970; TAYLOR et al., 1970). Bei *Gallus gallus* und *Coturnix coturnix japonica* ist die Macula an der geringen Größe ihrer Kerne, die sich stark mit Hämatoxylin anfärben, erkennbar (OGAWA u. SOKABE, 1971). Elektronenmikroskopisch unterscheiden sich die Maculaelemente von den übrigen Mittelstückzellen durch geringere Zahl der Mitochondrien, schwächere und unregelmäßigere Ausbildung der basalen Einfaltungen, und wesentlich geringere Entwicklung des rauhen endoplasmatischen Retikulums, das Zysternen bildet. Der Golgi-Apparat befindet sich meistens nahe der apikalen Oberfläche des Zellkerns. Zytoplasmaeinschlüsse wurden nicht beobachtet, Mikrovilli fehlen, doch kommen kurze Zytoplasmafortsätze häufig vor. Nahe der Lichtung sind Desmosomen vorhanden. Die seitlichen Zelloberflächen sind miteinander verzahnt. Die Basallamina soll dicker als in den übrigen Abschnitten des Mittelstückes sein. OGAWA und SOKABE sehen in den Zellen der Macula der *Vögel* eine Übergangsform zwischen den typischen Maculazellen der Säuger und den konventionellen Zellen des distalen Kanälchens. Man mag bezweifeln, ob die morphologischen Befunde ausreichen, um die Hypothese der Autoren zu stützen, die Funktion der Macula der Vögel sei gleichfalls „intermediär". TAYLOR et al. (1970) haben experimentell gezeigt, daß beim *Hahn*, der über eine ansehnliche Macula densa verfügt, ein renales pressorisches System vorhanden ist, das durch Natriumentzug stimuliert wird und daß hierbei der juxtaglomeruläre Index signifikant ansteigt (s. S. 262).

Bei den *Reptilien* und *Fischen* wurde eine Macula densa nicht nachgewiesen (SOKABE u. OGAWA, 1974, Lit.); bei ihnen besteht auch kein entsprechender Kontakt zwischen Nephron und Gefäßpol. Dagegen berichten mehrere Untersucher über das Vorhandensein einer Macula densa bei *Anuren (Amphibien)*. Schon EDWARDS (1940) bildet Maculae des *Frosches* ab (vgl. ferner HEINZEL, 1967; CAPELLI et al., 1970; KYUNG SIK et al., 1970). Bei *Bufo bufo* kehrt der distale Abschnitt jedes Nephrons zu seinem Glomerulum zurück (VAN DONGEN und VAN DER HEIJDEN, 1969) und bildet im Kontaktbereich „a macula densa-like structure". Die Macula ist lichtmikroskopisch an ihrem Kernreichtum zu erkennen (LAMERS u. VAN DONGEN, 1972); sie fällt ferner durch starke Reaktion auf Glukose-6-Phosphatdehydrogenase auf, die vermutlich dem im Verhältnis zum Zellvolumen geringen Volumen an Mitochondrien entspricht (LAMERS et al., 1977). Für den *Urodelen Triturus cristatus* beschreiben BELLOCCI et al. (1971) zwar keine regelrechte Macula, wohl aber eine Anlagerung des Tubulusabschnittes hinter dem Hauptstück an den Gefäßpol des Glomerulums. Dieses Segment bestehe aus hellen und dunklen Zellen; erstere seien dem *Vas efferens* zugekehrt, letztere dem *Vas afferens* und einer Gruppe von *Interrenalzellen*. Die Autoren vermuten einen funktionellen Zusammenhang zwischen diesen und dem juxtaglomerulären Apparat. Bei *Amphiuma* ist eine Macula densa nicht ausgebildet (CLOTHIER et al., 1978).

4.8. Verbindungsstück

Die umfassenden Studien von OLIVER (1968) über den Bau der Niere des *Menschen* lassen nicht nur bewußt werden, daß das in den üblichen Lehrbuchdarstellungen mehr oder weniger beiläufig behandelte Verbindungsstück nicht nur in einer „crucially important area" liegt, sondern auch wegen seiner quantitativen Entwicklung besondere Beachtung verdient. Dieser letzte Abschnitt des Nephrons ist das erste Segment, das bei der Induktion des Nephronbläschens durch die Ampulle eines Sammelrohres entsteht. Es entwickelt sich zunächst, d.h. bis zur Bildung der Henleschen Schleife, zum ausgedehntesten Abschnitt des Nierenkanälchens. Später liegt es „in the midportion of the concentrating mechanism of the kidney". Welche beträchtliche Länge das Verbindungsstück des menschlichen Nephrons erreicht und wie es gestaltet ist, erkannte OLIVER an meisterhaften Mikrodissektions-Präparaten, die nachträglich mit Eisenhämatoxylin gefärbt worden waren; im Schnittpräparat sieht man die Verbindungsstücke nur hier und da zwischen den Windungen proximaler und distaler Nephronsegmente und peripheren Sammelrohren. Die Präparate OLIVERS zeigen, daß die Verbindungsstücke vielfach geschlängelte dünne Arkaden bilden, welche die Länge und Volumenkapazität des übrigen Nephronbereiches erreichen dürften, und spitzwinklig in das Sammelrohr münden. Die Grenze zwischen diesem und dem Verbindungsstück wird durch eine deutliche Einschnürung an der Verbindungsstelle markiert (Abb. 115). Diese Grenzmarke, so bemerkt OLIVER, muß berücksichtigt werden, wenn man quantitative Aussagen über die Rindenarchitektur machen will.

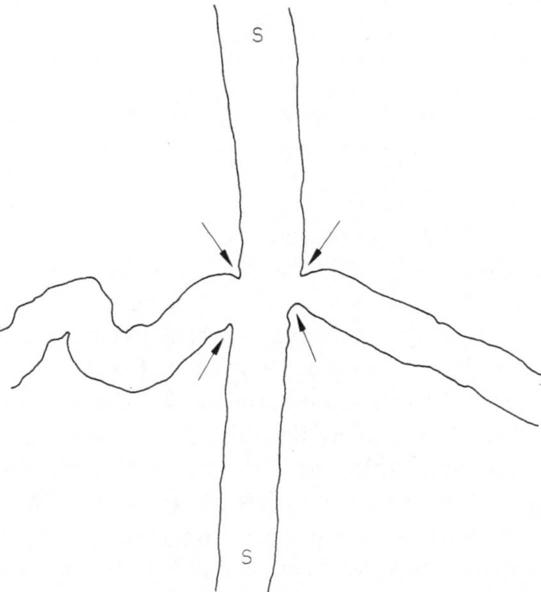

Abb. 115. Einschnürungen (Pfeile) an den Mündungen der Verbindungsstücke zweier Nephrone in ein cortikales Sammelrohr (S). (Umrisszeichnung der Photographie eines Isolationspräparates in OLIVER, 1968. Auf 2/3 verkleinert)

An den gefärbten Mazerationspräparaten ist festzustellen, daß das Epithel des Verbindungsstückes heller ist als das des dickeren, gewundenen, an Mitochondrien reichen Mittelstückes, und daß seine Zellen an die des Sammelrohres erinnern. Die bei manchen Spezies in den Verbindungsstücken und Sammelrohren auffallenden dunklen *Schaltzellen* (intercalated cells, s.S. 188) seien beim Menschen weniger hervorstechend, aber deutlich auszumachen.

Die Beobachtungen von OLIVER an der Niere des *Menschen* dürften keinen Zweifel daran lassen, daß dem Verbindungsstück der Wert eines besonderen Nephronsegmentes beizumessen ist. Dies besagen auch die Beobachtungen von CRAYEN und THOENES (1975) am Nephron der *Ratte*. Am Aufbau seines Verbindungsstückes sind zu etwa je einem Drittel die *Intermediärzellen* (Typ II), die *Schaltzellen* (Typ IV) und die Mittelstück- (Typ I) sowie hellen Sammelrohrzellen (Typ III) beteiligt, die auf S. 186f. geschildert werden. Das Verbindungsstück ist also vor allen anderen Kanälchensegmenten durch die Vielfalt der in ihm vorkommenden Zelltypen charakterisiert. Nach CRAYEN und THOENES beginnt es dort, wo neben den Zellen des Typs I, II und IV erstmals eine Zelle des Typs III auftaucht und es endet dort, wo sich die letzte Typ I-(Mittelstück) Zelle befindet. Es ist die Frage, ob die Grenze zwischen Verbindungsstück und Sammelrohr auch bei anderen Säugern durch die von OLIVER für den *Menschen* beschriebene Einschnürung gekennzeichnet ist, eine Frage, die sich mit Hilfe von Schnittserien und Wachsplattenrekonstruktionen kaum befriedigend beantworten läßt. Ferner fehlt es an neuen Untersuchungen über die Länge des Verbindungsstückes bei verschiedenen Tierarten. Nach der Rekonstruktion von CRAYEN und THOENES (Abb. 109) besteht dieses Segment bei der *Ratte* aus einer nur 150–200 μm langen, etwa U-förmigen Schlinge, an die sich das kortikale Sammelrohr mit einer Pars convoluta und recta anschließt (s. hierzu auch ERICSSON u. TRUMP, 1969).

4.9. Kanälchenzellen und dunkle Zellen
im Nephron von Anuren

Die Verbindungsstücke einer Reihe von Anuren enthalten sog. kanalisierte Zellen, die sich gelegentlich buckelartig aus der Epithelbasis erheben. Ihre Bezeichnung verdanken sie der Tatsache, daß ihre Zelleiber von teilweise verzweigten Kanälchen (Abb. 116, 117) durchzogen werden (STEEN, 1934, *Rana pipiens;* GÉRARD u. CORDIER, 1937, *Pipa pipa;* GEYER u. LINSS, 1964, *Rana esculenta;* BARGMANN u. WELSCH, 1972, *Rana cancrivora, R. esculenta,* Lit.), in die kurze, dicke Mikrovilli hineinragen. An der Basis der Kanälchenzellen von *Rana cancrivora* und *esculenta* bilden zahlreiche Zytoplasmafortsätze ein Labyrinth, das mit den Interzellularräumen kommuniziert (BARGMANN u. WELSCH, 1972). Das stark osmiophile Zytoplasma enthält viele Mitochondrien, die für seine kräftige Reaktion auf Bernsteinsäuredehydrogenase und NADH-Diaphorase verantwortlich sein dürften. Quantitative Unterschiede im Bestand der Verbindungsstücke an Kanälchenzellen wurden bei dem marinen Frosch *Rana cancrivora* und *Rana esculenta* nicht ermittelt. Da in den intrazellulären Kanälchen und auf der apika-

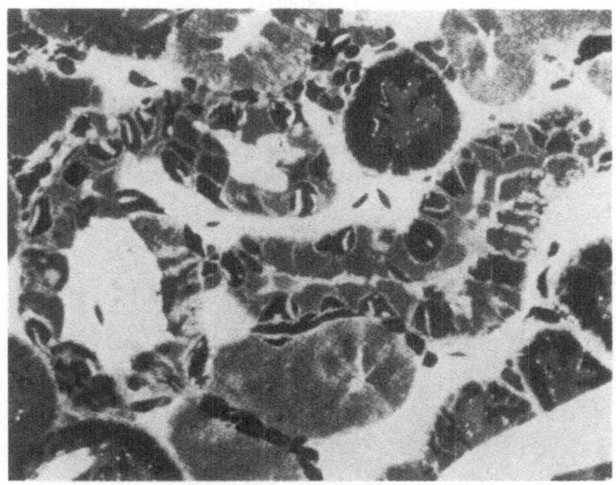

Abb. 116. Niere von *Rana cancrivora*. Verbindungsstück mit Kanälchenzellen (dunkel). Toluidinblaufärbung. Aralditschnitt, Färbung n. RICHARDSON, Vergr. 300fach. (Aus BARGMANN u. WELSCH, 1972)

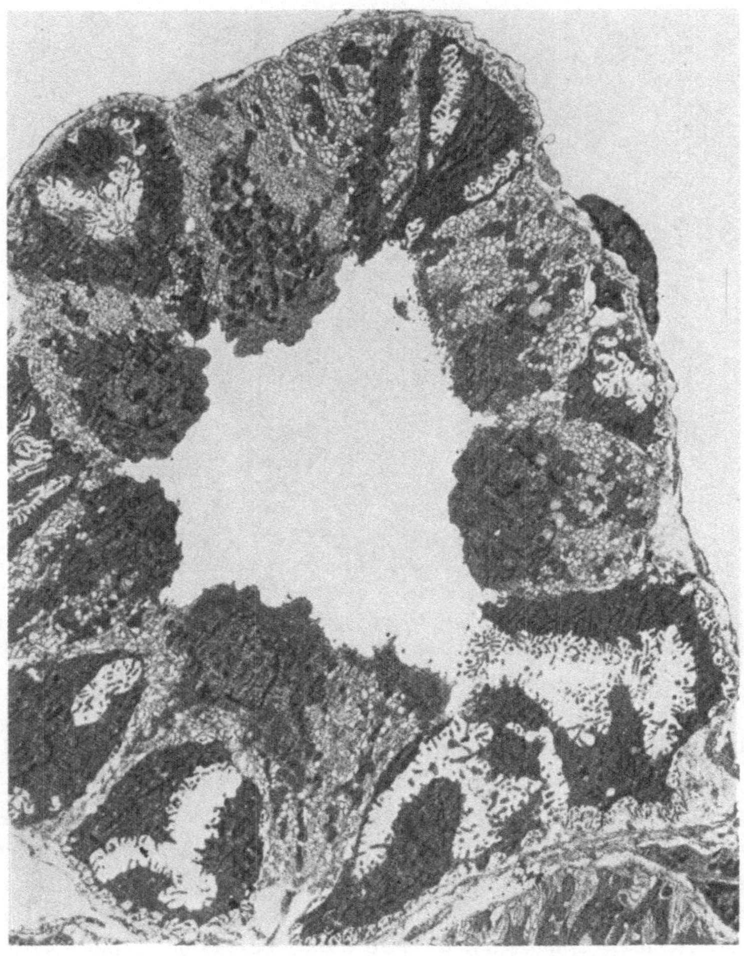

Abb. 117. Verbindungsstück der Niere von *Rana cancrivora* mit zahlreichen Kanälchenzellen. Elektronenmikroskopische Aufnahme, Vergr. 2100fach. (Aus BARGMANN u. WELSCH, 1972)

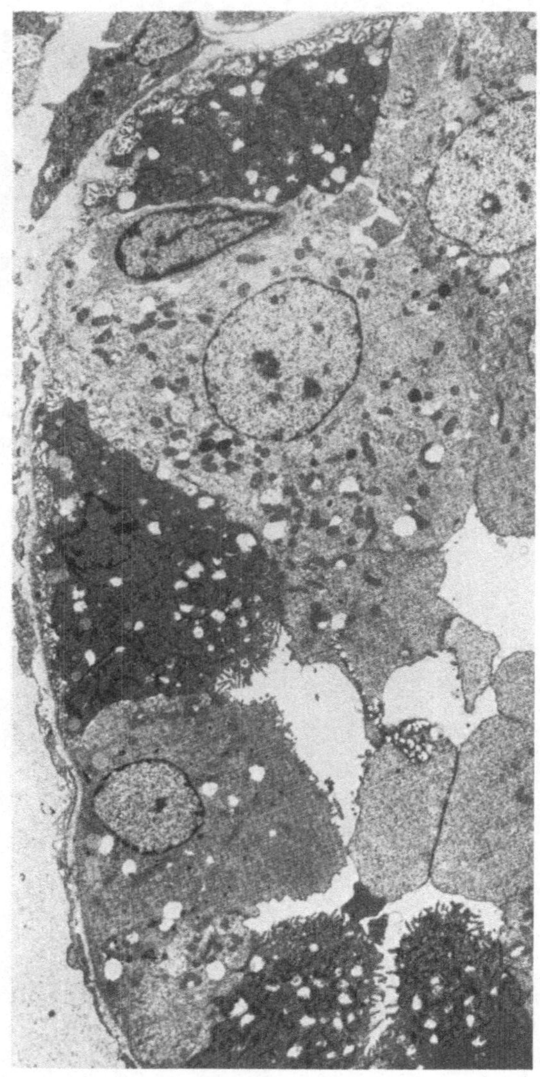

Abb. 118. Tangentialschnitt durch ein Verbindungsstück von *Bufo viridis*. Beachte die dunklen Zellen. Elektronenmikroskopische Aufnahme, Vergr. 2300fach. (Aus BARGMANN u. WELSCH, 1972)

len Oberfläche des Epithels amorphes Material nachzuweisen ist (GEYER u. LINSS, 1964), das eine positive Hale-PAS-Reaktion gibt (GEYER, 1957), ist anzunehmen, daß die Kanälchenzellen sekretorisch tätig sind. Nach STEEN (1934, *Rana pipiens*) können sie parenteral verabfolgtes Indigokarmin ausscheiden.

Als *dunkle*, d.h. elektronendichte Zellen (Abb. 118) werden nichtkanalisierte Epithelzellen bezeichnet, die für das Verbindungsstück von *Hyla arborea* und *regilla, Bufo carens, mauretanicus* und *viridis* bezeichnend sind; sie bilden ein basales Labyrinth und sind reich an Mitochondrien. Ihre Reaktion auf Bernsteinsäuredehydrogenase und NADH-Diaphorase ist intensiv. Ob die dunklen Zellen sekretorisch oder resorbierend tätig sind, ist nicht bekannt. Merkmale sekretorischer Aktivität wurden von BARGMANN und WELSCH (1972) vermißt. Tubulusförmige Invaginationen und Vesikel in den Zellapices der Verbindungsstücke von Bufoniden können der Ausdruck von Transportvorgängen sein. Unbekannt ist ferner, ob die Unterschiede im Aufbau der Verbindungsstücke bei den *Ranaarten* einerseits, den *Hyla-* und *Bufoarten* andererseits auf Verschiedenheiten der Lebensweise zu beziehen sind.

4.10. Sekretbildende Zellen im Mesonephros von Amphibien

Da die harnbildenden Epithelzellen des Nephrons niederer Wirbeltiere die gleichen strukturellen Merkmale tragen wie die entsprechenden Zellen des Säugernephrons, wurden sie in den vorangegangenen Kapiteln zusammen mit diesen behandelt. Eine Sonderstellung nehmen sezernierende Zellen in den Urnierenkanälchen von *Anuren* ein. Ein besonders auffälliges Element sind die *Flaschenzellen* in den Überleitungsstücken der Niere von *Xenopus laevis* (BARGMANN, 1937, Abb. 119). Diese in das Kanälchenepithel in großer Zahl eingebauten, an Chiantiflaschen oder Retorten erinnernden Zellen, die während der Larvalentwicklung aus Epithelzellen hervorgehen und vereinzelt auch im Ureter vorkommen (SPANNHOF, 1956), buckeln die Epithelbasis deutlich vor und münden mit engen Flaschenhälsen in das Lumen der Tubuli. Ballonartig aufgetriebene Flaschenzellen findet man sogar zwischen benachbarte Hauptstücke eingezwängt. Der Inhalt der Zellen besteht aus einem Sekret, das sich mit Anilinblau, Hämatoxylin und Methylenblau kräftig anfärben läßt. Die Wand der Flaschen kleidet

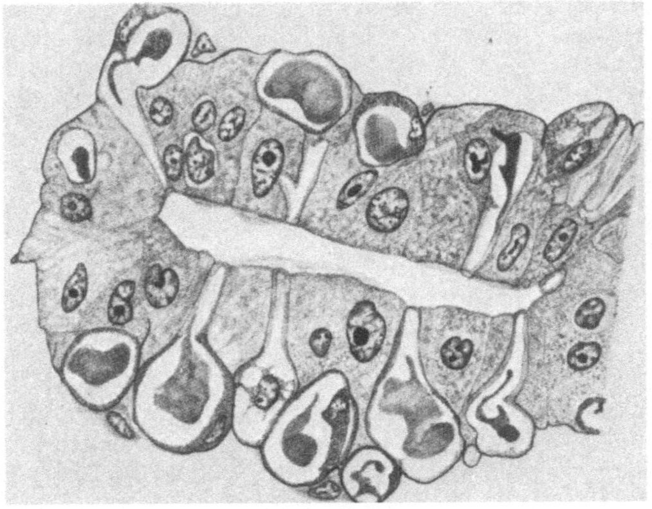

Abb. 119. Sekretgefüllte Flaschenzellen im Verbindungsstück der Niere von *Xenopus laevis*. Azanfärbung, Vergr. etwa 660fach. (Aus BARGMANN, 1937)

eine schmale Schicht feinkörnigen Zytoplasmas aus, deren dickster Abschnitt den verhältnismäßig kleinen Zellkern enthält. Die lichtmikroskopisch erkennbare Zähnelung der Stomata der Flaschenhälse läßt sich auf die starke Fältelung des apikalen Zytoplasmas beziehen, die man elektronenmikroskopisch bis in die Tiefe der Zelle verfolgen kann (BARGMANN et al., 1955). Das Sekret der Flaschenzellen enthält saure Mukopolysaccharide (BARGMANN ·et al., 1955; SPANNHOF, 1966; SPANNHOF u. DITTRICH, 1967; JONAS, 1972; JONAS u. RÖHLICH, 1970; JONAS u. SPANNHOF, 1971), ferner Fetzen von Zelltrümmern.

Das Vorkommen von Flaschenzellen ist nicht auf die Niere von *Xenopus* beschränkt, sondern erstreckt sich auch auf andere Aglossen (GÉRARD u. COR-DIER, 1937, *Pipa americana;* SPANNHOF u. DITTRICH, 1967, *Hymenochirus spec.*).

Um Aufschluß über die Funktion der Flaschenzellen zu erhalten, haben SPANNHOF (1966), SPANNHOF und DITTRICH (1967) sowie SCHLISIO et al. (1975, Lit.) die Wirkung osmotischer Belastung auf *Xenopus* untersucht. Die Tiere wurden über Monate in NaCl-Lösungen von 1,25% gehalten. Unter der Salzbelastung nimmt der Sekretgehalt der Flaschenzellen stark ab. Bei Tieren, die schon als Larven in Salzwasser verbracht worden waren, lassen sich nur noch wenige, unvollständig ausgebildete Flaschenzellen feststellen. Die Kerne der Zellen osmotisch belasteter Krallenfrösche nehmen an Volumen noch stärker zu als jene der Hauptstückzellen. SPANNHOF und DITTRICH sowie SCHLISIO et al. (1975) sind der Ansicht, das die Kanälchenoberfläche überziehende Flaschenzellensekret sei „in die Ionenrückresorption eingeschaltet" bzw. verhindere den Durchtritt von Wasser aus dem hypoosmotischen Harn in das Interstitium. Für die Auffassung, die Flaschenzellen stünden im Dienste der Harnbildung, spricht die Tatsache, daß bei in Süßwasser zurückgesetzten Tieren binnen 24 Std neue Sekretbläschen im Zytoplasma auftreten. Es müßte meines Erachtens geklärt werden, ob die von SPANNHOF et al. nachgewiesenen Veränderungen der Flaschenzellen tatsächlich das Äquivalent von Veränderungen im Ionenhaushalt oder das Ergebnis einer Zellschädigung verkörpern.

5. Das Sammelrohrsystem

An dem System der Sammelrohre, das sich von der Area cribrosa auf der Nierenpapille bis in die Markstrahlen erstreckt, lassen sich nach OLIVER (1968, *Mensch*) drei Bereiche unterscheiden: 1. Eine kortikale Region, welche die 14. und 15. Generation der Sammelrohre enthält, 2. eine zentrale medulläre Region mit den Generationen 11–12, und 3. eine innere medulläre Region, welche die Generationen 6–10 der Ureterknospe und die Papille umfaßt. Von der 14. Generation an nehmen die Sammelrohre die Verbindungsstücke auf, die nephrogener Herkunft sind (Abb. 9). Andere Autoren, z.B. RHODIN (1958), rechnen das Verbindungsstück dem Sammelrohr zu. Nach ERICSSON und TRUMP (1969) lassen sich am Sammelrohrsystem vier Abschnitte unterscheiden: das Verbindungsstück (connecting portion), der Markstrahlabschnitt, der äußere medulläre und der innere medulläre Abschnitt. Die Differenz der Aussagen kommt dadurch zustande, daß in Verbindungsstücken und Sammelrohren gleichartige Zelltypen — wenngleich in jeweils unterschiedlichen Zahlenverhältnissen — vorkommen und daß zwischen den Epithelauskleidungen beider ein fließender Übergang besteht. Die Zytologie der Verbindungsstücke und Sammelrohre begünstigte die Annahme, beide stammten von der Ureterknospe ab. Embryologische Fragen sind jedoch in erster Linie mit der Methodik der Embryologie zu beantworten, d.h. man darf sich nicht ausschließlich auf zytologische Befunde verlassen und muß die Möglichkeit in Rechnung stellen, daß sich nephrogenes Material zu Kanälchenstrecken (Verbindungsstücke) differenziert, deren Wand zytologische Merkmale des Sammelrohrsystems trägt. Der *Durchmesser der Sammelrohre* in Rindennähe beträgt etwa 40 µm und erreicht allmählich den Wert von 200–300 µm nahe der Area cribrosa (ROUILLER, 1969).

Die Sammelrohre der *menschlichen Niere* besitzen die am stärksten ausgebildeten, kompliziertesten *Zonulae occludentes* des Kanälchensystems der Niere (KÜHN u. REALE, 1975, Abb. 120, s. auch S. 133). Die transepitheliale Potentialdifferenz ist, wie elektrophysiologische Untersuchungen an isolierten Sammelrohren ergeben haben, verhältnismäßig niedrig, der transepitheliale Widerstand jedoch erheblich höher als in den gewundenen Segmenten des Nephrons (HELMAN et al., 1971; GIEBISCH, 1971; weitere Lit. bei KÜHN u. REALE, 1975). Zu den im Epithel der Sammelrohre nachgewiesenen *Enzymen* gehören die Succinat- und die Laktatdehydrogenase, DPN-Diaphorase und saure Phosphatase (JASMIN, 1967, *Ratte*).

Die bereits im Verbindungsstück vorkommenden *Zelltypen, helle Sammelrohrzellen* und *Schaltzellen* (MYERS et al., 1966, *Mensch*, ANDREWS u. PORTER, 1974, *Ratte*; CRAYEN u. THOENES, 1975, *Ratte*), bilden die Auskleidung der Sammelrohre. Auch sie wird von einem Film aus sauren Mukosubstanzen

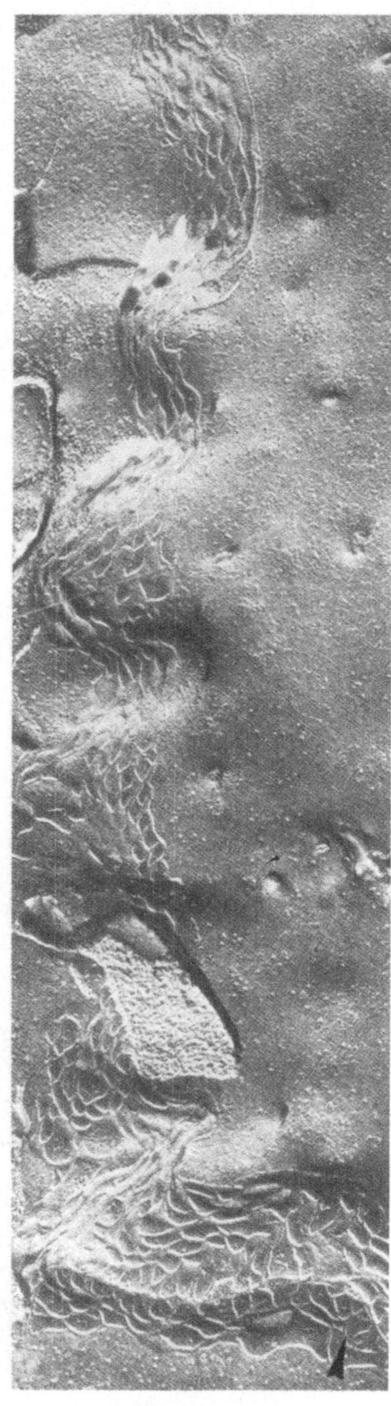

Abb. 120. Sammelrohr einer Niere des *Menschen*. Beachte die netzige Zonula occludens, die aus zahlreichen Strängen besteht. Gefrierätzung. Vergr. 46000fach. (Aus KÜHN u. REALE, 1975)

überzogen (GRIFFITH et al., 1968). Die *hellen Zellen* zeichnen sich nach ERICSSON und TRUMP (1969) durch deutliche Zellgrenzen, kleine, regellos verteilte Mitochondrien, wenige kurze Mikrovilli, ein bis zwei Zilien (ANDREWS u. PORTER, 1974, *Ratte*; ANDREWS, 1975, *Mensch, Rhesusaffe*; JACOB et al., 1975, *Ratte*, Rasterelektronenmikroskopie) und zahlreiche apikal gelegene Vesikel aus (siehe auch BULGER u. TRUMP, 1966), darunter Stachelsaumbläschen (coated vesicles).

Ferner kommen nach Zufuhr von Meerrettichperoxidase gelegentlich Lipidtropfen und zahlreiche kleine Lysosomen und Phagolysosomen (STRAUS, 1964, *Ratte*) im Zytoplasma vor; bei *Mensch* und *Ratte* sind auch multivesikuläre Einschlüsse zu finden (BULGER u. TRUMP, 1966). Die Lysosomen haben eine höhere Aktivität der β-Glukuronidase als der sauren Phosphatase (ZELLER, 1973, *Ratte*). Sie treten im Epithel der Sammelrohre und Ductus papillares von *Ratten* verstärkt auf, die an Hypokaliämie leiden (AITHAL et al., 1977). Versuche an Kontrolltieren und hypokaliämischen *Ratten*, denen Meerrettichperoxidase intravenös zugeführt wurde, ergeben, daß das Enzym durch das basale und laterale Plasmalemm in die Epithelzellen gelangt und in Phagosomen aufgenommen wird. Nach PANNER u. RIFKIN (1973, Lit.) erreicht die Peroxidase das Interstitium und von hier aus das Kanälchenepithel über die Vasa recta, durch deren Endothel sie hindurchtritt.

Zytoplasmaeinschlüsse (Lipoproteintropfen) mit parakristalliner Struktur fanden MILLER (1961, *Maus*) und RHODIN (1962). Rauhes und glattes endoplasmatisches Retikulum sind nicht stark entwickelt, der meistens apikal gelegene Golgi-Apparat ist am stärksten in den Sammelrohren der inneren Markregion ausgebildet. Filamente und Mikrotubuli sind in großer Zahl vorhanden. Die Zahl der freien Ribosomen ist ansehnlich.

Die *kortikalen Sammelrohre* der *menschlichen* Niere enthalten eine mäßige Menge von *Glykogenpartikeln* (BIAVA et al., 1966), die diffus im Zytoplasma verteilt oder in Zellapices angereichert sind. In distalen Sammelrohren wurden Glykogeneinschlüsse gefunden, die hauptsächlich aus α-Partikeln oder Rosetten bestehen, während in benachbarten Henleschen Schleifen und Blutgefäßen nur Einzelpartikel nachzuweisen waren. In den Sammelrohrzellen von *Neugeborenen (Mensch, Ratte)* kommt Glykogen sehr reichlich vor; nur wenige Epithelzellen sind von lichtmikroskopisch darstellbarem Glykogen frei. Vom fünften Tage post partum an nimmt das Glykogen bei der *Ratte* rasch ab und wird beim ausgewachsenen Tier nur noch in sehr geringen Mengen im Sammelrohrepithel gefunden. WAKE et al. (1974) halten es für möglich, daß der Glykogenverlust mit dem starken Energiebedarf des jugendlichen Gewebes zusammenhängt und nach dem Einsetzen der Vasopressinabgabe seitens der Neurohypophyse verstärkt wird. Nach DARNTON (1969, *Kaninchen*, Versuche mit tritiierter Glukose) steht der Abnahme des Glykogenbestandes in den Sammelrohren unter der Einwirkung von Vasopressin, d.h. bei Antidiurese, eine Vermehrung der Mukopolysaccharide im Interstitium gegenüber. Wahrscheinlich wird den Zellen des Interstitiums Glukose durch Glykogenabbau im Sammelrohr zur Verfügung gestellt, die sie für die Synthese von sauren Mukopolysacchariden benötigen. Letztere wirken bei der Harnkonzentration in der Papille als Fänger von Kationen. Während die seitlichen Zelloberflächen nur durch wenige Falten miteinander verzahnt sind (ANDREWS u. PORTER, 1974, *Ratte*), ist die Basis der hellen Zellen mit kurzen, unregelmäßig ausgebildeten Fortsätzen ausgestattet, die ein *niedriges Labyrinth* bilden. BULGER und TRUMP (1966, *Ratte*) beschreiben außerdem Kontakte zwischen den Zellbasen und ihren benachbarten Kapillaren bzw. dem Interstitium durch Fortsätze der Epithelzellen, die durch die Basallamina hindurchtreten. Bei der Reaktion auf ATP-ase treten Niederschläge an den basalen und lateralen Zellmembranen auf (WACHSTEIN u. BESEN, 1964). Zwischen den apikalen Teilen der Epithelzellen sind *Zonulae occludentes* (FARQUHAR u. PALADE, 1963) und „*intermediate junctions*" ausgebildet, gelegentlich ein *Desmosom* (BULGER u. TRUMP, 1966).

Morphologische Unterschiede der hellen Zellen verschiedener Sammelrohrabschnitte kommen dadurch zustande, daß die *Zahl ihrer Mikrovilli* in distaler Richtung zunimmt und die Einsenkungen des Plasmalemms im distalen Bereich weniger zahlreich als im proximalen sind. In Richtung zur Papille gewinnen die Epithelzellen der Sammelrohre an Höhe. Die Ausstattung der hellen Zellen mit Organellen nimmt auf dem Wege zur Papille ab. Die Apices der Zellen werden von einer *Glykokalyx* bedeckt. Nach HÜCKER et al. (1975, *Mensch*) besitzen die hellen Zellen wenige kurze apikale Fortsätze und ein mittelständiges *Zilium,* die *dunklen* Zellen (s.u.) zahlreiche Mikrofalten, dagegen kein Zilium.

Im Aufbau der *Plasmamembranen* heller und dunkler Zellen der Sammelrohre *(Ratte)* bestehen Unterschiede, die sich mit Hilfe des Gefrierätzverfahrens aufdecken lassen (HUMBERT et al., 1975). Das Plasmalemm der hellen Zellen weist rechtwinklig zueinander ausgerichtete Reihen kleiner, membrangebundener Partikel mit einem Durchmesser von 70 Å auf, während für die Membran der dunklen Zellen längliche Partikel bezeichnend sind, deren Durchmesser etwa 290×160 Å beträgt. Ferner treten Gruppen beider Arten von Teilchen neben kugeligen Partikeln von 160 Å Durchmesser auf. Die Bedeutung der strukturellen Membranunterschiede ist nicht bekannt.

Die *dunklen Zellen (Schaltzellen),* die in geringerer Zahl als die hellen Zellen vorhanden sind, mit denen sich ihre Ausläufer verzahnen, liegen isoliert im Epithel. Ihr stärker azidophiles und osmiophiles Zytoplasma (RHODIN, 1958) enthält mehr kleine Mitochondrien, Zytosomen und Ribosomen als das der hellen Zellen. Lipoproteintröpfchen mit kristalloider Struktur sind nach MILLER (1961) bei der *Maus* jedoch weniger häufig als in hellen Zellen anzutreffen. Im apikalen Zellabschnitt, dessen Oberfläche mit kurzen Mikrovilli und blättchen-förmigen Fortsätzen (*Microplicae,* JACOB et al., 1975; ORDOÑEZ u. SPARGO, 1976, Abb. 121) besetzt ist, liegen reichlich kleine Vesikel. An den dunklen Zellen von *Mensch* und *Rhesusaffe,* ferner der *Ratte,* fehlen nach ANDREWS (1975) und JACOB et al. (1975) Einzelzilien. Die basalen Einfaltungen sind nach LATTA et al. (1967) stärker als bei den umgebenden hellen Zellen entwickelt. Das Zytoplasma der Schaltzellen ist reich an Succinatdehydrogenase (SDH, TEUTSCH, 1974, *Goldhamster*). Ihnen wird nach ROUILLER (1969) die Fähigkeit zugeschrieben, unter der Einwirkung von Vasopressin Hyaluronidase abzusondern (HANCOX u. KOMENDER, 1963; MYERS et al., 1966).

Die Epithelzellen der Sammelrohre im *medullären Bereich* der Niere besitzen nach FORSSMANN (1973) nicht, wie meistens behauptet wird, gewölbte Apices und runde Kerne, sondern seien flachere Zellen mit leicht gewellter Oberfläche

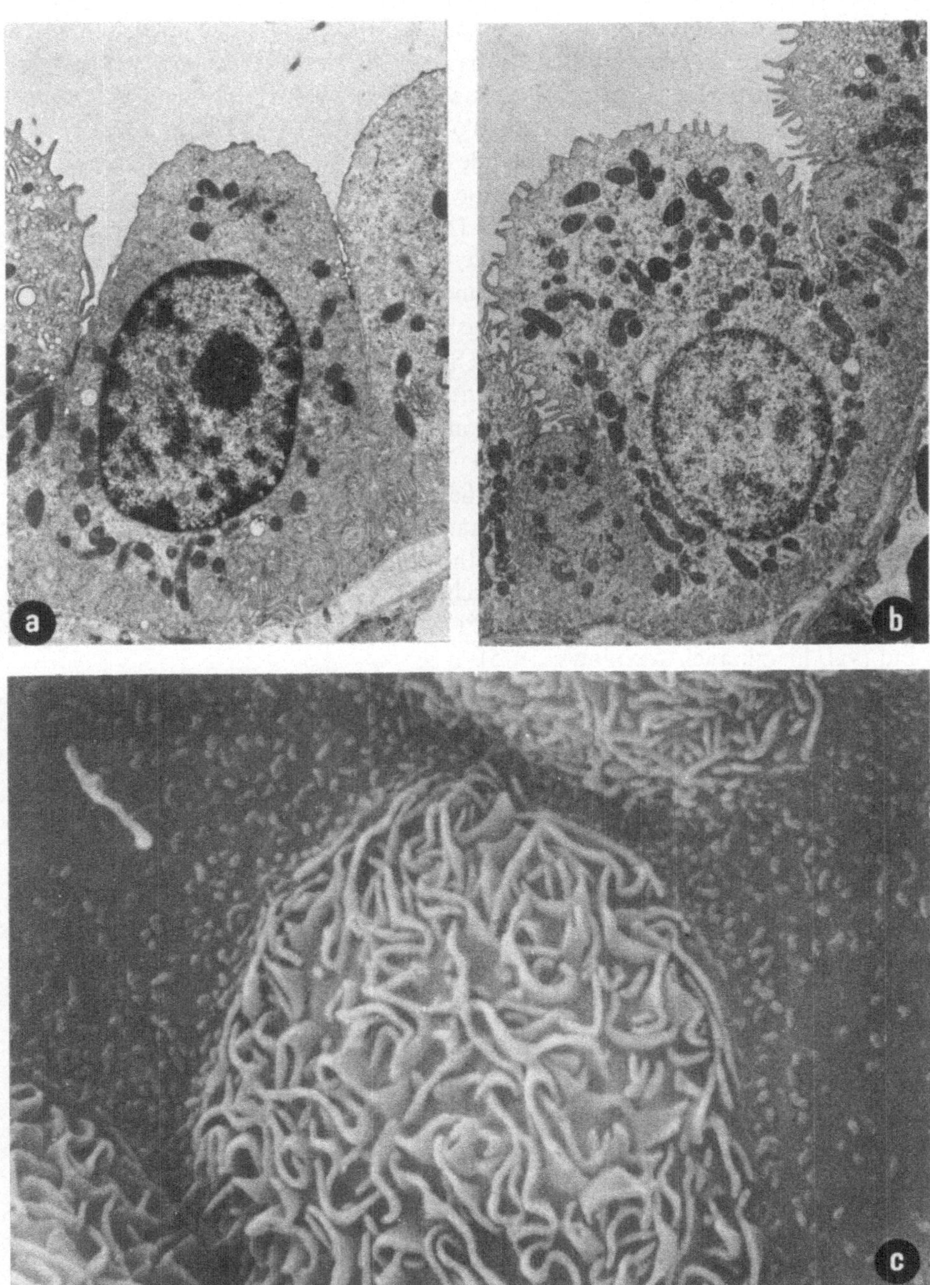

Abb. 121. (a) Helle Zelle aus einem Sammelrohr im Nierenmark einer *Ratte*. Beachte die basale Lage der Mitochondrien und den Anschnitt eines Ciliums. Vergr. 8750fach. (b) Dunkle Zelle mit zahlreichen Organellen, darunter zahlreiche supranukleär gelegene Mitochondrien. Die Zelle besitzt viele Mikrovilli. Vergr. 6750fach. (c) Rasterelektronenmikroskopische Aufnahme der Oberfläche eines Sammelrohres (*Ratte*). Die Oberfläche der hellen Zellen ist durch wenige Mikrovilli und Zilien ausgezeichnet, die dunkle Zelle durch Mikroplicae. Vergr. 7500fach. (Aus Ordoñez u. Spargo, 1976)

und einem an Ribosomen reichen dichten Zytoplasma mit einigen Mitochondrien und „granulierten Vakuolen". Vesikel, die auf Mikropinozytose hinweisen, seien nur spärlich ausgebildet, ebenso das basale Labyrinth. *Zentriolen* wurden tief im Zelleib gefunden, *Einzelzilien* teils vermißt (GANOTE et al., 1968, *Kaninchen*), teils nachgewiesen (FLOOD und TOTLAND, 1977, MAUS, s. S. 132).

Wie für die entsprechenden Zellen des distalen Nephronabschnittes, so stellt sich auch für die der Sammelrohre die Frage, ob die dunklen Epithelzellen aus hellen hervorgegangen sind (vgl. S. 188). Nach RICHET et al. (1970), ORDO-ÑEZ und SPARGO (1976, *Ratte*) sind beide keine selbständigen Zelltypen, sondern verschiedene Erscheinungsformen ein und derselben Epithelzelle; unter experimentellen Bedingungen sind Übergangsformen zwischen beiden Zellarten zu beobachten. *Mitosen* heller und dunkler Sammelrohrzellen treten bei kompensatorischem Wachstum der Niere nach einseitiger Nephrektomie (*Ratte*) auf (ANDERSON, 1967). 72 Std nach der Operation erscheint in den kortikalen Abschnitten der Sammelrohre ein weniger differenzierter Zelltyp, der sich mitotisch teilt.

Änderungen des zahlenmäßigen Verhältnisses von hellen und dunklen Zellen werden unter experimentellen Bedingungen beobachtet. HAGEGE et al. (1974) beobachteten eine Vermehrung von Epithelzellen mit Merkmalen dunkler Zellen (z.B. apikale Fortsätze) bei respiratorischer Azidose und Bikarbonatbelastung; die Autoren vermuten, daß sie durch Umgestaltung heller Zellen entstanden sind (vgl. hierzu auch ANDREWS, 1975).

Das Epithel der *Ductus papillares* (Abb. 122) besteht fast ausschließlich aus hellen Zellen; einige dunkle Zellen fanden LATTA et al. (1967) in den Ductus der *Ratte*. Ihre Apices tragen winzige Zytoplasmafortsätze und ein stummelförmiges Zilium (ANDREWS, 1975, *Mensch*, Nadelbiopsien, *Rhesusaffe*). In ihren Basalabschnitten können Lipidtropfen vorkommen (*Maus*, RHODIN, 1962), ferner *Filamentbündel* (LATTA et al., 1967). Ihre völlige Reifung erfahren die Zellen der Ductus papillares erst nach der Geburt. Dies läßt sich u.a. am Ausfall der Reaktion auf Succinatdehydrogenase, die für die aerobe Energiegewinnung notwendig ist, und auf Glukose-6-Phosphatdehydrogenase, das Leitenzym für den Pentosephosphatzyklus, ablesen (TEUTSCH, 1974, *Goldhamster*); sie fällt erst in der Niere des adulten Tieres deutlich positiv aus. FORSSMANN (1973) macht auf die Schwierigkeiten einer guten Fixation der Ductus papillares aufmerksam.

Bevor die Ductus mit länglichen Öffnungen in das Nierenbecken münden, sind sie nach DURANT-JORDA (1955, *Mensch*, Schnittserien) konisch aufgetrieben. Ihre Mündung werde von einem Operculum der Papillenschleimhaut bedeckt, das den Rückstrom des Harns verhindert. Die konische Auftreibung („cul-de-sac") soll mit einer kleinen seitlichen Öffnung in das Nierenbecken münden. Diese Angabe ließ sich jedoch mit Hilfe des Rasterelektronenmikroskops für die Nierenpapille der *Ratte* nicht bestätigen. CARROLL et al. (1974) beschreiben zwei Typen von Kanälchenöffnungen, nämlich kleine Poren und lange Schlitze, die auf die Papillenspitze beschränkt sind. Die Poren sind die Stomata einzelner Sammelrohre, während durch die Schlitze große Sammelrohre in das Nierenbecken münden, die durch Vereinigung kleinerer Sammelrohre in der Papille und in der inneren Markregion entstehen. Die *Zahl der Öffnungen der Ductus papillares (Pori uriniferi)* variiert stärker, als bisher angenommen wurde, nämlich zwischen 116 und 776. In 23% der Fälle seien 275 Pori ausgebildet, in 18, 16 und 14% wurden 325, 375 und 225 Poren festgestellt. PERNKOPF (1941)

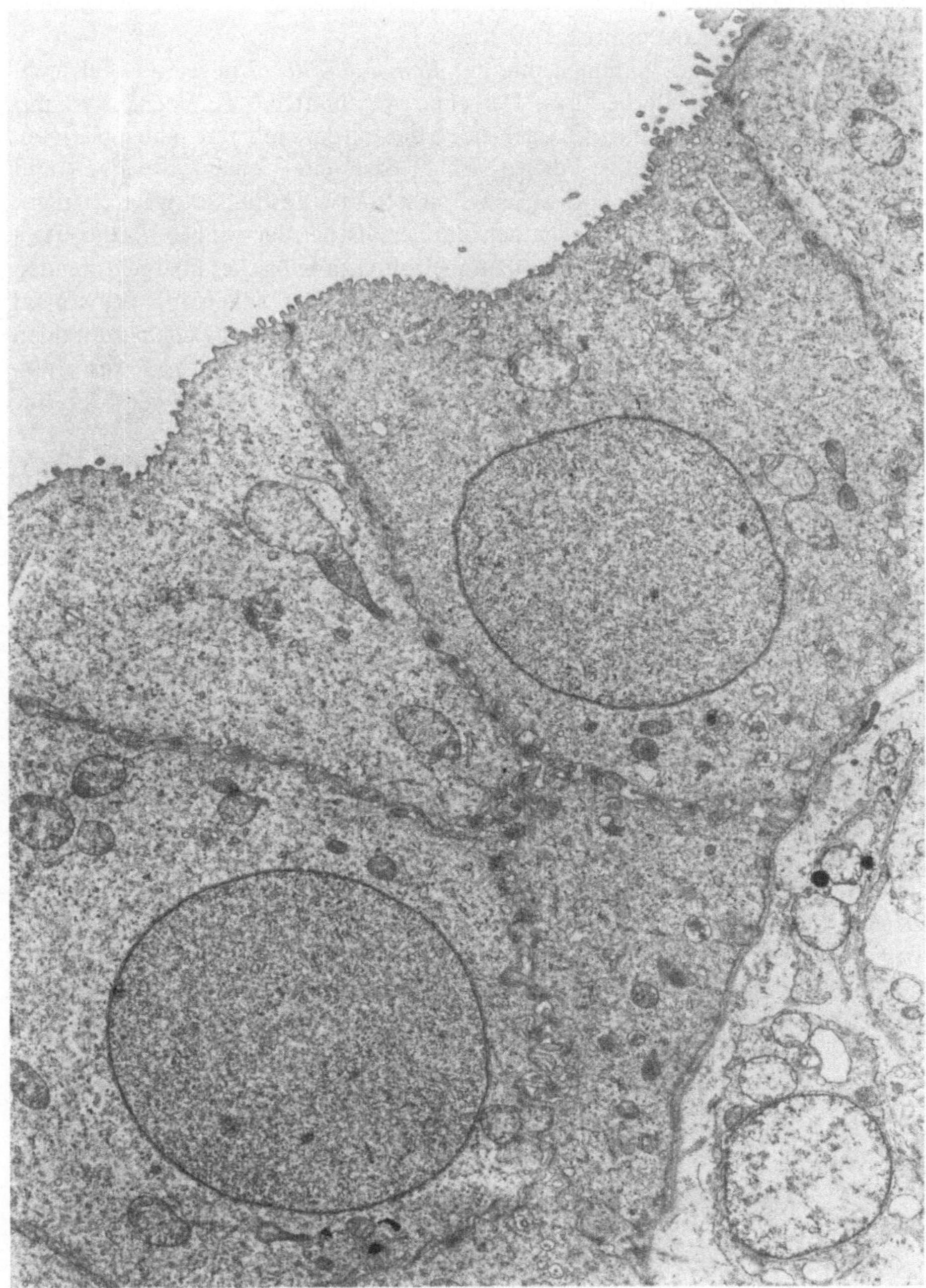

Abb. 122. *Ductus papillaris* unmittelbar vor der Einmündung in das Nierenbecken auf der Papillenspitze (*Ratte*). Die Epithelzellen und die Mitochondrien sind geschwollen (Zeichen mangelhafter Fixation). Elektronenmikroskopische Aufnahme, Vergr. 16800fach. (Aus FORSSMANN, 1973)

schätzt die Zahl der Öffnungen auf 400. Nach OLIVER (1968), der 32 Papillen von fünf Erwachsenen untersuchte, entfallen zwischen 20–72, im Durchschnitt 43,7 Pori auf eine Area cribrosa.

Die überaus langen Sammelrohre der *Känguruhratte (Dipodomys)* zeichnen sich durch eine Besonderheit aus. Der erste Abschnitt des Kanälchens ist mit kubisch-zylindrischem Epithel ausgekleidet, der mittlere mit einem abgeplatteten Zellbelag, dessen kernhaltige Partien sich in das weite Lumen vorwölben und der distale Teil mit hochzylindrischem Epithel (VIMTRUP u. SCHMIDT-NIELSEN, 1952). Die Basalmembran ist deutlich dünner als bei der weißen *Ratte*. Etwa dort, wo das abgeflachte Epithel des Sammelrohres in kubisches übergeht, fanden VIMTRUP und SCHMIDT-NIELSEN kleinere Gruppen von Zellen mit transversal orientierten Kernen, die eine Art von Hülle um das Kanälchen zu bilden scheinen; ihr Zytoplasma enthält Fibrillen. Die Autoren lassen die Frage offen, um welche Art von Zellen es sich handelt; bei der weißen *Ratte* seien sie nur spärlich anzutreffen.

Das Epithel des Sammelrohres der *Reptilien*niere, von ANDERSON (1960) am Beispiel von *Phrynosoma cornutum* untersucht, besteht aus zylindrischen, miteinander verschränkten Zellen mit basalgelegenem Kern und wenigen apikalen Mikrovilli; die Zellbasis sei nicht eingefaltet. In supranukleärer Lage befinden sich Golgi-Apparat und Vesikel. Große, unregelmäßig geformte Vakuolen enthalten teilweise ein netziges Material. Lichtmikroskopisch sichtbare, umfangreiche intrazytoplasmatische Tropfen färben sich metachromatisch mit Toluidinblau und mit Muzikarmin. Offenbar produzieren die Epithelzellen einen Schleimstoff, der ihre Oberfläche überzieht und das Gleiten des relativ festen Harnes erleichtert (s. auch CORDIER, 1928; EDWARDS, 1933). Über die Sekretion von Schleim durch die an Sexualsegmente von Reptilien anschließenden Sammelrohrabschnitte s. S. 338. Über das reichliche Vorkommen von Schleim in den Sammelrohren der Niere des *Pinguins (Spheniscus demersus)* — bis in den Ureter hinein — berichtet OELOFSON (1973), doch scheint seine Entstehung nicht geklärt zu sein. Nach Ansicht des Autors dient das Sekret wahrscheinlich dem Transport von Harnsäurekristallen. Ein hyalines, aus sauren Mukopolysacchariden bestehendes Sekret, mit dem das Baumaterial des Nestes verklebt wird, bilden außer den Zellen der proximalen Segmente, der Verbindungsstücke und des Ureters die Sammelrohrzellen des *männlichen Stichlings* während der Laichperiode (vgl. hierzu RINKEL u. HIRSCH, 1940; WENDELAAR BONGA, 1973; MOURIER, 1972, 1976, Lit.; HACKERT-KORDE, 1975). Die Sekretgranula (Durchmesser 1000–2000 Å) scheinen im Golgi-Apparat gebildet zu werden (WENDELAAR BONGA, 1973). Glattes endoplasmatisches Retikulum ist allenthalben über das Zytoplasma verteilt. Der größte Teil des Zelleibes wird bis auf eine schmale apikale Zone vom basalen Labyrinth durchzogen. Das relative Mitochondrien-Volumen ist größer als in den proximalen Segmenten (Abb. 123). Im Auftreten der Schleimproduktion bekundet sich das Wirken männlicher Sexualhormone (vgl. hierzu S. 337f.).

Zur Funktion der Sammelrohre. Während den Sammelrohren ursprünglich keine Bedeutung für die Harnbildung zugeschrieben wurde (vgl. HEIDENHAIN, 1937), haben ihnen die Väter der Gegenstromtheorie (KUHN, WIRZ, HARGITAY) eine bedeutende Rolle bei der Konzentrierung des Harnes zuerkannt. „Als akti-

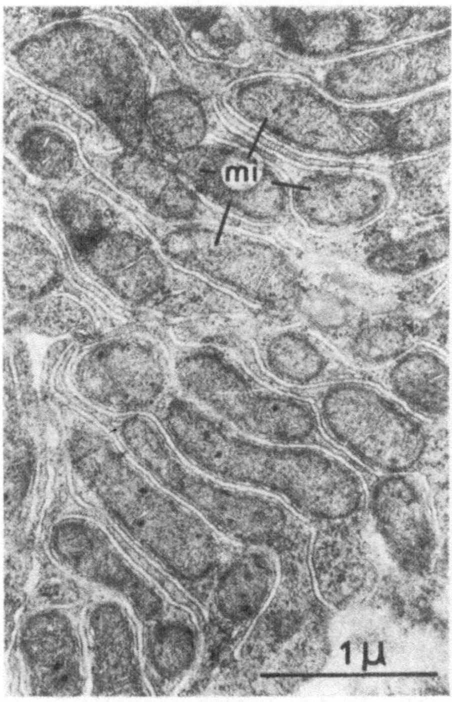

Abb. 123. Basales Labyrinth einer Sammelrohrzelle von *Gasterosteus aculeatus* (Süßwassertier). Die Mitochondrien (mi) sind dichter als im Hauptstückepithel gepackt.

ver Teil des Systems wird die Henlesche Schleife betrachtet (Haarnadelgegenstrom), während die definitive Konzentrierung des Harnes durch passiven Wasserentzug aus den Sammelrohren in die hypertonische Umgebung geschieht" (WIRZ, 1953).

Zu den ersten Hinweisen auf eine Beteiligung der Sammelrohre an der Harnbereitung gehören auch die *quantitativen histotopochemischen Chloridbestimmungen* an zylindrischen Stücken der *Kaninchenniere,* die GLIMSTEDT (1942) vornahm. Die Zunahme des Chloridgehaltes des Nierengewebes in Richtung auf die Markregion ist nach GLIMSTEDT hauptsächlich an Sammelrohre gebunden. In ihnen werde der Harn konzentriert und Chloride werden in ihren Zellen angereichert. Zugunsten dieser Vorstellung läßt sich nach GLIMSTEDT et al. (1953) das Auftreten einer funktionellen *Kernschwellung* in den Sammelrohren von *Ratten* deuten, die unter starker Kochsalzbelastung standen oder gedurstet hatten oder adrenalektomiert worden waren (GLIMSTEDT et al., 1952, 1953). Eine *aktive Resorption von Elektrolyten* soll in den Sammelrohren in der Innenzone des Markes stattfinden (GLIMSTEDT et al., 1954), um den Blutchloridspiegel auf normalem Niveau zu halten (GLIMSTEDT, 1947/1948). Auch *Eisen* wird von den Sammelrohrzellen (*Maus*, Injektion von Eisensorbitolzitrat) resorbiert und in Lysosomen eingeschlossen, ferner *Dextran* (ENGBERG et al., 1969).

Mit den Beobachtungen der Histologen stimmen die Ergebnisse physiologischer Experimente im Grundsatz überein, über die ULLRICH (1959) zusammen-

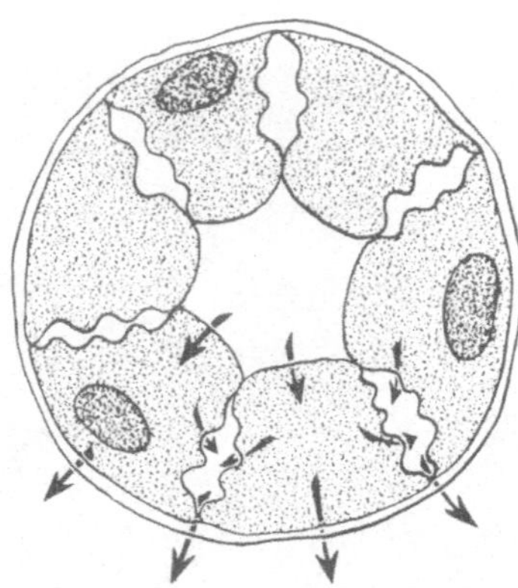

Abb. 124. Mögliche Wege osmotisch bedingten Wassertransportes in Sammelrohren unter der Einwirkung von antidiuretischem Hormon. (Aus GRANTHAM et al., 1969)

fassend berichtet. So ließ sich durch Katheterisierung von Sammelrohren *(Goldhamster)* nachweisen, daß aus ihnen Wasser und osmotisch wirksame Stoffe in die Kapillaren und das Interstitium transportiert werden (HILGER et al., 1958; weitere Lit. bei ULLRICH, 1959; Thoenes, 1961).

Bei der *Passage des Wassers* spielen die *Interzellularräume* die Rolle eines Haupttransportweges. GANOTE et al. (1968) und GRANTHAM et al. (1969) haben an isoliert durchströmten kortikalen Sammelrohren des *Kaninchens* nachgewiesen, daß die Interzellularräume sich während eines durch antidiuretisches Hormon hervorgerufenen osmotischen Wassertransportes erheblich erweitern und daß sich die Zellapices in die Kanälchenlichtung vorwölben (s. auch CHUNG et al., 1970; CROSS u. TAGGART, 1950); außerdem treten *intrazelluläre Vakuolen* auf. Die Zonulae occludentes werden von diesem Prozeß nicht berührt. Das in den Interzellularräumen angereicherte Wasser verläßt das Sammelrohr, indem es die Basallamina osmotisch passiert (Abb. 124). Soweit es unter der Einwirkung des Hormones zu Veränderungen der Ultrastruktur der Zellen kommt, werden sie nach Ansicht der Autoren durch den Wassereinstrom hervorgerufen, dem eine hormonal bewirkte Steigerung der Wasserpermeabilität des apikalen Plasmalemms zugrunde liegt. Zu einer sehr deutlichen Erweiterung der Interzellularspalten im Epithel der Sammelrohre kommt es bei *Ratten* mit hereditärem hypothalamischem Diabetes insipidus während einer Antidiurese, die durch Vasopressin hervorgerufen wurde (TISHER et al., 1971).

Die Epithelzellen der Sammelrohre stehen unter der *Einwirkung* von *Steroidhormonen* der *Nebennierenrinde*, von Mineralokortikoiden, die an Rezeptoren angreifen. Nach UHLICH et al. (1969, *Ratte*) steigert Aldosteron an Sammelrohren die innere Transportkapazität für Na^+ und setzt außerdem die Leckpermeabilität für Na^+ herab. Autoradiographische Untersuchungen führten STRUM et al. (1975, *Ratte*) zu der Feststellung, daß sich ^{3}H-Corticosteron-Rezeptoren an den Zellen der Sammelrohre der äußeren Markzone und des Cortex befinden, während die innere Markzone und Papille frei von Markierung sind, also keine Affinität zum Corticosteron aufweisen. Verhältnismäßig wenige Zellen der reagierenden Sammelrohre sind nicht markiert; dabei handelt es sich möglicherweise um dunkle Zellen.

Die Permeabilität der Sammelrohre für Wasser wird durch *Prostaglandin* E_1 beeinflußt (GRANTHAM u. ORLOFF, 1968), das wahrscheinlich lokal gebildet wird. Im Epithel der Sammelrohre (*Kaninchen*) stellten JANSZEN und NUGTEREN (1971) ein Enzym fest, das Prostaglandin synthetisiert (Prostaglandinsynthetase).

Bei *niederen Vertebraten* beteiligt sich das *Prolaktin* an der Osmoregulation, indem es u.a. auf die Sammelrohre einwirkt. Wird *Aalen (Anguilla anguilla)* Prolaktin durch intraabdominale Injektion verabfolgt, so treten vor allem an den initialen Sammelrohren Veränderungen auf (OLIVEREAU u. LEMOINE, 1968): ihr Durchmesser wird größer, das Zytoplasma der Epithelzellen erscheint hell, Kerne und Nukleolen vergrößern sich, die Kernmembran tritt durch stärkere Chromophilie deutlicher hervor, und es kommt wie in anderen Segmenten zu *mitotischer Aktivität.* Ferner bilden sich nahe den initialen Sammelröhrchen solide Epithelknospen, die sich zu neuen Kanälchen differenzieren (weitere Lit. bei OLIVERAU u. LEMOINE, 1968).

In der *Gewebekultur* entwickeln sich aus dem Markgewebe der Niere auch erwachsener Säuger reine Epithelmembranen, die aus den Sammelrohren hervorgegangen sein dürften; dies hat schon ROBINOW (1935, *Kaninchen, Ratte*) festgestellt.

6. Der Gefäß- und Bindegewebsapparat der Niere

Die Kapsel der *menschlichen* Niere besteht nach Angaben v. MÖLLENDORFFS
(1930, dort ältere Lit.) aus einer stärkeren äußeren Schicht (*Tunica fibrosa*)
von „gefäßführendem, lamellärem, straffem Bindegewebe" mit Lagen elastischer
Netze und einer inneren, zellreichen Schicht (*Tunica subfibrosa*), deren Fasern
mit dem Nierenstroma zusammenhängen. Zwischen der Fettkapsel der *menschlichen* Niere und der Capsula fibrosa breitet sich ein mit beiden eng verbundenes,
verschiebliches, gefäßreiches Bindegewebsblatt aus, das als *Stratum fibro-vascu-
lare* bezeichnet wurde (HAMMERSEN u. STAUBESAND, 1961). Eine derartige Schicht
ist beim *Hund* ebensowenig wie eine Fettkapsel ausgebildet; beide Lagen sind
vielmehr zu einer einheitlichen Membran verschmolzen, der *Capsula fipro-lipo-
vascularis*. Bei einer Reihe von Säugetieren (*Elefant, Schaf, Rind*) wurde glatte
Muskulatur in der Kapsel nachgewiesen.

In dem Bemühen, an die Stelle der stratigraphischen Betrachtung der Organkapsel eine räumliche Vorstellung treten zu lassen, die den Zusammenhang
der renalen Bindegewebsstrukturen berücksichtigt und nach Möglichkeit
Schlüsse auf ihre funktionelle Bedeutung erlaubt, hat NIESSING (1935) die Nierenkapseln von *Mensch* und *Säugetieren* untersucht (Semper-Verfahren, Auflichtbetrachtung, Polarisationsmikroskopie, Spaltlinienmethode). Die Kapsel wird von
Bügeln aus Kollagenfaserbündeln gebildet, deren Scheitel an der Oberfläche
liegen, während die gespreizten Schenkel der Bügel mit ihren aufgefaserten Enden
in das Gitterfasergerüst der Niere übergehen. Die Bügel sind auf den Nierenhilus
hin orientiert. Die in sich gedrehten Bündel werden von elastischen Fasern
umwickelt. Die glatte Muskulatur in der Subfibrosa soll den Spannungszustand
der Kapsel regulieren und damit den Organtonus beeinflussen. Der Zug, der
sich bei abnormer Dehnung der Kapsel durch künstliche Stauung auf das Gitterfasersystem überträgt, werde vor allem an der Papillenbasis wirksam, die sich
verkürze und verbreitere, wobei die Sammelrohre erweitert werden. Es ist allerdings unbewiesen, daß sich ein gleichsinniger Vorgang unter normalen Bedingungen abspielt. Über die Wirkung der Dekapsulation auf die Funktion der Niere
(*Hund*) vgl. HEBERT et al. (1975).

In der Nierenkapsel von *Mensch, Rind* und *Hund* sind *Netze von Arterien*
ausgebildet, deren Längsachse meistens parallel zur großen Kurvatur der Niere
ausgerichtet ist. Beim *Menschen* kommen stellenweise zopfartig gewundene Arterien vor (*Spiralarterien, Arteriae tortuosae*, HAMMERSEN u. STAUBESAND, 1961).
Die *Kapselvenen* sind dünnwandig und klappenfrei. *Arteriovenöse Anastomosen*

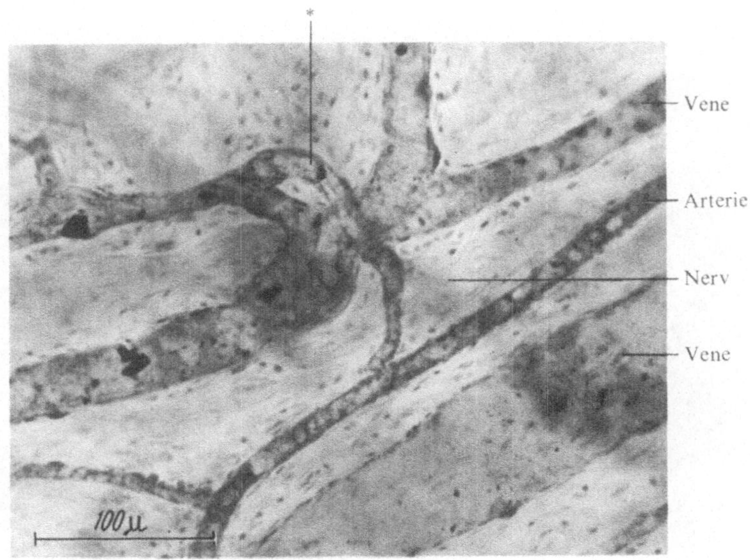

Abb. 125. Einfache Bügelkapillare (*) in einem Gefäß-Nervenstrang aus der Nierenkapsel des *Hundes*. Häutchenpräparat, Färbung mit Kresylviolett. Vergr. etwa 240fach. Beachte den stark verengten Abgang der Bügelkapillare. (Aus HAMMERSEN u. STAUBESAND, 1961)

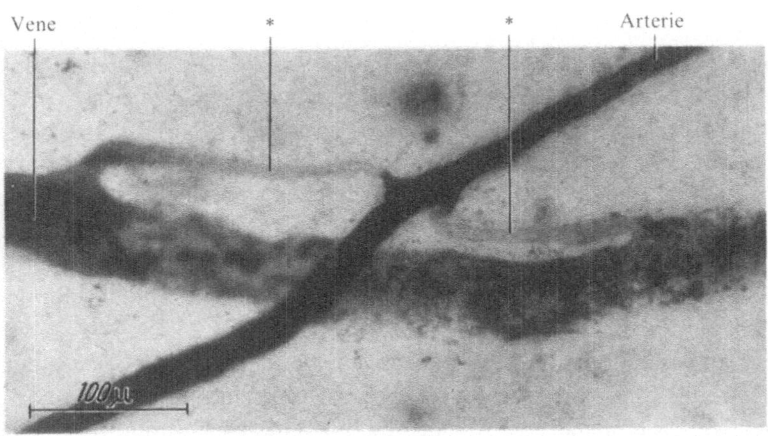

Abb. 126. Zwei einfache Bügelkapillaren (*) aus der Nierenkapsel des *Menschen* (45jähriger Mann). Gefäßinjektion mit Berlinerblau-Gelatine. Vergr. etwa 210fach. Beachte den engen Abgang der Bügelkapillaren aus der Arterie und die deutliche Erweiterung im Bereich des venösen Schenkels. (Aus HAMMERSEN u. STAUBESAND, 1961)

wurden von den Autoren vermißt. Außer einem Kapillarnetz mit auffallend unregelmäßigen Maschen (Netzkapillaren) unterscheiden HAMMERSEN und STAU-BESAND sog. *Bügelkapillaren* („arc capillaries", s. auch WILLE, 1968, *Rind*), die sich nicht am Aufbau des allgemeinen Kapillarnetzes beteiligen. Diese Kapillaren verbinden arterielle Endäste und Venenwurzeln (HAMMERSEN, 1961, 1962), gehö-ren aber nicht zu den arteriovenösen Anastomosen (s. S. 222). Die Bügelkapilla-

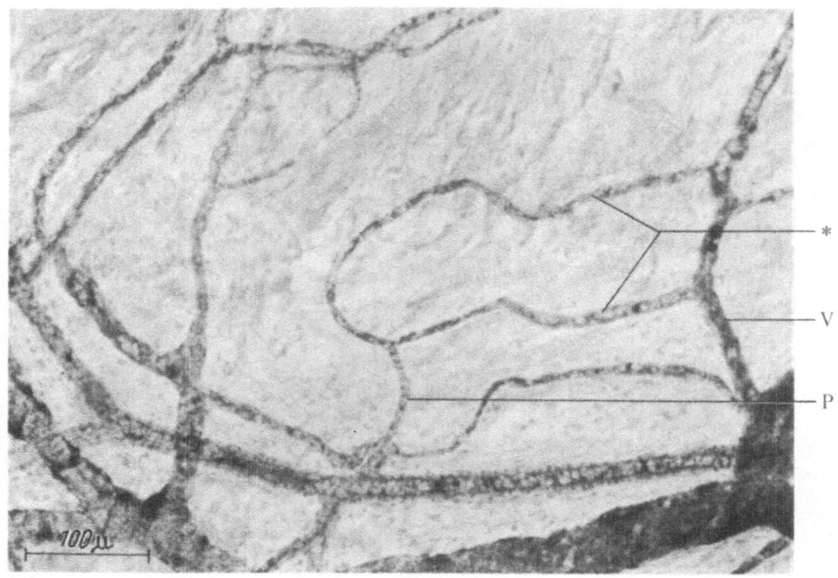

Abb. 127. Gegabelte Bügelkapillare (*) aus der Nierenkapsel des *Hundes*. V = Venule; P = Prä-
kapillare. Flachschnitt, Färbung mit Hämatoxylin-Eosin, Vergr. etwa 170fach. (Aus Hammersen
u. Staubesand, 1961)

ren können in Gestalt einfacher Bögen oder gegabelter und verzweigter Gefäße auftreten (Abb. 125–127). Nach Hammersen und Staubesand könnte
das auffallend reich entwickelte Kapillarnetz der Nierenkapsel „als Überlaufven-
til wirken, das der Aufnahme und Ableitung von Blut bei herabgesetzter Paren-
chymdurchblutung dient". Haarnadelförmige, terminale Gefäßschlingen „von
Kapillarcharakter" sind nach Wille (1968) beim *Rind* ausgebildet; vielfach
verlaufen arterielle und venöse Schenkel parallel zueinander und überkreuzen
sich in unregelmäßigen Abständen. Diese und andere Terminalschlingen sind
15–30 μm weit (weitere Einzelheiten bei Wille, 1968).

Die Kapselgefäße der *Maus* entspringen aus den *Aa. uretericae*, der *Aorta
abdominalis* oder der *A. renalis*; sie anastomosieren gelegentlich mit *Aa. corticales
radiatae* (*Aa. interlobulares*), welche die Nierenkapsel durchbrechen (Rosenbauer u. Bertrams, 1965).

Die innerhalb der Nierenkapsel verlaufenden zahlreichen zarten *Lymphgefäße*
sind weit. Über die Lymphbahnen der Nierenkapsel s. S. 291.

6.2. Die Blutgefäße der Niere

Die Gefäßarchitektur der Niere ist dank der Verfeinerung der Korrosionsmethoden, die sich neuarti-
ger Kunststoffe bedienen, so weit aufgeklärt, daß uns ausreichende Daten über das räumliche
Verhalten der Nierengefäße des *Menschen* und ihrer Variationen vorliegen (Hou-Jensen, 1930;
Boysen, 1959; Graves, 1954; Sykes, 1963; Fine u. Keene, 1966; Ferner u. Zaki, 1969; Rouiller,
1969; Poisel u. Spängler, 1970; Fourman u. Moffat, 1971; Gray, 1973; Moffat, 1975, Lit.).

Über das Blutgefäßsystem der Niere des *Pferdes* unterrichtet WELLER (1964), des *Schweines* WROBEL (1961), des *Hausrindes* WILLE (1966), des *Schafes* und der *Ziege* HOLLE (1964).

Die *oberflächlichen Venen* der Niere des *Menschen* und einer Reihe von *Säugern* schildern KAZZAZ und SHANKLIN (1951). Eine Sonderstellung scheint das Venensystem der in Renculi gegliederten Niere von *Pinnipediern* einzunehmen. Sowohl bei *Phoca ladogensis* als auch bei *Zalophus californianus* soll nur ein oberflächliches System von Rindenvenen ausgebildet sein (GUZSAL, 1959; WROBEL, 1963), dessen bis in das *Stratum subcorticale* reichende Wurzeln an der Peripherie des Renculus in größere Stämme münden, die sich zu den interrenkularen Sammelvenen vereinigen. In letztere fließt das Blut der *Vv. stellatae.* Die *Vv. interrenculares* von *Zalophus* vereinigen sich zu größeren Gefäßen, den Ästen der einheitlichen *V. renalis.* WROBEL läßt die Frage offen, wie das Blut aus dem Nierenmark abgeleitet wird und ob die Venenwurzeln an der Mark-Rindengrenze anastomosieren.

Neue Impulse zur Erforschung der Strombahn der Niere sind von Erkenntnissen und Fragestellungen über die renalen Funktionen und die Beziehungen des Nierenkreislaufs zur Gesamtzirkulation ausgegangen, die in den letzten Jahrzehnten vorgelegt wurden. Insbesondere haben folgende Themen aus dem Bereich der Nierenphysiologie das Interesse von Morphologen beansprucht:

1. Die *Autoregulation des Nierenkreislaufs*, d.h. „die Eigenschaft des Nierengefäßsystems, auf Druckänderung in der *A. renalis* oberhalb etwa 90 mm Hg mit Änderungen des Strömungswiderstandes zu reagieren, die zur weitgehenden Durchblutungskonstanz führen" (KRAMER, 1959). Mit dieser Formulierung stellt sich die Frage nach der Gestalt des Strombettes unter den Gesichtspunkten der Hämodynamik (GRUPP, 1959) und nach der Ausbildung und Beschaffenheit der glatten Muskulatur der Nierengefäße. In dem guten Ansprechen der renalen Gefäßmuskulatur auf Dehnungsreize — die Muskelzellen besitzen einen niedrigen Tonus — sehen THURAU et al. (1959) eine der Voraussetzungen für die Autoregulation des Nierenkreislaufes.

2. Die *Autoregulation der glomerulären Filtrationsrate*, die auf der Reaktion der Muskulatur der *Vasa afferentia* beruht.

3. Die *Differenzen in der Durchblutung von Rinde und Mark.* Die relativ geringe Durchblutung des Nierenmarkes wurde als eine der Voraussetzungen für die Konzentrierung des Harns nach dem Gegenstromprinzip erkannt. Damit wird das Interesse der Untersucher auf die Gefäßversorgung des Markes und den Feinbau der medullären Blutbahnen, insbesondere im Bereich der Schleifen, gelenkt.

4. Das Vorkommen *arterio-venöser Anastomen* in der Niere.

5. Die Frage nach der Bedeutung des renalen Gefäßsystems für den *Wärmehaushalt der Niere.* JANSSEN und GRUPP (1957) stellten u.a. ein Abfallen der Temperatur beim Vordringen der Thermosonde aus der Rinde in Richtung Mark an der Mark-Rindengrenze fest und fanden das Nierenvenenblut wärmer als das Arterienblut, das Mark kälter als die Rinde. Für das Verständnis dieser Temperaturunterschiede ist die Kenntnis der Nachbarschaftsbeziehungen von Arterien und Venen von Bedeutung.

6. Die Frage, *ob alle Nephrone nur durch Kapillaren aus den Vasa efferentia der zu ihnen gehörenden Glomerula versorgt werden* und damit als voneinander unabhängige Funktionseinheiten angesehen werden können (vgl. hierzu BEEUWKES u. BONVENTRE, 1975).

Die *Arterien* der Niere werden in der Regel als Endarterien bezeichnet. SPALTEHOLZ (1941) weist jedoch darauf hin, daß die *A. renalis* des *Menschen* diese Bezeichnung nicht verdient, da sie vor dem Hilus und im Sinus Zweige zur Nebenniere, zur Fettkapsel, zum Ureter und zum Nierenbecken abgibt, durch die sie mit Ästen der Zwerchfell- und Nebennierenarterien, der *Aa. spermaticae* und *lumbales* anastomosiert (weitere Lit. bei ROSENBAUER u. BERTRAMS, 1965, über Gefäßvariationen beim *Menschen* s. MAYET u. LÖWENECK, 1968). Über *Kollateralkreisläufe*, die beim *Kaninchen* bzw. *Hunde* nach Unterbindung einer A. renalis bzw. einseitiger Nephrektomie hervortreten, berichten u.a. MOSES und SCHLEGEL (1952), O'MORCHOE (1961) und ELIŠKA (1966). Die Angabe von NUZZI (1941), an der Basis der Nierenpyramide geburtsreifer *menschlicher Feten* breiteten sich Arterien-Anastomosen aus, sollte mit neueren Korrosionsverfahren nachgeprüft werden.

Die verschiedenen Strecken der arteriellen Strombahn der Niere unterscheiden sich strukturell nicht wesentlich von den für andere Organe bekannten Gefäßtypen (s. auch V. MÖLLENDORFF, 1930; JACOBSEN et al., 1966), ausgenommen die glomerulumnahen Arteriolen. Nach GRAY (1973) gehören *Aa. renales*, *interlobares* und *arcuatae* zur Gruppe der größeren Arterien vom muskulären Typ, die *Aa. interlobulares* zu jener der kleinen Arterien des muskulären Typs. Die Muscularis der größeren Arterien besteht überwiegend aus Ringmuskulatur, die der Aa. interlobulares aus spiralig verlaufenden Muskelzellen. Die Media der *Aa. interlobares* der *Rattenniere* besteht aus 4–6 Schichten glatter Muskelzellen, die der *Aa. arcuatae* aus 2–3, der *Aa. interlobulares* aus 1–2 Schichten (DIETERICH, 1978); die Elastica externa und Adventitia der *Aa. interlobares* und *arcuatae* sind verhältnismäßig deutlich ausgeprägt, *Vasa vasorum* fehlen. Die *Vasa afferentia* sind Arteriolen mit zwei bis drei Lagen von Myozyten, ebenso die *Vasa efferentia*, die vielfach dickwandiger und englumiger als die zuführenden Arteriolen sind (vgl. S. 50 f.); beide werden durch adrenerge Nerven versorgt (LJUNGQVIST u. WÅGERMARK, 1970 u.a.). Unter der Einwirkung von Histamin wurde eine starke Kontraktion der efferenten Arteriolen (*Katze*) beobachtet, die zu einer Füllung des präglomerulären Gefäßnetzes führt (BLOMSTRAND u. LÖFGREN, 1956). Anhaltspunkte für das Vorhandensein von Sphinkteren an den efferenten Arteriolen bestehen nach FOURMAN und MOFFAT (1964) beim *Menschen* nicht. Nach SPINELLI et al. (1972, *Hund, Ratte*) sind Shunts zwischen den afferenten und efferenten Arteriolen nicht ausgebildet. Jene Vasa efferentia (SMITH, 1956; *Mensch*), die nicht durch Arteriolen, sondern durch ein einzelnes Endothelrohr oder durch mehrere Kapillaren gebildet werden, dürften keinen wesentlichen Beitrag zur Regulation der glomerulären Durchblutung leisten.

Von ihrer Umgebung werden die *Aa. interlobares*, *arcuatae* und *interlobulares* durch eine *paravasale Bindegewebsscheide* getrennt (DIETERICH, 1973, 1978, *Ratte*), während die entsprechenden Venen unmittelbar an das Parenchym grenzen. Das paravasale Gewebe ist an den *Aa. interlobares* am stärksten, geringer an den *Aa. arcuatae* und am schwächsten an den *Aa. interlobulares* ausgebildet. Dieses Gewebe besteht aus Fibrozyten, deren Fortsätze Kammern mit unvollständigen Wandungen bilden. Möglicherweise werden die Räume des paravasalen Gewebes von Flüssigkeit in Richtung zum Hilus durchströmt; unter die

Organkapsel injizierte Tusche erreicht das paravasale Gewebe der *Aa. interlobares* (KRIZ, 1969). Über die *Lymphgefäße* und *Nerven* der Arterien s. S. 292.

Nach ROTTER (1952) soll jede *menschliche* Niere Sperrarterien mit Intima-Polstern besitzen, die bereits bei *Neugeborenen* vereinzelt auftreten und im 2.–3. Lebensjahrzehnt auf der Höhe ihrer Entwicklung stehen. Die Grundstruktur der Polster, die sich vorzugsweise an Gefäßabgängen befinden, ist durch elastische Lamellen gegeben, zwischen denen glatte Muskelzellen liegen. Der Autor beschreibt derartige Gebilde für die *A. interlobaris* und die *Aa. interlobulares* sowie für „mittlere Rindenarterien", die nicht genauer identifiziert wurden. Da die Polster im 4. Lebensjahrzehnt häufiger vorkommen und von da an an Dicke und Länge bis zum Greisenalter zunehmen, in dem sie sich arteriosklerotisch verändern, ist zu vermuten, daß die von ROTTER beschriebenen Bildungen nicht in die Reihe der kreislaufregulatorischen Strukturen gehören. *Klappenartige*, in die Gefäßlichtung vorspringende *Strukturen* kommen nach DIETERICH (1978) an den Abgangsstellen der *Vasa afferentia* juxtaglomerulärer Nierenkörperchen aus den *Aa. interlobulares* bzw. *arcuatae* der *Rattenniere* vor, nicht aber an den subkapsulären und intermediären *Vasa afferentia* (s.a. PICARD und CHAMBOST 1951, 1952).

Ein wesentlicher Unterschied zwischen den glomerulumnahen Arteriolen und denen anderer Körperprovinzen besteht in ihrer Ausstattung mit granulierten *myoepitheloiden Zellen*, die das Renin hervorbringen (S. 250f.). Ob diese Zellen außerdem durch Kontraktionen an der Regulation der Rindendurchblutung teilhaben, ist nicht bekannt; daß sie möglicherweise kontraktile Filamente enthalten, wird auf S. 253 erwähnt.

Niedere Vertebraten. Als Besonderheit von Nierenarterien niederer Wirbeltiere verzeichnet LAGIOS (1978) bei *Latimeria* und *Cymatogaster* das Vorkommen elektronendichter, von einer Membran umhüllter Granula im Endothel, die allerdings auch an extrarenalen Gefäßen auftreten. PIEZZI et al. (1969) finden ähnliche „Sekretgranula" u.a. im Endothel der Nierengefäße von *Amphibien*. Die Bedeutung dieser Einschlüsse ist ungeklärt.

Die auf C. LUDWIG zurückgehende Frage, ob es in der Niere des *Menschen arterielle, die Glomerula umgehende Blutwege* gibt, ist wegen ihrer Bedeutung für das Verständnis der intrarenalen Zirkulation in den letzten Jahrzehnten wiederholt aufgegriffen worden. Aufgrund angiographischer Untersuchungen vertreten DANIEL et al. (1951) die Ansicht, daß sowohl Rinde als auch Mark der Niere von *Katze* und *Hund* von Blut durchströmt werden, das seinen Weg ausnahmslos über die Glomerula genommen hat. Nach LUDWIG sowie ELZE und DEHOFF (DEHOFF, 1920; s. auch ELZE, 1956) kann das Blut jedoch durch Abzweigungen der *Aa. afferentes* (Ludwigsche Kapillaren) unmittelbar den Rindenkapillaren zugeleitet werden (s. auch CHRISTENSEN, 1952, *Hund*). Derartige paraglomeruläre Blutwege sind nach GÄNSSLEN (1932) jedoch nicht regelmäßig zu finden. ELZE bemerkt hierzu, es gehöre zum Wesen von Nebenschlüssen, nur vorübergehend passierbar und damit auch nachweisbar zu sein. „Entscheidend ist nicht der gewöhnliche negative Befund, sondern der seltene positive, wenn sie geöffnet sind" (ELZE). Einen derartigen Einzelbefund beschreibt BIALESTOCK (1957, *Mensch*); die Autorin fand Arteriolen, die recht- oder spitzwinklig aus den *Vasa afferentia* hervorgehen, bevor diese in das Nierenkörperchen eindringen, außerdem interlobuläre und intralobuläre Arteriolen, deren Zweige die Tubuli versorgen. Zahlreiche Zweige der *Aa. afferentes*, die das intertubuläre Kapillarnetz versorgen, kommen nach WROBEL (1962) in der Niere des *Rehes* vor. Beim *Schwein* fand WROBEL (1961) in der Grenzschicht und im proximalen Abschnitt der Rinde zuweilen feine Arteriolen, die aus den *Vasa afferentia* hervorgehen. Diese Gefäße verzweigen sich sofort, ohne vorher ein Glomerulum passiert zu haben. Bei der Beurteilung *menschlicher* Nieren ist allerdings daran zu denken, daß das Bild paraglomerulärer Arterien auftreten kann, wenn es zu krankhafter oder altersbedingter Verödung von Glomerula kommt (vgl. hierzu LOOMIS u. JETT-JACKSON, 1942). Auf derartige Prozesse führen LJUNGQVIST und LAGERGREN (1962) das mit dem Lebensalter zunehmende Auftreten aglomerulärer, in Kapillaren übergehender Arteriolen in der Nierenrinde von *Menschen* zurück, die nicht an einer Nierenerkrankung litten; normalerweise seien derartige Gefäße nicht zu finden. Das Lehrbuchschema der Gefäßversorgung der Niere von BLOOM und FAWCETT (1975) läßt diese Bahnen unberücksichtigt, ebenso die Wipfeläste der *Aa. interlobulares* (Ludwigsche Äste), die sich nach DEHOFF (1920) und WROBEL (1962, *Reh, Mensch*) in das Kapillarnetz der Rinde fortsetzen. Dagegen stellte WILLE (1966) beim *Rind* keine Ludwigschen Äste fest.

Eine Umgehung der Glomerula durch *arterio-venöse Anastomosen* wurde von SPANNER (1937, 1938) anhand von Injektionspräparaten beschrieben. Derartige Kurzschlüsse sind nach seinen Angaben in der Nierenkapsel, im Sinus renalis und in der Nierenrinde des *Menschen* regelmäßig ausgebildet. Nach kritischer Betrachtung des Schrifttums und aufgrund eigener Erfahrung weist schon CLARA (1956) darauf hin, daß der Beweis für das Vorkommen arteriovenöser Anastomosen in der Niere nicht mit Hilfe von Injektions-, besonders Korrosionsverfahren, sondern nur mittels histologischer Methoden sicher erbracht werden kann; dieser Beweis stehe jedoch aus (s. auch MORE u. DUFF, 1951). Ebenso weisen TRUETA et al. (1947) sowie STAUBESAND und HAMMERSEN (1956) auf die Trugschlüsse hin, denen der Deuter von Injektions- bzw. Korrosionspräparaten zum Opfer fallen kann (s. auch FREY u. FREY, 1950; weitere Lit. bei CLARA, 1956). Auch die Angaben von SIMKIN et al. (1948), wonach in die *A. renalis* injizierte Glaskügelchen, deren Kaliber den Durchmesser der Nierenkapillaren weit übertrifft, zum Teil in den Nierenvenen wiedergefunden werden, können so lange nicht als Beweis für die Existenz arterio-venöser Anastomosen angesehen werden (vgl. CLARA, 1956), wie die Untersucher derartige Blutwege histologisch nicht nachgewiesen haben. Dies gilt auch für die Untersuchungen von PIIPER und SCHÜRMEYER (1955). Die Autoren berichten über eine Passage von Wachs-Kügelchen verschiedenen Kalibers, die sie in die Nierenarterie des *Hundes* injizierten. Nach ihren Angaben wurden durchschnittlich 1,5% von 19 µm-Kugeln, 0,3% von 30 µm-Kugeln und 0,08% von 38 µm-Kugeln, in keinem Falle mehr als 5% der 19 µm-Kugeln im Nierenvenenblut wiedergefunden. Diese Ergebnisse stehen mit Befunden in Einklang, die DOBY (1952) durch die Injektion von Agarkugeln an der isolierten *Schweineniere* erzielte. PIIPER und SCHÜRMEYER meinen, daß arteriovenöse Anastomosen in der Niere „keine wesentliche Rolle spielen", lassen also erkennen, daß sie sie für existent halten. Eine direkte Verbindung zwischen einer *A.* und *V. interlobularis* in der Niere eines *Affen* bilden GÖMÖRI et al. (1964, Korrosionspräparate) ab. In der Niere des *Schweines*

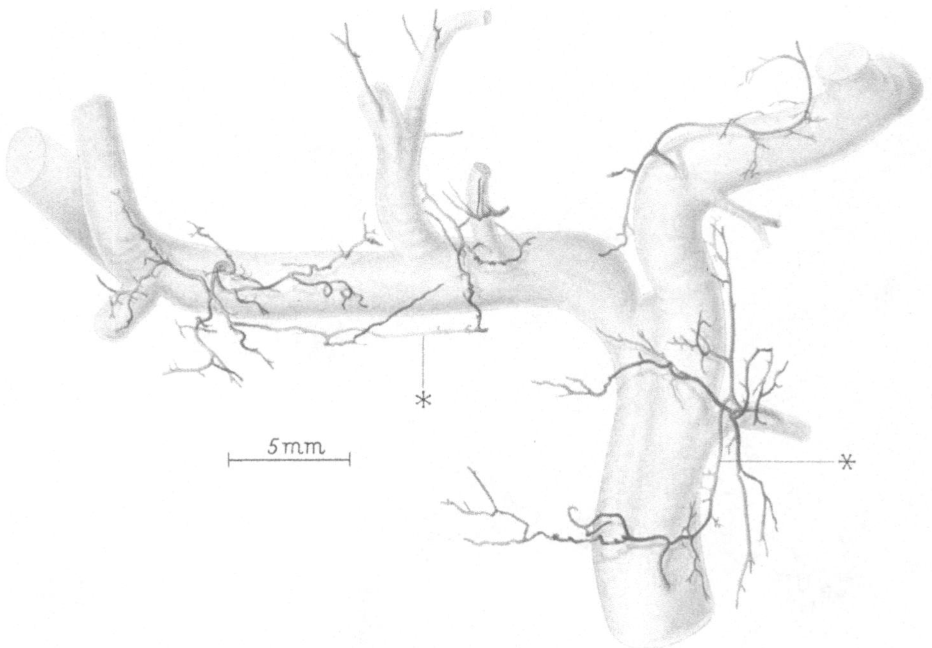

Abb. 128. Periarterieller Gefäßplexus einer *A. rencularis-subcorticalis* des *Menschen*. Aus der großen Arterie und ihren Ästen entspringen zahlreiche feine Zweige, die stellenweise miteinander anastomosieren (*) und mit dem Arteriennetz der Nierenbeckenwand zusammenhängen. Plastoidfüllung der *A. renalis*, Korrosionspräparat. Vergr. etwa 3fach. (Aus HAMMERSEN u. STAUBESAND, 1961)

(WROBEL, 1961) und des *Pferdes* (WELLER, 1964) wurden arterio-venöse Anastomosen vermißt.

Auf die Frage ob das *Gefäßsystem des Nierenbeckens* als *extraglomerulärer Blutweg* in Betracht kommt (v. KÜGELGEN u. PASSARGE, 1960), wird im folgenden eingegangen. An der *Existenz extraglomerulärer arterieller Blutwege zum Mark der Niere* ist nicht zu zweifeln. HAMMERSEN und STAUBESAND (1961, Lit.) haben darauf hingewiesen, daß das Mark der *menschlichen* Niere nicht nur durch efferente Arteriolen juxtamedullärer Glomerula (*Aa. rectae spuriae*) und durch Äste der Arterien in der Mark-Rindenzone (*Aa. rectae verae*), sondern auch durch Gefäße des *Plexus perivascularis* versorgt wird.

Beim *Plexus perivascularis* handelt es sich um ein arterielles Rankenwerk, welches das Gefäßsystem der Nierenbeckenwand entlang den großen Gefäßstämmen in das Nierenparenchym hinein fortsetzt. Dieser Plexus (Abb. 128, 129) bildet ein lockeres Netz aus kleinen Arteriolen, die teilweise wie Korkenzieher gewunden sind („*Spiralarterien*"). Anschnitte dieser Gefäße können arterio-venöse Anastomosen vortäuschen, zumal in ihrer unmittelbaren Nähe dünnwandige Venen liegen (Abb. 130). Der perivaskuläre Plexus versorgt vor allem die Gefäßwände (*Vasa nutritia*) und ihre bindegewebige Scheide, in der auch Bündel glatter Muskelzellen vorkommen, die mit der Muskulatur des Nierenbeckens zusammenhängen. Außerdem aber erreichen Äste des Plexus die Markpyrami-

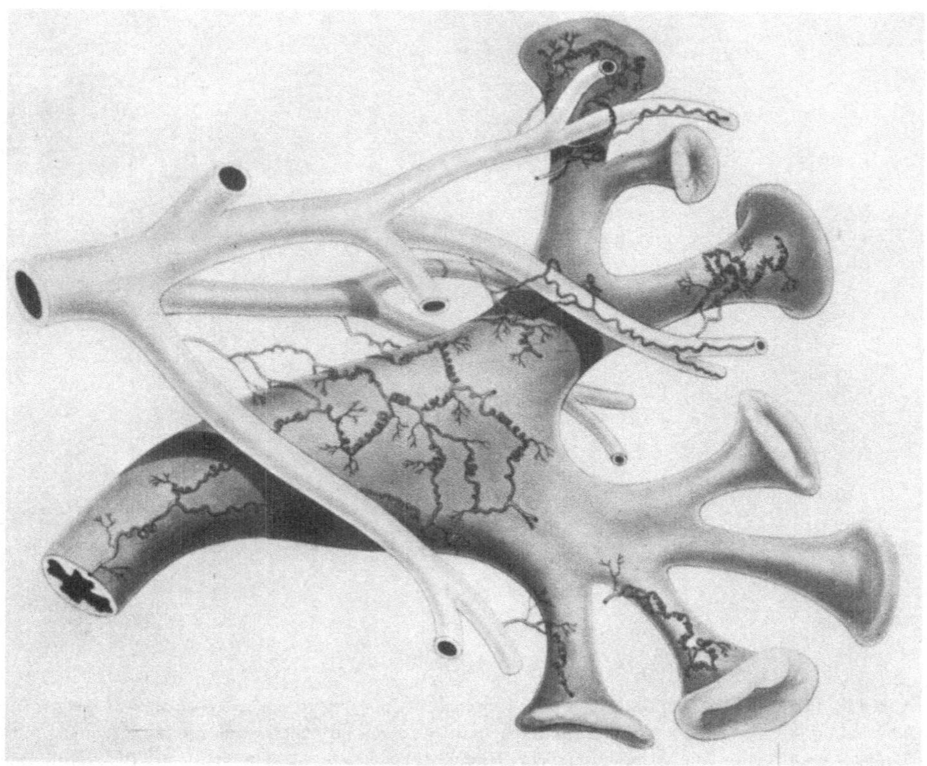

Abb. 129. Schematische Darstellung der Gefäßversorgung des Nierenbeckens des *Menschen*. *A. renalis* mit ihren großen Ästen hell. Beachte den Zusammenhang zwischen den Arteriennetzen der Beckenwand und kleinen rankenförmigen Arterien, die mit den großen Gefäßen in das Parenchym ziehen. (Aus HAMMERSEN u. STAUBESAND, 1961)

den, in denen sie in ein weitmaschiges Kapillarnetz übergehen. Als sicher kann angenommen werden, daß der Plexus perivascularis des *Menschen* bei der Entstehung eines Kollateralkreislaufes eine wesentliche Rolle spielt. An der 50%igen Durchblutung der Niere nach Ausschaltung der Rindendurchblutung (Adrenalinschock, GRUPP, 1959) wird sich außer der Nierenbecken- und Kapselstrombahn auch der Plexus perivascularis beteiligen, falls er bei den Versuchstieren ausgebildet sein sollte. Es ist unklar, ob er für die Hyperämie des Markes mitverantwortlich ist, die TRUETA et al. (1947) und GÖMORI et al. (1961, Faradisierung des Nierenhilus) bei Versuchstieren beobachteten.

Während die Arterien der Niere dem bekannten Strukturbild arterieller Gefäße entsprechen, fallen die intrarenalen *Venen* durch eine Dünnwandigkeit auf, die ihre Unterscheidung von Kapillaren vielfach erschwert. Nach DIETERICH (1978) besteht die Wandung der *Vv. interlobares, arcuatae* und *interlobulares* der *Rattenniere* aus einem Endothel mit Poren, die durch Diaphragmen geschlossen sind. Streckenweise wird das Endothel dieser Venen von glatten Muskelzellen, Fibroblasten und Kollagenfaserbündeln umgeben. Die intrarenalen Venen

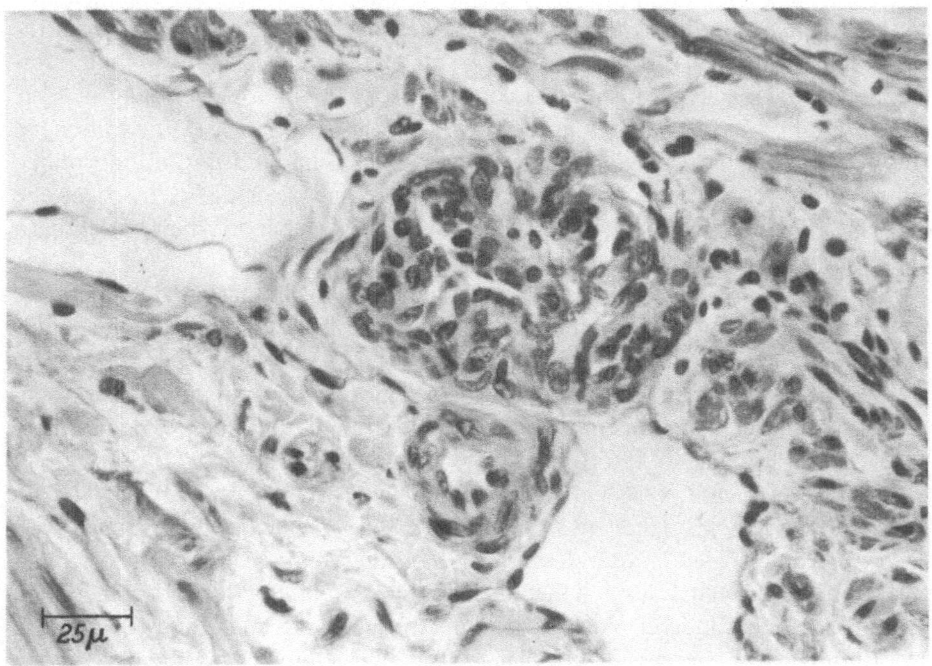

Abb. 130. Gewundene Strecke einer Arterie des *Plexus perivascularis* (Formolfixation, Paraffin-schnitt, Hämatein-Eosin-Färbung, Vergr. etwa 400fach). Beachte das enge Nebeneinander der kleinen Arterie und ihrer dünnwandigen Begleitvenen. Das arterielle Konvolut ähnelt einem Glomusorgan. (Aus HAMMERSEN u. STAUBESAND, 1961)

der *Ratte* dienen nicht nur dem Abfluß des Blutes, sondern erfüllen auch Kapil-larfunktionen.

Die lange umstrittene Frage, ob die intrarenalen Venen des *Menschen Klappen* besitzen, ist durch v. KÜGELGEN und ZULEGER (1958) sowie v. KÜGELGEN und GREINEMANN (1958) beantwortet worden. Die Autoren wiesen einmal nahe der Aufteilung der *V. renalis* im Hilusgebiet eine Viersegelklappe aus mondviertelför-migen Segeln nach, die allerdings zum Verschluß des Gefäßes nicht ausgereicht haben können. Ferner kommen rudimentäre Zweisegelklappen in den großen Ästen der Nierenvene proximal von den Mündungen der *Vv. interlobares* und in einigen *Vv. interlobares* vor. Der Klappenapparat der *menschlichen* Nierenve-nen ist also, verglichen mit den Verhältnissen bei *Schwein* und *Hund* (s.u.), sehr geringfügig entwickelt bzw. rückgebildet (GREINEMANN, 1957) und dürfte daher keine wesentliche hämodynamische Rolle spielen. Beim *Rind* sind Venenklappen in der *V. renalis* und ihren Zweigen, den *Vv. renculares*, die aus den *Vv. renales* höherer Ordnung und ihren Anastomosen entspringen, ferner in den *Vv. subcorticales* (*arcuatae*) und *capsulares* von WILLE (1966) nachge-wiesen worden (s. auch WELLER, 1964, *Pferd*; WROBEL, 1961, *Schwein*; HOLLE, 1964, *Schaf, Ziege*).

Als eine Einrichtung, die der Regulation des Blutabflusses aus der Niere (*Mensch, Hund*) durch *Drosselung* dienen dürfte, beschrieben KOESTER et al.

(1953, 1955) an Diaphragmen erinnernde Bildungen an den Mündungen der *Vv. interlobulares* in die *Vv. arcuatae*. Diese mit einem Loch versehenen Strukturen bestehen aus Kollagenfasern, in die besonders beim *Menschen* sphinkterähnlich angeordnete glatte Muskulatur eingelagert ist. An der Verbindung der *Vv. arcuatae* und *Vv. interlobares* fanden die Autoren kissenartige Vorwölbungen der Venenwand, die von glatter Muskulatur durchsetzt sind und dünnwandige Sinus enthalten. Diese „sinusoidal cushions" erinnern an das Schwellgewebe der Nase. Beim *Hunde* seien die Venenkissen schwächer als beim *Menschen* ausgebildet und frei von Muskelzellen.

Da sich zahlreiche Fragen zur funktionellen Morphologie der Säugerniere aus Ergebnissen von Tierexperimenten herleiten, werden anschließend die Gefäßsysteme der *Niere* von *Hund, Ratte, Maus* und *Wüstennagern* geschildert, die als Versuchstiere eine besondere Rolle spielen. Dabei wird deutlich werden, daß es bei aller Übereinstimmung im angioarchitektonischen Grundmuster (MOFFAT u. FOURMAN, 1963; FOURMAN u. MOFFAT, 1964, 1971; PLAKKE u. PFEIFFER, 1964; KRIZ, 1968 u.a.) Abweichungen je nach Tierart gibt.

Zu den Gemeinsamkeiten im Verhalten des renalen Gefäßsystems von *Mensch, Katze, Hund, Ratte, Kaninchen, Hamster* und *Frettchen,* die sich an Injektionspräparaten ablesen lassen, gehört die Ausbildung von konzentrischen *Zonen* jeweils besonderer Vaskularisation, in denen das Gefäßmuster und die Anordnung der Nierenkanälchen in engen Beziehungen zueinander stehen (FOURMAN u. MOFFAT, 1964; KRIZ u. KOEPSELL, 1974). Ein eindrucksvolles Beispiel für eine derartige Gliederung bietet die Abb. 131 der Niere der *Maus,* an der sich 1. der Cortex, 2. der Außenstreifen des Markes, 3. der Innenstreifen des Markes, 4. ein innerster Streifen und 5. die Innenzone deutlich voneinander unterscheiden lassen. Auf die angioarchitektonischen Grundlagen der Zonenbildung in der Niere wird im folgenden eingegangen.

Das Gefäßsystem der Niere des Hundes. Eine gründliche Darstellung des Gefäßsystems der Hundeniere (Korrosionsmethode) verdanken wir v. KÜGELGEN et al. (1959); wir folgen der Schilderung der Autoren (Abb. 132). Die Nierenarterien sind ausnahmslos *Endarterien.* Dorsale und ventrale Nierenhälfte werden von je einem Ast der *A. renalis,* den *Aa. renales* II. Ordnung, versorgt. Häufig kommen auch zwei dorsale Äste und ein ventraler — und umgekehrt — vor; diese Gefäße liegen noch außerhalb der Niere. Aus den Arterien II. Ordnung gehen dorsal und ventral je 7–8 *Aa. interlobares* (Abb. 133) hervor. Aus jeder *A. interlobaris* entspringen 4–6 *Aa. arcuatae* unter einem Winkel von weniger als 45 Grad. Die Bogengefäße und ihre ersten Aufzweigungen verlaufen an der Grenze von Rinde und Mark und gehören zum Inhalt einer entsprechenden Grenzschicht. Nach v. KÜGELGEN et al. lassen sich aufgrund ihrer verschiedenen räumlichen Orientierung *zwei Typen von Aa. arcuatae* unterscheiden. *Typ I:* in den mittleren Organgebieten verlaufen die *Aa. arcuatae* in den Radiärebenen. Nur die zur Nierenkonvexität ziehenden *Aa. arcuatae* sind in Ebenen eingestellt, die gegen die Radiärebene gedreht und damit der Frontalebene angenähert sind. *Typ II:* die *Aa. arcuatae* der Nierenpole, die unregelmäßig verlaufen; schon die ersten Verzweigungen der *Aa. arcuatae* tragen einzelne Glomerula.

Durch 2–4malige dichotomische Verzweigung der *Aa. arcuatae* entstehen die *Aa. interlobulares,* die senkrecht zur Nierenoberfläche gerichtet sind; sie

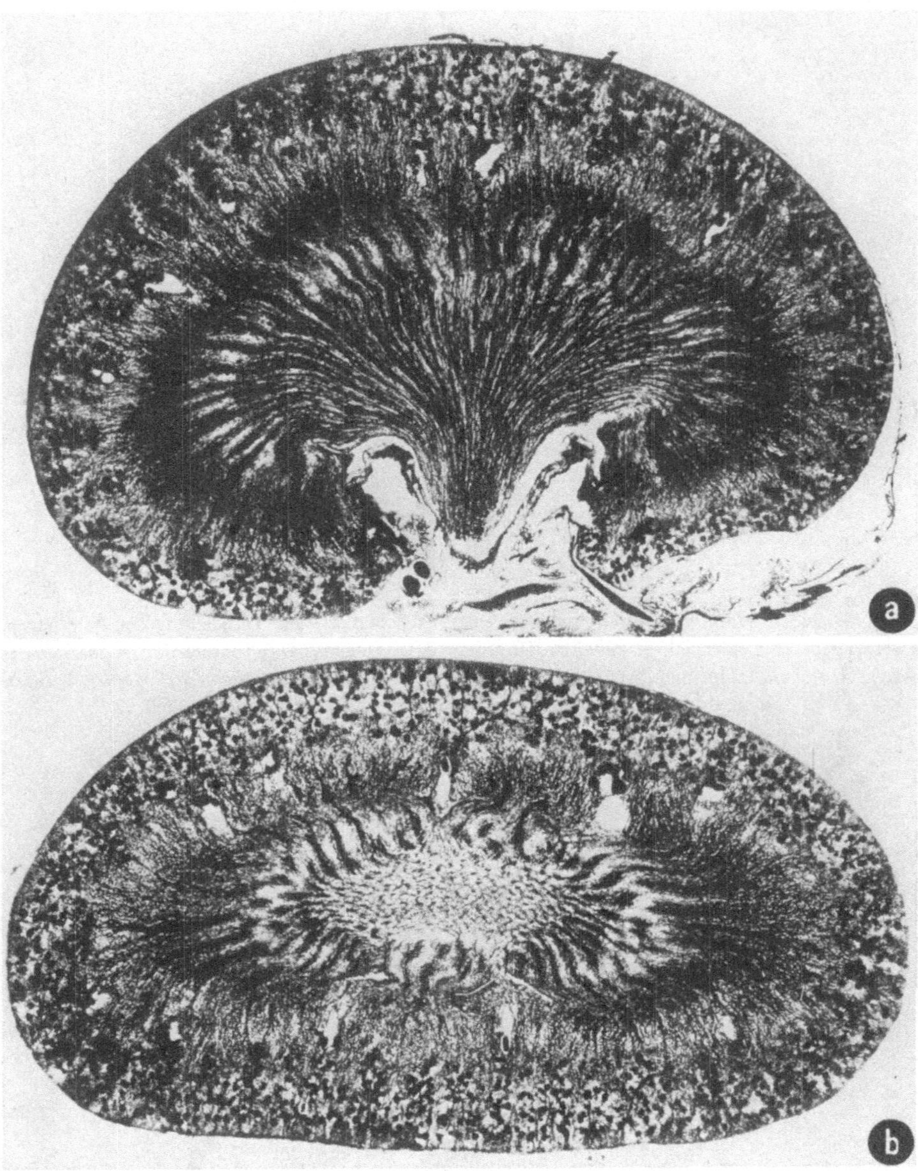

Abb. 131a u. b. Arterielle Skriptolinjektionen der *Ratten*niere. (a) Frontalschnitt, Dicke 10 mµ, (b) Sagittalschnitt, bezogen auf die Lage der Niere im Tier. Vergr. 8fach. Man erkennt die Gliederung des Organs in Rinde, Außenstreifen, Innenstreifen und Innenzone. (Aus ROLLHÄUSER et al., 1964)

verzweigen sich häufig noch einmal dichotomisch. Die *Aa. interlobulares* geben nach allen Seiten unter verschiedenen Winkeln die unterschiedlich langen *Vasa afferentia* ab, die meistens ein, gelegentlich zwei und mehr Glomerula speisen. Die *Vasa efferentia* treten teils in Form unverzweigter, langgestreckter Gefäße, teils verzweigter Maschenwerke auf.

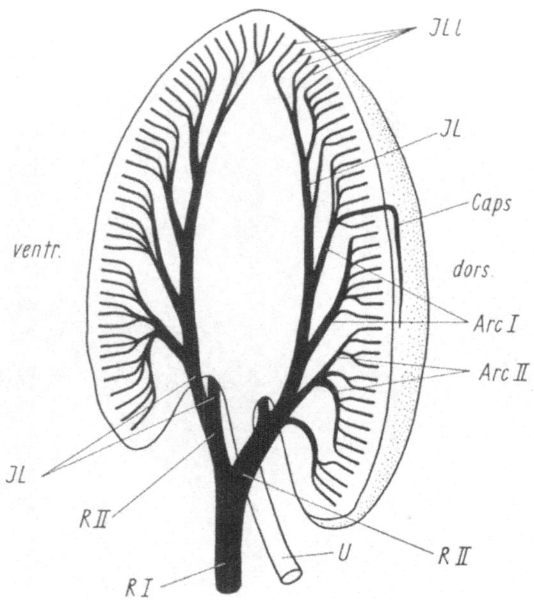

Abb. 132. Horizontalschnitt durch eine *Hunde*niere (schematisch) zur Darstellung der Arterienverzweigungen. U: Ureter, RI: *A. renalis* I. Ordnung. RII: *A. renalis* II. Ordnung, IL: *A. interlobaris*, Arc 1: *A. arcuata* I. Ordnung, Arc II: *A. arcuata* II. Ordnung, ILl: *A. interlobularis*. Caps = *A. capsularis,* dors. = dorsal, ventr. = ventral. (Aus v. KÜGELGEN et al., 1959)

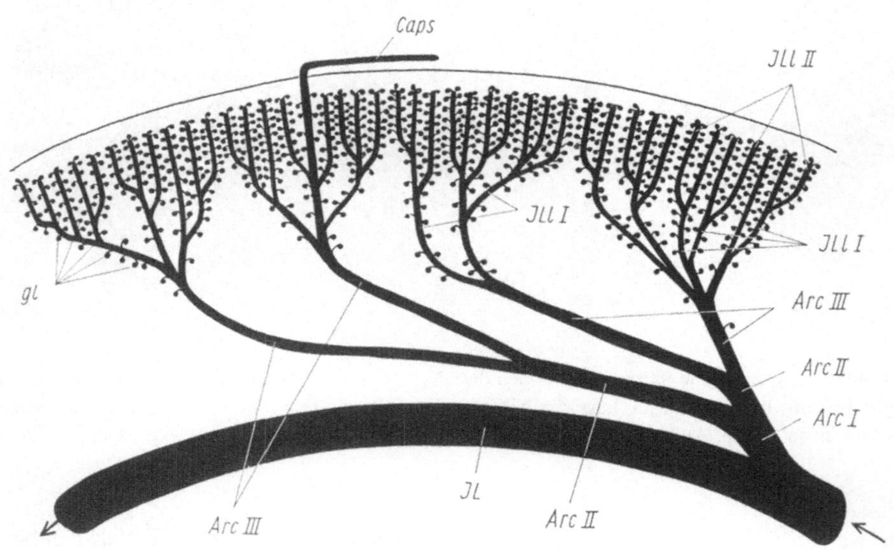

Abb. 133. Schema der feineren Arterienverzweigung. IL. *A. interlobaris,* Arc I: *A. arcuata* I. Ordnung, Arc II: *A. arcuata* II. Ordnung, Arc III: *A. arcuata* III. Ordnung. ILl I, II: *A. interlobularis* I. bzw. II. Ordnung, Caps = *A. capsularis,* gl = Glomerula mit *Vasa afferentia* (Aus v. KÜGELGEN et al., 1959)

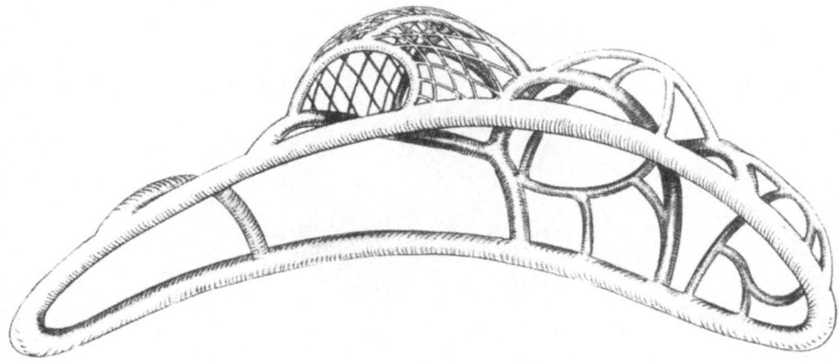

Abb. 134. Schema der Gefäßarchitektur der Grenzschicht in der *Hunde*niere, nach einem Modell gezeichnet (zwischen Arterien und Venen ist nicht unterschieden); die als einheitlich gezeichneten Stränge sind aus Arterien und Venen zusammengesetzt zu denken. Zwei Stränge aus *Vasa interlobaria* bilden die äußere Begrenzung. Dazwischen die großen (etwa 4 mm), die mittelgroßen (etwa 1,5 mm) und die kleinen (0,5 mm) Maschen der *Vasa arcuata*. Nur ein Teil der mittelgroßen und kleinen Maschen ist dargestellt. (Aus v. KÜGELGEN et al., 1959)

Aus den ersten Verzweigungen der *Aa. arcuatae* entstehen 3–6 *Aa. capsulares*, die senkrecht durch die Rinde aufsteigen und dabei *Aa. interlobulares* und *Vasa afferentia* abgeben. Diese Kapselgefäße treten unter Bildung eines rechtwinkligen Knicks in die Fettkapsel ein, in der sie sich aufzweigen. Auch Äste der dorsalen oder ventralen Nierenarterien können die Kapsel erreichen, tragen aber weder *Aa. interlobulares* noch Glomerula. Zum *Mark* ziehende Äste der *A. arcuata*, sog. *Arteriolae rectae verae*, kommen nach CHRISTENSEN (1952) und v. KÜGELGEN in geringer Zahl vor (s. auch KRIZ u. DIETERICH, 1970).

Für Überlegungen zur Hämodynamik der *Hundeniere* sind folgende quantitativen Ergebnisse der Studie v. KÜGELGENS und seiner Mitarbeiter von Interesse: Je Niere sind im Durchschnitt 1 *A. renalis*, 15 *Aa. interlobares* (im Mark), 75 *Aa. arcuatae* (Rinden-Markgrenze), 5625 *Aa. interlobulares* (Rinde) und 196875 *Vasa afferentia* mit rund 200000 Glomerula ausgebildet. Der Gesamtquerschnitt des Arterienbaums nimmt nach den Messungen der Autoren von der *A. renalis* bis zu den *Vasa afferentia* um etwa das 50fache zu.

Während das Arteriensystem der *Hundeniere* einen Gefäßbaum darstellt, hängen alle *Venen* mit Ausnahme der *Vv. corticales* nach v. KÜGELGEN et al. untereinander zusammen, vor allem in der Grenzschicht (Abb. 134), so daß ihre vollständige Füllung mit dem plexiglasartigen Plastoid (SCHUMMER, 1935) Korrosionspräparate liefert, die die Organgestalt noch deutlicher wiedergeben als ein Arterienpräparat. Venen und Arterien der *Hundeniere* sind von den großen Hilusgefäßen bis zu den Ästen der *Vasa arcuata* durch Umschlingung eng gekoppelt. Streckenweise sind die Arterien durch „Knopflöcher" der Venen hindurchgesteckt. Es ist möglich, daß sich der arterielle Puls auf die Vene überträgt und damit den venösen Abfluß nach den Vorstellungen von SCHADE et al. (1936) fördert. Auch für den Wärmehaushalt der Niere könnte die arteriovenöse Koppelung von Bedeutung sein.

Zum Unterschied von den Arterien teilt sich die *V. renalis* in einen kranialen und kaudalen Hauptast, bevor dorsale und ventrale Äste auftreten. Von den

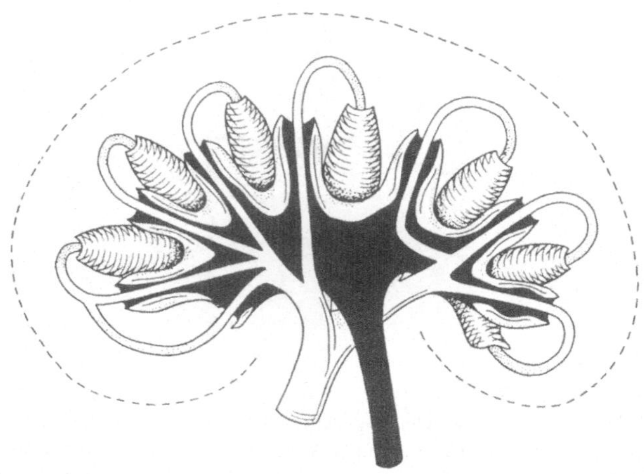

Abb. 135. Aufzweigung des Venenbaumes. Lage der *Vv. interlobares* und ihrer Anastomosen von dorsal in der Niere des *Hundes*. Schema. Links: kranial, rechts: kaudal. Beachte die unpaare kraniale Polvene und ihren Abgang aus dem dorsalen Gebiet, den geknickten Verlauf einer dorsalen *V. interlobaris* des Mittelgebietes und die hierdurch gebildete Ureterlücke. (Aus v. KÜGELGEN et al., 1959)

13–17 *Vv. interlobares* (Abb. 135), die zusammen mit den *Aa. interlobares* parallel zur Nierenoberfläche in Richtung auf die Organkonvexität verlaufen, gehören 7–9 zur dorsalen, 6–8 zur ventralen Nierenhälfte. Dorsale und ventrale *Vv. interlobares* sind durch *Vv. arcuatae maiores* verbunden. Auf diese Weise entstehen 6–8 Venenbögen, die den Markraum überwölben. Eine unpaare dorsale *V. interlobaris* leitet aus dem kranialen Polgebiet ab; ein derartiges Gefäß fehlt dem kaudalen Pol. Sowohl aus dem ventralen als auch dorsalen Mittelgebiet der Niere fließt das Blut durch je zwei *Vv. interlobares* ab, aus den Seitengebieten der kranialen Nierenhälfte dorsal und ventral jeweils durch 3, der kaudalen Hälfte durch 2 *Vv. interlobares*.

Die *Vv. arcuatae* bilden in der Mark-Rindengrenze durch veno-venöse Anastomosen ein Netz, aus dem das Blut in verschiedenen Richtungen abfließen kann („Verschiebebahnhof"), während die Arterien der gleichen Region nicht miteinander anastomosieren. Die Autoren unterscheiden *zwei Typen von Bogenvenen*. Dem *Typ I* gehören die *Vv. arcuatae maiores* an, dem *Typ II* die *Vv. arcuatae minores*. Alle Bogenvenen erhalten Zufluß aus dem Markgebiet und dem marknahen Teil der Rinde, doch stehen nur die größeren Venen über *Vv. interlobulares* mit den oberflächlichen kortikalen Venen in Verbindung. Unter *Vv. arcuatae minores* verstehen die Autoren jene meistens kurzen und dünnen Bogenvenen, die in die *Vv. arcuatae maiores* oder *interlobares* münden; sie stehen nicht durch *Vv. interlobulares* mit dem oberflächlichen Venensystem im Zusammenhang. Das Blut der prävenösen Rindenkapillaren wird teils zur Oberfläche in die *Vv. corticales superficiales* abgeleitet, aus denen es durch *Vv. stellatae* und *interlobulares* (Abb. 136) abfließt, teils in die *Vv. corticales profundae*, die in den Plexus der *Vv. arcuatae* münden. Es sind also ein äußerer und ein innerer Venenmantel (Abb. 136) vorhanden, deren senkrecht zur Nierenoberfläche orientierte Gefäße wie die Borsten zweier gegeneinander gerichteter

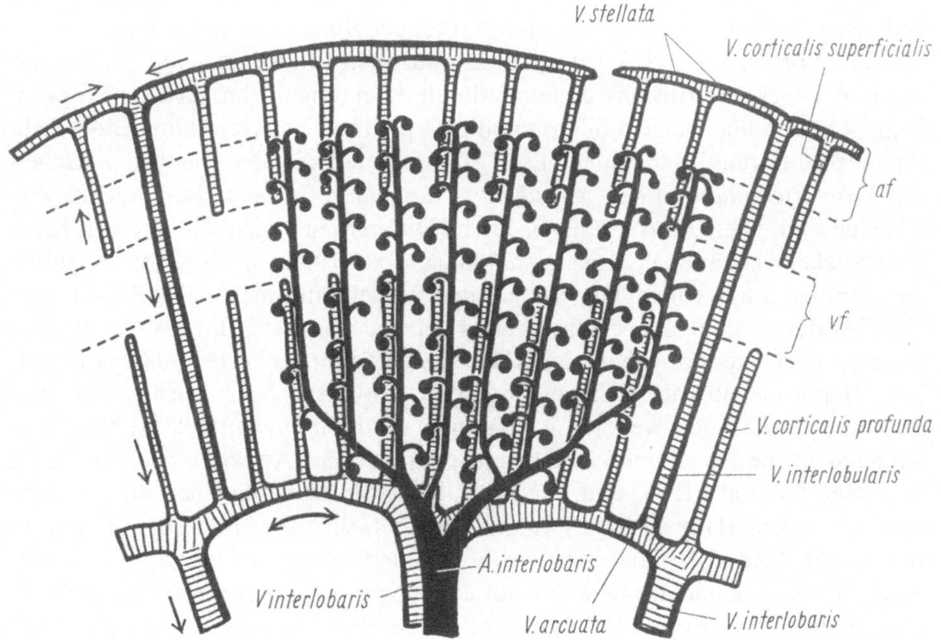

Abb. 136. Schema der Gefäßarchitektur der *Hunde*niere und der Gefäßzonen der Rinde. Die Pfeile kennzeichnen die möglichen Stromrichtungen des Venenblutes. af: arterienfreie Zone der Rinde, vf: bis auf die *Vv. interlobulares* venenfreie Zone der Rinde. (Aus v. KÜGELGEN et al., 1959)

Bürsten einander zugekehrt sind. Auf $1\,\text{cm}^2$ jeder Bürste entfallen rund 400 *Vv. corticales superficiales* bzw. *profundae*. Die Zahl der *Vv. interlobulares* ist mit rund 300 um ein vielfaches geringer als die der *Aa. interlobulares* (6000). Diese Venen bilden im Gegensatz zu den gleichmäßig verteilten, sehr dicht stehenden *Aa. interlobulares* Gruppen von 2–3. 1 bis 6 *Vv. interlobulares* münden in jede *V. arcuata maior*. „Wegen des sehr großen Gesamtquerschnittes der venösen Räume beider Mäntel kann das Venenblut dort nur langsam strömen und wird daher Gelegenheit haben, mindestens Wärme mit der noch arteriellen Umgebung zu tauschen" (v. KÜGELGEN et al., 1959; vgl. hierzu JANSSEN u. GRUPP, 1957).

Das *Mark* der Niere ist nach v. KÜGELGEN frei von typischen Venen und Arterien. Die *Venulae rectae medullares* erwecken mit ihrer Dicke von 25–30 µm den Eindruck weiter Kapillaren. Diese Gefäße bilden Bündel, die die Mark-Rindengrenze passieren und sich rindenwärts von ihr durch Mündungsstämmchen mit *Vv. arcuatae* oder *corticales profundae* vereinigen.

Venenklappen sind an folgenden Stellen ausgebildet: 1. in der *V. renalis* an ihrer Mündung in die *V. cava inferior*, 2. an Aufzweigungen und Mündungen von *Vv. interlobares* in *Vv. renales II.* und *III. Ordnung*, 3. in *Vv. interlobares*, besonders an den Mündungen der *Vv. arcuatae maiores*, 4. in letzteren nahe ihrer Mündung in die *Vv. interlobares*, 5. kurz vor der Mündung von Kapselvenen in *Vv. interlobares*.

Genauere Aufschlüsse über die Beziehungen zwischen den *Vasa efferentia* und den *Kapillaren* der Rinde und des Markes der *Hundeniere* versuchten BEEUWKES und BONVENTRE (1975) zu erhalten, indem sie Blutgefäße und Tubuli am fixierten Objekt (Perfusion) getrennt durch Injektionen von farbigem Silikon in die Arterien und weißem Silikon in die Kapselräume ausgewählter Glomerula (Mikropipettierung) darstellten. Es ergab sich, daß die Beziehungen zwischen den *Vasa efferentia* und den *peritubulären Kapillaren* je nach Nierenregion verschieden sind. Diese Feststellung macht die Differenzen in den Aussagen früherer Untersucher verständlich, etwa von BIALESTOCK (1957), nach deren Angaben die Kapillaren aus einem *Vas efferens* der Rindenmitte in der Regel nicht den Tubulus des „parent glomerulus" versorgen und von STEINHAUSEN (1970), der auf den engen Zusammenhang zwischen Vasa efferentia und Hauptstück desselben Nephrons in der Rindenoberfläche hinweist. Nach BEEUWKES und BONVENTRE (1975, dort weitere Lit.) stammen die *Vasa efferentia* der subkapsulären Rindenzone aus Glomerula, deren juxtaglomeruläre Apparate reich an Renin sind (BROWN et al., 1965) und ihre Filtrationstätigkeit bei Salzbelastung besonders verstärken (HORSTER u. THURAU, 1968; JAMISON, 1973). Die Efferenzen steigen zur Rindenoberfläche auf (Abb. 137) und setzen sich in Kapillaren fort, die das proximale und distale Konvolut des zu ihrem Nierenkörperchen gehörenden Nephrons versorgen. Ihr Blut wird durch subkapsuläre Venen in den allgemeinen Kreislauf abgeleitet, erreicht also das Gebiet der Henleschen Schleife nicht.

Ganz anders verhalten sich die Efferenzen aus Glomerula in der mittleren Rindenzone. Einige *Vasa efferentia* versorgen gewundene Kanälchen mehrerer Nephrone, darunter oft auch einen Teil des Tubulus, der ihrem Glomerulum zugeordnet ist. Andere erreichen unmittelbar den benachbarten Markstrahl, der Epithelrohre oberflächlich gelegener Glomerula enthält. Dieses „crossing over" von Efferenzen und Tubuli dürfte es möglich machen, daß die Steigerung der Filtration in einem Glomerulum eine Verstärkung der Resorption im Tubulus eines anderen Nephrons hervorruft (vgl. hierzu die Literatur aus den Bereichen der normalen und pathologischen Physiologie bei BEEUWKES u. BONVENTRE, 1975).

Die *Vasa efferentia* in der inneren Rindenzone beiderseits der *Vasa arcuata* teilen sich in der Regel unvermittelt auf (vgl. hierzu die gleichsinnigen Befunde von KRIZ et al. an der *Ratte*, s. S. 234f.), um die Gefäßbündel in der Außenzone des Markes zu bilden (Abb. 137). Die Efferenzen dieser Regionen und die aus ihnen hervorgehenden Netze stammen aus Glomerula, deren Durchblutung und Filtrationsrate höher als die der oberflächlichen Rindenzone gefunden wurde

Abb. 137. Vereinfachte Synopsis der vaskulären und tubulären Organisation der Niere (nach Untersu- ▶ chungen an Nieren von *Hund* und *Ratte*, Silikongummi-Injektion), aus Gründen der Übersichtlichkeit nicht maßstabsgerecht. Gefäßstrukturen stark vereinfacht. Am rechten Bildrand proportionsgerechte Wiedergabe von drei Nephronen. Die Zahl der Glomerula, die zu den *Aa. interlobulares* gehören, ist verringert, nur wenige efferente Gefäße sind dargestellt, auf die Einzeichnung von Venen wurde verzichtet. Pfeile: Richtung des Harnstromes. Distale gewundene Kanälchen schattiert. Die Anordnung der Tubuli im kortikalen Markstrahl ist schematisiert, das Sammelrohr vereinfacht wiedergegeben (Aus BEEUWKES u. BONVENTRE, 1975)

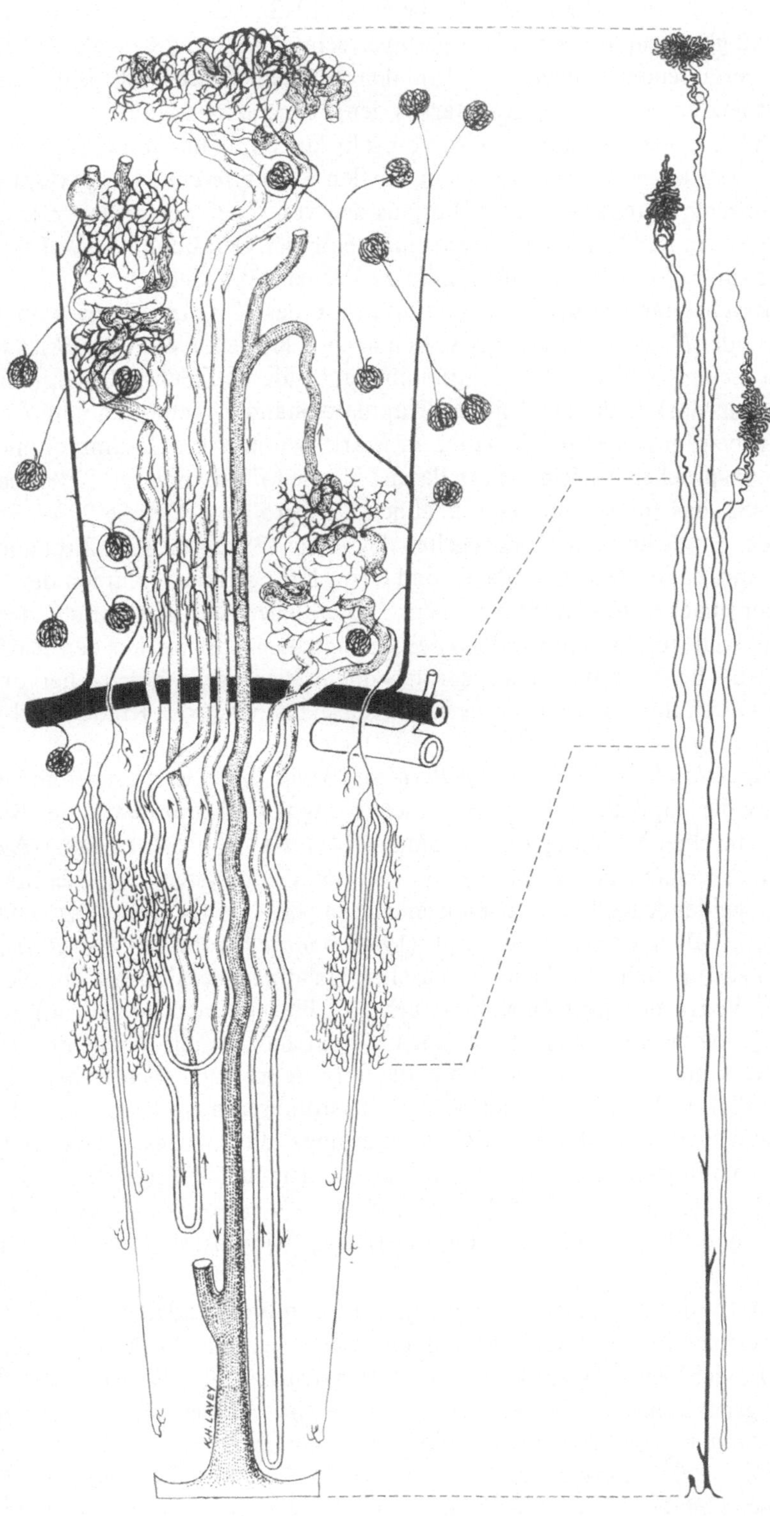

(HORSTER u. THURAU, 1968; SCHNEIDER et al., 1972), während die Reninaktivität ihrer juxtaglomerulären Apparate geringer sein soll (BROWN et al., 1965). Die gewellt verlaufenden Venen zwischen den Bündeln führen das Blut aus dem Kapillarnetz der Innenzone des Markes den *Venae arcuatae* zu.

Die Innenzone des Markes wird von sehr langen, nahe an die Papillenspitze heranreichenden *arteriellen Kapillaren* aus den *Vasa efferentia* der juxtamedullären Glomerula durchzogen. Das Blut aus den von ihnen versorgten medullären Kapillarnetzen fließt durch *Vv. rectae* innerhalb der Gefäßbündel den *Vv. arcuatae* zu, zum Teil durch Vermittlung kurzer Venenstämmchen.

Vergleicht man die quantitative Entfaltung des Kapillarsystems von Rinde und Mark der *Hundeniere,* so ergeben sich nach V. KÜGELGEN u. BRAUNGER (1962) folgende Daten: Auf den Quadratmillimeter Rinde entfallen 700 Kapillarquerschnitte, im Mark 1 300. Der mittlere Kapillarabstand — gemessen von Wand zu Wand — beträgt in der Rinde 9 µm, im Mark 14 µm. Vom Gesamtvolumen der Niere beanspruchen die Rindenkapillaren 9%, die Markkapillaren 12%, die Glomerula 4%, das Interstitium einschließlich aller größeren Gefäße 22%. Für die Tubuli der Rinde und des Markes gelten die Werte 42% bzw. 10%. Zahl und Fassungsvermögen der Markkapillaren und das relativ geringe Volumen der Markkanälchen machen das Mark zu einem „potentiellen Blutschwamm", der bald schwach, bald stark gefüllt werden kann, je nach dem Zustrom aus den Rindenarterien. Aus Beobachtungen an der lebenden Niere geht bereits hervor, daß sich die Durchblutung des Markes im Gegensatz zu jener der Rinde druckpassiv verhält.

Die Gefäßarchitektur der Niere von Ratte und Maus. Von der Feststellung ausgehend, daß die Topik der tubulären Ausscheidung von Phenolrot von der Blutversorgung einzelner Nierenregionen abhängt (ROLLHÄUSER u. SANTAMARIA-ARNAIZ, 1961, Streßversuche an der *Ratte*) und daß das Gefäßsystem des Nierenmarkes eine entscheidende Rolle bei der Konzentrierung des Harnes spielt (DEETJEN et al., 1964 u.a.), haben ROLLHÄUSER et al. (1964) den Gefäßapparat der *Rattenniere* systematisch untersucht (Plastoid-, Tusche-, Gelatine-Injektionen). Für die Arterien und Venen der *Rattenniere* — auch für die Niere der *Maus* und anderer Säuger (KRIZ u. KOEPSELL, 1974, Lit.) — gilt das für die Niere des *Hundes* bereits Gesagte: die *A. renalis* und alle ihre Äste sind *Endarterien* (s. auch WINN, 1971), während im Venensystem Anastomosen ausgebildet sind. ROSENBAUER und BERTRAMS (1965) berichten allerdings über inkonstante arterio-arterielle Verbindungen in der Niere der Maus und möchten deren Arterien daher als „funktionelle Endarterien" bezeichnen. *Arterio-venöse Anastomosen* wurden bei *Ratte* und *Maus* (ROSENBAUER u. BERTRAMS, 1965) histologisch nicht nachgewiesen.

Je ein Ast der *A. renalis* versorgt den kranialen und kaudalen Pol der *Rattenniere,* meistens ein weiterer Ast den dorsalen Organabschnitt, ein Zweig der *A. renalis* oder kleinere Gefäße der Polarterien den ventralen Bezirk des Mittelteiles. Die genannten Arterien entsenden 6–8 *Aa. interlobares,* die im *Sinus renalis* bogenförmig verlaufen. Jede *A. interlobaris* gibt in einem Winkel von 60–80 Grad etwa 8–10 *Aa. arcuatae* ab, die innerhalb der Mark-Rindengrenze liegen. Aus diesen Gefäßen, gelegentlich auch schon aus den *Aa. interlobares* entspringen *Vasa afferentia* für juxtamedulläre Glomerula. DIETERICH (1978) findet an der Abgangsstelle der *Vasa afferentia* für die juxtaglomerulären Glomerula der *Ratte* klappenartige Bildungen, welche die Gefäßlichtung einengen (vgl. S. 221). Diese Strukturen sind an intermediären und subkapsulären *Vasa afferentia* nicht ausgebildet.

Die aus den *Aa. arcuatae* hervorgehenden *Aa. interlobulares* spalten sich bis in die Wipfel ihrer Bäumchen in *Vasa afferentia* auf, die ein, gelegentlich zwei Glomerula versorgen. Eine direkte Aufzweigung der Endigungen der *Aa. interlobulares* in peritubuläre Kapillaren und den Abgang direkter Kapselgefäße aus Interlobulararterien haben ROLLHÄUSER et al. nicht beobachtet. Über die Verlaufsrichtung der *Vasa afferentia* orientiert Abb. 137, über die der *Vasa efferentia* die Abb. 138.

Die *V. renalis* teilt sich im *Sinus renalis* in Äste, aus denen die *Vv. interlobares* hervorgehen, deren Verlauf dem der *Aa. interlobares* entspricht. Diese Venen sammeln das Blut aus den *Vv. arcuatae*, die auf der Markseite der *Aa. arcuatae* an der Rinden-Markgrenze verlaufen, dem Venenplexus des *Sinus renalis* und — nahe dem Nierenbecken — aus venösen *Vasa recta*. Ähnlich wie beim *Hund* anastomosieren die *Vv. arcuatae* bei der *Ratte* miteinander und bilden dabei zur Rinde gewölbte Gefäßbögen. Die *Vv. interlobulares* steigen im Cortex zur Organoberfläche empor und nehmen alle Kapillaren des Rindenlabyrinths auf, z.T. durch kurze Sammelvenen, ferner die meisten venösen *Vasa recta*. Über die Ähnlichkeit der *Vv. interlobares, arcuatae* und *interlobulares* mit Kapillaren berichtet DIETERICH (1978, vgl. S. 276f.), diese Gefäße liegen den Tubuli über größere Strecken eng an.

Die feineren Gefäße der Nierenrinde bilden in Labyrinth und Markstrahlen sehr verschiedene Muster, gehen aber nur aus *Vasa efferentia* hervor, die sich allerdings je nach Rindenschicht verschieden aufzweigen. Die kapselnahen Glomerula entsenden lange Efferenzen, die zur Nierenoberfläche emporsteigen und sich überwiegend erst hier in peritubuläre Kapillaren aufzweigen. Die *Vasa efferentia* der Glomerula der mittleren Rindenschicht verlaufen zu den Markstrahlen, an deren Rand sie sich aufspalten und dabei auch Kapillaren an das Labyrinth abgeben. Außerdem kommen Efferenzen vor, die nur das Labyrinth bzw. vorzugsweise die Markstrahlen versorgen. Die markwärts gerichteten *Vasa efferentia* der juxtamedullären Glomerula sind nach ROLLHÄUSER et al. (1964) die einzigen Gefäße für die Versorgung des Nierenmarkes (s.u.). Kleine Gefäße aus den Stämmen dieser *Vasa efferentia* leiten in das tiefe Kapillarnetz des Rindenlabyrinths über. Über Varianten der Abgangsstellen und Zahl der *Vasa efferentia* der *Maus* vgl. ROSENBAUER und BERTRAMS (1965).

Das Kapillargitter des Rindenlabyrinths ist dichter als das der Markstrahlen, in denen längsverlaufende Kapillaren vorherrschen, die durch quer und schräg gerichtete Kapillarbrücken anastomosieren. Der Abfluß aus den Kapillaren des Labyrinths und der Markstrahlen erfolgt durch die *Vv. interlobulares*, im unteren Teil der Markstrahlen z.T. durch Vermittlung aufsteigender venöser *Vasa recta* (Abb. 139).

Wie gesagt, wird das *Mark* der *Rattenniere* ausschließlich durch die *Vasa efferentia* der juxtamedullären Glomerula, die sich noch im Außenstreifen aufspalten, arteriell versorgt. Venöse *Vasa recta* leiten das Blut aus dem Mark ab. Die verhältnismäßig dicken *Vasa efferentia* der juxtamedullären Glomerula

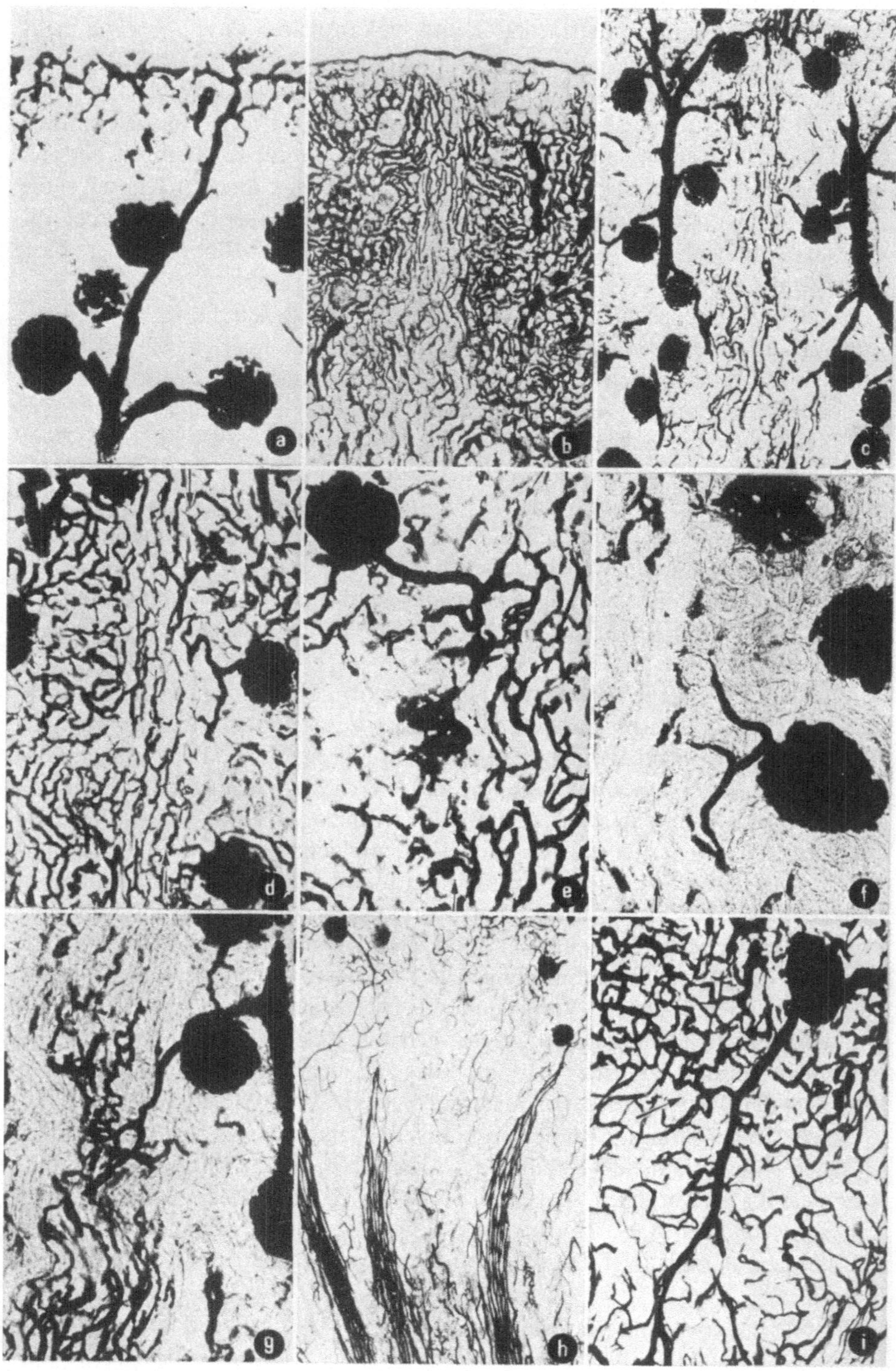

Abb. 138a–i

verzweigen sich während ihres Verlaufes durch den Außenstreifen des Markes in die parallel zueinander verlaufenden, anastomotisch nicht verbundenen *arteriellen Vasa recta*. Innerhalb des Außenstreifens gehen aus dem *Vas efferens* und seinen ersten Aufzweigungen dünnere und dickere Gefäße hervor, die sich in die Kapillaren des Außenstreifens fortsetzen. Die arterielle Komponente der Gefäßbündel des Innenstreifens entstammt Aufzweigungen der *arteriellen Vasa recta* im ersten Drittel des Innenstreifens (Abb. 140). Die *arteriellen Vasa recta* im Zentrum der Gefäßbündel ziehen durch die Innenzone des Markes, wo sie in Kapillaren aufbrechen, mit denen das Mark bis zur Papillenspitze versorgt wird (Abb. 139). Einzelheiten bei ROLLHÄUSER et al. (1964).

Entsprechend der verschiedenen Reichweite der *arteriellen Vasa recta* sammeln sich die *venösen Vasa recta* (Abb. 143, 144, 145) aus unterschiedlichen Höhen der Innenzone, ohne Anastomosen einzugehen. Diese Gefäße besitzen ein weiteres Lumen als die entsprechenden arteriellen Afferenzen. Nach geradlinigem Verlauf in der Innenzone treten sie an der Grenze zum Innenstreifen in dessen Gefäßbündel ein. Ihr weiterer Verlauf läßt sich aus der Abb. 139 ablesen.

Im unteren Teil des Innenstreifens erhält das Gefäßbündel seitlichen Zuzug, im Außenstreifen setzen sich die venösen Gefäße unter Aufgabe der Bündelung und unter Bildung von Anastomosen in Richtung Rinde bzw. Mark-Rindengrenze fort. Ein Teil der medullären venösen Gefäße vereinigt sich im Außenstreifen des Markes zu Sammelvenen, die in *Vv. arcuatae* münden, der größere Teil verläuft weiter in die Markstrahlen und erreicht gleichfalls durch Vermittlung von Sammelgefäßen die *Vv. interlobulares*. Über den Feinbau der *arteriellen* und *venösen Vasa recta* s. S. 287.

Als wichtig für das Verständnis der Markdurchblutung unterstreichen ROLLHÄUSER et al. (1964) zunächst die Feststellung, „daß Zu- und Abfluß eines jeden der drei Markabschnitte niemals über Kapillaren eines der beiden anderen geschehen" könne, „sondern immer über *Vasa recta*". Es komme zu einer unterschiedlichen Verbindung bzw. Trennung der Durchblutung der drei Abschnitte des Markes. Alle *venösen Vasa recta* aus Innenzone und Innenstreifen bilden von ihrer Mündung in *Vv. interlobulares bzw. arcuatae* im Außenstreifen und in den unteren Teilen der Markstrahlen einen zweiten Kapillarplexus („*Vasa recta*-Plexus"), so daß das gesamte venöse Blut, das von Innenzone und Innenstreifen aufsteigt, die Tubuli des Außenstreifens erreicht (Abb. 139). Bedeutsam

◄ Abb. 138a–i. Befunde an *Vasa efferentia* der *Ratten*niere. Mit Ausnahme von b arterielle Skriptolinjektionen. (a) Kapselnahes Glomerulum mit *Vas afferens* und *efferens*. Vergr. 95fach. (b) venöse Skriptolinjektion. Dichter rundmaschiger Kapillarplexus des Labyrinthes, weniger dichter Plexus eines Markstrahles. Vergr. 40fach. (c) zwei *Arteriae interlobulares* mit *Vasa afferentia* und Glomerula. Die *Vasa efferentia* ziehen zum Markstrahl. Pfeil: Kapillaraufsplitterung am Rande des Markstrahles. Vergr. 50fach. (d) Kapillaraufspaltung eines *Vas efferens* am Rande eines Markstrahles; direkte Zweige verästeln sich im Labyrinth und Markstrahl. Pfeile: Grenze zwischen Labyrinth und Markstrahl. Vergr. 80fach. (e) wie d, Vergr. 100fach. (f) Kapillaraufsplitterung eines *Vas efferens* noch im Bereich des Labyrinthes. Vergr. 120fach. (g) *Vas efferens* dringt absteigend in den Markstrahl ein, in dem es sich verzweigt. Vergr. 80fach. (h) Juxtamedulläre Glomerula, aus deren *Vasa efferentia* Bündel arterieller *Vasa recta* hervorgehen. Kapillaren kaum dargestellt. Vergr. 30fach. (i) Juxtamedulläres Glomerulum mit *Vas efferens*, dessen kleinere Äste die Kapillaren des Außenstreifens versorgen. Vergr. 95fach. (Aus ROLLHÄUSER et al., 1964)

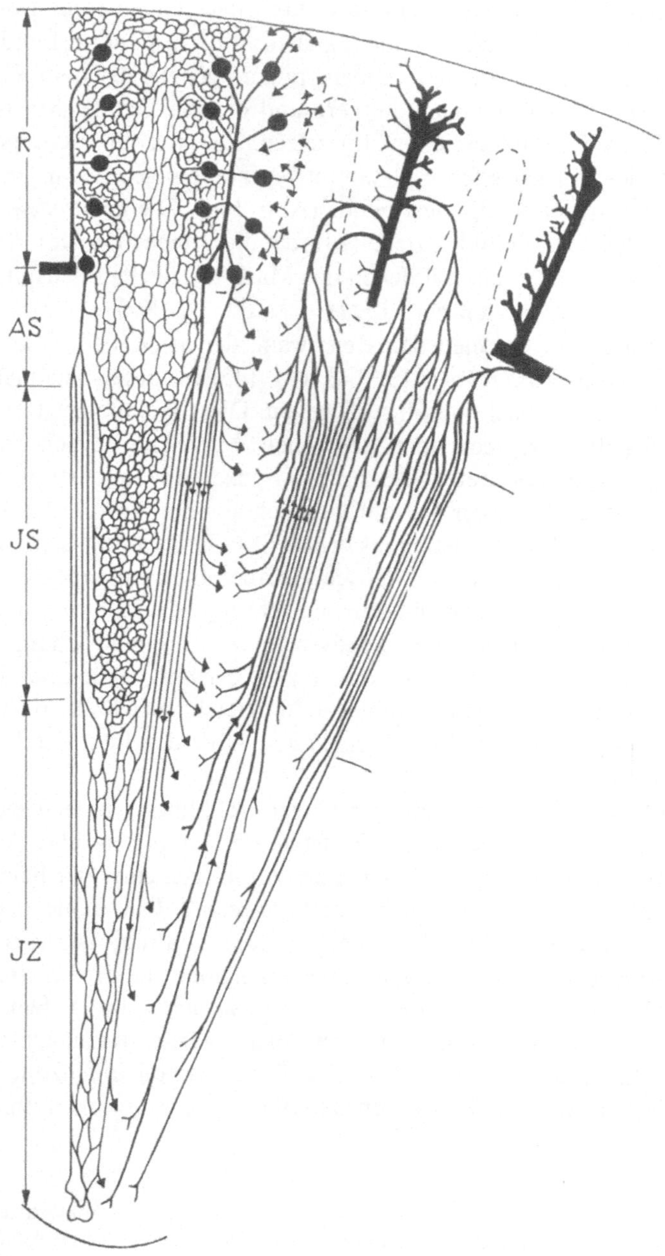

Abb. 139. Schema der feineren Gefäßverteilung in der *Ratten*niere. Links arterielle Gefäße und Kapillaren, rechts venöse Gefäße. In der Mitte ist die mutmaßliche Blutströmung angedeutet. Die Hälften sind übereinander projiziert zu denken. R: Rinde, AS: Außenstreifen, IS: Innenstreifen, IZ: Innenzone. (Aus ROLLHÄUSER et al., 1964)

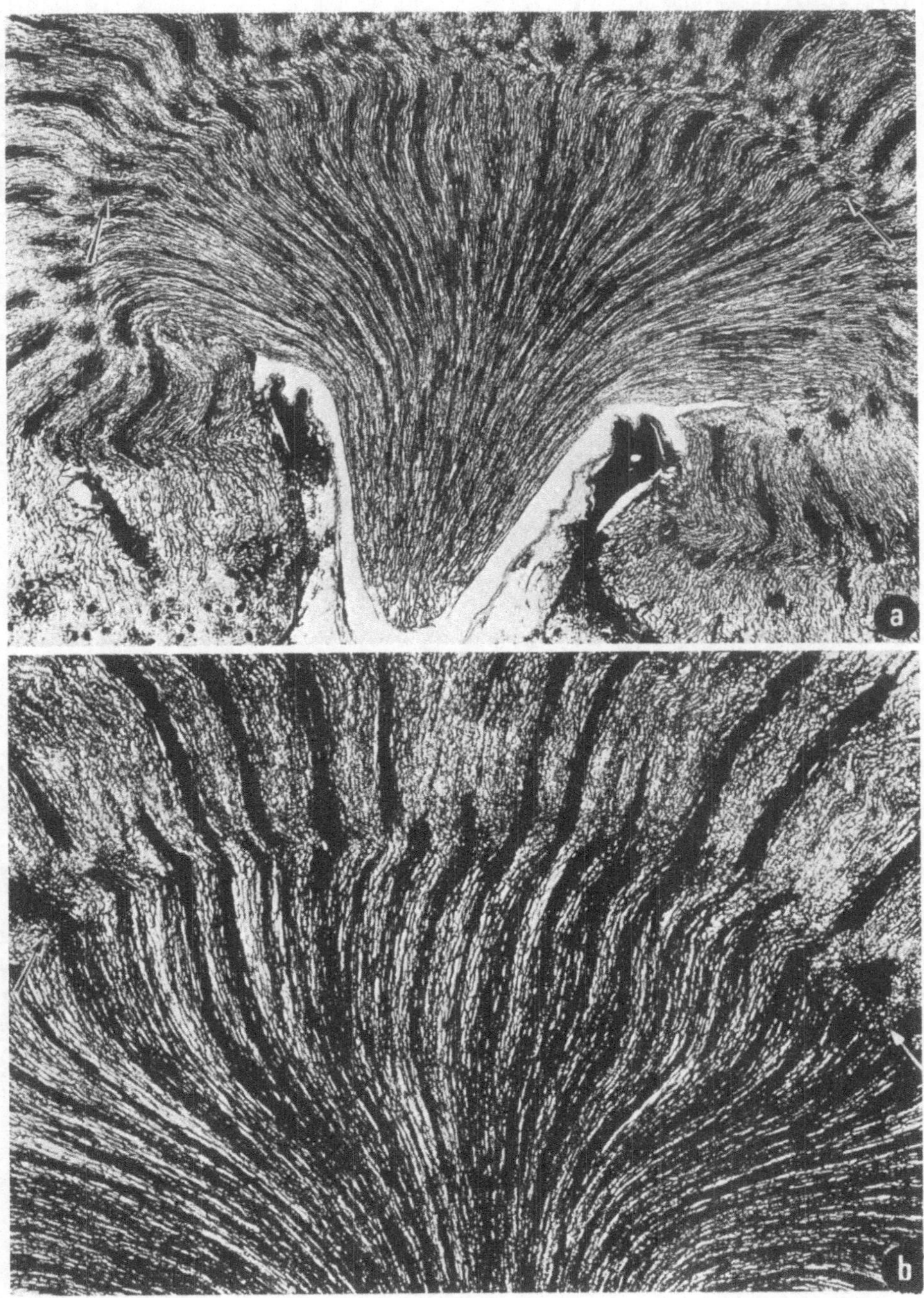

Abb. 140a u.b. Arterielle Skriptolinjektionen einer *Ratten*niere. (a) Schnittdicke 50 mμ. Innenzone mit Bündelung der arteriellen Vasa recta. Vergr. 16fach. (b) Schnittdicke 100 mμ. Pfeile: alle Gefäße für die Innenzone gehen aus den Gefäßbündeln an der Grenze von Innenstreifen und Innenzone hervor. Die *Vasa recta* für die tieferen Abschnitte der Innenzone sind im oberen Teil der Innenzone noch gebündelt. Vergr. 30fach. (Aus ROLLHÄUSER et al., 1964)

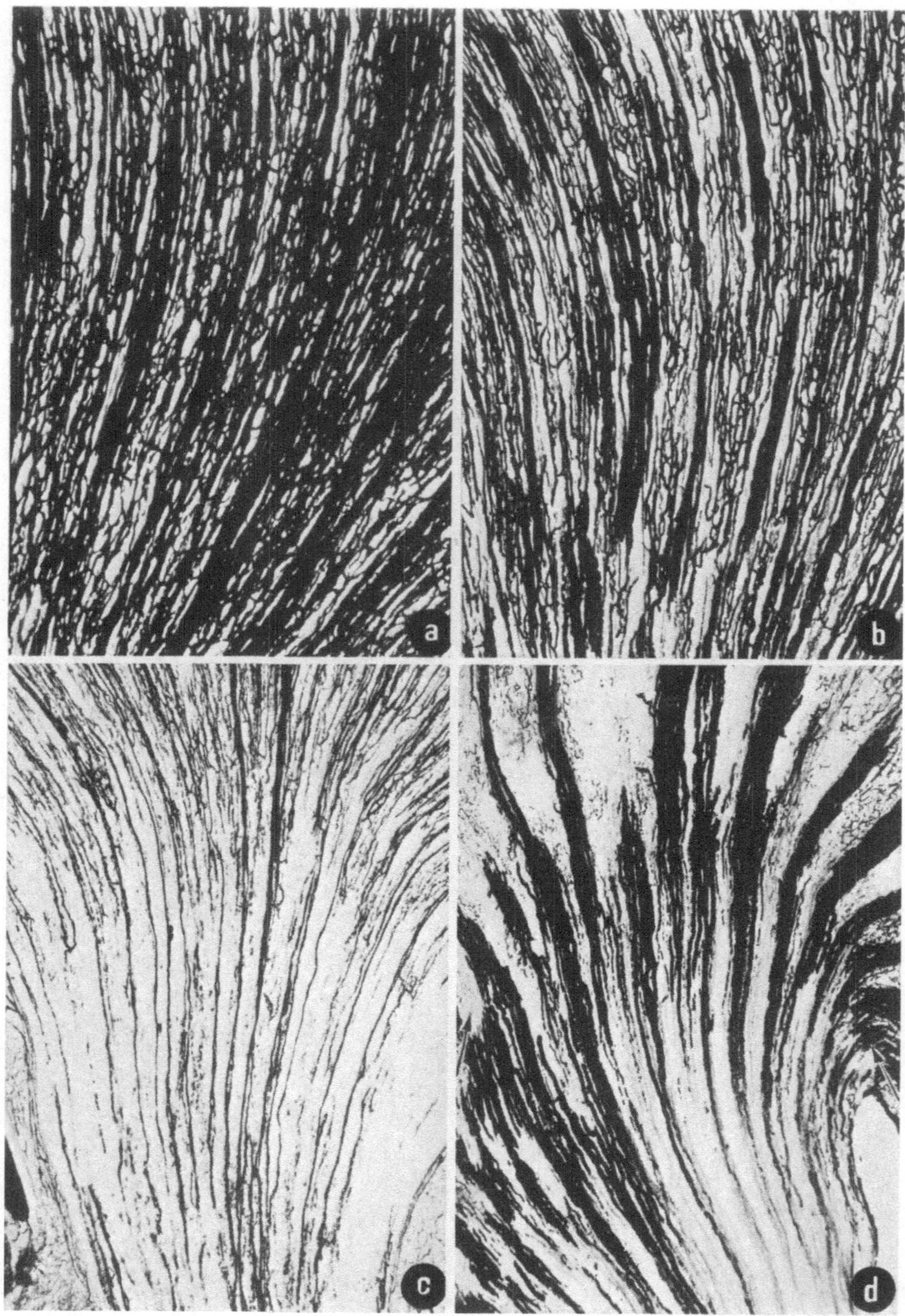

Abb. 141 (a–c) arterielle, (d) venöse Skriptolinjektionen der *Ratten*niere. (a) Innenzone mit dichtem Gefäßnetz aus Vasa recta und Kapillaren. Vergr. 40fach. (b) Innenzone mit gebündelten arteriellen *Vasa recta*, zwischen denen sich das langmaschige Kapillarnetz befindet. Vergr. 50fach. (c) Innenzone, unvollständig injiziert. Die arteriellen *Vasa recta* verlaufen unverzweigt bis zur Papillenspitze. Vergr. 25fach. (d) Innenzone mit unvollständiger venöser Injektion. Die aufsteigenden venösen Vasa recta biegen an der Grenze von Innenzone und Innenstreifen (Pfeile) in die Gefäßbündel ein. Vergr. 30fach. (Aus ROLLHÄUSER et al., 1964)

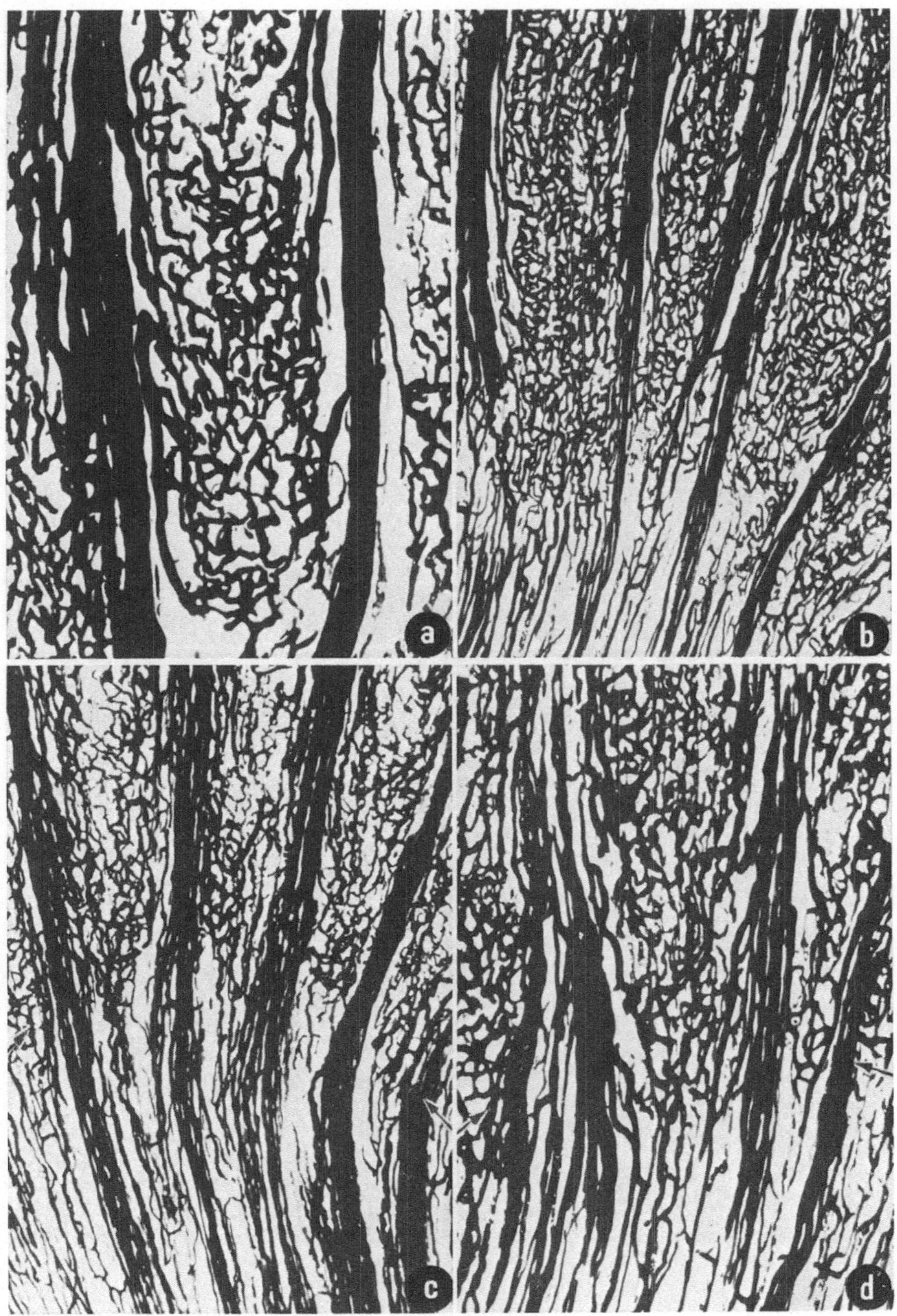

Abb. 142a–d. Arterielle Skriptolinjektion der *Ratten*niere. (a) Innenstreifen. Aus den Gefäßbündeln scheren die peripher gelegenen *Vasa recta* aus; sie verästeln sich im Kapillarplexus des Innenstreifens. Vergr. 120fach. (b) Innenstreifen mit sehr dicht vernetztem Kapillarplexus. An der Grenze von Innenstreifen und Innenzone anastomosieren die Kapillaren beider Markabschnitte. Vergr. 75fach. (c) und (d) Pfeile markieren die Grenze zwischen Innenstreifen und Innenzone. Aufspreitung der Gefäßbündel. Die *Vasa recta* für die tieferen Abschnitte der Papille verlaufen jedoch gebündelt weiter. Vergr. von (c) 75fach, von (d) 120fach. (Aus ROLLHÄUSER et al., 1964)

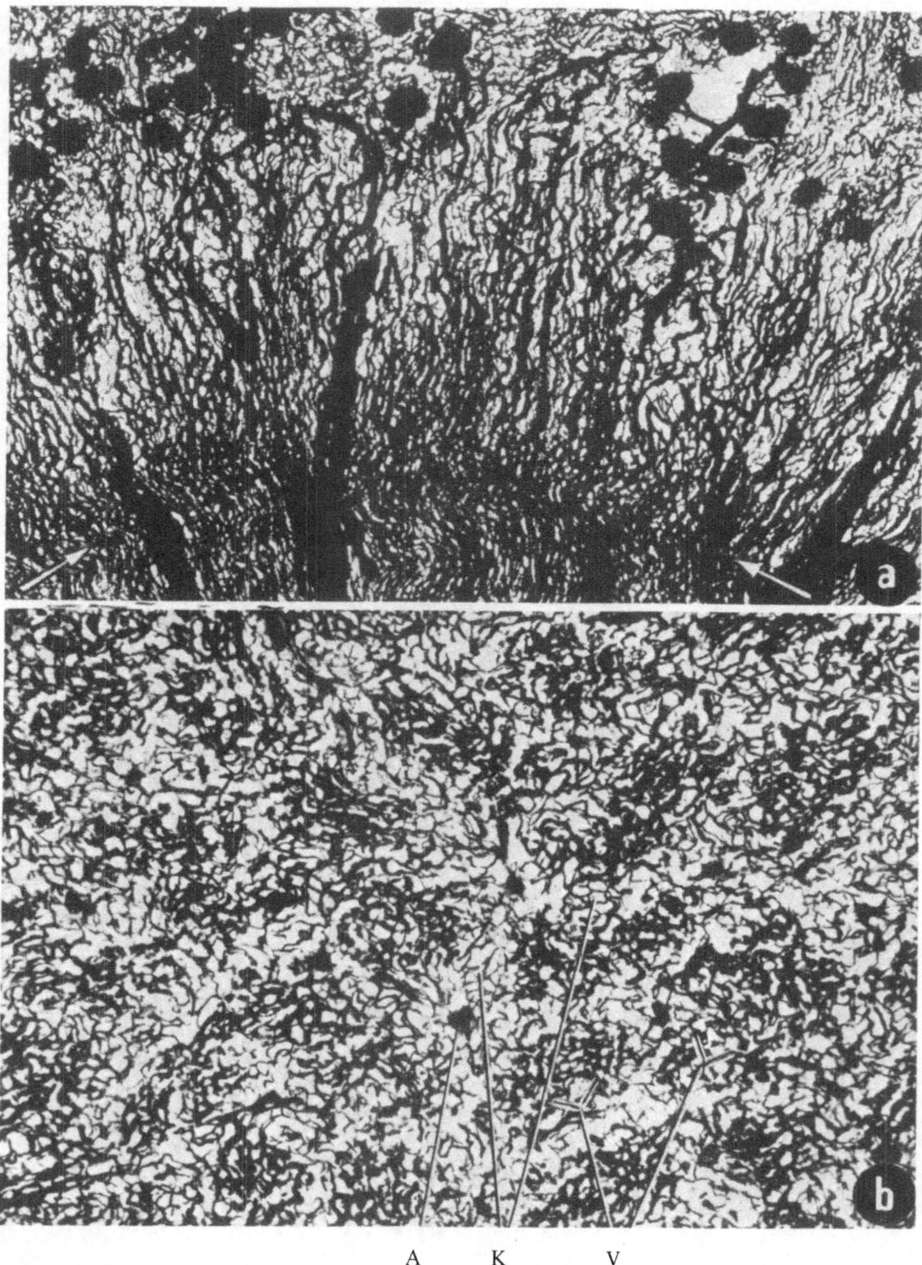

Abb. 143a u. b. Arterielle Skriptolinjektion der *Ratten*niere. (a) Außenstreifen. Hier bilden die dicken aufsteigenden venösen *Vasa recta* einen zweiten Kapillarplexus, ebenso im oberen Teil des Innenstreifens. Dazwischen erkennt man die dünneren Kapillaren des Außenstreifens. Pfeile: Grenze zwischen Innen- und Außenstreifen. Vergr. 20fach. (b) Außenstreifen in Querschnitt. A: noch dünnes Bündel absteigender arterieller *Vasa recta* im Querschnitt. K: Außenstreifen-Kapillaren. V: dicke aufsteigende venöse *Vasa recta*, gleichfalls in regelmäßiger Verteilung. Vergr. 30fach. (Aus ROLLHÄUSER et al., 1964)

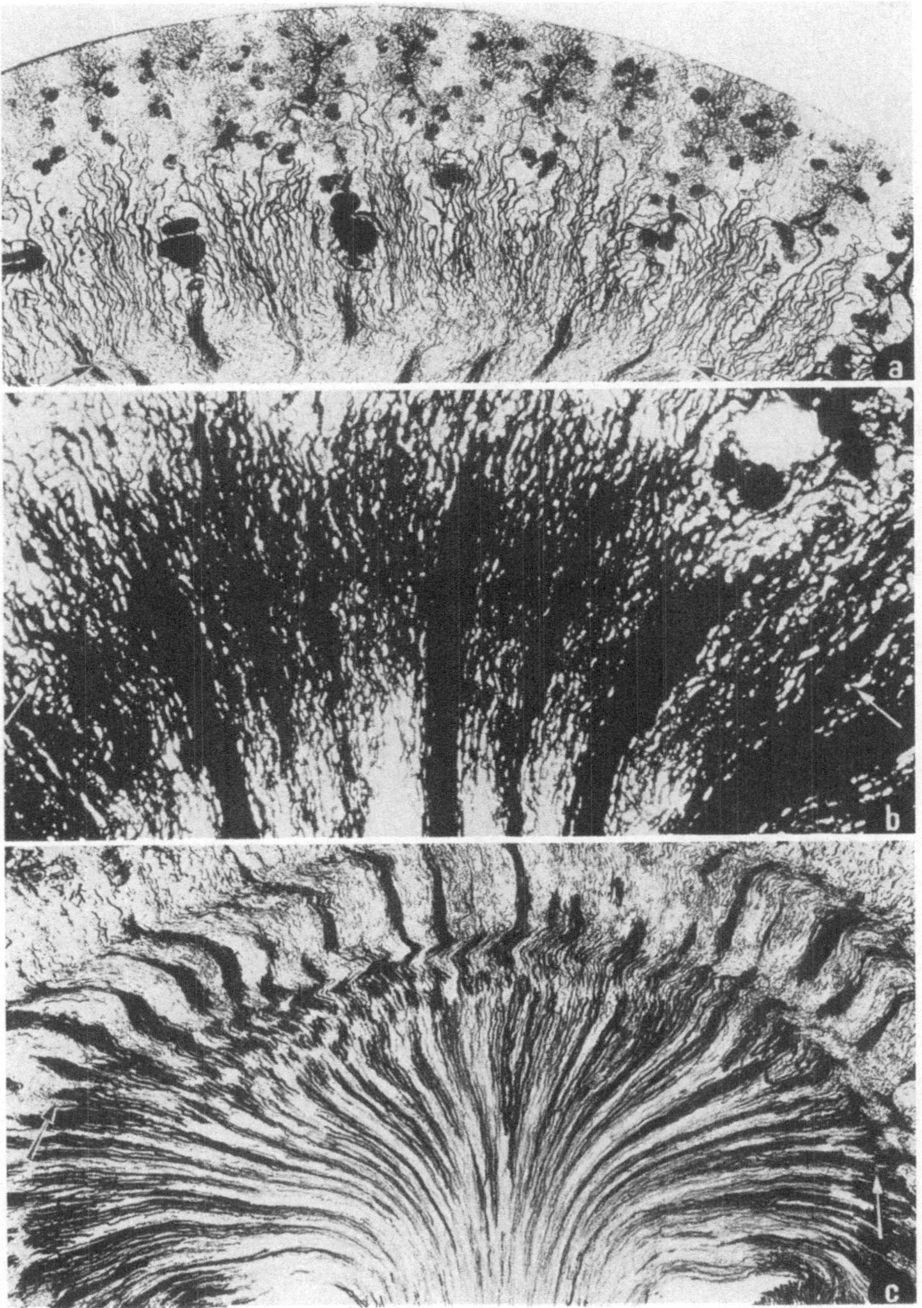

Abb. 144a–c. Zusammenstellung der Befunde an den venösen *Vasa recta* der *Ratten*niere. (a) Venöse Skriptolinjektion. Die venösen *Vasa recta* bilden sich in verschiedenen Höhen in der Innenzone, steigen einzeln auf und biegen sämtlich an der Grenze von Innenzone und Innenstreifen (Pfeile) in die Gefäßbündel ein. Vergr. 16fach. (b) Arterielle Skriptolinjektion. Die geschlossene Front der an der Grenze von Innenstreifen und Außenstreifen (Pfeile) übertretenden venösen Vasa recta tritt sehr deutlich hervor. Im Außenstreifen verliert sich die Darstellung der venösen *Vasa recta* allmählich. Vergr. 40fach. (c) Arterielle Injektion mit Zinnober-Gelatine. Die venösen *Vasa recta*, die im Außenstreifen und den Markstrahlen aufsteigen, wurden rückläufig aus den *Venae interlobulares* sehr deutlich dargestellt. Pfeile: Grenze zwischen Innenstreifen und Außenstreifen. Vergr. 16fach. (Aus ROLLHÄUSER et al., 1964)

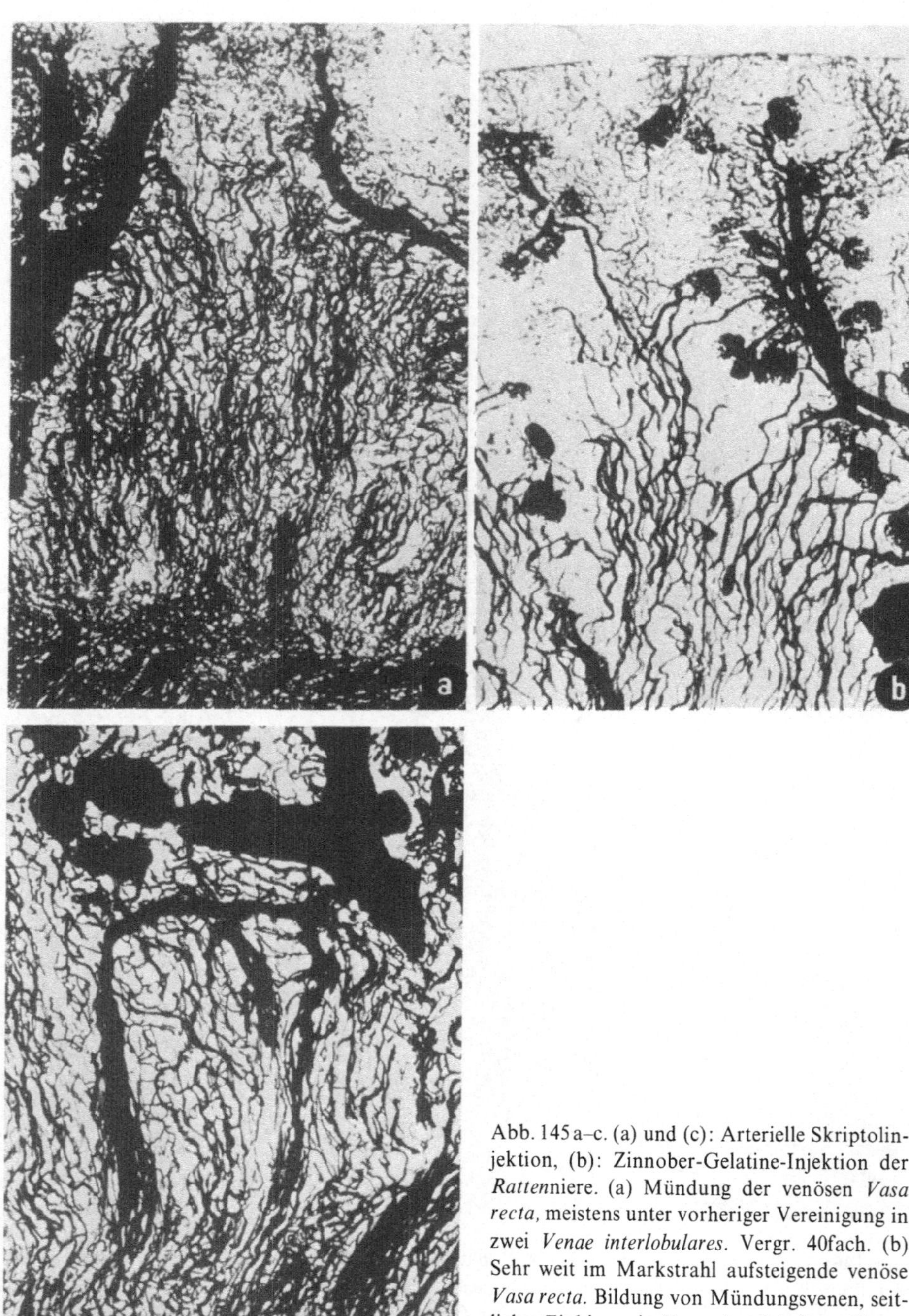

Abb. 145 a–c. (a) und (c): Arterielle Skriptolinjektion, (b): Zinnober-Gelatine-Injektion der *Ratten*niere. (a) Mündung der venösen *Vasa recta,* meistens unter vorheriger Vereinigung in zwei *Venae interlobulares.* Vergr. 40fach. (b) Sehr weit im Markstrahl aufsteigende venöse *Vasa recta.* Bildung von Mündungsvenen, seitliches Einbiegen in *Venae interlobulares.* Vergr. 50fach. (c) Venöse Vasa recta bilden eine starke Sammelvene und münden in eine *Vena arcuata* (verhältnismäßig seltener Befund). Vergr. 50fach. (Aus ROLLHÄUSER et al., 1964)

ist ferner, daß die Blutversorgung des Innenstreifens und der Innenzone dank der Bündelung der *Vasa recta* im Innenstreifen getrennt ist, eine Konstruktion, die einen Stoffaustausch zwischen den auf- und absteigenden Gefäßen als möglich erscheinen läßt.

Ein Unterschied des Gefäßmusters der Niere von *Ratte* und *Maus* besteht in der Ausbildung der *Gefäßbündel*, der „retia mirabilia" angelsächsicher Autoren (KRIZ u. KOEPSELL, 1974). Bei der *Maus* vereinigen sich am Übergang von Innen- und Außenstreifen Gefäßbündel häufig zur Bildung breiter *Sekundärbündel*. Aus diesen *Riesenbündeln* gehen am Übergang des inneren in den innersten Streifen wieder die ursprünglichen *Primärbündel* hervor, die sich bis in die tiefere Markregion erstrecken (Abb. 139). Über die besonders starke Ausbildung von Riesenbündeln und ihre Beziehungen zu den epithelialen Strukturen bei der *Wüstenmaus Psammomys obesus* vgl. S. 284.

An den Gefäßen der Bündel im Nierenmark machen sich *funktionell bedingte Kaliberschwankungen* bemerkbar (CREASEY u. MOFFAT, 1971, *Ratte*). Während einer osmotischen Mannitol-Diurese sind alle Gefäße und Kanälchen stark erweitert, die absteigenden Vasa recta dagegen verhältnismäßig schmal. Bei der Wasserdiurese nehmen die *Vasa recta* ein kleines Gebiet im Zentrum der Gefäßbündel ein. Unter dem Einfluß von ADH erweitern sich die aufsteigenden *Vasa recta* bei normalen und hydropischen Tieren und besonders bei *Ratten* mit Wasserdiurese beträchtlich. CREASEY und MOFFAT führen dieses Verhalten auf die Rückresorption von Wasser aus dem Interstitium in die aufsteigenden Vasa recta zurück.

6.3. Über den Pfortaderkreislauf des Metanephros der Vögel

Wie das Läppchen der Leber, so wird auch das des Metanephros der Vögel durch Endäste einer Pfortader (*V. renalis afferens, V. interlobularis*) und von Arterien (*Aa. renalis, Aa. intralobulares*) versorgt (s. S. 9, SILLER u. HINDLE, 1969). Das eingeströmte Blut fließt durch die im Läppchenzentrum verlaufende *V. renalis efferens* ab, die *V. centralis*. Die Glomerula erhalten rein arterielles Blut (MOUCHETTE u. CUYPERS, 1959).

Der überwiegend venösen Versorgung der Nierenkanälchen im Metanephros entspricht nach WENK (1966) eine hohe Aktivität von Laktatdehydrogenase und Diaphorase; sie wird als Ausdruck eines stärkeren anaeroben Stoffwechsels gedeutet.

Die Verteilung des Portalvenenblutes in der Niere hängt, wie schon SPERBER (1948) annahm, von dem Verhalten der *Klappe* ab, die sich in der Lichtung der *V. iliaca externa* kurz vor ihrer Anastomose mit der *V. renalis* befindet (über die präparatorische Freilegung der Klappe s. AKESTER, 1964, *Huhn*). Die Klappe ist etwa 3 mm lang, eher zylindrisch als konisch gestaltet, ihre proximale Öffnung hat einen Durchmesser von 1–2 mm. Die basalen zwei Drittel der Klappe enthalten glatte Muskulatur und sind — wahrscheinlich effektorisch —

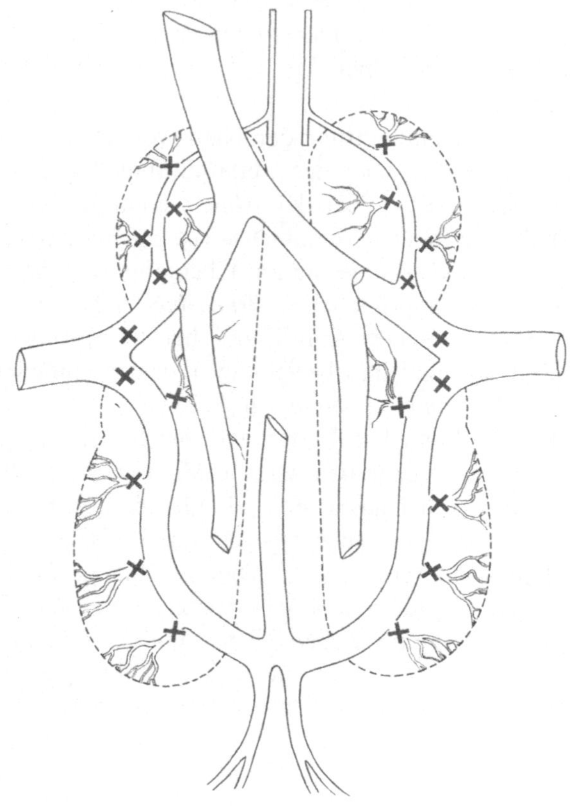

Abb. 146. Niere und Nierenvenen des *Haushuhns* in Ventralansicht. Die Stellen, an denen Vasokonstriktionen beobachtet werden, sind angekreuzt, nämlich 1. am Ursprung der kaudalen Portalvene aus der *V. iliaca* externa, 2. an der *V. iliaca externa* unmittelbar proximal vom Ursprung der kaudalen Nierenpfortader, 3. am Abgang der kranialen Nierenpfortader aus der *V. iliaca* externa, 4. an den Abgangsstellen jedes intrarenalen Astes aus den kranialen und kaudalen Nierenpfortadern. (Aus AKESTER, 1967)

reich innerviert; ihr apikales Drittel besteht zum größten Teil aus epitheloiden Zellen (SPANNER, 1939; GILBERT, 1961). Isolierte überlebende Klappen kontrahieren sich nach RENNICK und GANDIA (1954, *Truthahn*) unter der Einwirkung von Acetylcholin und Histamin und erschlaffen nach Zusatz von Adrenalin und Noradrenalin.

In welcher Weise die Klappe die venöse Durchblutung der Niere beeinflussen kann, hat AKESTER (1964) an lebenden narkotisierten *Hähnchen* mit Hilfe der Röntgenkinematographie (Kontrastmittelperfusion) gezeigt. Bei gänzlich geöffneter Klappe strömt Kontrastflüssigkeit, die in die *V. iliaca externa* einseitig injiziert wurde, in die *V. cava posterior* und in den kranialen Nierenabschnitt, jedoch nicht in das mittlere oder kaudale Segment. Gelegentlich passiert der Strom die Klappe, ohne Nierengewebe zu erreichen. Ist die Klappe völlig geschlossen, werden alle Nierenabschnitte durchströmt. Bei teilweise geschlossener Klappe fließt ein feiner Strahl von Kontrastflüssigkeit durch sie hindurch und es werden alle drei Nierensegmente erreicht. Bei gleichzeitiger Injektion des Kontrastmittels in beide *Vv. iliacae externae* kommt es nach AKESTER (1967) in 25% der Fälle zu einer Asymmetrie in der Verteilung des Blutes in beiden Nieren, die auf dem Vorhandensein von „shunts" beruht. Die Umgehungswege des Portalblutes führen 1. über die Portalklappe und *V. cava posterior*, 2. die kaudale Nierenpfortader und die *V. coccygeo-mesenterica* und 3. die kraniale Nierenpfortader und die vertebralen Venensinus. Unter Umständen kann das Blut in umgekehrte Richtung geleitet werden. Am Ursprung der beiden Nierenpfortadern und nahe den Eintrittsstellen von Venenstämmchen in das Nierengewebe treten nach den Beobachtungen von AKESTER (1967) kräftige *Vasokonstriktionen* auf (Abb. 146).

EMERY et al. (1972) machen auf Verschiedenheiten im räumlichen Verhalten der Markgefäße der Vogelniere aufmerksam, die mit Besonderheiten der Osmoregulation zusammenhängen. Bei dem *Sperling Passerculus sandwichensis rostratus*, der große Mengen von NaCl aufnehmen kann, findet man in den Markzylindern konzentrisch angeordnete dicke Schenkel Henlescher Schleifen, die einen kräftigen *Gefäßstrang* umgeben. Letzterer ist bei *Melopsittacus undulatus* schwächer ausgebildet, einer Spezies, die eine Dehydratation gleichfalls, jedoch in geringerem Maße erträgt.

6.4. Die epitheloiden Gefäßwandzellen und der juxtaglomeruläre Apparat

Als juxtaglomerulären Apparat bezeichnet man das aus granulierten Wandzellen vor allem der *Arteriola afferens* (s.u.), mitunter auch der *Arteriola efferens*, dem Mesangium einschließlich der Lacis-Zellen und aus der Macula densa bestehende funktionelle System, das der Regulierung des Natrium- und Wasserhaltes dient (Renin-Angiotensin-Aldosteronsystem, vgl. THURAU u. LEVINE 1971, Lit.; THURAU, 1973, 1975; s. auch Übersichten von CAIN u. KRAUS 1969, 1970; GRANGER et al., 1972). In vergleichend-anatomischer Sicht erscheint die Macula densa des Mittelstückes nicht als unabdingbarer Bestandteil des juxtaglomerulären Apparates der Wirbeltiere, da sie in *Teleostiernieren* vermißt wird (BULGER u. TRUMP, 1969; MEYER et al., 1967). BULGER u. TRUMP (1969) halten die Trias aus granulierten epitheloiden Zellen, Lacis-Zellen und Macula densa für eine phylogenetisch spätere Erwerbung. In dem *Mesonephros* des *Menschen* wurde ein juxtaglomerulärer Apparat nicht gefunden (DEMARTINO u. ZAMBONI, 1966; KOGA, 1972).

Statt vom juxtaglomerulären Apparat sprechen manche Autoren von einem „juxtaglomerulären Komplex", dessen epitheloide Zellen zusammen mit den Goormaghtigh-Zellen dann als „juxtaglomerulärer Apparat" bezeichnet werden. Andere Untersucher nennen die epitheloiden Zellen allein oder in Kombination mit den Goormaghtigh-Zellen „juxtaglomeruläre Zellen" (vgl. hierzu BUCHER u. KAISSLING, 1973). SOKABE und OGAWA (1974) befinden sich im Irrtum, wenn sie die Bezeichnungen Polkissen, Lacis-Zellen und „glomerular mesangial region" für Synonyma halten.

Die Erforschung des juxtaglomerulären Apparates schließt an nachstehende Beobachtungen an: nachdem RUYTER (1925, *Mäuseniere*), OBERLING (1927, *menschliche Niere*) und OKKELS (1929, *Frosch*) epitheloide granulierte Zellen in der Wand der *Arteriolae afferentes* nachgewiesen hatten (historische Darstellung bei HATT, 1967), beschrieb K.W. ZIMMERMANN (1933) das *Polkissen* in der *Arteriola afferens* der Glomerula des *Menschen* und zahlreicher anderer *Säugetiere* (vgl. hierzu auch SOKABE u. OGAWA, 1974). ZIMMERMANN schildert einen subendothelialen, auf der Seite der Macula densa gelegenen, kissenartig gewölbten Verband dichtgepackter Zellen, die durch „ein feines spärliches Fasernetz getrennt" sind. Wie spätere Untersuchungen ergaben, entspricht das von ZIMMERMANN erwähnte „spärliche Faserwerk" zwischen den epitheloiden Zellen einem Schwammwerk aus Membranen (Basallaminae), das sich unter Abnahme der Maschengröße zwischen den Goormaghtighschen Zellen fortsetzt; es kann stellenweise unterbrochen sein (BUCHER u. REALE, 1962; BUCHER u. KAISSLING, 1973, Lit.). Das Fachwerk aus Lamina-Material nimmt das Gebiet ein, das sich vom Endothel bis zur Macula densa und der Basallamina der Bowmanschen Kapsel erstreckt (BUCHER u. RIEDEL, 1965). Nicht selten liegen typische glatte Muskelzellen zwischen dem Endothel und den epitheloiden Zellen, ferner zwischen den letzteren (OBERLING, 1927; GOORMAGHTIGH, 1932; BECHER, 1936; SCHLOSS, 1945/46); Übergangsformen zwischen beiden Zellarten sind häufig (ZIMMERMANN, 1933; SCHLOSS 1945/46). Die Kissenzellen setzen die Schicht der glatten Muskelzellen der *Arteriola afferens* fort. Die Elastica interna schwindet mit der Annäherung an den Gefäßpol. Beim *Menschen* kommen nach APPELT (1939) *Arteriolae afferentes* vor, in denen so viele elastische Fasern ausgebildet sind, daß die Polkissenzellen in den Hintergrund treten (*Aa. afferentes* vom elastischen Typ). Bei elastikaarmen Arteriolen endet die elastische Längsfaserung dort, wo das Polkissen beginnt.

Das Vorkommen von granulierten Zellen beschränkt sich nicht streng auf das *Vas afferens*. Auch in der Wand des *Vas efferens* (Abb. 147) wurden derartige Elemente nachgewiesen (ADEBAHR, 1962, *Mensch*; JANIGAN, 1965, *Katze, Ratte*; KRÖNIG, 1966, *Maus*; GORGAS, 1978, *Maus*, u.a.). Gelegentlich treten gekörnte Zellen in der Wand der *Aa. interlobulares* der *Ratte* auf (WITTIG, 1971).

In der *Arteriola afferens* der *Rattenniere* bilden die epitheloiden Zellen in der Media gelegene *Gruppen*, deren eine nahe dem Übergang der Arteriole in die Glomerulumkapillaren liegt (HATT, 1967). Eine zweite Zellgruppe kann sich hinter der Abgangsstelle der *Arteriola afferens* aus der *A. interlobularis* befinden. BARAJAS und LATTA (1963) wiesen eine weitere Zellgruppe in der *Arteriola efferens* nach (s. auch FAARUP, 1965). In den *Vasa afferentia* subkapsulärer Glomerula kommen mehr epitheloide, zu Gruppen zusammengefaßte Zellen als in den marknahen vor (FAARUP, 1965). Auch bei der *Maus* wurde eine ungleichmäßige Verteilung der gekörnten Zellen beobachtet (WORTHINGTHON, 1957, Neutralrotfärbung).

Die schon von PETER (1907) gesehene *Macula densa* (s. S. 191) schildert ZIMMERMANN als ovale Zellplatte aus dicht beisammen liegenden Elementen im Epithelverband der Pars contorta des Mittelstückes (s. S. 181); sie liegt an der Stelle, an der sich das Mittelstück dem präglomerulären Abschnitt der *Arteriola afferens* oder dem Gefäßpol des Nierenkörperchens anlagert. Nach KAISSLING et al. (1977) gehört die Macula densa der *Ratte* dem kortikalen Abschnitt der Pars ascendens des Mittelstückes an, der sich erst jenseits des Maculabereiches

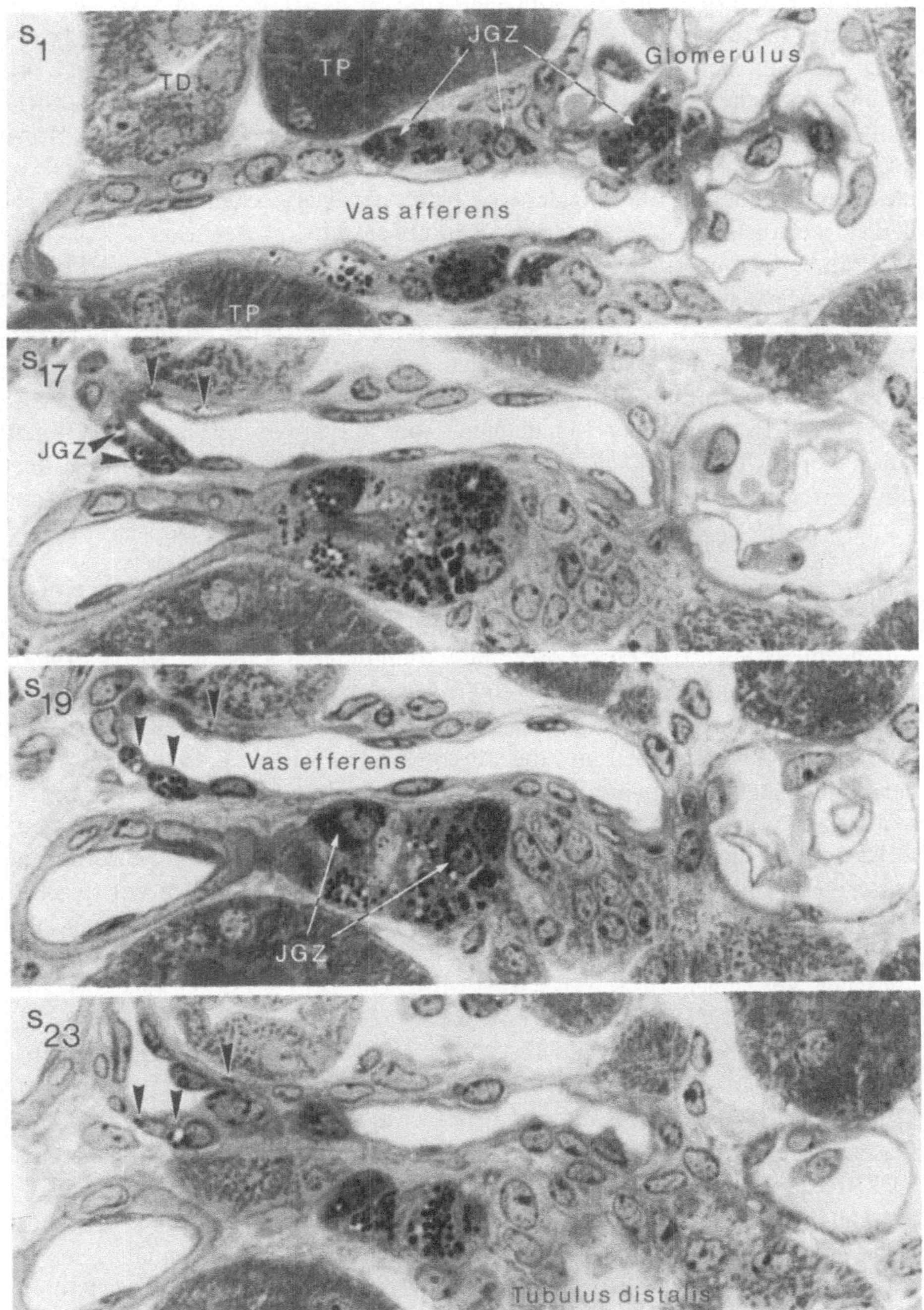

Abb. 147. *Vas afferens* und *Vas efferens* eines intermediär gelegenen Glomerulums der *Maus* in Serienschnitten (S_1–S_{23}). JGZ und Pfeilkopf: epitheloide juxtaglomeruläre Zellen mit Granulation, auch in der Wand des *Vas efferens* in einigem Abstand vom Gefäßpol. TP: Hauptstück („Tubulus proximalis"), TD: Mittelstück („Tubulus distalis"). Dicke der Serienschnitte 3/4 µm, Färbung mit Methylenblau-Azur II nach RICHARDSON. Vergr. 1000fach. (Präparat und Aufnahmen von Prof. Dr. Karin Gorgas, Heidelberg)

scharf von dem gewundenen Teil des Mittelstückes absetzt (vgl. hierzu S. 191 und 181). Die *Basallamina* der Macula densa ist in der Regel im Bereich ihres Kontaktes mit der *A. afferens* aufgelockert oder besonders dünn bzw. sie vereinigt sich mit der Basalmembran der Arteriolen. In anderen Fällen ist die Berührungsfläche der Macula mit der *Arteriola efferens* und den Lacis-Zellen größer als mit der *Arteriola afferens* (BARAJAS, 1970). Für Variationen der Kontaktverhältnisse sind die wechselnde quantitative Entwicklung des Mittelstückes, die unterschiedliche Entfaltung des Komplexes der Lacis-Zellen und die verschieden starke Ausbildung der Arteriolen verantwortlich (vgl. MOFFAT, 1975).

Während Zimmermann die engen räumlichen Beziehungen zwischen Polkissen und Macula densa hervorhob, ohne Vermutungen über ihre Funktion zu äußern, faßte GOORMAGHTIGH (1937) die epitheloiden Zellen in der Wand der *Arteriola afferens*, die später Lacis-Zellen genannten Elemente und die Macula densa zu einem funktionellen System zusammen (s. auch BUCHER u. KAISSLING, 1973). Die „Erregung" der Maculaplatte solle die präglomerulären Arteriolen durch Vermittlung der Lacis-Zellen über Veränderungen des Harns im Mittelstück informieren. Diesem System gehören auch die epitheloiden Zellen an, die in den *Arteriolae efferentes* des *Menschen* ausgebildet sind, wo sie ADEBAHR (1962) nachwies.

Gestalt und Struktur der epitheloiden Zellen. Die epitheloiden Zellen des Polkissens besitzen nach K.W. ZIMMERMANN eine kurzellipsoide Gestalt. Sie stehen jedoch durch Fortsätze miteinander in Verbindung (BUCHER u. REALE, 1962). Die Ausläufer der epitheloiden Zellen erreichen das Endothel einerseits, Fibroblasten in der Adventitia andererseits, am Hilus die Bowmansche Kapsel, die Goormaghtighschen Zellen und die Mesangiozyten (GORGAS, 1978). Die *Kerne* der epitheloiden Zellen sind rundlich bis ovoid, mitunter eingedellt; sie unterscheiden sich nach HATT (1967) nicht von denen der benachbarten Myozyten, während BUCHER und KAISSLING (1973) deren langgestreckte Form hervorheben. Bei der *Maus* kommen gelegentlich zweikernige epitheloide Zellen vor (ROSENBAUER, 1965). *Mitosen* wurden wiederholt beschrieben (Lit. bei ROSENBAUER, 1965); sie treten vor allem bei experimentell gesteigerter Aktivität und bei pathologischen Vorgängen auf (GOORMAGHTIGH u. GRIMSON, 1939; GOORMAGHTIGH, 1944; MEYER, 1972). Der in Kernnähe liegende *Golgi-Apparat* ist stärker als jener der Muskelzellen ausgebildet (Abb. 148, 149). Zisternen des Golgi-Apparates bzw. des *glatten ER* enthalten Material verschiedener Dichte, das zu rundlichen bis rhomboiden *Granula* kondensiert wird (BARAJAS, 1966; GORGAS, 1978). Das stark entwickelte *rauhe ER* (HARTROFT u. NEWMARK, 1961) kann gleichfalls zu Zisternen erweitert sein, die ein amorphes Material geringer Massendichte umschließen (Lit. in BUCHER u. KAISSLING, 1973; GORGAS, 1978). Große Zisternen dürften den lichtmikroskopisch erkennbaren *Vakuolen* in Kernnähe entsprechen, die beim *Menschen* in 70% der untersuchten Fälle lichtmikroskopisch

Abb. 148. Granulierte epitheloide Zelle des juxtaglomerulären Apparates von *Tupaia belangeri*. ▶ Die Zelle enthält meist polymorphe Sekretgranula (SG). Ihr Zytoplasma erinnert mit Hemidesmosomen (HD) und Leiomyofilamenten an jenes einer glatten Muskelzelle (LM). G.: Golgi-Apparat, C: Zentrosphäre, N: Kern, RER: rauhes endoplasmatisches Retikulum, Pfeile: submembranöse Zisternen. Vergr. 800fach. (Aus FORSSMANN u. TAUGNER, 1977)

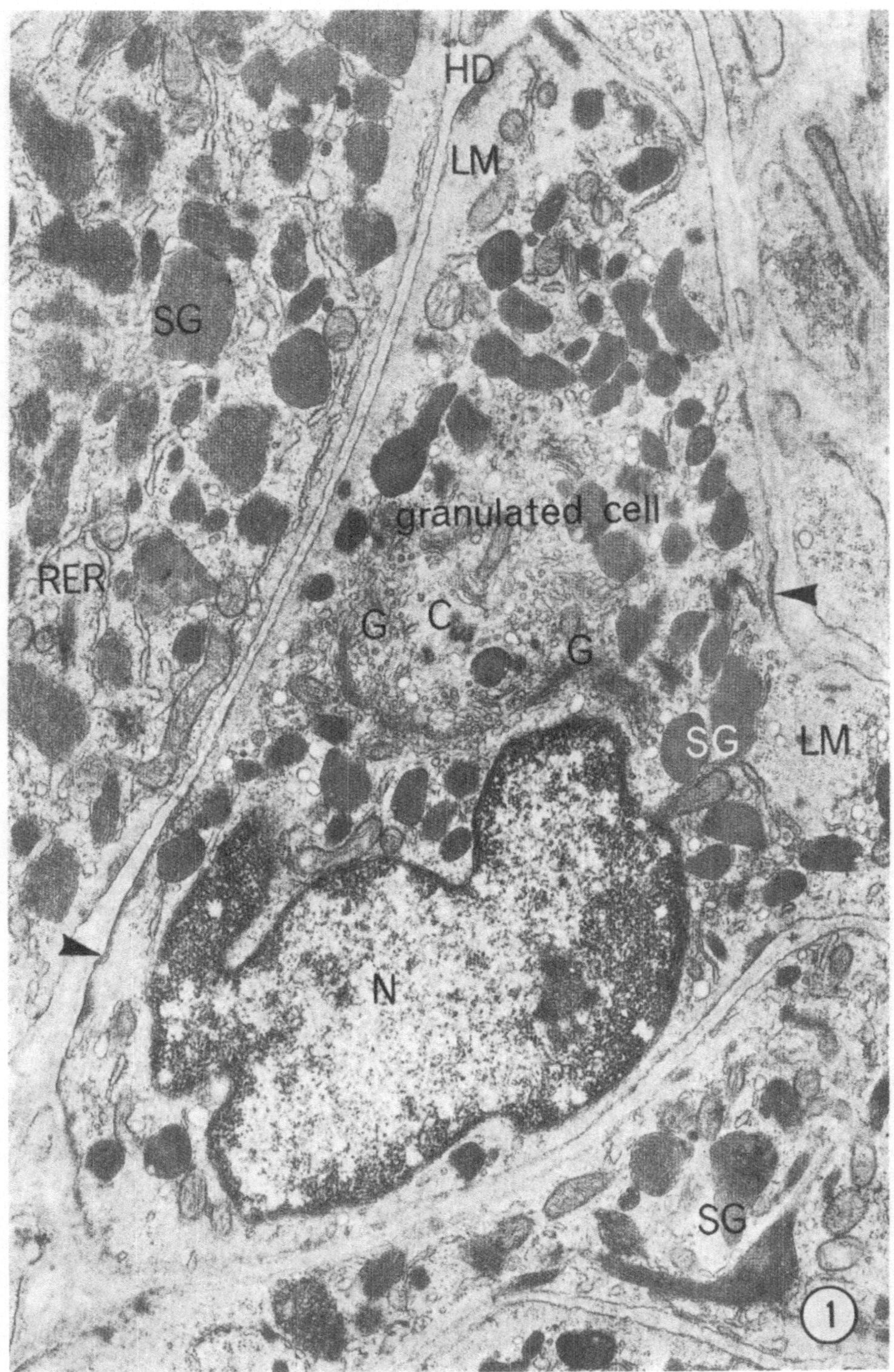

Abb. 148

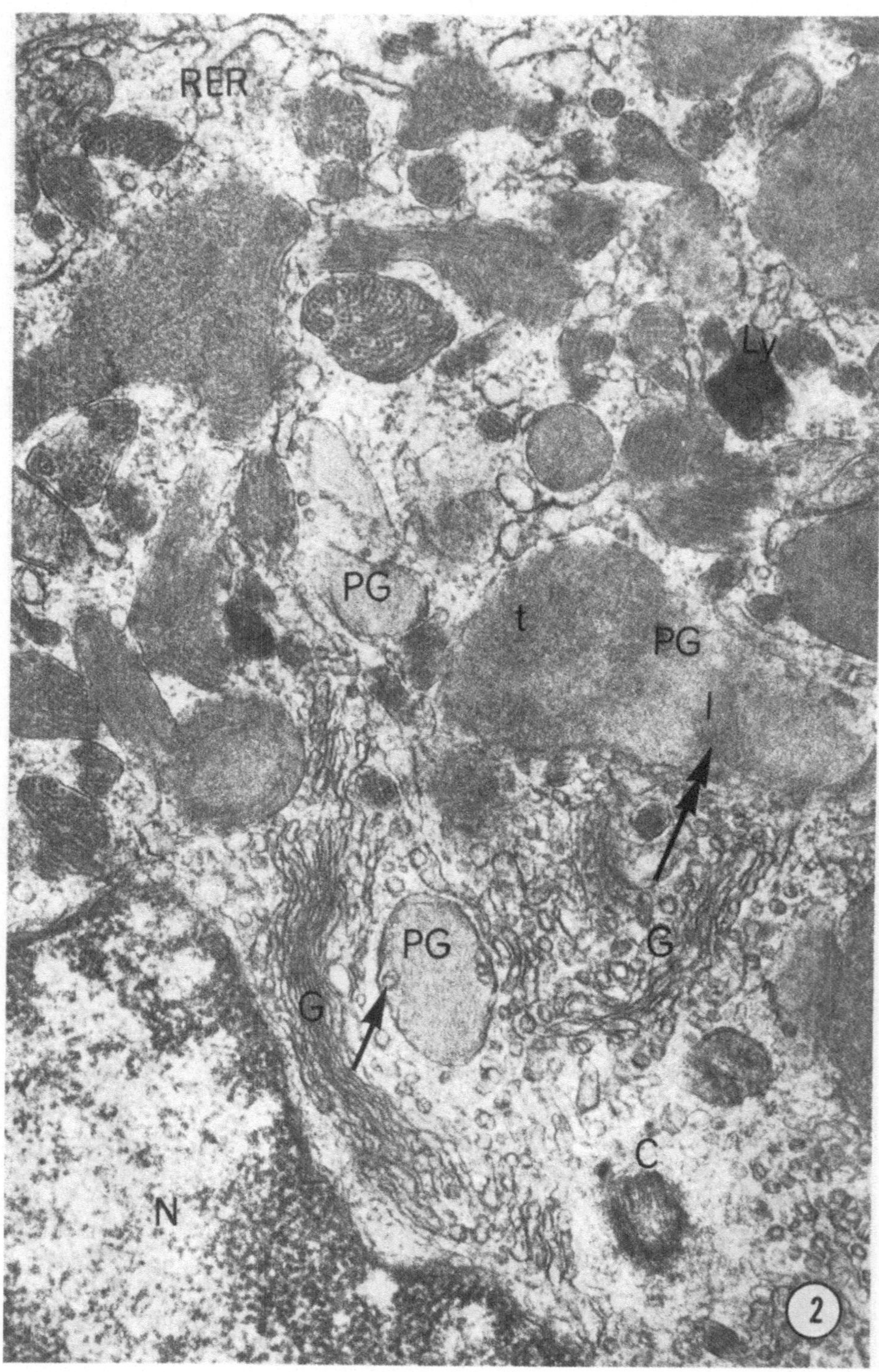

Abb. 149

gefunden wurden (BIAVA u. WEST, 1966) und für das helle Aussehen der epitheloiden Zellen mitverantwortlich sind. Unzureichende Fixation und postmortale Veränderungen mögen zur Verstärkung der Vakuolisierung beitragen (ROUILLER u. ORCI, 1971). Kleine Vakuolen entstehen durch lokale Auftreibung der perinukleären Zisterne. Die Zahl der im Grundplasma verteilten *Ribosomen* ist meistens beträchtlich. *Glykogenpartikel* liegen vor allem in der Umgebung der Granula der epitheloiden Zellen (Abb. 150). Durch hohen Glykogengehalt zeichnen sich bereits die juxtaglomerulären Zellen 18 Tage alter *Rattenfeten* aus (BRÜHL et al., 1973). Das Vorkommen kleiner *Fett*-Tröpfchen erwähnen ITO et al. (1962, *Fledermaus*). Die kleinen ovoiden *Mitochondrien* gehören dem Crista-Typus an. Verhältnismäßig selten ist ein *Zentriol* zu beobachten (ROUILLER u. ORCI, 1971; BUCHER u. REALE, 1964; BIAVA u. WEST, 1966, *Mensch*; BUCHER u. KAISSLING, 1973; PETER et al., 1974; FORSSMANN u. TAUGNER, 1977, Abb. 149). Elektronenmikroskopisch lassen sich vor allem in der Peripherie des Zelleibes und in den Zellfortsätzen *Myofilamente* nachweisen (LATTA u. MAUNSBACH, 1962; GORGAS, 1978), deren Zahl sehr wechselt. Besonders aktive Zellen sind frei von Filamenten (BUCHER u. KAISSLING, 1973). Die Myofilamente sind an beiden Enden im Plasmalemm verankert. Den Nachweis von Netzwerken aus *Mikrotubuli* und *Mikrofilamenten* hat PETER (1976, *Ratte*), erbracht. Mikropinozytotische Randbläschen sind vor allem in Nähe des Gefäßpoles (GORGAS, 1978) in geringerer Zahl als in den glatten Muskelzellen vorhanden. Lipofuszinähnliche Einschlüsse, die nur gelegentlich fluoreszieren, sind Residualkörpern bzw. Autophagosomen zuzurechnen (GORGAS, 1978).

Im Gegensatz zu der Zahl der Mikropinozytose-Vesikel nimmt die der plattenartigen oder fingerförmigen *Einfaltungen* des *Plasmalemms* in Richtung auf den Hilus zu, wie den Untersuchungen von GORGAS (1978) zu entnehmen ist. Im Inneren dieser Einsenkungen liegt zartkörniges Material, das der Substanz der Basallamina ähnelt. Ihre Endabschnitte sind durch Verdichtungen des Plasmalemms gekennzeichnet, die mit einem Saum aus winzigen Stacheln (Länge 150–200 Å) ausgestattet sind; auf Flachschnitten wird eine hexagonale Ordnung der Stacheln sichtbar. Zwischen den Stachelsaumplatten und großen, tief versenkten Stachelsaumbläschen (coated vesicles) bestehen Übergangsformen.

Die Ultrastruktur der epitheloiden Zellen wechselt je nach *Funktionszustand* erheblich, offenbar auch je nach Spezies. Von BUCHER und REALE (1964) sowie BUCHER und RIEDEL (1966) untersuchtes *menschliches* Biopsiematerial fiel u.a. durch schwache Ausbildung des endoplasmatischen Retikulums und des Golgi-Apparates, verhältnismäßig niedrige Zahl der Mitochondrien und der Granula auf, während viele Ribosomen vorhanden waren. Nur wenige Granula findet man in den epitheloiden Zellen des *Meerschweinchens* (RIEDEL u. BUCHER, 1967), sehr viel mehr bei der *Ratte*. In Nieren, die durch Abklemmung einer A. renalis ischämisch geworden waren, wiesen BARAJAS et al. (1976, *Ratte*) eine gesteigerte

◄ Abb. 149. Granulierte epitheloide Zelle des juxtaglomerulären Apparates von *Tupaia belangeri*. PG: Progranula in Nähe des Golgi-Apparates (G). Die Progranula enthalten Vesikel (Pfeile) und Verdichtungen aus filamentösem Material (Doppelpfeil). In den Granula erkennt man quer- (t) und längsgetroffene (l) Filamente. N: Kern, C: Zentriol, Ly: Lysosom, RER: rauhes endoplasmatisches Retikulum. Vergr. 25000fach. (Aus FORSSMANN u. TAUGNER, 1977)

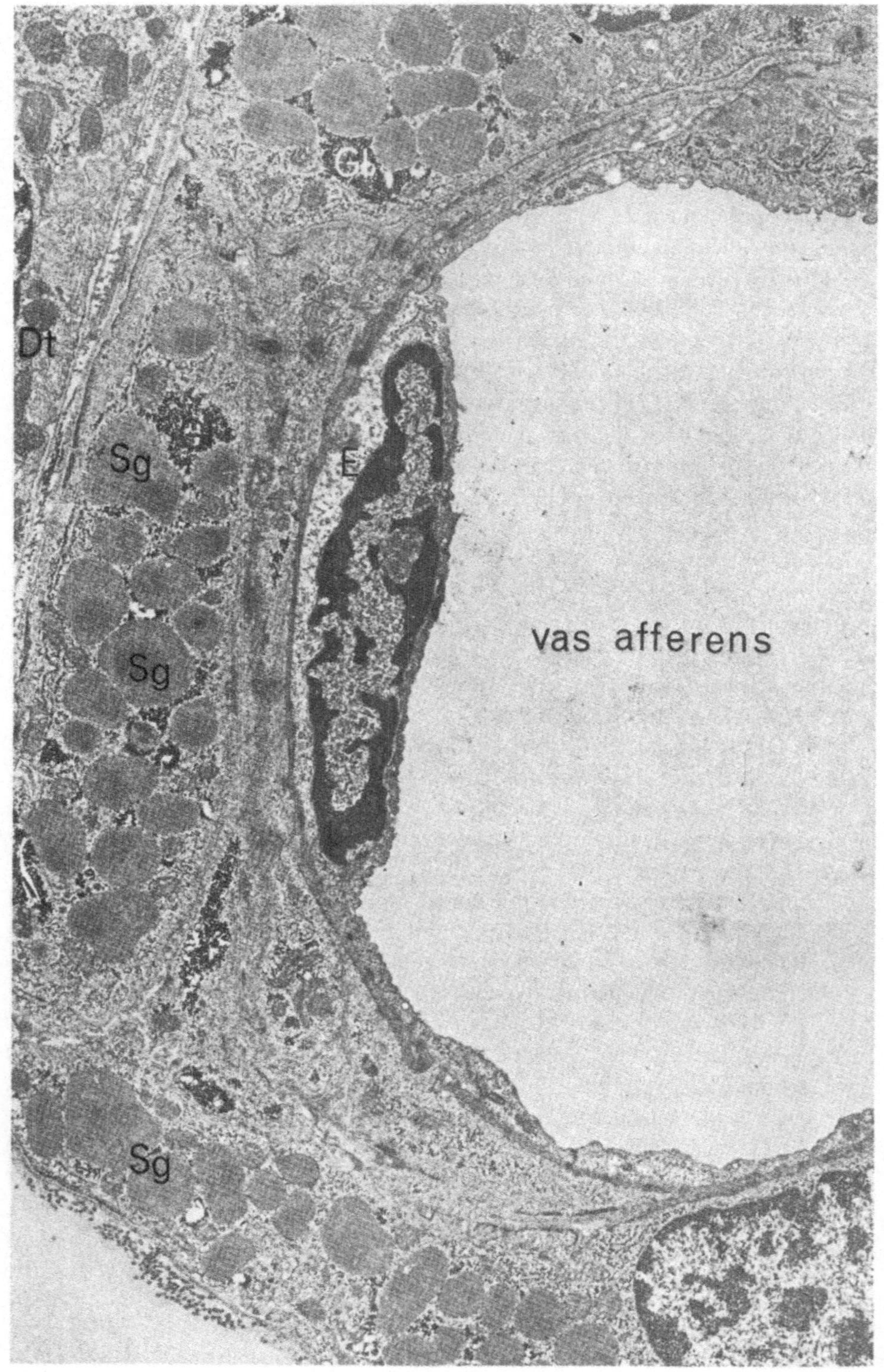

Abb. 150. Epitheloide Zelle in der Wand eines *Vas afferens* der *Ratten*niere mit zahlreichen Sekretgranula (Sg) und Ansammlungen von Glykogen (Gl). E: Endothelzelle. Dt: Mittelstück. Vergr. 10000fach. (Aus PETER et al., 1974)

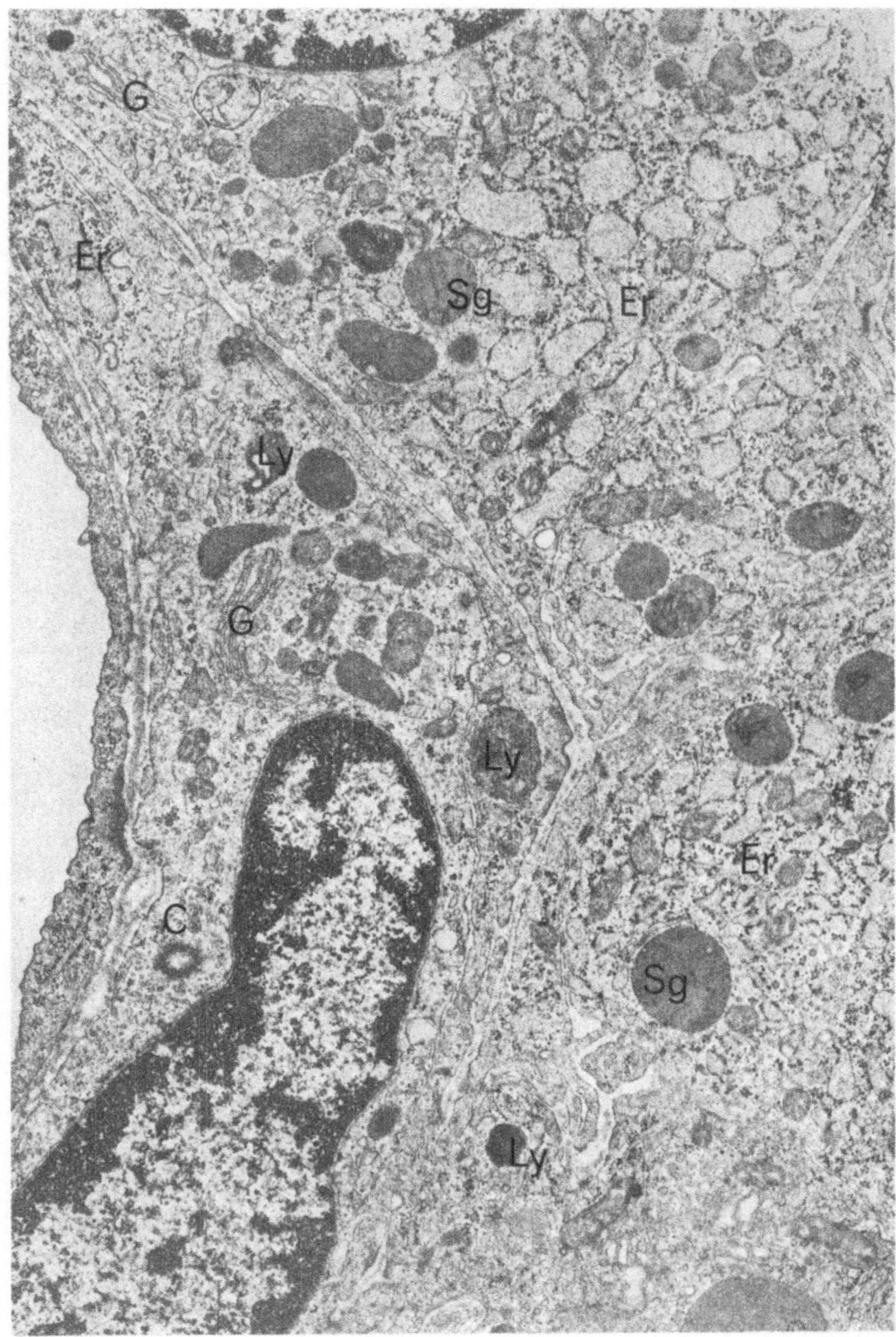

Abb. 151. Nach Adrenalektomie hypertrophierte Epitheloidzellen (*Ratte*). Proliferation des endoplasmatischen Retikulums (Er), Sekretgranula (Sg), Lysosomen (Ly), Golgi-Apparat (G) und Zentriol (C). Vergr. 10000fach. (Aus PETER et al., 1974)

Synthese von Granula im juxtaglomerulären Apparat nach, ferner das Auftreten granulierter juxtaglomerulärer Zellen im Mesangium der Glomerula. Die Autoren bestätigen damit ältere Angaben von GOORMAGHTIGH (1939), GOORMAGHTIGH und GRIMSON (1939) sowie DUNIHUE und BOLDOSSER (1963). Nach Adrenalektomie (*Ratte*, s. auch S. 266) nimmt die Volumendichte der Sekretgranula sehr stark ab, proliferieren Golgi-Apparat und Ergastoplasma (Zisternen, Abb. 151; PETER et al., 1974).

Die granulierten epitheloiden Zellen werden allgemein von den glatten Muskelzellen der Tunica media der *Arteriolen* abgeleitet (RUYTER, 1925; K.W. ZIMMERMANN, 1933). Nach anderer Ansicht sollen sie aus undifferenzierten mesenchymalen Zellen in der Nähe des Gefäßpoles der Glomerula hervorgehen. KROON (1960, Lit.) fand bei *Ratten* z.B. nach Adrenalektomie und Verabfolgung von Steroidhormonen eine deutliche Vermehrung der granulierten epitheloiden Zellen (PAS-Reaktion der Körnchen) „im Bereich des Gefäßpols"; diese Zellen entstünden unter zunehmender Granulierung und Vergrößerung über Zwischenstufen aus den Lacis-Zellen. Ohne es auszusprechen, berührt der Autor die Frage nach den Beziehungen zwischen den epitheloiden Zellen und den Lacis-Zellen (S. 111 f.) und den Mesangiozyten. Der Weg zur experimentellen Erforschung des Polkissens, das zunächst als „anatomisches Kuriosum" (SCHLOSS, 1945/46) angesehen wurde, geht von der Entdeckung aus, daß seine epitheloiden Zellen eine lichtmikroskopisch erkennbare *Granulation* besitzen, die sich als Ausdruck sekretorischer Tätigkeit deuten läßt. Diese Granulation darf man nicht mit autofluoreszierenden Lipofuscinkörnchen verwechseln, die in den epitheloiden Zellen gelegentlich vorkommen (BIAVA u. WEST, 1965; BOHLE u. SITTE, 1966; GORGAS, 1978).

Die *Färbung der Körnchen* gelang erstmals RUYTER (1925) mit Hilfe der Altmannschen Mitochondriendarstellung durch Fuchsin. Mit der Trichromfärbung nach MASSON (GOORMAGHTIGH, 1932; BIAVA u. WEST, 1966) werden sie als rote Einschlüsse hervorgehoben, nach Anwendung der PAS-Reaktion erscheinen sie in rotviolettem Ton (McMANUS, 1946, 1948; KROON, 1960). Besonderer Beliebtheit erfreut sich die Färbung der Granulation mit Methylviolett und mit Aethylviolett-Biebrich-Scharlach-Neutralrot (BOWIE, 1936; PITCOCK u. HARTROFT, 1958; HARTROFT u. HARTROFT, 1951; WILSON, 1952, s. auch Harada, 1966), ferner mit Aldehydfuchsin und Toluidinblau (RIEDEL, 1966; HARADA, 1966). Eine Differenzierung der Granula des juxtaglomerulären Apparates und der Mitochondrien gelingt nach LEE (1965) durch die Färbung mit basischem Fuchsin und Kristallviolett (Granula dunkelblau, Mitochondrien rot). Eine Färbung von Körnchen mit basischem Fuchsin erzielten auch CHANDRA und SKELTON (1964). Eine spezifische Färbung der Granula ermöglicht nach ENDES et al. (1969) eine Kombination von MALLORYS Phosphorwolframsäure-Hämatoxylin und HEIDENHAINS Azan (weitere Hinweise mit Literaturangaben bei SOKABE u. OGAWA, 1974). Als Fixationsmittel empfehlen sich nach HARADA (1966) und MEYER (1972) wäßrige Fixantien, die Sublimat, Formalin oder Trichloressigsäure enthalten. Stark alkokolische Lösungen von Fixierungsmitteln sind nach HARADA (1966) zur Stabilisierung der spezifischen Granula nicht geeignet. Eine ausführliche Übersicht über weitere Methoden zur Darstellung der Granula geben ROUILLER und ORCI (1971) sowie MEYER (1972). *Fluoreszenzmikroskopisch* läßt sich die Granulation mit Thioflavin T, einem Thioazofarbstoff, sichtbar machen (JANIGAN, 1965; LEHNER, 1965), der sich auch für die Darstellung von Amyloid eignet. Die Darstellung der Granula durch *Vitalfarbstoffe* gelang u.a. SUGIYAMA et al. (1942) und WORTHINGTON (1957, Neutralrot), ferner ROSEN-BAUER (1965, Nilblausulfat, Toluidinblau u.a. Farbstoffe) sowie WITTIG (1971, *Ratte*, Nilblausulfat).

Histochemische Untersuchungen ergaben, daß die Granula aus einem Glyko-proteid bestehen (HARADA, 1966; GOMBA et al., 1966); saure Mukopolysaccha-ride lassen sich nach GOMBA et al. (1966) nicht nachweisen. In den Körnchen wurden Tyrosin, Tryptophan, Histidin, Glykosaminoglykane und Lipide festge-stellt (GOMBA et al., 1970). Die Affinität der Granula zu Fluorochromen wie Thioflavin T und S, Auramin, Akridinorange u.a. beruht nach SZOKOL (1970) auf ihren physikochemischen Eigenschaften; auf einen etwaigen Reningehalt der Granula kann daher aufgrund des fluoreszenzmikroskopischen Verhaltens nicht geschlossen werden. CANTIN et al. (1974) schrieben den Granula zunächst lysosomalen Charakter zu, da sie sich mit Neutralrot oder Euchrysin 3 R fluoreszenzmikroskopisch darstellen lassen; diese Farbstoffe tingieren die Lyso-somen anderer Zellen elektiv. In einer späteren Untersuchung stellen CANTIN et al. (1975) fest, daß sowohl die Granula der juxtaglomerulären Zellen als auch die Lysosomen der Tubuluszellen Glykoproteine enthalten und zwar im ersteren Falle nichtsaure, im letzteren saure. Nach DESORMEAUX und CANTIN (1976) werden die juxtaglomerulären Granula durch proteolytische Enzyme mehr oder weniger vollständig abgebaut, während die Lysosomen der Tubulus-zellen unberührt bleiben.

Im elektronenmikroskopischen Bild treten die Granula der epitheloiden Zel-len als teils rundliche, teils unregelmäßig geformte, mitunter polygonale, bald mehr, bald weniger stark osmiophile Partikel hervor (Abb. 152), die eine Mem-bran umhüllt. Nach SALADINO und TRUMP (1963) lassen sich beim *Kaninchen* drei *Typen von Granula* morphologisch unterscheiden. Die Granula vom Typ I sind rund oder ovoid, besitzen stark wechselnde Durchmesser und zeichnen sich durch einen dichten homogenen Inhalt aus. Auch die Granula vom Typ II sind rund oder ovoid, aber größer als die Körnchen vom Typ I, ihre Größe variiert in geringerem Maß, ihr weniger dichter Inhalt ist flockig. Die polygona-len Granula vom Typ III erinnern an Kristalle (s. auch DE SENARCLENS et al., 1977). Im Längsschnitt weisen sie eine parallele Orientierung ihrer Kanten auf, ihr Durchmesser beträgt rund 0,4 µm, ihre Länge mehr als 3 µm. Das Internum ähnelt dem der Granula vom Typ I, zeigt aber die Andeutung einer periodischen Struktur. Die Autoren fanden Übergangsformen zwischen Typ I und II sowie I und III. Epitheloide Zellen, in denen die Granula vom Typ I überwiegen, sind sehr reich an Ergastoplasma. Zellen, in denen Granula des Typs II vorherr-schen, enthalten wenig Ergastoplasma, viele RNP-Partikel und „peculiar forma-tions" aus glattem endoplasmatischem Retikulum. In allen epitheloiden Zellen überwiegt nach SALADINO und TRUMP jeweils ein Typ von Körnchen. In der Regel liegen Kombinationen von Typ I und II oder von Typ I und III vor; dagegen fanden sich keine Kombinationen aus Typ II und III. Unmittelbare Übergänge zwischen Typ II und III sollen nicht vorkommen.

Die von SALADINO und TRUMP (1963) vorgelegten Befunde lassen zwar erken-

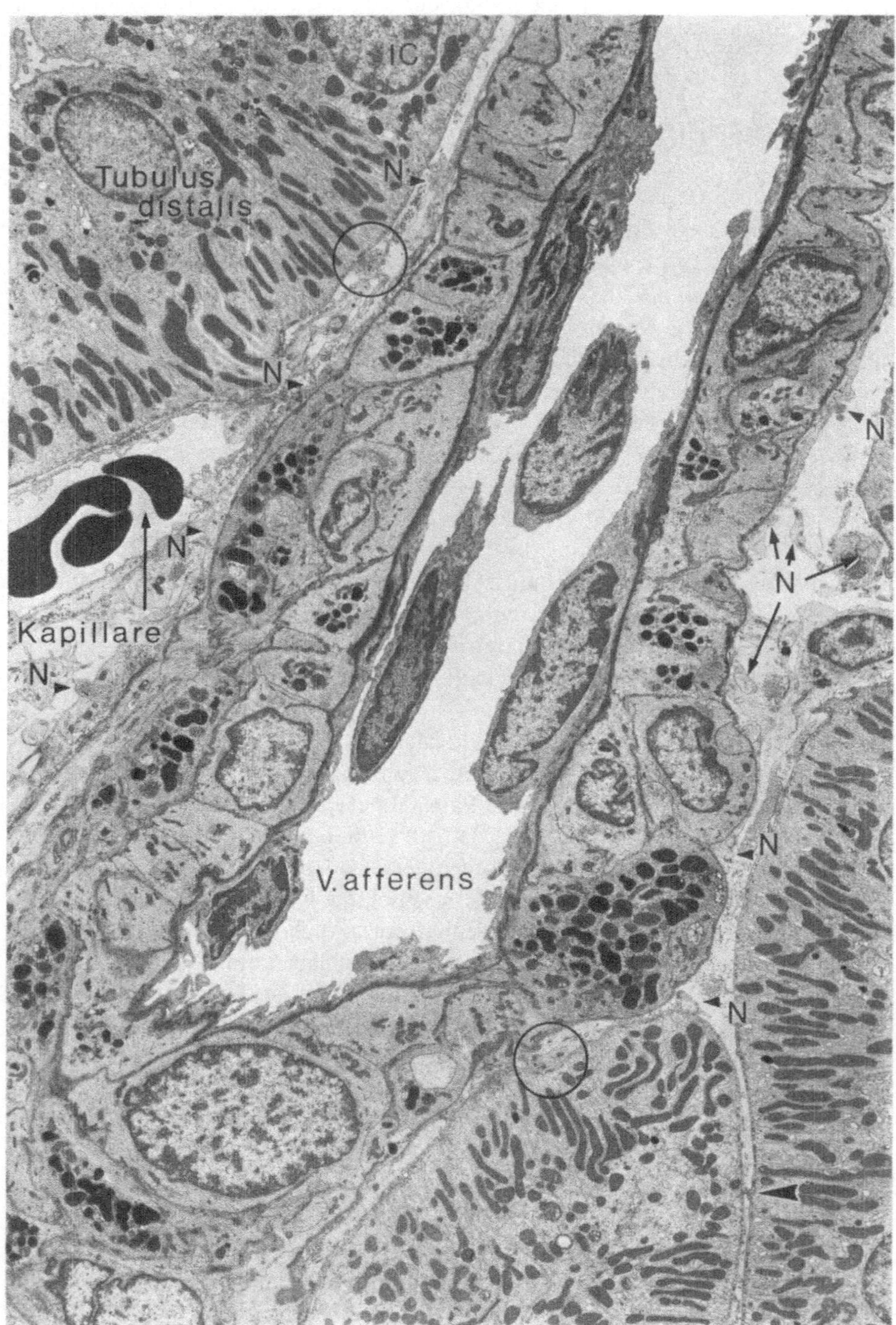

Abb. 152

nen, daß zwischen dem Erscheinungsbild der Granula und dem Funktionszustand der Zellen Beziehungen bestehen, geben aber über den Ablauf der *Granulaentstehung* keine Auskunft. Verfolgt man die Bildung der Granula mit Hilfe elektronenmikroskopischer Aufnahmen (BARAJAS, 1966), so gelangt man zur Feststellung eines Reifungsvorganges der Körnchen (s. auch BUCHER u. KAISSLING, 1973, Lit.). Die Granula formen sich in Zisternen des Golgi-Apparates als zunächst wenig massendichte Partikel, die mit der sie umhüllenden Membran abgeschnürt werden. Die ersten Schritte der Synthese ihres Materials vollziehen sich nach BRÜHL et al. (1973) an den Ribosomen. Von ihnen gelangt es in die Zisternen des Ergastoplasmas, in denen eine wenig massendichte Substanz auftritt. Das angereicherte Material wird dem Golgi-Apparat durch Transportvakuolen zugeführt. Bereits der Inhalt der randständigen Golgi-Zisternen und die von ihnen gelösten jungen Protogranula können eine *periodische Kristallstruktur* besitzen (BARAJAS, 1966; BIAVA u. WEST, 1966). Beim *Menschen* und bei *Macaca nemestrina* treten meistens Protogranula mit rhomboiden oder polygonalen Profilen auf, bei der *Ratte* überwiegen ovoide Körnchen. Die Längsdurchmesser der Granula schwanken zwischen 90 und 400 µm. Die Zahl der Protogranula in den Golgi-Zisternen ist bei Patienten mit Hochdruck besonders groß; hier fand BARAJAS in einigen Golgi-Apparaten bis zu 25 Granula. Dagegen berichten BIAVA und WEST (1966) über Degranulation und schwache Ausbildung des Ergastoplasmas und Golgi-Apparates in den juxtaglomerulären Zellen von *Menschen*, die an benigner essentieller Hypertension litten. Als nächste Entwicklungsstufe sind größere Granula mit kristalliner Substruktur anzusehen, die in der Nachbarschaft des Golgi-Apparates liegen. Beim *Menschen* und bei *Macaca* fand BARAJAS außerdem stäbchenförmige kristalline Protogranula mit konvexen Enden, die eine Länge von 1 µ erreichen. Ferner kommen glattwandige Membransäcke vor, deren Inhalt aus mehreren Kriställchen besteht. Der Abstand der parallelen Kristallbanden beträgt im Durchschnitt etwa 65 Å. Gelegentlich schneiden parallele Banden die geschilderten Strukturen in Winkeln zwischen 35° und 75° (BARAJAS, 1966, dort weitere Einzelheiten). Auch unregelmäßig geformte Konglomerate von Protogranula, die ihre Individualität bewahren, wurden von BARAJAS nachgewiesen; innerhalb dieser Konglomerate kommen kleine Vesikel vor. Die großen, runden oder ovoiden, oft unregelmäßig gestalteten, reifen Granula sind allenthalben im Zytoplasma verteilt. In der Regel erscheinen sie amorph; ein Teil von ihnen weist ein kristallines Muster auf. Die reifen Granula sind nach BARAJAS möglicherweise deshalb vorwiegend amorph, weil sie ihre kristalline Struktur infolge Hydratation oder durch Enzymwirkung eingebüßt haben, die von der Golgi-Membran ausgeht. Bei dem marinen *Teleostier Parophrys vetulus* fanden BULGER und TRUMP (1969) u.a. stäbchenför-

◀ Abb. 152. Präglomerulärer Abschnitt einer *Arteriola afferens* (*Ratte*) mit zahlreichen granulierten epitheloiden Zellen. Axonbündel und freie Axone (N) des periarteriolären Plexus ziehen an der Gefäßwand entlang und innervieren „en passant" benachbarte Abschnitte des gewundenen distalen Tubulussegmentes und peritubuläre Kapillaren. Terminale Einzelfasern lagern sich der Basalmembran der Epithelzellen unter Ausbildung von neuroepithelialen Effektorzonen an (Kreise). Zwischen benachbarten Tubulusabschnitten kommt es nicht selten zu eng umschriebenen Verschmelzungen der Basalmembran (Pfeilkopf). Vergr. 4000fach. (Aus GORGAS, 1978)

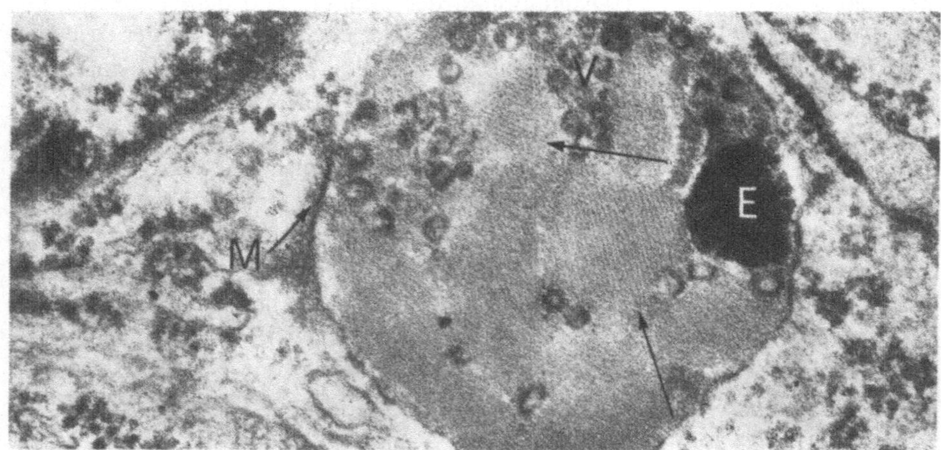

Abb. 153. Granulum einer juxtaglomerulären Epitheloidzelle (*Ratte*). Die Matrix des Körnchens weist eine parakristalline Struktur (Pfeile) und einen elektronendichten Einschluß (E) auf. M: Membran des Granulums, V: Vesikel. Vergr. 57500fach. (Aus Brühl et al., 1974)

mige Granula mit pentagonalem Umriß, die mit dichtgepackten, parallelisierten Tubuli gefüllt sind; auf Längsschnitten durch diese Einschlüsse erkennt man eine periodische Struktur. Die Granula in den juxtaglomerulären Zellen von *Bufo bufo* (Durchmesser 0,2–0,5 µm) weisen nach Lamers und van Dongen (1972) eine lamelläre Struktur auf. Auch nach Untersuchungen der juxtaglomerulären Zellen der *Ratte*, die wir Brühl et al. (1974) verdanken, treten die Granula in verschiedenen Formen auf. Als Typ I-Granula oder Protogranula bezeichnen die Autoren die kleinsten, meist runden Körnchen mit einem Durchmesser von 0,1–0,2 µm. Enge Beziehungen dieser Körnchen zum Golgi-Apparat wurden jedoch nur selten festgestellt. Die Typ II-Granula sind rundlich bis polymorph und besitzen Durchmesser von 0,4–0,6 µm, ihr Inhalt ist homogen bzw. kann gelegentlich eine periodische Struktur aufweisen. Diese Körnchen, die den reifen Granula von Barajas entsprechen, stehen beim erwachsenen Tier zahlenmäßig im Vordergrund. Den Typ III verkörpern meistens runde Granula (Abb. 153) mit kristalliner Struktur, in der elektronendichte und vesikuläre Einschlüsse vorkommen; sie wurden von Barajas als Konglomerate beschrieben, die durch Vereinigung von Protogranula entstehen. Die Angaben von Brühl et al. und Barajas über den Werdegang der Granula stehen nicht in grundsätzlichem Widerspruch zueinander. Unterschiede im Verhalten der Körnchen betreffen in erster Linie den Zeitpunkt der Kristallisation. Dieser Vorgang ist offenbar für die spezifischen Granula der epitheloiden Zellen charakteristisch (weitere Lit. bei Bucher u. Kaissling, 1973).

Außer den geschilderten Körnchenformen treten in den epitheloiden Zellen Vakuolen, Myelinfiguren und — besonders in aktivierten Zellen — Granula auf, die kleine Körnchen enthalten („Granula in granulis", Hartroft u. Newmark, 1961; Bucher u. Kaissling, 1973, Lit.); vermutlich handelt es sich um Äquivalente eines Zerfalls spezifischer Granula. Die in wechselnder Zahl nachweisbaren *Lysosomen* lassen sich von den spezifischen Granula der juxtaglomerulären Zellen durch ihre Ausstattung mit saurer Phosphatase unterscheiden (FISHER, 1966; LEE et al., 1966). Nach BRÜHL et al. (1973, 1974) kommen sie in den epitheloiden Zellen der *Ratte*, besonders während der Perinatalzeit, häufig vor. Die Lysosomen könnten als Regulatoren der Sekretion dienen, indem sie überschüssige Granula abbauen (BULGER u. TRUMP, 1969), wie dies von SMITH und FARQUHAR (1966) für die Epithelzellen des Vorderlappens der Hypophyse angenommen wird.

Das morphologische Bild der granulierten epitheloiden Zellen entspricht, wie aus den erwähnten Befunden hervorgeht, dem eines sekretbereitenden Elementes. Mit dieser Feststellung taucht die Frage auf, auf welche Weise die modifizierten Mediazellen ihr Produkt abgeben. BRÜHL et al. (1974) und GORGAS (1978) fanden keine Anhaltspunkte für den Ablauf einer Emiozytose, Exozytose, intrazellulären Granulolyse oder intrazytoplasmatischen Freisetzung, wie sie FORSSMANN und ORCI (1969) für gastrinbildende Zellen beschreiben. Das intragranuläre Material könnte in das Zellinnere abgegeben und durch „transzelluläre Diffusion" ausgeschleust werden (BRÜHL et al., 1974). Eine intrazelluläre Auflösung und anschließende Absonderung der Sekretionsprodukte nach außen halten BUCHER und KAISSLING (1973) für am wahrscheinlichsten. Indessen hat PETER (1976, *Ratte*) elektronenmikroskopische Aufnahmen vorgelegt, die auf eine exozytotische Ausschleusung der Granula schließen lassen (s. auch PETER u. MÖHRING, 1976). Das Bild von Invaginationen des Plasmalemms der epitheloiden Zellen dürfte Zuständen vor oder nach einer Exozytose entsprechen, da in den Einfaltungen Material von der Elektronendichte der spezifischen Körnchen liegt. Derartige Invaginationen — sie sind unter normalen Bedingungen nur gelegentlich zu beobachten — treten besonders an den epitheloiden Zellen adrenalektomierter Tiere auf; sie können sich bis in die Nähe des Zellkerns erstrecken. Außerdem hat PETER Granula in engem Kontakt mit dem Plasmalemm festgestellt. Möglicherweise besteht zwischen dem Vorkommen der Mikrotubuli und Mikrofilamente unter dem Plasmalemm und der Entstehung der Invaginationen ein Zusammenhang. PETER ist der Ansicht, das ausgeschiedene Material werde „into the texture of the basal lamina" ausgeschieden. Bereits LEE et al. (1966) berichten, daß die im Golgi-Apparat der juxtaglomerulären Zellen der *Maus* gebildeten Granula sich zu größeren Komplexen elektronendichten Materials, anscheinend durch Koaleszenz von Körnchen, zusammenschließen und daß diese Massen stellenweise mit den Interzellularräumen in Verbindung stehen.

Auf verschiedene Weise ist versucht worden, die Natur und biologische Bedeutung des Sekretes der juxtaglomerulären Zellen aufzudecken und damit zu prüfen, ob GOORMAGHTIGHS Hypothese von der endokrinen Aktivität der epitheloiden Elemente den Tatsachen gerecht wird. Als gesichert ist die Feststellung zu betrachten, daß die glomerulo-tubuläre bzw. tubulo-glomeruläre Balance (HOMER W. SMITH), d.h. die wechselseitige Anpassung von Filtration und Resorption im einzelnen Nephron, durch die Tätigkeit des juxtaglomerulären Apparates reguliert wird und daß diese Selbststeuerung der Niereneinheiten auf dem Wirken des Renin-Angiotensin-Systems beruht (vgl. THURAU, 1973, Lit.). Umstritten war lange Zeit die Frage, welche Zellen des Apparates das Enzym *Renin* bilden und abgeben (vgl. z.B. die Diskussion bei ROSENBAUER, 1965;

Cook, 1971). Inzwischen haben sich die Befunde gemehrt, nach denen nicht die Macula densa oder andere Abschnitte des Nierenkanälchens, sondern die juxtaglomerulären Zellen das Renin produzieren. Die von Heidrich und Dew (1977) durch Elektrophorese isolierten, granulierten reninhaltigen Zellen, die aus der Nierenrinde gewonnen wurden, dürften juxtaglomeruläre Epitheloidzellen sein.

Auf Zusammenhänge zwischen Renin-System und juxtaglomerulären Zellen deuten Untersuchungen über den Reningehalt der Niere in Beziehung zum Vorkommen der spezifischen Granula im Zytoplasma der epitheloiden Elemente hin.

Nachdem schon Goormaghtigh (1939) sowie Dunihue und Candon (1940, *Kaninchen*) aufgrund der Veränderungen der juxtaglomerulären Zellen von Versuchstieren, die an Hochdruck leiden, die granulierten Mediazellen der glomerulären Arteriolen für die Bildung des Renins verantwortlich gemacht hatten, legten Hartroft und Hartroft (1952, 1955) quantitative Daten vor, welche diese Aussagen stützen. Der von ihnen erarbeitete *juxtaglomeruläre Granulationsindex* (JGI) ergibt sich aus der Zahl von Gruppen juxtaglomerulärer Zellen („units"), die in Schnittpräparaten feststellbar sind, und aus der subjektiven Beurteilung des Körnchengehaltes jeder Gruppe. Vier Stufen der Granulation werden unterschieden. Ferner wird die Zahl der Glomerulumanschnitte ermittelt. Der Index wird durch Multiplikation der nach ihrem Granulationsgrad geordneten Zellgruppen mit den Faktoren 1, 2, 4 und 8 und Umrechnung der so gewonnenen Gesamtsumme auf 100 Glomerula erhalten. Der Wert dieses Verfahrens besteht darin, daß er Anhaltspunkte für die vergleichende Beurteilung der Granulation juxtaglomerulärer Zellen in den Nieren von Kontroll- und Versuchstieren liefert. Dies trifft auch für das von Turgeon und Sommers (1961) entwickelte Verfahren zu, ferner für Methoden, mit deren Hilfe Veränderungen der Durchmesser juxtaglomerulärer Komplexe (Jutzler, 1956) oder der Zahl granulierter Zellkomplexe an den Gefäßpolen (Dunihue, 1941; Bohle et al., 1953) erfaßt werden sollen (weitere Lit. zur Methodik in Meyer, 1972). Für zuverlässiger als semiquantitative Methoden hält Meyer (1972) die *planimetrische Größenbestimmung* der Komplexe juxtaglomerulärer Zellen, zumal die Bestimmung des JGI nach Hartroft und Hartroft auf der lichtmikroskopischen Auswertung gefärbter Schnittpräparate beruht, in denen spezifische Granula und andere Zelleinschlüsse, z.B. Lipofuszingranula, als einheitliche Population erscheinen. Außerdem können die Protogranula menschlicher juxtaglomerulärer Zellen so klein sein, daß sie sich nur elektronenmikroskopisch erfassen lassen.

Bei der Beurteilung von Reaktionen juxtaglomerulärer Zellen ist jeweils darauf zu achten, daß Verschiedenheiten in der Behandlung operierter Versuchstiere für Differenzen verantwortlich sein können (Zufuhr von NaCl und Cortison nach der Operation, verschiedene Überlebenszeiten, vgl. Peter et al., 1974). Soweit Granulationsindices durch die Auswertung lichtmikroskopischer gefärbter Präparate gewonnen werden sollen, muß berücksichtigt werden, daß manche Färbung sowohl spezifische als auch nicht-spezifische Granula (Lipofuszin u.a.) sichtbar werden läßt, z.B. das Verfahren nach Bowie (Biava u. West, 1966). Schließlich ist darauf zu achten, daß die granulierten Zellen identischer Nierenregionen miteinander verglichen werden. Die juxtamedullären Vasa afferentia der *Ratte* enthalten normalerweise deutlich weniger granulierte Elemente als jene der subkapsulären afferenten Arteriolen (FAARUP, 1965).

Eine Reihe von Untersuchungen über das quantitative Verhalten der juxtaglomerulären Zellen und ihrer Granulation hat ergeben, daß es zu einer Erhöhung des JGI einer Niere kommt, deren arterieller Zustrom durch Anlegen einer Klemme gedrosselt wurde (Goldblatt-Niere); dieser Eingriff führt zu einer anhaltenden Steigerung des Systemblutdrucks. PICKERING et al. (1942) wiesen eine Vermehrung des Reningehaltes der weniger durchbluteten Niere (*Kaninchen*) während der ersten Woche nach Arteriendrosselung nach; nach etwa 2 Monaten werden die Reninwerte wieder normal. Nach GOORMAGHTIGH (1944, *Kaninchen*) nehmen die Granula der oberflächlichen Glomerula der gedrosselten Niere innerhalb der ersten 48 Std ab. Danach kommt es zu einer Zunahme der Granulation in allen juxtaglomerulären Apparaten, die etwa 6 Monate anhält. Diese Befunde und Beobachtungen an *menschlichen* Nieren veranlaßten GOORMAGHTIGH zu der Annahme, daß die gekörnten Zellen eine vasoaktive Substanz absondern, wahrscheinlich Renin. DUNIHUE und CANDON (1940) sowie DUNIHUE (1941) konnten GOORMAGHTIGHS Beobachtungen bestätigen. Über eine Hypertrophie und Hyperplasie des juxtaglomerulären Apparates von *Hunden* und *Kaninchen* mit Hypertension infolge renaler Ischämie berichten GOORMAGHTIGH und GRIMSON (1939), sowie GOORMAGHTIGH (1939, 1940), über eine Zunahme des JGI der *Rattenniere* nach einseitiger Arteriendrosselung TOBIAN et al. (1958). Auch in diesen Fällen bestand eine eindeutige Beziehung zwischen Granulation der juxtaglomerulären Zellen, Hochdruck und Gehalt an extrahierbarem Renin (s. auch TOBIAN et al., 1959). Nicht nur die lokale Minderdurchblutung der Niere infolge experimentell hervorgerufener Arteriendrosselung, sondern auch eine allgemein bedingte Herabsetzung der Nierendurchblutung (Hypotension, Hypovolämie, negative Natriumbilanz) haben nach MEYER (1972) eine Hyperplasie und unter Umständen verstärkte Granulierung der juxtaglomerulären Zellen zur Folge. Umgekehrt ist Hypervolämie (Conn-Syndrom, primärer Aldosteronismus, positive Natriumbilanz), ferner Hypertension bei intaktem Gefäßsystem einer Niere bei arterieller Drosselung des Partnerorgans mit einer Inaktivitätsatrophie der juxtaglomerulären Zellen verbunden, der eine Herabsetzung der Reninproduktion entspricht (MEYER, 1972). (Vgl. ferner KAUFMANN, 1968, *menschliche Niere*; GRAEF u. SMITH, 1940, *Säuger*, MEYER, 1972, *Mensch*.) Bei *Ratten* mit hereditärem hypothalamischem Diabetes insipudus fanden PETER und MÖHRING (1978, Lit.) wider Erwarten, d.h. trotz erhöhten Renin- und Angiotensin II-Spiegels im Blutplasma und gesteigerter Na-Konzentration und Osmolarität im Serum, keine charakteristischen morphologischen Veränderungen der epitheloiden Zellen; sie entsprechen offenbar der verstärkten Reninabgabe in ausreichendem Maß. (Bei *Menschen* mit Diabetes insipidus hat SONDEREGGER, 1974, eine Vergrößerung des juxtaglomerulären Apparates planimetrisch festgestellt.)

Die aufgeführten Beispiele, denen weitere zur Seite gestellt werden könnten, deuten zwar auf Beziehungen zwischen den epitheloiden Zellen und ihrer Granulation, dem Blutdruck und dem vasoaktiven Renin hin, lassen aber die Frage offen, ob die Granula der epitheloiden Zellen tatsächlich Renin enthalten. Den direkten Beweis dafür, daß dies der Fall ist, verdanken wir eleganten Experimenten von COOK und PICKERING (1959), sowie COOK (1969, 1971). Zunächst haben COOK und PICKERING eine Methode entwickelt, um Glomerula (*Kaninchen*) in ausreichender Zahl anzureichern, indem sie diese durch Infusion mit Eisenoxid füllten und mit Hilfe eines Magneten vom zerkleinerten Gewebe trennten. Die gewonnene Fraktion bestand zu 95% aus Nierenkörperchen und enthielt stets mehr Renin je mg Nitrogen als die übrige, überwiegend aus Tubuli bestehende Fraktion. Die Nierenkörperchen der Außenzone der Rinde waren stets reicher an Renin als die der Innenzone. Da den Nierenkörperchen zum Teil Fragmente von proximalen Kanälchen, darunter Macula densa-Stücke, und *Vasa afferentia* sowie *efferentia* anhafteten, mußten sich die Untersucher vorerst auf die Feststellung beschränken, daß eine glomerulumnahe oder glomeruläre Struktur Renin enthält bzw. wahrscheinlich dessen Bildungsort ist. In weiteren Experimenten gelang es COOK (1969), überlebende Glomerula von *Mäusen* zu isolieren und juxtaglomerulären Zellen — leicht erkennbar an ihren großen, stark lichtbrechenden Körnchen — mit einer Mikropipette flüssiges Zytoplasma samt Granula zu entnehmen (Abb. 154, 155). Diese Körnchen bildeten nach Inkubation mit Reninsubstrat, das aus dem Plasma nephrektomierter *Ratten* gewonnen war, stets Angiotensin. Da sich außerdem herausstellte, daß fluoreszierendes Antirenin (HARTROFT et al., 1964) nicht die Macula densa, wohl aber die juxtaglomerulären Zellen ausgezeichnet färbt, folgert COOK: „Hence the JG cells alone are the source of renin in the kidney". Die Tatsache, daß FAARUP (1967, 1968), der sich gleichfalls der Mikrodissektion bediente, zwar 90% des Renins in den granulierten Zellen nachwies, außerdem aber bis zu 5% in den Zellen der Macula densa, 3% in den Lacis-Zellen und eine geringe Menge auch an anderer Stelle nahe den Glomerula fand, führt COOK (1971) auf eine Diffusion des Renins in die Nachbarschaft infolge ungenügender Fixierung mit Ammonsulfat zurück.

Eine Übersicht über die Ergebnisse früherer Untersuchungen, die zu Fehlinterpretationen führten, findet der Leser bei COOK (1971).

Es wäre allerdings verfehlt, anzunehmen, ein Reningehalt der Niere sei nur dann nachweisbar, wenn die Granulation der juxtaglomerulären Zellen lichtmikroskopisch dargestellt werden kann, also erst dann, wenn in fetalen Nieren Granula juxtaglomerulärer Zellen ausgebildet sind (vgl. hierzu LJUNGQVIST u. WÅGERMARK, 1966). Die Nieren von *Säugetierfeten* enthalten nämlich bereits vor dem Auftreten nach BOWIE färbbarer Körnchen Renin (TSUDA et al., 1971); dies wird aus der Beobachtung gefolgert, daß fetales Nierengewebe, in dem keine Granula gefunden wurden, eine Substanz hervorbringt, die in vitro Angiotensin II bildet. Dieser Befund läßt sich auf die winzigen Protogranula beziehen, die dem Lichtmikroskopiker entgehen. Außerdem ist damit zu rechnen, daß bei Extraktionsversuchen der Inhalt von Zisternen des endoplasmatischem Retikulums, also noch nicht zu Granula kondensiertes, aber reninhaltiges Material, erfaßt wird (vgl. hierzu MOLTENI et al., 1974). Nach BRÜHL et al. (1973) ist der überwiegende Teil des Renins in der fetalen *Rattenniere* bis zur Geburt nicht an Granula gebunden. Aufgrund von Untersuchungen an adrenalektomierten *Ratten* gelangen auch PETER et al. (1973) zu dem Schluß, daß das Renin 1. in einer an Granula gebundenen Form und 2. in einer freien, möglicherweise im Ergastoplasma befindlichen Form vorliegt. Die Auffassung, das Renin trete

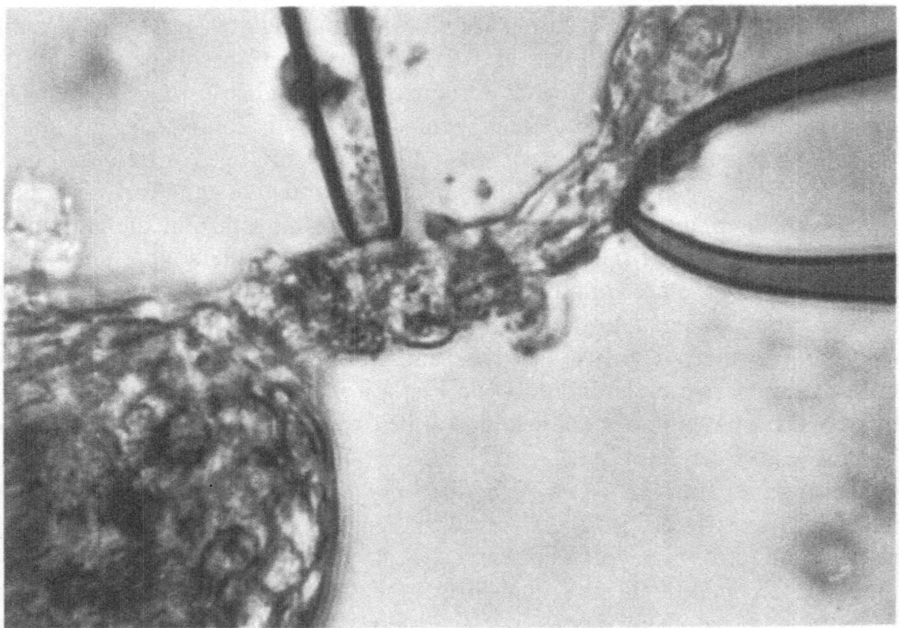

Abb. 154. Glomerulum mit *Arteriola afferens* (Niere der *Maus*). Das Gefäß wird von einer Mikrozange (rechts) gehalten. In der Spitze der Pipette erkennt man Granula aus einer juxtaglomerulären Zelle. (Aus COOK, 1971)

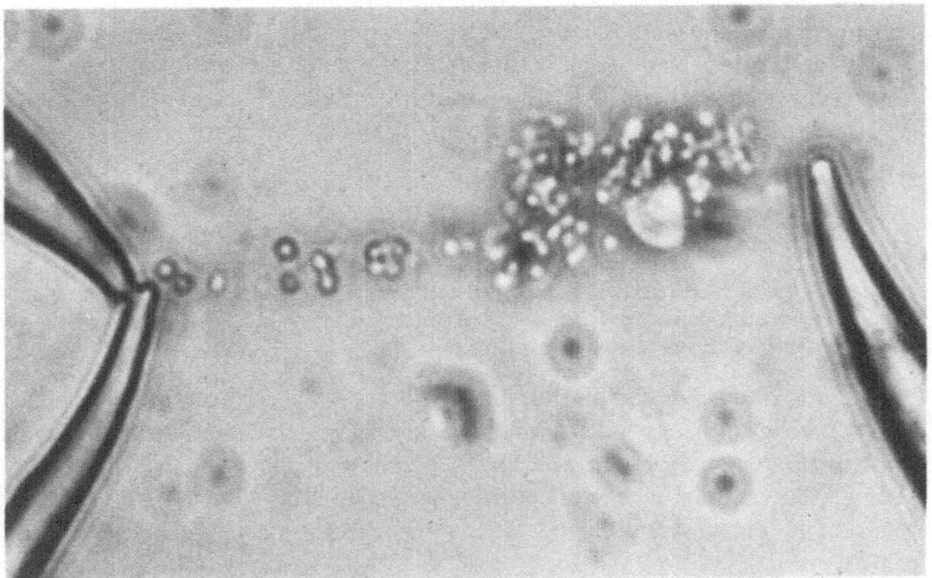

Abb. 155. Kern einer juxtaglomerulären Zelle, von einer gelatinösen Substanz umgeben, die zahlreiche Granula enthält. Mit Hilfe der Mikrozange (links) wurde die klebrige Masse zu einem Faden ausgezogen, in dem Granula liegen. (Aus COOK, 1971)

in zwei Formen auf, wird durch Experimente von DE SENARCLENS et al. (1977, Lit.) bestätigt. Nach massiver Stimulation des Renin-Angiotensinsystems (*Ratte*) durch bilaterale Adrenalektomie und Salzentzug sowie anschließende Substitionsbehandlung mit Desoxicorticosteronazetat und Salzbelastung stellten sie das verstärkte Auftreten einer Reninform fest, die ein Reninproenzym bzw. ein proteingebundenes Renin verkörpert, und das gleichzeitige Auftreten zahlreicher Granula in den epitheloiden Zellen. Diese Granula, die zum Teil kristalline „cores" enthalten, dürften die Speicherform des Enzyms sein. Für die granulierten epitheloiden Muskelzellen stellt sich also ebenso wie für andere endokrine Elemente die Frage eines granulären und eines extragranulären Pools. Die Armut an Sekretgranula bzw. ihr Fehlen in den epitheloiden Zellen von *Meriones unguiculatus* bringen KROMPECHER-KISS und BUCHER (1977) mit dem Vorhandensein eines extragranulären Pools von Renin in Zusammenhang; die Reaktion auf Dehydrogenasen in den epitheloiden Zellen von *Meriones* fällt etwas schwächer aus als bei der *Ratte*.

Die unmittelbare *Einwirkung von NaCl auf die Macula densa* (vgl. S. 191) löst nach THURAU et al. (1972) ein Ansteigen der Reninabgabe aus. Den Autoren gelang durch retrograde Perfusion eines Macula densa-Abschnittes und Bestimmung der Reninaktivität des zugehörigen juxtaglomerulären Apparates der Nachweis, daß letztere um das Dreifache ansteigt, wenn die NaCl-Konzentration auf 140 mÄq/l erhöht wird. Da die Steigerung der Reninaktivität innerhalb von 20 min während der Perfusion einsetzt, dürfte es sich um die Entleerung des vorhandenen Reninbestandes und nicht um eine Ausschwemmung neugebildeten Enzyms handeln. Diese Annahme entspricht dem Hinweis von SZABÓ u. DÉVÉNYI (1972), wonach eine „Hyperfunktion" der granulierten Zellen verschiedene ultrastrukturelle Äquivalente haben kann. Bei Steigerung der Reninsynthese und sofortiger Abgabe des Enzyms, etwa nach bilateraler Adrenalektomie, findet man eine Herabsetzung der Körnchenbildung. Ein zweites Reaktionsbild ist durch Zeichen gesteigerter Reninabgabe unter starker Granulaproduktion gekennzeichnet; derartige Zustandsbilder der Zellen finde man nach einseitiger, zu Hypertension führender Drosselung der Nierenarterien.

Der juxtaglomeruläre Apparat (vgl. z.B. OSNES, 1958; HIRASHIMA u. TAKAKU, 1962), aber auch die Nierenkanälchen sind für die Bildung des *Erythropoietins* verantwortlich gemacht worden (Lit. bei REMMELE, 1966; NAETS, 1969; GORDON u. ZANJANI, 1971; GURNEY, 1971; BUCHER u. KAISSLING, 1973; FRIED, 1975), doch liegen bisher keine überzeugenden morphologischen Daten vor, die eine entsprechende Aktivität der juxtaglomerulären Zellen wahrscheinlich machen. NAETS sowie BUCHER und KAISSLING erhoffen sich Aufklärung von immunhistologischen Verfahren, die eine Lokalisation des Erythropoietins gestatten.

Auf die Tatsache, daß das Renin-Angiotensin die Aldosteronbildung des Cortex der Nebenniere reguliert und damit in den Wasser- und Natriumhaushalt eingreift (GROSS et al., 1965, Lit.), läßt sich eine Reihe von Angaben über morphologische Veränderungen der epitheloiden Zellen nach Adrenalektomie beziehen, d.h. auf die Ausschaltung der Zona glomerulosa als der Quelle des Aldosterons.

Die Entfernung beider Nebennieren (*Kaninchen, Hund, Affe*) hat nach DUNIHUE (1946) eine Hypertrophie des juxtaglomerulären Apparates und eine Vermehrung seiner granulierten Zellen zur Folge (s. auch BOHLE u. TOMSCHE, 1953;

BARAJAS u. LATTA, 1963; BUCHER et al., 1967; BUCHER u. KAISSLING, 1973, Lit.). Die nach bilateraler Adrenalektomie elektronenmikroskopisch erhobenen Befunde stehen mit den lichtmikroskopischen Beobachtungen grundsätzlich in Einklang. BARAJAS und LATTA (1963) sowie BUCHER und KAISSLING (1973) finden bei beidseitig adrenalektomierten *Meerschweinchen* eine gegenüber der Norm verstärkte Ausbildung des endoplasmatischen Retikulums und zahlreiche Ribosomen, ferner eine Vergrößerung des Golgi-Apparates. Angaben über Äquivalente einer gesteigerten Proteinsynthese werden von PETER et al. (1974) bestätigt und präzisiert: die Autoren stellten 6 Tage nach bilateraler Entfernung der Nebenniere (*Ratte*) eine Proliferation des Ergastoplasmas mit starker Erweiterung der Zisternen und eine Vergrößerung des Golgi-Apparates, jedoch eine Abnahme der Volumendichte der Sekretgranula von 32% auf 16% fest. Das Volumen des rauhen endoplasmatischen Retikulums nahm von 4% auf 12%, das des Golgi-Apparates von 2,3% auf 5,3% zu. Dieses Verhalten wird von PETER et al. (1974) als Ausdruck einer Reninabgabe aus den Körnchen in Beantwortung der Adrenalektomie gedeutet. Auch die Angaben älterer Autoren über eine Hypertrophie der epitheloiden Zellen bei adrenalektomierten *Ratten* werden von PETER et al. (1974) bestätigt, doch gelang es den Untersuchern nicht, das Ausmaß ihrer Hyperplasie durch quantitative Auswertung elektronenmikroskopischer Aufnahmen genauer zu erfassen. Über ein Ansteigen des Granulationsindex bei natriumarmer Diät oder normaler Ernährung bei Entzug von Trinkwasser berichten BAREISS und KRACHT (1964).

Eine zur Adrenalektomie gegensätzliche Wirkung läßt sich nach DUNIHUE (1949) an adrenalektomierten Versuchstieren durch *Injektion von Desoxycorticosteron* erzielen. Ferner ist bei primärem Aldosteronismus (Conn-Syndrom), also einer Einschränkung der Reninbildung, eine Atrophie und Degranulierung der epitheloiden Zellen festgestellt worden (BOHLE et al., 1969; BUCHER u. KAISSLING, 1973; WEGMANN, 1970). Nach den elektronenmikroskopischen Studien von PETER et al. (1974) stellt sich bei *Ratten*, denen Desoxycorticosteron injiziert und NaCl mit dem Trinkwasser verabfolgt wurde, eine Hypoplasie und Degranulation der epitheloiden Zellen ein, begleitet von einer Änderung der Kern-Plasma-Relation und einer Zunahme des Myofibrillenbestandes. Außerdem nimmt das Volumen des Ergastoplasmas und des Golgi-Apparates erheblich ab. Das Strukturbild der Zellen spricht für eine Hemmung der Reninsekretion (weitere Lit. bei BUCHER u. KAISSLING, 1973).

Die bei *Winterschläfern (Citellus tridecimlineatus)* zu beobachtenden Veränderungen der epitheloiden Zellen äußern sich nach ZIMNY u. LEVY (1971) in Schwellung des endoplasmatischen Retikulums, Zunahme der Mitochondrien und Sekretkörnchen. Nach ZIMNY u. LEVY (1971) könnte es sich um den Ausdruck einer Steigerung der Reninproduktion handeln, durch die eine erhöhte Sekretion von Aldosteron im Dienste des Wasserhaushaltes während des Winterschlafes unterhalten wird; die Zona glomerulosa der Nebenniere ist beim winterschlafenden Tier verbreitert. Ein abweichendes Bild jahreszeitlicher Schwankungen im Verhalten der epitheloiden Zellen ergibt sich aus Untersuchungen an der *Fledermaus (Rhinolophus ferrum equinum* Nippon), die ITO et al. (1962) anstellten. Beim winterschlafenden Tier (Dezember-Februar) sinkt die Zahl der

Granula mäßig, d.h. viele epitheloide Zellen enthalten Körnchen, doch ist die Granulation der einzelnen Zellen geringgradig. Dies gilt auch für Frühlingstiere (März-Mai). Bei Sommertieren (Juni-Juli) fanden die Autoren zunächst einen noch geringeren Bestand an Körnchen. Dagegen wurde eine auffallend starke Füllung der überdies vergrößerten Zellen mit Granula bei Augusttieren beobachtet. Im Herbst sinke der Gehalt an Körnchen, um im September ein Minimum zu erreichen. Welche Faktoren für einen Anstieg der Werte des Granulationsindex der epitheloiden Zellen von *Ratten* verantwortlich sind, die 3 Tage lang *niedriger Temperatur* (-6 bis $-8°$) ausgesetzt waren, ist noch nicht geklärt (KROMPECHER-KISS u. KROMPECHER, 1973). Nach einer 16, 28 und 100 Wochen anhaltenden Kälteeinwirkung fanden BARNETT u. MACADAM (1961) bei *Mäusen* keine Veränderung des Index gegenüber der Norm.

Innervation. Die Freisetzung des Renins steht unter dem Einfluß sympathischer Nerven (DANEO-SISTO u. GUGLIELMONE, 1971; AOI et al., 1976, Lit.; DAVIS u. FREEMAN 1976, Lit.). Die durch gekörnte Zellen charakterisierten Abschnitte der *Arteriola afferens* sind mit so zahlreichen Nervenfäserchen versorgt, daß sie von GOORMAGHTIGH (1932) als „segments neuro-myo-artériels juxta-glomérulaires" bezeichnet wurden. Auch späteren lichtmikroskopischen Untersuchungen (Imprägnationen, Fluoreszenzmikroskopie) ist zu entnehmen, daß die Polarterien der Glomerula, vor allem die afferenten Arteriolen, reich innerviert sind (KNOCHE, 1951; DE MUYLDER, 1952; SCHWALEW, 1963; GORGAS, 1978). Ein Teil der vegetativen Fasern tritt mit den glatten Muskelzellen der Gefäßwand, ein anderer mit den granulierten Zellen in Kontakt (Abb. 156, 157). Diese adrenergen, ^{3}H-Noradrenalin aufnehmenden (DOLEŽEL et al., 1976) sympathischen Fäserchen, deren gelbgrüne Fluoreszenz mit Hilfe der Falckschen Methode nachzuweisen ist (SILVERMAN u. BARAJAS, 1974; UNSICKER et al., 1975, *Anuren*; BARAJAS u. WANG, 1975; DOLEŽEL et al., 1976; GORGAS, 1978), steuern offenbar die Reninsekretion (VANDER, 1965; ASSAYKEEN u. GANONG, 1971; weitere Lit. bei SILVERMAN u. BARAJAS, 1974). Diese Aussage gründet sich u.a. auf die Feststellung, daß Reizung der Nierennerven und Einwirkung von Katecholaminen eine Steigerung der Aktivität des Renins im Blutplasma hervorrufen. Es ist ferner gelungen, an isolierten, 10–20 mg schweren Scheiben der *Ratten*niere eine Reninabgabe durch Tyramin auszulösen, das indirekt die Freisetzung von Noradrenalin aus Nervenendigungen bewirkt (AOI et al., 1976).

Auch in einem *juxtaglomerulären Nierentumor* (8 mm Durchmesser, 15jähriges Mädchen, Hypertension) wurden adrenerge Nervenendigungen in Kontakt mit granulierten Zellen gefunden; der Abstand zwischen Zelle und Nervenendigung betrug jeweils etwa 150 Å (BARAJAS et al., 1977). Da der Plasmaspiegel und der Blutdruck der Patientin nach der Entfernung des Tumors zur Norm absanken, kann angenommen werden, daß die Erkrankung durch die endokrine, nervös beeinflußte Aktivität des Tumors bedingt war (weitere Hinweise auf juxtaglomeruläre Tumoren geben BARAJAS et al., 1977).

Auch die Ergebnisse elektronenmikroskopischer Untersuchungen am juxtaglomerulären Apparat von *Ratten*, die Reserpin erhalten hatten, stimmen mit der Behauptung überein, die epitheloiden Zellen stünden unter der direkten Einwirkung adrenerger Nervenendigungen. SILVERMAN u. BARAJAS (1974) finden aufgetriebene Varikositäten der Fäserchen, die vom Plasmalemm der granulierten Zellen durch Basalmembran-Material getrennt sind; die Distanz zwischen

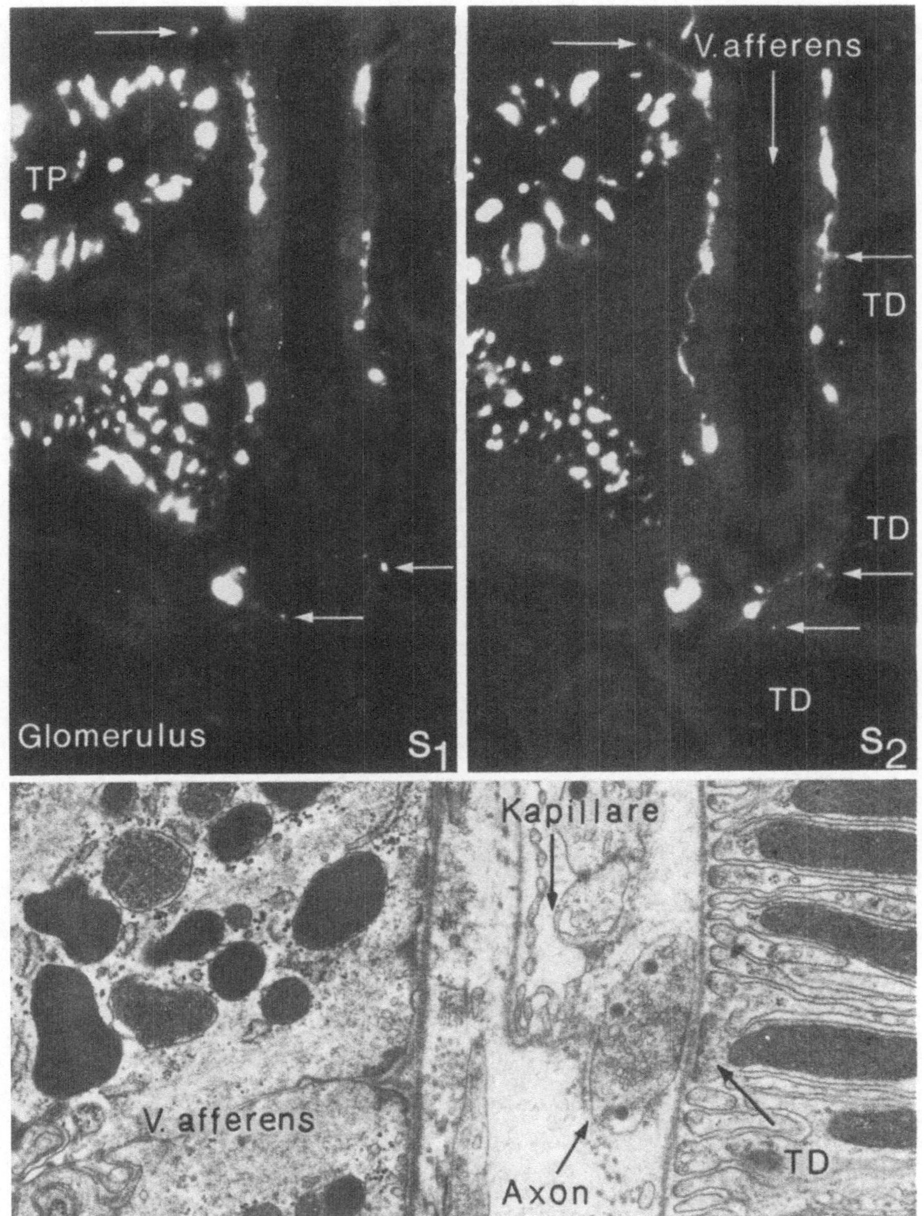

Abb. 156. Oben: Periarteriolärer Nervenplexus im präglomerulären Abschnitt der *Arteriola afferens* (*Ratte*). Fluoreszenzmikroskopische Aufnahmen. Von den in der Längsachse des Gefäßes verlaufenden Axonbündeln zweigen freie Einzelfasern ab. Sie ziehen bevorzugt zu benachbarten distalen Tubulussegmenten (TD) und enden an der Basalmembran (weiße Pfeile). Autofluoreszierende Lysosomen sind charakteristische Organellen des proximalen Tubulussegmentes (TP). S_1 und S_2 — Längsschnitte: 1 1/2 μm × 800. Unten: Eine terminale Einzelfaser (elektronenmikroskopische Aufnahme) weist im Effektorgebiet weder eine Schwannsche Zellumhüllung noch eine Basallamina-Begrenzung auf. Die Varikosität enthält außer Ansammlungen agranulärer kleiner Vesikel große Granula mit „dense core" und tubuläre Profile des axoplasmatischen Retikulums. Im postsynaptischen Bereich kommen im basalen Zytoplasmakompartiment vermehrt Filamente und Vesikel vor (Pfeil). Der Abstand zwischen Axon und Plasmalemm der Epithelzelle beträgt 800 Å. TD — distales Tubulussegment. Vergr. 22 500fach. (Aus GORGAS, 1978)

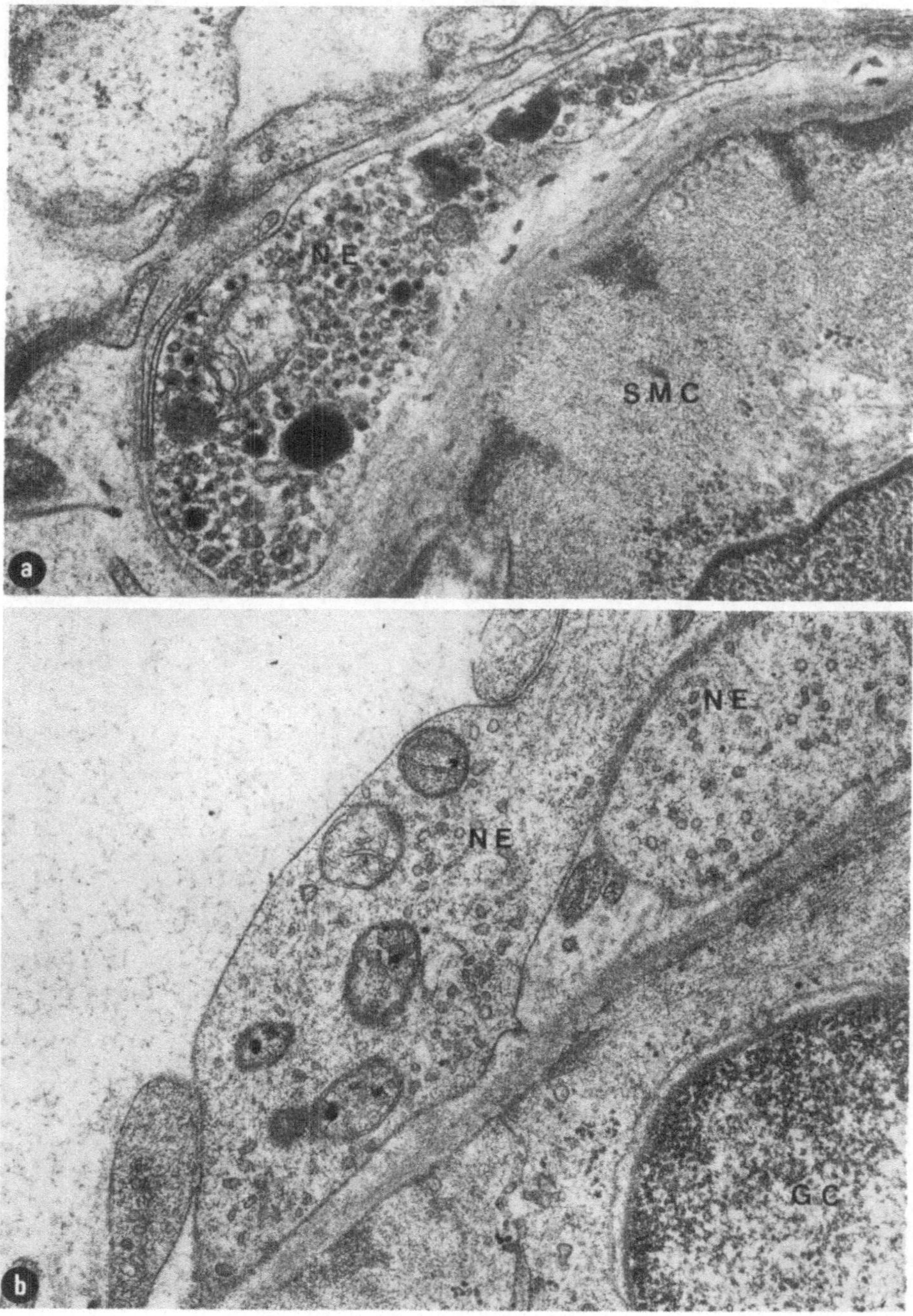

Abb. 157. (a) Nervenendigung (NE) an einer glatten Muskelzelle (SMC) der Arteriola afferens einer *Ratten*niere. Das Axoplasma enthält zahlreiche granuläre Vesikel (adrenerger Typ). Nerv und glatte Muskelzelle werden nur durch eine Basallamina voneinander getrennt. Vergr. 44000fach. (b) Nervenendigungen (NE) einer mit Reserpin behandelten Ratte, die einer granulierten Zelle (GC) anlagern. Das Axoplasma enthält helle synaptische Bläschen und Mitochondrien mit elektronendichten Granula. Vergr. 45000fach. (Aus SILVERMAN u. BARAJAS, 1974)

den Nervenendigungen bzw. -anschwellungen und der Zelloberfläche beträgt 1000–1500 Å. Vielfach gehören die Endigungen einem Axon an, das mit granulierten und nicht-granulierten Zellen in der Wand der *Arteriola afferens* und *efferens* mehrfach (en passant) in Kontakt steht (BARAJAS u. MÜLLER, 1973). Unter normalen Bedingungen enthalten die Nervenendigungen wechselnde Mengen von kleinen, für adrenerge Fasern bezeichnenden Granula (Durchmesser 350–500 Å). Dagegen fehlen die dense core vesicles nach Reserpinbehandlung völlig. Sowohl in den Nervenendigungen der Kontroll- als auch der Versuchstiere kommen nach SILVERMAN u. BARAJAS größere Vesikel mit dichtem Inhalt vor, deren Durchmesser etwa 1000 Å beträgt. LÉRANTH et al. (1969, *Katze, Ratte, Maus*) unterscheiden zwei Typen terminaler Axone, nämlich solche mit zahlreichen Granulärvesikeln (Durchmesser 600–800 Å) und andere Endigungen mit kleinen synaptischen Vesikeln; sie werden von den Autoren dem cholinergen System zugeordnet. In den adrenergen Nerven an den afferenten Arteriolen wiesen BARAJAS u. WANG (1975) Acetylcholinesterase nach. Aus fluoreszenzmikroskopischen und elektronenmikroskopischen Untersuchungen von GORGAS (1978, *Ratte*) geht jedoch hervor, daß die epitheloiden Zellen und mit ihnen alle anderen Formationen des juxtaglomerulären Apparates ausschließlich durch *adrenerge Fasern* innerviert werden. Synaptische Bläschen sind in den Nervenendigungen nachweisbar. Die Mitochondrien der Nervenendigungen von Reserpin-Tieren sind nach SILVERMAN u. BARAJAS sehr zahlreich und enthalten häufig elektronendichte Einschlüsse (Abb. 157). Mit Hilfe der Bowie-Färbung wiesen diese Autoren bei den mit Reserpin behandelten *Ratten* eine deutliche Verstärkung des Granulationsindex nach. In Parallele zum juxtaglomerulären Index, der um das 2,7fache zugenommen hatte, war der Reningehalt des Nierengewebes bei den reserpinbehandelten Tieren um das Dreifache erhöht, die Reninaktivität im Plasma deutlich gesenkt. Entsprechend der Steigerung ihrer synthetischen Aktivität zeichnen sich die granulierten Zellen, deren spezifische Körnchen oft unregelmäßig geformt sind, durch starke Vermehrung der Zahl der Protogranula (kristalline Struktur) in der vergrößerten Golgi-Zone aus.

Noch ungeklärt ist die Bedeutung der Kombination von direkter Innervation der granulierten Zellen und der Innervation von Gefäßwandzellen, Goormaghtighschen Zellen und Epithel des benachbarten Nierenkanälchens durch Kontakte en passant (BARAJAS u. MÜLLER, 1973), nach GORGAS (1978) auch durch Axonendkolben. Aus Beobachtungen von DOLEŽEL et al. (1976) geht hervor, daß die adrenergen Sympathikusfasern zum juxtaglomerulären Komplex nicht nur das *Vas afferens*, die Laciszellen und die Macula densa, sondern auch das *Vas efferens* erreichen (Abb. 158) bzw. begleiten und sich schließlich bis zu den *Vasa recta* der juxtamedullären Region und zu benachbarten Rindenvenen fortsetzen (s. auch GORGAS 1978). Diese Kombination läßt an eine komplexe Reaktion der innervierten Substrate auf nervöse Einwirkung denken.

Der *Ursprung der adrenergen* Fasern liegt nach LÉRANTH et al. (1969) in sympathischen Ganglien distal vom Ganglion coeliacum, jener der für cholinerg gehaltenen Fasern (s.o.) in diesem oder in Ganglien, die proximal von ihm liegen. Nach DOLEŽEL et al. (1976) schwindet die Fluoreszenz der Nervenfasern, die den juxtaglomerulären Komplex versorgen, nach Entfernung des Ganglion

Glomerulus
A
B
S1
Tubulus proximalis
Vas afferens
S3
Kapillare
S5
Kapsel
S7
S9

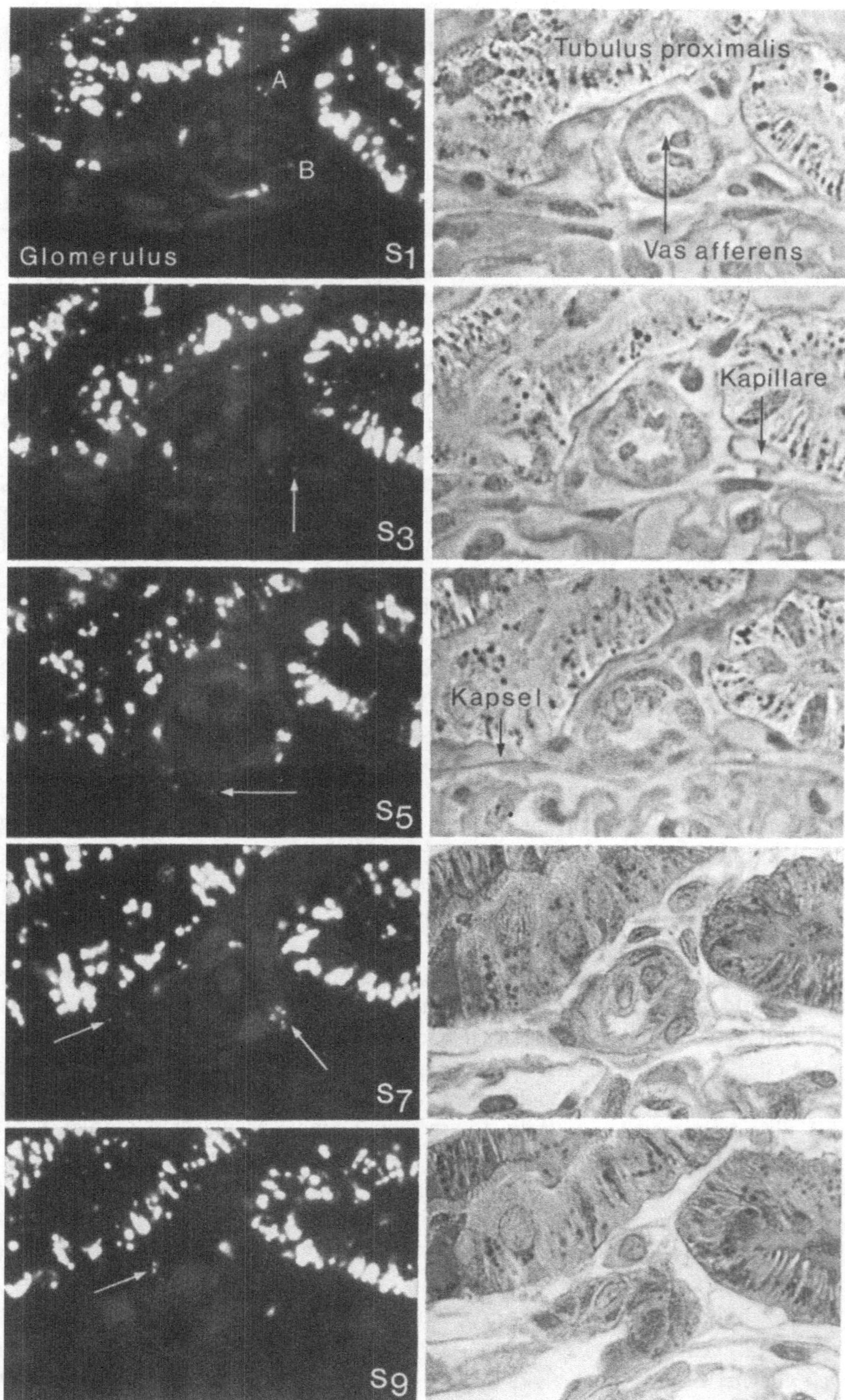

Abb. 158

aortico-renale. Einige sensorische Fasern lassen sich nach Angabe von LÉRANTH et al. (1969) bis zu den Spinalganglien Th 10–L3 verfolgen.

Auch bei den *Vögeln* sind epitheloide granulierte Zellen in der Media des *Vas afferens* ausgebildet (MCKELVEY, 1963; OGAWA u. SOKABE, 1971, *Huhn, japanische Wachtel*), die in Verbindung mit offenbar adrenergen Nervenfasern stehen. MILLER (1967) fand Granula bei der *Taube* verhältnismäßig selten und hatte Schwierigkeiten, sie einer bestimmten Zellart zuzuordnen. TAYLOR et al. (1970) wiesen die oft sehr kleinen Körnchen beim *Huhn* jedoch eindeutig an einem langen Segment der *Arteriola afferens* nach, doch sei es häufig zweifelhaft, ob sie in Zellen der Media oder in der zentralen Zellmasse des Glomerulums liegen, die wahrscheinlich aus einer Ansammlung von Mesangiumzellen besteht (PAK POY u. ROBERTSON, 1957, u.a., s.S. 114). Die Zahl der experimentellen Untersuchungen über die juxtaglomerulären Zellen von *Vögeln* scheint gering zu sein. Eine deutliche Steigerung des juxtaglomerulären Index wurde bei *Hähnen* nachgewiesen, die unter Natriumentzug lebten (TAYLOR et al., 1970); aus den Nieren der Versuchstiere ließ sich ein gegenüber der Norm verstärkter Gehalt an blutdrucksteigernder Substanz gewinnen. Granulierte Mediazellen gehören auch zu den Strukturelementen der *Vasa afferentia* der *Reptilien* (MCKELVEY, 1963.).

Im *Mesonephros* von *Anuren* wurden juxtaglomeruläre Zellen von OKKELS (1929), HARTROFT (1966), VAN DONGEN u. VAN DER HEIJDEN (1969), UNSICKER et al. (1975), bei dem *Urodelen Triturus cristatus* von BELLOCCI et al. (1971), bei *Amphiuma means* von CLOTHIER et al. (1978) festgestellt. Granulierte und nicht-granulierte Elemente lassen sich als verschiedene Funktionsstadien deuten (BELLOCCI et al., 1971). Bei *Kröten (Bufo bufo)*, die 10 Tage lang in Kochsalzlösung (125 mE/l) gehalten wurden, wiesen VAN DONGEN u. VAN DER HEIJDEN (1969) eine Herabsetzung des Granulationsindex nach.

Eine größere Zahl von Veröffentlichungen befaßt sich mit dem juxtaglomerulären Apparat bzw. den granulierten epitheloiden Zellen der *Teleostier*, die teils lichtmikroskopisch (MCKELVEY, 1963; BOHLE u. WALVIG, 1964; BULGER u. TRUMP, 1965, 1969; FRIEDMAN u. KAPLAN, 1942; FRIEDMAN et al., 1942; KRISHNAMURTHY u. BERN, 1973; CAPREOL u. SUTHERLAND, 1968; MEYER et al., 1967; LAGIOS, 1968, 1974; WENDELAAR BONGA, 1973), teils elektronenmikroskopisch nachgewiesen wurden. Eine Beziehung der juxtaglomerulären Zellen zu dem

◀ Abb. 158. Semidünnschnittserie (2 µm) durch die präglomeruläre Region eines subkapsulären Nierenkörperchens (*Ratte*). Nachweis der *adrenergen Fasern* mit der katecholaminspezifischen Fluoreszenzmethode (linke Seite) und Darstellung ihrer exakten Lokalisation an korrespondierenden phasenkontrastmikroskopischen Aufnahmen (S_1. S_3), bzw. lichtoptischen Bildern der identischen gefärbten Schnitte (S_7, S_9 — Aldehydthionin/Methylenblau-Azur II). Die Glomerula erscheinen als dunkle, runde Areale. Die proximalen Tubulusanschnitte unterscheiden sich infolge ihres hohen Gehaltes an autofluoreszierenden Lysosomen deutlich von distalen Tubulussegmenten, die nur einige, meist sehr kleine autofluoreszierende Partikel enthalten. Die adrenergen Faserbündel A und B ziehen vom *Vas afferens* zum *Vas efferens* und geben in ihrem Verlauf feine terminale Einzelfasern (weiße Pfeile) zur Bowmanschen Kapsel (S_3), zu benachbarten Kapillaren (S_7) und zu tubulären Segmenten (S_7) ab. Vergr. 900fach. (Aus GORGAS, 1978)

distalen Abschnitt des Nephrons besteht nach BULGER u. TRUMP (1969) nicht
(s. auch SOKABE u. OGAWA, 1974, Lit.). Licht- und elektronenmikroskpisch
verhalten sich die granulierten Zellen der Knochenfische grundsätzlich wie jene
der Säuger (BOHLE u. WALWIG, 1964; MEYER et al., 1967; BULGER u. Trump
1969); auch sie lassen sich von glatten Muskelzellen ableiten. Wie die epitheloiden
Zellen der Säuger stehen die der Fische mit Nervenendigungen in Kontakt
(BULGER u. TRUMP, 1969).

Zwischen der Ausbildung der juxtaglomerulären Zellen von *Seewasser-* und
Süßwasser-Teleostiern bestehen deutliche Unterschiede. Nach BOHLE u. WALVIG
(1964) sowie MEYER et al. (1967) sind die granulierten Zellen bei marinen *Teleo-
stiern* kräftiger und zahlreicher als bei Süßwasserformen entwickelt (s. auch
CAPREOL u. SUTHERLAND, 1968; OGURI u. SOKABE, 1968; KRISHNAMURTHY u.
BERN, 1969; WENDELAAR BONGA, 1973). Dagegen sei der Reningehalt der Nieren
von *Süßwasserteleostiern* wesentlich höher als der mariner Arten (Lit. bei KRISH-
NAMURTHY u. BERN, 1973); er soll bei Aufenthalt der Fische in hypertonischem
Milieu abnehmen und in hypotonem ansteigen (vgl. dagegen MALVIN u. VANDER,
1967, Plasma-Reninbestimmung). Nach LAGIOS (1968) treten in den epitheloiden
Zellen des euryhalinen *Teleostiers Cymatogaster aggregata*, der hypotonischem
Milieu ausgesetzt wird, im Laufe von 25 Std große Autophagosomen auf, die
als Zeichen einer Rückbildung des proteinbildenden Apparates gedeutet wurden.
Aufgrund dieser Beobachtungen wird angenommen, das *Teleostier*-Renin spiele
bei Fischen im Seewasser eine bedeutsamere Rolle als bei den im Süßwasser
lebenden Tieren. Hierzu im Widerspruch steht die Angabe von SOKABE et al.
(1966, 1968), der Granulationsindex von *Aalen* steige beim Aufenthalt im Süßwasser und falle im Seewasser ab. In diesem Zusammenhang muß der Hinweis von
WENDELAAR BONGA (1973) beachtet werden, wonach widersprüchliche Angaben
über den Funktionszustand reninbildender Zellen auf unterschiedlicher Beurteilung ihrer Granulation beruhen können. Eine Vermehrung der Granula, die
sich als Zeichen einer Funktionssteigerung deuten läßt, kann der Ausdruck
einer Stapelung sein, die nicht mit einer Steigerung der Reninabgabe verbunden
sein muß. KRISHNAMURTHY u. BERN (1973) weisen darauf hin, daß die Mehrzahl
der für *Teleostier* vorliegenden Befunde für eine umgekehrte Beziehung des
Granulationsindex zum Reningehalt der Niere spricht, während bei Säugern
eine direkte Korrelation besteht. Ihre eigenen Untersuchungen an den juxtaglomerulären Zellen des euryhalinen *Teleostiers Tilapia mossambica* haben folgendes
ergeben: während der Adaptation der Fische an Seewasser nehmen Zahl und
Größe der Zellen bis zu einem Maximum am 12. Tage zu und kehren binnen
30 Tagen wieder zum Ausgangswert zurück. Dabei erweist sich die Muskulatur
der Nierenarterien als ein ausgesprochen labiles System: bei den Seewassertieren
finden sich juxtaglomeruläre Zellen an den afferenten Arteriolen, präglomerulären Arterien und anderen, vom Glomerulum entfernten Arterienästen, während
sie bei den Süßwassertieren auf die afferenten Arteriolen beschränkt sind (KRISH-
NAMURTHY u. BERN 1973, Abb. 159). Sowohl das Zytoplasma der epitheloiden
Zellen der See- als auch der Süßwassertiere ist mit spezifischen Granula gefüllt.
Bei *Süßwasser-Stichlingen (Gasterosteus aculeatus)* kommen die juxtaglomerulären Zellen nur an einigen präglomerulären Arterien vor, bei *marinen Stichlingen*
folgen sie den Nierenarterien oft auf weite Strecken und umgeben gelegentlich

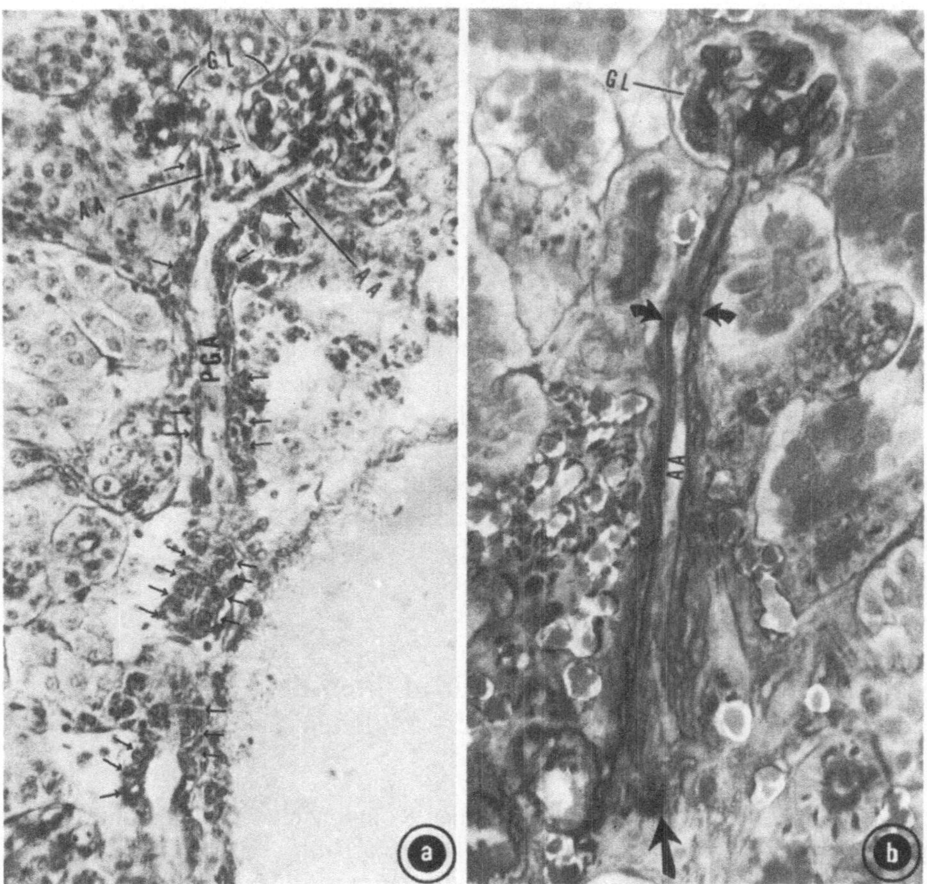

Abb. 159a u.b. Juxtaglomeruläre Zellen (kleine Pfeile) an den afferenten Arteriolen (AA) und der präglomerulären Arteriole (PGA) der Niere von *Tilapia mossambica*, (a) 12 Tage in Meerwasser gehalten. GL = Glomerula. (b) in Süßwasser gehalten, weniger juxtaglomeruläre Zellen als in (a). Färbungen: PAS-Coelestinblau-Hämalaun. Vergr. 560fach. (Aus KRISHNAMURTHY u. BERN, 1973)

die afferenten Arteriolen; die Vergrößerung ihrer Kerne wird als Zeichen einer Aktivierung gedeutet (WENDELAAR BONGA, 1973).

Unter der Voraussetzung, daß die juxtaglomerulären Elemente der *Teleostier* Renin bilden, kann man vermuten, daß die vorübergehende Steigerung ihrer Aktivität während der Anpassung an ein hypertones Medium mit der Regulierung der Corticosteroidbildung zusammenhängt. Wenn man *Stichlinge (Gasterosteus aculeatus)* aus dem Meerwasser in Süßwasser überführt, wird die Aktivität der juxtaglomerulären Zellen eingeschränkt; die Kerngröße nimmt ab, im Zytoplasma treten lysosomale Einschlüsse auf. Dieser Befund spricht nach WENDELAAR BONGA (1976) zugunsten der Schlußfolgerung von NISHIMURA et al. (1971) und SOKABE (1974), die Aktivität des renalen Angiotensin-Systems von marinen *Teleostiern* nehme zumindest zeitweilig nach der Überführung im Süßwasser ab. Zufuhr von *Prolaktin*, das den Wasser- und Elektrolythaushalt beeinflußt und in der Osmoregulation der *Teleostier* eine wichtige Rolle spielt, scheint auf die juxtaglomerulären Zellen nicht einzuwirken.

Als Homologon der granulierten juxtaglomerulären Zellen können nach LAGIOS (1974) die umfangreichen, Granula enthaltenden glatten Muskelzellen der größeren Nierenarterien von *Latimeria chalumnae* angesehen werden; sie stehen nicht zu einem besonders differenzierten Nephronabschnitt — eine Macula densa fehlt — in Beziehung. Außerdem kommen bei *Latimeria* granulierte Endothelzellen vor, allerdings nicht nur in Nierengefäßen (vgl. hierzu auch PIEZZI et al., 1969, *Amphibien*; weitere Lit. bei LAGIOS, 1974). Über das Vorkommen granulierter Epitheloidzellen bei *Dipnoern* vgl. SOKABE u. OGAWA (1974); da bei Lungenfischen Aldosteron nachgewiesen wurde (IDLER et al., 1972), dürfte bei ihnen ein Renin-Aldosteronsystem wie bei Säugern und Amphibien ausgebildet sein (vgl. hierzu TAYLOR u. DAVIES, 1971; LAGIOS, 1974). Bei den *Elasmobranchiern* sind nach MCKELVEY (1963) u. OGURI et al. (1970) keine juxtaglomerulären epitheloiden Zellen ausgebildet. Dies gilt nach OGURI et al. auch für die *Cyclostomen*. Nach BULGER u. TRUMP (1969) steht diese Tatsache vielleicht mit den Besonderheiten des Wasser- und Salzhaushaltes dieser Ordnungen der Fische in Zusammenhang (vgl. hierzu H.W. SMITH, 1936; BURGER u. HESS, 1960; LAGIOS, 1974).

6.5. Die Gefäßarchitektur in ihren Beziehungen zu den Nierenkanälchen

Seitdem erkannt wurde, daß die epithelialen Komponenten der Niere mit jeweils charakteristisch strukturierten Strecken der Blutbahn verbunden sind, haben die räumlichen vaskulo-tubulären Beziehungen verstärkte Aufmerksamkeit gefunden, insbesondere in Untersuchungen von ROLLHÄUSER et al. (1964, *Ratte*), KRIZ (1967, *Ratte*), KRIZ und KOEPSELL (1974, *Maus*), KAISSLING et al. (1975, *Psammomys obesus*) sowie BEEUWKES und BONVENTRE (1975, *Hund*). Für die Beantwortung von Fragen zur Funktion der Niere dürfte es unerheblich sein, ob man sich der Auffassung von KRIZ (1967) anschließt, der architektonische Aufbau der Niere werde im Sinne v. MÖLLENDORFFS „*bestimmt* (vom Verf. hervorgehoben) von den Gefäßen" (vgl. hierzu S. 5, s. auch FREUDENBERG, 1932, *Meerschweinchen*).

Für die Niere der *Ratte*, des am häufigsten untersuchten Versuchstieres, ergeben sich folgende Feststellungen, denen mit KRIZ (1967) einige Angaben über das Verhalten der Kanälchen vorangestellt werden sollen. In der *Rattenniere* sind *kurze* und *lange Nephrone* mit entsprechend *kurzen* und *langen Schleifen* ausgebildet, die im Innenstreifen bzw. in der Innenzone umbiegen. Kortikale Nephrone, deren Schleifenscheitel in der Rinde oder im Außenstreifen liegen, sind nicht vorhanden. Die Nierenkörperchen der langen Schleifen befinden sich im unteren, die der kurzen Schleifen im mittleren und oberen Bereich der Rinde. Rund ein Drittel der Nephrone gehört zu den langen Nephronen. Die Länge der kurzen Schleifen schwankt zwischen 4,4 und 6,4 mm (Scheitel im unteren Drittel des Innenstreifens), die der langen Schleifen (Scheitel über die Innenzone verteilt) zwischen 5,2 und 12,2 mm. Rinde (Dicke $1,5 \pm 0,2$ mm), Außenstreifen (Dicke $0,65 \pm 0,1$ mm), Innenstreifen (Dicke $1,2 \pm 0,2$ mm) und Innenzone (Dicke $3,8 \pm 0,25$ mm) lassen sich deutlich gegeneinander abgrenzen, da Hauptstücke, Überleitungsstücke und Mittelstücke an bestimmten Stellen ineinander übergehen.

Im *Labyrinth der Rinde* liegen die gewundenen Abschnitte der Haupt- und Mittelstücke, die *Vasa interlobularia* und die Nierenkörperchen. Die Kanälchen des Labyrinths umgibt der auf S. 235 erwähnte rundmaschige Kapillarplexus. Nach Kriz besteht zwischen den Anschnitten der Kapillaren und der Tubuli ein Verhältnis von $1,9 : 1$.

In den *Markstrahlen der Rinde* verlaufen die geraden Abschnitte der Haupt- und Mittelstücke und die Sammelrohre; letztere liegen zunächst in der Peripherie des Markstrahles (Abb. 160). Weiter markwärts werden die Sammelrohre von außen anlagernden Haupt- und Mittelstücken umgeben. Nahe den Sammelrohren in den unteren Teilen der Markstrahlen kommen Mittelstücke häufiger als Hauptstücke vor. Die Kapillaren der Markstrahlen bilden einen langmaschigen Plexus (S. 235). Nach Kriz verhalten sich die Anschnitte der Kapillaren zu denen der Kanälchen wie $1 : 1$. Abb. 161 läßt die besonders dichte Kapillarbesetzung der Sammelrohre erkennen.

Der *Außenstreifen* besteht wie die Markstrahlen aus geraden Abschnitten der Haupt- und Mittelstücke und aus Sammelrohren. Das Markstrahlmuster ist in seinem oberen Abschnitt noch zu erkennen, im unteren Anteil dagegen nur schwach ausgeprägt. Während in den Markstrahlen die meisten *Partes rectae* der Haupt- und Mittelstücke innerhalb des peripheren Kranzes der Sammelrohre liegen, befinden sie sich im Außenstreifen in der Regel zwischen den Sammelrohren einerseits und den Gefäßbündeln andererseits, offenbar deswegen, weil viele Haupt- und Mittelstücke aus dem Ring der Sammelrohre ausgeschert sind.

Das Charakteristikum des Außenstreifens sind die *Gefäßbündel* (s. S. 245), die zunächst von den geraden Haupt- und Mittelstückpartien der tiefen Nierenkörperchen, dann von den Schleifen der mittleren, schließlich denen der oberen Nierenkörperchen und von Sammelrohren umgeben werden. Die Bündel bestehen aus den *arteriellen Vasa recta*, die aus den Efferenzen der juxtamedullären Glomerula hervorgehen, und den *venösen Vasa recta*, mit denen sie sich eng zusammenlagern. Die *venösen Vasa recta* verlassen die Gefäßbündel im Außenstreifen und vereinigen sich zu weiten Kapillaren, die zwischen den Kanälchen teilweise bis in die Markstrahlen verlaufen (s. S. 238). Dies trifft auch für die *venösen Vasa recta* zu, die außerhalb der Gefäßbündel aus dem Innenstreifen aufsteigen. Die Anschnitte der Kapillaren, die nicht innerhalb der Gefäßbündel liegen, verhalten sich zu denen der Tubuli wie $1 : 1$. Auch im Außenstreifen sind die Sammelrohre bevorzugt von Kapillaren begleitet.

An der *Grenze von Innenstreifen und Außenstreifen* gehen die *Partes rectae* der Hauptstücke in die Überleitungsstücke über, deren Mehrzahl (kurze Schleifen) im unteren Drittel des Innenstreifens in Nähe des Schleifenscheitels in die *Partes rectae* der Mittelstücke umbiegt. Kriz nimmt als sicher an, daß im oberen und mittlerem Bereich des Innenstreifens alle Überleitungsstücke absteigen und alle Mittelstücke aufsteigen. Wie Abb. 160 eindrucksvoll zeigt,

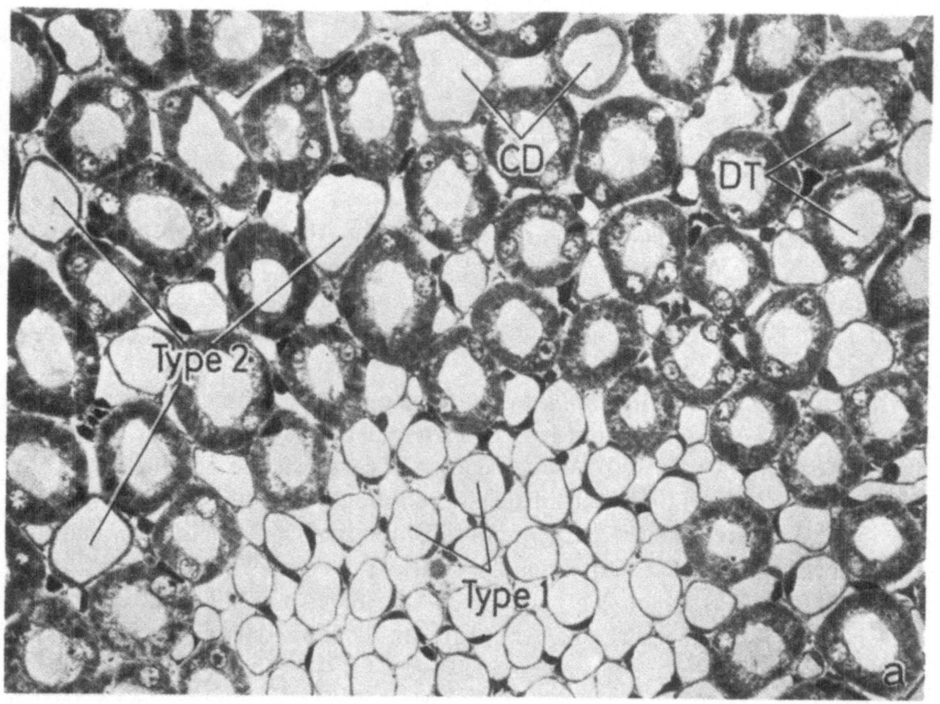

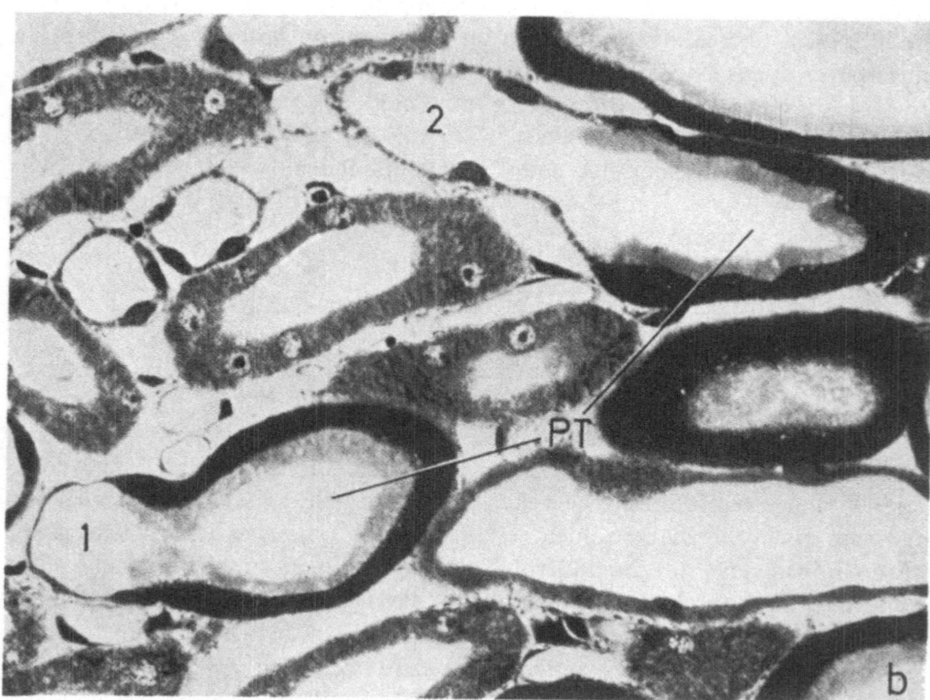

Abb. 160. (a) Innenstreifen einer Niere der *Maus*, quergetroffen. Die Kanälchen in den Gefäßbündeln (kurze Schleifen) besitzen Epithel des Typs 1, jene in der Region zwischen den Bündeln Epithel des Typs 2. CD: Sammelröhrchen. DT: distale Kanälchenabschnitte. (b) Übergänge zwischen Hauptstücken (PT) in kurze (1) und lange (2) absteigende Schleifenschenkel. Eponschnitte, Färbung nach RICHARDSON. Vergr. (a) 380fach; (b) 500fach. (Aus DIETERICH et al., 1975)

wird das Muster des Innenstreifens durch die Gefäßbündel geprägt, die zunächst von ableitenden Überleitungsstücken, dann von Mittelstücken, dem Rest der Überleitungsstücke und schließlich von Sammelrohren umgeben werden. Wichtig ist, daß sich ausschließlich die absteigenden Überleitungsstücke der *kurzen* Schleifen den Gefäßbündeln anlagern, während die der *langen* Schleifen entfernt von letzteren verlaufen. Es kommt also am Beginn des Innenstreifens zu einer Umordnung der Tubuli, indem die absteigenden Schenkel der kurzen Schleifen zu den Gefäßbündeln hinbiegen.

Durch die *Zuordnung der Tubuli zu den Gefäßbündeln* entsteht nach KRIZ eine „architektonische Einheit" mit charakteristischer Bauweise (Abb. 160). Ihr Zentrum wird durch ein Bündel aus 40–170 Gefäßen gebildet, die überwiegend den *Vasa recta* zugehören. Die Gefäße im Inneren der Bündel sind *arterielle* und *venöse Vasa recta*, die sich wechselweise umlagern. Am Rande der Bündel befinden sich Gefäße — vermutlich größtenteils *venöse Vasa recta* — und absteigende Überleitungsstücke. Außerdem kommen am Rande auch Kapillaren und vereinzelte *arterielle Vasa recta* vor, die das Bündel zur Versorgung des Innenstreifens verlassen. (Bezüglich der Unterscheidbarkeit arterieller und venöser Vasa recta vgl. S. 287.) Lichtmikroskopisch erkennt man die arteriellen Gefäße an ihrem dicken Endothel und ihrer relativ engen Lichtung.

Die Muster der Querschnitte durch die architektonischen Einheiten sind unterschiedlich. Im oberen Drittel des Innenstreifens umgeben die Überleitungsstücke die Gefäßbündel in Form eines Ringes (Abb. 161). Weiter markwärts werden die Überleitungsstücke von *venösen Vasa recta,* und *venöse Vasa recta* von Überleitungsstücken umgeben. Nicht selten findet man auch absteigende Überleitungsstücke, die sich eng aneinanderlagern.

Das Bündel, das aus Gefäßen und Überleitungsstücken der kurzen Schleifen besteht, wird von aufsteigenden Mittelstücken und absteigenden Überleitungsstücken der langen Schleifen umgeben, schließlich von Sammelrohren (Abb. 161), deren jedes meistens inmitten einer Gruppe von 4–6 Mittelstücken liegt. Auf das von ROLLHÄUSER et al. (1964) beschriebene Kapillargitter, in dessen Maschen die Tubuli in den Feldern zwischen den Gefäßbündeln liegen, wird auf S. 238 hingewiesen. Nach KRIZ stehen die Anschnitte von Kapillaren und Tubuli in dem Verhältnis 1,4 : 1; dabei sind die *Vasa recta* der Bündel und die in der Peripherie der letzteren gelegenen Überleitungsstücke nicht berücksichtigt. Aus dem Kapillarplexus wird das Blut in *Vasa recta* abgeleitet, die teils zu den Bündeln führen, teils im Innenstreifen aufsteigen. Wie Abb. 161 zeigt, kommen sie häufiger als Begleitung von Überleitungsstücken, Mittelstücken und Sammelrohren vor.

Im *mittleren Drittel des Innenstreifens* bestehen insofern übersichtlichere Verhältnisse, als hier noch keine Schleife umbiegt, die Sammelrohre sich noch nicht vereinigt haben, die ab- und aufsteigenden Schleifenteile gut unterscheidbar sind und die Bündel ein Maximum an Gefäßen enthalten. Die Region eignet sich daher, wie KRIZ hervorhebt, besonders gut für quantitative Bestimmungen. Der Autor hat ihre Ergebnisse in der Tabelle 7 zusammengefaßt.

Schnitte durch den *unteren Teil des Innenstreifens* erfassen den Bereich, in dem die Schleifen der kurzen Nephrone liegen, die zwei Drittel aller Schleifen ausmachen. Die im Bereich der Gefäßbündel gelegenen Überleitungsstücke ge-

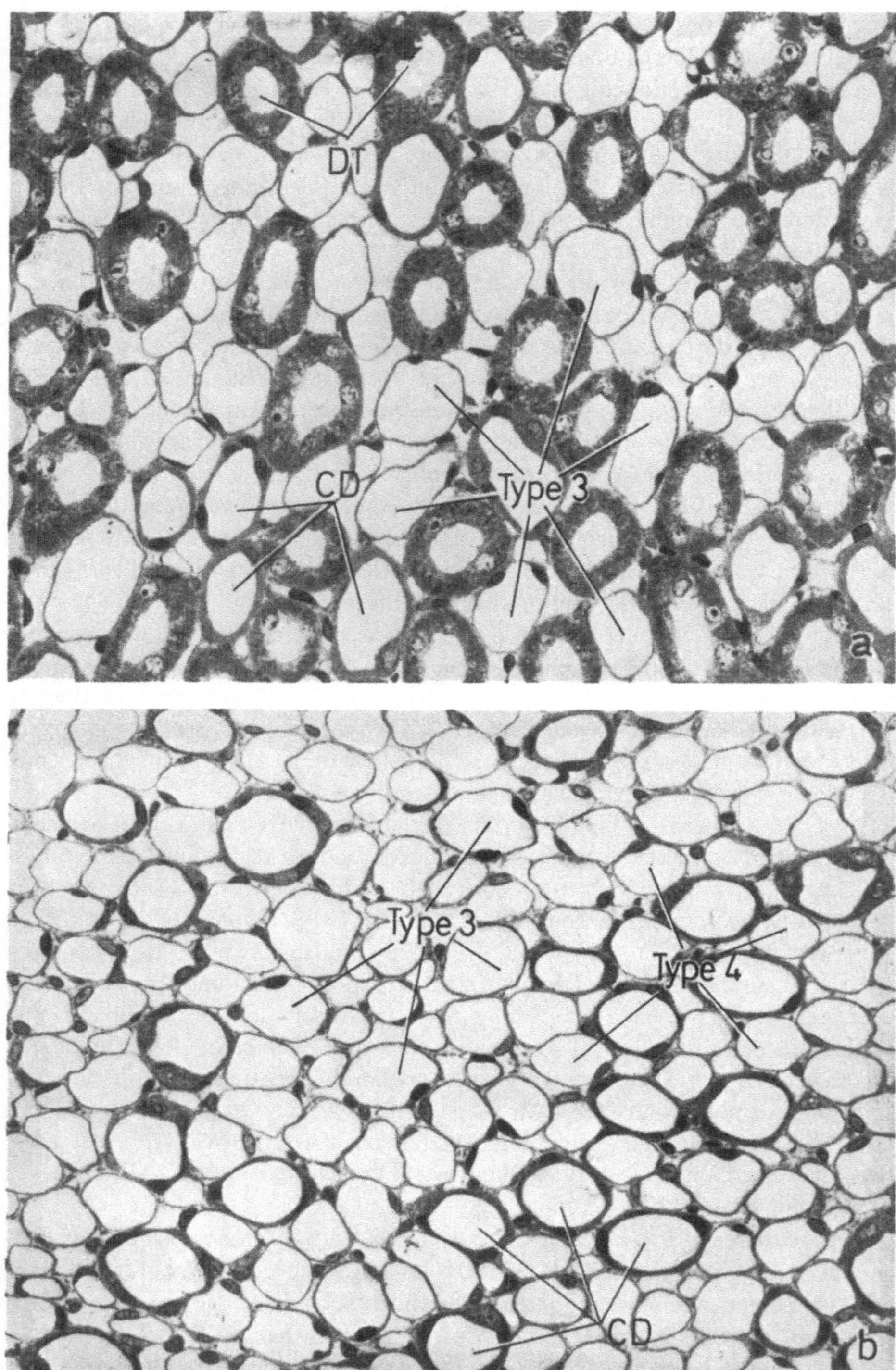

Abb. 161. (a) Querschnitt durch den innersten Streifen einer Niere der *Maus* mit dünnen Schleifen-schenkeln (Typ 3). CD: Sammelröhrchen. DT: distale Kanälchen. (b) Innenzone, mit wahrscheinlich langen Schleifenschenkeln des Typs 3 und 4. CD: Sammelrohre. Eponschnitte, Richardson-Färbung. Vergr. (a) 480fach; (b) 370fach. (Aus DIETERICH et al., 1975)

Tabelle 7. Zahl der Gefäße, Nephrone und Nephronabschnitte sowie der Nephronabschnitte im Mark der *Ratten*niere. (Aus KRIZ, 1967). Die angegebenen Werte sind Durchschnittswerte; in Klammern ist die Streubreite angegeben

	Innenstreifen-mitte	Innenstreifen-Innenzonen-grenze
Anzahl der Vasa recta eines Gefäßbündels	84 (40 – 170)	31 (15 – 56)
Davon arterielle Vasa recta	ca. 40% *	–
venöse Vasa recta	ca. 60%	–
Anzahl der Nephrone pro Gefäßbündel	71 (35 – 145)	23
Anteil der Überleitungsstücke, die im Bereich der Bündelperipherie gelegen sind	67%	–
Verhältnis der Vasa recta eines Bündels zu zugehörigen Nephronen	1,2:1 (1,05:1 – 1,4:1)	1,3:1
Anzahl der Sammelrohre pro Gefäßbündel	11,5	10,5
Anzahl der Nephrone pro Sammelrohr	6,1	2,2
Verhältnis aller Gefäßanschnitte zu Tubulusanschnitten	1,5:1	1,5:1

* Werte sind mehr geschätzt als gezählt, da die Unterscheidung von arteriellen und venösen Vasa recta im Einzelfall unsicher ist.

hen in der Regel in unmittelbarer Nähe des Schleifenscheitels (Abb. 101) in das Mittelstück über, sei es vor oder nach der Umbiegungsstelle. Viele *arterielle Vasa recta* verlassen die Bündel und *venöse Vasa recta* gesellen sich diesen bei. Über die quantitativen Verhältnisse orientiert die Tabelle 7, deren rechte Rubrik sich auf die Innenstreifen-Innenzonengrenze bezieht, in der im großen und ganzen alle langen Nephrone liegen und die Sammelrohre sich noch nicht vereinigt haben. KRIZ errechnet den Anteil der langen Nephrone in der *Ratten*niere auf 32% und gelangt zu der Feststellung, daß in jedes Sammelrohr durchschnittlich 4 kurze und 2 lange Nephrone münden. Aus den Zählungen geht weiterhin hervor, daß das Verhältnis der *Vasa recta* eines Gefäßbündels zu den Nephronen annähernd dem entspricht, das für die Mitte des Innenstreifens ermittelt wurde.

Für die Gefäßbündel ist bezeichnend, daß sie enger zusammengerückt sind (Abb. 139) und teilweise ineinander übergehen; dem entspricht die Verringerung der Zahl der zwischen ihnen liegenden Kanälchen.

Da die aufsteigenden Überleitungsstücke der langen Nephrone in etwa gleicher Höhe in die Mittelstücke der langen Schleifen übergehen, zeichnet sich die *Grenze zwischen Innenstreifen und Innenzone* deutlich ab. Auf Querschnitten durch die Innenzone erkennt man, daß sie von Sammelrohren und Überleitungsstücken durchzogen wird. (KRIZ weist auf die Schwierigkeit hin, die die lichtmikroskopische Unterscheidung ab- und aufsteigender Überleitungsstücke und von Gefäßtypen, ja der Gefäße von den Kanälchen bereitet.) Da sich die Schleifenscheitel der langen Nephrone und die Vereinigungsstellen der Sammelrohre gleichmäßig über die Innenzone verteilen, nimmt die Zahl beider allmählich zur Papille hin ab. Im oberen Teil der Innenzone entfallen rund zwei Nephrone auf ein Sammelrohr, papillenwärts steigt der Anteil der Sammelrohre an. Das Verhältnis Gefäßanschnitt:Tubulusanschnitt beträgt nach KRIZ für den oberen Teil der Innenzone 1,3:1.

Die *Gefäßbündel in der Innenzone* enthalten nach Passieren des Innenstreifens rund 33 *Vasa recta*, doch nimmt diese Zahl unter Verjüngung des Bündels so stark ab, daß sich dessen Konturen nicht mehr deutlich abzeichnen. Bis in die Papille hinein lagern arterielle und venöse Gefäße eng beisammen. Klarer als die Ordnung der Vasa recta tritt die der Sammelrohre im Querschnittsbild hervor (Abb. 161), da sie Gruppen von 4–10 Kanälchen bilden, zwischen denen Überleitungsstücke (aufsteigende Schleifenschenkel) und Kapillaren liegen (Abb. 161). Entsprechend ihrem Verlauf sind Sammelrohre und Überleitungsstücke mit dem schon erwähnten (S. 238) langmaschigen Kapillarplexus vergesellschaftet, dessen Blut nach KRIZ abwärts fließt. Aus ihm gehen *venöse Vasa recta* hervor, die sich mit den aufsteigenden Schleifenschenkeln und *arteriellen Vasa recta* zusammenschließen. Am Rande der Sammelrohrgruppen lagern sich öfter *venöse Vasa recta* den Sammelrohren an. Den Raum zwischen den Gefäßzentren und den Gruppen der Sammelrohre nehmen vorwiegend aufsteigende *Vasa recta* und meistens absteigende Überleitungsstücke ein.

Mit *Annäherung an die Papille* geben sowohl die kleiner werdenden Sammelrohre als auch die Gefäßzentren die Gruppierung auf, doch ist eine Zusammenlagerung der arteriellen und eines Teiles der venösen *Vasa recta* bis in das letzte Drittel der Innenzone hinein zu beobachten. Bis dorthin findet man auch Überleitungsstücke und Gefäße miteinander gemischt. Nur wenige Schleifen erreichen die Papillenspitze. Die hier befindlichen *Ductus papillares* umgeben weitlumige Kapillaren.

Untersuchungen über die Architektonik der Niere, die wie die Studien von KRIZ die Morphologie der Strombahn nicht getrennt von jener der epithelialen Organkomponente behandeln, bilden eine der Grundlagen für das Verständnis der Mechanismen der Harnbildung, insbesondere der Konzentrierungsvorgänge, die einem Gegenstromprinzip gehorchen sollen (s. auch S. 283f.).

Die Gegenstromhypothese wirft die Frage auf, ob die räumlichen Verhältnisse im Naturobjekt der Konstruktion des Modells, von dem sie ausgeht, so weit entsprechen, daß funktionelle Wechselbeziehungen zwischen benachbarten Röhrchen vorstellbar sind. Nach KRIZ (1967) sind folgende *Möglichkeiten einer funktionellen Koppelung* in der Niere denkbar: 1. Eine direkte Wechselwirkung im Sinne der Gegenstromhypothese zwischen zwei gegenläufigen Strukturen, die regelmäßig über eine längere Strecke eng aneinanderliegen bzw. durch ein nur schmales Interstitium voneinander getrennt sind. 2. Eine Wechselwirkung zweier Tubuli, die durch zwischen ihnen verlaufende Kapillaren vermittelt wird (Schema: Tubulus A ⇆ Kapillare ⇆ Tubulus B). 3. Eine funktionelle Verbindung zwischen zwei verschiedenen Tubulusabschnitten durch ein und denselben Blutstrom.

Da im *Labyrinth* und in den *Markstrahlen* stets Kapillaren zwischen den Tubuli liegen, können letztere nur mit der Blutbahn und nicht miteinander in direkte Wechselwirkung treten. In den *Markstrahlen* könnte eine funktionelle Beziehung zwischen den Tubuli durch Vermittlung der Kapillaren dadurch begünstigt werden, daß hier gestreckt verlaufende Tubuli und Blutkapillaren hauptsächlich parallel zueinander verlaufen. KRIZ denkt hierbei an eine Koppelung von aufsteigenden Schleifenschenkeln und Sammelrohren.

Eine Nacheinanderschaltung (3. Möglichkeit, s.o.) von Markstrahlen und Labyrinth kommt auf folgende Weise zustande: das die gestreckten Kanälchen der Markstrahlen umspülende Blut fließt dem Kapillarplexus des Labyrinths zu, der die gewundenen Kanälchen umgibt.

Als *Substrat eines Gegenstromaustauschs im Mark* können die *arteriellen* und *venösen Vasa recta* angesehen werden, welche die Zentren der „Gefäßläppchen" gebündelt durchziehen und von der zweiten Hälfte des Außenstreifens bis in die Innenzone verlaufen.

Da die kapillären *arteriellen* und *venösen Vasa recta* über eine längere Strecke eng beisammenliegen, ist eine Voraussetzung für einen Gegenstromaustausch gegeben. Zu vorsichtiger Beurteilung rät KRIZ jedoch bezüglich derjenigen *Vasa recta*, die in der Innenzone auch zu Kanälchen, besonders zu ableitenden Übergangsstücken, in Beziehung stehen. Dies trifft auch für die im Innenstreifen und in der Innenzone *aufsteigenden venösen Vasa recta* und absteigende Überleitungsstücke zu, die eng gekoppelt sind. Eine unmittelbare Wechselwirkung zwischen benachbarten Schleifenschenkeln dürfte außer Betracht bleiben, „da es im gesamten Nierenmark keine regelmäßige Zusammenlagerung der absteigenden mit den aufsteigenden Schleifenschenkeln gibt". Indessen sind beide Schleifenschenkel durch die Blutbahn *nachgeschaltet*. Die aufsteigenden Schenkel im Innenstreifen und in der Innenzone werden von einem Kapillarplexus umgeben, dessen Blut in die *venösen Vasa recta* abfließt, die mit absteigenden Überleitungsstücken zusammenlagern. Infolgedessen kann das Blut, das die aufsteigenden Schenkel umflossen hat, anschließend mit den absteigenden Schenkeln in Gegenstromaustausch treten.

Zwischen den *aufsteigenden Schleifenschenkeln* (aufsteigende Mittelstücksegmente) und den *Sammelrohren* des Außenstreifens und der Markstrahlen verlaufen — in Parallele zu ihnen — Kapillaren, die eine funktionelle Verbindung zwischen beiden Kanälchen herstellen könnten.

Auch für den *Innenstreifen*, in dem aufsteigende Schenkel, Mittelstücke und Sammelrohre innerhalb eines dichten Kapillarplexus liegen und 4–6 Mittelstücke ein Sammelrohr umgeben, ist eine direkte Wechselbeziehung zwischen den Kanälchen nicht anzunehmen, da sich zwischen den Epithelrohren Kapillaren befinden. Falls in diesem Gebiet eine funktionelle, der Harnbereitung dienende Verbindung besteht, dürfte sie auf der Nacheinanderschaltung von Mittelstücken und Sammelrohren durch den Blutstrom beruhen.

Eine direkte *Wechselbeziehung zwischen Tubuli* ist in der *Innenzone* möglich, da hier aufsteigende Schleifenteile (ausgenommen die Überleitungsstücke der langen Schleifen) nahe den Sammelrohren verlaufen, ihnen teils unmittelbar angelagert, teils nur durch einen Spalt oder durch interstitielle Zellen voneinander getrennt. „Dies ist die einzige regelmäßige Möglichkeit einer direkten funktionellen Verbindung zweier Tubulusabschnitte in der gesamten Niere" (KRIZ). Die Tubuli des *Außenstreifens* erreichen das Blut, das vorher die Tubuli

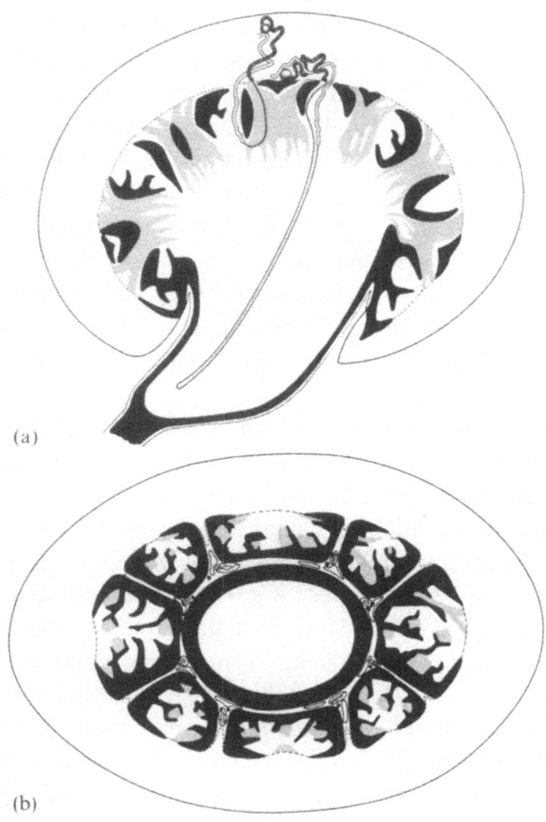

Abb. 162. (a) Halbschematische Wiedergabe eines paramedianen Längsschnittes durch die Niere von *Psammomys obesus*. Dargestellt sind ein oberflächliches Nephron mit kurzer Schleife und ein juxtamedulläres Nephron mit langer Schleife. Beachte die verschiedenen Verläufe der Schleifenschenkel im Innenstreifen. Punktiert: Die Riesenbündel (vgl. S. 285), in Kontakt mit den Ausbuchtungen des Nierenbeckens. (b) Halbschematische Darstellung eines Querschnittes durch die Niere von *Psammomys obesus* in Höhe der Papille. Das Nierenbecken und seine Fortsetzungen in den Innenstreifen schwarz, Gefäßbündel punktiert. (Aus KAISSLING et al., 1975)

der Innenzone und des Innenstreifens umspült hat, so daß nach KRIZ eine nachgeschaltete Verbindung besteht.

Sieht man von der Ausbildung der *innersten Zone des Markes* der *Maus* ab, deren Muster vorzugsweise durch Schenkel langer Schleifen bestimmt wird (KRIZ u. KOEPSELL, 1974), so bestehen zwischen der Niere von *Maus*, *Ratte* und *anderen Säugern* keine auffälligen architektonischen Unterschiede, wohl aber zwischen den Nieren des unter extremen Lebensbedinungen , d.h. in der Wüste lebenden Nagers *Psammomys obesus* und jenen der bisher untersuchten Säugetiere (s. auch S. 245). *Psammomys* scheidet ein großes Volumen hochkonzentrierten Harnes aus (SCHMIDT-NIELSEN, 1958 u.a.; Lit. bei KAISSLING et al., 1975) und besitzt eine Niere mit folgenden strukturellen Besonderheiten (KAISSLING et al., 1975): Das Nierenbecken dringt mit Ausläufern so weit in die äußere Markregion ein, daß es die Innenzone und Teile des Innenstreifens umgibt

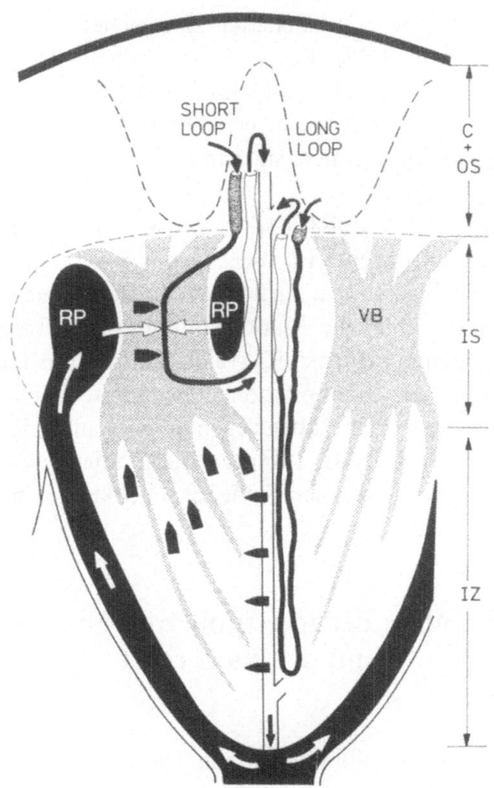

Abb. 163. Schema der Wege des Harnstoffs in der Niere von *Psammomys obesus*. Schwarze Pfeile: „recycling" des Harnstoffes via venöse *Vasa recta* — Gefäßbündel — dünne absteigende Schenkel kurzer Schleifen, via normale Nephronroute zu den Sammelrohren der Innenzone. Weiße Pfeile: „recycling" via Nierenbecken. C+OS: Rinde+Außenstreifen, IS: Innenstreifen, IZ: Innenzone, RP: Nierenbecken, VP: Gefäßbündel. (Aus Kaissling et al., 1975)

(Abb. 162) und dabei in engste Nachbarschaft zu den Gefäßbündeln tritt; letztere werden von dem Harn in der Lichtung des Nierenbeckens nur durch ein einschichtiges kubisches Epithel getrennt, ein Verhalten, das Khorshid und Moffat (1974, 1975) auch für die äußere Markregion der *Ratte* beschreiben. (Über die Struktur der Epithelauskleidung des Nierenbeckens und die Frage ihrer Beteiligung an Austauschvorgängen zwischen Beckenharn und Nierenpapille s. S. 310.) Die Gefäßbündel von *Psammomys* liegen in den stark ausgebildeten Innenstreifen (Abb. 163) in Gestalt von *Riesenbündeln*, aus denen Strähnen schmaler Gefäßbündel hervorgehen, die tief in die Innenzone hineinreichen. Die Riesenbündel bestehen zu 8–14% aus *arteriellen* und zu 39–47% aus *venösen Vasa recta*. Außerdem enthalten sie die dünnen absteigenden Schenkel kurzer Schleifen, die 44–51% der Bündelstrukturen ausmachen. Die kurzen Schleifen gehören zu Nephronen, deren Nierenkörperchen der oberflächlichen und mittleren Rindenregion angehören. Innerhalb der Gefäßbündel biegen die kurzen Schleifen um und gelangen in den zwischen den Bündeln gelegenen Abschnitt des Innenstreifens („interbundle region", s. S. 8; Abb. 163). In dieser Region verlaufen ihre aufsteigenden Schenkel, ferner beide Schenkel der langen Schleifen und die Sammelrohre. Die Scheitel zahlreicher langer Schleifen, deren Nierenkörperchen juxtamedullär liegen, lassen sich in der Nähe der Papillenspitze nachweisen. Wohlentwickelte Gefäßbündel besitzt auch die Niere des *Merinoschafes*, das einen hochkonzentrierten Harn ausscheiden kann; bei Durchmessern von etwa 250 µm nehmen sie rund 26% der äußeren Markzone ein (Thorburn u. Stacy, 1964).

Im Anschluß an Pfeiffer (1968) und Lechène et al. (1975), die in der Entfaltung des Nierenbeckens durch „Fornices" eine Einrichtung erblicken, durch die *Harnstoff* aus dem Beckenurin zurückgewonnen werden kann („recycling"), haben Kaissling et al. (1975) die Markarchitektur von *Psammomys* folgendermaßen funktionell gedeutet: Harnstoff erreicht einmal auf dem Wege der Diffusion aus den Fornices des Nierenbeckens die dünnen absteigenden Schenkel kurzer Schleifen innerhalb der nahegelegenen Riesenbündel. Außerdem kann Harnstoff aus der Innenzone des Markes durch die venösen *Vasa recta* im Gegenstromaustausch in die dünnen Schleifenschenkel gelangen (Abb. 163).

6.6. Der Feinbau der intertubulären Nierenkapillaren und der Vasa recta

Die intertubulären Rindenkapillaren und ein Teil der Markkapillaren der Niere bestehen aus einem dünnen, *gefensterten Endothel*, das einer Basallamina aufliegt (Pease, 1955; Siadt-Pour, 1959; Longley et al., 1960; Dieterich u. Schürholz, 1973). Ihre runden, nach Maul (1971) oktagonalen Fenster verschließt ein *Diaphragma* (Durchmesser 650–700 Å), dessen Zentrum eine knopfartige Verdickung (Abb. 49) besitzt (Friederici, 1968). Nach Maul (1971) weist das Diaphragma eine charakteristische Substruktur auf. Von einem zentralgelegenen Ring (Durchmesser etwa 35 Å) strahlen Fasern zu einer zweiten, unregelmäßig konturierten Ringstruktur (Durchmesser 150–250 Å). Manche Poren sind durch zwei Diaphragmen geschlossen. Maul läßt es dahingestellt, ob die Ringstrukturen offen sind und einer Stoffpassage dienen. Außer den mit einem Diaphragma ausgestatteten Fenstern kommen im Endothel zylindrische Kanälchen vor, die beiderseits durch eine zarte Membran verschlossen sind (Venkatachalam u. Karnovsky, 1972).

Die Zahl der Fenster ist je nach Ort verschieden. In der Nähe des juxtaglomerulären Apparates gelegene Kapillaren haben nach Latta und Maunsbach (1962) ein Endothel mit nur wenigen Fenstern. Im Endothel der Kapillaren in der Nierenpapille der *Maus* entfallen bis zu 60 Poren auf 1 µm^2; wenn sie eng beisammen liegen, können sie rund 20% der Oberfläche in Anspruch nehmen und etwa 15% der ganzen Zelle (Friederici, 1968). Über die Fenestrierung der venösen Vasa recta s. S. 287.

Den Durchtritt intravenös zugeführter Katalase und von Ferritinpartikeln durch die Fenster in das Interstitium wiesen Venkatachalam und Karnovsky (1972) nach. Die Substanzen gelangten bis in das basale Labyrinth der Tubuli, ausgenommen das der Hauptstücke. Derartige Passagen führen zur Anreicherung von Eiweiß vor allem im Interstitium des Cortex und der äußeren Markregion („interstitial protein pool"); sein kolloidosmotischer Druck ist für die Rückresorption von Wasser von Bedeutung (s. auch S. 298f., Lit. bei VENKATACHALAM u. KARNOVSKY, 1972). Die Summierung des hydrostatischen und osmotischen Druckes in den *Markkapillaren* begünstigt die Aufnahme von Flüssigkeit in das Interstitium (MARSH u. MARTIN, 1975).

Die *arteriellen Vasa recta* weisen teils die Merkmale von Arteriolen, teils von Kapillaren auf. Nach DIETERICH und SCHÜRHOLZ (1973, *Ratte*) sowie DIETERICH (1978) lassen sich in den Gefäßbündeln des Innenstreifens *zwei Typen arterieller Vasa recta* unterscheiden. Als Vasa recta des *Typs I* bezeichnen die Autoren Kapillaren mit geschlossenem Endothel, die meistens mit einer diskontinuierlichen Lage stark verzweigter *Perizyten* ausgestattet sind; diese von Basallamina umschlossenen Zellen stehen mit dem Endothel in Verbindung und enthalten vor allem auf der dem Endothel zugewandten Seite einzelne Filamente (Dicke rund 50 Å). Die arteriellen Vasa recta des *Typs II*, die vorwiegend inmitten der Gefäßbündel der oberen Abschnitte des Innenstreifens zwischen den Gefäßen des Typs I liegen (DIETERICH, 1971), sind wesentlich weiter als letztere (S. 237). Ihr gleichfalls geschlossenes Endothel besteht aus 10–13 longitudinal orientierten schmalen Zellen, die von verästelten *Perizyten* und zytoplasmareichen *glatten Muskelzellen* mit „attachment zones" umgeben werden. Mit ihrer Annäherung an die Papillenspitze verlieren die arteriellen Vasa recta der *Ratte* ihren Bestand an Perizyten und leiten schließlich in Kapillaren mit Porenendothel über (DIETERICH, 1971; KRIZ et al., 1976).

Eine elektronenmikroskopische Untersuchung lichtmikroskopisch-präparatorisch identifizierter *Vasa recta* im inneren Markbereich der *Rattenniere* (SCHWARTZ et al., 1976) hat zu folgenden Erkenntnissen über das Verhalten ihres *Endothels* geführt: die *absteigenden Vasa recta* besitzen ein dickeres kontinuierliches Endothel mit Pinozytosebläschen vor allem am basalen Plasmalemm; die Endothelzellen weisen keine Fenster auf. Die *aufsteigenden Vasa recta* dagegen werden von einem dünnen Endothel mit zahlreichen Fenstern (Durchmesser 500–800 Å) ausgekleidet, die durch Diaphragmen geschlossen sind (s. auch DIETERICH, 1978). Die *Zellverbindungen* bestehen aus Zonulae occludentes mit meistens nur 1–2 Verschmelzungszonen und dürften daher für Elektrolytlösungen und Wasser relativ durchlässig sein. Die Fenster im Endothel der Vasa recta erlauben Plasmaproteinen die Passage in das Interstitium (hierzu Lit. bei SCHWARTZ et al., 1976). Welche Bedeutung dem reichlicheren Vorkommen intramembranöser Partikel im Plasmalemm des Endothels absteigender Vasa recta (Gefrierätzung, PF/Fläche) beizumessen ist, ist noch ungeklärt.

Die *venösen Vasa recta* werden wie die Kapillaren, von denen sie sich nur durch ihre Lage und Weite unterscheiden lassen (KRIZ et al., 1976), von einem Porenendothel mit Diaphragmen ausgekleidet, das eine Basallamina umgibt (LONGLEY et al., 1960; KRIZ et al., 1968; KRIZ u. DIETERICH, 1970; DIETERICH, 1973); sie dürften also zur allgemeinen Kapillarisierung des Markes beitragen (vgl. hierzu KRIZ et al., 1976). Nach DIETERICH (1971) sowie DIETERICH und SCHÜRHOLZ (1973) ist das Endothel zwischen den Poren etwa 500 Å dick. Rund 40–50% des Profils der venösen Vasa recta der Innenzone und des Innenstreifens werden von Poren eingenommen. Vom Beginn der Gefäßbündel an (Mitte des Außenstreifens) beträgt der Anteil der Poren nur noch 15% (SCHÜRHOLZ, 1972). Auch die großen venösen Gefäße, die in die *Vv. arcuatae* oder *interlobares* münden und der Außenfläche der Kanälchen (Sammelrohre, Hauptstücke) eng anliegen, sind Kapillaren (KRIZ u. DIETERICH, 1970).

Es ist unklar, ob die von BULGER und TRUMP (1966) in der *Nierenpapille* der *Ratte* nachgewiesenen zwei Typen von Kapillaren den arteriellen und venösen Vasa recta entsprechen. Als Typ I dieser Gefäße wird eine Kapillare mit flachem, nicht-gefenstertem Endothel beschrieben, das wenige Mikrovilli besitzt; sie wurde auch beim *Kaninchen* (SAKAGUCHI u. SUZUKI, 1958) und der *Maus* (THOENES, 1961) gefunden. Den Typ II verkörpert eine Kapillare, deren Endothel gefenstert ist. Porenfreie Abschnitte der Endothelzellen entsenden Fortsätze, die zum Teil unter Durchbrechung der Basallamina mit benachbarten Sammelrohren und interstitiellen Zellen in Verbindung treten. Einige Endothelfortsätze haben BULGER und TRUMP (1966) auch an Kapillaren der Rinde beobachtet.

6.7. Die Lymphgefäße der Niere

W.V. MÖLLENDORFF (1930) hat über wenige Veröffentlichungen von Autoren des 19. und beginnenden 20. Jahrhunderts berichtet, die das Vorkommen eines Geflechtes von Lymphgefäßen in Nähe der Arterien und von Lymphkapillarnetzen im Nierenparenchym schildern. Unterschiede der Aussagen beruhen auf der Tatsache, daß das von den älteren Untersuchern angewandte Injektionsverfahren sehr verschiedene Ergebnisse zeitigte, darunter Kunstprodukte (BRZEZINSKI, 1963). Widersprüche bestanden z.B. in der Frage, ob Lymphkapillaren nur im Nierenmark, nicht aber in der Rinde (RAWSON, 1949) oder umgekehrt oder nur in Begleitung von Blutgefäßen und nicht zwischen den Kanälchen vorkommen (Lit. bei KRIZ u. DIETERICH, 1970), ob die glomerulären Arteriolen von Lymphbahnen begleitet werden (OTTAVIANI u. AZZALI, 1965) oder nicht (PEIRCE, 1944; BELL et al., 1968). Einen umfassenden Überblick über die Kontroversen im älteren Schrifttum geben BABICS und RÉNYI-VÁMOS (1957). Erst durch Verbesserungen der lichtmikroskopischen Methodik in den letzten Jahrzehnten und die Anwendung des Elektronenmikroskops wurde eine festere Grundlage für unsere Vorstellungen von den Lymphbahnen in der Niere geschaffen.

Zur Methodik: es empfiehlt sich, Nieren zu fixieren, deren Lymphgefäße während einer osmotischen Diurese infolge intravenöser Zufuhr von Mannit gefüllt sind bzw. deren Hiluslymphgefäße unter dem Operationsmikroskop unterbunden worden waren (KRIZ u. DIETERICH, 1970, dort weitere Einzelheiten).

Wie das System der Blutgefäße, so entspricht auch das der Lymphbahnen der *Säugerniere* einem einheitlichen Bauplan. Dies lehren die Befunde, die KRIZ und DIETERICH (1970) an den Nieren von *Hund, Katze* und sechs verschiedenen *Nagetieren* erhoben haben. Folgt man dem Weg der Lymphbahnen der Niere entgegen der Lymphströmung in das Organinnere, so ergibt sich folgendes Bild: Am Hilus der Niere verlassen 4–12 verhältnismäßig starke, klappenreiche

Lymphgefäße, die den Trunci lumbales zustreben, zusammen mit Arterien und Venen das Organ. Ihr geschlossenes Endothel umgibt eine schmale Adventitia, die aus Kollagenfasern und Fibrozyten besteht. Subendothelial gelegene glatte Muskelzellen kommen selten vor. Diese Lymphgefäße nehmen interlobäre Gefäße auf, welche die interlobären Blutgefäße innerhalb des locker strukturierten paravasalen Bindegewebes begleiten, in erster Linie die *Aa. interlobares*. Auch die interlobären Lymphgefäße, die durch Anastomosen verbunden sind, besitzen zahlreiche Klappen, die teils als Segmentklappen, teils als Mündungsklappen ausgebildet sind. Das Endothel der interlobären Lymphgefäße wird streckenweise von adventitiellem Bindegewebe und vereinzelten glatten Muskelzellen umgeben, teils grenzt es unmittelbar an Räume des paravasalen Bindegewebes. Nach KRIZ und DIETERICH (1970) gehören diese Gefäße daher zu den postkapillären Lymphgefäßen, ebenso wie die schwächeren Lymphgefäße in der Umgebung der *Vasa arcuata*, die gleichfalls mehr der Arterie als der Vene benachbart sind. Diese mit wenigen Klappen versehenen Lymphgefäße bilden perivaskuläre Geflechte.

In die Lymphgefäße der *Arcuata-Zone* münden die klappenlosen *Lymphkapillaren*, die mit den *Aa. interlobulares* im perivasalen, d.h. periarteriellen Bindegewebe verlaufen (S. 292), jedoch nicht soweit wie diese in den Cortex hineinreichen; an ihrem Übergang in die Lymphgefäße der *Arcuata-Region* ist häufig eine Klappe vorhanden. Den mittleren Abschnitt der *Aa. interlobulares* begleitet jeweils nur eine Lymphkapillare, während man in der Umgebung ihrer marknahen Strecke 2–3 derartige Gefäße findet.

Das *Endothel* der Lymphkapillaren ist in seinen kernfernen Abschnitten nur 0,1–0,2 µm dick. Seine Zellen werden durch Zonulae occludentes und adhaerentes miteinander verbunden und lagern in der Regel mit ihren Enden aneinander oder überlappen sich an ihren Rändern; an den Überlappungsstellen kommen subendotheliale Tunnels vor. *Endothelporen* haben KRIZ und DIETERICH (1970) sowie GORGAS (1978) nicht beobachtet. Das Endothel der Lymphkapillaren läßt sich also von dem der Blutkapillaren unterscheiden, wie schon RHODIN (1965) feststellte. Auch ist die *Basallamina* der Lymphkapillaren lückenhaft, ferner treten in größeren Abständen *Lücken im Endothel* auf (GORGAS, 1978, *Ratte*). Im Zytoplasma der Endothelzellen fallen viele *Mikropinozytosebläschen* (Durchmesser rund 900 Å) auf (s. auch ROJO-ORTEGA et al., 1973). Die Zahl der intrazytoplasmatischen *Filamente* (s. auch ROJO-ORTEGA et al., 1973) ist wesentlich geringer als im Endothel der Klappen. Nach GORGAS (1978) bilden Fortsätze von Fibroblasten eine die Lymphkapillaren umgebende Hülle. Durch die erwähnten Lücken im Endothel kommunizieren die Lymphkapillaren mit dem von den Fibroblasten begrenzten System interzellulärer Spalten.

Während die Lymphkapillaren der Niere nach KRIZ und DIETERICH (1970) erst in einigem Abstand von den Glomerula beginnen (s. auch BELL et al., 1968, *Hund, Pferd, Kalb*), beschreiben ROJO-ORTEGA et al. (1973, *Ratte*) und GORGAS (1978, *Ratte*) Lymphbahnen, die ihren Anfang bereits am Gefäßpol nehmen (Abb. 164), wo sie nahe den epitheloiden Zellen der *Arteriola afferens* liegen. Demnach ist eine Drainage des juxtaglomerulären Apparates möglich, die bei der Regulation der Filtrationsrate oder der Reninbildung in den epitheloiden Zellen eine Rolle spielen kann.

S41
Axon
A
Glomerulus
2
JGZ
Lymphkapillare
1
*
1
*
Axon
*
B
Vas
afferens
Axon
C
1
*
S2
Tubulus
distalis
Glomerulus
1
Vas efferens
Axon
D
Podozyt

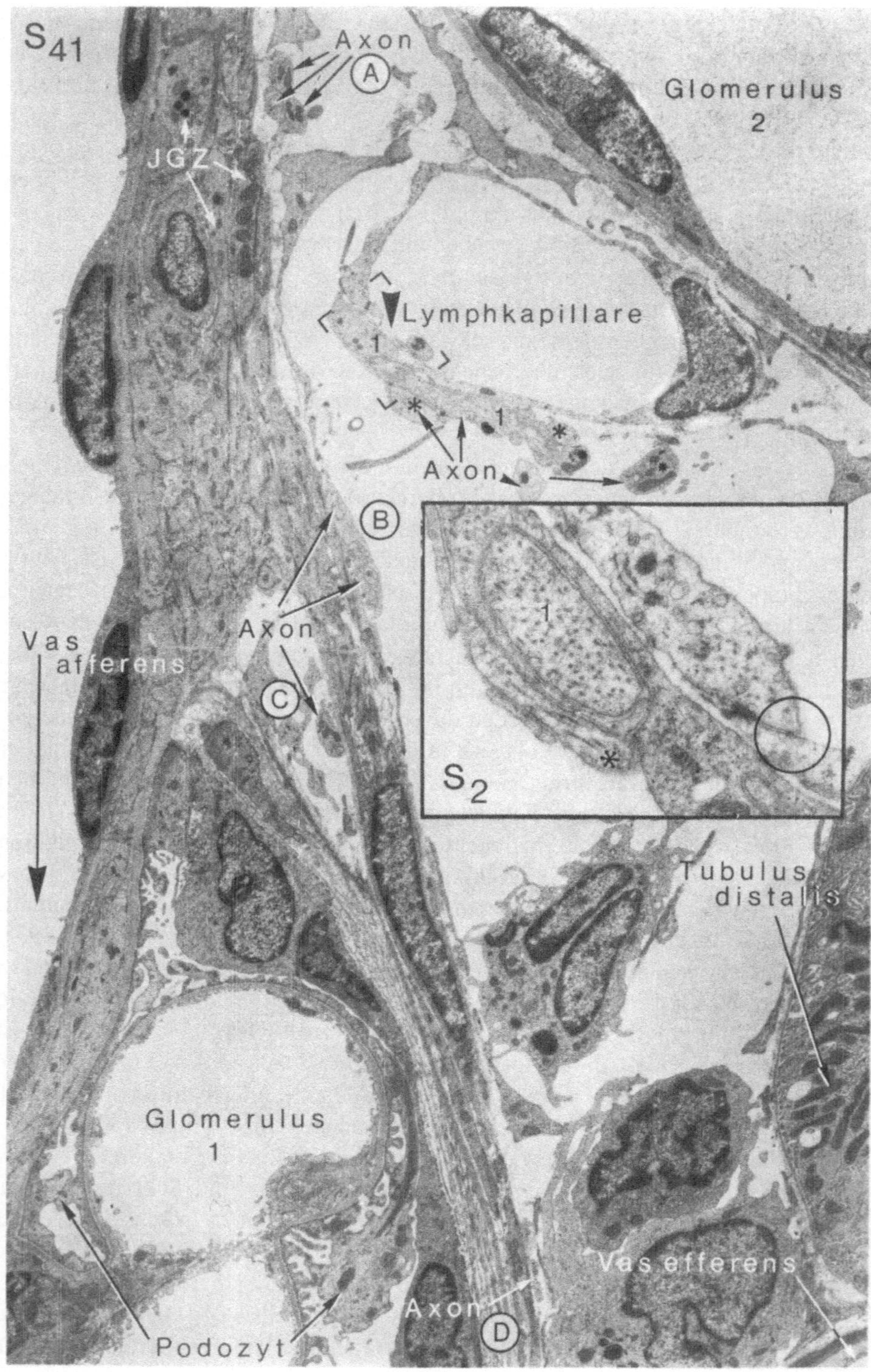

Abb. 164

Das *Mark* der Niere des *Menschen* (COMPARINI u. BASTIANINI, 1967) und der bisher untersuchten *Säuger* (BELL et al., 1968, *Hund, Pferd, Kalb*) enthält offenbar keine Lymphbahnen (vgl. S. 288). Eine Einmündung medullärer Lymphgefäße in die Lymphgefäße der *Arcuata*-Region wurde bisher nicht festgestellt. Vielleicht erreicht interstitielle Flüssigkeit aus dem Außenstreifen des Markes die Lymphbahnen der Rinde (KRIZ u. DIETERICH, 1970). Bei Stichinjektion von Farbstoff in das Markgewebe kann sich das Interstitium füllen, so daß das Vorhandensein von Lymphbahnen vorgetäuscht wird.

Lymphgefäße der *Nierenkapsel* wurden verschiedentlich nachgewiesen (z.B. NATUCCI u. ZACCHARINI, 1949; BABICS u. RÉNYI-VÁMOS, 1957, dort weitere Lit.; BOCHAROV, 1961, *Mensch*). In der Regel besteht zwischen den Lymphgefäßen der Kapsel und den intrarenalen Lymphbahnen kein Zusammenhang (KRIZ u. DIETERICH, 1970). Ausgenommen sind Spezies, bei denen sich *Aa. interlobulares* in Kapselarterien fortsetzen (*Hund, Meriones*). In Begleitung dieser Blutgefäße verlaufen klappenhaltige Lymphgefäße. Nach Untersuchungen am *Hunde* fließt die Rindenlymphe in die kapsulären Lymphbahnen ab, während die Lymphe, welche die Niere am Hilus verläßt, aus der tiefen Rindenregion und äußeren Markzone stammt (O'MORCHOE et al., 1975).

Subkapsuläre Lymphgefäße, die streckenweise die Struktur von Lymphkapillaren besitzen und mit Klappen ausgestattet sind, wurden bei der *Katze*, gelegentlich auch beim *Hund* beobachtet (KRIZ u. DIETERICH, 1970); sie stehen mit Lymphgefäßen in Verbindung, die der Nierenkapsel angehören, doch sollen kortikale und subkapsuläre Lymphbahnen nicht kommunizieren.

Die morphologische Erforschung des intrarenalen Lymphgefäßsystems hat erneut an Interesse gewonnen, seit Untersuchungen über den Abfluß von Lymphe aus der Niere unter normalen und abnormen Bedingungen und über ihre wechselnde Beschaffenheit vorliegen. Beispielsweise steigt der Lymphabfluß bei Diurese (SCHMIDT u. HAYMAN, 1930; MAYERSON, 1963) oder Erhöhung des venösen Druckes (KATZ u. COCKET, 1959; LEBRIE u. MAYERSON, 1960), bei dem *Natrium* auf dem Lymphwege abtransportiert wird (Lit. bei GOODWIN u. KAUFMAN, 1956; COCKET et al., 1967). Es wurde nachgewiesen, daß reichliche Mengen von *Renin* in der Nierenlymphe vorkommen (HOSIE et al., 1969 u.a.; s. hierzu auch HORKY et al., 1971) und daß intravenös zugeführte Antibiotika in die Lymphe der Niere übertreten (COCKET et al., 1967). Als Orte dieses Über-

◄ Abb. 164. Lymphkapillare im Bereich des juxtaglomerulären Apparates eines intermediären Glomerulums (*Ratte*), dessen *Vas afferens* gemeinsam mit dem eines benachbarten Nierenkörperchens (G_2) von einer aus der *A. interlobularis* abgehenden Arteriole versorgt wird. Charakteristisches Merkmal des Endothels der Lymphkapillaren sind außer dem Fehlen von Poren und einer Diskontinuität der Basallamina die in der Serie nachweisbaren Lücken (Pfeilkopf — S_{41}). Durch diese Lücken ragen Axonabschnitte (Axon 1), die in S_2 (Ausschnitt) noch vollständig von Schwannschem Zytoplasma umhüllt sind, frei ins Kapillarlumen. Die überlappenden Endothelfortsätze weisen im Kontaktbereich „tight" und „gap junctions" auf (Kreis —S_2). In der Hilusregion geht die „innere" Schicht der Wand des afferenten Gefäßes kontinuierlich ins Mesangium über, während die äußeren Lagen in ihrer Gesamtheit Ausläufer des Goormaghtighschen Zellpolsters darstellen. JGZ–juxtaglomeruläre epitheloide Zellen. Vergr. S_{41}:500fach, S_2:25000fach. (Aus GORGAS, 1978)

trittes kommen die interstitiellen Blutbahnen, die ein Transsudat verläßt, und die rückresorbierenden Nierenkanälchen in Betracht (KAPLAN et al., 1943), aus denen auf dem Lymphwege abfließende Stoffe in das Interstitium gelangen.

Da bei Steigerung des Lymphabflusses aus der Niere der Flüssigkeitsgehalt des paravasalen Gewebes zunimmt, kann mit KRIZ und DIETERICH (1970) angenommen werden, daß diese Organkomponente und die in ihr verlaufenden Lymphbahnen eine funktionelle Einheit bilden, „daß beide Strukturen eine Teilfunktion bei der … Lymphdrainage der Niere erfüllen". Die Autoren rechnen mit einem „Sickervorgang der interstitiellen Flüssigkeit aus dem Interstitium in das paravasale Gewebe der Nierenarterien", das BELL et al. (1968) als Bildungsort der Lymphe ansehen. Die Spekulation, in der Lymphe enthaltene Substanzen könnten auf paravasale *Nerven* und durch sie auf die glatte Muskulatur der Blutgefäße einwirken, regt zu weiteren Untersuchungen an. Wie GORGAS (1978) gezeigt hat (Abb. 164), bilden Axonbündel des periarteriolären Plexus *neuroendotheliale Kontaktzonen* an der Wandung der Lymphkapillaren; hier beträgt der Abstand zwischen dem Plasmalemm des Axons und des Endothels 200–250 Å.

6.8. Das Interstitium

Struktur und Funktion des interstitiellen Bindegewebes der Niere, das den Raum zwischen der Basallamina der Kanälchen und den Wandungen der Blut- und Lymphbahnen einnimmt und etwa 35–40% des Organvolumens beansprucht (PARKER et al., 1962), fanden aus zwei Gründen stärkere Beachtung. Einmal weist die Gegenstromtheorie dem Niereninterstitium eine wichtige Rolle für die Harnkonzentrierung zu. Außerdem wurde der Gedanke in die Debatte geworfen, die interstitiellen Zellen seien zu humoralen Leistungen befähigt, nämlich zur Produktion und Abgabe von Prostaglandinen und anderen biologisch aktiven Substanzen. Einen Überblick über die ältere Literatur zum Thema „Interstitium" vermitteln BOHMAN und JENSEN (1978).

Bereits dem Handbuchbeitrag v. MÖLLENDORFFS ist zu entnehmen, daß zwischen dem spärlich entwickelten Interstitium der *Rinde* und dem wesentlich stärker ausgebildeten des *Markes* (s.u.) nicht nur quantitative Unterschiede bestehen. Lichtmikroskopisch läßt sich feststellen, daß die engen interstitiellen Räume der Rinde eine Grundsubstanz enthalten und von Kollagenfaserbündeln sowie argyrophilen Bindegewebsfibrillen durchsetzt werden, die mit den Fibrillen der Basalmembranen zusammenhängen, ferner von verzweigten Fibroblasten und gelegentlich von freien hämatogenen Elementen, darunter Makrophagen (KIRKMAN, 1943, *Ratte*). Außer den fibroblastischen Zellformen kommen Interstitialzellen vor, die intravenös zugeführtes Ferritin speichern (ROMEN u. THOENES, 1970, Turnbullblau-Reaktion). Größere Gefäße werden von einer Adventitia umscheidet, in deren Umgebung das Interstitium stärker ausgebildet ist (*Hund, Kaninchen, Ratte,* „paravasales Gewebe", DIETERICH, 1973, Abb. 220). Nach SWANN und NORMAN (1970) soll die Pulsation der Arterien die Bewegungen von Flüssigkeit im interstitiellen Maschenwerk und in den Lymphbahnen fördern. Schätzungsweise 15% des Cortex werden von dem periarteriellen Gewebe eingenommen. Über die im Interstitium verlaufenden Nervenfasern s. S. 300 f.

Genauere Einblicke in die Feinstruktur des kortikalen Interstitiums wurden erst durch elektronenmikroskopische Untersuchungen gewonnen, insbesondere Studien von ROMEN und THOENES (1970, *Ratte*), DIETERICH (1973) sowie BULGER und NAGLE (1973, *Kaninchen*). Die von BULGER und NAGLE als *Fibroblasten* bezeichneten, zahlenmäßig im Vordergrund stehenden Zellen entsenden lange Fortsätze, die stellenweise durch Kontaktstrukturen vom Typ der „intermediate junctions" miteinander in Verbindung stehen. Ihre länglichen Kerne, deren Chromatin der Kernmembran ziemlich gleichmäßig anlagert, sind unregelmäßig geformt und häufig eingebuchtet. Entlang dem Plasmalemm sind Vesikel und Stachelsaumbläschen („coated vesicles") ausgebildet. In der Zellperipherie treten Netze oder Bündel aus *Filamenten* hervor, die häufig mit Verdichtungszonen unter dem Plasmalemm im Zusammenhang stehen. NEWSTEAD (1971) betrachtet diese Strukturen als einen Teil des kontraktilen Apparates der Niere (s. auch S. 295 f.). Das Zytoplasma enthält Ribosomen, kleine Mitochondrien vom Crista-Typus, einen kleinen Golgi-Apparat, Zentriolen und ein wohlentwickeltes, rauhes, endoplasmatisches Retikulum (ROMEN u. THOENES, 1970) mit weiten Zisternen. Zahlreiche *Mikrotubuli* durchsetzen die Zellen und ihre Ausläufer in Längsrichtung. Mitunter kommen *Lipidtropfen* im Zytoplasma vor. Die Fibroblasten in der Umgebung von Arteriolen und größeren Gefäßen besitzen zum Teil einen sehr schmalen Zytoplasmasaum und werden von größeren Bündeln aus Kollagenfibrillen umgeben.

Wie bereits lichtmikroskopisch nachgewiesen wurde, kann ein Teil der interstitiellen Zellen makromolekulare Stoffe aufnehmen, die sie auf dem Blutwege erreichen; nach den Beobachtungen von THOENES (1968) sind die Basalmembranen der peritubulären Kapillaren für derartige Substanzen durchlässig (s. auch S. 299). Ferritinteilchen werden durch Mikropinozytose aufgenommen und in großen Vakuolen angereichert, kommen aber auch diffus verteilt im Grundplasma vor (ROMEN u. THOENES, 1970, *Kaninchen*). Schon HEINLEIN und HÜBNER (1958) haben Periston (Polyvinylpyrrolidon), einen intravenös injizierten Plasmaersatz, in den interstitiellen Zellen nachgewiesen.

Da nur ein Teil der interstitiellen Zellen zur Phagozytose bereit ist und sich damit wie Histiozyten verhält, während andere die Merkmale von Fibroblasten tragen, wird zunächst der Anschein erweckt, im Cortex existierten zwei Typen von Interstitialzellen. Indessen haben ROMEN und THOENES (1970) gezeigt, daß durch den fibroblastischen und histiozytären Typ der interstitiellen Zellen verschiedene Funktionsformen ein- und desselben Elementes verkörpert werden. Es gibt nämlich Interstitialzellen, die zugleich die morphologischen Kennzeichen von Fibroblasten (Zisternen mit flockigem Inhalt) und von Speicherzellen aufweisen (Lit. bei ROMEN u. THOENES, 1970). Die Interstitialzellen sind nach Auffassung der Autoren „grundsätzlich bi- (oder multi-) valent". Ihre Hauptaufgabe in der Rinde erblicken BUSS und GUSEK (1968) in der Bildung und Erhaltung der tubulären Basalmembranen, ferner in der Produktion von Fasern und Grundsubstanz.

Die Differenzierung der kortikalen Interstitialzellen geht von einer wenig verzweigten, oft rundlich erscheinenden Zelle aus, die bei der *Ratte* besonders um den 13. Lebenstag ergastoplasmareiche Ausläufer entwickelt (BUSS u. GUSEK, 1968, 1–32 Tage alte *Ratten*).

Das Interstitium des *Markes* verhält sich prinzipiell wie das der Rinde, weist jedoch Besonderheiten auf, die es rechtfertigen, dieses Kompartiment der Niere getrennt vom kortikalen Interstitium zu behandeln. Sowohl im inneren als auch im äußeren Bereich des Markes kommen breite Kollagenfasern vor, z.T. in Begleitung der *Vasa recta*, ferner Mikrofibrillen, die dünnen Fortsätzen interstitieller Zellen eng benachbart sein können. Die *Grundsubstanz*, der im elektronenmikroskopischen Bild ein Gerinnsel entspricht, scheint die des Cortex an Konzentration zu übertreffen (BULGER u. NAGLE, 1973). Besonders reichlich ist in der Innenzone des Markes und in der Papille Basallamina-Material vorhanden (s. auch GROSSMANN, 1970, positive PAS-Reaktion), das mit der Umhüllung der Tubuli nicht in unmittelbarem Zusammenhang steht. Kleine Tropfen im Markinterstitium und dichte Partikel mit einem Durchmesser von 200 Å und mehr (OSVALDO u. LATTA, 1966) dürften Fixationsprodukte von Glykosaminoglykanen darstellen. Wie FARBER und VAN PRAAG (1970) nachwiesen, enthält die Nierenpapille Hyaluronsäure, Chondroitinsulfat und Dermatansulfat. Die Astrablaufärbung des Interstitiums der Papille beruht nach GROSSMANN (1970, *Hund, Schwein, Ratte*) auf der Anwesenheit *saurer Mukopolysaccharide*, deren Fixation zum Auftreten der erwähnten Partikel führt; zwischen ihrer Dichte und Verteilung und der Intensität der Färbung besteht eine direkte Beziehung.

Unter den extrazellulär gelegenen Komponenten des Interstitiums befinden sich auch *Myelinfiguren* (BULGER u. NAGLE, 1973, Lit.). Nach Meinung von HINTZSCHE (1956) ist der Reichtum des Interstitiums an amorpher Grundsubstanz vielleicht mit dafür verantwortlich, daß das Epithel in Gewebekulturen der Papille (junge *Maus*) ausgezeichnet proliferiert.

Die im Zwischengewebe des Markes gelegenen *Zellen* sind teils ortsansässige Interstitialzellen, teils freie mononukleäre Zellen, die an Lymphozyten erinnern, oder Makrophagen. Bei der *Ratte* kommen interstitielle Zellen regelmäßig am Rande der Papille als geschlossene Reihe unter dem Epithel vor, ferner gehäuft unmittelbar an der Papillenspitze zwischen den Mündungsstellen der Ductus papillares (KRIZ, 1967). Die Interstitialzellen treten in zwei Formen auf: in der *Außenzone des Markes* liegen Elemente mit den Merkmalen von Fibroblasten, wie sie bereits für die Rinde beschrieben wurden. Diese Zellen können in Gruppen eng beisammen liegen und dabei mit knopfförmigen Fortsätzchen ineinander eindringen. Osmiophile Tröpfchen kommen selten im Zytoplasma interstitieller Zellen der Außenzone vor. BOHMAN (1974, *Ratte*) unterscheidet zwei Typen medullärer Interstitialzellen. Zellen des *Typs I,* die Lipidtropfen und reichlich rauhes endoplasmatisches Retikulum enthalten, stehen in enger Beziehung zu den Henleschen Schleifen und den Kapillaren. Interstitialzellen des *Typs II* sind abgerundet, enthalten keine Lipidtropfen, sind arm an endoplasmatischem Retikulum, jedoch reich an freien Ribosomen und an Lysosomen. Der Autor rechnet auch die Perizyten der absteigenden Vasa recta als Typ III den interstitiellen Zellen des Nierenmarkes zu. (Über die Isolierung der Komponenten der Interstitialzellen durch Zentrifugation s. BOHMAN und MAUNSBACH, 1972).

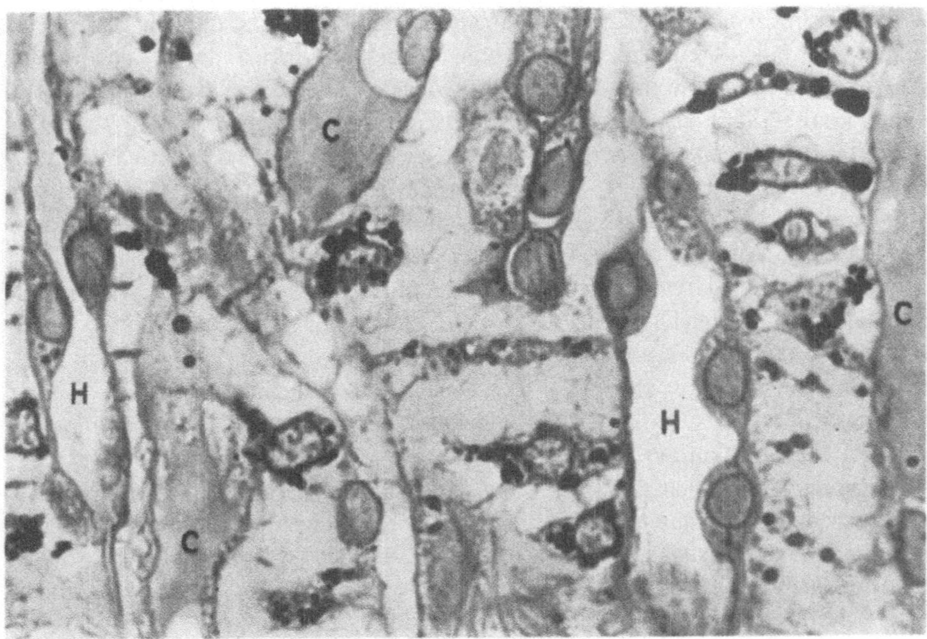

Abb. 165. Ausschnitt aus der Nierenpapille einer *Ratte*. Zwischen Henleschen Schleifen (H) und Blutkapillaren (C) liegen zahlreiche interstitielle Zellen mit osmiophilen Tröpfchen. Epon-Einbettung. Toluidinblau-Färbung, Vergr. 1 000fach. (Aus NISSEN, 1967)

Die mit langen Fortsätzen ausgestatteten *Interstitialzellen* der Außen- und vor allem der Innenzone des Markes fallen schon lichtmikroskopisch durch ihre transversale Orientierung zu den gestreckt verlaufenden Kanälchen und Kapillaren auf (BULGER u. TRUMP, 1966, vgl. Abb. 130 in v. MÖLLENDORFF, 1930); die Fortsätze können sich bis über 60 μm erstrecken (STERNBERG et al., 1956). Durch die Zellen wird ein auf Längsschnitten hervorstechendes Muster horizontaler Kompartimente im Interstitium gebildet (LAPP u. NOLTE, 1962; GLOOR u. NEIDITSCH-HALFF, 1965 u.a.), ausgenommen im Innenstreifen des Markes (*Ratte*, DIETERICH, 1968).

Beim *Menschen*, dessen Niere über relativ wenige Interstitialzellen verfügt, soll diese Ordnung nicht zu beobachten sein (STERNBERG et al., 1956). Sehr reichlich kommen die Interstitialzellen im Nierenmark der *Ratte* (BULGER u. TRUMP, 1966; KRIZ, 1967) und der *Känguruhratte* vor. Nach OSVALDO und LATTA (1966) sind die Perikaryen und dünnen Ausläufer der interstitiellen Zellen eng mit dünnen Teilen der Henleschen Schleifen und mit Kapillaren verbunden (s. auch ALLARA et al., 1965), während Kontakte der Zellkörper mit Sammelrohren selten seien. Aus dem Plasmalemm der Ausläufer stülpen sich etwa 550 Å weite Vesikel in den Interzellularraum vor. Pinozytosebläschen wurden von den Autoren selten beobachtet.

Das Zytoplasma der Zellfortsätze enthält außer *Mikrotubuli* Strähnen und Bündel von *Filamenten* (Durchmesser 50–70 Å), die morphologisch an die Filamente glatter Muskelzellen erinnern (BULGER u. TRUMP, 1966; NEWSTEAD, 1971);

auch die Interstitialzellen der Rinde besitzen Filamente (S. 293). Wie NAGLE et al. (1973, *Kaninchen*) festgestellt haben, können die Interstitialzellen Antigene bilden, die eine Kreuzreaktion mit einem für glatte Muskulatur spezifischen Antikörper geben. Die interstitiellen Fibroblasten lassen sich daher mit STERN-BERG et al. (1956) als kontraktile Zellen auffassen (s. auch BLOUNT, 1961), die unter die *Myofibroblasten* (GABBIANI et al., 1972) eingereiht werden können; derartige Zellen kommen z.B. in der Lamina propria der Hodenkanälchen vor (BÖCK et al., 1972, *Mensch*). Eine Proliferation der interstitiellen Fibroblasten in Rinde und Außenzone des Markes der Niere entwickelt sich nach einseitiger Unterbindung des Ureters (NAGLE et al., 1976, *Kaninchen*); in ihrem Zytoplasma entstehen Filamente (Dicke 50–70 Å). Die Zellen nehmen die immunhistochemischen Eigenschaften glatter Muskelzellen an, d.h. sie differenzieren sich zu Myofibroblasten (NAGLE et al., 1973). Der Mechanismus dieses Vorganges ist noch rätselhaft. Mit den stimulierten Fibroblasten treten oft zytoplasmareiche monozytäre Zellen in Kontakt.

Zu den Merkmalen der fibrozytären Zellen des Interstitiums gehört ferner ein ausgedehntes *endoplasmatisches Retikulum,* das weithin, d.h. nicht überall mit *Ribosomen* besetzt ist (BULGER u. TRUMP, 1966; OSVALDO u. LATTA, 1966). Seine oft großen Zisternen enthalten fädiges oder flockiges Material, verwaschen erscheinende kleine rundliche Partikel, außerdem Zytoplasmateile mit osmiophilen Tropfen, vermutlich Anschnitte von Zytoplasma, das sich in die Zisternen vorwölbt. Freie oder von einer glatten Membran umschlossene Lipidtropfen sind nur selten in einer Zisterne vorhanden (Anschnitte von Zytoplasmafortsätzen?). Auftreibungen perinukleärer Zisternen dürften durch unzureichende Fixation hervorgerufen sein (BULGER u. NAGLE, 1973). Der *Golgi-Apparat* besteht nach OSVALDO und LATTA (1966) meistens aus Vesikeln und nicht aus platten Membransäcken.

Der am stärksten ins Auge fallende Unterschied zwischen kortikalen und medullären Interstitialzellen besteht in dem Reichtum an *Lipideinschlüssen* (Durchmesser bis zu 1 μm), der die Markzellen charakterisiert; diese Tröpfchen besitzen die Eigenschaft primärer Fluoreszenz (NISSEN u. BOJESEN, 1969). Nach OSVALDO und LATTA (1966, *Ratte*) liegt die Masse der lipidhaltigen Zellen in der inneren Zone des Markes; derartige Interstitialzellen sollen im Innenstreifen der äußeren Markzone nur selten vorkommen. Nach NISSEN (1967, *Ratte*, dort weitere Lit.) sowie SZOKOL und SOLTÉSZ (1973) enthalten die osmiophilen Tröpfchen (Abb. 165) gesättigte und ungesättigte Lipide. In isolierten Lipidkügelchen wurden Triglyceride, Cholesterolester und freie langkettige Fettsäuren nachgewiesen (NISSEN u. BOJESEN, 1969). Die Zahl der Tröpfchen nimmt bei der *Ratte* erheblich zu, wenn ihr nach Salzentzug wieder Kochsalz zugeführt wird (NISSEN, 1968). Dies trifft auch für Tiere zu, die nach Dehydratation einer raschen Hydratisierung unterworfen wurden. Elektronenmikroskopische morphometrische Untersuchungen am Mark der *Ratte*nniere haben ergeben, daß die Volumendichte der Lipidtropfen im Mark von Tieren, die ungehinderten Zugang zu Trinkwasser hatten und denen vor der Tötung Wasser in den Magen infundiert worden war, 2,4mal höher ist als bei dehydrierten Tieren (BOHMAN u. JENSEN, 1976, dort weitere Lit.). Die Zahl der Tröpfchen ist um etwa 40% höher, das Durchschnittsvolumen der Einzeltröpfchen um 64% größer.Die Lipidtröpfchen umgibt eine elektronendichte, etwas unregelmäßig ausgebildete Zone, deren Dicke 20–50 Å beträgt (BOHMAN und MAUNSBACH, 1972).

Da die Zusammensetzung der intrazellulären Lipidgranula von der des Blut- und Depotfettes abweicht, und in den Zellen Enzyme für eine Fettsäure-Synthese gefunden werden (z.B. oxidative Enzyme, NISSEN u. ANDERSEN, 1971; s. auch SZOKOL u. SOLTÉSZ, 1973), vertreten NISSEN und ANDERSEN die Auffassung, die Interstitialzellen seien die Bildner der Lipidtropfen. Allerdings wird diese Ansicht bisher nicht durch morphologische Befunde gestützt. OSVALDO und LATTA (1966) sprechen lediglich von einer Lipidspeicherung durch die interstitiellen Zellen. Daß diese Elemente ihnen zugeführtes exogenes oder endogenes Material phagozytieren können, ist vielfältig belegt (Lit. bei CHATELANAT u. SIMON, 1969; MOFFAT, 1975; s. auch S. 293). Bei chronischer Glomerulonephritis und Lipoidnephrose werden große Mengen von Fett-Tropfen in den hypertrophierten Zellen abgelagert (ROSEN et al., 1966).

Veränderungen in der Stärke der Granulation der interstitiellen Zellen wurden zunächst an *Ratten* mit experimentell erzeugtem Hochdruck (Goldblatt-Niere) beobachtet; bei ihnen ist die Zahl der Lipidkörnchen deutlich herabgesetzt (ISHII u. TOBIAN, 1969; TOBIAN u. ISHII, 1969; TOBIAN et al., 1969; vgl. hierzu PEROV u. POSTNOV, 1976). Indessen lassen sich auch bei *Ratten* ohne Hochdruck Änderungen dieser Granulation hervorrufen, indem man sie einer längerdauernden Wasserdiurese unterwirft. AZAR et al. (1971) finden die Granulation nach zweiwöchiger Diurese und niedriger Proteindiät (8%) um 58% verringert, bei stärkerer Proteinzufuhr (22%, 30%) um 30% bzw. 15%. Das Sinken des Körnchenindex und die Verminderung des Natrium- und Harnstoffgehaltes in der Papille sind korreliert (weitere Einzelheiten bei AZAR et al., 1971). Das gleichsinnige Verhalten der Granulationsindices bei *Ratten*, die an Hochdruck leiden, und Diuresetieren, bei denen keine Hypertension besteht, könnte nach Ansicht der Untersucher auf einer Verstärkung der Markdurchblutung in beiden Fällen beruhen. Möglicherweise spielen die *E-Prostaglandine*, deren Vorstufen vermutlich in den interstitiellen Zellen entstehen (s.u.), bei diesen Vorgängen eine Rolle als Antagonisten einer Antidiurese. Anzeichen für eine Abgabe der Lipidtropfen durch Exozytose wurden von BOHMAN und JENSEN (1976) nicht festgestellt. Die Autoren vermuten, daß die Lipide ganz oder teilweise durch intrazelluläre Enzyme zum Schwinden gebracht werden. Es ist noch ungeklärt, aus welchen Gründen sich der Lipidgehalt der interstitiellen Zellen verschiedener Species bei gleichartiger Belastung des Wasserhaushaltes gegensinnig verhält. Während die Zahl der Lipidtröpfchen in den Interstitialzellen von *Ratten* beträchtlich steigen soll (s. dagegen AZAR et al., 1971), die Zugang zum Trinkwasser hatten und denen Wasser durch eine Magensonde zugeführt worden war, kommt es beim *Kaninchen* und bei *Meriones unguiculatus* nach gleicher Behandlung zu einer Entleerung der Zellen von Lipiden (BOHMAN und JENSEN, 1978).

In der Diskussion über die *Bedeutung der Lipidtropfen* steht an erster Stelle die Frage, ob sie einen oder mehrere Wirkstoffe enthalten. NISSEN (1967) weist darauf hin, daß LEE et al. (1965) aus dem Nierenmark eine *vasodepressorische Substanz* und *Prostaglandin* gewannen und in den Lipidgranula Arachidonsäure, einen Prostaglandin-Vorläufer, und geringe Mengen von Prostaglandin fanden. Es werde schwierig zu entscheiden sein, ob die Lipide nur der Speicherung dieser Wirkstoffe oder ihrer Vorstufen dienen, und ob sie auch von den Interstitialzellen synthetisiert werden. Das Vorkommen der Prostaglandin-Dehydrogenase in der Rattenniere beschränkt sich allerdings nicht auf die Interstitialzellen. Die Reaktion auf das zytochemisch schwierig nachweisbare Enzym fällt nach NISSEN und ANDERSEN (1968) am stärksten im dicken aufsteigenden Schenkel der Henleschen Schleife und im distalen gewundenen Kanälchenabschnitt (Mittelstück) aus, schwächer in den Sammelrohren der inneren Markzone und in den medullären Interstitialzellen, den Epithelzellen des Nierenbeckens, in der Tunica media der kortikalen Arterien und Arteriolen und schließlich in den Podozyten. Nach VAN DORP (1971) kommt Prostaglandin E_2 in stärkster Konzentration in den äußeren zwei Dritteln der inneren Markregion vor, in geringerem Maße in der Papillenspitze und im äußeren Bereich des Markes, eine Verteilung, die mit jener der lipidhaltigen Interstitialzellen übereinstimmt. Die Untersuchung von Ultrazentrifugaten (ÄNGGARD et al., 1972; BOHMAN, 1972) führte zum Nachweis von Synthetase vornehmlich in der Mikrosomenfraktion (Vesikel, Membranfragmente, Ribosomen, lysosomale Partikel) und von Arachidonsäure im Überstand und in der Mitochondrien- und Mikrosomenfraktion, in geringem Umfang in den Lipidtropfen. Auch in der Gewebekultur lebende interstitielle Zellen bilden Prostaglandin (MUIRHEAD et al., 1972). Alle diese Befunde lassen darauf schließen, daß die Interstitialzellen *Prostaglandin* produzieren. (Über die Methode der Isolierung von Lipidtropfen des Interstitiums s.a. BOHMAN und MAUNSBACH, 1969).

Zu der Frage, welche Rolle die Prostaglandine für die Regulation der Nierendurchblutung spielen, vgl. SWAIN et al. (1975, Lit.). Sowohl Transplantate als auch Lipidextrakte von Kulturen medullärer interstitieller Zellen der *Mäuseniere* üben eine antihypertensive Wirkung auf *Ratten* aus, die an Hochdruck leiden (MUIRHEAD et al., 1977). Die Prostaglandine im Niereninterstitium werden für die Verstärkung der Nierendurchblutung und Förderung des Harnstroms, Zunahme der Natriumausscheidung, Steigerung der Wasserpermeabilität des Sammelrohrepithels und andere Phänomene verantwortlich gemacht. Der Leser sei auf die Spezialliteratur verwiesen.

Außer der Bildung von Lipidpartikeln wird der Interstitialzelle die Fähigkeit zugeschrieben, die aus sauren Mukopolysacchariden bestehende *Grundsubstanz* und die in sie eingebetteten *Kollagenfibrillen* und *Basallaminae* zu bilden. Diese Annahme wird durch die morphologische Ähnlichkeit der Zellen mit Fibroblasten und ihre engen räumlichen Beziehungen zu den extrazellulären Komponenten des intertubulären Gewebes nahegelegt, doch fehlt es noch, wie MOFFAT (1975) bemerkt, am Beweis ihrer Richtigkeit. Der Grundsubstanz des Interstitiums wird teils eine Stützfunktion, vor allem aber eine *Beteiligung an der Konzentration des Harnes* zugeschrieben (Lit. in OSVALDO u. LATTA, 1966; MOFFAT, 1975). Hierauf deutet u.a. der starke Gehalt an Mukopolysacchariden in der Nierenpapille von Säugern, die einen hochkonzentrierten Harn ausscheiden (SPERBER, 1944). Bei geringer Proteinzufuhr, hoher Wasseraufnahme und entsprechend starker Diurese verzeichnen YAAKOBI und BORUT (1977, *Nager*) einen beachtlichen Bestand an interstieller Substanz zwischen den Vasa recta in den Gefäßbündeln. Dagegen fanden die Autoren bei Tieren, die reichlich Protein und wenig Wasser zu sich genommen hatten, an dieser Stelle kein interstitielles

Material. Nach ihrer Ansicht dient das Interstitium der Modulation der Harnstoffkonzentration in der Niere.

Zu den Komponenten des medullären Interstitiums gehören auch *Proteine*, welche die Wandungen der Markkapillaren, vermutlich der *Vasa recta*, permeiert haben. MOFFAT (1969, Lit.) hat in Perfusionsstudien an der *Ratte* nachgewiesen, daß diese Gefäße für Evans' Blau, das die Proteine markiert, und fluoreszierendes Serum durchlässig sind (s. auch WILLIAMS et al., 1971). Die Untersuchungen von VENKATACHALAM u. KARNOVSKY (1972, *Maus*) haben gezeigt, daß Proteine (Rinderleberkatalase, Molekulargewicht 240000, Ferritin, Molekulargewicht 500000) aus den Kapillaren der Niere durch die Diaphragmen der Endothelfenster in den extravaskulären Raum gelangen. Im Interstitium des tiefen Cortex und in der Außenzone des Markes ist die Konzentration der Marker wesentlich höher als im inneren Markbereich und in der Papille. Bei einer Diurese (intraperitoneale Injektion von Wasser) wird doppelt so viel Evans' Blau im extravaskulären Raum des Markes angereichert wie bei Tieren, die subkutan Pitressin erhalten haben. Während der Antidiurese bewirkt der onkotische Druck in den Gefäßen einen Abstrom von Wasser aus dem Nierenmark in die aufsteigenden *Vasa recta*. Während der Vasopressin-Antidiurese kommt es zur Ausdehnung des Interstitiums (TISHER et al., 1971, *Ratten* mit hereditärem hypothalamischem Diabetes insipidus). Die Funktion der extravaskulären Eiweißkörper dürfte darin bestehen, gemeinsam mit den Mukopolysacchariden eine hohe osmotische Differenz zwischen Sammelrohren und Interstitium aufrecht zu erhalten und damit zur Konzentration des Harnes durch einen Gegenstrommechanismus beizutragen (vgl. u.a. PINTER, 1967; weitere Lit. bei MOFFAT, 1969).

7. Innervation der Niere

Die Nerven der Niere stammen aus dem *Plexus coeliacus*, dem thorakalen und lumbalen Abschnitt des *N. splanchnicus*, den oberen Teilen und unteren Enden der präaortischen Nerven; letztere befinden sich gegenüber dem Ursprung des *Plexus mesentericus caudalis* und bzw. oder dem *Plexus hypogastricus* (MITCHELL, 1950, dort weitere Einzelheiten; Lit. bei ROUILLER, 1969). Die Existenz von Zweigen des *N. vagus* zur Niere wird meistens bestritten (MITCHELL, 1950; Lit. bei ROUILLER, 1969), doch macht KRAUSE (1969) darauf aufmerksam, daß das Fehlen selbständiger Vagusäste noch nicht zur Leugnung einer vagalen Niereninnervation berechtige. Aus dem sakralen Abschnitt des Parasympathikus kommende Fasern erreichen die Niere möglicherweise über den *Plexus hypogastricus, aorticus abdominalis* und *renalis* (MITCHELL, 1950). Die Mehrzahl der sympathischen Nervenfasern dringt in Begleitung der Blutgefäße in die Niere ein, ein kleinerer Teil von Nerven folgt dem Wege des Ureters. Die teils den Ureter, teils dessen Blutgefäße versorgenden Nerven stammen nach DEMUYLDER (1952) aus dem Plexus, der die *Aa. iliacae* umgibt, aus Ganglien in der Tiefe beiderseits von Rectum, Uterus und Blase. Im *Sinus renalis* des *Rindes* vorkommende kleine *Ganglien* sind in die Adventitia der Blutgefäße eingebaut (WILLE, 1966). Bei einigen jungen *Mäusen* fand DEMUYLDER (1952) kleine intrarenale *Ganglien*, bei anderen wurden sie vermißt und nur ein Ganglion wurde in der Nierenrinde eines erwachsenen Tieres entlang einer kleinen Arterie festgestellt. Bei *Vögeln* und *niederen Wirbeltieren* kommen gelegentlich zahlreiche *ganglionäre* und *paraganglionäre Zellen* in der Niere vor (s. auch SCHWALEW, 1965; ROUILLER, 1969). Dagegen fand MITCHELL (1951, *Mensch, Affe, Katze, Ratte, Maus*) keine intrarenalen Ganglien oder Nervenzellen (s. auch ZIMMERMANN, 1975, *Ratte*). Im Laufe der stammesgeschichtlichen Entwicklung kommt es nach SCHWALEW (1965) zu einer Reduktion der Zahl der intrarenalen Ganglienzellen und zu ihrer Konzentration im Sinus renalis und entlang den Blutgefäßen der Niere.

Über die Erfolgsorte der meisten marklosen renalen Nervenfasern bestand lange Zeit keine Klarheit. Die tabellarische Übersicht, die DEMUYLDER (1952) über die Literatur zur Innervation der Niere vorgelegt hat, läßt erkennen, daß die Autoren der Zeitspanne 1841–1950 übereinstimmend über eine reichliche Versorgung der Nierengefäße mit Nerven berichten (z.B. MITCHELL, 1951; CHRISTENSEN et al., 1951). Im übrigen, so bemerkt DEMUYLDER, kann man feststellen, „that nerves have been demonstrated at one time or another in every single part of the kidney". Als ungelöst bezeichnet der Autor die Frage, ob im Nephron intraepitheliale Nervenendigungen vorhanden sind und ob es eine besondere nervöse Formation gibt, welche die Durchblutung des Glomerulums und sekundär die Blutversorgung der Kanälchen reguliert. Nach MITCHELL (1951) enden Tubulusnerven zwischen den Epithelzellen oder an den Basalmembranen. Eigene Untersuchungen lassen DEMUYLDER folgendes Bild der Niereninnervation entwerfen: Die intrarenalen Nerven folgen hauptsächlich den Arterien, in geringerer Zahl den Venen. Vor allem in der Adventitia bilden sie ein Geflecht, aus dem schwächere Äste gelegentlich in die Media ziehen, deren Muskelzellen sie mit Endknöpfchen oder kolben- und ringförmigen Endigungen erreichen. DEMUYL-DER beobachtete keine einzige Faser, die mit der Intima in engen Kontakt trat.

Die periarteriellen Nerven begleiten die Gefäße bis in die Nähe des Nierenkörperchens, folgen also dem *Vas afferens* und setzen sich auf das *Vas efferens* fort (s. auch LÉRANTH et al., 1969), dringen also nicht in das Glomerulum ein (s. auch MITCHELL, 1951). Diese Fäserchen sollen sich zwischen den Kapillaren und Tubuli verlieren (DOLEŽEL et al., 1976). Auf der Strecke zwischen den Polgefäßen lassen sich einzelne Fasern bis zur *Macula densa* (*Maus*) verfolgen. In anderen Fällen ziehen die Nervenfäserchen nicht über den Gefäßpol hinweg, sondern umgeben die Bowmansche Kapsel, zu der sie feine Zweige abgeben. Diese Nervenfasern verlaufen anschließend entlang dem *Vas efferens*. Nach MAILLET (1960) verbinden marklose Fasern auch benachbarte Bowmansche Kapseln miteinander.

Als besonders bemerkenswert hebt DEMUYLDER die Tatsache hervor, daß ihm der Nachweis von Nervenfasern im *Mark* der Niere nicht gelang. In der Existenz einer nervenfreien Zone spiegelt sich nach seiner Auffassung die Entwicklungsgeschichte der Nachniere, die sich aus dem metanephrogenen Blastem und den Sprossen der Ureterknospe aufbaut. Nach MITCHELL (1951) sind Nervenendigungen im Nierenmark (*Mensch, Säuger*) selten bzw. fehlen ganz; sie zweigen von den Bündeln ab, welche die *Arteriolae arcuatae* und *Arteriolae rectae* begleiten. Im Mark der Niere des *Menschen* und anderer Säuger konnte GOSLING (1969) mit Hilfe der Cholinesterase-Reaktion keine Nerven nachweisen. Nach NORVELL (1969) gehören die im Mark (*Mensch, Säuger*) histochemisch-fluoreszenzmikroskopisch feststellbaren Fasern den adrenergen Nerven an, welche die *Vasa recta* begleiten.

Eine Trennung der Nerven, welche die Arterien und die Nephrone versorgen, ist nach DEMUYLDER nicht möglich; aus diesem Grunde glaube er von einer „neuro-vasculo-tubular unit" sprechen zu können. Im Gegensatz zu anderen Autoren bestreitet DEMUYLDER die Existenz besonderer sekretorischer Nerven in der Niere (vgl. hierzu S. 304f.).

Auch in der Adventitia der *Venen* ist ein nervöses Geflecht ausgebildet; es steht mit den periarteriellen Plexus in Zusammenhang. An der äußeren Oberfläche des Endothels der Venen sind nach DEMUYLDER ring- oder birnenförmige Nervenendigungen ausgebildet. Bei *Mäuseembryonen* und Jungtieren fand der Autor mitunter Nervenbündel, die sich dem Venenendothel stark annähern oder sich in die Lichtung größerer Venen vorwölben. In subendothelialen gewundenen Nervenendigungen sieht DEMUYLDER pressorezeptorische Endformationen.

Die Ergebnisse lichtmikroskopischer Untersuchungen der 50er und 60er Jahre stimmen mit den Angaben von DEMUYLDER insofern überein, als sie das Vorhandensein von Nervenplexus entlang den Nierengefäßen, ferner von

Nervenfäserchen in Verbindung mit dem juxtaglomerulären Apparat (s. bereits OBERLING, 1944, s. S. 113) hervorheben. Die Verteilung der Nervenfasern entspricht damit jener der glatten Muskelzellen des Gefäßbaumes (MOFFAT, 1975; s. auch GOSLING, 1969). Dagegen zeigt ROUILLERS Übersicht (1969), daß die Frage nach der Nervenversorgung des Glomerulums sowie der Tubuli der Rinde und des Markes noch im Jahre 1969 verschieden beantwortet wurde. MAILLET (1960, *Frosch, Salamander*) bildet nicht nur Nervenfäserchen im Glomerulum ab, sondern auch verästelte „interstitielle Zellen", die er für nervöse Elemente hält; im letzteren Falle handelt es sich jedoch ohne Zweifel um eine Verwechselung mit Podozyten. Ferner haben WALEEWA (1960, *Amphibien*; 1963, *Reptilien*) und KNOCHE (1951, *Mensch*) intraglomeruläre Fäserchen beschrieben; KNOCHE bedient sich dabei der inzwischen überholten Bezeichnung „Terminalreticulum" (vgl. hierzu PH. STÖHR JR., 1957). Gegen die Aussage von DEMUYLDER, das Mark der Niere sei gänzlich frei von Nervenfasern, stehen die Angaben über ihr Vorkommen zwischen den Sammelrohren und Henleschen Schleifen (KNOCHE, 1951 u.a.). SCHWALEW (1963) fand Nervenendigungen an allen Teilen der Harnkanälchen bis zu den Sammelrohren (*Rhesus-Affe, Katze, Hund, Ratte, Maus*), also bis in das Mark hinein.

Die Widersprüchlichkeit der Angaben über die Niereninnervation beruht auf den bekannten Unzulänglichkeiten, die den lichtmikroskopischen Methoden zur Darstellung nervöser Endformationen anhaften. Außerdem ist die Möglichkeit nicht von der Hand zu weisen, daß es tierartliche Unterschiede im terminalen Nervenbereich gibt. Erst die Elektronen- und Fluoreszenzmikroskopie haben uns – z.T. in Verbindung mit physiologischen Experimenten – die Möglichkeit gegeben, eindeutige Befunde über Existenz und Beschaffenheit der Endstrecken der renalen Nerven zu gewinnen. Auch konnte versucht werden, die Natur der Endigungen aufgrund des Nachweises der in ihnen enthaltenen Transmitter cytochemisch zu charakterisieren.

Elektronenmikroskopische Untersuchungen haben zunächst die reiche Versorgung der arteriellen Blutgefäße der Niere (*Ratte*) mit Nerven bestätigt (DIETERICH, 1974, Abb. 166) und gezeigt, daß es sich um *adrenerge Fasern* handelt. SIMPSON und DEVINE (1964, 1966, *Schaf*) berichten über das Vorkommen von Bündeln von 3–5 Axonen in der Adventitia der Arteriolen. An den Stellen, an denen sich die Axone knotig verdicken (s. auch DIETERICH, 1974, *Ratte*), enthalten sie zahlreiche granuläre Vesikel, die für das Vorhandensein von Katecholaminen sprechen; die dünnen Abschnitte der Axone zeichnen sich durch eine geringere Zahl dieser Partikel und das Vorhandensein dicker Neurofilamente aus. Der engste Abstand zwischen Axon und glatter Muskelzelle beträgt 950–1000 Å, nach DIETERICH (1974) 600 Å. Im Bereich solcher „contacts" sind die Axone in der Regel mit granulären Vesikeln beladen. Diese Aussagen entsprechen im wesentlichen den Angaben von NEWSTEAD und MUNKACSI (1969), die sich auf die *Vasa efferentia* und *Arteriolae rectae* der *Rattenniere* beziehen und gleichfalls die adrenerge Natur der Gefäßnerven unterstreichen. Man findet adrenerge renale Gefäßnerven, soweit glatte Muskelzellen vorhanden sind (s. auch FOURMAN u. MOFFAT, 1971, Lit.). Auch fluoreszenzmikroskopisch (Methode von FALCK u. HILLARP) wurde die Existenz monoaminerger Nervenfasern und ihrer Endigungen an den *Arteriolae rectae* bzw. den glomerulären Arteriolen

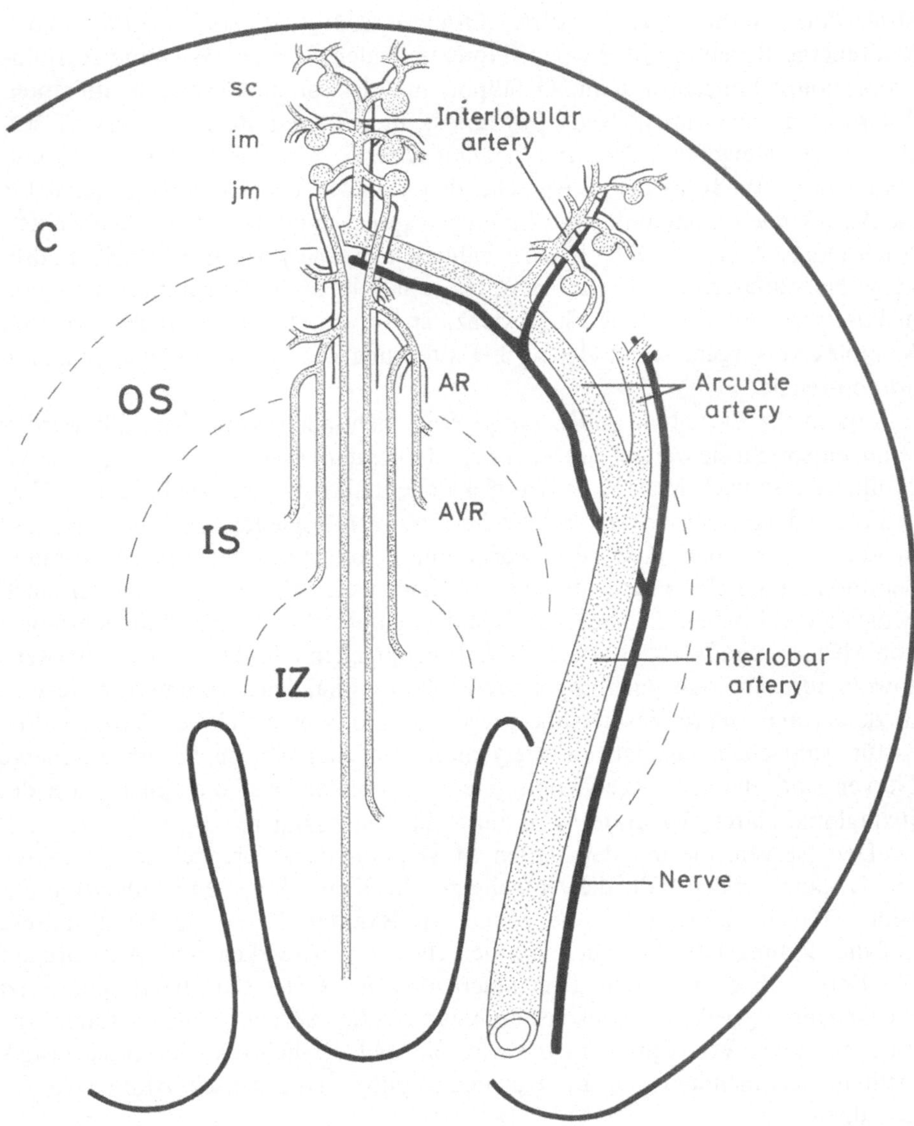

Abb. 166. Schema des Arterienbaumes der Niere (*Ratte*) mit den begleitenden Nerven (Schwarz). C = Cortex mit subkapsulären (sc), intermediären (im) und juxtamedullären (jm) Glomerula. OS = Außenstreifen. IS = Innenstreifen, IZ = Innenzone. AR = Arteriolae rectae, AVR = arterielle Vasa recta, aus den juxtamedullären Vasa efferentia hervorgegangen. Die Nervenfasern im paravasalen Gewebe der AA. interlobares und arcuatae sind von Perineurium umgeben. Sie begleiten die Aa. interlobulares, werden aber nicht mehr vom Perineurium umscheidet. Nervenfasern und freie Axone folgen der Verteilung der Vasa afferentia, ziehen an den Gefäßpolen vorbei und erreichen die Vasa efferentia. In der subkapsulären (sc) und intermediären (im) Rindenzone werden nur die proximalen Abschnitte der Vasa efferentia innerviert. Dagegen werden die ganzen Vasa efferentia der juxtamedullären (jm) Rindenzone und die Arteriolae rectae an der Grenze von Außen- und Innenstreifen nervös versorgt. Die arteriellen Vasa recta des Innenstreifens und der Innenzone, das Parenchym der Rinde und das Mark sind nach dieser Darstellung frei von Nerven. (Aus DIETERICH, 1974)

festgestellt (MCKENNA u. ANGELAKOS, 1968, *Hund;* MUNKACSI, 1968, *Wüsten-
ratte, Ratte;* BARAJAS et al., 1976, *Ratte).* ATLAS et al. (1977, *Ratte*) haben
β-adrenerge Rezeptoren für einen fluoreszierenden Blocker (9-Amino-Akridin-
Propranolol) konzentriert am Gefäßpol und den präglomerulären afferenten
Arteriolen nachgewiesen. Nach MUNKACSI fluoreszieren auch die Nervenfäserchen in der Umgebung der *Aa. efferentes (Ratte),* doch haben MCKENNA und
ANGELAKOS (1968) an den entsprechenden Gefäßen der *Hundeniere* keine für
die Anwesenheit monoaminerger Fäserchen sprechende Fluoreszenz beobachtet.
Nach DOLEŽEL et al. (1976, *Mensch,* zahlreiche *Säuger*) dagegen begleiten adrenerge Nervenfasern das *Vas efferens,* bis es sich in der juxtamedullären Region
in *Vasa recta* aufzweigt. Die Fluoreszenz der Nerven, die den juxtaglomerulären
Komplex versorgen, schwindet nach Entfernung des sympathischen Ganglion
aortico-renale.

Soweit die Verteilung *cholinerger Nerven* lichtmikroskopisch erfaßt werden
kann, entspricht sie weitgehend jener der adrenergen Fasern, doch konnte Acetylcholinesterase nach MOFFAT (1975) elektronenmikroskopisch nicht in den Nervenfasern dargestellt werden, welche die *Vasa recta* begleiten. Da Cholinesterase
in den absteigenden *Vasa recta* vorkommen soll (FOURMAN, 1968), könnten
lichtmikroskopische Präparate das Vorhandensein cholinerger Nerven nach
MOFFAT vortäuschen. Die licht- und elektronenmikroskopischen Beobachtungen
von MÜLLER und BARAJAS (1972, *Makaken*) sprechen allerdings für die Existenz
sowohl adrenerger als auch in geringerer Zahl vorhandener cholinerger Nerven,
in denen agranuläre Vesikel überwiegen. BARAJAS et al. (1976, *Ratte*) halten
es für wahrscheinlich, daß die acetylcholinesterase-positiven Fasern adrenerge
Nerven sind, die auch Acetylcholinesterase enthalten. Auf die Innervation des
juxtaglomerulären Apparates wird auf S. 113 eingegangen.

Den Nerven, die mit der glatten Muskulatur der Nierengefäße „Synapsen
auf Distanz" bilden, fällt die Aufgabe zu, die Kontraktion und Dilatation der
Blutgefäße zu regulieren (Lit. bei MÜLLER u. BARAJAS, 1972) und damit indirekt
auf die Bildung und Ausscheidung des Harnes einzuwirken. Die Antwort auf
die Frage, ob es außerdem eine *Innervation des Kanälchenepithels* gibt, setzt
die Gewinnung elektronenmikroskopischer und tierexperimenteller Befunde vor-
aus. In älteren Veröffentlichungen wird ein Teil der lichtmikroskopisch festgestellten Nervenendigungen am Kanälchenepithel hypothetisch Afferenzen zugeordnet.

Den elektronenmikroskopischen Nachweis von varikösen Axonverdickungen
an der Basallamina proximaler und distaler Nierentubuli haben MÜLLER und
BARAJAS (1972) sowie GORGAS (1978, Abb. 167) geführt; diese Kontakte gehören

Abb. 167. Im Hilusbereich eines Glomerulums (*Ratte*) bilden die verzweigten granulierten (IGZ) ▶
und nicht-granulierten epitheloiden Zellen der afferenten Arteriole lange, finger- und plattenförmige
Ausläufer, die sowohl an der Bowmanschen Kapsel inserieren als auch Kontaktzonen mit dem
Endothel und mit Goormaghtighschen Zellen bilden (kleine Pfeile). Axone des periarteriolären
Plexus (schwarzer Pfeilkopf) innervieren „en passant" benachbarte Abschnitte des proximalen Tubulussegmentes (weißer Pfeilkopf) und mit abzweigenden Einzelfasern Epithelzellen des distalen Tubu-
luskonvoluts (Kreis und Ausschnitt). TD — distales Tubulussegment. Vergr. 2000fach, Ausschnitt
28000fach. (Präparat und Aufnahmen von Prof. Dr. Karin Gorgas, Heidelberg)

Tubulus proximalis
Vas afferens
JGZ
Tubulus distalis
TD
V. efferens
TP
Glomerulus
Axon
TD

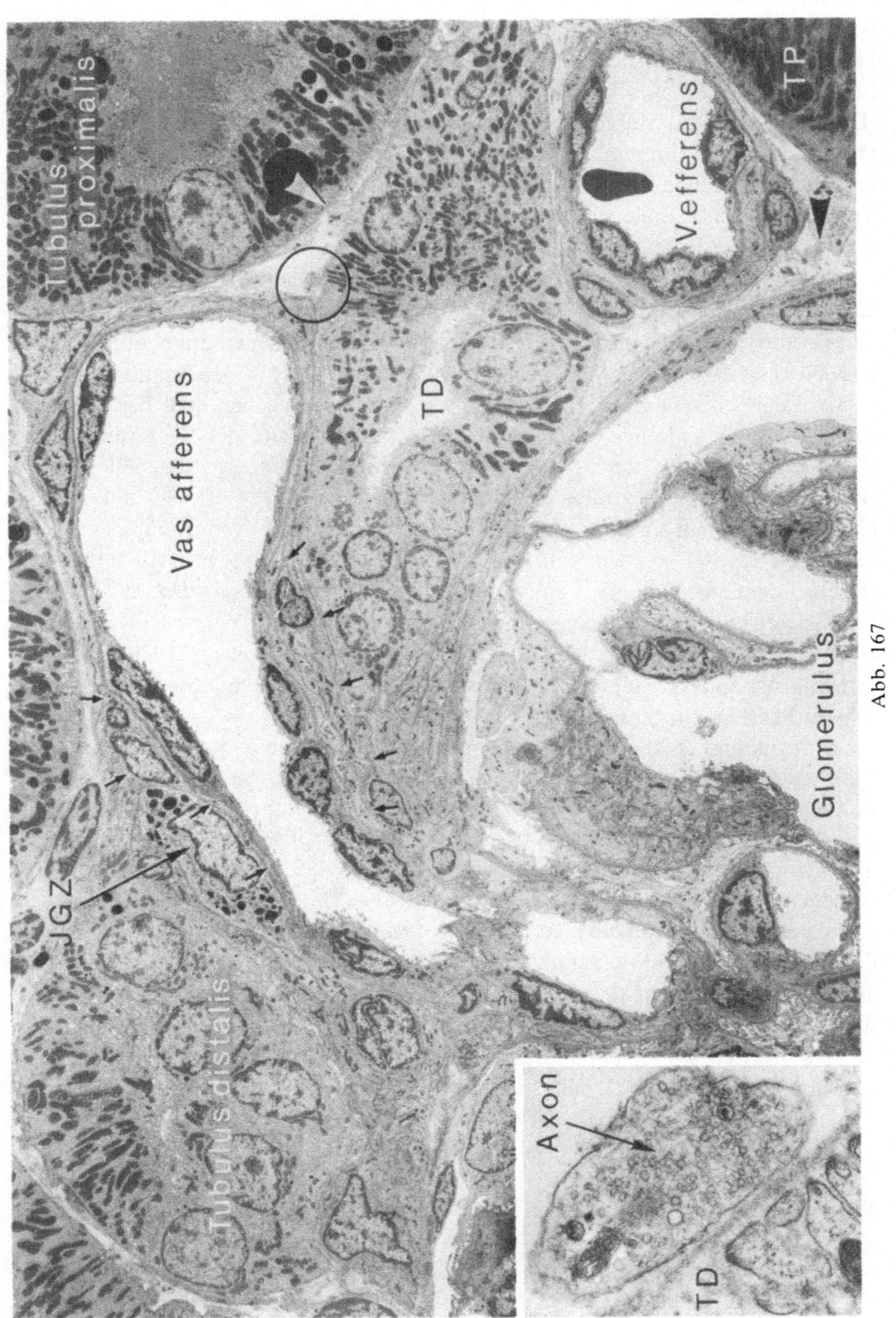

Abb. 167

zu Axonen, deren Bündel zwischen Tubuli und Gefäßen verlaufen. In der Umgebung der *Vasa efferentia* kommen einige Endigungen vor, die sowohl mit der Basallamina von Gefäßen als auch von Tubuli in Kontakt treten. Die terminalen Axonstrecken sind teils nackt, teils werden sie von wenigen Schwannschen Zellen bedeckt. Die Axonverdickungen enthalten in der Regel eine gemischte Population von Bläschen, nämlich kleine (Durchmesser rund 500 Å) und große Vesikel (Durchmesser rund 900 Å), beide teils mit, teils ohne granulären Inhalt. Nur selten kommen Axonanschwellungen vor, die nur eine Art von Vesikeln enthalten. An den Stellen der engsten Berührung von Axon und Tubulus sind die Vesikel auf der Kanälchenseite angereichert, während die Mitochondrien auf der Gegenseite liegen. Die Abstände zwischen Basallamina und Axon können bis 0,5 µm und mehr betragen, während in anderen Fällen eine enge Aneinanderlagerung beider Strukturen zustandekommt. Regelrechte Synapsen an der Basis der Tubuluszellen, die in der Mehrzahl cholinergen Neuronen angehören sollen, wurden von ZIMMERMANN (1972) für die Nachniere 13–16 Wochen alter *menschlicher* Feten beschrieben. Die Synapsen im Kanälchenepithel des Mittelstückes können zwischen zwei Epithelzellen liegen (Breite des Synapsenspaltes 300–430 Å) und sind mit agranulären Vesikeln (Durchmesser 300–580 Å) und einer geringeren Zahl großer Bläschen (Durchmesser 775–1075 Å) mit mäßig osmophilem Inhalt ausgestattet. Direkte Kontakte freier Axone mit der Bowmanschen Kapsel wurden von GORGAS (1978) festgestellt, von ZIMMERMANN (1972) in einem Falle bei einem *menschlichen* Feten. An proximalen und distalen gewundenen Nephronsegmenten wurden Synapsen „en passant" nachgewiesen (Abb. 167, GORGAS 1978). Die Angabe von OGUSHI et al. (1970, Fluoreszenzmikroskopie, *Hund*), die Henleschen Schleifen seien adrenerg innerviert, scheint bisher nicht bestätigt worden zu sein.

MÜLLER und BARAJAS (1972) sehen in ihren elektronenmikroskopischen und fluoreszenzmikroskopischen Befunden „an anatomical basis for a direct action of the autonomic nervous system on renal tubular function" und verweisen auf Angaben, nach denen die tubuläre Rückresorption von Natrium durch den Sympathikus beeinflußt wird (vgl. GILL, 1969). Zugunsten dieser Ansicht sprechen auch neuere Beobachtungen, nach denen die Reizung markloser Nierennerven zu einer verstärkten Rückresorption von Natrium und Wasser in den Hauptstücken führt, damit zu Antidiurese und Herabsetzung der Natriumausscheidung (SLICK et al., 1975; BELLO-REUSS et al., 1976). Diese Veränderungen der Harnausscheidung hängen nach SLICK et al. (1975) nicht von einer Änderung der Hämodynamik der Niere ab. Es ist möglich, daß die intertubulären Nerven auch auf die kontraktilen Strukturen im Nephronepithel (S. 147) einwirken (H.-D. ZIMMERMANN, 1972, *Mensch*; UNSICKER et al., 1975, *Anuren*).

In den *markhaltigen* intrarenalen Nervenfasern, die bei der *Ratte* in der Periadventitia der *A. rencularis* und *arcuata* verlaufen und in der innersten Rindenzone am Übergang zum Nierenmark zu endigen scheinen, vermutet H.-D. ZIMMERMANN (1975, *Ratte*) im Anschluß an DEMUYLDER (1952), SCHWALEW (1963, 1964, 1966) u.a. *Afferenzen*. Für diese Annahme spreche auch die Feststellung von CHRISTENSEN et al. (1951), daß die meisten markhaltigen Fasern in Begleitung der intrarenalen Blutgefäße ausfallen, wenn der Stamm des Sympathikus vom 12. Thorakal- bis zum 4. Lumbalsegment exstirpiert wurde (*Katze*).

Die Innervation der *Urniere* von *Amphibien* (*Anuren*), die hauptsächlich durch extrarenale sympathische Ganglien bestritten wird, war verhältnismäßig selten Gegenstand von Untersuchungen. Wie im Metanephros der Säuger, so verlaufen auch im Mesonephros von Anuren *adrenerge Nerven* entlang den Blutgefäßen (FALCK et al., 1963; UNSICKER et al., 1975), die nach YAMAGISHI und AZUMA (1963, *Kröte*) vasokonstriktorisch wirken. Besonders reich ist die Pfortader innerviert. In Begleitung der Venen findet man nach UNSICKER et al. (1975) *monoaminerge Zellen*, die möglicherweise die Kontraktion der glatten Muskelzellen kontrollieren. Die größere Dichte der periarteriolären Plexus bei *Rana* und *Bufo* als bei *Xenopus* hängt vielleicht mit den Verschiedenheiten der Umwelt zusammen; im Wasser lebende Arten wie *Xenopus laevis* benötigen Anpassungsmechanismen im geringeren Maß als terrestrische Formen. Die Endigungen der adrenergen Nervenfasern bilden an den glatten Muskelzellen der Arteriolen synaptische Kontakte, an den juxtaglomerulären epitheloiden Zellen (*Rana, Bufo*) „Synapsen auf Distanz" (800–4000 Å, vgl. S. 268f.). Fasern, die außerhalb des Bereiches muskulärer Blutgefäße verlaufen, innervieren vermutlich Nierenkanälchen, deren Basallamina sie sich bis auf einen Abstand von 200 Å nähern. Einwärts von der Basallamina wurden jedoch keine Axonendigungen gefunden. Nach UNSICKER et al. stehen die Faserendigungen zu allen Nephronsegmenten einschließlich der Verbindungsstücke und Transversalkanälchen in Beziehung.

8. Harnwege

8.1. Das Nierenbecken

Frühere Untersucher haben große Sorgfalt darauf verwandt, die mannigfachen Gestaltungen des Nierenbeckens der Säuger zu beschreiben, systematisch zu ordnen und ihre Entstehung aufzudecken (ältere Lit. bei v. MÖLLENDORFF, 1930; NARATH, 1951; ROUILLER, 1969). Es gelang jedoch nicht, „die verschiedenen Bauformen der Säugetierniere, die am deutlichsten durch die Form des Nierenbeckens dargestellt werden, mit der Lebensweise der Tiere zu erklären" (v. MÖLLENDORFF, 1930), d.h. sie unter funktionellen Gesichtspunkten zu deuten. Erst mit der Feststellung, daß zwischen der Gestalt des Nierenbeckens und der Osmolarität des Harns eine Beziehung besteht (vgl. KIIL, 1957; Lit. in PFEIFFER, 1968), schien sich ein Verständnis seiner Morphologie anzubahnen.

Nach PFEIFFER (1968) lassen sich verschiedene *Typen von Nierenbecken* unterscheiden. *Typ I,* dem das Nierenbecken des Nagers *Aplodontia,* des *Bibers* und des *Schweines* angehört, wird durch ein einfaches Pelvis ohne Falten oder Fortsätze in das Nierenmark verkörpert; es bildet eine schwach erweiterte Fortsetzung des Ureters. *Typ II,* der durch die Nierenbecken von *Ratte, Opossum, Schaf* und *Hund* repräsentiert wird, tritt uns als weites Raumsystem entgegen, dessen Oberfläche durch Falten beträchtlich vergrößert wird, die sich tief in das Mark hinein erstrecken und dabei häufig Markbereiche abgliedern, die an kleine Papillen erinnern. Das Gewebe dieser *sekundären Papillen* gehört der äußeren Markzone an; sie unterscheiden sich also strukturell eindeutig von den primären Papillen. Die sekundären Papillen bilden nach CARTWRIGHT (1973, persönl. Mitteilung an MOFFAT, 1975) Opercula, welche die *Aa.* und *Vv. interlobares* bedecken. Nierenbecken ohne sekundäre Papillen kann man einem *Typ III* zurechnen (*Moschusratte*). Die verschiedenen Bauweisen der Nierenbecken stehen angeblich zum Verhalten des Harnstoffs in Beziehung, dessen Übertritt aus dem Nierenbecken der *Ratte* (Typ II, recycling) in das Gewebe der Papille ebenso wie ein Wasseraustausch zwischen Beckenharn und Papille nachgewiesen wurde (GERTZ et al., 1966; SCHÜTZ u. SCHNERMANN, 1972). Ein derartiger Vorgang soll sich in Nieren mit Becken des Typs I nicht abspielen.

Nach PFEIFFER kommt als weiterer Ort des Transportes aus dem Beckenharn in das Markgewebe das Gebiet der *Fornices* in Betracht, in dem nur wenig Gewebe den Harn von den Kanälchen und Kapillaren in den erwähnten sekundären Papillen und/oder der Innenzone des Markes trennt (*Mensch*). Ein besonders eindrucksvolles Biespiel für ein Nierenbecken, dessen Ausläufer bis in den Innenstreifen des Markes vordringen und damit in enge Nachbarschaft zu dessen

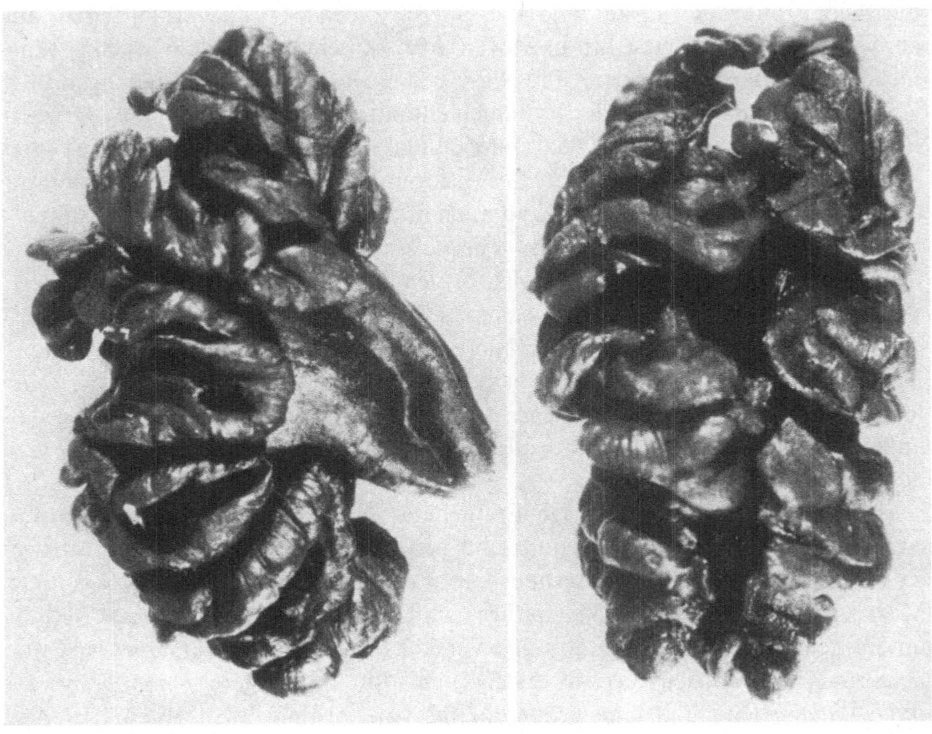

Abb. 168a u. b. Ausguß (Neopren) des Nierenbeckens von *Psammomys obesus*. Beachte die stark entwickelten Fornices. (a) seitliche Ansicht, (b) Ansicht von der Kante. (Aus SCHMIDT-NIELSEN, 1969)

umfangreichen *Gefäßbündeln* geraten, bietet die Niere der *Wüstenmaus Psammomys obesus* (Abb. 168, s. auch S. 285, KAISSLING et al., 1975). Diese Architektur begünstigt das Wiedereintreten von Harnstoff aus dem Beckenharn in das Nierenmark, d.h. in dünne Schleifenschenkel innerhalb der Gefäßbündel.

Über die Konzentration des Harnes von *Psammomys* unterrichten die Veröffentlichungen von SCHMIDT-NIELSEN und seiner Schule, von MOREL und DE ROUFFIGNAC, die bereits erwähnt wurden (vgl. S. 284f.).

Die den Transportvorgängen zwischen Nierengewebe und Beckenharn dienenden epithelialen Grenzflächen unterscheiden sich strukturell von der Zellschicht, die sich als Auskleidung des Nierenbeckens an sie anschließt; letztere besteht aus Übergangsepithel. Das Epithel der Nierenkelche des Menschen trägt auch die rasterelektronenmikroskopischen Merkmale des Übergangsepithels (HÜCKER et al., 1975). Schon v. MÖLLENDORFF (1930) beschreibt die Zellschicht auf der Papille des *Menschen*, auf der die Ductus papillares münden, als einschichtiges kubisches bis prismatisches Epithel mit deutlichen Zellgrenzen, in dem dunkle, z.T. stiftchenförmige Zellen mit dichten Zellkernen vorkommen. Das einschichtige, einer Basallamina auflagernde Epithel geht in ein zweischichtiges über, dessen Oberfläche lichtmikroskopisch saumartig verdickt erscheint.

Das flache ein- oder zweischichtige Epithel, das im Nierenbecken der *Ratte* die Außenzone des Markes und die Opercula bedeckt, liegt unmittelbar auf den Gefäßbündeln (KHORSHID u. MOFFAT, 1974). Seine Oberfläche ist mit stummelartigen *Mikrovilli* besetzt und wird von einer *Glykokalyx* überzogen. Ihr Zytoplasma kann Vesikel oder Vakuolen enthalten, ferner Lysosomen. Die Zellränder überlappen einander, die Interzellularspalten sind mitunter erweitert. Zonulae occludentes und adhaerentes, gelegentlich auch Desmosomen, sind an den Zellgrenzen ausgebildet. Dies gilt auch für die annähernd kubischen Epithelzellen (Mikrovilli), welche die Papille bedecken und erweiterte Interzellularspalten zwischen sich fassen. In beiden Zellformen kommen *Mikropinozytosebläschen* vor, vor allem in den kubischen Elementen. Ein einschichtiges kubisches Epithel, das die Gefäßbündel im Mark der Niere von *Psammomys obesus* vom Beckenharn trennt, erwähnen KAISSLING et al. (1975). In der noch unreifen Niere des fetalen und neugeborenen *Menschen* finden MOFFAT und LAURENCE (1976) das äußere Mark in etwa $^1/_4$ der Fälle durch eine sehr dünne Epithellage von der Kelchlichtung getrennt.

Die Vorstellung, das niedrige Epithel des Nierenbeckens sei das Substrat eines Transportes, sehen KHORSHID und MOFFAT (1975) durch Beobachtungen an *Ratten* gestützt, deren Wasserhaushalt belastet wurde. Das dünne, die äußere Markregion bedeckende Beckenepithel von Tieren, die 48 Std gedurstet hatten, unterscheidet sich von demjenigen von Versuchstieren, denen Wasser intraperitoneal zugeführt worden war, in erster Linie durch häufigere *Erweiterung der Interzellularspalten* und eine größere Zahl von *Zytoplasmavakuolen*. Bei den Dursttieren fanden die Autoren häufig amorphes Material in den Interzellularspalten, ähnlich jenem, das TISHER et al. (1971) in den erweiterten Spalten des Epithels absteigender Schleifenschenkel von *Ratten* feststellten, die mit Vasopressin behandelt worden waren. Ähnliche, jedoch weniger deutliche Veränderungen wurden an den Epithelzellen auf der Papille beobachtet.

Die *Tunica mucosa* des Nierenbeckens, aus *Übergangsepithel* (s.S. 322) und *Tunica propria* bestehend, wird von einer *Tunica muscularis* und *T. adventitia* (*externa*) umschlossen. An der *Tunica muscularis* wurden ursprünglich zwei oder drei Schichten unterschieden, die aus zirkulär und longitudinal verlaufenden glatten Muskelzellbündeln bestehen (Lit. bei v. MÖLLENDORFF, 1930; BECK, 1954, *Haustiere*, LEUTERT et al., 1960; GOSLING, 1970). Nach anderer Auffassung besteht die Muscularis des *menschlichen* Nierenbeckens aus isolierbaren Muskelzügen, unter ihnen Sphinkteren an den Papillen. NARATH (1940) beschreibt folgende, in der Wand der Kelche bzw. des Beckens gelegene individuelle Muskelbündel: 1. einen *M. levator fornicis*, der vom Fornix aus parallel zur Nierenpapille verläuft und ihn hochziehen soll; 2. einen *M. sphincter calicis,* einen Ringmuskel an der Papillenspitze (s. auch RÉNYI-VÁMOS et al., 1948); 3. den *M. longitudinalis calicis*, der vom M. sphincter fornicis in Längsrichtung bis zum Beginn des Nierenbeckens zieht und den Stiel des Kelches verkürzen soll; 4. einen *M. sphincter calicis*, einen Schließmuskel an der Spitze des Kelches (s. auch RÉNYI-VÁMOS et al., 1948). Aus Befunden, die LEUTERT et al. (1960) an Totalpräparaten erhoben, geht indessen hervor, daß die Muscularis des *menschlichen* Nierenbeckens weder aus Schichten noch aus Muskelindividuen besteht, sondern durch Bündel glatter Muskulatur gebildet wird, die sich durch

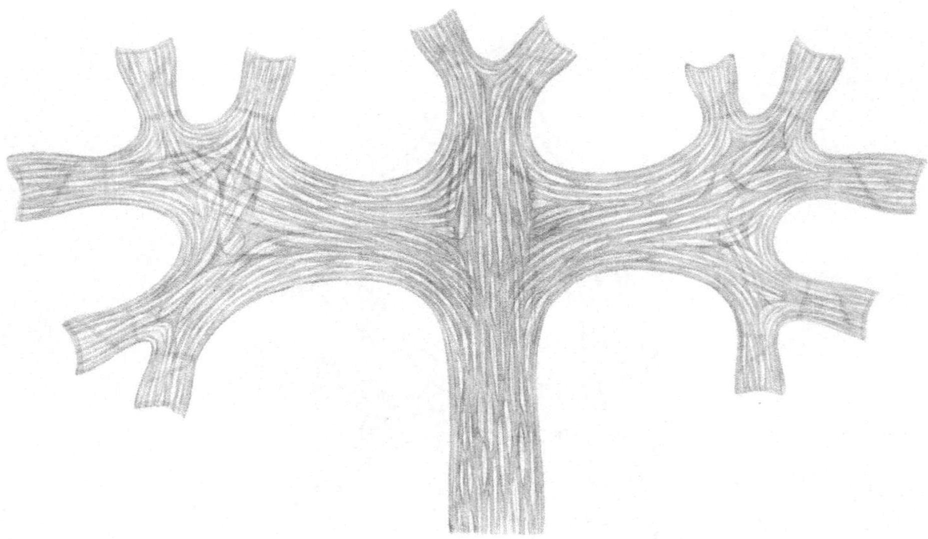

Abb. 169. Aufgeklapptes *menschliches* Nierenbecken. Totalpräparat. Gesamtkonstruktion der glatten Muskulatur eines Nierenbeckens vom dendritischen Typ. (Aus Leutert et al., 1960)

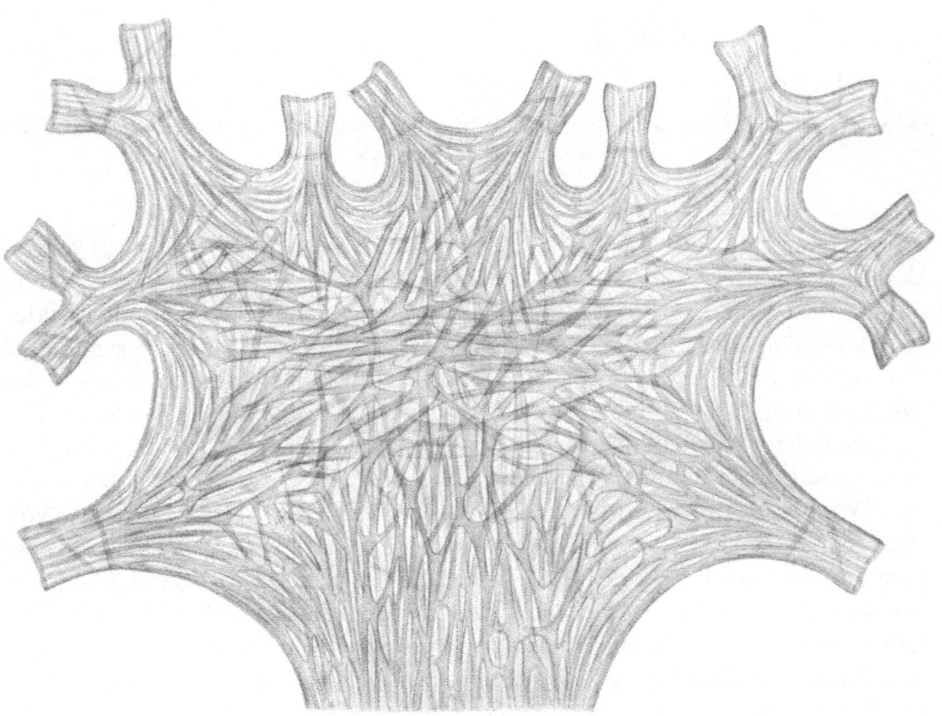

Abb. 170. Aufgeklapptes *menschliches* Nierenbecken. Totalpräparat, Formolfixation, Färbung mit Säurealizarinblau. Gesamtkonstruktion der glatten Muskulatur eines Nierenbeckens vom ampullären Typ. (Aus Leutert et al., 1960)

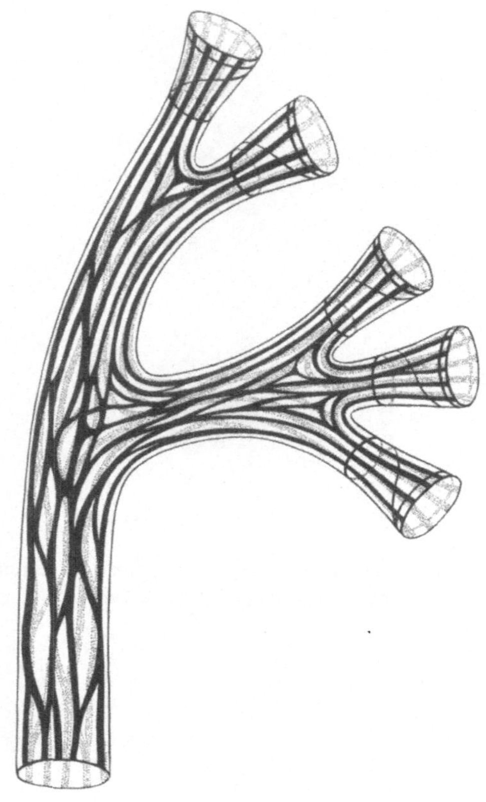

Abb. 171. Schema der Gesamtkonstruktion der glatten Muskulatur eines Nierenbeckens vom dendritischen Typ. (Aus LEUTERT et al., 1960)

Aufgabelung und Durchflechtung zu einem *Maschenwerk* (Abb. 169–172) verbinden. In den Maschen des Gitters liegen reich entwickelte elastische Netze. Schon DISSE (1902) und v. MÖLLENDORFF (1930) hatten auf den Geflechtcharakter der Muscularis des Nierenbeckens hingewiesen. Abb. 171 und 172 geben eine Vorstellung von der Gesamtkonstruktion des muskulären Maschenwerkes des Nierenbeckens vom ampullären und dendritischen Typ. Beim *ampullären Typ* verlaufen die Längsdurchmesser der Maschen in querer, beim *dendritischen Typ* in longitudinaler Richtung. Beckenformen, die weder dem einen noch dem anderen Typus eindeutig zuzuordnen sind, zeigen entsprechende Abweichungen von dem geschilderten Muster. Bei allen Formen sind muskuläre Bogensysteme ausgebildet, die von Kelch zu Kelch ziehen. Die zirkulären Muskelzüge an der Basis der Papille (Abb. 171, 172) und an der Grenze von Kelch und Nierenbecken, die Ringmuskeln älterer Autoren, stehen durch spiralig verlaufende Fasern miteinander in Verbindung. In der Wand des Beckens der unipapillären Niere des *Hundes* findet man fast kreisförmig verlaufende Muskelspiralen (BECK, 1954).

Die Muskulatur des Nierenbeckens melkt die Papillen und treibt den Harn durch rhythmische Kontraktionen in den Ureter; diese Bewegungen leiten in die Peristaltik des Ureters über (vgl. NARATH, 1951; KOBAYASHI, 1964; weitere

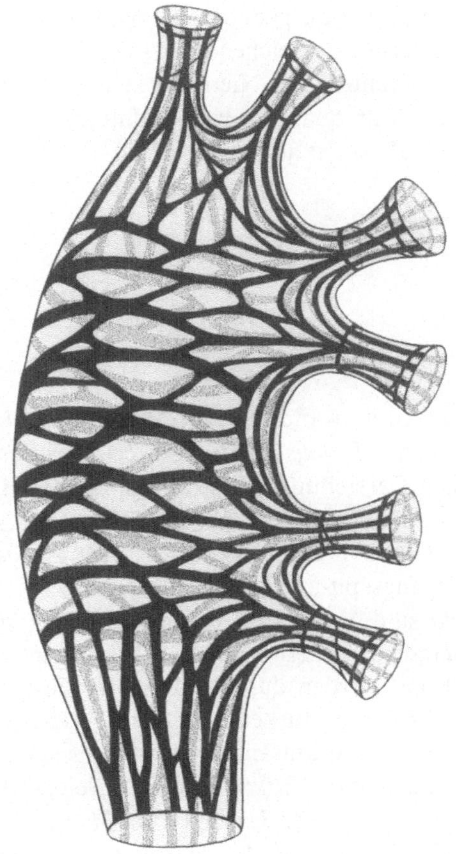

Abb. 172. Schema der Gesamtkonstruktion der glatten Muskulatur eines Nierenbeckens vom ampullären Typ. (Aus LEUTERT et al., 1960)

Lit. bei DIXON und GOSLING, 1973). Für *Schrittmacher* der *Uretermotorik* halten DIXON u. GOSLING (1973) besondere, glatte Muskelzellen, die in den *Calices minores* (*Schwein*) auftreten. Diese Zellen sind nicht zu Bündeln zusammengeschlossen, sondern bilden ein Maschenwerk, verzweigen sich häufig und sind verhältnismäßig lang. Ihre Filamente sind locker im Zytoplasma verteilt. Nur streckenweise werden sie von einer Basallamina bedeckt. Im Gegensatz zu den regelmäßiger gestalteten, dickeren typischen Muskelzellen werden sie von Axonen umgeben, die oft granuläre Vesikel enthalten (vgl. hierzu auch GOSLING, 1970; GOSLING u. DIXON, 1971, 1972; GOSLING u. WAAS, 1971). Zu Schrittmacherzellen modifizierte Myozyten sollen auch im proximalen Abschnitt der Harnwege anderer Säuger vorkommen.

Die *arterielle Blutversorgung* des Nierenbeckens, mit der sich die Untersuchungen von STAUBESAND (1956, 1957), v. KÜGELGEN (1960), v. KÜGELGEN und PASSARGE (1961) sowie HAMMERSEN und STAUBESAND (1961) befassen, wurde wegen ihrer Beziehungen zum Gefäßsystem der Niere bereits auf S. 223 berücksichtigt.

In der Wand des Nierenbeckens der *Ratte* sind ein submuköser und ein intramuskulärer *Nervenplexus* ausgebildet, die jedoch nicht die Stärke der Nervengeflechte in der Uretermitte erreichen (Hoyes et al., 1956). Außerdem werden die Arteriolen in der Adventitia des Nierenbeckens von zarten, meistens adrenergen Nerven begleitet. Zur quantitativen Entfaltung des nervösen Apparates des Nierenbeckens vgl. Hoyes et al. (1976).

8.2. Der Ureter

Da die Gliederung der Ureterwand in *Tunica mucosa* mit *Übergangsepithel* und *T. propria, T. submucosa, T. muscularis* und *T. adventitia* bekannt ist, kann von einer ausführlichen Darstellung der Stratigraphie des Harnleiters abgesehen werden (vgl. hierzu v. Möllendorff, 1930, *Mensch*; Hicks, 1965; Leeson u. Leeson, 1965, *Ratte*; Gisel, 1969, Carando u. dell'Adami, 1969, Ferulano, 1969). Über das Übergangsepithel vgl. S. 322.

Für die *T. propria* sind Kapillaren bezeichnend, die sich der Epithelbasis in dichtem Nebeneinander anlagern und sie teilweise einbuchten; sie verlaufen meistens longitudinal und werden durch radiär orientierte Gefäße gespeist, die aus Arteriolen in der zirkulären Muskelschicht hervorgehen (Hicks, 1965, *Ratte.*)

Im Rahmen von Konstruktionsanalysen glattmuskeliger Hohlorgane (Lit. bei Beck, 1954) hat auch die *Muskulatur* des Ureters Beachtung gefunden. Vergleichende Untersuchungen des Ureters von *Mensch, Schwein* und *Hund* haben ergeben, daß die Muscularis des Harnleiters aus spiralig verlaufenden auf- und absteigenden Bündeln besteht, die vom Bindegewebe der T. propria nach außen zur Adventitia ziehen (Beck, 1954). Beim *Hunde* bilden die Muskelzüge ein Kontinuum; ihre Spiralen ziehen in der Ureterwand von innen nach außen und wieder nach innen. Die Muskulatur des *menschlichen* Ureters ist nach Beck wesentlich inniger als beim *Hund* mit dem Bindegewebe der Adventitia verknüpft; sie ist außerdem mit elastischen Endsehnen ausgestattet. Der Ureter des *Schweines* besitzt dünne Muskelbündel und ein kräftig entwickeltes Bindegewebe. Nach Hoyes et al. (1976) wechselt das Bild der spiralig verlaufenden Uretermuskulatur der *Ratte* mit dem Kontraktionszustand des Organs. Im erschlafften Ureter bildet die Muskulatur zwei dünne Schichten, deren innere zirkulär, deren äußere longitudinal verläuft. Teilweise kontrahierte Ureteren weisen eine Zirkulärschicht zwischen zwei Longitudinalschichten auf, völlig kontrahierte Harnleiter zwei dünne Longitudinalschichten und eine kräftige mittlere Lage zirkulärer Muskulatur oder eine innere longitudinale und eine äußere zirkuläre Muskelschicht. Aus den Besonderheiten der Muskulatur des Ureters zieht Beck (1954) den Schluß, die Wand des Organs sei auf radiäre Umstellung und auf Längsraffung eingestellt.

Am distalen Ende des Ureters vereinigen sich die Spiralsysteme beider Harnleiter im Trigonum vesicae zur Ureterleiste (Körner, 1964). Die longitudinalen, spiralig gewundenen Muskelbündel in der adventitiellen Ureterscheide des distalen Ureterendes tragen zum Aufbau der Muskelschlingen wesentlich bei, welche die Ureterenostien umfassen (s. auch v. HAYEK, 1969; CUPÉDO, 1974).

Ganglienzellen wurden in der Wand des Ureters von *Mensch* (NOTLEY, 1971) und *Ratte* (BARASTEGUI, 1976) nicht beobachtet. Die *Nerven* des Ureters verlaufen zunächst in Begleitung der ihn versorgenden Arterien (WHARTON, 1932; NOTLEY, 1968, *Mensch, Ratte*). Die Nerven in der Adventitia, Muscularis und Submucosa enthalten adrenerge und cholinerge Fasern (SCHULMANN, 1975, *Mensch*).

Ein Teil der histochemisch und elektonenmikroskopisch in der Ureterwand nachweisbaren, meistens marklosen Nervenfasern des Ureters gehört zu den die Blutgefäße versorgenden aminergen Fasern (GOSLING u. DIXON, 1974), die mit den Gefäßen in die Muscularis und Submucosa eindringen. In der Submucosa des *Ratten*ureters sollen katecholaminhaltige Fasern fehlen (GOSLING u. DIXON, 1974). Außerdem sind marklose, aus Bündeln ausscherende Fasern vorhanden, deren Endabschnitte keine Kontakte mit den Muskelzellen bilden, sondern bei der *Ratte* 20–125 nm, beim *Menschen* 90–400 nm von ihnen entfernt liegen (NOTLEY, 1969). Bei *Ratte, Kaninchen, Meerschweinchen* und *Katze* (NOTLEY, 1969; GOSLING u. DIXON, 1974) gelangen cholinerge Faserbündel bis auf einen Abstand von 0,2–1 μm an die Epithelbasis, wo sie einen Plexus bilden (AUNG-KHIN, 1972), während sie sich ihr beim *Menschen* höchstens bis auf 100 μm nähern sollen; diese Fasern stehen zu den Blutgefäßen nicht in Beziehung (GOSLING u. DIXON, 1974).

Nach HOYES et al. (1974, 1975, *Ratte, Kaninchen*) sind die subepithelialen, vermutlich sensiblen Fasern (GOSLING u. DIXON, 1974) dünner als die Nervenfasern für die Versorgung der Muskulatur. Ihre varikösen Verdickungen enthalten helle Vesikel und große granuläre Vesikel, die sich den Granula in sog. purinergen Endigungen vergleichen lassen; die Granula verändern sich nach Zufuhr von 6-Hydroxidopamin nicht (HOYES et al., 1975). Nach den Befunden von GOSLING und DIXON liegen in den Nervenendigungen agranuläre Vesikel (Durchmesser 50 nm) und gelegentlich granuläre Vesikel (Durchmesser 100 nm); granuläre Vesikel mit Durchmessern von 50 nm, die in den aminergen, den Gefäßen zugeordneten Axonen überwiegen, fehlen.

NOTLEY (1969) hält es im Hinblick auf die Durchlässigkeit des Übergangsepithels für möglich, daß die subepithelialen Nervenendigungen Osmorezeptoren oder pH-Rezeptoren sind. Ferner ist ein Teil der submukösen Nervenendigungen wahrscheinlich den Spannungsrezeptoren zuzurechnen, die bei Dehnung der Ureterwand erregt werden.

Über den Ureter der *Sauropsiden* scheinen nur wenige Mitteilungen vorzuliegen. OELOFSEN (1973) macht auf das reichliche Vorkommen von Muzin im Lumen des Ureters vom *Pinguin* aufmerksam, das möglicherweise etwas mit dem Transport von Harnsäurekristallen zu tun hat. LOUW et al. (1969) und SILLERS (1971) beschreiben eine Schleimproduktion durch das Epithel des Ureters vom *Strauß* und vom *Huhn*. Die Schleimhaut des Ureters der *Taube*, die ein hohes, zweireihiges Zylinderepithel bedeckt, ist gefaltet. Das Zytoplasma der langgestreckten Zellen enthält grobe, azidophile Granula, aus denen Schleimpfröpfe hervorgehen. Die dicke Muscularis wird durch Bündel longitudinal und zirkulär orientierter glatter Muskelzellen gebildet. Propria und Adventitia

sind ausgesprochen reich an elastischen Fasern (KRAUSE, 1921). Der Ureter
der *Eidechse* besitze eine longitudinal gefaltete Mukosa, die ein zweireihiges
Zylinderepithel überzieht, zwischen dessen schmalen Zellen konisch geformte
„Ersatzzellen" liegen. KRAUSE (1921) erwähnt einen „homogenen Cuticular-
saum" der Zylinderzellen. In die Propria sind locker verteilte glatte Muskelzellen
eingebettet, eine kontinuierliche Muskularis fehlt.

8.3. Der Harnleiter der Urniere: Wolffscher Gang

Der Ausführungsgang der Urniere mariner *Cyclostomen,* deren glomeruläre
Nephrone nach FÄNGE (1963) weitgehend atubulär sind, ähnelt strukturell dem
proximalen gewundenen Nephronabschnitt (ERICSSON, 1967, *Myxine glutinosa*).
Sein Epithel besitzt nicht nur die strukturellen Merkmale resorbierender Hauptstückzellen, darunter einen Bürstensaum, sondern ist auch fähig, Makromoleküle
(Ferritin, Thorotrast) durch Endozytose aufzunehmen (ERICSSON u. SELJELID,
1968). Die Angabe von PARKS und McFARLAND (1966), der Saum der Epithelzellen besitze wabige Struktur, wurde von ERICSSON nicht bestätigt. Schon Autoren
des 19. Jahrhunderts haben berichtet, der Urnierenkanal der Myxinoiden sei
mit einem Bürstensaum ausgestattet und diene als Hauptstück (v. MÖLLENDORFF,
1930, Lit.). Das Epithel des Harnleiters von *Petromyzon* besteht nahe der Einmündung der Nierenkanälchen aus kubischem Epithel; im weiteren Verlauf
tritt nach KRAUSE (1921) zweischichtiges Epithel auf. Die Zellapices springen
in das Lumen vor.

Ein zweischichtiges Epithel erwähnt KRAUSE (1921) als Auskleidung des Ureters des *Elasmobranchiers Torpedo*.

Der Ureter des *Hechtes* als Vertreters der *Teleostier* wird nach KRAUSE (1921)
von einem geschichteten Zylinderepithel ausgekleidet, in dem sich helle und
dunkle, mit azidophilen Granula gefüllte Zellen unterscheiden lassen. An die
schmale Propria des Ganges schließt sich eine Muscularis aus zirkulär verlaufenden glatten Muskelzellen an.

Die Mucosa des Harnleiters von *Sebastes marinus* besitzt ein hochzylindri-
sches, mehrreihiges Epithel. Unter ihm liegt eine Schicht glatter Längsmuskula-
tur, die sich in Nähe der Blase auflockert. Nach dem Eintreten der Harnleiter
in die Blasenwand werden beide von starker, etwa zirkulär verlaufender Muskulatur umgeben, die als Sphinkter wirken könnte (MAGNÚSSON, 1955). Eine starke
Muskelschicht ist für den Ureter der Süßwasserform des *Stichlings* (*Gasterosteus
aculeatus*) charakteristisch. Sein Epithel ist stärker eosinophil als das der Sammelrohre. WENDELAAR BONGA (1973) macht die Tätigkeit der Muskularis für
die auffälligen Unterschiede in der Höhe der Epithelzellen verschiedener Abschnitte des Ureters verantwortlich; insgesamt gesehen nimmt die Epithelhöhe
in distaler Richtung zu. Bemerkenswert ist die Ausbildung eines basalen Labyrinths. Profile des glatten endoplasmatischen Retikulums sind in den Zellapices
häufig festzustellen. Bei Seewasserformen von *Gasterosteus* findet WENDELAAR
BONGA (1973) die Zellhöhe und Kernoberfläche um 40 bzw. 37% gegenüber

der für Süßwassertiere ermittelten herabgesetzt, ferner die Ausbildung des Labyrinthes, entsprechend der Reduktion der Zellhöhe.

Ein zweireihiges Zylinderepithel besitzt die Schleimhaut des Wolffschen Ganges des *Lungenfisches Lepidosiren paradoxa* (BARGMANN, 1934). Das Epithel des Ureters von *Protopterus* enthält zylindrische Zellen mit fuchsinophilen Granula und Sekrettropfen (CORDIER, 1929).

Der Ureter des *Frosches*, der sich während der Brunstperiode spindelig erweitert („Samenblase"), weist eine longitudinal gefaltete Schleimhaut auf, die ein einschichtiges Zylinderepithel überzieht. Das apikale Zytoplasma dieser Zellen verdichtet sich nach KRAUSE (1921) zu einem dunklen Saum. Anstelle einer Muscularis findet man längs- und zirkulär verlaufende glatte Muskelzellen in der Propria, die von verhältnismäßig wenigen *adrenergen Nervenfasern* versorgt werden (Synapsen auf Distanz, UNSICKER, 1975).

8.4. Die Harnblase

Der Bau der Wand der Harnblase ist, wie v. MÖLLENDORFF (1930, ältere Lit.) bemerkt, durch weitgehende Verselbständigung von Mucosa und Muscularis charakterisiert. Die Architektur der Muskulatur der Blase wurde durch meisterhafte Lupenpräparationen von Robert HEISS (1928) aufgedeckt, deren Ergebnisse in Lehrbuchdarstellungen eingegangen sind. Die Architektur der Harnblase des *Hundes* schildert GRÄNING (1934). Da die Analyse des räumlichen Verhaltens der Muskulatur der Harnblase das Grenzgebiet zwischen makroskopischer und mikroskopischer Anatomie berührt, sei auf die Handbuchdarstellung v. HAYEKS (1969) verwiesen, ferner auf HUTCH (1971). Auf die Beschaffenheit des die Harnblase auskleidenden *Übergangsepithels* wird in Kapitel 8.6. eingegangen.

Das subepitheliale Bindegewebe der Harnblase (*Mensch*, andere *Säuger*) gliedert sich in eine *Lamina propria* und eine lockere zellarme, gefäßführende *Tunica submucosa*, die gegen die *Muscularis* nur undeutlich abgegrenzt wird und je nach Tierart verschieden stark ausgebildet ist (AMON u. SANCAK, 1967). Das Fasersystem der *Propria* und *Submucosa* bildet ein Scherengitter, das sich wechselnden Entfaltungsgraden der Blase anpaßt (s. auch WOLFF, 1963). An der Grenze von Propria und Submucosa kommen zarte Lamellen von glatter Muskulatur vor, die AMON und SANCAK als Muscularis mucosae auffassen. Das die Muscularis der Blase umgebende, dorsal von Peritoneum überzogene perizystische Gewebe bildet eine Leitplatte für Gefäße und Nerven; ihre Kollagenfasern setzen sich in das intermuskuläre Bindegewebe fort. Stellenweise sind Läppchen von Fettgewebe ausgebildet. DINGLER (1954) sieht in der Leitplatte eine lockere Einrichtung zur Befestigung des Blasenrandes. Über das muskulär-elastische System des *Trigonum vesicae* s. OLIVEROS et al. (1973).

Eine Reihe feinstruktureller Untersuchungen befaßt sich mit der *Innervation der Harnblase*; die Ergebnisse dieser Studien wurden in neuerer Zeit zu den Resultaten physiologischer und pharmakologischer Experimente in Beziehung gesetzt.

Sympathische und parasympathische Ganglien kommen bei *Säugern* in allen Schichten der Blasenwand vor (EL-BADAWI u. SCHENK, 1966; vgl. dagegen KUNTZ, 1965). Innerhalb der Muskulatur treten auch einzelne Nervenzellen auf. Nach KUNTZ und MOSELEY (1936) und MOSELEY (1936) gehören die intramuralen Ganglien vorwiegend dem Parasympathikus und teils dem Sympathikus an; erstere kommen bei der *Katze* hauptsächlich in der Tiefe der Serosa, letztere in der Serosa und der Muscularis vor. Die am häufigsten in den Blasenganglien auftretenden Neurone sind cholinerge Elemente; sie werden von EL-BADAWI und SCHENK dem Parasympathikus zugerechnet. Ziemlich selten seien *noradrenerge Zellen*, die zum Sympathikus gehören. Unklar ist die Stellung von Nervenzellen innerhalb des autonomen Systems der Harnblase, die teils eine starke, teils eine schwächere Reaktion auf Acetylcholinesterase geben und außerdem Noradrenalin enthalten (Fluoreszenz). STÖHR jr. (1957) erwähnt ferner kleinzellige Elemente in den Blasenganglien von älteren Feten, Neugeborenen und Kleinkindern, die er für Neuroblasten hält. Zum Teil könne es sich auch um *chromaffine Zellen* handeln, wie sie von BAKAY jr. (1938, *Mensch*) in der Hinterwand und im Fundus der Blase bis in die ersten Lebensjahre hinein nachgewiesen wurden. Katecholaminhaltige Paraganglien finden HERVONEN et al. (1976) in der Wand der Harnblase des *Menschen* häufig. Als charakteristisch für die Perikaryen der Ganglienzellen in der Harnblase der *Katze* beschreibt FEHÉR (1977) weite Zisternen des endoplasmatischem Retikulums, Reichtum an Lysosomen und an granulären Vesikeln (Durchmesser 80–120 nm). An der Oberfläche der Zellkörper kommen einige synaptische Endigungen vor. Auch zwischen den Fortsätzen der Nervenzellen sind synaptische Kontakte ausgebildet.

Die Nerven der Harnblase kommen aus den *Nn. hypogastrici* und *pelvici*, die aus dem *Plexus hypogastricus* und den Lumbalsegmenten II–V des Grenzstranges bzw. dem 3. und 4. Sakralsegment stammen. Sie bilden in der Adventitia der Blase, besonders im lateralen und dorsalen Bereich des Organs, ein Geflecht von Bündeln markloser und markhaltiger Fasern unterschiedlicher Dicke. Die *adrenergen Fasern* des Sympathikus sind postganglionär, während die *cholinergen Fasern* nach EL-BADAWI und SCHENK (1966, Lit.) prä- oder postganglionäre sympathische oder parasympathische efferente oder afferente sensible Fasern sein können. Alle präganglionären Fasern sind cholinerg; sie kommen nur in größeren Nervenstämmen vor. Ob sympathische cholinerge, vasodilatorische Fasern in der Blasenwand verlaufen, ist ungewiß. Nach Auffassung der Autoren gehört die Mehrzahl der cholinergen Nervenfasern in der Blasenwand zu den parasympathischen postganglionären Fasern. Die adrenergen Nerven des Detrusor der menschlichen Harnblase wurden fluoreszenzmikroskopisch von SUNDIN et al. (1977) nachgewiesen. Über das reichliche Vorkommen von peptidergen Nervenfasern im Trigonum vesicae der *Katze* berichten ALM et al. (1977); die entsprechenden Perikaryen liegen anscheinend in den Ganglien innerhalb oder in der Nähe der Wand des Trigonum. Nach Vermutung der Autoren dürften sich die peptidergen, durch große granuläre Vesikel gekennzeichneten Fasern vor allem an der Regulation der Muskelaktivität beteiligen.

Aus *histochemischen Untersuchungen* von EL-BADAWI und SCHENK (1966, *Katze, Hund, Kaninchen, Ratte*) ergibt sich ein genaueres Bild der Verteilung der intramuralen Nervennetze, als es mit der Methylenblaufärbung (SCHABA-

DASCH, 1934, *Mensch, Hund, Kaninchen*) erzielt werden kann. Durch die Adventitia und die Tiefe der Lamina propria ziehen kräftige cholinerge und adrenerge Stämme, deren Aufzweigungen sich in die Muscularis fortsetzen. Die cholinergen Endzweige bilden Plexus, die jede glatte Muskelzelle umgeben, während die weniger zahlreichen adrenergen Fäserchen nicht in einen Plexus überleiten und sich innerhalb der Muscularis bald reichlicher, bald spärlicher ausbreiten. Adrenerge Fasern kommen in der Basis zahlreicher als im Corpus der Blase vor und sind in der Regel gleichmäßig in der Muskulatur der vorderen, hinteren und lateralen Blasenwand verteilt.

Lichtmikroskopische Beobachtungen der geschilderten Art stehen mit der Lehrbuchmeinung in Übereinstimmung, nach der die Muskulatur des Harnblasenkörpers durch *efferente cholinerge* und durch *kurze adrenerge Neurone* innerviert wird.

· Verwirrung stiftete jedoch die Beobachtung, daß sich die für cholinerg gehaltenen Synapsen der Blasenmuskulatur gegenüber Atropin refraktär verhalten (HENDERSON u. ROEPKE, 1934, 1935); durch diesen Befund wird die cholinerge Natur der postganglionären motorischen Innervation der Harnblase (*Meerschweinchen*) in Frage gestellt (AMBACHE, 1955, Lit.). AMBACHE und ABOO ZAR (1970) kommen aufgrund pharmakologischer Untersuchungen zu dem Schluß, der an den Endigungen der postganglionären, die Blasenmuskulatur (*Katze, Kaninchen, Meerschweinchen*) innervierenden Motoneurone abgegebene Transmitter sei nicht Acetylcholin (vgl. dagegen CARPENTER, 1977).

Im Anschluß an die Untersuchungen von AMBACHE und ABOO ZAR haben sich HOYES et al. (1975) der Frage zugewandt, ob die *motorischen Blasennerven* (*Hund, Katze, Ratte, Maus, Meerschweinchen, Kaninchen*) ultrastrukturelle Besonderheiten aufweisen, die sie von typischen cholinergen Nerven unterscheiden. Elektronenmikroskopisch stellten die Autoren fest, daß sich der Muskelplexus in inter- und intrafaszikuläre Komponenten gliedert. Die Endigungen der interfaszikulären Nerven enthalten verhältnismäßig wenige helle Vesikel und große granuläre Vesikel, während zahlreiche Endigungen der intrafaszikulären Nerven die Merkmale cholinerger Axone besitzen. Außer vielen kleinen hellen Vesikeln befinden sich in den cholinergen Endigungen einige kleine granuläre Vesikel. Die Autoren nehmen an, daß diese Endigungen einen zweiten Transmitter zusammen mit Acetylcholin absondern. In den Muskelplexus von *Meerschweinchen, Hund* und *Katze* sind adrenerge Endigungen häufiger als bei den anderen untersuchten Spezies zu finden. Ein Typ ihrer Endigungen zeichnet sich durch einen wesentlich geringeren Bestand an kleinen und einen höheren an großen granulären Vesikeln aus. Weitere Untersuchungen müssen die Bedeutung dieses Befundes klären.

Die *Lamina propria* durchsetzen ein tiefes und ein oberflächliches subepitheliales Nervennetz (s. auch GOSLING u. DIXON, 1974); letzteres entsendet Fasern zum Epithel und ist besonders reichlich im distalen Abschnitt der Blasenbasis ausgebildet.

Innerhalb des Epithels lassen sich die adrenergen Fasern als sehr dünne, gewellte, schwach fluoreszierende Fäden ausmachen. Die *cholinergen intraepithelialen Nervenfasern* aus dem oberflächlichen, subepithelialen Netz enden mit Verdickungen zwischen den basalen Epithelzellen. Den in der Propria gelegenen Plexus hat bereits SCHABADASCH (1934) durch Methylenblaufärbung als Plexus hypoepithelialis dargestellt. Als „Plexus intraepithelialis" bezeichnet er das Geflecht, das „in der Substanz" der Schichten des Übergangsepithels liege; da der Autor Totalpräparate untersuchte, könnte er sich jedoch über die tatsächliche Lage des „intraepithelialen" Plexus getäuscht haben.

Die *sensorischen Nerven* der Harnblase einer Reihe von Säugern werden nach GOSLING und DIXON (1974) durch Fasern repräsentiert, die eine positive Reaktion auf Cholinesterase geben. Diese Nerven kommen im Fundus der Blase und seiner unmittelbaren Umgebung selten vor, sind im unteren Abschnitt des Corpus reichlicher vorhanden und nehmen zum Blasenhals an Zahl zu, wo sie einen ausgedehnten subepithelialen Plexus bilden. Für die Ultrastruktur ihrer Endigungen gilt das im Kapitel „Ureter" Gesagte.

Über Unterschiede in der *Dichte des Innervationsmusters* der Harnblase der verschiedenen untersuchten Spezies unterrichtet die Studie von EL-BADAWI und SCHENK (1966, Lit.).

Die *Blutgefäße* in der Wand der Blase werden jeweils von einem Plexus umgeben (s. auch HOYES et al., 1975), der aus cholinergen und adrenergen Fasern besteht. Nervenfasern dieses perivaskulären Geflechtes erreichen die Media der Blutgefäße.

Da die Harnblase der *Amphibien* eine wichtige Rolle in der Osmoregulation spielt (BENTLEY 1966, 1971, Lit.; CIVAN u. HOFFMAN, 1971; LIPSON u. SHARP, 1971; RODRIGUEZ et al., 1975, Lit. u.a.) sei ihr Wandbau am Beispiel der Harnblase von *Bufo marinus* geschildert. Nach PEACHEY und RASMUSSEN (1961) besteht das 3–10 µm dicke Blasenepithel von *Bufo marinus* aus flachen Epithelzellen, Becherzellen und mitochondrienreichen Elementen (s. auch MATTY und GUINNESS, 1964, *Bufo bufo*), die möglicherweise Stadien des Sekretionszyklus der Becherzellen entsprechen (vgl. hierzu auch CHOI, 1963; DIBONA et al., 1969; FERGUSON u. HEAP, 1970). Die Richtigkeit dieser Angabe wird allerdings von MATTY u. GUINNESS (1964) bestritten, da Übergangsformen zwischen mitochondrienreichen Zellen und Becherzellen fehlen. Die mitochondrienreiche Epithelzelle erstreckt sich nach CHOI (1963, *Bufo marinus*) durch die gesamte Höhe des Epithels und enthält wenige Granula, die positive PAS-Reaktion geben; ihr Apex ist durch Streifen ausgezeichnet, die gleichfalls positive PAS-Reaktion geben. Dieser Zelltyp ist nach CHOI vermutlich mit der von SCHIEFFERDECKER (1884) beschriebenen protoplasmareichen Zelle identisch. DAVIS et al. (1973, 1974, Rasterelektronenmikroskopie) sprechen von zwei im Vordergrund stehenden Zelltypen, nämlich flachen polygonalen Zellen mit zahlreichen apikalen Leistchen und Kanälchen und eher rundlichen Zellen mit Mikrovilli. Nach Angabe der Autoren umgeben jeweils fünf polygonale Zellen eine rundliche Epithelzelle, so daß ein geometrisches Muster entsteht. Die abgeflachten Zellen enthalten Granula. Das Epithel lagert auf einer teilweise dicken *Lamina propria,* die Fibroblasten, Kollagenfibrillen, Bündel glatter Muskelzellen, Blutgefäße und Nerven enthält. Die Außenfläche der Harnblase bedeckt ein nach PEACHEY und RASMUSSEN unvollständiges, nach CHOI (1963) kontinuierliches Mesothel.

Die Feinstruktur der zahlenmäßig überwiegenden *flachen Epithelzellen* erinnert an die *sekretorisch aktiver Zellen.* Sie enthalten Mitochondrien, glattes und rauhes ER, Golgi-Apparat, multivesikuläre Einschlüsse, Vesikel und Sekretkörnchen, die unter dem Plasmalemm liegen (CHOI, 1963; FERGUSON u. HEAP,

1970) und exozytotisch abgegeben werden. Die Granula sollen zum Aufbau der Substanzschicht beitragen, welche die freie Oberfläche des Epithels überzieht. Das laterale und basale Plasmalemm ist stark gefaltet, der Zellapex trägt plumpe, unregelmäßig geformte Mikrovilli (CHOI, 1963, *Bufo marinus*, ACKRILL et al., 1970, *Bufo bufo*). Die basalen und lateralen Oberflächen der mitochondrienreichen Zellen des Harnblasenepithels der Kröte (*Bufo marinus*) unterscheiden sich von den entsprechenden Oberflächen anderer Epithelzellen der Harnblase durch ihr Verhalten gegenüber ionisiertem Lanthan, das in Form von Lanthanchlorid auf die Serosafläche der Harnblase eingewirkt hat (STRUM, 1977). Die basalen und vor allem die lateralen Oberflächen treten im elektronenmikroskopischen Bild intensiv „gefärbt" hervor. STRUM vermutet, daß das Lanthan an die Stelle von Kalzium in den Membranen oder von negativen Oberflächenladungen getreten ist. Die Interzellularräume werden durch Haftstrukturen, darunter Desmosomen, gegen die Blasenlichtung abgedichtet.

Der *Transport von Wasser* durch das Zytoplasma spielt sich nach PEACHEY und RASMUSSEN (1961) ohne Beteiligung von Transportvesikeln ab. Die basalen Oberflächen der Epithelzellen lassen, wie aus in vitro-Versuchen hervorgeht, Wasser ungehindert passieren, während die freie Oberfläche der Mucosa normalerweise kaum permeabel ist, aber durchlässig wird, wenn die Serosaseite der Membran mit Hinterlappenhormonen behandelt wird. Für die relative Impermeabilität der Epitheloberfläche machen PEACHEY und RASMUSSEN die das apikale Plasmalemm bedeckende Schicht PAS-positiven Materials (CHOI, 1963, *Bufo marinus*) und granuläre Partikel verantwortlich, die unmittelbar unter dem apikalen Plasmalemm liegen. Das lumenwärtige Plasmalemm ist als aktive Barriere anzusehen (HICKS, 1965, Lit.), da es an Nukleosidtriphosphatase reich ist (BARTOSZEWICZ u. BARRNETT, 1964). Experimentell wurde gezeigt, daß sich die *Interzellularräume* bei Erhaltenbleiben der Zonulae occludentes erweitern, wenn auf die Serosaseite der Blase eine hypertonische Lösung einwirkt (RIPOCHE u. PISAM, 1973). Herrscht auf der Mucosaseite Hypertonie, seien die Interzellularspalten geschlossen. Ob fixationsbedingte Schrumpfungen im Spiele sind, sollte geprüft werden. Genauere Vorstellungen über die Rolle der verschiedenen Zelltypen im Epithel der Harnblase der Amphibien fehlen anscheinend (CHOI, 1963). Nach PIETRAS et al. (1975) geben die isolierten granulierten Epithelzellen der Harnblase von *Rana catesbiana* lysosomale Enzyme vor allem an die apikalen Zelloberflächen ab, wenn Arginin-Vasopressin auf sie einwirkt.

Unter der *Einwirkung von Hinterlappenhormonen* füllen sich die Interzellularspalten mit Wasser (PAK POY u. BENTLEY, 1960, *Bufo marinus;* CARASSO et al., 1966, *Rana esculenta*, Oxytocin; FERGUSON u. HEAP, 1970, *Bufo marinus*, weitere Einzelheiten und Lit. bei ACKRILL et al., 1970). Über den Transport von Wasser durch die Wand der kontrahierten und gedehnten Blase (*Rana esculenta*), die unter der Einwirkung von Oxytocin steht, s. BENTLEY (1963). Mit der Wirkung von Arginin-Vasopressin auf das Blasenepithel von *Bufo marinus* befassen sich DAVIS et al. (1974, Lit.). Die Autoren berichten u.a. über Verstärkung der Pinozytose, Erweiterung der Interzellularspalten und Zunahme der Zellvolumina. Nach ihren Angaben ruft Zytochalasin B in Gegenwart von Vasopressin die Bildung großer intrazellulärer Vakuolen hervor. Die hydrosmotische Wirkung von Vasopressin kann durch Cytochalasin B blockiert werden (GROSSO et al.,

1978, *Anuren*); möglicherweise spielen die Mikrofilamente im Zellapex eine wichtige Rolle als „mechano-chemical transducers".

Im Epithel der Blase von *Bufo* wurden folgende *Enzyme* nachgewiesen: 1. Monoaminooxidase, 2. alkalische Phosphatase, 3. Adenosintriphosphatase, 4. Succinatdehydrogenase, 5. Zytochromoxidase, 6. 5′-Nukleotidase (MATTY u. GUINNESS, 1964), 7. Carboanhydrase (ROSEN, 1972). Die Serosaschicht der Blase weist nur geringe enzymatische Aktivität auf.

Über den Feinbau der Harnblase von *Fischen*, die gleichfalls das Objekt von Permeabilitätsstudien ist (vgl. hierzu HIRANO et al., 1971; BEYENBACH u. KIRSCHNER, 1975; *Forelle*; BERN, 1975, Lit.) liegen nur wenige Daten vor. Nach FOSTER (1976) resorbiert die Harnblase der *Flunder* (*Platichthys stellatus*) Na^+, möglicherweise auch Cl^-; ferner konzentriert sie Mg^+ durch Wasserresorption bei in Seewasser lebenden Tieren und schränkt den Wassereinstrom während der Salzresorption bei Flundern ein, die im Süßwasser gehalten werden. Über den Einfluß von Hormonen, darunter Säugerprolaktin, auf die Harnblase von *Gillichthys* vgl. DONEEN (1976).

Die Blase des Männchens des viviparen *Teleostiers Sebastes marinus* (Rotbarsch) fällt nicht nur durch Größenänderungen, sondern auch durch strukturelle Wandlungen auf, die parallel zu dem *sexuellen Jahreszyklus* verlaufen (MAGNÚSSON, 1955). Im April ist die Harnblase von *Sebastes* am kleinsten, ihre Lichtung wird von der stark gefalteten Schleimhaut weitgehend eingenommen, im Herbst ist sie am umfangreichsten. Die Muscularis besteht aus einer inneren Längsschicht und einer äußeren Ringschicht. Das hochzylindrische Epithel weist im Herbst, zur Zeit der Kopulation, Merkmale einer lebhaften apokrinen Sekretion auf. MAGNÚSSON (1955) hält es für möglich, daß die Harnblase von *Sebastes* nach Art einer Prostata funktioniert.

8.5. Die Harnröhre

Da die mikroskopische Anatomie der menschlichen Harnröhre im Rahmen dieses Handbuches an anderer Stelle geschildert wird, sei lediglich auf die Darstellungen von v. HAYEK (1969, Lit., männliche und weibliche Urethra) verwiesen, ferner von LANGREDER (1956, weibliche Urethra, zyklische Veränderungen). Hier genüge der Hinweis, daß sich das *Übergangsepithel* der Harnblase bei beiden Geschlechtern in den Anfangsabschnitt der Harnröhre hinein fortsetzt.

8.6. Das Übergangsepithel

Nierenbecken, Harnleiter, Harnblase und der Anfangsabschnitt der Harnröhre werden von Übergangsepithel ausgekleidet. Dieses „*Urothel*" wird von einem engmaschigen Netz von *Blutkapillaren* unterlagert. Die subepithelialen, der Basallamina oft eng angeschmiegten Blutkapillaren werden von einem Endothel ausge-

kleidet, das gelegentlich Poren aufweist (Kurosumi et al., 1961). W. v. Möllendorff (1930) hat in der auffallend engen Verbindung des Epithels mit Kapillaren
einen Hinweis darauf gesehen, daß die extrarenalen Harnwege mehr sind als
nur Leitungssysteme. Die in der Nachbarschaft der Kapillaren auftretenden
Makrophagen beteiligen sich möglicherweise an der Verarbeitung von Stoffen,
die das Übergangsepithel passiert haben (Kurosumi et al., 1961). Auf der Strecke
von den Nierenkelchen bis zur Harnblase nimmt das Übergangsepithel an Dicke
zu; seine verschiedenen Abschnitte weisen keine wesentlichen morphologischen
Unterschiede auf. Die *Zahl seiner Kernreihen* wechselt jedoch nach Standort
und nicht nur Dehnungsgrad der Schleimhaut. Nach Bloom und Fawcett
(1975) weist das Epithel der Kelche zwei bis drei Kernreihen, das des Ureters
vier bis fünf und jenes der kontrahierten Harnblase sechs bis acht Kernreihen
auf. Die Tatsache, daß die oberflächlichen Perikaryen häufig 2, 4 und gelegentlich sogar 8 Zellkerne enthalten, führt Gauer (1949) aufgrund von Kerngrößenuntersuchungen auf *Amitosen* zurück, während Petry und Amon (1966) annehm-
men, die großen vielkernigen Deckzellen entstünden durch die Verschmelzung
zur Oberfläche rückender Intermediärzellen. Dagegen bildet Fleroff (1936, *Nagetiere*) *Mitosen* — darunter pluripolare — im Harnblasenepithel ab, deren Auftreten sich nach der Geburt auf die basale Zellschicht beschränkt. Daneben
erwähnt er jedoch das Vorkommen zweikerniger Zellen, die durch „Faltenbil-
dung der Kernmembran" entstehen sollen. Aus karyometrischen Untersuchungen an menschlichem Übergangsepithel geht hervor, daß die Kerne der zweikernigen Zellen die gleiche Durchschnittsgröße wie die Kerne der einkernigen Zellen
besitzen; somit enthalten die zweikernigen Epithelzellen im Vergleich mit den
einkernigen die doppelte Kernmasse (Bucher u. Délèze, 1955). Die Kerne
des Harnblasenepithels der *Maus* haben den DNA-Gehalt diploider, tetraploider
und oktoploider Zellen (Farsund, 1975, 1977, Lit.); ihre mitotische Aktivität
ist gering. Während der Nacht verstärkt sich die DNA-Synthese. Die Polyploidie
des Harnblasenepithels der *Maus* entwickelt sich bereits während der Fetalzeit
(Walker, 1958). Die *Regeneration* des normalen Epithels der Harnblase (*Ratte*)
bestreiten die unter der obersten Zellschicht gelegenen Intermediär- und Basalzellen, die sich mitotisch teilen (Schreiber et al., 1969, Lit.). Mitosen der Deckzellen
treten weniger häufig auf. Die Erneuerungszeit der Deckzellen beträgt rund
24 Tage.

Die Frage, ob das Übergangsepithel ein *mehrschichtiges* oder *mehrreihiges*
Epithel sei, wird verschieden beantwortet. Im Epithel der Harnblase der *Maus*
unterscheiden Walker (1960), von *Kaninchen* und *Fledermaus* Kurosumi et al.
(1961), der *Ratte* Leeson (1962) drei Zelltypen, die jeweils eine besondere Schicht
bilden (*Basalzellen, Intermediärzellen, Deckzellen*). Ebenso sprechen Monis und
Zambrano (1968), die das Übergangsepithel von Nierenbecken und Ureter des
Menschen untersuchten, von drei Zellschichten. Auch für den Ureter der *Ratte*
beschreibt Hicks (1965) eine Schichtung von basalen, intermediären und platten
Zellen, während alle Zellen des Ureterepithels vom *Goldhamster* nach Teutsch
(1975) mit der Basallamina in Kontakt treten und so in enge Nachbarschaft
mit dem Kapillarnetz der Lamina propria gelangen. Nach Richter und Moize
(1963) besteht das Epithel gedehnter Blasen aus drei — entsprechend abgeflachten — Schichten.

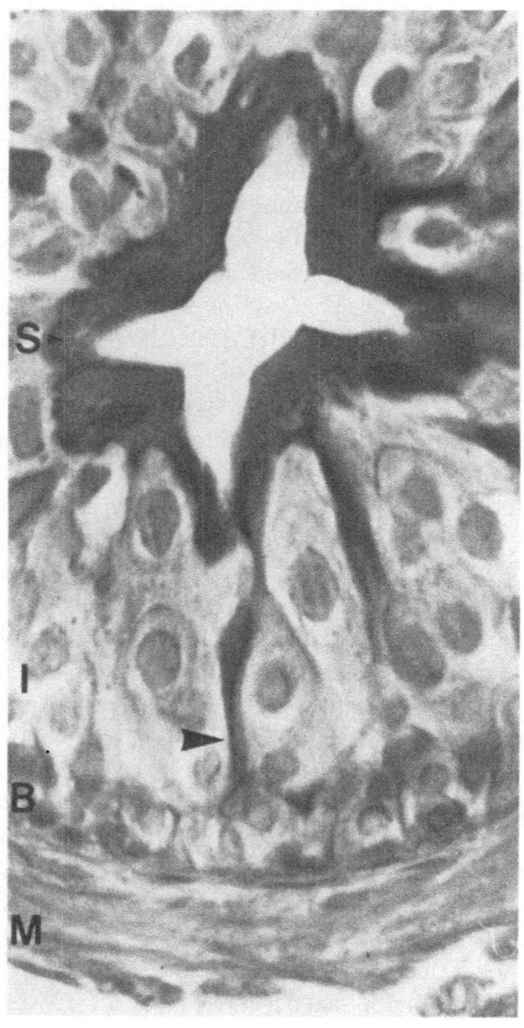

Abb. 173. Ureter des erwachsenen *Goldhamsters*. Fixation mit Osmiumsäure. Superfizialzellen (S) des Übergangsepithels dunkler gefärbt. Dünne Zellfortsätze (Pfeil) zwischen den Intermediärzellen (I). B: Kleine Basalzellen. M: glatte Muskulatur. Vergr. 660fach. (Aus TEUTSCH, 1975)

Im Gegensatz zu anderen Schilderungen gelangen TANAKA (1962, *Mensch*, Polarisationsmikroskopie), PETRY und AMON (1966, *Säugetiere*, Elektronenmikroskopie) sowie TEUTSCH (1975, 1977, Ureter, *Goldhamster*) zu dem Ergebnis, das Übergangsepithel sei ein mehrreihiges, einschichtiges Epithel, dessen Zellen ohne Ausnahme mit Fortsätzen auf der Basallamina fußen, während ihre kernhaltigen Abschnitte verschiedenen Höhenlagen angehören (Abb. 173). Diese Auffassung machen sich auch Lehrbuchdarstellungen (BUCHER, 1977; LEONHARDT, 1977) zu eigen. TEUTSCH (1977) hebt hervor, daß die basalen Fortsätze und nicht nur die Perikaryen der Deckzellen nach Fixierung mit Osmiumsäure homogen braun gefärbt sind (Gehalt an ungesättigten Lipiden). Nach SCHREIBER et al. (1969, *Ratte*) kann man jedoch das Urothel nur mit Einschränkung als einschichtig und mehrreihig bezeichnen, da die aus der mitotischen Teilung von Deckzellen und oberen Intermediärzellen hervorgegangenen Zellen keine Fortsätze mehr besitzen, die bis zur Basallamina reichen. Es ist allerdings denkbar, daß dieses Zustandsbild einer vorübergehenden Phase im Verhalten des Urothels entspricht.

Die *Basalzellen* (Ureter) werden von HICKS (1965) als kubisch bis prismatisch gestaltete Zellen geschildert. Ihr Zytoplasma enthält zahlreiche Tonofilamente und Ribosomen, Mitochondrien, kleine „dense bodies", aber wenig rauhes ER, ihre Basis ist häufig stark gefaltet. Kleine Halbdesmosomen verbinden das basale Plasmalemm mit der Basallamina. Die ein bis zwei Lagen bildenden *Intermediärzellen* verhalten sich strukturell ähnlich wie die Basalzellen; sie besitzen einen gut entwickelten Golgi-Apparat und enthalten Vesikel und Einschlußkörper wie die platten Deckzellen. Bei *Maulwürfen* fanden AUMÜLLER und FORSSMANN (1973) in den Intermediärzellen an Matrix reiche Riesenmitochondrien. In den Intermediärzellen verschiedener Säuger lassen sich elektronenmikroskopisch aus Membranen bestehende Wirbelstrukturen nachweisen, die FIRTH und HICKS (1973) für eine besondere Form des endoplasmatischen Retikulums halten. Als *Bündelzellen* bezeichnet HICKS intermediäre Elemente, in deren Zytoplasma Bündel von tubulären *Kristalliten* vorkommen (Länge bis zu 1 µm, Durchmesser 70 Å). Da ein Teil dieser Bündel allseits oder teilweise von einer Membran umhüllt wird, könne vermutet werden, daß sie zunächst in Vakuolen auftreten, um nach Schwinden der Hülle in das Zytoplasma zu gelangen. Manche dieser Zellen werden auch in der Schicht der Deckzellen angetroffen. Angeblich können sie Material, darunter Kristallite, in den Extrazellulärraum abgeben.

Für die allgemein als *Deckzellen* bezeichneten Epithelzellen sind abgeplattete, spindelförmige oder annähernd runde Vesikel in unregelmäßiger Verteilung charakteristisch (s. auch KEMMER u. DAVID, 1962, Ureter, *Kaninchen*), ferner ein stark ausgebildeter Golgi-Komplex sowie *Filamente*, die hauptsächlich im Zellapex vorkommen. Die als *Crusta* bezeichnete Zellzone ist das lichtmikroskopische Äquivalent apikaler Filamentbündel; schon ältere Lichtmikroskopiker (z.B. FLEROFF, 1936, *Nagetiere*, Lit.) haben Faserstrukturen in der Peripherie der Epithelzellen beschrieben. Möglicherweise sind die Filamente für die Strukturdichte des Übergangsepithels verantwortlich, auf die ZEIGER (1936) aus den Resultaten kolloidhistologischer Untersuchungen schließt. Wie TEUTSCH (1977) feststellte, kann durch die fixationsbedingte Ansammlung von PAS-positivem, diastaseresistentem Material im Zellapex das Vorhandensein einer Crusta vorgetäuscht werden.

Eine *Glykokalyx* bedeckt die mit vielen *Mikrovilli (Mensch)* besetzte Oberfläche des Übergangsepithels (MONIS und ZAMBRANO, 1968, *Mensch*, Nierenbecken, Ureter, LEVIN u. RICHTER, 1975, *Ratte*, Harnblase).

Im Harnblasenepithel sind nicht nur *Zonulae occludentes*, welche die Deckzellen verbinden, und unscheinbare *Desmosomen* (s.a. WALKER, 1960, KUROSUMI et al., 1961), sondern auch *Nexus* (gap junctions) ausgebildet (PETER, 1978, *Ratte*). Die unregelmäßig verteilten Nexus befinden sich in den mittleren und basalen Abschnitten des Epithels, wo sie teils als kleinere, teils als größere Komplexe auftreten, deren P-Flächen durch Ansammlungen von membrangebundenen Partikeln ausgezeichnet sind. Da die Nexus bald durch kleinere Bildungen mit nur wenigen Partikeln, bald durch größere mit einem Durchmesser bis zu 4 nm verkörpert werden, da ferner ihre Gestalt und das Verteilungsmuster der Partikel wechseln, hält PETER sie für mobile Strukturen. Nach PAULI et al. (1977) sind Desmosomen die am häufigsten im Urothel vorkommenden Zelljunktionen. Zur Frage des Transportes von Na-Ionen und der elektrischen Kopplung im Harnblasenepithel vgl. LEWIS et al. (1976) und PETER (1978).

Sowohl das lumenwärtige *Plasmalemm der Deckzellen* als auch die Membranen zahlreicher Vesikel fallen nach HICKS durch ungewöhnliche Dicke auf. Die Schichten der Membran sind von unterschiedlicher Stärke, d.h. die Außenschicht ist etwa doppelt so dick wie die innerste Schicht. Die häufig kantigen Konturen des Plasmalemms und der Bläschenwandungen erwecken den Eindruck, diese Membranen besäßen eine besondere Festigkeit. Möglicherweise beruht sie auf dem Einbau von Keratin. Die Fähigkeit des Übergangsepithels zur Keratinbildung tritt bei *Ratten* zutage, die an Vitamin A-Mangel leiden (HICKS, 1968). Vesikel und apikales Plasmalemm geben im Gegensatz zu den übrigen Abschnitten der Zellmembran keine Reaktion auf Nukleosidtriphosphatase. Nach WALKER (1960, Harnblase) sind die spindelförmig profilierten *Vesikel* mit dichter Struktur ihrer Wandung überwiegend perpendikulär zum apikalen Plasmalemm orientiert, in das ihre Wände sich fortsetzen. Bei Abflachung des Epithels werden sie als Reserven in das sich ausdehnende Plasmalemm einbezogen; es handelt sich bei diesen Vesikeln also um die Anschnitte von Kanälchen, die sich in das Zytoplasma einsenken (s. auch NOACK et al., 1975). Nach WALKER (1960, *Maus*, Harnblase) nimmt ein Teil der apikalen Vesikel der Deckzellen Thoriumdioxid auf, das in die Harnblase injiziert wurde, während andere Vesikel vielleicht Flüssigkeit zur Oberfläche transportieren. Über die pinozytotische Aufnahme von *Fett* aus dem Harn berichten KUROSUMI et al. (1961). Man findet Fetteinschlüsse auch in den Zellen der mittleren Schicht des Epithels. Die Bedeutung PAS-positiver Granula ist ungeklärt (LEESON, 1962, *Ratte*); ihre Zahl nimmt unter der Einwirkung destillierten, in die Blase eingeführten Wassers zu (VACEK u. SCHÜCK, 1960).

Während der *Füllung* und *Entleerung* der ableitenden Harnwege, besonders der Harnblase, ändert sich der Aufbau des Übergangsepithels erheblich. Das Epithel der kontrahierten Blase erscheint vielschichtig, seine Deckzellen buckeln sich kräftig in die Lichtung vor; dabei liegen die Zellkontakte (Desmosomen) ziemlich tief in den Einfaltungen der Oberfläche (s. auch NOACK et al., 1975, *Ratte*). Abgeflachtes Epithel weist eine geringere Zahl von Zellschichten (s. dagegen RICHTER u. MOIZE, 1963, s.S. 323) bzw. Kernreihen auf und seine Deckzellen sind oft lamellenartig gestaltet bzw. ihre Perikaryen sind nur sanft gewölbt; die Desmosomen sind nahe an die Zelloberfläche herangerückt. Die Umlagerung der Epithelzellen, bei der ihr Zusammenhalt gewahrt bleibt, wird offenbar bei der Dehnung durch das Verstreichen von Mikrovilli und vor allem größerer Zytoplasmafalten ermöglicht, Falten, durch welche die Epithelzellen miteinander verzahnt sind (RICHTER u. MOIZE, 1963; HICKS, 1965; PETRY u. AMON, 1966; MONIS u. ZAMBRANO, 1968 u.a.).

Der starken Verformbarkeit des Übergangsepithels entspricht die ungewöhnliche *strukturelle Differenzierung der Oberfläche* der Deckzellen. Wie im folgen-

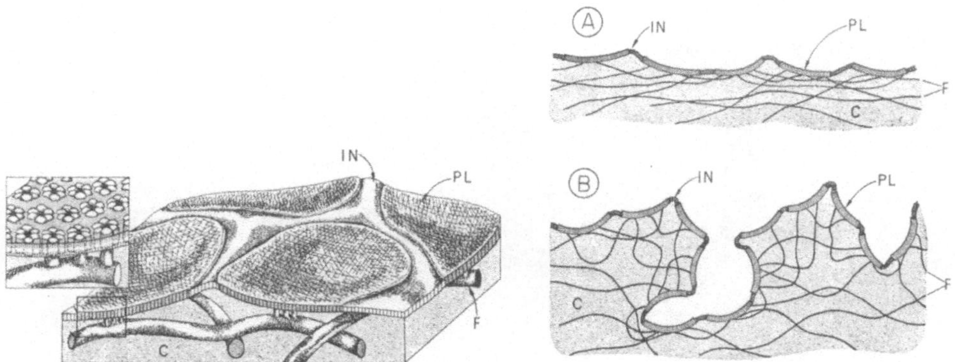

Abb. 174. Links: Schema der lumenwärtigen Plasmamembran der Epithelzellen der Harnblase. PL: äußere, lumenwärtige Fläche einer hexagonal gemusterten starren Platte. IN: flexible Zone zwischen den Platten. F: lange Filamente im Zytoplasma (C), die sich an die Hexagone der Platten vermittels kurzer Filamente anlagern (Rechteck). Rechts: Schema der apikalen Region von Epithelzellen der Harnblase. (A) Zustand bei gedehnter, (B) bei kontrahierter Blase, (c): Zytoplasma mit Filamenten (F), IN: interplaque regions, PL: Platten. (Aus STAEHELIN et al., 1972)

den dargelegt, erfüllt sie freilich nicht nur mechanische Aufgaben, sondern auch Schrankenfunktionen. Wie bereits bemerkt (s. S. 326), fällt das an die Blasenlichtung grenzende Plasmalemm durch *Verdickung* auf 1200 Å und durch *Asymmetrie seiner Schichten* auf (HICKS, 1965, 1966, 1968, Abb. 174). Da die verdickten Plasmalemmbereiche nicht den gesamten Zellapex in Anspruch nehmen, sondern von einer schmaleren Zone dünneren, nachgiebigen Plasmalemms umgeben sind, entsteht ein faltbares und entfaltbares Gefüge (Ziehharmonika). Nach STAEHELIN et al. (1972, Harnblase, *Kaninchen*) stehen die verschiedenen Membranregionen in dem Verhältnis von etwa 73%: 27%. Bei der *Kuh* betragen die Durchmesser der festen Platten und der „interplaque areas" 0,1–4 µm bzw. 0,02 µm (KNUTTON u. ROBERTSON, 1976). Aus dem Wechsel von festen und nachgiebigen Partien des Plasmalemms erklärt sich das Auftreten von Knicken in der apikalen Zellmembran (STAEHELIN et al., 1972, Abb. 174).

HICKS und KETTERER (1969, 1970, *Ratte*) sowie STAEHELIN et al. (1970, 1972, *Kaninchen*) und CHLAPOWSKI (1972) ist es gelungen, die verdickten steifen Membranen zu isolieren und ihre Feinstruktur aufzudecken. Mit Hilfe des „negative staining" läßt sich nachweisen, daß die Membranen ein regelmäßiges Muster besitzen, das durch *hexagonale Einheiten* (Abstand der Mittelpunkte 140–150 Å) hervorgerufen wird (Abb. 175). Auch beim *Menschen* (WARREN u. HICKS, 1973), bei der *Maus* (VERGARA et al., 1969) und der *Kuh* (KNUTTON u. ROBERTSON, 1967) wurde ein derartiges Muster nachgewiesen. Seine Einheiten bestehen aus 6 kleinen Untereinheiten (Durchmesser 40 Å). Durch Inkubation von Membranfragmenten mit dem Detergens Triton 100 (0,2–0,5%) wird das Muster der Membran zerstört (KNUTTON u. ROBERTSON, 1976). An perpendikulär durchschnittenen verdickten Membranen erkennt man als Bestandteile ihrer Außenschicht wechselnd dichte, etwa 60 Å hohe, stäbchenförmige Bildungen, die senkrecht auf der Membranebene stehen. Die dünnere, innere Schicht der Membran erscheint körnig strukturiert („beaded appearance"). Nach STAEHELIN et al.

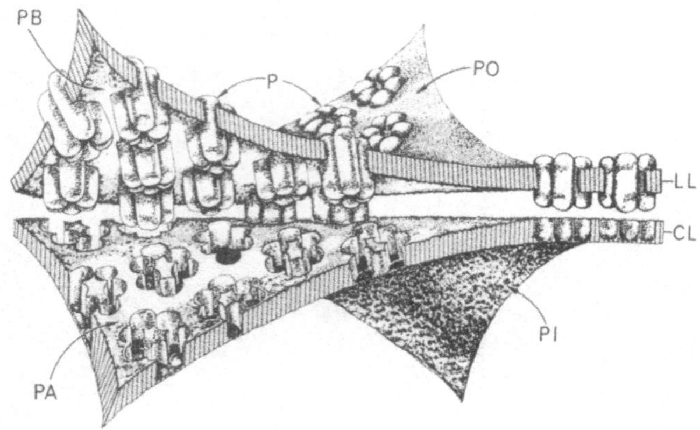

Abb. 175. Hypothetisches Schema der Ultrastruktur der lumenwärtigen Plasmamembranen des Übergangsepithels der Harnblase. PA, PB: innere Oberflächen, PI und PO: äußere Oberflächen einer aufgespalten dargestellten Membran, CL: zytoplasmatisches Blatt, LL: lumenwärtiges Blatt, P: Partikel. (Aus STAEHELIN et al., 1972)

(1972) sind mit der dem Zytoplasma zugekehrten Fläche der Membran Filamente durch kurze Seitenärmchen verbunden (Abb. 174). Durch diese Verankerung der Filamente wird möglicherweise die Dehnung der lumenwärtigen Membran bei der Abflachung des Epithels gezügelt bzw. es wird vor Rupturen geschützt. Unter der Einwirkung von Thioglykolat reißen die Verbindungen zwischen Filamenten und Membranen (CHLAPOWSKI et al., 1972).

Aus Untersuchungen von KNUTTON und ROBERTSON (1976) geht hervor, daß die als asymmetrisch bezeichneten Membranstrecken und die Wände apikaler Vesikel eine *tetralaminare Bauweise* besitzen, die dünnen Plasmalemmzonen dagegen die verbreitete trilaminare Struktur. Die tetralaminare Membran besteht aus einer trilaminaren Schicht (Dicke etwa 8 nm) und einer weiteren Schicht (Dicke etwa 4 nm), die auf dem dichten Außenblatt der Einheitsmembran liegt. Bei konventioneller Fixation mit Glutaraldehyd treten die beiden Schichten nicht gesondert hervor, so daß der Eindruck der Asymmetrie (s.o.) entsteht. Das 4 nm starke äußere Blatt auf der Einheitsmembran läßt einen Aufbau aus gleichmäßig verteilten 4 nm-Partikeln erkennen, die regelmäßig hexagonal angeordnet sind (Abb. 175).

Das *rasterelektronenmikroskopische Bild der Oberfläche* des Epithels der kontrahierten Harnblase erinnert an das eines Blumenkohls, d.h. es zeigt tiefe grubige und kanalartige Einsenkungen und Fältchen. Bei Dehnung der Harnblase wird ihre Oberfläche flacher. Da sich die Peripherie der apikalen Deckzellenoberfläche, die von einem nicht-verdickten Plasmalemm gebildet wird, zu Mikrocristae aufwirft (microplicae, MOONEY u. HÎNMAN, 1974), entsteht ein wabiges Relief der Epitheloberfläche (NOACK et al., 1975).

Die komplizierte Struktur der Deckzellen spielt für die *Permeabilität* des Übergangsepithels offenbar eine entscheidende Rolle. Vermutlich nimmt aus dem Harn stammendes Wasser seinen Weg über die trilaminaren Partien des Plasmalemms in das Zellinnere, um von hier aus den Interzellularraum zu erreichen. HICKS (1965) erläutert seine Vorstellungen über mögliche Transportwege

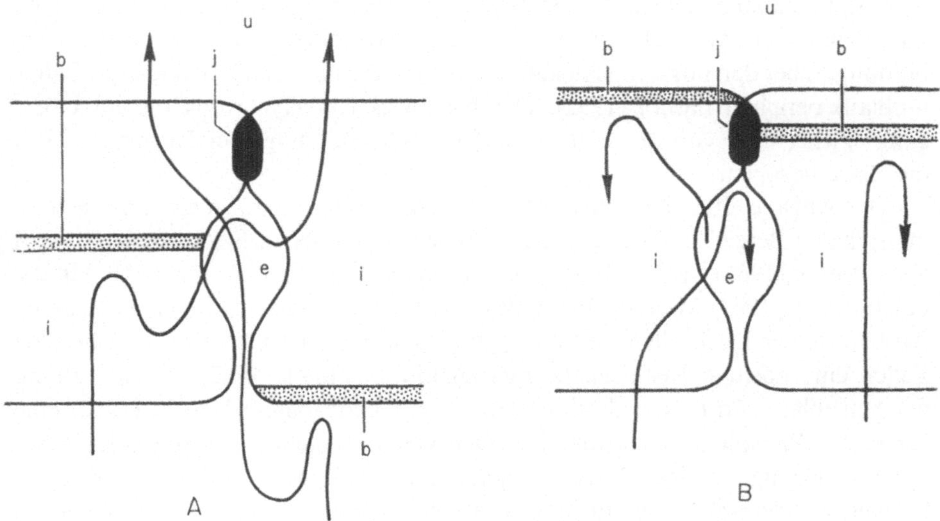

Abb. 176A u. B. Hypothetisches Schema von Permeabilitätsschranken im Epithel des Ureters, die sich in unterschiedlichen räumlichen Beziehungen zum Komplex der Zelljunktionen (j) befinden. (A) die intrazellulären Schranken (b) liegen basal von j. Intrazellulär (i) und extrazellulär (e) befindliches Wasser kann die Schranken umgehen und in den Harn (u) gelangen. (B) Wasser kann die Schranken und Zelljunktionen nicht umgehen, d.h. nicht in den Harn übertreten. (Aus HICKS, 1965)

zwischen Harn und Übergangsepithel durch Abb. 176, die sich auf die Auskleidung des Ureters bezieht: die *Zonulae occludentes* und *adhaerentes* sowie die *Desmosomen* können als Barrieren angesehen werden, die den Übertritt von Wasser aus der isotonischen Flüssigkeit im Interzellularraum in den hypertonischen Harn verhindern. Intrazelluläre Barrieren können in demselben Niveau wie die Zellverbindungen oder distal von ihnen liegen; sie könnten umgangen werden. Parallel zum Komplex der Haftstrukturen oder distal von ihm treten Bündel von *Tonofilamenten* auf, die auch in den tieferen Lagen des Epithels vorkommen. Eine Schranke bildet ferner die verdickte Zone des Plasmalemms (s.o.). Da ihr die Nukleosidtriphosphatase fehlt, die für den aktiven Transport von Kationen notwendig ist, läßt sich vermuten, daß sie eine passive Barriere darstellt. Diese Schranke kann durch Behandlung der Epitheloberfläche mit proteolytischen und lipidlösenden Mitteln (Trypsin, Lecithinasen, Triton, Saponin) sowie mit Natriumthioglykolat zerstört werden. Das Thioglykolat sprengt die Sulfidbrücken im Keratin, das besonders in der lumenwärtigen Oberfläche angereichert ist; durch seine Einwirkung wird die Permeabilität des Epithels gesteigert. Die Wirksamkeit der asymmetrischen Membranen als Barrieren dürfte nach HICKS (1966) in der Hauptsache auf der Anwesenheit von Keratin beruhen.

Ungeklärt ist die Frage nach einer etwaigen *sekretorischen Aktivität* der Zellen des Übergangsepithels. Der hohe Gehalt des Übergangsepithels der Säuger an *Glykogen* (BJÖRKMANN, 1952; GÖLDI, 1952; PARVIS u. LUCARELLI, 1955; vgl. dagegen TEUTSCH, 1975, S. 330) könnte mit der Produktion der Glykokalyx

in Zusammenhang stehen. Außer dem Glykogen enthält das Zytoplasma nach
PARVIS und LUCARELLI (1955) ein neutrales Mukoid bzw. eine Glykoproteinver-
bindung. Über den positiven Ausfall von Schleimfärbungen (Muzikarmin, Toluidinblau) berichtet GÖLDI (1952). Der Nachweis von Hyaluronsäure im Übergangsepithel wird von der Autorin auf die Absonderung von Harnmukoid in
die Blase bezogen.

Die Angabe über das reichliche Vorkommen von *alkalischer Phosphatase*
im apikalen Bereich („Crusta") der Deckzellen (VACEK u. SCHÜCK, 1960) wird
von LEESON (1962), in Bestätigung der Befunde anderer Autoren (z.B. MENDE
u. CHAMBERS, 1957; MARTIN, 1958), bestritten. Dagegen geben die lumenferneren
Abschnitte der Deckzellen und das Zytoplasma der intermediären und basalen
Zellen eine positive Reaktion (s. auch AMON u. PETRY, 1962). Nach Füllung
der Harnblase (*Ratte*) mit destilliertem Wasser beobachtete LEESON (1962) eine
verstärkte Phosphatasereaktion. Da nach einem Angebot von physiologischer
Kochsalzlösung, 5%iger NACl-Lösung, einer 10%igen Glukose- und einer
8%igen Natriumbikarbonatlösung keine histochemischen Veränderungen im
Epithel feststellbar waren, nimmt LEESON an, das Übergangsepithel sei gegenüber
einem hypotonischen Milieu empfindlich, jedoch an hypertonische und isotoni-
sche Flüssigkeit angepaßt. Bei einer Reihe von Säugern wiesen AMON und PETRY
(1962) ferner eine positive Reaktion auf *Succinatdehydrogenase* (Mitochondrien),
unspezifische Esterase (vgl. hierzu NACHLAS u. SELIGMAN, 1949; VACEK u.
SCHÜCK, 1960; LEESON, 1962), *saure Phosphatase* und *Amylophosphorylase* im
Übergangsepithel nach. Negativ fielen die Reaktionen auf Cholinesterase, 5′-Nu-
kleotidase, Glukose-6-Phosphatase und Carboanhydrase im Übergangsepithel
aus.

Neuere histochemische Studien am Übergangsepithel des *Ureters* (*Goldhamster*, TEUTSCH, 1975) erbrachten folgende Resultate: die oberflächlichen Zellen
enthalten mehr *Glykoproteide* und *Glykolipide* (s. auch HELMY u. HACK, 1973)
und geben stärkere Reaktionen auf SDH, G-6-PDH und LDH als die intermediären und basalen Zellen. *Glykogen* kommt, anders als im Übergangsepithel fetaler
und neugeborener Tiere (TEUTSCH, 1974), bei erwachsenen *Hamstern* nur in
den intermediären und basalen Zellen des Ureters in geringer Menge vor. Aus
enzymzytochemischen Befunden kann man folgern, daß diese Zellen einen nur
schwachen Glykogenstoffwechsel haben. Der hohe Gehalt der Zellen an hydro-
phoben Glykolipiden dürfte mit der Schrankenfunktion des Epithels zusammenhängen (TEUTSCH, 1975). Die Verschiedenheiten der SDH-Aktivität lassen sich
mit der hohen Zahl der Mitochondrien in den Deckzellen, der geringeren in
den intermediären und basalen Zellen in Verbindung bringen. Die Verteilung
der LDH- und SDH-Aktivität kann als Ausdruck verschieden starker Energie-
produktion unter aeroben (SDH) und anaeroben (LDH) Bedingungen gelten;
letztere liegen möglicherweise während der Peristaltik des Ureters vor, bei
der es zu einer vorübergehenden Herabsetzung der Sauerstoffzufuhr kommt.
Die höheren Aktivitäten von SDH, LDH und G-6-PDH in den Deckzellen
bezieht TEUTSCH (1977) auf die synthetische, zur Bildung von Lipiden führende
Tätigkeit dieser Zellen.

9. Geschlechtsbedingte Unterschiede der Nieren

Unterschiede zwischen den Nachnieren männlicher und weiblicher Säuger können ihren Ausdruck in der Größe bzw. dem Gewicht der Organe finden, wie wiederholt am Beispiel der *Maus* gezeigt wurde. Nach v. DEIMLING (1970) erwies sich bei den untersuchten Stämmen die *männliche Niere* in bezug auf das Körpergewicht als *größer* als die weibliche; es wurden Gewichtsunterschiede von 8%, 17%, 20% und 21% gefunden (ROTHE, 1934; CRABTREE, 1941; MORROW et al., 1951; MÜLLER, zit. nach v. DEIMLING, 1970). Annähernd proportional zum Organgewicht verhalten sich Protein- und RNA-Gehalt.

Während der Periode, in der das Körpergewicht der *Ratte* von 81 g auf 200 g ansteigt, soll die Zahl der Zellkerne trotz Ansteigens des Nierengewichtes bei beiden Geschlechtern weniger als vorher zunehmen, wenn die geschlechtliche Reifung beginnt. Androgene und Östrogene wirken nach ZUMOFF und PACHTER (1964) inhibitorisch auf die Kernvermehrung in der wachsenden Niere der jungen *Ratte*.

Die bisher bekannt gewordenen, *lichtmikroskopisch nachweisbaren Geschlechtsunterschiede* der Niere von Säugern äußern sich im Verhalten des Epithels der *Bowmanschen* Kapsel (*Nager*, s. S. 49) und der *enzymatischen Aktivität* des Nephrons erwachsener Tiere (v. DEIMLING, 1970, Abb. 177). In der Hauptsache wurden Geschlechtsunterschiede in der *Verteilung von Enzymen* in den *Hauptstücken* nachgewiesen (Tabelle 8). Nach SCHIEBLER und MÜHLENFELD (1966) sowie MÜHLENFELD (1969) manifestieren sich bei der *Ratte* alle enzymatischen Geschlechtsunterschiede an den *Partes rectae* der Hauptstücke. Als einziges bis 1970 bekanntes Beispiel für Geschlechtsunterschiede außerhalb der Hauptstücke erwähnt v. DEIMLING die Reaktion auf β-Hydroxibutyratdehydrogenase, die in den Henleschen Schleifen und den Mittelstücken der weiblichen *Ratte* stärker als beim Männchen ausfällt; dieses Verteilungsmuster ist zwei Monate nach der Geburt erreicht (MÜHLENFELD, 1969). Widersprüchliche Angaben über das Verteilungsmuster von Nierenenzymen bei einer Spezies können auf dem Vergleich von Tieren aus verschiedenen Stämmen oder von Versuchstieren unterschiedlichen Alters beruhen. Auch die Jahreszeit, der zirkadiane Rhythmus, das Milieu (Temperatur), die Ernährung und der Wasserhaushalt sind zu berücksichtigen (Lit. bei v. DEIMLING, 1965, 1970).
Die enzymatischen Geschlechtsunterschiede der Niere der *Maus* sind besonders deutlich. Dies trifft z.B. für die Es-9-Esterase zu, deren Reaktion bei der männlichen Maus im Cortex und im Außenstreifen kräftig ausfällt, beim Weibchen schwach im Cortex und kräftig im Außenstreifen (BÖCKING et al., 1976, Lit.). Über das Verhalten der unspezifischen Nierenesterase der *Maus* berichten WIENKER et al. (1973). Die Tabelle 9 (aus v. DEIMLING, 1970) zeigt u.a., daß

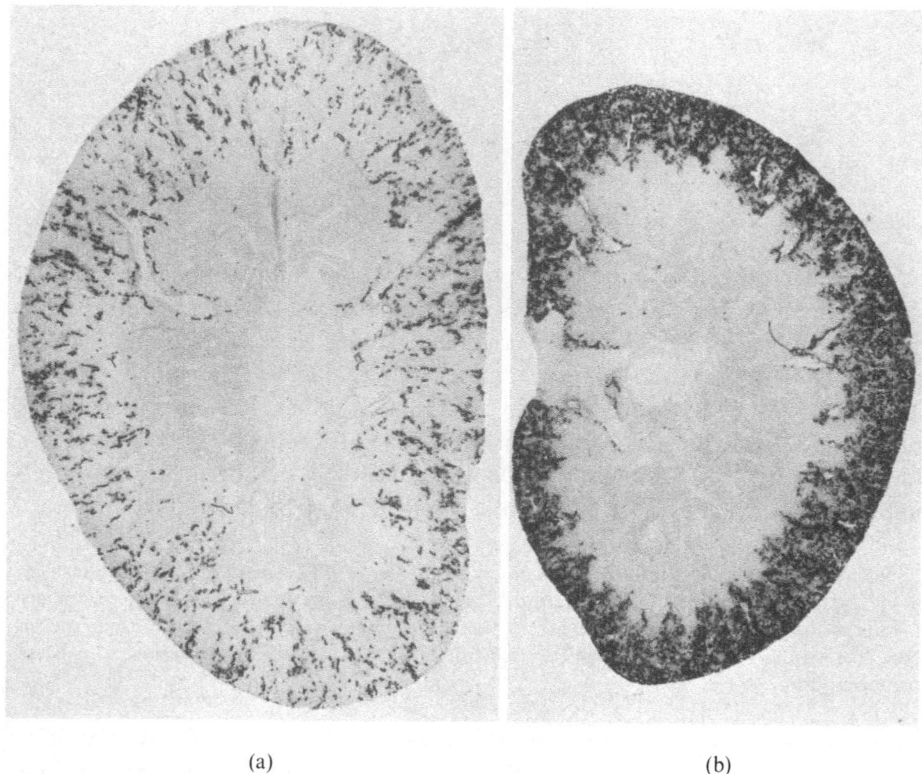

(a)   (b)

Abb. 177a u. b. Niere der *Maus*. Reaktion auf alkalische Phosphatase. (a) Männchen. (b) Weibchen. Beim Männchen ist eine Aktivität nur im Anfangsteil des Nephrons nachweisbar. (Aus v. DEIMLING, 1970)

keines der aufgeführten Enzyme bei einem der Geschlechter fehlt; es handelt sich um quantitative Differenzen der Enzymaktivitäten.

Die Existenz von Beziehungen zwischen Keimdrüsen und Nieren wird vor allem augenfällig, wenn man die Organe *kastrierter Tiere* mit denen normaler vergleicht (TISSIÈRES, 1948 u.a.). Dies gilt in erster Linie für *Männchen (Maus)*. Abgesehen von einer drastischen Gewichtsabnahme um 35% binnen 14 Tagen (KOCHAKIAN u. HARRISON, 1962), der starke Veränderungen im Protein- und Nukleinsäurestoffwechsel entsprechen (Lit. bei v. DEIMLING, 1970), kommt es zu Änderungen im Enzymmuster der Nierenkanälchen, vor allem in der Rinde. Als ein Beispiel nennt v. DEIMLING die durch Kastration hervorgerufene Abnahme der Arylesterase (v. DEIMLING et al., 1965) und der β-Hydroxibutyratdehydrogenase (HAHN u. NEUMANN, 1969). Schon am 10. Tag nach der Kastration entspricht das Esterasemuster des kastrierten Männchens dem des normalen Weibchens. Dagegen steigt die Aktivität anderer Enzyme nach der Kastration, bei *Männchen* z.B. der Arginase und Ribonuklease, bei *Weibchen* der β-Glukuronidase und Esterase (Lit. und weitere Einzelheiten bei v. DEIMLING, 1970). Über eine Herabsetzung von Enzymaktivitäten beim *kastrierten weiblichen* Tier berichten HARRIS und COHEN (1951).

Tabelle 8. Geschlechtsunterschiede der Nierenenzyme der *Ratte*. (Aus v. Deimling, 1970)

Enzym	Aktivitätsunterschied		Enzymlokalisation	funktionell beteiligt an
β-Hydroxybutyrat-DH	gestreckte Hauptstücke	$\male > \female$	gestreckte Hauptstücke, Schleifen, Mittelstücke: Mitochondrien	Elektronentransport
β-Glukuronidase	Hauptstücke	$\male > \female$	Hauptstücke: Lysosomen	Proliferationsprozesse
Katalase	Hauptstücke?	$\male > \female$	Lysosomen, Microbodies	H_2O_2-Abbau
Histaminmethyltransferase		$\male > \female$		Histaminentgiftung
Arginin-Glyzin-Amidintransferase		$\male > \female$		Kreatinstoffwechsel
16-Hydroxysteroid-DH		$\female > \male$		Östriolstoffwechsel
Carboanhydratase		$\female > \male$	Bürstensaum und basales Labyrinth von Hauptstücken, Mittelstücke	pH-Einstellung des Harns
Glutaminase		$\female > \male$		Bereitstellung von NH_4^+ zum Kationenaustausch
Glukose-6-Phosphatase	Hauptstücke	$\female > \male$	nur Hauptstücke, glattes endoplasmatisches Retikulum	Gluconeogenese
saure Phosphatase	Hauptstücke	$\female > \male$	alle Nephronabschnitte Lysosomen und andere Zellorganellen	intrazelluläre Verdauung
alkalische Phosphatase	gestreckte Hauptstücke	$\female > \male$	gestreckte und gewundene Hauptstücke, Bürstensaum	Transportprozesse
Arylsulfatase I?	Hauptstücke?	$\female > \male$		
Ornithinaminotransferase		$\female > \male$	Mitochondrien?	Beziehung zum Harnstoffzyklus?

Bei anhaltender *Zufuhr von Testosteron* hypertrophieren die Hauptstücke der *Mäuseniere* erheblich, so daß die Niere deutlich an Gewicht zunimmt (Kochakian, 1959). Parallel zu dem Zuwachs an Proteinen ändern sich die Enzymaktivitäten, wie der Tabelle 10 (aus v. Deimling, 1970, dort weitere Lit.) zu entnehmen ist. Über den Einfluß von Testosteron auf die Verteilung der unspezifischen Esterase in der Niere der weiblichen *Maus* unterrichtet Abb. 178. Bei der *Ratte* scheint das Östradiol mehr als das Testosteron regulierend auf das renale Enzymmuster einzuwirken. Bezüglich der an den Nieren von *Ratte* und *Meerschweinchen* erzielten Resultate, die für einzelne Enzyme je nach Spezies verschieden ausfallen, s. Schiebler und Mühlenfeld (1966, *Ratte*) und v. Deimling (1970, *Ratte, Meerschweinchen*).

Tabelle 9. Geschlechtsunterschiede von Nierenenzymen bei der *Maus*. Die Angaben über die jeweiligen Enzymfunktionen sind zum Teil hypothetisch. (Aus v. DEIMLING, 1970)

Enzym	Aktivitätsunterschiede	Lokalisation	funktionell beteiligt an	Methode
α-Glyzerophosphat-DH	♂ > ♀ ♀ > ♂	S_1 u. S_2 S_3	Mitochondrien u. Zytoplasma	Wasserstofftransport in Mitochondrien	histochemisch
β-Hydroxybutyrat-DH	♂ > ♀ ♀ > ♂	S_1 S_3	Mitochondrien	Elektronentransport	histochemisch
Succinat-DH	♂ > ♀	S_3	Mitochondrien	Azetatverbrennung	histochemisch
Malat-DH	♂ > ♀	S_3	Mitochondrien u. Zytoplasma	Azetatverbrennung	histochemisch und quantitativ
alkalische Phosphatase	♀ > ♂ oder ♂ > ♀	S_2	Bürstensaum	transmembranaler Transport	histochemisch und quantitativ
saure Phosphatase	♀ > ♂ ♂ > ♀	S_1 S_3	Lysosomen u.a.	intrazelluläre Verdauung	histochemisch
Arylesterase	♂ > ♀	S_1 (u. S_2?)	Mikrosomen und andere Organellen	zum Teil Lipoidstoffwechsel	histochemisch, elektrophoretisch
β-Glukuronidase	♂ > ♀ ♂ > ♀	S_1 u. S_2	Lysosomen	im Zusammenhang mit der Proliferation stehend	histochemisch und quantitativ
Glukose-6-Phosphatase	♂ > ♀	S_2	glattes ER	Glukoneogenese	histochemisch
Arylsulfatase II	♂ > ♀	S_1?	Lysosomen	–	quantitativ
Arylaminopeptidase	♀ > ♂	S_3	Bürstensaum? basales Labyrinth. ER	Spaltung von Oligopeptiden	histochemisch und quantitativ
Histaminmethyltransferase	♀ > ♂	?	?	Histaminentgiftung	quantitativ

Die geschlechtsspezifische *Verteilung der Enzyme im Hauptstück* wird nicht zum gleichen Zeitpunkt erreicht (vgl. z.B. SCHIEBLER u. MÜHLENFELD, 1966). Die β-Hydroxibutyratdehydrogenase reagiert beim *Ratten*männchen vom 40. Lebenstag an stärker als beim Weibchen, dagegen saure und alkalische Phosphatase schon am 29. bis 35. Lebenstag beim Weibchen kräftiger als beim Männchen (MÜHLENFELD, 1969). Zunächst findet sich bei jungen männlichen und weiblichen Tieren das gleiche Verteilungsmuster wie bei erwachsenen Männchen.

Zur Zeit der *Geburt*, d.h. in der Spanne zwischen dem 21. Tag der Tragzeit und dem 2. Tag post partum sinkt die Reaktion der Hauptstücke auf alkalische Phosphatase. In derselben Periode erscheint das Produkt der Reaktion auf Succinatdehydrogenase in manchen Tubuli in granulärer Form; ferner tauchen in einigen Kanälchen sudanophile Einschlüsse auf. Auch lassen sich vergrößerte Mitochondrien, eine Vermehrung der Autophagosomen und große Vakuolen elektronenmikroskopisch feststellen (BREMER, 1976). Geschlechtsunterschiede der Niere äußern sich auch in zytochemischen und ultrastrukturellen Verände-

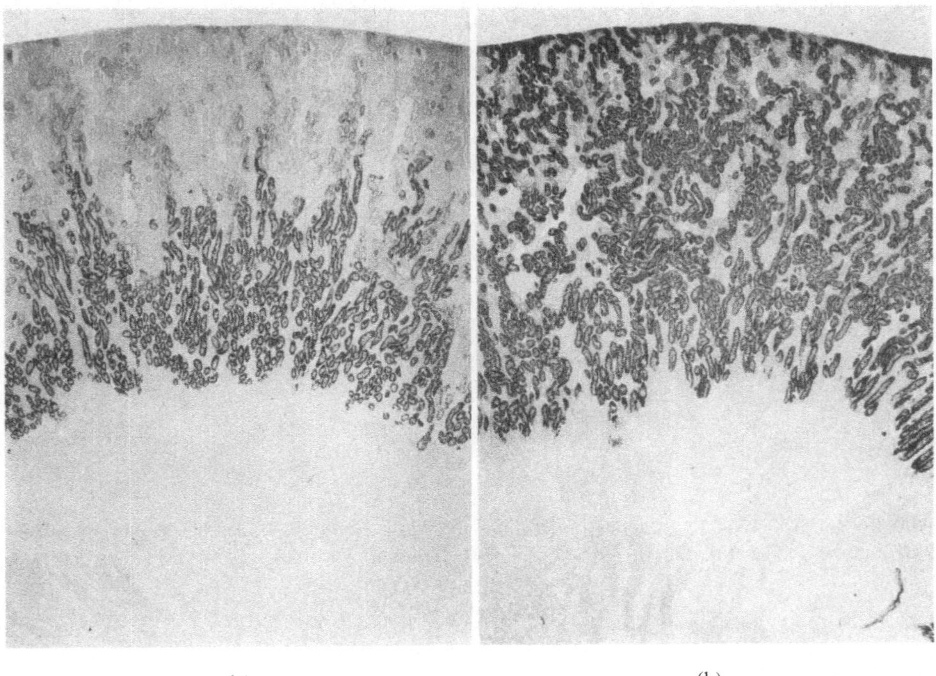

(a)   (b)

Abb. 178a u. b. Einfluß von Testosteron auf die unspezifische Esterase in der Niere der *Maus.* (a) Normales Weibchen, (b) Weibchen nach 15tägiger Behandlung mit 0,1 mg/100 g Testosteron s.c. Zunahme der Aktivität in der Rinde. (Aus V. DEIMLING, 1970)

Tabelle 10. Änderung einiger Enzymaktivitäten (total) in der Mäuseniere unter der Einwirkung von Sexualhormonen. (Aus V. DEIMLING, 1970)

+ = Zunahme   − = Abnahme

Enzym	Hormon	Effekt
Succinat-DH	Testosteron	+
α-Glyzerophosphat-DH	Testosteron	−(?)
d-Aminosäureoxydase	Testosteron	+ + +
Fumarase	Testosteron	+
alkalische Phosphatase	Testosteron	−
	Östron	+
saure Phosphatase	Testosteron	+
Glukose-6-Phosphatase	Testosteron	+
Adenosintriphosphatase	Testosteron	+
Arylsulfatase I	Testosteron	+
Arylsulfatase II	Testosteron	+ +
Arylesterase	Testosteron	+ +
β-Glukuronidase	Testosteron	+ + +
	Östradiol	+
Arylaminopeptidase	Testosteron	−
Arginase	Testosteron	+ + +
Transaminasen	Testosteron	+

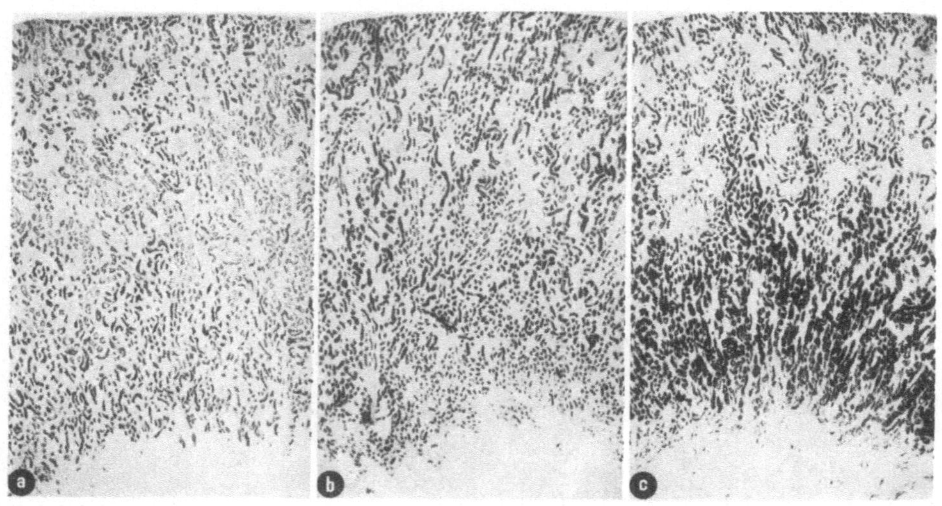

Abb. 179 a–c. Alkalische Phosphatase in der Niere der *Ratte*. Einfluß von Geschlecht und Sexualzyklus auf die Enzymaktivität. (a) Männchen, (b) Weibchen, Diöstrus, (c) Weibchen im Östrus. (Aus v. DEIMLING, 1970)

rungen der Hauptstückzellen, die während des ovariellen Zyklus (Abb. 179) und der Tragzeit auftreten (v. DEIMLING, 1970).

Bei der Deutung enzymzytochemischer Differenzen zwischen den Nieren männlicher und weiblicher Tiere muß die Frage berücksichtigt werden, ob es sich jeweils um Veränderungen handelt, die durch Sexualhormone ausgelöst wurden oder durch Eiweiße, die im Harn ausgeschieden werden und ob sowohl Stoffwechselvorgänge als auch Hormone auf die Kanälchen einwirken, wie BREMER (1975) annimmt. Die Tabelle 11 (BREMER, 1975) zeigt die Schwankungen der Durchschnittswerte der Harnmenge, Eiweißkonzentration und Eiweißausscheidung bei der *weiblichen Ratte*. Beim trächtigen Tier steigt die Ausscheidung des Harns um 42%, die des Eiweißes um 39%. Diesem Vorgang entspricht eine Vermehrung der Zahl der kleinen und mittelgroßen und ein Schwund der großen *Lysosomen* (Reaktion auf saure Phosphatase). Nach BREMER kann saure Phosphatase am Ende der Tragzeit und nach Progesteronbehandlung vermehrt aus den Lysosomen der S 1- und S 2-Segmente der Hauptstücke diffundieren. Die Aktivität der alkalischen Phosphatase ist zwischen dem 21. Tage der Tragzeit und dem 2. Tage post partum im gewundenen Teil des Hauptstücks stark herabgesetzt, während die Reaktion auf Succinatdehydrogenase in einigen Hauptstükken atypisch granulär ausfällt; in manchen Kanälchen können basale Fettablagerungen auftreten.

Am Verhalten der *Lysosomen* läßt sich der Einfluß von Geschlechtshormonen auf die Niere ablesen (ZELLER 1973, *Ratte*), wenn man diese Organellen mit Hilfe der Reaktion auf saure Phosphatase (SP) und β-Glukuronidase darstellt. Beide Enzyme entwickeln sich bis zur Geburt in den einzelnen Abschnitten des Nephrons und in den Sammelrohren etwa parallel. Vom 1. Lebenstage an steigen Zahl, Größe und Aktivität der SP-positiven Lysosomen in den S 1-

Tabelle 11. (Aus BREMER, 1975)

1. Durchschnittliche Urinausscheidung pro die (in ml)
   a. Normaltiere . . . . 6,5 ±0,54 (4–11,5)
   b. Trächtige . . . . 9,25±1,00 (5,5–40)
   c. mit Progesteron behandelte . . . . 7,6 ±0,80 (4–23)
2. Durchschnittliche Eiweißkonzentrationen im 24 Std Urin (in mg-%)
   a. Normaltiere . . . . 130±11,9 (40–220)
   b. Trächtige . . . . 150± 9,3 (40–300)
   c. mit Progesteron behandelte . . . . 139±12,2 (100–200)
3. Durchschnittliche Eiweißausscheidungen pro die (in mg)
   a. Normaltiere . . . . 9,45±1,20 (2,4–19)
   b. Trächtige . . . . 13,14±0,79 (5,5–22,5)
   c. mit Progesteron behandelte . . . . 9,80±1,00 (5,5–15,6)
4. Durchschnittliche Eiweißausscheidung pro Kilogramm Körpergewicht
   pro die (in mg/kg KG)
   a. Normaltiere . . . . 42,44±4,96 (13–91)
   b. Trächtige . . . . 49,36±3,30 (18,5–84)
   c. mit Progesteron behandelte . . . . 47,35±5,13 (24–77)

In Klammern = Extremwerte

Segmenten der juxtamedullären Nephrone plötzlich an, nehmen aber zwischen dem 5. und 9. Tag rasch wieder ab. Die Aktivität der β-Glukuronidase-positiven Lysosomen nimmt jedoch zu und sinkt zwischen dem 24. und 25. Lebenstage in den S 1- und S 2-Segmenten, während die der SP-haltigen Lysosomen deutlich zunimmt. Geschlechtsunterschiede sind für die SP erstmals am 18. Tage in den S 3-Segmenten, für die β-Glukuronidase am 25. Lebenstag in den S 1-Segmenten feststellbar, jedoch erst bei erwachsenen Tieren voll ausgeprägt. Nach ZELLER (1973) kommen dann bei beiden Geschlechtern *zwei Größenklassen der Lysosomen* in den S 1-Segmenten vor, nämlich große (Männchen: 5 µm, Weibchen: 7 µm) und kleine (bei beiden Geschlechtern 2–3 µm). Die großen Lysosomen sind bei den Weibchen zahlreicher ausgebildet und reagieren stärker auf SP als bei den Männchen. In den S 2-Segmenten (Durchmesser der Lysosomen 1,5–2,5 µm) geben die Lysosomen der Männchen eine stärkere Reaktion auf β-Glukuronidase als die der Weibchen, doch sind die Geschlechtsunterschiede in S 2 geringer als in S 1. In den S 3-Segmenten der Weibchen reagieren die Lysosomen stärker auf beide Enzyme als die der Männchen (weitere Einzelheiten bei ZELLER, 1973).

Auf geschlechtsbedingte morphologische und enzymatische Unterschiede der Nieren *niederer Wirbeltiere* und die *Wirkung der Kastration* auf ihren Enzymbestand wurde verschiedentlich hingewiesen (vgl. z.B. PEYROT u. FOSSON, 1964, *Lacerta muralis;* FERRERI u. PEYROT, 1962, *Triturus cristatus*). Das wohl auffälligste Beispiel für die Existenz eines renalen Geschlechtsdimorphismus sind die *Sexualsegmente des Metanephros der Reptilien (Schlangen, Echsen),* deren Struktur und Volumen mit den Jahreszeiten wechselt (FOX, 1952; BISHOP, 1959), synchron mit der spermiogenetischen Aktivität des Hodens (SANYAL u. PRASAD, 1966). Diese Segmente sind oft erstaunlich dicke, in den Ureter direkt oder durch Vermittlung eines kurzen terminalen Segmentes mündende Kanälchen-strecken. Ihre Ausbildung hängt von der *Androgenwirkung* (Testosteron) ab (REYNOLDS, 1943; MATTHEWS u. MARSHALL, 1956; FORBES, 1961; BURTNER et al., 1965; PRASAD u. SANYAL, 1969; GUPTA et al., 1977; weitere Lit. bei PRASAD u. REDDY, 1972). Beim Männchen von *Natrix piscator* ist nach *Testosteronzufuhr* eine Steigerung der Aktivität der renalen β-Glukuronidase und der Zellhöhe im Sexualsegment, nach *Kastration* eine Herabsetzung der Enzymaktivität und der Zellhöhe, ferner eine Verringerung des Nierengewichts zu verzeichnen (GUPTA et al., 1977). Bei unreifen Männchen fehlen die Sexualsegmente. Bei *weiblichen Tieren* werden sie durch Segmente verkörpert, die mäßig basophile schleimbildende Zellen enthalten (GABE, 1959) und etwa so dick wie die Haupt-stücke sind (z.B. *Thamnophis*, BISHOP, 1959; ältere Lit. bei v. MÖLLENDORFF, 1930). Unter der Einwirkung von Androgen hypertrophieren diese Abschnitte bei Weibchen von *Hemidactylus flaviviridis* (PRASAD u. SANYAL, 1969). Das Nierenkanälchen von *Cheloniern* weist nach CORDIER (1928) keine Geschlechts-unterschiede auf.

Das Sexualsegment von *Schlangen* besteht, wie aus Untersuchungen von CORDIER (1928), FOX (1952), BISHOP (1959) sowie KÜHNEL und KRISCH (1974) hervorgeht, ebenso wie das der *Lacertilier* (PRASAD u. REDDY, 1972; SANYAL u. PRASAD, 1966) auf der Höhe seiner Entwicklung aus hohem Zylinderepithel, dessen Zellen basalgelegene Kerne und eine starke Granulation enthalten (Abb. 180). Die Granula lassen sich u.a. mit Eisenhämatoxylin, Toluidinblau, Lipidfarbstoffen und Osmiumsäure darstellen. An den Sexualsegmenten der Männchen von *Cnemidophorus* unterscheiden DEL CONTE und TAMAYO (1973) einen proximalen Abschnitt mit großen Granula und mit reichlich granuliertem endoplasmatischem Retikulum und einen 2. Abschnitt mit apikaler Anreiche-rung der Körnchen. Die Art der Sekretabgabe soll in beiden Abschnitten ver-schieden sein (s.o.). Das Sexualsegment des Weibchens ähnele dem 1. Abschnitt der männlichen Segmente, werde jedoch von kleineren Zellen gebildet. DEL CONTE und TAMAYO (1973) halten die Sexualsegmente von *Cnemidophorus* für spezialisierte Abschnitte des Sammelrohrsystems.

Zahl und Größe der *Körnchen* schwanken im Verlauf des Sexualzyklus. Nach PRASAD und REDDY (1972) sowie KÜHNEL und KRISCH (1974) enthalten sie reichlich Phospholipide — sie färben sich mit saurem Hämatein —, außerdem zahlreiche Enzyme, die in Tabelle 12 aufgeführt sind. Die Reaktionen auf neu-trale und saure Mukosubstanzen fallen bei *Natrix natrix* negativ aus (vgl. dage-gen BISHOP, 1959, *Thamnophis*). Nach BURTNER et al. (1965) enthalten die Gra-nula der *Klapperschlange* Lipide, neutrale Glyko- oder Mukoproteine, viel Tyro-sin und Lysin sowie etwas Tryptophan und Cystein. Unterschiede in den Aussa-gen über die Qualität des Sekrets der Sexualsegmente dürften teils auf Speziesdif-ferenzen beruhen, teils methodisch bedingt sein.

Die Sekretgranula werden nach KÜHNEL und KRISCH nach dem Muster der merokrinen, gelegentlich auch apokrinen Extrusion (s. auch BISHOP, 1959) einzeln abgegeben. CORDIER (1928, *Vipera aspis*) spricht von holomerokriner Se-kretion, nach DEL CONTE und TAMAYO (1973) spielt sich im 1. Abschnitt des Sexualsegmentes von *Cnemidophorus* eine holokrine, im 2. Abschnitt eine mero-krine Sekretion ab. Das Sekret vereinigt sich mit den Spermien in der Kloake

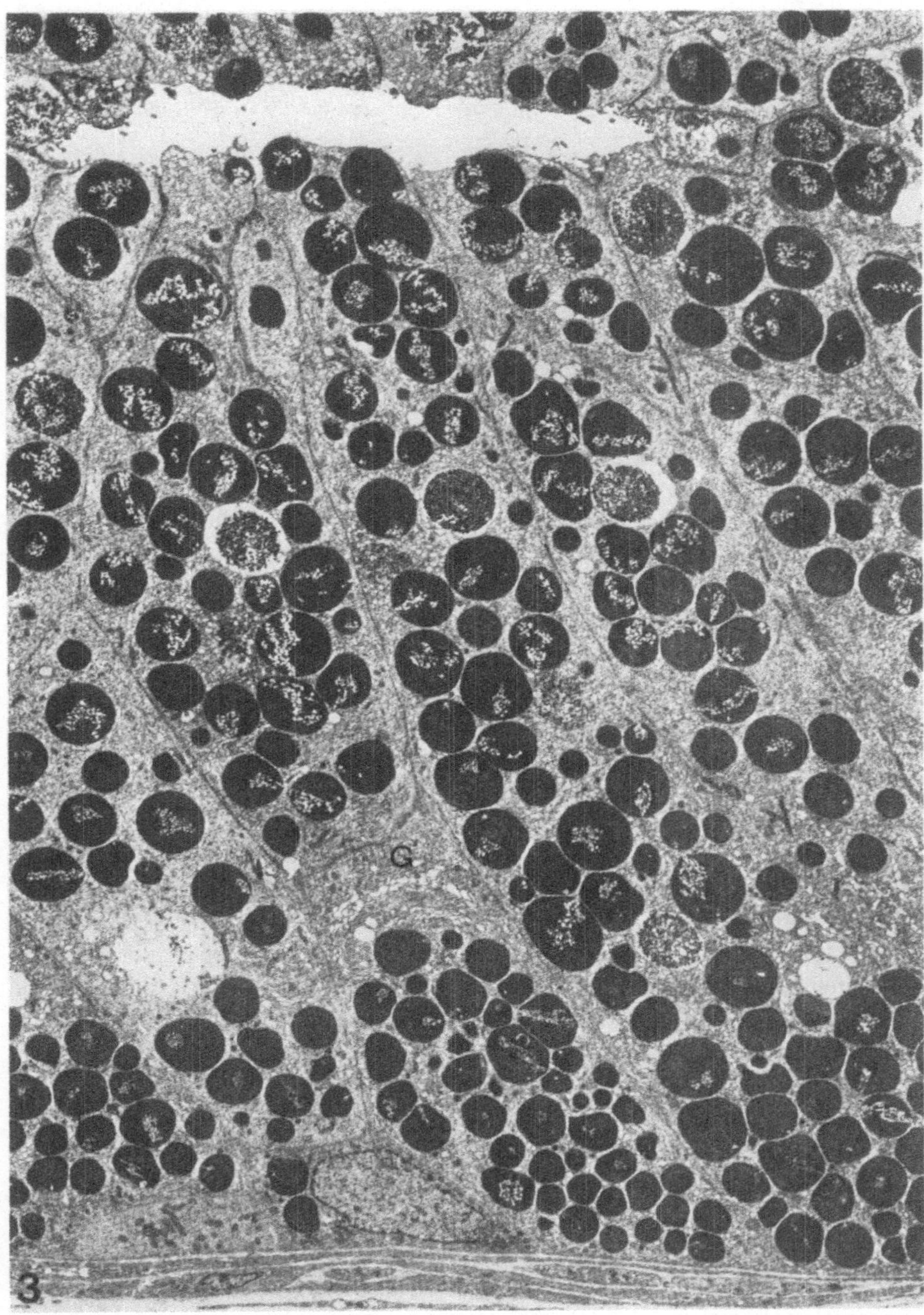

Abb. 180. Querschnitt durch ein Sexualsegment der Niere von *Tropidonotus natrix*. Die Zellen des hohen Zylinderepithels enthalten viele Sekretgranula. G: basal gelegener Golgi-Apparat. Vergr. 3000fach. (Aus KÜHNEL u. KRISCH, 1974)

Tabelle 12. Enzymcytochemie des Sexualsegmentes der Niere von *Natrix natrix*. (Aus KÜHNEL und KRISCH, 1974)

Intensität der Farbreaktionen: (+) schwach, + positiv, + + mäßig positiv, + + + stark positiv, − negativ

Enzyme	Granula
saure Phosphatase	+ + +
alkalische Phosphatase	−
nichtspezifische Esterase	+ + +
Acetylcholinesterase	+ + +
E-600 resistente Esterase	+ +
β-D-Glucuronidase	−
β-D-Glucosaminidase	−
β-D-Galactosidase	−
Leucin-aminopeptidase	−
SDH	(+)
NADH-T-rot	(+)
NADPH-T-rot	(+)
LDH	+
G-6-PDH	+

und wird zusammen mit ihnen bei der Kopulation ausgeschieden. Da die Schlangen nicht über akzessorische Geschlechtsdrüsen verfügen, ist die Möglichkeit in Betracht zu ziehen, daß die Sexualsegmente an ihrer Stelle eine wichtige Rolle bei der „capazitation" der Spermien spielen (PRASAD u. REDDY, 1972; KÜHNEL u. KRISCH, 1974).

In Begleitung der Sexualsegmente von *Natrix natrix* verlaufen *glatte Muskelzellen* (KÜHNEL u. KRISCH, 1974), die sich histochemisch wie Myoepithelzellen verhalten. Zwischen ihnen und der Basallamina des Epithels kommen *marklose Nervenfasern* vor.

Ein seit langem bekanntes Beispiel für geschlechtsabhängige strukturelle Veränderungen des *Mesonephros* bietet die Niere der *Stichlingsarten,* deren Männchen das zum Nestbau verwendete Material mit schleimigem Nierensekret verkleben (vgl. hierzu u.a. VAN OORDT, 1923, 1924; CRAIG-BENNET, 1931; IKEDA, 1933; OPPERMANN, 1973). Während der Fortpflanzungsperiode entwickelt sich an den Nephronen von *Gasterosteus aculeatus* außer einem exkretorischen Segment (Hauptstück mit Bürstensaum) ein *sekretorischer Abschnitt,* der sich weder beim Jungtier noch beim Weibchen findet (MOURIER, 1970). Am sekretbildenden Segment unterscheidet MOURIER eine „zone à mucigène" und eine „zone à mucus". Die hohen Zellen der „zone à mucigène", die durch Übergangsformen mit den Hauptstückzellen verbunden sind, enthalten Sekretgranula, die im Golgi-Apparat verdichtet werden, ferner ein stark ausgebildetes lakunäres Ergastoplasma. Für die Schleimzone des Kanälchens sind Zellen mit großen, hellen Vesikeln bezeichnend, die das dichte Zytoplasma auf eine schmale Randzone zurückdrängen. Möglicherweise wird das Sekret in verflüssigtem Zustand abgegeben, doch werden gelegentlich Exozytosen beobachtet. Bereits eine Woche nach *Kastration* bilden sich die drüsigen Strukturen der Nephrone des Männchens zurück (MOURIER, 1972, 1976). Ebenso treten zwei Wochen nach Verabfolgung des Antiandrogens *Cyproteronazetat Involutionsveränderungen* auf. Die Niere des *Weibchens* nimmt unter der Einwirkung von *Methyltestosteron* in wenigen Tagen die Merkmale eines schleimbildenden Organs an.

Während der Sekretionsphase der Niere von *Gasterosteus aculeatus* ist die Aktivität der *alkalischen Phosphatase* im proximalen Kanälchen II verstärkt, die Größe der Lysosomen nimmt zu. HACKERT-KORDE (1976) vermutet, daß das Verhalten der Phosphatasen nicht zur Synthese des Nierensekretes, sondern zur Harnausscheidung in Beziehung steht.

10. Zirkadiane Veränderungen der Niere und des Übergangsepithels

Die Frage, ob in der Niere tageszeitliche Rhythmen ablaufen, verfolgten HEINE
et al. (1970) in autoradiographischen Untersuchungen an Organen (*Ratten*,
männlich, Zufuhr von ^{3}H-Thymidin), die nach einseitiger Nephrektomie hypertrophierten; der Markierungsindex, Mitoseindex und der Prozentsatz markierter
Mitosen wurden ausgewertet. Der Abb. 181 kann man entnehmen, daß ein
zirkadianer Rhythmus der Zellproliferation besteht, die sich jeweils in der Einlei-
tung der DNA-Synthese-Phase bekundet. In der Nierenrinde normaler *Albino-
ratten* hat bereits BLUMENFELD (1938) eine in Wellen ablaufende mitotische
Aktivität nachgewiesen; sie soll ihren Höhepunkt zwischen 14 und 16 Uhr,
ihr Minimum zwischen 22 und 24 Uhr erreichen.

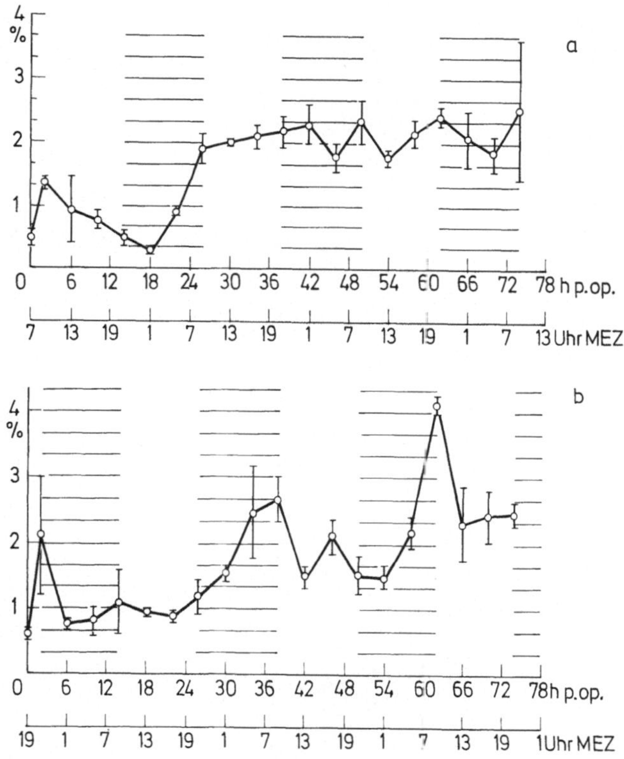

Abb. 181a u. b. Mittelwerte der Markierungsindices von Tubulus-Epithelien aller 4 Nieren-
schichten (%) als Funktion der Zeit nach kontralateraler Nephrektomie bzw. der Tageszeit.
Dunkelperioden schraffiert, (a) um 17 Uhr, (b) um 19 Uhr, operierte Gruppen. Kontrollen in der
Ordinate. (Aus HEINE et al., 1970)

An den Haupt- und Mittelstücken der Nieren nicht-operierter *Ratten* stellten BUCHER et al. (1961) einen karyometrisch faßbaren Tagesrhythmus fest, dessen Kurven um 10 Uhr und 18 Uhr ihre Hauptgipfel erreichen, wenn die Tiere etwa um 8 Uhr morgens die gesamte tägliche Futtermenge erhalten. Biochemisch wiesen NAGAI et al. (1975) einen zirkadianen Rhythmus der Phosphoenolpyruvat-Carboxykinase bei der *Ratte* nach; dieses Enzym spielt bei der Glukoneogenese eine wichtige Rolle. Eine 12-Std-Periodizität der Aktivität der Kynurenin-Transaminase stellte HARDELAND (1969, *Rattenniere*) fest.

Über die zirkadiane mitotische Aktivität des *Übergangsepithels* (Harnblase) s. S. 323.

11. Literaturverzeichnis

ACCINNI, L., NATALI, P.G., VASSALLO, L., HSU, K.S., DE MARTINO, C.: Immunoelectron microscopic evidence of contractile proteins in the cellular and acellular components of mouse kidney glomeruli. Cell Tiss. Res. **162**, 297 (1975).

ACKRILL, P., DIXON, J.S., GREEN, R., THOMAS, S.: Effects of prolonged saline exposure on water, sodium and urea transport and on electronmicroscopical characteristics of the isolated urinary bladder of the toad *Bufo bufo*. J. Physiol. **210**, 73 (1970).

ADEBAHR, G.: Beitrag zur Morphologie der Vasa afferentia und efferentia der juxtamedullären Glomeruli der menschlichen Niere. Z. mikrosk. anat. Forsch. **68**, 48 (1962).

AFZELIUS, B.A.: The occurrence and structure of microbodies; a comparative study. J. Cell Biol. **26**, 835 (1965).

AITHAL, H.N., TOBACK, F.G., DUBE, S., GETZ, G.S., SPARGO, B.H.: Formation of renal medullary lysosomes during potassium depletion nephropathy. Lab. Invest. **36**, 107 (1977).

AKESTER, A.R.: Radiographic studies of the renal portal system in the domestic fowl *(Gallus domesticus)*. J. Anat. (Lond.) **98**, 365 (1964).

AKESTER, A.R.: Renal portal shunts in the kidney of the domestic fowl. J. Anat. (Lond.) **101**, 569 (1967).

ALEXANDER, D.P., NIXON, D.A.: The foetal kidney. Brit. Med. Bull. **17**, 112 (1961).

ALEXANDER, D.P., NIXON, D.A.: Reabsorption of glucose, fructose and menoinositol by foetal and post-natal sheep kidney. J. Physiol. **167**, 480 (1963).

ALEXANDER, D.P., NIXON, D.A.: Creatinine secretion by the foetal sheep kidney. J. Physiol. **171**, 54 (1964).

ALLARA, E., ELIAS, H., ELIAS, P.M.: The interstitial cells of the renal papilla. Anat. Rec. **151**, 318 (abstr.) (1965).

ALLEN, A.C.: Glomerulonephritis: some debatable structures, lesions and functions of glomeruli and tubules. In: The Kidney (F.K. MOSTOFI, D.E. SMITH, eds.). Baltimore: WILLIAMS & WILKINS 1966.

ALLEN, F., TISHER, C.Cr.: Morphology of the ascending thick limb of Henle. Kid. Internat. **9**, 8 (1976).

ALM, P., ALUMETS, J., HÅKANSON, R., SUNDLER, F.: Peptidergic (vasoactive intestinal peptide) nerves in the genito-urinary tract. Neuroscience **2**, 751 (1977).

ALTSCHULE, M.D.: The changes in the mesonephric tubules of human embryos ten to twelve weeks old. Anat. Rec. **46**, 81 (1930).

AMBACHE, N.: The use and limitations of atropine for pharmacological studies on autonomic effectors. Pharmacol. Rev. **7**, 467 (1955).

AMBACHE, N., ABOO ZAR, M.: Non-cholinergic transmission by postganglionic motor neurones in the mammalian bladder. J. Physiol. **210**, 761 (1970).

AMON, H., PETRY, G.: Zur funktionellen Morphologie des Übergangsepithels. Verh. Anat. Ges. **58**, 319 (1964).

AMON, H., PETRY, G.: Fermenthistochemische Untersuchungen am Übergangsepithel verschiedener Säugetiere. Experientia **18**, 442 (1962).

AMON, H., SANCAK, B.: Vergleichende morphologische Untersuchungen über die subepithelialen Bindegewebslagen der Harnblase. Anat. Anz. **121**, 349 (1967).

ANDERSON, A.: The fine structure of compensatory growth in the rat kidney after unilateral nephrectomy. Amer. J. Anat. **121**, 217 (1967).

ANDERSON, B.G., ANDERSON, W.D.: Renal vasculature of the trout demonstrated by scanning electron microscopy, compared with canine vessels. Amer. J. Anat. **145**, 443–358 (1976).

ANDERSON, E.: The ultramicroscopic structure of a reptilian kidney. J. Morphol. **106**, 205 (1960).

ANDERSON, W.A.: The use of exogenous myoglobin as an ultrastructural tracer: reabsorption and translocation of protein by the renal tubule. J. Histochem. Cytochem. **20**, 672 (1972).

ANDERSON, W.A., WEISMAN, A., ELLIS, R.A.: A comparative study of microtubules in some vertebrate and invertebrate cells. Z. Zellforsch. **71**, 1 (1966).

ANDREWS, P.M.: Scanning electron microscopy of human and *Rhesus* monkey kidneys. Lab. Invest. **32**, 610 (1975).

ANDREWS, P.M.: A scanning and transmission electron microscopic comparison of puromycin aminonucleoside—induced nephrosis to hyperalbuminemia-induced proteinuria with emphasis on kidney podocyte pedicel loss. Lab. Invest. **36**, 183 (1977).

ANDREWS, P.M., PORTER, K.R.: A scanning electron microscopic study of the nephron. Amer. J. Anat. **140**, 81 (1974).

AOI, W., HENRY, D.P., WEINBERGER, M.H.: Evidence for a physiological role of renal sympathetic nerves in adrenergic stimulation of renin release in the rat. Circulat. Res. **38**, 123 (1976).

AOKI, A.: Development of the human renal glomerulus. 1. Differentiation of the filtering membrane. Anat. Rec. **155**, 339 (1966).

APPELT, H.: Untersuchungen über die Arteriolae afferentes und über die Gefäßkörperchen (Goormaghtigh-Bechersche Zellgruppen) in der Niere des Menschen und der Maus. Z. mikr.-anat. Forsch. **45**, 79 (1939).

ARAKAWA, M.: A scanning electron microscopy of the glomerulus of normal and nephrotic rat. Lab. Invest. **23**, 489 (1970).

ARAKAWA, M.: A scanning electron microscope study of the human glomerulus. Amer. J. Path. **64**, 457 (1971).

ARAKAWA, M., TOKUNAGA, J.: A scanning electron microscope study of the glomerulus. Further consideration of the mechanism of the fusion of podocyte terminal processes in nephrotic rats. Lab. Invest. **27**, 366 (1972).

ARAKAWA, M., TOKUNAGA, J.: Further scanning electron microscope studies of the human glomerulus. Lab. Invest. **31**, 436 (1974).

ARATAKI, M.: On the postnatal growth of the kidney, with special reference to the number and size of the glomeruli (albino rat). Amer. J. Anat. **36**, 399 (1926).

ARATAKI, M.: Experimental researches on the compensatory enlargement of the surviving kidney after unilateral nephrectomy (albino rat). Amer. J. Anat. **36**, 437 (1926).

ARTURSON, G., GROTH, T., GROTTE, G.: Human glomerular membrane porosity and filtration pressure: dextran clearance data analysed by theoretical models. Clin. Sci. **40**, 137 (1971).

ARVY, L.: Localisation glomérulaire d'une activité acétylcholineestérasique dans le rein de quelques Téléostéens d'eau douce. C.R. Soc. Biol. Paris **159**, 2147 (1965).

ARVY, L.: The enzymes of the embryonic kidney. Intern. Rev. Cytol. **25**, 333 (1969).

ASSAYKEEN, T., GANONG, W.F.: The sympathetic nervous system and renin secretion. In: Frontiers in Neuroendocrinology (L. MARTINI, W.F. GANONG, eds.), p. 67. New York: Oxford Univ. Press 1971.

ASHWORTH, C.T., ERDMANN, R.R., ARNOLD, R.S.: Age changes in the renal basement membranes in rats. Amer. J. Path. **36**, 165 (1960).

ATLAS, D., MELAMED, E., LAHAV, M.: β-Adrenergic receptors in rat kidney. Direct localization by a fluorescent β-blocker. Lab. Invest. **36**, 465 (1977).

AUMÜLLER, G., FORSSMANN, W.G.: Riesenmitochondrien im Übergangsepithel der Harnblase des Maulwurfes. Z. Zellforsch. **137**, 421 (1973).

AUNG-KHIN, M.: The innervation of the ureter. Invest. Urol. **10**, 370 (1972).

AZAR, S., TOBIAN, L., ISHII, M.: Prolonged water diuresis affecting solutes and interstitial cells of renal papilla. Amer. J. Physiol. **221**, 75 (1971).

BACHMANN, R.: Über Fetteinlagerungen im Nierenkanälchen. Z. mikr.-anat. Forsch. **51**, 25 (1942).

BACHMANN, R., BÖLKE, U.: Die mit Perjodsäure-Leukofuchsin-Reaktion darstellbaren Strukturen der Niere von Meerschweinchen und Kaninchen (speziell Sphäroidkörperchen). Z. Zellforsch. **42**, 423 (1955).

BAINES, A.D., DE ROUFFIGNAC, C.: Functional heterogeneity of nephrons. II. Filtration rates, intraluminal flow velocities and fractional water reabsorption. Pflügers Arch. ges. Physiol. **308**, 260 (1969).

BAIRATI, A., MIGLIARDI, L.: Ricerche sull'istogenesi e sull'accrescimento del rene. Z. Zellforsch. **29**, 44 (1939).

BAKAY, JR. L.V.: Das chromaffine System der Harnblase des Menschen mit besonderer Berücksichtigung der Innervation. Z. mikr.-anat. Forsch. **43**, 131 (1938).

BALLANTYNE, B.: The neurohistology of the mammalian kidney. Univ. Leeds Med. J. **8**, 50 (1959).

BARAJAS, L.: The innervation of the juxtaglomerular apparatus. An electron microscopical study of the innervation of the glomerular arterioles. Lab. Invest. **13**, 916 (1964).

BARAJAS, L.: The ultrastructure of the juxtaglomerular apparatus as disclosed by three-dimensional reconstructions from serial sections. J. Ultrastr. Res. **33**, 116 (1970).

BARAJAS, L., BENNETT, CL.M., CONNOR, GR., LINDSTROM, R.R.: Structure of a juxtaglomerular cell tumor: the presence of a neural component. A light and electron microscopic study. Lab. Invest. **37**, 357 (1977).

BARAJAS, L., LATTA, H.: A three-dimensional study of the juxtaglomerular apparatus in the rat. Lab. Invest. **12**, 257 (1963).

BARAJAS, L., LATTA, H.: Structure of the juxtaglomerular apparatus. Circulat. Res. **21**, Suppl. II, 15 (1967).

BARAJAS, L., MÜLLER, J.: The innervation of the juxtaglomerular apparatus and surrounding tubules: a quantitative analysis by serial section electron microscopy. J. Ultrastruct. Res. **43**, 107 (1973).

BARAJAS, L., SILVERMAN, A.J., MÜLLER, J.: Ultrastructural localization of acetylcholinesterase in the renal nerves. J. Ultrastr. Res. **49**, 297 (1974).

BARAJAS, L., WANG, P.: Demonstration of acetylcholinesterase in the adrenergic nerves of the renal glomerular arterioles. J. Ultrastr. Res. **53**, 244 (1975).

BARAJAS, L., WANG, P., BENNETT, C.M., WILBURN, R.L.: The renal sympathetic system and juxtaglomerular cells in experimental renovascular hypertension. Lab. Invest. **35**, 574 (1976).

BARAJAS, L., WANG, W., DE SANTIS, ST.: Light and electron microscopic localization of acetylcholinesterase activity in the rat renal nerves. Amer. J. Anat. **147**, 219 (1976).

BARASTEGUI, C.A.: Morphological and ultrastructural aspects of the innervation of rat ureter. Rev. Española Fisiol. **32**, 341 (1976).

BAREISS, W., KRACHT, J.: Beziehungen zwischen juxtaglomerulärem Apparat und Zona glomerulosa unter NaCl-Belastung, -Mangel und Durst. Endokrinologie **54**, 327 (1964).

BARGMANN, W.: Zur Morphologie des Nierenglomerulus. Z. Zellforsch. **8**, 765 (1929).

BARGMANN, W.: Über Struktur und Speicherungsvermögen des Nierenglomerulus. Z. Zellforsch. **14**, 73 (1932).

BARGMANN, W.: Weitere histologische Untersuchungen am Nierenkörperchen. Z. Zellforsch. **18**, 166 (1933).

BARGMANN, W.: Untersuchungen über Histologie und Histophysiologie der Fischniere I. Dipnoer: *Lepidosiren paradoxa*. Z. Zellforsch. **21**, 388 (1934).

BARGMANN, W.: Bürstensaum und Granuloid. Verh. Anat. Ges., Erg.-H. Anat. Anz. **78**, 220 (1934).

BARGMANN, W.: Über den Bau des Nierenglomerulus der Reptilien. Z. Zellforsch. **25**, 335 (1937).

BARGMANN, W.: Untersuchungen über Histologie und Histophysiologie der Fischniere. II. Selachier. Z. Zellforsch. **26**, 765 (1937).

BARGMANN, W.: Über die Gitterfasern des Nierenglomerulus. Z. Zellforsch. **28**, 99 (1938).

BARGMANN, W., V. HEHN, G.: Über das Axialorgan („mysterious gland") von *Asterias rubens* L. Z. Zellforsch. **88**, 262 (1968).

BARGMANN, W., V. HEHN, G.: Über das Nephron der Elasmobranchier. Z. Zellforsch. **114**, 1 (1971).

BARGMANN, W., KNOOP, A., SCHIEBLER, TH. H.: Histologische, cytochemische und elektronenmikroskopische Untersuchungen am Nephron (mit Berücksichtigung der Mitochondrien). Z. Zellforsch. **42**, 386 (1955).

BARGMANN, W., KRISCH, B., LEONHARDT, H., MÁLYUSZ, M.: Lipids in the proximal convoluted tubule of the cat kidney and the reabsorption of cholesterol. Cell Tiss. Res. **177**, 523 (1977).

BARGMANN, W., WELSCH, U.: Über Kanälchenzellen und dunkle Zellen im Nephron von Anuren. Z. Zellforsch. **134**, 193 (1972).

BARIETY, J., CALLARD, P.: Striated membranous structures in renal glomerular tufts. An electron microscopy study of 340 human renal biopsies. Lab. Invest. **32**, 636 (1975).

BARNETT, S.A., MACADAM, R.F.: Effects of age and environmental temperature on the juxtaglomerular apparatus of house mice. Amer. J. exp. Physiol. **56**, 12 (1961).

BARNISKE, R.: Die Urnierenkanälchen des Schweines nach einem neuen Ausgußverfahren mit Hostacoll C. Anat. Anz. **98**, 256 (1951).

BARRETT, J.M., HEDIGER JR., P.M.: Microbodies of the rat renal proximal tubule: Ultrastructural and cytochemical investigations. Cell Tiss. Res. **157**, 283 (1975).

BATOLO, D., MARTINES, F., FERRARA, A.: Istochimica delle ossido-reduttasi del nefrone. Riv. Istochim. norm. pat. **14**, 49 (1968).

BATTIFORA, H., EISTENSTEIN, R., McDONALD, J.H.: The human urinary bladder mucosa. An electron microscopic study. Invest. Urol. **1**, 354 (1964).

BAUMGARTEN, H.G., LACHENMAYER, L.: Falsche Überträgerstoffe im Gehirn. Dtsch. med. Wschr. **98**, 574 (1973).

BAXTER, J.J., YOFFEY, J.M.: The postnatal development of renal tubules in the rat. J. Anat. (Lond.) **82**, 189 (1948).

BAXTER, J.S.: Alkaline phosphatase in the mesonephric and metanephric tubules of man. J. Anat. (Lond.) **84**, 77 (abstr.) (1950).

BEARD, M.E., NOVIKOFF, A.B.: Distribution of peroxisomes (microbodies) in the nephron of the rat. J. Cell Biol. **42**, 501 (1969).

BECHER, H.: Über die Blutzirkulation in der Niere. Sitzungsbericht Ges. z. Förderung ges. Naturwissen. Marburg **71**, 95 (1936).

BECHER, H.: Über besondere Zellgruppen und das Polkissen am Vas afferens in der Niere des Menschen. Z. wiss. Mikrosk. mikr. Techn. **53**, 205 (1936).

BECHER, H.: Über Wirkung und Bedeutung besonderer regulatorischer Einrichtungen an der Arteriola afferens der menschlichen Niere. Verh. Anat. Ges., Erg.-H. Anat. Anz. **83**, 134 (1937).

BECHER, H.: Über die paraportalen und paravaskulären Zellgruppen in der Niere. Morph. Jb. **85**, 324 (1941).

BECHER, H.: Die gestaltlichen Grundlagen der Strombahnsteuerung am Gefäßpol der Malpighischen Körperchen in der menschlichen Niere. Ärztl. Forsch. **3**, 351 (1949).

BECK, L.: Konstruktionsanalytische und experimentelle Untersuchungen an der Wand des Ureters und des Nierenbeckens bei Hund, Mensch und Schwein. Morph. Jb. **94**, 238 (1954).

BECKER, C.G.: Demonstration of actomyosin in mesangial cells of the renal glomerulus. Amer. J. Path. **66**, 97 (1972).

BEEUWKES, R., BONVENTRE, J.V.: Tubular organization and vascular-tubular relations in the dog kidney. Amer. J. Physiol. **229**, 695 (1975).

BELL, E.T.: On the occurrence of fat in the epithelium, cartilage, and muscle fibres of the ox. Amer. J. Anat. **9**, 401 (1909).

BELL, R.D., KEYL, M.J., SCHRADER, F.R., JONES, E.W., HENRY, L.P.: Renal lymphatics: the intrarenal distribution. Nephron **5**, 454 (1968).

BELLOCCI, M., PICARDI, R., DE MARTINO, D.: The juxtaglomerular apparatus in the mesonephros of newt *(Triturus cristatus)*. A morphologic study. Z. Zellforsch. **114**, 203 (1971).

BELLO-REUSS, E., COLINDRES, R.E., PASTORIZA-MUNOS, E., MUELLER, R.A., GOTTSCHALK, C.W.: Effects of acute unilateral renal denervation in the rat. J. Clin. Invest. **56**, 208 (1975).

BELLO-REUSS, E., TREVINO, D.L., GOTTSCHALK, C.W.: Effect of renal sympathetic nerve stimulation on proximal water and sodium reabsorption. J. Clin. Invest. **57**, 1104 (1976).

BENCOSME, S.A., STONE, R.S., LATTA, H., MADDEN, S.C.: Acute reactions with collagen production in renal glomeruli of rats as studied electron microscopically. J. Ultrastr. Res. **3**, 171 (1959).

BENGELE, H.H., EVAN, A.P.: The effects of Ringer-Locke or blood infusions on the lateral intercellular spaces of the rat proximal tubule. Anat. Rec. **182**, 201 (1975).

BENNETT, T., MALMFORS, T.: The adrenergic nervous system of the domestic fowl. Z. Zellforsch. **106**, 22 (1970).

BENSLEY, R.D.: The efferent vessels of the renal glomeruli of mammals as a mechanism for the control of glomerular activity and pressure. Amer. J. Anat. **44**, 141 (1929).

BENSLEY, R.R., BENSLEY, R.D.: The structure of the renal corpuscle. Anat. Rec. **47**, 147 (1930).

BENTLEY, P.J.: The effects of contraction of the frog bladder on sodium transport and the responses to oxytocin. Gen. Compar. Endocr. **3**, 281 (1963).

BENTLEY, P.J.: The physiology of the urinary bladder of amphibia. Biol. Rev. **47**, 275 (1966).

BENTLEY, P.J.: Endocrines and osmoregulation. A comparation account of the regulation of water and salt in vertebrates. Berlin-Heidelberg-New York: Springer 1971.

BENTZEL, C.J., TOURVILLE, D.R., PARSA, B., TOMASI, T.B.: Bidirectional transport of horseradish peroxidase in proximal tubule of *Necturus* kidney. J. Cell Biol. **48**, 197 (1971).

BERGER, C.: Mikroskopische und histochemische Untersuchungen an der Niere von *Columba livia aberratio domestica.* Z. mikr.-anat. Forsch. **74**, 436 (1966).

BERGER, S.J., SACKTOR, B.: Isolation and biochemical characterization of brush borders from rabbit kidney. J. Cell Biol. **47**, 637 (1970).

BERN, H.A.: Prolactin and osmoregulation. Amer. Zool. **15**, 937 (1975).

BERNANKE, D., EPSTEIN, F.H.: Metabolism of the renal medulla. Amer. J. Physiol. **208**, 541 (1965).

BERNIK, M.B.: Contractile activity of human glomeruli in culture. Nephron **6**, 1 (1969).

BERTALANFFY, L.v.: Das biologische Weltbild, Bd. 1. Bern: Francke 1949.

BERTON, J.P.: Anatomie vasculaire du rein de quelques amphibiens urodèles et anoures. Ann. Sci. nat. **6**, 229 (1964).

BEYENBACH, K., KIRSCHNER, L.B.: Kidney and urinary bladder functions of the rainbow trout in Mg and Na excretion. Amer. J. Physiol. **229**, 389 (1975).

BIALESTOCK, D.: The extra-glomerular arterial circulation of the renal tubuli. Anat. Rec. **129**, 53 (1957).

BIAVA, C.G.: Identification and structural forms of human particulate glycogen. Lab. Invest. **12**, 1179 (1963).

BIAVA, C.G., GROSSMAN, A., WEST, M.: Ultrastructural observations on renal glycogen in normal and pathologic human kidneys. Lab. Invest. **15**, 330 (1966).

BIAVA, C.G., WEST, M.: Lipofuscin-like granules in vascular smooth muscle and juxtaglomerular cells in human kidneys. Amer. J. Path. **47**, 287 (1965).

BIAVA, C.G., WEST, M.: Fine morphology of human juxtaglomerular cells in patients with benign essential hypertony. Lab. Invest. **15**, 1902 (1966).

BIAVA, C.G., WEST, M.: Fine structure of normal human juxtaglomerular cells. I. General structure and intercellular relationships. Amer. J. Path. **49**, 679 (1966).

BIAVA, C.G., WEST, M.: Fine structure of normal human juxtaglomerular cells. II. Specific and nonspecific cytoplasmic granules. Amer. J. Path. **49**, 955 (1966).

BIERTHER, M.: Die Chloridzellen des Stichlings. Z. Zellforsch. **107**, 421 (1970).

BING, J., KAZIMIERCZAK, J.: Renin in nephrogenic renal tissue devoid of both granular and non-granular juxtaglomerular cells. Acta path. microbiol. scand. **60**, 83 (1964).

BISHOP, J.E.: A histological and histochemical study of the kidney tubule of the common garter snake, *Thamnophis sirtalis*, with special reference to the sexual segment in the male. J. Morphol. **104**, 307 (1959).

BISHOP-CALAME, S.: Nouvelles recherches concernant le rôle du canal de Wolff dans la différenciation du mésonephros de l'embryon de poulet. J. Embryol. exp. Morph. **14**, 239 (1965).

BISHOP-CALAME, S.: Etude d'associations hétérologues de l'uretère et de différents mésenchymes de l'embryon de poulet par la technique de greffes chorio-allantoïdiennes. J. Embryol. exp. Morph. **14**, 247 (1965).

BISHOP-CALAME, S.: Etude expérimentale de l'organogenèse du système urogénital de l'embryon de poulet. Arch. Anat. micr. Morph. exp. **55**, Suppl., 215 (1966).

BJÖRKMAN, N.: On the polysaccharide content of certain epithelia in contact with fluids. Acta Anat. **16**, 191 (1952).

BLÖHMER, A., KARSUNKY, K.-P., METZ, J., TAUGNER, R.: Zum Schicksal, vor allem zur Nierenausscheidung von exogenem Hämoglobin und Myoglobin bei der Ratte. Z. ges. exp. Med. **155**, 112 (1971).

BLOMSTRAND, R., LÖFGREN, F.: The effect of histamine on the circulatory pattern of the kidney in the cat. Urol. int. (Basel) **3**, 56 (1956).

BLOOM, F.: The urine of the dog and cat. New York: Gamma Publ. 1960.

BLOOM, W., FAWCETT, D.W.: A Textbook of Histology. 9th ed. Philadelphia-London-Toronto: Saunders 1968.

BLOOM, W., FAWCETT, D.W.: A Textbook of Histology. 10th ed. Philadelphia-London-Toronto: Saunders 1975.

BLOUNT, R.F.: Peritubular cells in the renal papilla of the mouse. Anat. Rec. **139**, 209 (abstr.) (1961).

BLUMENFELD, C.: Periodic and rhythmic mitotic activity in the kidney of the albino rat. Anat. Rec. **72**, 435 (1938).

BOCHAROV, V.YA.: Aged-conditioned characteristics of the lymphatic system of human kidneys and renal membranes. (Russ.), zit. nach Excerpta med. (Amsterdam), Sect. I, **15**, 302 (1961).

Böck, P., Breitenecker, G., Lunglmayr, G.: Kontraktile Fibroblasten (Myofibroblasten) in der Lamina propria der Hodenkanälchen vom Menschen. Z. Zellforsch. **133**, 519 (1972).

Böcking, A., Hansert, J., v. Deimling, O.: Esterase. XXII. Cellular and subcellular localization of the es-9 esterase in mouse kidney. Histochemistry **46**, 177 (1976).

Boenig, H.: Beiträge zur Kenntnis der Vasa efferentia in der menschlichen Niere. Z. mikr.-anat. Forsch. **39**, 105 (1936).

Boer, H.H., Algera, N.H., Lommerse, A.W.: Ultrastructure of possible sites of ultrafiltration in some gastropoda, with particular reference to the auricle of the freshwater prosobranch *Viviparus viviparus* L. Z. Zellforsch. **143**, 329 (1973).

Boer, H.H., Sminia, T.: Sieve structure of slit diaphragms of podocytes and pore cells of gastropod molluscs. Cell Tiss. Res. **170**, 221 (1976).

Bohle, A., Buchborn, E., Edel, H.H., Renner, E., Wehner, W.: Zur pathologischen Anatomie und Klinik der Glomerulonephritis. I. Die akuten und perakuten Glomerulonephritiden. Klin. Wschr. **47**, 733 (1969).

Bohle, A., Edel, H.H., Fischbach, H., Helmchen, U., Meyer, D., Reifferscheid, P.: Über Beziehungen zwischen der Struktur und Funktion der Niere beim akuten Nierenversagen. In: Anaesthesiologie und Wiederbelebung, Bd. 49, S.19. Berlin-Heidelberg-New York: Springer 1970.

Bohle, A., Helber, A., Meyer, D., Schürholz, J., Wolff, H.P.: A light and electron microscopic investigation of the juxtaglomerular apparatus of the kidneys of patients with Conn's syndrome. In: Progress in Nephrology. Proc. Vth Symp. Ges. Nephrologie (G. Peters, F. Roch-Ramel, eds.), p. 302. Berlin-Heidelberg-New York: Springer 1969.

Bohle, A., Kohler, M., Burow, H.: Experimentelle Untersuchungen zur „Endokrinen Niere" (Selye). Virchows Arch. **323**, 1 (1953).

Bohle, A., Kohler, M., Tomsche, U.: Über das Verhalten der epitheloiden Zellen der Vasa afferentia einseitig nephrektomierter Ratten bei renaler Hypertonie durch Einkapselung einer Niere. Beitr. path. Anat. **113**, 414 (1953).

Bohle, A., Krecke, H.-J.: Zur Frage der Basalmembranen der Glomerulumschlingen in der Niere des Menschen. Virchows Arch. **327**, 663 (1955).

Bohle, A., Miller, F., Sitte, H., Yolac, A.: In: Immunpathologie, 1. Intern. Symp. Basel, Seelisberg 1958. Basel: Schwabe 1959.

Bohle, A., Sitte, H.: Vergleichende elektronenmikroskopische Untersuchungen zur Struktur des Glomerulum unter Berücksichtigung pathologischer Veränderungen. In: Glomeruläre und tubuläre Nierenerkrankungen (E. Wollheim, Hrsg.), S. 205. Stuttgart: Thieme 1962.

Bohle, A., Walvig, F.: Beitrag zur vergleichenden Morphologie der epitheloiden Zellen der Nierenarteriolen unter besonderer Berücksichtigung der epitheloiden Zellen von Seewasserfischen. Klin. Wschr. **42**, 415 (1964).

Bohman, S.-O.: Subcellular localization of prostaglandin synthesis in rabbit renal papilla. J. Ultrastruct. Res. **38**, 191 (abstr.) 1972.

Bohman, S.-O.: The ultrastructure of the rat renal medulla as observed after improved fixation methods. J. Ultrastructure Res. **47**, 329 (1974).

Bohman, S.-O., Jensen, P.K.A.: Morphometric studies on the lipid droplets of interstitial cells of the renal medulla in different states of diuresis. J. Ultrastruct. Res. **55**, 182 (1976).

Bohman, S.-O., Jensen, P.K.A.: The interstitial cells in the renal medulla of rats, rabbits, and gerbils in different states of diuresis. Cell Tiss. Res. (in press) 1978.

Bohman, S.-O., Maunsbach, A.B.: Isolation of the lipid droplets from the interstitial cells of the renal medulla. J. Ultrastructure Res. **29**, 569 (abstr.) (1969).

Bohman, S.-O., Maunsbach, A.B.: Ultrastructure and biochemical properties of subcellular fractions from rat renal medulla. J. Ultrastructure Res. **38**, 225 (1972).

du Bois, A.M.: The embryonic kidney. In: The Kidney (Ch. Rouiller, A.F. Muller, eds.), vol. I., p. 1. New York-London: Academic Press 1969.

Boler, R.K., Arhelger, R.B.: Microtubules in cytosomes and cytosegresomes of rabbit proximal tubule epithelium. Lab. Invest. **15**, 302 (1966).

Boll, H.-U., Forssmann, W.G., Taugner, R.: Studies on the juxtaglomerular apparatus. IV. Freeze-fracturing of membrane surfaces. Cell. Tiss. Res. **161**, 459 (1975).

Borghese, E.: Studies on the nephron of an elasmobranch fish *Scylliorhinus stellaris* (L.). Z. Zellforsch. **72**, 88 (1966).

BORLAND, V.G., JACKSON, C.M.: The effects of a fat free diet on the structure of the kidney in rats. Arch. Path. **11**, 687 (1931).

BORST, J.G.G.: Der Bau des normalen Glomerulus. Z. mikr.-anat. Forsch. **22**, 455 (1931).

BOSS, J.M.N., DLOUHA, H., KRAUS, M., KŘEČEK, J.: The structure of the kidney in relation to age and diet in white rats during the weaning period. J. Physiol. **168**, 196 (1963).

BOULPAEP, E.L.: Electrophysiological properties of the proximal tubule: importance of cellular and intercellular pathways. In: Electrophysiology of Epithelial Cells (G. Giebisch, ed.), p. 91. Symposia Medica Hoechst. Stuttgart: Schattauer 1971.

BOURDEAU, J.E., CARONE, F.A., GANOTE, C.E.: Serum albumin uptake in isolated perfused renal tubules. Quantitative and electron microscope radioautographic studies in three anatomical segments of the rabbit nephron. J. Cell Biol. **54**, 382 (1972).

BOWIE, D.J.: A method for staining the pepsinogen granules in gastric glands. Anat. Rec. **64**, 357 (1936).

BOYER, CH.C.: The vascular pattern of the renal glomerulus as revealed by plastic reconstruction from serial sections. Anat. Rec. **125**, 433 (1956).

BOYSEN, E.: Angiographic studies of the anatomy of single and multiple renal arteries. Acta Radiol., Suppl. **183**, 1 (1959).

BRADFIELD, J.W.B., CATTELL, V.: The mesangial cell in glomerulonephritis. I. Mechanisms of hypercellularity in experimental immune complex glomerulonephritis. Lab. Invest. **36**, 481 (1977).

BRADFIELD, J.W.B., CATTELL, V., SMITH, J.: The mesangial cell in glomerulonephritis. II. Mesangial proliferation caused by Habu snake venom in the rat. Lab. Invest. **36**, 487 (1977).

BRANDENBURG, J.: Die Reusenformen der Cyrtocyten. Eine Beschreibung von fünf weiteren Reusengeißelzellen und eine vergleichende Betrachtung. Zool. Beitr. N.F. **12**, 345 (1966).

BRANDT-REHBERG, P.: Über die Bestimmung der Menge des Glomerulumfiltrates mittels Kreatinin als Nierenfunktionsprüfung, nebst einigen Theorien über die Harnbereitung. Zbl. inn. Med. **50**, 367 (1929).

BRAUNSTEINER, H., FELLINGER, K., PAKESCH, F.: Elektronenmikroskopische Untersuchungen an juxtaglomerulären Zellen. Klin. Wschr. **34**, 375 (1956).

BREMER, W.: Über das Lysosomenmuster normaler Rattennieren unter Berücksichtigung der Eiweißausscheidung. Histochemistry **41**, 265 (1975).

BREMER, W.: Über Nierenveränderungen bei der Ratte zur Zeit des Werfens. Histochemische und elektronenmikroskopische Untersuchungen. Histochemistry **44**, 31 (1975).

BREMER, W.: Über Veränderungen in der Rattenniere zur Zeit des Partus. Verh. Anat. Ges. **70**, 795 (1976).

BRETTSCHNEIDER, H.: Studien zur biologischen Wirkung des Ultraschalls auf die lebende Zelle. I. Über die Wirkung des Ultraschalls auf die Niere der weißen Maus. Strahlenther. **81**, 135 (1950).

v. BRUCHHAUSEN, F., MERKER, H.J.: Gewinnung und morphologische Charakterisierung einer Basalmembranfraktion aus der Nierenrinde der Ratte. Arch. exp. Path. Pharmakol. **251**, 1 (1965).

BRÜHL, U., SCHMIDT, D., TAUGNER, R., FORSSMANN, W.G.: Untersuchungen über den Reningehalt und die Granulopoese in den juxtaglomerulären Zellen während der perinatalen Periode. Verh. Anat. Ges. **67**, 151 (1973).

BRÜHL, U., TAUGNER, R., FORSSMANN, W.G.: Studies on the juxtaglomerular apparatus. I. Perinatal development in the rat. Cell Tiss. Res. **151**, 433 (1974).

BRZEZINSKI, D.K. v.: Neue Befunde mit einer verbesserten Darstellung experimentell aufgefüllter Lymphkapillaren an Niere, Hoden-Nebenhoden, Dünn- und Dickdarm. Anat. Anz. **113**, 289 (1963).

BUCHER, O.: Karyometrische Untersuchungen an menschlichen Nieren sowie einige allgemeine Bemerkungen über Kernmessungen an Nieren. Z. mikr.-anat. Forsch. **65**, 180 (1959).

BUCHER, O.: Beitrag zu karyometrischen Untersuchungen an Nieren. Z. mikr.-anat. Forsch. **66**, 408 (1960).

BUCHER, O.: A propos du rythme fonctionnel cellulaire dans les reins. Acta Morph. Acad. Sci. Hung. **10**, 177 (1961).

BUCHER, O.: Histologie und mikroskopische Anatomie des Menschen. Bern: Huber 1965.

BUCHER, O., DÉLÈZE, J.: Recherches complementaires sur les cellulus binucléées (foie et épithélium de transition). Anat. Anz. **102**, (1955).

BUCHER, O., GAILLOUD, C.: Zum Verhalten der Zellkerne bei verschiedenen Funktionszuständen der Nierenkanälchen. Bull. Schweiz. Akad. Med. Wiss. **14**, 254 (1958).

BUCHER, O., KAISSLING, B.: Morphologie des juxtaglomerulären Apparates. Verh. Anat. Ges. **67**, 109 (1973).

BUCHER, O., KOLB, I., JUHASZ, P.: L'influence du rythme diurne sur l'état fonctionnel des reins et du foie. Med. exp. **5**, 42 (1961).

BUCHER, O., KRSTIČ, R.: Weitere ultrastrukturelle Untersuchungen an der Macula densa des Mittelstückes der Niere: helle und dunkle Zellen. Acta Anat. **78**, 335 (1971).

BUCHER, O., KRSTIČ, R.: Weiterer Beitrag zum Vorkommen von dunklen Zellen in der Macula densa des Mittelstückes der Ratten-Niere. Z. Anat. Entwickl.-Gesch. **141**, 319 (1973).

BUCHER, O., REALE, E.: Zur elektronenmikroskopischen Untersuchung der juxtaglomerulären Spezialeinrichtungen der Niere. I. Problemstellung und erste Beobachtungen. Z. Zellforsch. **54**, 167 (1961).

BUCHER, O., REALE, E.: Zur elektronenmikroskopischen Untersuchung der juxtaglomerulären Spezialeinrichtungen der Niere. II. Über die Macula densa des Mittelstückes. Z. mikr.-anat. Forsch. **67**, 514 (1961).

BUCHER, O., REALE, E.: Über die Ultrastruktur der juxtaglomerulären Spezialeinrichtungen der Niere. Verh. Anat. Ges. 1961, Erg.-Heft, Anat. Anz. **111**, 84 (1962).

BUCHER, O., REALE, E.: Zur elektronenmikroskopischen Untersuchung der juxtaglomerulären Spezialeinrichtungen der Niere. III. Mitteilung. Die epitheloiden Zellen der Arteriola afferens. Z. Zellforsch. **56**, 344 (1962).

BUCHER, O., REALE, E.: Weitere elektronenmikroskopische Befunde an den juxtaglomerulären epitheloiden Zellen. Anat. Anz. **113**, Erg.-H., 194 (1964).

BUCHER, O., REALE, E.: Zur elektronenmikroskopischen Untersuchung der juxtaglomerulären Spezialeinrichtungen der Niere. IV. Mitt. Die Goormaghtighschen Zellen. Z. Anat. Entwickl.-Gesch. **123**, 206 (1962).

BUCHER, O., RIEDEL, B.: L'appareil juxtaglomérulaire du rein. Bull. A'ss. Anat. **50**, 55 (1965).

BUCHER, O., RIEDEL, ERKOÇAK, A.: Die epitheloiden Zellen des juxtaglomerulären Apparates der Meerschweinchenniere vor und nach bilateraler Adrenalektomie. Anat. Anz. **120**, 243 (1967).

BUCHER, O., ZIMMERMANN, E.: A propos de la macula densa du rein. Acta Anat. **42**, 352 (1960).

BULGER, R.E.: The fine structure of the aglomerular nephron of the toadfish, *Opsanus tau*. Amer. J. Anat. **117**, 171 (1965).

BULGER, R.E.: The shape of rat kidney tubular cells. Amer. J. Anat. **116**, 237 (1965).

BULGER, R.E.: Granule-lamella complex in monkey renal proximal tubular cells. J. Ultrastr. Res. **24**, 150 (1968).

BULGER, R.E.: Use of potassium pyroantimonate in the localization of sodium ions in rat kidney tissue. J. Cell Biol. **40**, 79 (1969).

BULGER, R.E.: Ultrastructure of the junctional complexes from the descending thin limbs of the loop of Henle from rats. Anat. Rec. **171**, 471 (1971).

BULGER, R.E., LORENTZ, W.B., COLINDRES, R.E., GOTTSCHALK, C.W.: Morphologic changes in rat proximal tubules and their tight junctions with increased intraluminal pressure. Lab. Invest. **30**, 136 (1974).

BULGER, R.E., NAGLE, R.B.: Ultrastructure of the interstitium in the rabbit kidney. Amer. J. Anat. **136**, 183 (1973).

BULGER, R.E., SIEGEL, F.L., PENDERGRASS, R.: Scanning and transmission electron microscopy of the rat kidney. Amer. J. Anat. **139**, 483 (1974).

BULGER, R.E., TRUMP, B.F.: A light and electron microscopic study of the mesonephric kidney of the English sole, *Parophrys vetulus*. Anat. Rec. **151**, 445 (abstr.) (1965).

BULGER, R.E., TRUMP, B.J.: Fine structure of the rat renal papilla. Amer. J. Anat. **118**, 685 (1966).

BULGER, R.E., TRUMP, B.F.: Ultrastructure of granulated arteriolar cells (juxtaglomerular cells) in kidney of a fresh and a salt water teleost. Amer. J. Anat. **124**, 77 (1969).

BULGER, R.E., TRUMP, B.F.: A mechanism for rapid transport of colloidal particles by flounder renal epithelium. J. Morph. **127**, 205 (1969).

BURG, M., GRANTHAM, J., ABRAMOW, M., ORLOFF, J.: Preparation and study of fragments of single rabbit nephrons. Amer. J. Physiol. **210**, 1293 (1966).

BURGER, J.W., HESS, N.W.: Function of the rectal gland in the spiny dogfish. Science **131**, 670 (1960).

BURTNER, H.J., FLOYD, A.D., LONGLEY, J.B.: Histochemistry of the "sexual segment" granules of the male rattlesnake kidney. J. Morph. **116**, 189 (1965).

BUSS, H.: Die morphologische Differenzierung des viszeralen Blattes der Bowmanschen Kapsel. Raster- und Durchstrahlungselektronenmikroskopische Untersuchungen am Nierenglomerulum der Ratte. Z. Zellforsch. **111**, 346 (1970).

BUSS, H., GUSEK, W.: Untersuchungen über die interstitiellen Zellen der Nierenrinde. Ein Beitrag zur Frage der Matrix mesenchymaler Nierengeschwülste der Ratte. Virchows Arch. Abt. B. Zellpath. **1**, 251 (1968).

BUSS, H., KRÖNERT, W.: Zur Struktur des Nierenglomerulum der Ratte. Rasterelektronenmikroskopische Untersuchungen. Virchows. Arch. Abt. B. Zellpath. **4**, 79 (1969).

CADE-TREYER, D.: Isolation of pure fractions of viable calf kidney tubules and glomeruli. In vitro culture, immunochemical and esterase zymogram analysis. Ann. Inst. Pasteur **122**, 263 (1972).

CADE-TREYER, D., TSUJI, SH.: In vitro culture of the proximal tubule of the bovine nephron. Transmission and scanning electron microscopy. Cell Tiss. Res. **163**, 15 (1975).

CAIN, H., EGNER, E., REDENBACHER, M.: Increase of mitosis in the tubular epithelium following intrarenal doses of various kidney homogenate and homogenate fractions in the rat. Virchows Arch. B. Cell Path. **22**, 55 (1976).

CAIN, H., KRAUS, B.: Der juxtaglomeruläre Apparat der Rattenniere im Verlauf von Wachstum, Reifung und Alterung. Virchows Arch. Abt. B. Zellpath. **9**, 164 (1971).

CAMAZINE, S.M., RYAN, G.B., UNANUE, E.R., KARNOVSKY, M.J.: Isolation of phagocytic cells from the rat renal glomerulus. Lab. Invest. **35**, 315 (1976).

CAMERON, G., CHAMBERS, R.: Direct evidence of function in kidney of early human fetus. Am. J. Physiol. **123**, 482 (1938).

CANTER, CH.E., GOSS, R.J.: Induction of extra nephrons in unilaterally nephrectomized immature rats. Proc. Soc. exp. Biol. (N.Y.) **148**, 294 (1975).

CANTIN, M., DESORMEAUX, Y., CHILEBOVICOVA, J., BENCHIMOL, S., ARAUJO-NASCIMENTO, M. DE F.: Comparative ultrastructural cytochemistry of juxtaglomerular cell granules and renal tubular cell lysosomes. Lab. Invest. **33**, 648 (1975).

CANTIN, M., VEILLEUX, R., DESORMEAUX, Y.: Lysosomal function of juxtaglomerular granules. Experientia **30**, 794 (1974).

CAPELLI, J.P., WESSON, L.G., APONTE, G.E.: A phylogenetic study of the renin-angiotensin system. Amer. J. Physiol. **218**, 1171 (1970).

CAPREOL, S.V., SUTHERLAND, L.E.: Comparative morphology of juxtaglomerular cells. I. Juxtaglomerular cells in fish. Canad. J. Zool. **46**, 249 (1968).

CARANDO, M., DELL'ADAMI, G.: Contributo allo studio dell'architettura della muscolatura ureterale. Arch. ital. Urol. **24**, 137–146 (1950); Atti Soc. med.-chirurg. Padova **28**, 64 (1950). Zit. nach GISEL, A. (1969).

CARASSO, N., VAVARD, P., BOURGUET, J., JARD, S.: Rôle du flux net d'eau dans les modifications ultrastructurales de la vessie de grenouille stimuleé par l'oxytocine. J. Microscopie **5**, 519 (1966).

CARPENTER, F.G.: Atropine resistance and muscarinic receptors in the rat urinary bladder. Brit. J. Pharmacol. **59**, 43 (1977).

CARROLL, N., CROCK, G.W., FUNDER, C.C., GREEN, C.R., HAM, K.N., TANGE, J.D.: Scanning electron microscopy of the rat renal papilla. J. Anat. (Lond.) **117**, 447 (1974).

CASASCO, E.: La struttura del corpuscolo renale. Boll. Soc. med.-chir. Pavia **68**, 541 (1954).

CAULFIELD, J.P., FARQUHAR, M.G.: The permeability of glomerular capillaries to graded dextrans. Identification of the basement membrane as the primary filtration barrier. J. Cell Biol. **63**, 883 (1974).

CECIO, A.: Rilievi micromorfologici sul glomerulo renale. Ricerche in *Ovis aries*. Atti Soc. Ital. Sci. Vet. **15**, 495 (1961).

CHABARDÈS, M., IMBERT, M., CLIQUE, A., MONTEGUT, M., MOREL, F.: PTH-sensitive adenyl-cyclase activity in different segments of the rabbit nephron. Pflügers Arch. ges. Physiol. **354**, 229 (1975).

CHAMBERS, R., CAMERON, G.: Intracellular hydrion concentration studies. VII. The secreting cells of the mesonephros in the chick. J. Cell. Comp. Physiol. **20**, 99 (1932).

CHAMBERS, R., KEMPTON, R.T.: Indications of function of the chick mesonephros in tissue culture with phenol red. J. Cell Comp. Physiol. (1933).

CHANDRA, S., HUBBARD, J.C., SKELTON, F.R., BERNARDIS, L.L., KAMURA, S.: Genesis of juxtaglomerular cell granules. A physiologic, light and electron microscopic study concerning experimental renal hypertension. Lab. Invest. **14**, 1834 (1965).

CHANDRA, S., SKELTON, F.R.: Staining juxtaglomerular cell granules with toluidine blue or with basic fuchsin for light microscopy after epon embedding. Stain Technol. **39**, 107 (1964).

CHASE, L.R., AURBACH, G.D.: Renal adenyl cyclase: anatomically separate sites for parathyroid hormone and vasopressin. Science 159, 545 (1968).

CHESTER JONES, I., CHAN, D.K.O., RANKIN, J.C.: Renal function in the European eel (*Anguilla anguilla* L.): changes in blood pressure and renal function of the freshwater eel transferred to sea-water. J. Endocr. 43, 9 (1969).

CHEVALIER, J., BOURGUET, J., HUGON, J.S.: Membrane associated particles at rest and after oxytocin treatment. Cell Tiss. Res. 152, 129 (1974).

CHINARD, F.P., VOSBURGH, G.J., ENNS, T.: Transcapillary exchange of water and of other substances in certain organs of the dog. Amer. J. Physiol. 183, 221 (1955).

CHIQUOINE, A.D.: The distribution of glucose-6-phosphatase in the liver and kidney of the mouse. J. Histochem. Cytochem. 1, 429 (1953).

CHLAPOWSKI, F.J., BONNEVILLE, M.A., STAEHELIN, L.A.: Lumenal plasma membrane of the urinary bladder II. Isolation and structure of membrane components. J. Cell Biol. 53, 92 (1972).

CHOI, J.K.: Light and electron microscopy of toad urinary bladder. Anat. Rec. 139, 214 (1961).

CHOI, J.K.: The fine structure of the urinary bladder of the toad, *Bufo marinus*. J. Cell Biol. 16, 53 (1963).

CHOPRA, D.B.: Regulation of mitosis in the embryonic kidney (*Xenopus laevis*) by kidney growth inhibitor (chalone). Natl. Cancer. Inst. Monogr. 38 (1973).

CHRISTENSEN, G.C.: Circulation of blood through the canine kidney. Amer. J. vet. Res. 13, 236 (1952).

CHRISTENSEN, K., LEWIS, E., KUNTZ, A.: Innervation of the renal blood vessels in the cat. J. comp. Neurol. 95, 373 (1951).

CHRISTENSEN, E.I., MADSEN, K.: Age changes in the lysosomal system of the rat kidney. J. Ultrastruct. Res. 57, 219 (abstr.) (1976).

CHUNG, S.T., PARK, Y.S., HONG, S.K.: Effect of cations on transport of weak organic acids in rabbit kidney slices. Amer. J. Physiol. 219, 30 (1970).

CIVAN, M.M., HOFFMAN, R.E.: Effect of aldosterone on electrical resistance of toad bladder. Amer. J. Physiol. 220, 324 (1971).

CLARA, M.: Untersuchungen über Wachstum und Regeneration der Nierenepithelien. Z. Anat. Entw. 104, 103 (1935).

CLARA, M.: Vergleichende Histobiologie des Nierenglomerulus und der Lungenalveole. Z. mikr.-anat. Forsch. 40, 147 (1936).

CLARA, M.: Anatomie und Biologie des Blutkreislaufes in der Niere. Arch. Kreisl.-Forsch. 3, 42 (1938).

CLARA, M.: Die arterio-venösen Anastomosen. 2. Aufl. Wien: Springer 1956.

CLARK, S.L. JR.: Cellular differentiation in the kidneys of newborn mice studied with the electron microscope. J. Biophys. Biochem. Cytol. 3, 349 (1957).

CLAUDE, P., GOODENOUGH, O.A.: Fracture faces of zonulae occludentes from "tight" and "leaky" epithelia. J. Cell Biol. 58, 390 (1973).

CLERMONT, Y., PEREIRA, G.: The cell web in epithelial cells of the rat kidney. Anat. Rec. 156, 215 (1966).

CLOTHIER, R.H., WORLEY, R.T.S., BALLS, M.: A study of the renal tubule of the urodele amphibian *Amphiuma means*. Proc. Anat. Soc. Great Britain a. Ireland (1978).

COCKET, A.T.K., KADO, R.T., ROBERTS, A.P., MOORE, R.S.: The renal lymphatics: an important fluid transport system. In: Progress in Lymphology. Proc. Intern. Symp. Lymphology, Zürich 1966, p. 396. Stuttgart: Thieme 1967.

COHEN, A.H., MAMPASO, F., ZAMBONI, L.: Glomerular podocyte degeneration in human renal disease. An ultrastructural study. Lab. Invest. 37, 30 (1977).

COMPARINI, L., BASTIANINI, A.: I vasi linfatici parenchimali del rene umano. (Morfologia microscopica e istotopografia nell'organo normale). Arch. ital. Anat. Embriol. 72, 59 (1967).

Cook, W.F.: The detection of renin in juxtaglomerular cells. J. Physiol. 194, 73 (1969).

COOK, W.F.: Cellular localization of renin. In: Kidney Hormones, (J.W. Fisher, ed.) p. 117. London-New York: Academic Press 1971.

COOK, W.F., PICKERING, G.W.: The location of renin in the rabbit kidney. J. Physiol. 149, 526 (1959).

CORDIER, R.: Etudes histophysiologiques sur le tube urinaire des reptiles. Arch. de Biol. (Paris) 37, 3 (1928).

CORDIER, R.: Etudes histophysiologiques sur le tube urinaire des reptiles. Arch. de Biol. (Paris) 37, 104 (1928).

CORDIER, R.: Etudes histophysiologiques sur le tube urinaire des reptiles. Arch. de Biol. (Paris) 38, 111 (1928).

CORDIER, R.: Le tube urinaire du Protoptère (Dipneuste). C.R. Assoc. Anat. 24. Réun. Bordeaux 1929.

CORDIER, R.: Phénomènes d'athrocytose et de phagocytose dans la néphridie et dans le néphron. Essai d'histophysiologie comparée. Ann. Soc. Roy, Rool. Belg. 44, 115 (1934).

CRABTREE, C.: Sex differences in structure of Bowman's capsule (of kidney) in mouse. Science 91, 299 (1940).

CRABTREE, C.: Structure of Bowman's capsule as index of age and sex variations in normal mice. Anat. Rec. 79, 315 (1941).

CRAIG-BENNET, A.: The reproductive cycle of the three-spined stickleback Gasterosteus aculeatus L. Linn. Phil. Trans. Roy. Soc. B 219, 197 (1931).

CRAYEN, M., THOENES, W.: Architektur und cytologische Charakterisierung des distalen Tubulus der Rattenniere. Fortschr. Zool. 23, 279 (1975).

CREASEY, M., MOFFAT, D.B.: The effect of changes in conditions of water balance on the vascular bundles of the rat kidney. J. Anat. (Lond.) 109, 437 (1971).

CREASEY, M., MOFFAT, D.B.: The deposition of ingested silver in the rat kidney at different ages. Experientia 29, 326 (1973).

CROSS, R.J., TAGGART, J.V.: Renal tubular transport: accumulation of p-aminohippurate by rabbit kidney slices. Amer. J. Physiol. 161, 181 (1950).

CUPÉDO, R.N.J.: The ureterovesical junction and the musculature of the dorsal wall of the urinary bladder. Acta Anat. 89, 516 (1974).

DALTON, A.J., HAGUENAU, F. (eds.): Ultrastructure of the kidney. New York-London: Academic Press 1967.

DALTON, A.J., KAHLER, H., LLOYD, B.J.: The structure of the free surface of a series of epithelial cell types in the mouse as revealed by the electron microscope. Anat. Rec. 111, 67 (1951).

DALTON, A.J., KAHLER, H., STRIEBICH, M.J., LLOYD, B.: Fine structure of hepatic, intestinal and renal cells of the mouse as revealed by the electron microscope. J. Nat. Cancer Inst. 11, 439 (1950).

DANEO-SISTO, L., GUGLIELMONE, R.: Ricerche morfologiche e sperimentali sull' innervazione adrenergica del rene. Arch. Anat. Hist. Embri. norm. exp. 54, 13 (1971).

DANIEL, P.M., PEABODY, C.N., PRICHARD, M.M.L.: Observations on the circulation through the cortex and the medulla of the kidney. Quart. J. exp. Physiol. 36, 199 (1951).

DARMADY, E.M.: Correlation of renal function and structure. J. Clin. Path. 18, 493 (1965).

DARNTON, S.J.: A possible correlation between ultrastructure and function in the thin descending and ascending limbs of the loop of Henle of rabbit kidney. Z. Zellforsch. 93, 516 (1969).

DARNTON, S.J.: The conversion of injected glucose into renal glycogen and mucopolysaccharides. An autoradiographic study of rabbits in various states of hydration. Z. Zellforsch. 102, 273 (1969).

DAUDA, G., ENDES, P.: Studies on the ontogenesis of the granulated cells of the juxtaglomerular apparatus. Acta Morph. Acad. Sci. Hung. 12, 51 (1964).

DAVIES, J.: Nephric development in the sheep with reference to the problem of the ruminant pronephros. J. Anat. (Lond.) 85, 6 (1951).

DAVIES, J.: Correlated anatomical and histochemical studies on the mesonephros and placenta of the sheep. Amer. J. Anat. 91, 263 (1952).

DAVIES, J.: Cytological evidence of protein absorption in fetal and adult mammalian kidneys. Anat. Rec. 115, 296 (1953).

DAVIES, J.C.: Cytological evidence of protein absorption in fetal and adult mammalian kidneys. Amer. J. Anat. 94, 45 (1954).

DAVIES, J., DAVIES, D.V.: The development of the mesonephros of the sheep. Proc. Zool. Soc. (Lond.) 120, 73 (1950).

DAVIS, J.O., FREEMAN, R.H.: Mechanisms regulating renin release. Physiol. Rev. 56, 1 (1976).

DAVIS, L.E., SCHMIDT-NIELSEN, B.: Ultrastructure of the crocodile kidney (Crocodylus acutus) with special reference to electrolyte and fluid transport. J. Morph. 121, 255 (1967).

DAVIS, W.L., GOODMAN, D.B.P., MARTIN, J.H., MATTHEWS, J.L., RASMUSSEN, H.: Vasopressin

(AVP) induced changes in the toad urinary bladder epithelial surface – a scanning electron microscopy (SEM) study. J. Cell Biol. **59**, 2 (abstr.) (1973).

DAVIS, W.L., GOODMAN, D.B.P., MARTIN, J.H., MATTHEWS, J.L., RASMUSSEN, H.: Vasopressin-induced changes in the toad urinary bladder epithelial surface. J. Cell Biol. **61**, 544 (1974).

DAVIS, W.L., GOODMAN, D.B.P., SCHUSTER, R.J., RASMUSSEN, H., MARTIN, J.H.: Effects of cyto-chalasin B on the response of toad urinary bladder to vasopressin. J. Cell Biol. **63**, 986 (1974).

DAWSON, A.B.: Variations in the number and size of nuclei in the cells of the kidney tubules of an Australien desert frog *Cyclorana* (*Chiroleptes*) *alboguttatus* (Günther). Anat. Rec. **102**, 393 (1948).

DAWSON, A.B.: Functional and degenerate or rudimentary glomeruli in the kidney of two species of Australian frog, *Cyclorana* (*Chiroleptes*) *platycephalus* and *alboguttatus* (Günther). Anat. Rec. **109**, 417 (1951).

DEB, C., SARKAR, C.: Histochemistry of "renal sex segment" in garden lizard, *Calotes versicolor*. Proc. nat. Inst. Sci. India B. **29**, 197 (1963).

DEHOFF, E.: Über den arteriellen Zufluß des Capillarsystems in der Nierenrinde. Anat. Anz. **52**, 129 (1919/1920).

DEHOFF, E.: Die arteriellen Zuflüsse des Capillarsystems in der Nierenrinde des Menschen. Virchows Arch. **228**, 134 (1920).

DE MARTINO, C., ZAMBONI, L.: A morphologic study of the mesonephros of the human embryo. J. Ultrastr. Res. **16**, 399 (1966).

DE MUYLDER, C.G.: The "neurility" of the kidney. Oxford: Blackwell 1952.

DE RIDDER, L.I., MAREEL, M.M.: Phenol red uptake by irradiated and nonirradiated chick mesonephros in vitro. Lab. Invest. **26**, 600 (1972).

DEETJEN, P., BRECHTELSBAUER, H., KRAMER, K.: Hämodynamik des Nierenmarkes. III. Mitt. Farb-stoffpassagezeiten in äußerer Markzone und Vena renalis. Die Durchblutungsverteilung in der Niere. Pflügers Arch. ges. Physiol. **279**, 291 (1964).

DEEN, K.J. VAN, DE HAAN, J.: The effect of acid dyes on the explanted mesonephros of chick embryos. Acta Neerl. Morph. Norm. Path. **3**, 282 (1940).

DEIMLING, O. VON: Untersuchungen zur Hormonabhängigkeit der alkalischen Phosphatase der Rat-tennieren. Habilitationsschrift, Med. Fakultät Würzburg 1965.

DEIMLING, O. VON, BAUMANN, G., NOLTENIUS, H.: Hormonabhängige Enzymverteilung in Geweben. V. Wirkung von Kastration und Sexualhormonen auf fünf Enzyme der Mäuseniere. Histochemie **5**, 1 (1965).

DEIMLING, O. VON, GROSZARTH, C.: Esterase. IV. Die postnatale Entwicklung der unspezifischen Carboxylesterase in der Mäuseniere. Histochemie **30**, 122 (1972).

DEIMLING, O. VON, NEUSCHÄFER-RUBE, G., NOLTENIUS, H.: Methodische Untersuchungen zur quanti-tativen und histologischen Verteilung der alkalischen Phosphatase in den Hauptstücken der Rattenniere. Histochemie **8**, 183 (1967).

DEIMLING, O. VON, WESSELS, C.H., OTTERMANN, U., NOLTENIUS, H.: Hormonabhänge Enzymvertei-lung in Geweben. VII. Mitteilung. Die quantitative Verteilung der alkalischen Nierenphosphatase bei normalen Ratten beiderlei Geschlechts. Histochemie **8**, 200 (1967).

DEL CONTE, E.: Granular secretion in the kidney sexual segment of female lizards, *Cnemidophorus l. lemniscatus* (Sauria, Teiidae). J. Morph. **137**, 181 (1972).

DEL CONTE, E., TAMAYO, J.G.: Ultrastructure of the sexual segments of the kidney in male and female lizards, *Cnemidophorus l. lemniscatus* (L). Z. Zellforsch. **144**, 325 (1973).

DESALU, A.B.O.: Correlation of localization of alkaline and acid phosphatases with morphological development of the rat kidney. Anat. Rec. **154**, 253 (1966).

DESORMEAUX, Y., CANTIN, M.: Cytochimie ultrastructurale comparative des granules des cellules juxtaglomérulaires et des lysosomes des tubules rénaux: Digestion par les protéases. J. Microscop. Biol. Cell. **27**, 37 (1976).

DIBONA, D.R., CIVAN, M.M., LEAF, A.: Cellular specifity of the effect of vasopressin in toad urinary bladder. J. Membrane Biol. **1**, 79 (1969).

DICK, B.W., KURTZ, S.M.: Protein absorption from the urinary space by glomerular visceral epithelium. Lab. Invest. **19**, 412 (1968).

DIETERICH, H.J.: Histophysiologische Untersuchungen über die tubuläre Stoffausscheidung in der Rattenniere bei Ureterligatur. Z. Zellforsch. **57**, 583 (1962).

DIETERICH, H.J.: Die Ultrastruktur der Gefäßbündel im Mark der Rattenniere. Z. Zellforsch. **84**, 350 (1968).

DIETERICH, H.J.: Die Ultrastruktur der Vasa efferentia der Rattenniere. Anat. Anz., Erg.-H., **126**, 125 (1970).

DIETERICH, H.J.: Die Gefäße der Rattenniere. Struktur und Einbau nach licht- und elektronenmikroskopischen Befunden. Habil.-Schrift, Mediz. Fak. Münster 1971.

DIETERICH, H.J.: Interstitium und venöse Strombahn in der Rattenniere. Anat. Anz., Erg.-H., **134**, 37 (1973).

DIETERICH, H.J.: Electron microscopic studies of the innervation of the rat kidney. Z. Anat. Entwickl.-Gesch. **145**, 169 (1974).

DIETERICH, H.J.: Die Struktur der Blutgefäße in der Rattenniere. Stuttgart: Thieme 1978.

DIETERICH, H.J., BARRETT, J.M., KRIZ, W., BÜLHOFF, J.P.: The ultrastructure of the thin loop limbs of the mouse kidney. Anat. Embryol. **147**, 1 (1975).

DIETERICH, H.J., KRIZ, W.: Zum Problem der Fixierung des Nierenmarkes. Licht- und elektronenmikroskopische Untersuchungen an der Außenzone der Rattenniere. Acta Anat. **74**, 267 (1969).

DINGLER, E.CH.: Beitrag zur Kenntnis der histologischen und funktionellen Beziehung des perizystischen Gewebes zum Corpus vesicae. Anat. Anz. **100**, 105 (1954).

DISSE, J.: In: Handbuch der Anatomie des Menschen, Bd. 7/1, S. 96. G. Fischer: Jena 1902.

DIXON, J.S., GOSLING, J.A.: The fine structure of pacemaker cells in the pig renal calices. Anat. Rec. **175**, 139 (1973).

DIXON, J.S., GOSLING, J.A.: The distribution of noradrenergic nerves and small, intensely fluorescent (SIF) cells in the cat urinary bladder. Cell Tiss. Res. **150**, 147 (1974).

DIXON, J.S., GOSLING, J.A.: The morphology and innervation of subepithelial "striated" muscle cells in the male guinea pig urethra. Cell Tiss. Res. **174**, 281 (1976).

DJELALI, D.: Recherches caryométriques sur l'histophysiologie du rein. III. Modifications des grandeurs nucléaires dans le néphron après surrénalectomie. Z. mikr.-anat. Forsch. **66**, 96 (1960).

DOBY, T.: Acta Med. (Budapest), T. III, Fasc. 2, 1952. Zit. nach Piiper und Schürmeyer (1955).

DOBYAN, D.C., NAGLE, R.B., BULGER, R.E.: Acute tubular necrosis in the rat kidney following sustained hypotension. Physiologic and morphologic observations. Lab. Invest. **37**, 411 (1977).

DODSON, J.W., HAY, E.: Secretion of collagenous stroma by isolated epithelium grown in vitro. Exp. Cell Res. **65**, 215 (1971).

DOLEŽEL, S., EDVINSSON, L., OWMAN, CH., OWMAN, T.: Fluorescence histochemistry and autoradiography of adrenergic nerves in the renal juxtaglomerular complex of mammals and man, with special regard to the efferent arteriole. Cell Tiss. Res. **169**, 211 (1976).

DONEEN, B.A.: Biological activities of mammalian and teleostean prolactins and growth hormones of mouse mammary gland and teleost urinary bladder. Gen. Comp. Endocr. **30**, 34 (1976).

DONGEN, W.J. VAN, VAN DER HEIJDEN, C.A.: The demonstration of renal juxtaglomerular granules and the evaluation of the index of granulation in the toad, *Bufo bufo*. Z. Zellforsch. **94**, 40 (1969).

DORP, D. VAN: Recent developments in the biosynthesis and the analysis of prostaglandins. Ann. N. Y. Acad. Sci. **180**, 181 (1971).

DRUET, P., BARIETY, J., BELLON, B., LALIBERTE, F.: Nephrotoxic serum nephritis in the rat. Ultrastructural localization of nephrotoxic rabbit antibodies using peroxidase-labeled conjugates. Lab. Invest. **27**, 157 (1972).

DUNIHUE, F.W.: Effect of cellophane perinephritis on the granular cells of the juxtaglomerular apparatus. Arch. Path. **32**, 211 (1941).

DUNIHUE, F.W.: The effect of bilateral adrenalectomy on the juxtaglomerular apparatus. Anat. Rec. **96**, 536 (abstr.) (1946).

DUNIHUE, F.W.: The effect of adrenal insufficiency and of desoxycorticosterone acetate on the juxtaglomerular apparatus. Anat. Rec. **103**, 442 (abstr.) (1949).

DUNIHUE, F.W., BOLDOSSER, W.G.: Observations on the similarity of mesangial to juxtaglomerular cells. Lab. Invest. **12**, 1228 (1963).

DUNIHUE, F.W., CANDON, B.H.: Histologic changes in the renal arterioles of hypertensive rabbits. A.M.A. Arch. Path. **29**, 777 (1940).

DUNN, T.B.: Some observations on the normal and pathologic anatomy of the kidney of the mouse. J. nat. Cancer Inst. **9**, 285 (1949).

DUNN, T.B., ANDERVONT, H.B.: Histology of some neoplasms and non-neoplastic lesions found in wild mice maintained under laboratory conditions. J. nat. Cancer Inst. **31**, 873 (1963).

DURANT-JORDA, F.: The renal ducts of Bellini. J. Anat. (Lond.) 89, 464 (1955).

EBE, T., KOBAYASHI, S., YAMAMOTO, T.: Intramitochondrial inclusion bodies in the urinary epithelium of striped snake (*Elaphe quadrivirgata*) J. Electronmicrosc. 14, 203 (1965).

EDELMAN, R., HARTROFT, P.M.: Localization of renin in juxtaglomerular cells of rabbit and dog through the use of the fluorescent-antibody technique. Circulat. Res. 9, 1069 (1961).

EDWARDS, J.G.: Functional sites and morphological differentiation in the renal tubule. Anat. Rec. 55, 343 (1933).

EDWARDS, J.G.: The epithelium of the renal tubule in bony fish. Anat. Rec. 63, 263 (1935).

EDWARDS, J.G.: The vascular pole of the glomerulus in the kidney of vertebrates. Anat. Rec. 76, 381 (1940).

EDWARDS, J.G.: The development of the efferent arteriole in the human metanephros. Anat. Rec. 109, 495 (1951).

EDWARDS, J.G.: Efferent arterioles of glomeruli in the juxtamedullary zone of the human kidney. Anat. Rec. 125, 521 (1956).

EDWARDS, J.G., SCHNITTER, C.: The renal unit in the kidney of vertebrates. Amer. J. Anat. 53, 55 (1933).

EKEHORN, G.: On the principles of renal function. Acta med. scand., Suppl. 36, 1 (1931).

ELAUT, L.: Path and structure of heliocoid artery in renal sinus of man. C.R. Soc. Biol. Paris 133, 462 (1940).

EL-BADAWI, A., SCHENK, E.A.: Dual innervation of the mammalian urinary bladder. A histochemical study of the distribution of cholinergic and adrenergic nerves. Amer. J. Anat. 119, 405 (1966).

ELIAS, H.: The renal glomerulus by light and electron microscopy. Res. Serv. Med. 46, 3 (1956).

ELIAS, H., ALLARA, E., ELIAS, P.M., KRISHNA MURTHY, A.S.: The podocytes, re-examined. Z. mikr.-anat. Forsch. 72, 344 (1964).

ELIAS, H., HENNIG, A.: Stereology of the human renal glomerulus. In: Quantitative Methods in Morphology (E.R. Weibel, H. Elias, eds.), p. 133. Berlin-Heidelberg-New York: Springer 1967.

ELIAS, H., HENNIG, A., ELIAS, P.M.: Some methods for the study of kidney structure. Z. wiss. Mikrosk. mikr. Techn. 65, 70 (1961).

ELIŠKA, O.: The collateral blood flow of the canine and human kidney. Cor Vasa 8, 68 (1966).

ELIŠKA, O.: Blood flow through the collateral circulation of the kidney. Angiologica 3, 333 (1966).

ELZE, C.: In: Anatomie des Menschen (H. Braus, ed.), Bd. II, 3. Aufl. Berlin-Göttingen-Heidelberg: Springer 1956.

ELZE, C., DEHOFF, E.: Sitzungs-Ber. Naturhistor.-med. Verein Heidelberg 1918.

EMERY, J.L., MACDONALD, M.S.: Involuting and scarred glomeruli in the kidney of infants. Amer. J. Path. 36, 713 (1960).

EMERY, N., POULSON, TH.L., KINTER, W.B.: Production of concentrated urine by avian kidneys. Amer. J. Physiol. 223, 18 (1972).

EMMEL, V.M.: The Golgi apparatus in the proximal and distal tubule cells of the perfused frog's kidney. Anat. Rec. 70, 371 (1938).

ENDES, P., GOMBA, S., DÉVÉNYI, I.: Specific staining and exact quantitative evaluation of the granulation in the juxtaglomerular cells. Acta Morph. Acad. Sci. Hung. 17, 47 (1969).

ENGBERG, A., ERICSSON, J.L.E., ORRENIUS, S.: Electron microscopic observations in iron-labelled secondary lysosomes in renal tubules in mice. Z. Zellforsch. 98, 378 (1969).

ERÄNKÖ, O., LEHTO, E.: Distribution of acid and alkaline phosphatases in human metanephros. Acta Anat. 22, 277 (1954).

ERICSSON, L.E.: Glutaraldehyde perfusion of the kidney for preservation of proximal tubules with patent lumens. J. Microscopie 5, 97 (1966).

ERICSSON, J.L.E.: Fine structure of ureteric duct epithelium in the North Atlantic hagfish (*Myxine glutinosa* L.). Z. Zellforsch. 83, 219 (1967).

ERICSSON, J.L.E.: Fine structural basis for hemoglobin filtration by glomerular capillaries. Nephron 5, 7 (1968).

ERICSSON, J.L.E., SELJELID, R.: Endocytosis in the ureteric duct epithelium of the hagfish (*Myxine glutinosa* L.). Z. Zellforsch. 90, 263 (1968).

ERICSSON, J.L., TRUMP, B.F.: Electron microscopic studies of the epithelium of the proximal tubule of the rat kidney. III. Microbodies, multivesicular bodies, and the Golgi apparatus. Lab. Invest. 15, 1610 (1966).

ERNST, ST.A.: Transport ATPase cytochemistry: Ultrastructural localization of potassium-dependent and potassium-independent phosphatase activities in rat kidney cortex. J. Cell Biol. **66**, 586 (1975).

ERTL, N.: Zur Entwicklung des juxtaglomerulären Apparates in Nieren von Mäuseembryonen. Z. Anat. Entwickl.-Gesch. **126**, 132 (1967).

EVAN, A.P., BAKER, J.T., BENGELE, H.W.: Zonulae occludentes of the rat nephron under conditions of experimental expansion of blood and/or fluid volume. Anat. Rec. **186**, 139 (1976).

FAARUP, P.: On the morphology of the juxtaglomerular apparatus. Acta Anat. **60**, 20 (1965).

FAARUP, P., CHRISTENSEN, H.E.: Substructures in the capillary basement membrane of the renal medulla, revealed by freeze-drying. J. Electronmicrosc. (1964).

FÄNGE, R.: Structure and function of the excretory organs. In: The Biology of *Myxine* (A. Brodal, R. Fänge, eds.), p. 516. Oslo: Universitetsforlaget 1963.

FAITH, G.C., TRUMP, B.F.: The glomerular capillary wall in human kidney disease: acute glomerulonephritis, systemic lupus erythematosus and preeclampsia-eclampsie. Lab. Invest. **15**, 1682 (1966).

FALCHUK, K.H., BERLINER, R.W.: Hydrostatic pressure in peritubular capillaries and tubules in the rat kidney. Amer. J. Physiol. **220**, 1422 (1971).

FALCK, B., HÄGGENDAHL, J., OWMAN, CH.: The localization of adrenaline in adrenergic nerves in the frog. Quart. J. exp. Physiol. **48**, 253 (1963).

FARBER, E., STERNBERG, W.H., DUNLAP, CH.E.: Histochemical localization of specific oxidative enzymes. I. Tetrazolium stains for diphosphopyridine nucleotide diaphorase and triphosphopyridine nucleotide diaphorase. J. Histochem. Cytochem. **4**, 254 (1956).

FARBER, E., STERNBERG, W.H., DUNLAP, CH.E.: Histochemical localization of specific oxidative enzymes. III. Evaluation studies of tetrazolium methods for diphosphopyridine nucleotide diaphorase, triphosphopyridine nucleotide diaphorase and the succindehydrogenase system. J. Histochem. Cytochem. **4**, 284 (1956).

FARBER, S.J., VAN PRAAG, D.: Composition of glycosaminoglycans (mucopolysaccharides) in rabbit renal papillae. Biochem. Biophys. Acta **208**, 219 (1970).

FARQUHAR, M.G.: Glomerular permeability investigated by electron microscopy. In: Small Blood Vessel Involvement in Diabetes Mellitus, p. 31. Publ. by The American Institute of Biol. Sciences, 1964.

FARQUHAR, M.G.: The primary glomerular filtration barrier — basement membrane or epithelial slits? Kid. Internat. **8**, 197 (1975).

FARQUHAR, M.G., PALADE, G.E.: Segregation of ferritin in glomerular proteinabsorption droplets. J. Biophys. Biochem. Cytol. **7**, 217 (1960).

FARQUHAR, M.G., PALADE, G.E.: Functional evidence for the existence of a third cell type in the renal glomerulus. Phagocytosis of filtration residues by a distinctive "third" cell. J. Cell Biol. **13**, 55 (1962).

FARQUHAR, M.G., PALADE, G.E.: Junctional complexes in various epithelia. J. Cell Biol. **17**, 375 (1963).

FARQUHAR, M.G., VERNIER, R.L., GOOD, R.A.: The application of electron microscopy in pathology: Study of renal biopsy tissues. Schweiz. med. Wschr. **87**, 501 (1957).

FARQUHAR, M.G., VERNIER, R.L., GOOD, R.A.: Studies on familial nephrosis. II. Glomerular changes observed with the electron microscope. Amer. J. Path. **33**, 791 (1957).

FARQUHAR, MG., WISSIG, S.L., PALADE, G.S.: Glomerular permeability. I. Ferritin transfer across the normal glomerular capillary wall. J. exp. Med. **113**, 47 (1961).

FARSUND, T.: Cell kinetics of mouse urinary bladder epithelium. I. Circadian and age variations in cell proliferation and nuclear DNA content. Virchows Arch. B. Cell Path. **18**, 35 (1975).

FARSUND, T.: Cell Kinetics of mouse urinary bladder epithelium. Virchows Arch. B Cell Path. **25**, 179 (1977).

FARSUND, T., DAHL, E.: Cell kinetics of mouse urinary bladder epithelium. III. A histologic and ultrastructural study of bladder epithelium during regeneration after a single dose of cyclophosphamide, with special reference to the mechanism by which polyploid cells are formed. Virchows Arch. B Cell Path. **26**, 215–223 (1978).

FAUTREZ, J.: Contribution à l'étude de l'athrocytose. Arch. Biol. (Liège) **50**, 369 (1930).

FEHÉR, E.: The structure of the nerve elements of the urinary bladder. Acta Anat. **99**, 265 (abstr.) (1977).

FELDOTTO, A.: Die Harnkanälchen des Huhnes. Z. mikr.-anat. Forsch. **17**, 353 (1929).

FELIX, W.: Die Entwicklung der Nachniere. In: Handbuch der Entwicklungsgeschichte des Menschen, Bd. 3. Leipzig: Hirzel 1905.

FERGUSON, D.R., HEAP, P.F.: The morphology of the toad urinary bladder: stereoscopic and transmission electron microscopical study. Z. Zellforsch. **109**, 297 (1970).

FERIA-VELASCO, A.: The ultrastructural bases of the initial stages of renal tubular excretion. Lab. Invest. **30**, 190 (1974).

FERRERI, E., PEYROT, A.: Recherches biochimiques et histochimiques sur quelques enzymes du rein de *Triturus cristatus carnifex* Laur. en conditions expérimentales. Ann. Histochim. **7**, 77 (1962).

FERRERI, E., PEYROT, A.: Ricerche istochimiche e biochimiche su alcuni enzimi del nefrone del tritone crestato (*Triturus cristatus carnifex* Laur.) in condizioni normali e sperimentali (trattamento con tiouracile, gonadectomia). Z. Zellforsch. **56**, 470 (1962).

FERULANO, O.: Osservazioni istologiche e considerazioni funzionali sulla tunica muscolare dell'uretere. Quad. Anat. prat. **10**, 386–402 (1952). Zit. nach GISEL (1969).

FETTERMAN, G.H., SHUPLOCK, N.A., PHILLIPP, F.J., GREGG, H.S.: The growth and maturation of human glomeruli and proximal convolutions from term to adulthood. Pediatrics **35**, 601 (1965).

FIALA, M., GUZE, L.B., GOLDBERG, M., HENDERSON, L.W., GLASSOCK, R.J., PARSA, K.P.: Cultures of renal biopsies: outgrowth of vacuolated and multinucleated cells. Nephron **11**, 276 (1973).

FINCKH, E.S., JOSKE, R.A.: The occurrence of columnar epithelium in Bowman's capsule. J. Path. Bact. **68**, 646 (1954).

FINE, H., KEENE, E.N.: The arteries of the human kidney. J. Anat. (Lond.) **100**, 881 (1966).

FINLAYSON, G., ALEXANDER, R., JUNCOS, L., SCHLEIN, E., TEAGUE, P., WALDMAN, R., CADE, R.: Immunoglobulin A glomerulonephritis, a clinicophathologic study. Lab. Invest. **32**, 140 (1975).

FIRTH, J.A., HICKS, R.M.: Interspecies variation in the fine structure and enzyme cytochemistry of mammalian transitional epithelium. J. Anat. (Lond.) **116**, 31 (1973).

FISCHER, H.: Das Verhalten des Golgi-Apparates in den Hauptstückzellen der Harnkanälchen bei experimentell gesteigerter und gehemmter Diurese. Z. mikr.-anat. Forsch. **43**, 342 (1938).

FISH, A.J., MICHAEL, A.F., VERNIER, R.L., BROWN, D.M.: Human glomerular cells in tissue culture. Lab. Invest. **33**, 330 (1975).

FISHER, E.R.: Lysosomal nature of juxtaglomerular granules. Science **152**, 1752 (1966).

FLEROFF, N.: Studien über den Bau und die funktionelle Struktur des Harnblasenepithels der Nagetiere. Z. Zellforsch. **24**, 360 (1936).

FLEXNER, L.B.: Biochemical changes associated with onset of secretory activity in the metanephros of the fetal pig. The cytochrome oxidase-cytochrome system and oxidation-reduction potentials. J. Biol. Chem. **131**, 703 (1939).

FLOOD, P.R., TOTLAND, G.K.: Substructure of solitary cilia in mouse kidney. Cell Tiss. Res. **183**, 281 (1977).

FLUME, J.B., ASHWORTH, C.T., JAMES, J.A.: An electron microscopic study of tubular lesions in human kidney biopsy specimens. Amer. J. Path. **43**, 1067 (1963).

FOOTE, J.J.: Segmental differentiation in the proximal convoluted tubule of the mammalian nephron. Proc. Soc. exp. Biol. Med. **39**, 196 (1936).

FOOTE, J.J., GRAFFLIN, A.L.: Quantitative measurements of the fat laden and fat free segments of the proximal tubule in the nephron of the cat and dog. Anat. Rec. **72**, 169 (1938).

FOOTE, J.J., GRAFFLIN, A.L.: Cell contours in the two segments of the proximal tubule in the cat and dog nephron. Amer. J. Anat. **70**, 1 (1942).

FORBES, T.R.: In: Sex and Internal Secretions (W.C. Young, ed.), vol. 2, 3rd ed. Baltimore: Williams and Wilkins, 1961.

FORSSMANN, W.G.: Ultrastruktur der Nephrone und Sammelrohre. Verh. Anat. Ges. **67**, 65 (1973).

FORSSMANN, W.G., ORCI, L.: Ultrastructure and secretory cycle of the gastrin-producing cell. Z. Zellforsch. **101**, 419 (1969).

FORSSMANN, W.G., SIEGRIST, G., ORCI, L., GIRADIER, L., PICTET, R., ROUILLER, C.: Fixation par perfusion pour la microscopie électronique. Essai de généralisation. J. Microscop. **6**, 279 (1967).

FORSSMANN, W.G., TAUGNER, R.: Studies on the juxtaglomerular apparatus. V. The juxtaglomerular apparatus in *Tupaia* with special reference to intercellular contacts. Cell Tiss. Res. **177**, 291 (1977).

FORSTER, R.P.: Use of thin kidney slices and isolated renal tubules for direct study of cellular transport kinetics. Science **108**, 65 (1948).

FORSTER, R.P., GOLDSTEIN, L.: Formation of excretory products. In: Fish Physiology (W.S. Hoar, D.J. Randall, eds.), vol. 1. London-New York: Academic Press 1969.

FORSTER, R.P., GOLDSTEIN, L., ROSEN, J.K.: Intrarenal control of urea reabsorption by renal tubules of the marine elasmobranch, *Squalus acanthias*. Comp. Biochem. Physiol. **42A**, 3 (1972).

FOSTER, R.C.: Renal hydromineral metabolism in starry flounder, *Plachtichthys stellatus*. Comp. Biochem. Physiol. **55A**, 135 (1976).

FOSTER, C.L., RIAD, Z.M.: Some staining properties of the glomerular constituents in normal rabbits. J. Anat. (Lond.) **97**, 403 (1963).

FOURMAN, J.: Specialised cells in the renal vasa recta. Bibl. Anat. **10**, 252 (1968).

FOURMAN, J., MOFFAT, D.B.: Observations on the fine blood vessels of the kidney. Symp. Zool. Soc. (Lond.) **11**, 57 (1964).

FOURMAN, J., MOFFAT, D.B.: The blood vessels of the kidney. Oxford: Blackwell 1971.

FRASER, E.: The development of the vertebrate excretory system. Biol. Rev. **25**, 159 (1950).

FREUDENBERG, R.: Zur Architektur der Niere vom Meerschweinchen. Z. Zellforsch. **14**, 266 (1932).

FREY, E., FREY, J.: Die Funktion der gesunden und kranken Niere. Berlin-Göttingen-Heidelberg: Springer 1950.

FRIED, W.: Erythropoietin and the kidney. Nephron **15**, 327 (1975).

FRIEDBERG, E.C.: Zonal variations in the juxtaglomerular granules in mice of different ages. Nephron **2**, 230 (1965).

FRIEDERICI, H.H.R.: The tridimensional ultrastructure of fenestrated capillaries. J. Ultrastruct. Res. **23**, 444 (1968).

FRIEDMAN, M., KAPLAN, A.: Studies concerning the site of renin formation in the kidney. I. The absence of renin in the aglomerular kidney of the midshipman fish. J. exp. Med. **75**, 127 (1942).

FRIEDMAN, M., KAPLAN, A.: Site of renin formation in kidney. Renin content of mammalian kidney following specific necrosis of proximal convoluted tubular epithelium. J. exp. Med. **77**, 65 (1943).

FRIEDMAN, M., KAPLAN, A., WILLIAMS, E.: Studies concerning the site of renin formation in the kidney. II. Absence of renin in glomerular kidney of marine fish. Proc. Soc. exp. Biol. (N.Y.) **50**, 199 (1942).

FUCHS, F.: Zur Entwicklung der Sammelröhren der menschlichen Niere. Z. Anat. Entwickl.-Gesch. **101**, 746 (1933).

FUCHS, U.: Ultrastruktur und Funktion der kapillären Basalmembran (mit besonderer Berücksichtigung des Nierenglomerulum). Gegenbaurs morph. Jb. **109**, 295 (1966).

FUJITA, T., TOKUNAGA, J., EDANAGA, M.: Scanning electron microscopy of the glomerular filtration membrane in the rat kidney. Cell Tiss. Res. **166**, 299 (1976).

FUJITA, T., TOKUNAGA, J., MIYOSHI, M.: Scanning electron microscopy of the podocytes of renal glomerulus. Arch. histol. jap. **32**, 99 (1970).

FUJIWARA, I.: Studies on the proliferation of the transitional epithelia in the urinary bladder of rat. Acta Anat. Nippon **31**, 507 (1936).

FUJIWARA, I.: Daily frequency of cell division in the urinary bladder epithelia of rat. Acta Anat. Nippon **32**, 482 (1957).

FUJIWARA, I.: Experimental studies on the proliferation of the transitional epithelia of the urinary bladder in the dog. Acta Anat. Nippon **32**, 583 (1957).

FUJIWARA, I.: Studies on the proliferation of the transitional epithelia in the urinary bladder of the dog. Shinshu-Med. J. **6**, 55 (1957).

FURIERI, P., LANZAVECCHIA, G.: La secrezione dell'epididymo e del rene sexuale nei rettili. Studio al microscopio elettronico. Arch. ital. Anat. Embriol. **64**, 357 (1959).

FUTAESAKU, Y., MIZUHIRA, V., NAKAMURA, H.: A new fixation method using tannic acid for electron microscopy and some observations of biological specimens. Proc. Intern. Congr. Histochem. Cytochem. **4**, 155 (1972).

GABE, M.: Données histochimiques sur le rein de *Vipera aspis* (L.). Ann. d'Histochimie **4**, 23 (1959).

GABOR, I., SCHNEIDER, U., SCHNEIDER, W.: Verästelungstypen der Nierengefäße des Menschen vor dem Hilus renalis. Anat. Anz. **124**, 355 (1969).

GABBIANI, G., HIRSCHEL, B.J., RYAN, G.B., STATKOV, P.R., MAJNO, G.: Granulation tissue as a contractile organ. A study of structure and function. J. Exp. Med. **135**, 719 (1972).

GAIRNS, F.W., MORRISON, S.D.: Lipid in nephrons of the cat. J. Physiol. **110**, 17 P (1969).

GANG, N.V., MAUTNER, W.: Studies on the mechanism of the onset of proteinuria in aminonucleoside nephrosis. Lab. Invest. **27**, 310 (1972).

GÄNSSLEN, M.: Der feinere Gefäßaufbau gesunder und kranker Nieren. Erg. inn. Med. **47**, 275 (1932).

GANOTE, CH.E., GRANTHAM, J.J., MOSES, H.L., BURG, M.B., ORLOFF, J.: Ultrastructural studies of vasopressin effect on isolated perfused renal collecting tubules of the rabbit. J. Cell Biol. **36**, 355 (1968).

GAUER, J.P.: Kerngrößenuntersuchungen am Übergangsepithel. Mitt. Naturforsch. Ges. (Bern) N.F. **6**, 85 (1949).

GÉRARD, P.: Sur le système athrophagocytaire chez l'ammocète de la *Lampetra planeri* (Bloch). Arch. de Biol. **44**, 327 (1933).

GÉRARD, P.: Contribution a l'étude de l'histophysiologie rénale chez *Lepadogaster gouanii*. Bull. Class. Sci. Acad. Roy. Belg. **20**, 12 (1934).

GÉRARD, P.: Contributions apportées par l'histophysiologie comparée à la connaissance de la fonction rénale chez les vertébrés. Ann. Physiol. **12**, 587 (1936).

GÉRARD, P., CORDIER, R.: Sur le pouvoir athrophagocytaire des cellules des tubes contournés dans le mésonéphros larvaire de *Discoglossus pictus*. C.R. Soc. Biol. Soc. belg. Biol. **113**, 1528 (1933).

GÉRARD, P., CORDIER, R.: Sur le mécanisme de transformation des néphrons ouverts en néphrons fermés chez la larve de *Discoglossus pictus*. Bull. Class. Sci. Acad. roy. Belg. **19**, 508 (1933).

GÉRARD, P., CORDIER, R.: Sur l'interprétation des altérations morphologiques caractéristiques observées dans le rein au cours de la néphrose lipoidique. Arch. Intern. Méd. Exp. **8**, 225 (1933).

GÉRARD, P., CORDIER, R.: Esquisse d'une histophysiologie comparée du rein des vertébrés. Biol. Rev. **9**, 110 (1934).

GÉRARD, P., CORDIER, R.: Recherches d'histophysiologie comparée sur le pro- et le mésonéphros larvaires des anoures. Z. Zellforsch. **21**, 1 (1934).

GÉRARD, M.P., CORDIER, M.R.: Comment interpréter les formations granulaires rencontrées dans le tube contourné du rein, chez les vertébrés? Bull. Acad. Roy. Méd. Belg. (1934).

GÉRARD, P., CORDIER, R.: Sur l'existence de cellules glandulaires dans le néphron des aglosses. Bull. Acad. roy. Belg. Cli. Sci. **23**, 834 (1937).

GERMUTH, F., RODRIGUEZ, G.E.: Immunopathology of the renal glomerulus. Immune complex deposit and antibasement membrane disease. Boston: Little, Brown 1973.

GERMUTH, F.G., TAYLOR, J.T., SIDDIQUI, S.Y., RODRIGUEZ, N.E.: Immune complex disease. VI. Some determinants of the varieties of glomerular lesions in the chronic bovine serum-albumin-rabbit system. Lab. Invest. **37**, 162 (1977).

GERSH, I.: Histochemical studies on the mammalian kidney. II. The glomerular elimination of uric acid in the rabbit. Anat. Rec. **58**, 369 (1934).

GERSH, I.: The correlation of structure and function in the developing meso- and metanephros. Contr. Embryol. Carneg. Inst. **26**, 33 (1937).

GERSH, I., STIEGLITZ, E.J.: Histochemical studies on the mammalian kidney. I. The glomerular elimination of ferrocyanide in the rabbit, and some related problems. Anat. Rec. **58**, 349 (1934).

GERTZ, K.H.: Transtubuläre Natriumchloridflüsse und Permeabilität für Nichtelektrolyte im proximalen und distalen Konvolut der Rattenniere. Pflügers Arch. ges. Physiol. **276**, 336 (1963).

GERTZ, K., SCHMIDT-NIELSEN, B., PAGEL, D.: Exchange of water, urea and salt between the mammalian renal papilla and the surrounding urine. Fed. Proc. Fed. Amer. Soc. exp. Biol. **25**, 327 (abstr.) (1966).

GERZELI, G., DE PICEIS POLVER, P.: Studio istomorfologico ed istochimico comparato della vesica urinaria e della cloaca nei cheloni. Arch. ital. Anat. Embriol. **72**, 258 (1967).

GEYER, G.: Histotopochemische Untersuchungen mit der Hale-PAS-Reaktion an der Niere von *Rana esculenta*. Acta histochem. (Jena) **5**, 1 (1957).

GEYER, G.: Topochemische Untersuchungen an kanalisierten Zellen im Verbindungsstück der Niere von *Rana esculenta*. Acta histochem. (Jena) **5**, 83 (1958).

GEYER, G., LINSS, W.: Elektronenmikroskopische Untersuchung des Epithels im Verbindungsstück der Niere von *Rana esculenta*. Anat. Anz. **114**, 236 (1964).

GEYER, G., LINSS, W., MÖLLER, I., MÜLLER, A., SCHAAF, P., KLINGER, G.: Zum topochemischen Aufbau der glomerulären Kapillarwand. Acta histochem. (Jena) 35, 233 (1970).

GEYER, G., LINSS, W., SCHAAF, P., MÖLLER, I., MÜLLER, A.: Ultrahistochemische Untersuchungen an isolierten glomerulären Basalmembranen. Acta histochem. (Jena) 35, 67 (1970).

GIEBISCH, G.: Functional organization of proximal and distal tubular electrolyte transport. Nephron 6, 260 (1969).

GIEBISCH, G.: Some electrical properties of mammalian distal tubules. In: Electrophysiology of Epithelial Cells (G. Giebisch, ed.), 149. Symposia Medica Hoechst. Stuttgart: Schattauer 1971.

GIEBISCH, G.: Renal potassium excretion. In: The Kidney (CH. ROUILLER, A.F. MULLER, eds.), vol. III, p. 329. New York-London: Academic Press 1971.

GIEBISCH, G., WINDHAGER, E.E.: Renal tubular transfer of sodium, chloride, and potassium. Amer. J. Med. 36, 643 (1964).

GILBERT, A.B.: The innervation of the renal portal valve of the domestic fowl. J. Anat. (Lond.) 95, 594 (1961).

GILL, J.R., JR.: Frontiers in Neuroendocrinology. London-New York: Oxford Univ. Press 1969.

GISEL, A.: Ureter, Harnleiter. In: Handbuch d. Urologie I. Anatomie und Embryologie, p. 225 (C.E. ALKEN, V.W. DIX, W.E. GOODWIN, E. WILDBOLZ, eds.). Berlin-Heidelberg-New York: Springer 1969.

GLAUMANN, B.: Effect of mannitol, dextran (Macrodex), allopurinol, and methylprednisolone on the morphology of the proximal tubule of the rat kidney made ischemic in vivo. Virchows Arch. B. Cell Path. 23, 297 (1977).

GLAUMANN, B., GLAUMANN, H., BEREZESKY, I., TRUMP, F.B.: Studies on cellular recovery from injury. II. Ultrastructural studies on the recovery of the pars convoluta of the proximal tubule of the rat kidney from temporary ischemia. Virchows Arch. B. Cell Path. 24, 1 (1977).

GLIMSTEDT, G.: Quantitative histochemische Untersuchungen über die Nieren. I. Die Verteilung der Chloride. Z. mikr.-anat. Forsch. 52, 335 (1942).

GLIMSTEDT, G.: Some recent views on the structure and function of the kidney. Bull. Acad. Suisse Sci. méd. 3, 182 (1947/1948).

GLIMSTEDT, G., HÅKANSSON, R., JONSSON, J., LUNDH, B., RORSMAN, H.R.: The collecting tubules of the kidney in dietary sodium and potassium deficiency. Kungl. Fysiograf. Sällskap. Lund Förh. 23, Nr. 13, 1 (1953).

GLIMSTEDT, G., JOHANSSON, H.R., JONSSON, N.: Das Sammelrohrsystem der Niere bei Kochsalzbelastung. Verh. Anat. Ges. 99, 182 (1952).

GLIMSTEDT, G., JOHANSSON, H.R., JONSSON, N.: The collecting tubules of the kidney in dietary chloride deficiency. Kungl. Fysiograf. Sällsk. Lund Förh. 22, Nr. 10, 1 (1952).

GLIMSTEDT, G., JOHANSSON, H.R., JONSSON, N.: The effect of thirst on the nuclear volumes in the cells of the collecting tubules of the kidney in the rat. Kungl. Fysiograf. Sällsk. Lund Förh. 22, Nr. 13, 1 (1952).

GLIMSTEDT, G., JOHANSSON, H.R., JONSSON, N.: The effect of adrenalectomy on the nuclear volumes in the cells of the collecting tubules of the kidney in the rat. Kungl. Fysiograf. Sällsk. Lund Förh. 23, Nr. 1, 1 (1953).

GLIMSTEDT, G., JONSSON, N., RORSMAN, H.R.: The collecting tubules of the kidney in the rat at water overloading. Kungl. Fysiograf. Sällsk. Lund Förh. 24, Nr. 1, 1 (1954).

GLOOR, F., NEIDITSCH-HALFF, L.A.: Die interstitiellen Zellen des Nierenmarkes der Ratte. Z. Zellforsch. 66, 488 (1965).

GOECKERMANN, J.A., VIGIL, E.L.: Peroxisome development in the metanephric kidney of mouse. J. Histochem. Cytochem. 23, 957 (1975).

GÖLDI, K.: Histochemische Reaktionen in der normalen Harnblasenschleimhaut. Z. mikr.-anat. Forsch. 58, 256 (1952).

GÖMÖRI, P., FÖLDI, M., SZABÓ, G.: Renal function in the case of renal arterio-venous shunt formation. Acta Med. Acad. Sci. Hung. 17, 99 (1961).

GÖMÖRI, P., ZOLNAI, B., NAGY, Z., JAKAB, I., MESZAROS, A.: The problem of renal ischaemia and of the arterio-venous anastomoses of the kidney. III. New corrosion studies in dehydration, haemorrhagic, traumatic and ischaemic shock arterial hypoxia and after serumalbumin treatment. Acta Med. Acad. Sci. Hung. 2, 169 (1964).

GOMBA, S., SOLTÉSZ, M., ENDES, P.: The granulate cells of the juxtaglomerular apparatus. II. Histochemical tests for amino acids. Acta Morph. Acad. Sci. Hung. 2, 239 (1964).

GOMBA, S., SOLTÉSZ, M., SZOKOLY, V.: Die Glykoproteid-Natur der Zellgranula des juxtaglomerulären Apparates. Acta histochem. (Jena) **24**, 355 (1966).

GOMBA, S., SOLTÉSZ, B.M., SZOKOLY, V.: Studies on the histochemistry of phosphatase enzymes in the juxtaglomerular complex. Histochemie **8**, 264 (1967).

GOMBA, S., SOLTÉSZ, M.B., SZOKOLY, V., ENDES, P.: Dehydrogenase and nucleoproteid histochemistry of the juxtaglomerular complex. Acta Morph. Acad. Sci. Hung. **16**, 431 (1968).

GOMBA, S., SOLTÉSZ, B.M., SZOKOLY, V., ENDES, P.: Histochemical characterization of the juxtaglomerular apparatus. Proc. 4th Intern. Congr. Nephrology, vol. 2, p. 7. Basel-München-New York: Karger 1970.

GOMORI, G.: Microscopic histochemistry. Principles and practice. Chicago/Ill.: Univ. of Chicago Press 1952.

GONCHAREVSKAYA, O.A., DLOUHA, H.: The development of various generations of nephrons during postnatal ontogenesis in the rat. Anat. Rec. **182**, 367 (1975).

GOODWIN, W.E., KAUFMAN, J.J.: The renal lymphatics. I. Review of some of the pertinent literature. Urol. Surv. **6**, 305 (1956).

GOODWIN, W.E., KAUFMAN, J.J.: The renal lymphatics. II. Preliminary experiments. J. Urol. **76**, 702 (1956).

GOORMAGHTIGH, N.: Les segments neuro-myo-artériels juxtaglomérulaires du rein. Arch. Biol. **43**, 575 (1932).

GOORMAGHTIGH, N.: L'appareil neuro-myo-artériel juxtaglomérulaire du rein; ses réactions en pathologie et ses rapports avec le tube urinifère. C.R. Soc. Biol. Soc. belge Biol. **124**, 293 (1937).

GOORMAGHTIGH, N.: Existence of an endocrine gland in the media of the renal arterioles. Proc. Soc. Exp. Biol. Med. **42**, 688 (1939).

GOORMAGHTIGH, N.: Endocrine cells in arteriolar walls of kidney and their behaviour in ischaemia. C.R. Soc. Biol. Paris **132**, 465 (1939).

GOORMAGHTIGH, N.: Cyclic changes in endocrine cells of renal artery of rabbit. Arch. Biol. **51**, 293 (1940).

GOORMAGHTIGH, N.: Histological changes in ischaemic kidney. Amer. J. Path. **16**, 409 (1940).

GOORMAGHTIGH, N.: La doctrine de la cellule musculaire afibrillaire endocrine en pathologie humaine. Le rein de l'éclampsie puerpérale. Bull. Acad. Roy. Med. Belg. **7**, 144 (1942).

GOORMAGHTIGH, N., GRIMSON, R.S.: Vascular changes in renal ischaemia, cell mitoses in the media of arteries. Proc. Soc. exp. Biol. (N.Y.) **42**, 227 (1939).

GOSS, R.J., DITTMER, J.E.: Compensatory renal hypertrophy: problems and prospects. In: Compensatory Renal Hypertrophy (W.W. NOWINSKI, R.J. GOSS, eds.), p. 299. New York-London: Academic Press 1969.

GORDON, A.: Renal glomerular adenomatosis. J. Path. Bact. **83**, 555 (1962).

GORDON, G.B., MILLER, L.R., BENSCH, K.G.: Studies on the intracellular digestive process in mammalian tissue culture cells. J. Cell Biol. **25**, 41 (1965).

GORDON, A.S., ZANJANI, E.D.: Studies on the renal erythropoietic factor (REF). In: Kidney Hormones (J.W. FISHER, ed.), p. 295. London-New York: Academic Press 1971.

GORGAS, K.: Struktur und Innervation des juxtaglomerulären Apparates der Ratte. Adv. Anat. Embryol. 54/2, 1978.

GOSLING, J.A.: Observations on the distribution of intrarenal nervous tissue. Anat. Rec. **163**, 81 (1969).

GOSLING, J.A.: Atypical muscle cells in the wall of the renal calix and pelvis with a note on their possible significance. Experientia **26**, 769 (1970).

GOSLING, J.A.: The musculature of the upper urinary tract. Acta Anat. **75**, 408 (1970).

GOSLING, J.A., DIXON, J.S.: Morphologic evidence that the renal calyx and pelvis control ureteric activity in the rabbit. Amer. J. Anat. **130**, 393 (1971).

GOSLING, J.A., DIXON, J.S.: Structural evidence in support of an urinary tract pacemaker. Brit. J. Urol. **44**, 550 (1972).

GOSLING, J.A., DIXON, J.S.: Sensory nerves in the mammalian urinary tract. An evaluation using light and electron microscopy. J. Anat. (Lond.) **117**, 113 (1974).

GOSLING, J.A., WAAS, A.N.C.: The behaviour of the isolated rabbit renal calix and pelvis compared with that of the ureter. Europ. J. Pharmacol. **16**, 100 (1971).

GOTTSCHALK, C.W., LASSITER, W.E., MYLLE, M., ULLRICH, K.J., SCHMIDT-NIELSEN, B., O'DELL,

R., PELLING, G.: Micropuncture study of composition of loop of Henle fluid in desert rodents. Amer. J. Physiol. **204**, 532 (1963).

GRAEF, I., SMITH, H.W.: The nature of the afferent arteriolar tissue in the mammalian kidney and the changes induced therein in renal ischaemia. J. clin. Invest. **19**, 770 (1940).

GRÄNING, W.: Zum Bau der Harnblase des Hundes. Z. Anat. Entwickl.-Gesch. **103**, 106 (1934).

GRAFFLIN, A.L.: The pseudoglomeruli of the kidney of *Lophius piscatorius*. Amer. J. Anat. **44**, 441 (1929).

GRAFFLIN, A.L.: The structure of the renal tubule of the toadfish. Bull. Johns Hopkins Hosp. **48**, 269 (1931).

GRAFFLIN, A.L.: Glomerular degeneration in the kidney of the daddy sculpin *(Myoxocephalus scorpius)*. Anat. Rec. **57**, 59 (1933).

GRAFFLIN, A.L.: The structure of the nephron in the sculpin *Myoxocephalus octodecimspinosus*. Anat. Rec. **68**, 145 (1937).

GRAFFLIN, A.L.: Observations upon the aglomerular nature of certain teleostean kidneys. J. Morph. **61**, 165 (1937).

GRAFFLIN, A.L.: The problem of adaptation of fresh and salt water in the teleosts, viewed from the standpoint of the structure of the renal tubules. J. Cell. Comp. Physiol. **9**, 469 (1937).

GRAFFLIN, A.L.: Observations upon the structure of the nephron in the common eel. Amer. J. Anat. **61**, 21 (1937).

GRAFFLIN, A.L.: Cyst formation in the glomerular tufts of certain fish kidneys. Biol. Bull. **72**, 247 (1937).

GRAFFLIN, A.L.: The structure of the nephron in fishes. Anat. Rec. **68**, 287 (1937).

GRAFFLIN, A.L., EISENBERG, M.J.: A microfluoroscopic study of teleostean kidneys. Anat. Rec. **59**, 449 (1934).

GRAHAM, R.C. JR., KARNOVSKY, M.J.: Glomerular permeability. Ultrastructural cytochemical studies using peroxidases as protein tracers. J. Exp. Med. **124**, 1123 (1966).

GRAHAM, R.C., KARNOVSKY, M.J.: The early stages of absorption in injected horseradish peroxidase in the proximal tubules of the mouse kidney: ultrastructural cytochemistry by a new technique. J. Histochem. Cytochem. **14**, 291 (1966).

GRANGER, P., DAHLHEIM, H., THURAU, K.: Enzyme activities of the single juxtaglomerular apparatus in the rat kidney. Kid. Internat. **1**, 78 (1972).

GRANTHAM, J.J., GANOTE, C.E., BURG, M.B., ORLOFF, J.: Paths of transtubular water flow in isolated renal collecting tubules. J. Cell Biol. **41**, 562 (1969).

GRANTHAM, J.J., ORLOFF, J.: Effect of prostaglandin E_1 on the permeability response of the isolated collecting tubule to vasopressin, adenosine 3′,5′-monophosphate and theophylline. J. clin. Invest. **47**, 1154 (1968).

GRAVES, F.T.: The anatomy of the intrarenal arteries and its application to segmental resection of the kidney. Brit. J. Surg. **42**, 132 (1954).

GREINEMANN, H.: Die Klappen in den menschlichen Nierenvenen, besonders an der Mündung der Nierenbeckenvenen. Diss. Med. Fak. Freiburg i. B. 1957.

GREGOIRE, F., GEPTS, W.: Qualitative and quantitative histoenzymology of long surviving human renal homotransplants. Nephron **7**, 203 (1970).

GRIFFEL, B., PENZNER, S., BERANDT, M.: Unilateral "oligomeganephronie" with agenesis of the contralateral kidney, studied by microdissection. Virchows Arch. Abt. A., Path. Anat. **357**, 179 (1972).

GRIFFITH, L.D., BULGER, R.E., TRUMP, B.J.: Fine structure and staining of mucosubstances on "intercalated cells" from the rat distal convoluted tubule and collecting duct. Anat. Rec. **160**, 643 (1968).

GRIFFITH, L.E., TRUMP, B.F., BULGER, R.E.: The ultrastructure of the functioning kidney. Lab. Invest. **16**, 220 (1967).

GRINNELL, F., HACKENBROCK, C.R.: Distribution and mobility of anionic sites on the surface of baby hamster kidney cells. J. Cell Biol. **63**, 125 (abstr.) (1974).

GRINNELL, F., TOBLEMAN, M.A., HACKENBROCK, C.R.: The distribution and mobility of anionic sites on the surfaces of baby hamster kidney cells. J. Cell Biol. **66**, 470 (1975).

GRITZKA, TH. L.: The ultrastructure of the proximal convoluted tubule of a euryhaline teleost, *Fundulus heteroclitus*. Anat. Rec. **145**, 235 (abstr.) (1963).

GROBSTEIN, C.: Inductive interaction in the development of the mouse metanephros. J. Exp. Zool. **130**, 319 (1955).

GROBSTEIN, C.: Transfilter induction of tubules in mouse metanephrogenic mesenchyme. Exp. Cell Res. **10**, 424 (1956).

GRONIOWSKI, J., BICZYSKOWA, W., WALSKI, M.: Electron microscopic studies on the surface coat of the nephron. J. Cell Biol. **40**, 585 (1969).

GRONIOWSKI, J., BICZYSKO, W., WALSKI, M.: Electron microscopic studies on the surface coat of renal podocytes in albuminuric rats. Lab. Invest. **30**, 58 (1974).

GROSS, F., BRUNNER, H., ZIEGLER, M.: Renin-angiotensin system, aldosterone, and sodium balance. Rec. Progr. Hormone Res. **21**, 119 (1965).

GROSS, F., MEIER, R.: Die Beeinflussung der kompensatorischen Nierenhypertrophie durch Cortison und andere Nebennierensteroide. Experientia (Basel) **7**, 74 (1951).

GROSSMANN, A.: Vergleichende histochemische und elektronenmikroskopische Untersuchungen am inneren Nierenmark von Ratte, Hund und Schwein. Histochemie **23**, 367 (1970).

GROSSMANN, A., FRITZ, U.: Die Feinstruktur der interstitiellen Grundsubstanz im inneren Nierenmark der Ratte bei verschiedenen Fixierungsarten. Z. Zellforsch. **125**, 404 (1972).

GROSSO, A., SPINELLI, F., DE SOUSA, R.C.: Cytochalasin B and water transport. A scanning electron microscope study of the toad urinary bladder. Cell Tiss. Res. 1978 (in press).

GRUPP, G.: Physiologische Betrachtungen über die Durchblutung der Niere. In: Die Gefäßarchitektur der Niere. Stuttgart: Thieme 1959.

GRZYCKI, S.: Histochemical studies on macula densa cells in the juxtaglomerular complex of rat ren in normal and experimental conditions. Z. mikr.-anat. Forsch. **90**, 507 (1976).

GUGLIELMONE, R.: Contribution expérimentale à l'histophysiologie du tube contourné proximal du néphron *d'Anguilla vulgaris* (L.). Acta Anat. **74**, 574 (1969).

GUPTA, S.C., GARG, R.K., THAPLIYAL, J.P.: Annual variation and role of male hormone in the renal β-glucuronidase activity of the chequered water snake, *Natrix piscator*. Gen. Comp. Endocr. **31**, 12 (1977).

GURNEY, C.W.: Polycythemias and anemias associated with renal diseases. In: Kidney Hormones (J.W. FISHER, ed.), p. 397. London-New York: Academic Press 1971.

GUYTON, J.S.: The structure of the nephron in the South American lungfish, *Lepidosiren paradoxa*. Anat. Rec. **63**, 213 (1935).

HACKERT-KORDE, K.: Histologische und histochemische Untersuchungen an der Niere des Stichlings *Gasterosteus aculeatus* L. I. Morphologische Veränderungen an den Nierenepithelzellen während der Laichperiode. Z. mikr.-anat. Forsch. **89**, 373 (1975).

HACKERT-KORDE, K.: Histologische und histochemische Untersuchungen an der Niere des Stichlings *Gasterosteus aculeatus* L. II. Substrathistochemische Befunde am Nierensekret. Z. mikr.-anat. Forsch. **89**, 386 (1975).

HACKERT-KORDE, K.: Histologische und histochemische Untersuchungen an der Niere des Stichlings *Gasterosteus aculeatus* L. III. Das Verhalten einiger Phosphatasen in Abhängigkeit von der Sekretbildung. Z. mikr.-anat. Forsch. **90**, 192 (1976).

HAHN, J.D., NEUMANN, F.: Untersuchungen zum Geschlechtsdimorphismus von sechs Enzymen der Mäuseniere mit Hilfe von Cyproteronacetat. Histochemie **17**, 39 (1969).

HÅKANSON, R., LARSSON, L.-I., SJÖBERG, N.-O., SUNDLER, F.: Amine-producing endocrine-like cells in the epithelium of urethra and prostate of the guinea pig. A chemical, fluorescence histochemical, and electron microscopic study. Histochemistry **38**, 259 (1974).

HALL, B.V.: Studies of normal glomerular structure by electron microscopy. In: Proc. Fifth Ann. Conference on the Nephrotic Syndrome, p. 1. New York: National Nephrosis Found 1953.

HALL, B.V.: Further studies of the normal structure of the renal glomerulus. Proc. Sixth Ann. Conference on the Nephrotic Syndrome 1954, 1. New York: National Nephrosis Found. 1954.

HALL, B.V.: The protoplasmatic basis of glomerular ultrafiltration. Am. Heart J. **54**, 1 (1957).

HALL, B.V., ROTH, L.E.: Preliminary studies on the development and differentiation of cells and structures of the renal corpuscle. Proc. Stockholm Conf. on Electron Microscopy, p. 176, 1956.

HALL, C.E., HALL, O.: Growth effects of desoxycorticosterone and cortisone with special reference to compensatory renal hypertrophy. Proc. Soc. Exp. Biol. Med. **79**, 536 (1952).

HALLIBURTON, I.W.: The effect of unilateral nephrectomy and of diet on the composition of the kidney. In: Compensatory Renal Hypertrophy (W.W. NOWINSKI, R.J. GOSS, eds.), p. 101. New York-London: Academic Press 1969

HAMBERGER, B., NORBERG, K.-A.: Adrenergic synaptic terminals and nerve cells in bladder ganglia of the cat. Int. J. Neuropharmacol. **4**, 41 (1965).

HAMMERSEN, F.: „Bügelkapillaren" verschiedenen Typs im Kapillarbett menschlicher Nierenkapseln. Bibl. anat. (Basel) **1**, 349 (1961).

HAMMERSEN, F.: The capillary bed of the renal fibrous capsule. A contribution to the problems in blood vessel analysis in the terminal vascular bed. Angiology **12**, 511 (1961).

HAMMERSEN, F.: Gibt es arterio-venöse Anastomosen in der Niere? Dtsch. Med. Wschr. **87**, 147 (1962).

HAMMERSEN, F., STAUBESAND, J.: Arterien und Kapillaren des menschlichen Nierenbeckens mit besonderer Berücksichtigung der sog. Spiralarterien. Angioarchitektonische Studien an der Niere. I. Mitteilung. Z. Anat. Entwickl.-Gesch. **122**, 314 (1961).

HAMMERSEN, F., STAUBESAND, J.: Medulläre Äste des Plexus perivascularis als Fortsetzung der Nierenbeckenstrombahn bei Menschen. Angioarchitektonische Studien an der Niere. II. Mitteilung. Z. Anat. Entwickl.-Gesch. **122**, 349 (1961).

HAMMERSEN, F., STAUBESAND, J.: Über die Stromwege in der Nierenkapsel von Mensch und Hund; zugleich ein Beitrag zum Begriff der arterio-venösen Anastomosen. Angioarchitektonische Studien an der Niere. III. Mitteilung. Z. Anat. Entwickl.-Gesch. **122**, 363 (1961).

HANCOX, N.M., KOMENDER, J.: Quantitative and qualitative changes in the "dark" cells of the renal collecting tubules in rats deprived of water. Quart. J. Exp. Physiol. **48**, 346 (1963).

HANKER, J.S., PREECE, J.W., MACRAE, E.K.: Cytochemical correlates of structural sexual dimorphism in glandular tissues of the mouse. I. Studies of the renal glomerular capsule. Histochemistry **44**, 225 (1975).

HANSSEN, O.E.: Early post mortem renal changes studied in mice with one kidney exteriorized. 1. The reliability of the experimental method as evaluated by the diuretic response to mannitol and sodium ferrocyanide. Acta path. microbiol. scand. **49**, 280 (1960).

HANSSEN, O.E.: Early post mortem renal changes studied in mice with one kidney exteriorized. 2. The functional and the early post mortem morphology of the kidney. Acta path. microbiol. scand. **49**, 297 (1960).

HANSSEN, O.E., HERMAN, L.: The presence of an axial structure in the microvillus of the mouse convoluted proximal tubular cell. Lab. Invest. **11**, 610 (1962).

HARADA, K.: Fixation-stain sequences for selective demonstration of juxtaglomerular cells. Stain Technol. **41**, 83 (1966).

HARDELAND, R.: Circadiane Rhythmik und Regulation von Enzymen des Tryptophan-Stoffwechsels in Rattenleber und -niere. Z. vergl. Physiol. **63**, 119 (1969).

HARDONK, M.J., KOUDSTAAL, J.: 5'-nucleotidase. IV. Localization of 5'-nucleotidase and alkaline phosphatase isoenzymes in the kidney of young and adult mice. Histochemie **15**, 290 (1968).

HARGITAY, B., KUHN, W.: Das Multiplikationspinzip als Grundlage der Harnkonzentrierung in der Niere. Z. Elektrochem. **55**, 539 (1951).

HARPER, J.T., PUCHTLER, H., MELOAN, S.N., TERRY, M.S.: Light-microscopic demonstration of myoid fibrils in renal epithelial, mesangial and interstitial cells. J. Microsc. **91**, 71 (1970).

HARRIS, R.S., COHEN, S.L.: The influence of ovarian hormones on the enzymatic activities of tissues. Endocrinology **48**, 264 (1951).

HARTH, O.: Nierenfunktion. In: Physiologie des Menschen (R.F. SCHMIDT, G. THEWS, Hrsg.), 17. Aufl. Berlin-Heidelberg-New York: Springer 1976.

HARTROFT, P.M.: A preliminary study of the electron microscopy of renal juxtaglomerular cells; correlation with light microscopy. Anat. Rec. **124**, 458 (1956).

HARTROFT, P.M.: Juxtaglomerular cells. Circulat. Res. **12**, 525 (1963).

HARTROFT, P.M.: "Juxtaglomerular" (Jg) cells of the American bullfrog as seen by light and electron microscopy. Fed. Proc. **25**, 238 (1966).

HARTROFT, P.M., HARTROFT, W.S.: A new staining method for the demonstration of the granules in the juxtaglomerular apparatus; the effect of nutritional deficiencies on the number of granular cells. Anat. Rec. **109**, 303 (abstr.) (1951).

HARTROFT, P.M., HARTROFT, W.S.: Juxtaglomerular granulation index (JGI). Anat. Rec. **112**, 450 (abstr.) (1952).

HARTROFT, P.M., HARTROFT, W.S.: Studies on renal juxtaglomerular cells. II. Correlation of the degree of granulation of juxtaglomerular cells with width of zona glomerulosa of the adrenal cortex. J. Exp. Med. **102**, 205 (1955).

HARTROFT, P.M., NEWMARK, L.: Electron microscopy of renal juxtaglomerular cells. Anat. Rec. **139**, 185 (1961).

HARTROFT, P.M., SUTHERLAND, L.E., HARTROFT, W.S.: Juxtaglomerular cells as the source of renin: Further studies with the fluorescent antibody technique and the effect of passive transfer of antirenin. Canad. med. Ass. J. **90**, 163 (1964).

HATT, P.-Y.: The juxtaglomerular apparatus. In: Ultrastructure of the Kidney (A.J. DALTON, F. HAGUENAU, eds.), p. 101. New York-London: Academic Press 1967.

v. HAYEK, H.: Die weibliche Harnröhre, Urethra muliebris (feminina) In: Handbuch der Urologie (C.E. ALKEN, V.W. DIX, W.E. GOODWIN, E. WILDBOLZ, Hrsg.), Bd. 1, S. 314. Berlin-Heidelberg-New York: Springer 1969.

v. HAYEK, H.: Die Harnröhre des Mannes, Urethra masculina. In: Handbuch der Urologie (C.E. ALKEN, V.W. DIX, W.E. GOODMAN, E. WILDBOLZ, Hrsg.), Bd. 1, S. 324. Berlin-Heidelberg-New York: Springer 1969.

HEATH-EVES, M.J., McMILLAN, D.B.: The morphology of the kidney of the atlantic hagfish, *Myxine glutinosa* (L.). Amer. J. Anat. **139**, 309 (1974).

HEBERT, L.A., STUART, K.A., STEMPER, J.A.: Effect of renal decapsulation on renal function. Amer. J. Physiol. **229**, 632 (1975).

HEIDENHAIN, M.: Über die Entwicklungsgeschichte der menschlichen Niere. Arch. mikr. Anat. **97**, 581 (1923).

HEIDENHAIN, M.: Synthetische Morphologie der Niere des Menschen. Leiden: E.J. Brill 1937.

HEIDRICH, G.-G., DEW, M.E.: Homogeneous cell populations from rabbit kidney cortex. J. Cell Biol. **74**, 780 (1977).

HEINE, W.-D., STÖCKER, E., STÖCKER, H.D.: Tageszeitliche Rhythmen der Zellproliferation der Niere. Naturwissenschaften **57**, 94 (1970).

HEINLEIN, H., HÜBNER, G.: Nachweis des Peristons in Blut, Harn und Gewebe. Beitr. path. Anat. **119**, 301 (1958).

HEINZEL, W.: Persönliche Mitteilung. In: MEYER et al. Z. Zellforsch. **83**, 508 (1967).

HEISS, R.: Die mechanischen Faktoren des Verschlusses der Harnblase. Schriften der Königsberger Gelehrten-Ges., Naturwiss. Kl. **5**, 133 (1928).

HELBER, A., MEYER, D., SCHÜRHOLZ, J., BOHLE, A.: Zur Struktur und Funktion des juxtaglomerulären Apparates. Quantitative lichtoptische Untersuchungen an juxtaglomerulärem Apparat und Macula densa der Nieren bei primärem Hyperaldosteronismus, Nierenarterienstenose, Pseudo-Bartter-Syndrom und Morbus Addison. Dtsch. Med. Wschr. **95**, 2280 (1970).

HELMAN, S.I., GRANTHAM, J.J., BURG, M.B.: Effect of vasopressin on electrical resistance of renal cortical collecting tubules. Amer. J. Physiol. **220**, 1825 (1971).

HELMHOLZ, H.: The presence of tubular epithelium within the glomerular capsule in mammals. Proc. Staff Meet. Mayo Clin. **10**, 110 (1935).

HELMY, F.M., HACK, M.H.: Glycolipids of urinary transitional epithelium. Acta histochem. (Jena) **47**, 53 (1973).

HELMY, F.M., LONGLEY, J.B.: A chromatographic analysis of the lipid of cat and dog kidneys. Acta histochem. (Jena) **25**, 300 (1966).

HEMPEL, E., GEYER, G.: Experimentelle Untersuchungen an der glomerulären Basalmembran in der Niere der Maus. Anat. Anz. **120**, 84 (1967).

HENDERSON, V.E., ROEPKE, M.H.: The role of acetylcholine in bladder contractile mechanism and in parasympathetic ganglia. J. Pharm. exp. Ther. **51**, 97 (1934).

HENDERSON, V.E., ROEPKE, M.H.: The urinary bladder mechanisms. J. Pharm. exp. Ther. **54**, 408 (1935).

HENNEBERG, B.: Normentafel zur Entwicklungsgeschichte der Wanderratte. In: F. Keibel's Normentafeln zur Entwicklungsgeschichte der Wirbeltiere. Jena: G. Fischer 1937.

HERKEN, H., SENFT, G., SCHWARZ, W., MERKER, H.J.: Struktur und Funktion der Glomerula nach Einwirkung von Glucocorticoiden bei der Aminonucleosidnephrose. Naunyn-Schmiedeberg's Arch. exp. Path. Pharmak. **245**, 289 (1963).

HERKLOTZ, K.: Untersuchungen über die Farbstoffspeicherung in den Nierenkanälchen der weißen Maus bei experimentell gesteigerter und gehemmter Diurese. Z. mikr.-anat. Forsch. **51**, 145 (1942).

HERKLOTZ, K.: Über die Farbstoffspeicherung in den Nierenkanälchen. Z. mikr.-anat. Forsch. **52**, (1942).

HERVONEN, A., VAALASTI, A., VAALASTI, T., PARTANEN, M., KANERVA, L.: Paraganglia in the urogenital tract of man. Histochemistry **48**, 307 (1976).

HESS, R.A., PEARSE, G.E.: The significance of renal glucose-6-phosphate-dehydrogenase in experimental hypertension in the rat (a histochemical study). Brit. J. exp. Path. **49**, 243 (1959).

HESS, R., REGOLI, D.: Correlation of enzymatic activity of the juxtaglomerular complex with renin content in renal hypertensive rats. Brit. J. exp. Path. **45**, 666 (1964).

HETTWER, H.: Ultrastruktur und Histochemie der Rattentubuli nach Phosphorsäureestervergiftung. Verh. Anat. Ges. **70**, 817 (1976).

HEWER, T.F., MATTEWS, L.H., MALKIN, T.: Lipuria in tigers. Proc. Zool. Soc. (Lond.) **118**, 924 (1948).

HICKS, R.M.: The fine structure of transitional epithelium of the rat ureter. J. Cell Biol. **26**, 25 (1965).

HICKS, R.M.: The permeability of rat transitional epithelium keratinization and the barrier to water. J. Cell Biol. **28**, 21 (1966).

HICKS, R.M.: Hyperplasia and cornification of the transitional epithelium in the vitamin A-deficient rat. J. Ultrastruct. Res. **22**, 206 (1968).

HICKS, R.M., KETTERER, B.: Isolation of the plasma membrane of the luminal surface of rat bladder epithelium, and the occurrence of a hexagonal lattice of subunits both in negatively stained whole mounts and in sectional membranes. J. Cell Biol. **45**, 542 (1970).

HILGER, H.H., KLÜMPER, J.D., ULLRICH, K.J.: Wasserrückresorption und Ionentransport durch die Sammelrohrzellen der Säugetierniere. Pflügers Arch. ges. Physiol. **267**, 218 (1958).

HINGLAIS, N., GRÜNFELD, J.-P., BOIS, E.: Characteristic ultrastructural lesion of glomerular basement membrane in progessive hereditary nephritis (Alport's disease). Lab. Invest. **27**, 473 (1972).

HINTZSCHE, E.: Wachstum, Kernrotation und Kerngröße von Epithelkulturen aus Nierenpapillen. Z. Zellforsch. **43**, 526 (1956).

HINTZSCHE, E.: Über Beziehungen zwischen Plazentabau, Urniere und Allantois, nach Untersuchungen an *Microcebus murinus* und an *Centetidae.* Z. mikr.-anat. Forsch. **48**, 54 (1940).

HIRANO, T., JOHNSON, D.W., BERN, H.A.: Control of water movement in flounder urinary bladder by prolactin. Nature (Lond.) **230**, 469 (1971).

HIRASHIMA, K., TAKAKU, F.: Experimental studies on erythropoietin. II. The relationship between juxtaglomerular cells and erythropoietin. Blood **20**, 1 (1962).

HOLLE, U.: Das Blutgefäßsystem der Niere von Schaf *(Ovis aries)* und Ziege *(Capra hircus).* Inaug. Diss. Vet.-med. Fak. Giessen, 1964.

HOLLE, G., DONNER, G.: Das Gefäßsystem der Meerschweinchenniere bei akuter Blutstauung nach Venenligation und zum Problem ihrer Beeinflussung und Regulation. Virchows Arch. **329**, 533 (1957).

HOLMES, W.N., McBEAN, R.L.: Studies on the glomerular filtration rate of rainbow trout *(Salmo gairdneri).* J. exp. Biol. **40**, 335 (1963).

HONG, S.K., PARK, Y.S.: Transport of bromcresol green in the rabbit kidney. Amer. J. Physiol. **221**, 1779 (1971).

HORKY, K., ROJO-ORTEGA, J.M., RODRIGUEZ, J., BOUCHER, R., GENEST, J.: Renin, renin substrate, and angiotensin I—converting enzyme in the lymph of rats. Amer. J. Physiol. **220**, 307 (1971).

HORSTER, M.: Development of nephron function. Studies in situ on mechanisms of postnatal maturation. Proc. 5th int. Congr. Nephrol. Mexico 1972, vol. 1, p. 14 (1974).

HORSTER, M., KEMLER, B.J., VALENTIN, H.: Intracortical distribution of number and volume of glomeruli during postnatal maturation in the dog. J. Clin. Invest. **50**, 796 (1971).

HORSTER, M., LARSSON, L.: Mechanisms of fluid absorption during proximal tubule development. Kid. Internat. **10**, 348 (1976).

HORSTER, M., LEWY, J.E.: Filtration fraction and extraction of PAH during neonatal period in the rat. Amer. J. Physiol. **219**, 1061 (1970).

HOU-JENSEN, H.: Die Verästelung der Arteria renalis in der Niere des Menschen. Z. Anat. Entwickl.-Gesch. **91**, 1 (1930).

HOSIE, K.F., BROWN, J.J., HARPER, A.M., MACADAM, R., McGREGOR, J., ROBERTSON, J.I.S.: Renin release in the anaesthetised dog. In: IV. Internat. Congr. of Nephrology, Abstracts I, p. 139. Stockholm 1969.

HOWELL, B.A., GERSH, B.A.: Conservation of water by the rodent *Dipodomys.* J. Mammalogy **16**, 1 (1935)

HOYER, J.R., ELEMA, J.D., VERNIER, R.L.: Unilateral renal disease in the rat. II. Glomerular mesangial uptake of colloidal carbon in unilateral aminonucleoside nephrosis and nephrotoxic serum nephritis. Lab. Invest. **34**, 250 (1976).

HOYES, A.D., BARBER, P., MARTIN, B.G.H.: Comparative ultrastructure of ureteric innervation. Cell Tiss. Res. **160**, 512 (1975).

HOYES, A.D., BARBER, P., MARTIN, B.G.H.: Comparative ultrastructure of the nerve innervating the muscle of the body of the bladder. Cell Tiss. Res. **164**, 133 (1975).

HOYES, A.D., BARBER, P., MARTIN, B.G.H.: Innervation of the pelvis of the ureter in the rat. J. Anat. (Lond.) **122**, 203 (1976).

HOYES, A.D., BOURNE, R., MARTIN, B.G.H.: Small dense-cored vesicles in the cholinergic nerve terminals of the rat bladder. J. Anat. (Lond.) **118**, 381 (1974).

HOYES, A.D., BOURNE, R., MARTIN, B.G.H.: Ultrastructure of the submucous nerves of the rat ureter. J. Anat. (Lond.) **119**, 123 (1975).

HOYES, A.D., BOURNE, R., MARTIN, B.G.H.: Innervation of the muscle of the bladder in the rat. Brit. J. Urol. **48**, 43 (1976).

HOYES, A.D., BOURNE, R., MARTIN, B.G.H.: Ureteric vascular and muscle coat innervation in the rat. A quantitative ultrastructural study. Invest. Urol. **14**, 38 (1976).

HOYES, A.D., MARTIN, B.G.H., BARBER, P.: Structural organization of ureteric muscle. J. Anat. (Lond.) **122**, 206 (abstr.) (1976).

HSUEH, W., ROSTORFER, H.H.: Chemically induced renal hypertrophy in the rat. Lab. Invest. **29**, 547 (1973).

HUBMANN, R., BOOTZ, K.H., MOOTZ, W.: Histopharmokologische Untersuchungen über die Verteilung von Tetracyclinen in der normalen und pyelonephritisch veränderten Niere. Int. Z. klin. Pharmakol. Therap. Toxikol. **3**, 228 (1970).

HÜCKER, H., FRENZEL, H., SKOLUDA, D.: Scanning electron microscopy of the distal nephron and calyx of the human kidney. Virchows Arch. B. Cell Path. **18**, 157 (1975).

HUHN, H.D., STEINER, J.W., MOVAT, H.Z.: Die Feinstruktur des Mesangiums im Nierenglomerulum von Hund und Maus. Z. Zellforsch. **56**, 213 (1962).

HUMBERT, F., GRANDCHAMP, A., PRICAM, C., PERRELET, A., ORCI, L.: Morphological changes in tight junctions of *Necturus maculosus* proximal tubules undergoing saline diuresis. J. Cell Biol. **69**, 90 (1976).

HUMBERT, F., MONTESANO, R., PERRELET, A., ORCI, L.: Junction in developing human and rat kidney: a freeze-fracture study. J. Ultrastruct. Res. **56**, 202 (1976).

HUMBERT, F., PRICAM, C., PERRELET, A., ORCI, L.: Specific plasma membrane differentiations in the cells of the kidney collecting tubule. J. Ultrastruct. Res. **52**, 13 (1975).

HUTCH, I.A.: The bladder musculature with special reference to the ureterovesical junction. J. Urol. (Baltimore) **85**, 4 (1961).

HUTCH, J.A.: The internal urinary sphincter: a double-loop system. J. Urol. (Baltimore) **105**, 375 (1971).

IDLER, D.R., SANGALANG, G.B., TRUSCOTT, B.: Corticosteroids in the South American lungfish. Gen. comp. Endocr., Suppl. **3**, 238 (1972).

IKEDA, K.: Effects of castration on the secondary sexual characters of anadromous three-spined stickleback, *Gasterosteus aculeatus* L. Jap. J. Zool. **5**, 135 (1933).

IMBERT, M., CHARBADÈS, D., MONTEGUT, M., CLIQUE, A., MOREL, F.: Adenylatcyclase activity along the rabbit nephron as measured in single isolated segments. Pflügers Arch. ges. Physiol. **354**, 213 (1975).

INKE, G., SCHNEIDER, W., SCHNEIDER, U.: Anzahl der Papillen und der Pori uriniferi der menschlichen Niere. Anat. Anz. **118**, 241 (1966).

INOUYE, CH.: Über den Lappenbau der Niere. Eine phylogenetische Studie. Anat. Anz. **72**, 89 (1931).

ISHII, M., TOBIAN, L.: Interstitial cell granules in renal papilla and the solute composition of renal tissue in rats with Goldblatt hypertension. J. Lab. Clin. Med. **74**, 47 (1969).

ITO, T., TAKAHASKI, Y., UMAHARA, Y.: Morphologische Studien über den juxtaglomerulären Apparat der Niere bei der japanischen Fledermaus *(Rhinolophus ferrum equinum Nippon)*. Arch. histol. jap. **22**, 281 (1962).

IVEMARK, B.I.: Histochemical studies on the human fetal kidney (metanephros). Non-specific phosphatase-splitting enzymes. J. Anat. (Lond.) **92**, 98 (1958).

IVEMARK, B.I.: Histochemical studies on the human foetal kidney (metanephros). Glucose-6-phosphatase and 5′-nucleotidase. Acta path. microbiol. scand. **45**, 1 (1959).

JACOB, H.J., CHRIST, B., KARGER, W.: Rasterelektronenmikroskopische Untersuchungen des Sammelrohrepithels in der Nierenpapille der Ratte. Verh. Anat. Ges. **69**, 863 (1975).

JACOBSEN, N.O.: Enzyme histochemical observations on the segmentation of the proximal tubules in the kidney of the female rat. Histochemistry **43**, 11 (1975).

JACOBSEN, N.O.: The activity of mitochondrial α-glycerophosphate dehydrogenase in the rat nephron following triiodo-l-thyronine treatment. A histochemical study. Histochemistry **46**, 307 (1976).

JACOBSEN, N.O., JØRGENSEN, F.: Ultrastructural observations on the pars descendens of the proximal tubule in the kidney of the male rat. Z. Zellforsch. **136**, 479 (1973).

JACOBSEN, N.O., JØRGENSEN, F.: Further enzyme histochemical observations on the segmentation of the proximal tubules in the kidney of the male rat. Histochemie **34**, 11 (1973).

JACOBSEN, N.O., JØRGENSEN, F.: Ultrastructural observations on the pars descendens of the proximal tubule in the kidney of the female rat. Histochemistry **43**, 29 (1975).

JACOBSEN, N.O., JØRGENSEN, F., THOMSEN, A.C.: An electron microscopic study of small arteries and arterioles in the normal human kidney. Nephron **3**, 17 (1966).

JACOBSEN, N.O., JØRGENSEN, F., THOMSEN, A.C.: On the localization of some phosphatases in three different segments of the proximal tubules in the rat kidney. J. Histochem. Cytochem. **15**, 456 (1967).

JAFFEE, O.CH.: Some morphological aspects of protein absorption in isolated renal tubules of the goldfish *(Carassius auratus)*. Anat. Rec. **156**, 495 (1956).

JAFFEE, O.CH.: Cellular differentiation in the anuran pronephros. Anat. Rec. **145**, 179 (1963).

JANIGAN, D.T.: Fluorochrome staining of the juxtaglomerular cell granules. Arch. Path. **79**, 370 (1965).

JANSSEN, S., GRUPP, G.: Untersuchungen über die Temperaturverteilung in der Niere des Hundes. Arch. exp. Path. Pharmakol. **230**, 245 (1957).

JANSZEN, F.H.A., NUGTEREN, D.H.: Histochemical localization of prostaglandin synthetase. Histochemie **27**, 159 (1971).

JASMIN, G.: Histochimie enzymatique du nephron chez le rat. Acta histochem. (Jena) **26**, 160 (1967).

JENNINGS, R.B., HABER, M.H.: Intraglomerular mitosis in rat nephritis. Experimental antikidney serum nephritis in the rat. Arch. Path. **71**, 330 (1961).

JOHNSON, O.W., MUGAAS, J.N.: Some histological features of avian kidneys. Amer. J. Anat. **127**, 423 (1970).

JOHNSON, O.W., PHIPPS, G.L., MUGAAS, J.N.: Injection studies of cortical and medullary organization in the avian kidney. J. Morph. **136**, 181 (1972).

JOKELAINEN, P.: An electron microscope study of the early development of the rat metanephric nephron. Acta Anat. **52**, Suppl. 47, 1 (1963).

JOKELAINEN, P.: An electron microscopy study of cytolysome type of bodies in the differentiating epithelium of the human and rat metanephric nephrons. Anat. Rec. **148**, 295 (1964).

JONAS, L.: Elektronenmikroskopische, histophysiologische und radiologische Untersuchungen an der Urniere vom Krallenfrosch *Xenopus laevis* Daudin unter besonderer Berücksichtigung der Flaschenzellen. Diss. Univ. Rostock 1972.

JONAS, L., RÖHLICH, P.: Elektronenmikroskopischer Nachweis saurer Mucopolysaccharide in den Flaschenzellen der *Xenopus*-Niere. Z. Zellforsch. **104**, 56 (1970).

JONAS, L., SPANNHOF, L.: Autoradiographische Untersuchung zum Einbau von ^{35}S in die sauren Mucopolysaccharide der Urniere vom Krallenfrosch. Acta histochem. (Jena) **39**, 268 (1971).

JONAS, L., SPANNHOF, L.: Elektronenmikroskopischer Nachweis von Mucoproteiden in den Flaschenzellen der Urniere von *Xenopus laevis* Daudin mittels Phosphorwolframsäurefärbung. Acta histochem. (Jena) **41**, 185 (1971).

JONAS, L., PUTZKE, H.-P., BIENENGRÄBER, A.: Elektronenmikroskopische Autoradiographie mit Na_2 $^{35}So_4$ zur Darstellung der Synthese und Sekretion von sauren Glykosaminoglykanen in den Flaschenzellen der *Xenopus*-Niere. Acta histochem. (Jena) **45**, 115 (1973).

JONES, D.B.: Mucosubstances of the glomerulus. Lab. Invest. **21**, 119 (1969).

JONES, D.B.: Correlative scanning and transmission electron microscopy of glomeruli. Lab. Invest. **37**, 569 (1977).

JONES, D.B., JOHANSEN, K.: The blood vascular system of birds. In: Avian Biology (D.S. FARNER, J.R. KING, K.C. PARKES, eds.), p. 158. New York-San Francisco-London: Academic Press 1972.

JONES, D.B., MUELLER, C.M., MENEFEE, M.: The cellular and extracellular morphology of the glomerular stalk. Amer. J. Path. **41**, 373 (1962).

JØRGENSEN, F.: Electron microscopy studies of normal glomerular basement membrane. Lab. Invest. **17**, 416 (1967).

JUNQUEIRA, L.C.K.: Phosphomonoesterase content and localization in the meso- and metanephros of the chick embryo. Anat. Rec. **109**, 374 (1951).

JUST, M.: In vivo interaction of the Kunitz protease inhibitor and of insulin with subcellular structures from rat renal cortex. Naunyn-Schmiedeberg's Arch. Pharmacol. **287**, 85 (1975).

JUST, M., RÖCKEL, A., STANJEK, A., BODE, F.: Is there any transtubular reabsorption of filtered proteins in rat kidney? Naunyn-Schmiedeberg's Arch. Pharmacol. **284**, 229 (1975).

JUTZLER, G.A.: Beitrag zur Morphologie des juxtaglomerulären Apparates bei Drosselungshochdruck. Frankf. Z. Path. **67**, 177 (1956).

KAGEN, L.J.: Immunofluorescent demonstration of myoglobin in the kidney. Amer. J. Med. **48**, 649 (1970).

KAISERLING, H.: Lymphgefässe und Lymphangitis der Niere. (Experimentelle und morphologische Untersuchungen). Virchows Arch. path. Anat. **306**, 322 (1940).

KAISSLING, B., PETER, S., KRIZ, W.: The transition of the thick ascending limb of Henle's loop in the distal convoluted tubule in the nephron of the rat kidney. Cell Tiss. Res. **182**, 111 (1977).

KAÏSSLING, B., DE ROUFFIGNAC, C., BARRETT, J.M., KRIZ, W.: The structural organization of the kidney of the desert rodent *Psammomys obesus*. Z. Anat. Entwickl.-Gesch. **148**, 121 (1975).

KALLENBACH, E.: The cell web—a fibrillar component of the cytoplasm. Montreal: McGill Univ. 1963.

KAMPMEIER, O.F.: The metanephros or so-called permanent kidney in part provisional and vestigial. Anat. Rec. **33**, 115 (1926).

KAPLAN, A., FRIEDMAN, M., KRUGER, H.E.: Observations concerning the origin of renal lymph. Amer. J. Physiol. **138**, 553 (1943).

KARNOVSKY, M.J., RYAN, G.B.: Substructure of the glomerular slit diaphragm in freeze-fractured normal rat kidney. J. Cell Biol. **65**, 233 (1975).

KATZ, Y.C., COCKET, A.T.K.: Elevation of inferior vena cava pressure and thoracic lymph and urine flow. Circulat. Res. **7**, 118 (1959).

KAUFMANN, W.: The Goormaghtigh cells in the normal and diseased human kidney. Their possible relationship to renal hypertension. Amer. J. Path. **18**, 783 (1942).

KAUFMANN, W.: Occurrence of special cell groups at vascular pole of glomerulus in mammalian kidneys. Proc. Soc. Exp. Biol. Med. **44**, 227 (1940).

KAYLOR, C.T., CARTER, J.M.: The juxtaglomerular apparatus in fetal and newborn mice. Anat. Rec. **159**, 171 (1967).

KAZIMIERCZAK, J.: Development of the glomerulus and juxtaglomerular apparatus. Preliminary report. Acta path. microbiol. scand. **65**, 318 (1965).

KAZIMIERCZAK, J.: Morphology of the glomerular mesangium in rats of various ages. Verh. Anat. Ges. **69**, 711 (1975).

KAZIMIERCZAK, J., CHAVAZ, P., KRSTIĆ, R., BUCHER, O.: Morphological aspects of the rat kidney during compensatory growth. Verh. Anat. Ges. **70**, 811 (1976).

KAZIMIERCZAK, J., CHAVAZ, P., KRSTIĆ, R., BUCHER O.: Morphometric and enzyme histochemical behaviour of the kidney of young rats before and after unilateral nephrectomy. Histochemistry **46**, 107 (1976)

KAZZAZ, D., SHANKLIN, W.M.: Comparative anatomy of the superficial vessels of the mammalian kidney demonstrated by plastic (vinyl acetate) injection and corrosion. J. Anat. (Lond.) **85**, 163 (1951).

KEFALIDES, N.A.: Biochemical studies of the glomerular basement membrane in the normal dog. In: Advances in Nephrology (J. HAMBURGER, J. CROSNIER, M.H. MAXWELL, eds.), vol. 2. Chicago: Year Book 1972.

KEFALIDES, N.A., WINZLER, R.J.: The chemistry of glomerular basement membrane and its relation to collagen. Biochemistry **5**, 702 (1966).

KELLEY, E., CAVALLO, T.: An ultrastructural study of the glomerular slit diaphragm in New Zealand black-white Mice. Lab. Invest. **35**, 213 (1976).

KELLEY, V.E., CAVALLO, T.: Glomerular permeability. Ultrastructural studies in New Zealand black/white mice using polyanionic ferritin as a molecular probe. Lab. Invest. **37**, 265 (1977).

KELLEY, V.E., COTRAN, R.S.: Mesangial and subepithelial localization of ferritin immune complexes in mouse glomerulus. Lab. Invest. **27**, 144 (1972).

KEMMER, C., DAVID, H.: Die submikroskopische Struktur des normalen und atrophischen Ureters des Kaninchens. Z. mikr.-anat. Forsch. **68**, 448 (1962).

KENNY, A.J., GEORGE, S.G., APARICIO, R.: The localization of peptidases in microvilli from the brush border of the proximal renal tubule of the rabbit. Biochem. J. **115**, 18 (1969).

KEMPCZINSKI, R.F., CAULFIELD, J.B.: A light and electron microscopic study of renal tubular regeneration. Nephron **5**, 249 (1968).

KHORSHID, M.P., MOFFAT, D.B.: The epithelia lining the renal pelvis of the rat. J. Anat. (Lond.) **118**, 561 (1974).

KHORSHID, M.P., MOFFAT, D.B.: The effects of changes of water balance on the renal pelvic epithelium of the rat. Anat. Anz. **138**, 69 (1975).

KIIL, F.: The function of the ureter and renal pelvis. Philadelphia: Saunders 1957.

KIJL, F.: Renal energy metabolism and regulation of sodium reabsorption. Kid. Internat. **11**, 153 (1977).

KIMMELSTIEL, P.: Diabetic nephropathy. In: The Kidney (F.K. MOSTOFI, D.E. SMITH, eds.), vol. 1, p. 226. Baltimore: Williams & Wilkins 1966.

KIMURA, K., KOIZUMI, F., KIHARA, I., KITAMURA, S.: Fibrous long spacing type collagen fibrils in the glomeruli of experimental amyloidosis in rabbit. Lab. Invest. **32**, 279 (1975).

KINNE, R.: Die Membranfunktionen der Niere. Bull. Schweiz. Akad. Wiss. **32**, 251 (1976).

KINNE, R., KINNE-SAFFRAN, E.: Isolierung und enzymatische Charakterisierung einer Bürstensaumfraktion der Rattenniere. Pflügers Arch. ges. Physiol. **308**, 1 (1969).

KINSKY, I.: Zur Differenzierung der Kernstruktur im Nierengewebe der Erdmaus, *Microtus agrestis*, während der perinatalen Entwicklung. Verh. Anat. Ges. **70**, 799 (1976).

KIRKMAN, H.: The number and distribution of macrophages and fibroblasts in kidneys of albino rats with emphasis on twenty-five day males. Amer. J. Anat. **73**, 451 (1943).

KISSANE, J.M.: Quantitative histochemistry of the kidney. I. Segmental distribution of enzymes in the renal proximal tubule of normal rats. J. Histochem. Cytochem. **9**, 578 (1961).

KITTELSON, J.A.: The postnatal growth of the kidney of the albino rat. Anat. Rec. **13**, 385 (1917).

KNOCHE, H.: Über die feinere Innervation der Niere des Menschen. I. Mitteilung. Z. Anat. Entwickl.-Gesch. **115**, 97 (1950).

KNOCHE, H.: Über die feinere Innervation der Niere des Menschen. II. Mitteilung. Z. Zellforsch. **36**, 448 (1951).

KNUTTON, S., ROBERTSON, J.D.: Regular structures in membranes: the lumenal plasma membrane of the cow urinary bladder. J. Cell Sci. **22**, 355 (1976).

KOBAYASHI, M.: Conduction velocity in various regions of the ureter. Tohoku J. exp. Med. **83**, 220 (1964).

KOCHAKIAN, C.D., HARRISON, D.G.: Regulation of nucleic acid synthesis by androgens. Endocrinology **70**, 99 (1962).

KOEPSELL, H., ASHTON, K., KAISSLING, B.: Die cortico-medulläre Wasserverteilung in der Rattenniere bei Anti- und Wasserdiurese. Verh. Anat. Ges. **70**, 821 (1976).

KÖRNER, F.: Zur funktionellen Struktur des Ureters unter besonderer Berücksichtigung seines distalen Endes. Anat. Anz. **112**, 169 (1962).

KÖRNER, F.: Strukturanalytische Untersuchungen am Blasentrigonum des Menschen unter besonderer Berücksichtigung der dort vorkommenden Ganglienzellen. Anat. Anz. **113**, 271 (1964).

KÖRTGE, P.: Morphologische und biochemische Untersuchungen beim experimentellen nephrotischen Syndrom. Habil.-Schrift, Mediz. Fak. Berlin 1962.

KÖRTGE, P., PALME, G., MERKER, H.-J.: Licht- und elektronenmikroskopische Untersuchungen am Glomerulum bei der Aminonucleosid-Nephrose der Ratte. Z. ges. exp. Med. **135**, 167 (1961).

KOESTER, H.L., LOCKE, J.C., SWANN, H.G.: Effluent constrictions in the renal vascular system. Texas Rep. Biol. Med. **13**, 251 (1955).

KOESTER, H.L., SWANN, H.G., LOCKE, J.C.: A morphological study of the arcuate-interlobar region of the renal venous system. Anat. Rec. **115**, 398 (1953).

KOGA, A.: Some observations on the fine structure of the human mesonephros. Arch. histol. jap. **34**, 185 (1972).

KOEPSELL, H., KRIZ, W., SCHNERMANN, J.: Pattern of luminal diameter changes along the descending and ascending thin limbs of the loop of Henle in the inner medullary zone of the rat kidney. Z. Anat. Entwickl.-Gesch. **138**, 321 (1972).

KOMNICK, H.: Elektronenmikroskopische Lokalisation von Na^+ und Cl^- in Zellen und Geweben. Protoplasma (Wien) **55**, 414 (1962).

KOMURO, T., YAMAMOTO, T.: The renal chloride cell of the fresh-water catfish, *Parasilurus asotus*, with special reference to the tubular membrane system. Cell Tiss. Res. **160**, 263 (1975).

KONDO, Y., SHIGEMATSU, H., OKABAYASHI, A.: Cellular aspects of rabbit Masugi nephritis. III. Mesangial changes. Lab. Invest. **34**, 363 (1976).

KOSKIMIES, O.: Studies on kidney tubulogenesis. X. The effect of actinomycin D on the development of the lactate dehydrogenase isozyme pattern during tubule formation in vitro. Exp. Cell Res. **46**, 541 (1967).

KOSUGI, T.: Beiträge zur Morphologie der Nierensekretion. Beitr. path. Anat. allg. Path. **77**, 1 (1927).

KOSS, L.G.: The asymmetric unit membranes of the epithelium of the urinary bladder of the rat. Lab. Invest. **21**, 154 (1969).

KRAMER, K.: Die Stellung der Niere im Gesamtkreislauf. Verh. dtsch. Ges. inn. Med. 65. Kongr. **1959**, 225.

KRAMER, K., THURAU, K., DEETGEN, P.: Hämodynamik des Nierenmarkes. J. Pflügers Arch. ges. Physiol. **270**, 251 (1960).

KRAUS, B., CAIN, H.: Über eine spontane Nephropathie bei Wistarratten. Die licht- und elektronenmikroskopischen Glomerulumveränderungen. Virchows Arch. Abt. A. **363**, 343 (1974).

KRAUSE, W.: Makroskopische Anatomie der Nieren und der Nebennieren. In: Handbuch der Urologie (C.E. ALKEN, V.W. DIX, W.E. GOODWIN, E. WILDBOLZ, Hrsg.), Bd. I. Berlin-Heidelberg-New York: Springer 1969.

KRISHNAMURTHY, V.G., BERN, H.A.: Correlative histologic study of the corpuscle of Stannius and the juxtaglomerular cells of teleost fishes. Gen. Comparat. Endocr. **13**, 313 (1969).

KRISHNAMURTHY, V.G., BERN, H.A.: Juxtaglomerular cell changes in the euryhaline freshwater fish *Tilapia mossambica* during adaptation to sea water. Acta Zool. **54**, 9 (1973).

KRIZ, W.: Der architektonische und funktionelle Aufbau der Rattenniere. Z. Zellforsch. **82**, 495 (1967).

KRIZ, W.: Organization of structures within the renal medulla. In: Urea and the Kidney (B. SCHMIDT-NIELSEN, ed.), Int. Congress Series Nr. 195, p. 342. Amsterdam: Excerpta Medica 1968.

KRIZ, W.: Die Lymphbahnen der Säugerniere. Anat. Anz. Erg.-H. **125**, 25 (1969).

KRIZ, W., BARRETT, J.M., PETER, S.: The renal vasculature: anatomical-functional aspects. Int. Rev. Physiol. Vol. **11**, 1 (1976).

KRIZ, W., DIETERICH, H.J.: Das Lymphgefäßsystem der Niere bei einigen Säugetieren. Licht- und elektronenmikroskopische Untersuchungen. Z. Anat. Entwickl.-Gesch. **131**, 111 (1970).

KRIZ, W., DIETERICH, H.J.: The supplying and draining vessels of the renal medulla im mammals. Light and electron microscopic observations. Proc. 4th int. Congr. Nephrol., Stockholm, vol. 1, p. 138. Basel-München-New York: Karger 1970.

KRIZ, W., DIETERICH, H.J., HOFFMANN, S.: Aufbau der Gefäßbündel im Nierenmark von Wüstenmäusen. Naturwissenschaften **55**, 40 (1968).

KRIZ, W., KOEPSELL, H.: The structural organization of the mouse kidney. Z. Anat. Entwickl.-Gesch. **144**, 137 (1974).

KRIZ, W., LEVER, A.F.: Renal countercurrent mechanism: Structure and function. Amer. Heart J. **78**, 101 (1969).

KRIZ, W., SCHNERMANN, J., KOEPSELL, H.: The position of short and long loops of Henle in the rat kidney. Z. Anat. Entwickl.-Gesch. **138**, 301 (1972).

KROMPECHER-KISS, E., BUCHER, O.: Enzymhistochemische Untersuchungen an den Macula- und Goormaghtigh-Zellen der Meerschweinchen-Niere. Z. mikr.-anat. Forsch. **89**, 606 (1975).

KROMPECHER-KISS, E., BUCHER, O.: Enzymhistochemische Vergleiche der Maculae densae der Nieren von Ratten und Meerschweinchen. Verh. Anat. Ges. **70**, 827 (1976).

KROMPECHER-KISS, E., BUCHER, O.: Comparison of the activities of some dehydrogenases in the juxtaglomerular complex of kidneys of Wistar rats and desert rats (*Meriones unguiculati*). Histochemistry **53**, 265 (1977).

KROMPECHER-KISS, E., BUCHER, O., KROMPECHER, TH.: Enzymhistochemische Untersuchungen am juxtaglomerulären Apparat der Niere. Acta histochem. (Jena), Suppl. **10**, 403 (1970).

KROMPECHER-KISS, E., KROMPECHER, T.: Veränderungen im Granulations-Index der juxtaglomerulären Zellen unter Einfluß von Kälte. Verh. Anat. Ges. **67**, 169 (1973).

KROMPECHER-KISS, E., KROMPECHER, T., BUCHER, O.: Tagesrhythmische Veränderungen histochemisch nachweisbarer Enzymaktivitäten des juxtaglomerulären Apparates der Rattenniere. Anat. Anz. **128**, Erg.-H., 227 (1971).

KROON, D.B.: Origin of the PAS-positive granulated ε-cells of the juxta-glomerular apparatus. Acta Anat. **41**, 138 (1960).

KRSTIĆ, R.V.: Ultrastruktur der Säugetierzelle. Berlin-Heidelberg-New York: Springer 1976.

KRSTIĆ, R., BUCHER, O.: Zum elektronenmikroskopischen Nachweis von Natriumionen in der Macula densa der Rattenniere. Anat. Anz. **130**, Erg.-H., 661 (1972).

KUBEŠ, L.: Experimental immune complex glomerulonephritis in the mouse with two types of immune complexes. Virchows Arch. Abt. B, Zellpath. **24**, 343 (1977).

KÜGELGEN, A. VON: Extraglomerulärer Kreislauf über die Gefäße des Nierenbeckens in der Hundeniere. Anat. Anz. **108**, 351 (1960).

KÜGELGEN, A. VON, BRAUNGER, B.: Quantitative Untersuchungen über Kapillaren und Tubuli der Hundeniere. Z. Zellforsch. **57**, 766 (1962).

KÜGELGEN, A. VON, GREINEMANN, H.: Die Klappen in den menschlichen Nierenvenen, besonders an der Mündung der Nierenbeckenvenen. Z. Zellforsch. **47**, 648 (1958).

KÜGELGEN, A. VON, KUHLO, B., KUHLO, W., OTTO, K.-J.: Die Gefäßarchitektur der Niere. In: Zwanglose Abh. a. d. Gebiet der normalen und pathologischen Anatomie (W. BARGMANN, W. DOERR, Hrsg.), Heft 5. Stuttgart: Thieme 1959.

KÜGELGEN, A. VON, PASSARGE, E.: Das Nierenbeckengefäßsystem als extraglomerulärer Blutweg. Korrosionsanatomie an der Hundeniere. Z. Anat. Entwickl.-Gesch. **122**, 86 (1960–61).

KÜGELGEN, A. VON, ZULEGER, S.: Nachweis von Venenklappen in der Niere von Hund, Schwein und Mensch. Z. Zellforsch. **97**, 320 (1958).

KÜHN, K., REALE, E.: Junctional complexes of the tubular cells in the human kidney as revealed with freeze-fracture. Cell Tiss. Res. **160**, 193 (1975).

KÜHN, K., REALE, E., WERMBTER, G.: The glomeruli of the human and the rat kidney studied by freeze-fracturing. Cell Tiss. Res. **169**, 193 (1975).

KÜHN, K., STOLTE, H., REALE, E.: The fine structure of the kidney of the hagfish (*Myxine glutinosa* L.). A thin section and freeze-fracture study. Cell Tiss. Res. **164**, 201 (1975).

KÜHNEL, W., KRISCH, B.: On the sexual segment of the kidney in the snake (*Natrix natrix*). Cell Tiss. Res. **148**, 417 (1974).

KUHN, W.: Haarnadelgegenstromprinzip als Grundlage der Harnkonzentration in der Niere. Klin. Wschr. **37**, 997 (1959).

KULENKAMPFF, H.: Zur Darstellung der Deckepithelzellen der Glomeruluskapillaren der Niere. Verh. Anat. Ges. **50**, 365 (1952).

KULENKAMPFF, H.: Funktionelle Veränderungen an den Deckzellen der Glomeruluscapillaren der Katzenniere. Z. Anat. Entwickl.-Gesch. **117**, 520 (1954).

KÜMMEL, G.: Zwei neue Formen von Cyrtocyten und Erörterung des Begriffes „Zelltyp". Z. Zellforsch. **57**, 172 (1962).

KÜMMEL, G.: Morphologischer Hinweis auf einen Filtrationsvorgang in der Antennendrüse von *Cambarus affinis* Say. (Crustacea, Decapoda). Naturwissenschaften **51**, 200 (1964).

KÜMMEL, G.: Das Colomsäckchen der Antennendrüse von *Cambarus affinis* Say. (Decapoda, Crustacea) Zool. Beitr. **10**, 227 (1964).

KÜMMEL, G.: Die Feinstruktur der Terminalzellen (Cyrtocyten) an den Protonephridien der Priapuliden. Z. Zellforsch. **62**, 468 (1964).

KÜMMEL, G.: Druckfiltration als ein Mechanismus der Stoffausscheidung bei Wirbellosen. In: Funktionelle und morphologische Organisation der Zelle. Sekretion und Exkretion, S. 203. Berlin-Heidelberg-New York: Springer 1965.

KÜMMEL, G.: Die Podozyten. Zool. Beitr. (N.F.) **13**, 245 (1967).

KÜMMEL, G.: Der gegenwärtige Stand der Forschung zur Funktionsmorphologie exkretorischer Systeme. Versuch einer vergleichenden Darstellung. Verh. Deutschen Zool. Ges. 70. Jahresvers., S. 154. Stuttgart: G. Fischer 1977.

KÜMMEL, G., BRANDENBURG, J.: Die Reusengeisselzellen (Cyrtocyten). Z. Naturforsch. **166**, 692 (1961).

KUNKEL, P.A. jr.: The number and size of the glomeruli in the kidney of several mammals. Bull. Johns Hopkins Hosp. **471**, 285 (1930).

KUNTZ, A.: Physiology of urinary bladder and urethra, normal and pathological. In: Handbuch der Urologie, Bd. 2. Berlin-Heidelberg-New York: Springer 1965.

KUNTZ, A., MOSELEY, A.L.: Experimental analysis of pelvic autonomic ganglia in the cat. J. comp. Neurol. **64**, 63 (1936).

KUROSUMI, K., YAMAGISHI, M., YAMAMOTO, T.Y.: The fine structure of the transitional epithelium of urinary bladder and its functional significance as disclosed by electron microscopy. Arch. histol. jap. **21**, 155 (1961).

KURTZ, S.M.: The electron microscopy of the developing human renal glomerulus. Exp. Cell Res. **14**, 355 (1958).

KURTZ, S.M., FELDMAN, J.D.: Experimental studies on the formation of the glomerular basement membrane. J. Ultrastruct. Res. **6**, 19 (1962).

KURTZ, S.M., MCMANUS, J.F.A.: The fine structure of the human glomerular basement membrane. J. Ultrastruct. Res. **4**, 81 (1960).

KYUNG, SIK, KIM, KWUNG, HUNG SIK: Comparative histological study on the juxtaglomerular apparatus of vertebrates. J. Cath. Med. Coll. **19**, 245 (1970).

LAGIOS, M.D.: Granular epitheloid cell involution in the renal arteries of a euryhaline fish, *Cymatogaster*, adapted to hypotonic salinities. Gen. comp. Endocr. **11**, 248 (1968).

LAGIOS, M.D.: Granular epithelioid (juxtaglomerular) cell and renovascular morphology of the coelacanth *Latimeria chalumnae* Smith (Crossopterygii) compared with that of other fishes. Gen. comp. Endocr. **22**, 296 (1974).

LAHLOU, B.: Mise en évidence d'un "recruitement glomérulaire" dans le rein des Téléostéens d'après la mesure du Tm glucose. C.R. Acad. Sci. (Paris) **262**, 1356 (1966).

LAMERS, A.P.M., VAN DONGEN, W.J.: The morphology of the juxtaglomerular apparatus. Some light- and electronmicroscopic observations. Gen. comp. Endocr. **18**, 602 (abstr.) (1972).

LAMERS, A.P.M., VAN DONGEN, W.J., VAN KEMENADE, J.A.M.: An ultrastructural study of the juxtaglomerular apparatus in the toad, *Bufo bufo*. Cell Tiss. Res. **153**, 449 (1974).

LAMERS, A.P.M., SPEIJERS, G.J.A., STADTHOUDERS, A.M.: Histochemistry of the juxtaglomerular apparatus in the toad *Bufo bufo*. The glucose-6-phosphate dehydrogenase activity of the macula densa. Cell Tiss. Res. **184**, 435 (1977).

LANGER, K.H.: Feinstrukturen der Mikrokörper (Microbodies) des proximalen Nierentubulus. Z. Zellforsch. **90**, 432 (1968).

LANGER, K.H.: Niereninterstitium-Feinstrukturen und Kapillarpermeabilität. I. Feinstrukturen der zellulären und extrazellulären Komponenten des peritubulären Niereninterstitiums. Cytobiologie **10**, 161 (1975).

LANGER, K.H.: Niereninterstitium-Feinstrukturen und Kapillarpermeabilität. II. Elektronenmikroskopische Permeabilitätsstudien an peritubulären Kapillaren der Niere (zugleich ein Beitrag zur kapillären Porentheorie). Cytobiologie **10**, 185 (1975).

LANGER, K.H.: Niereninterstitium-Feinstrukturen und Kapillarpermeabilität. III. Untersuchungen über die Verteilung von Tracerproteinen im peritubulären Interstitium und tubulären Labyrinth. Cytobiologie **10**, 199 (1975).

LANGREDER, W.: Die weibliche Urethra, funktionelle Anatomie des Verschlußmechanismus. Zbl. Gynäk. **78**, 561 (1956).

LAPP, H., NOLTE, A.: Vergleichende elektronenmikroskopische Untersuchungen am Mark der Rattenniere bei Harnkonzentrierung und Harnverdünnung. Frankfurt. Z. Path. **71**, 617 (1962).

LARSSON, L.: The ultrastructure of the developing proximal tubule in the rat kidney. J. Ultrastruct. Res. **51**, 119 (1975).

LARSSON, L.: Effects of different fixation on the ultrastructure of the developing proximal tubule in the rat kidney. J. Ultrastruct. Res. **51**, 140 (1975).

LARSSON, L.: Ultrastructure and permeability of intercellular contacts of developing proximal tubule in the rat kidney. J. Ultrastruct. Res. **52**, 100 (1975).

LARSSON, L., HORSTER, M.: Ultrastructure and net fluid transport in isolated developing proximal tubules. J. Ultrastruct. Res. **54**, 276 (1976).

LARSSON, L., MAUNSBACH, A.B.: Differentiation of the vacuolar apparatus in cells of the developing proximal tubule in the rat kidney. J. Ultrastruct. Res. **53**, 254 (1975).

LASCANO-GONZÁLEZ, J.M.: Zur Morphologie der Nierensekretion an den Hauptzellen. Z. mikr.-anat. Forsch. **28**, 349 (1932).

LASCANO-GONZÁLEZ, J.M.: Gibt es Sekretionserscheinungen an den Epithelien der Harnkanälchen? Klin. Wschr. **12**, 662 (1933).

LASSITER, W.E.: Kidney. Ann. Rev. Physiol. **37**, 371 (1975).

LATTA, H.: Collagen in normal rat glomeruli. J. Ultrastruct. Res. **5**, 364 (1961).

LATTA, H.: The plasma membrane of glomerular epithelium. J. Ultrastruct. Res. **6**, 407 (1962).

LATTA, H.: The glomerular capillary wall. J. Ultrastruct. Res. **32**, 526 (1970).

LATTA, H., COOK, M.L.: The plasma membrane of glomerular epithelium. J. Ultrastruct. Res. **6**, 407 (1962).

LATTA, H., JOHNSTON, W.H., STANLEY, TH.M.: Sialoglycoproteins and filtration barriers in the glomerular capillary wall. J. Ultrastruct. Res. **51**, 354 (1975).

LATTA, H., MAUNSBACH, A.B.: The juxtaglomerular apparatus as studied electron microscopically. J. Ultrastruct. Res. **6**, 547 (1962).

LATTA, H., MAUNSBACH, A.B.: Relations of the centrolobular region of the glomerulus to the juxtaglomerular apparatus. J. Ultrastruct. Res. **6**, 562 (1962).

LATTA, H., MAUNSBACH, A.B., MADDEN, S.C.: The centrolobular region of the renal glomerulus studied by electron microscopy. J. Ultrastruct. Res. **4**, 455 (1960).

LATTA, H., MAUNSBACH, A.B., MADDEN, S.C.: Cilia in different segments of the rat nephron. J. Biophys. Biochem. Cytol. **11**, 248 (1961).

LATTA, H., MAUNSBACH, A.B., OSVALDO, L.: The fine structure of renal tubules in cortex and medulla. In: Ultrastructure of the Kidney (A.J. DALTON, F. HAGUENAU, eds.), p. 1. New York-London: Academic Press 1967.

LAUBER, H.: Die Form des normalen Nierenbeckens. Dtsch. Z. Chir. **220**, 418 (1929).

LEAK, L.V.: Ultrastructure of proximal tubule cells in mouse kidney as revealed by freeze etching. J. Ultrastruct. Res. **25**, 253 (1968).

LEAK, L.V., ROSEN, V.J., jr.: Early ultrastructural alterations in proximal tubular cells after unilateral nephrectomy and X-irradiation. J. Ultrastruct. Res. **15**, 326 (1966).

LEBLOND, C.P., PUCHTLER, H., CLERMONT, Y.: Structures corresponding to terminal bars and terminal web in many types of cells. Nature (Lond.) **186**, 784 (1960).

LEBLOND, C.P., VULPÉ, V., BERTALANFFY, F.D.: Mitotic activity of epithelium of urinary bladder in albino rat. J. Urol. (Baltimore) **73**, 311 (1955).

LEBRIE, S.J., MAYERSON, H.S.: Influence of elevated venous pressure on flow and composition of renal lymph. Amer. J. Physiol. **198**, 1037 (1960).

LECHÈNE, C., CORBY, C., MOREL, F.: Distribution des néphrons accessibles á la surface du rein en fonction de la longueur de leur anse de Henle chez le rat, le hamster, le mérion et le *Psammomys*. C.R. Acad. Sci. Paris, Série D, **262**, 1126 (1966).

LECHÈNE, C., FUSCO, J., BONVENTRE, J., SCHMIDT-NIELSEN, B.: Contact between pelvic urine and renal inner medulla as part of the concentrating mechanism. VIth Int. Congress of Nephrology, Abstr. Firenze 1975.

LEE, J.C.: Basic fuchsin-crystalviolet; a rapid staining sequence for juxtaglomerular granular cells embedded in epoxy resin. Stain Technol. **40**, 37 (1965).

LEE, J.C., COVINO, B.G., TAKMAN, B.H., SMITH, E.R.: Renomedullary vasodepressor substance, medullin: isolation, chemical characterization and physiological properties. Circulat. Res. **17**, 57 (1965).

LEE, J.C., HURLEY, S., HOPPER, J.: Secretory activity of the juxtaglomerular cells of the mouse. Morphologic and enzyme histochemical observations. Lab. Invest. **15**, 1459 (1966).

LEE, S.H.: The possible role of the vesicles in renal ammonia excretion. J. Cell Biol. **45**, 644 (1970).

LEESON, C.R.: Histology, histochemistry and electron microscopy of the transitional epithelium of the rat urinary bladder in response to induced physiological changes. Acta Anat. **48**, 297 (1962).

LEESON, T.S.: The fine structure of the mesonephros of the 17-day rabbit embryo. Exptl. Cell Res. **12**, 670 (1957).

LEESON, T.S.: An electron microscopic study of the mesonephros and metanephros of the rabbit. Amer. J. Anat. **105**, 165 (1959).

LEESON, T.S.: The electron microscopy of the developing kidney. An investigation into the fine structure of the meso- and metanephros of the rabbit. J. Anat. (Lond.) **94**, 100 (1960).

LEESON, T.S.: An electron microscope study of the postnatal development of the hamster kidney. With particular reference to the intertubular tissue. Lab. Invest. **10**, 466 (1961).

LEESON, T.S.: Norelco Reporter **7**, 45 (1960). Zit. nach H. LATTA, A.B. MAUNSBACH, S.C. MADDEN (1961).

LEESON, T.S., BAXTER, J.S.: The correlation of structure and function in the mesonephros and metanephros of the rabbit. J. Anat. (Lond.) **91**, 383 (1957).

LEESON, T.S., LEESON, C.R.: The rat ureter. Fine structural changes during its development. Acta Anat. **62**, 60–79 (1965).

LEFEVRE, M.E., GENNARO, J.F., BRODSKY, W.A.: The isolated mucosa of turtle bladder. Anat. Rec. **171**, 237 (1971).

LEHNER, T.: Juxtaglomerular apparatus staining with thioflavine T fluorochrome, and its confusion with amyloid. Nature **206**, 738 (1965).

LEIPER, J.M., THOMSON, D., MACDONALD, M.K.: Uptake and transport of Imposil by the glomerular mesangium in the mouse. Lab. Invest. **37**, 526 (1977).

LEONHARDT, H.: Histologie, Zytologie und Mikroanatomie des Menschen. 5. Aufl. Stuttgart: Thieme 1977.

LÉRANTH, C., UNGVÁRY, G., DONÁTH, T.: The innervation of the juxtaglomerular apparatus. Acta Morph. Acad. Sci. Hung. **17**, 131 (1969).

LEUTERT, G., FLEX, G., STROBEL, T.: Die Tunica muscularis des Nierenbeckens. Anat. Anz. **108**, 238 (1960).

LEVIN, S., RICHTER, W.R.: Ultrastructure of cell surface coat in rat urinary bladder epithelium. Cell Tiss. Res. **158**, 281 (1975).

LEVINE, J., LEVINE, A.D.: Excretion of phenol red and inulin by the fetal and the newborn rabbit. Amer. J. Physiol. **143**, 123 (1958).

LEWIS, O.J.: The development of the blood vessels of the metanephros. J. Anat. (Lond.) **92**, 84 (1958).

LEWIS, O.J.: The vascular arrangement of the mammalian renal glomerulus as revealed by a study of its development. J. Anat. (Lond.) **92**, 433 (1958).

LEWIS, P.R., LOBBAN, M.C.: The chemical specifity of the Schultz test for steroids. J. Histochem. Cytochem. **9**, 2 (1961).

LEWIS, S.A., EATON, D.C., DIAMOND, J.M.: The mechanism of Na^+ transport by rabbit urinary bladder. J. Membrane Biol. **28**, 41 (1976).

LEYSSAC, P.P.: The effect of partial clamping of the renal artery on pressure in the proximal and distal tubules and peritubular capillaries of the rat kidney. Acta physiol. scand. **62**, 449 (1964).

LEŻAWA, A.S.: Experimentell-histologische Untersuchung über das Übergangsepithel. Z. Anat. Entwickl.-Gesch. **103**, 844 (1934).

LINSS, W.: Licht- und elektronenmikroskopische Befunde an den Tubuli der Niere des Hechtes. Anat. Anz. **124**, 85 (1969).

LIPSON, L.W., SHARP, G.W.G.: Effect of prostaglandin$_1$ on sodium transport and osmotic water flow in the toad bladder. Amer. J. Physiol. **220**, 1046 (1971).

LISON, L.: Etudes histophysiologiques sur le rein des amphibiens. Le mécanism de l'athrocytose rénale et ses rapports avec les phénomènes sécrétoires, chez *Bufo vulgaris*. L. Arch. Biol. (Liége) **51**, 49 (1940).

LIST, J.H.: Über einzellige Drüsen (Becherzellen) im Blasenepithel der Amphibien. Arch. mikr. Anat. **29**, 147 (1887).

LJUNGQVIST, A.: Sympathetic innervation of the juxtaglomerular cells of the kidney. Proc. 4th Int. Congr. of Nephrology, vol. 2, p. 14. Basel: Karger 1970.

LJUNGQVIST, A., LAGERGREN, C.: Normal intrarenal arterial pattern in adult and ageing human kidney. A micro-angiographical and histological study. J. Anat. (Lond.) **96**, 285 (1962).

LJUNGQVIST, A., WÅGERMARK, W.: Renal extraglomerular granulation in the human foetus and infant. Acta path. microbiol. scand. **67**, 257 (1966).

LJUNGQVIST, A., WÅGERMARK, J.: The adrenergic innervation of intrarenal glomerular and extra-glomerular circulatory routes. Nephron 7, 218 (1970).

LOBBAN, M.C.: Some observations on the intracellular lipid in the kidney of the cat. J. Anat. (Lond.) 89, 92 (1955).

LÖFGREN, F.: Das topographische System der Malpighischen Pyramiden der Menschenniere. Lund: A.-B. Gleerupska Univ. Bokhandeln 1949.

LÖFGREN, F.: Some features in the renal morphogenesis and anatomy with practical considerations. Kungl. Fysiogr. Sällskap. Lund Förh. 26, 1 (1956).

LONGLEY, J.B.: Histochemistry of the kidney. In: The Kidney (CH. ROUILLER, A.F. MULLER, eds.). New York-London: Academic Press 1969.

LONGLEY, J.B., BANFIELD, W.G., BRINDLEY, D.C.: Structure of the rete mirabile in the kidney of the rat as seen with the electron microscope. J. biophys. biochem. Cytol. 7, 103 (1960).

LONGLEY, J.B., FISHER, E.: Alkaline phosphatase and the periodic acid-Schiff reaction in the proximal tubule of the vertebrate kidney. A study in segmental differentiation. Anat. Rec. 120, 1 (1954).

LOOMIS, D., JETT-JACKSON, C.E.: Plastic studies in abnormal renal architecture. VI. An investigation of the circulation in infarcts of the kidney. Arch. Path. (Chic.) 33, 735 (1942).

LOUW, G.N., BELONJE, P.C., COETZEE, H.J.: Renal function, respiration, heart rat and thermoregula-tion in the ostrich (Struthio camelus). Scient. pap. Namib. Desert Res. Stn. 42, 43 (1969).

LOWRY, O.H.: The quantitative histochemistry of the brain J. Histochem. Cytochem. 1, 420 (1953).

LUCAS, A.M., WHITE, H.L.: Factors responsible for the abnormal distention of glomerular capsule in the Necturus kidney. Anat. Rec. 53, 371 (1932).

LUCAS, A.M., WHITE, H.L.: Contractility of the ciliated neck in the Necturus kidney. Anat. Rec. 57, 7 (1933).

LUDWIG, E.: Beitrag zur Entwicklungsgeschichte der Nachniere. Acta Anat. 8, 1 (1949).

LUDWIG, E.: Zur Entwicklungsgeschichte des menschlichen Nierenbeckens. Acta Anat. 11, 120 (1951).

LUDWIG, E.: Embryologische Beobachtungen an den Harnorganen der Maus und des Goldhamsters. Acta Anat. 29, 1 (1957).

LÜLLMANN-RAUCH, R.: Lipidosislike renal changes in rats treated with chlorphentermine or with tricyclic antidepressants. Virchows Arch. B. Cell Path. 18, 51 (1975).

MAACK, TH., KINTER, W.B.: Transport of protein by flounder kidney tubules during longterm incubation. Amer. J. Physiol. 216, 1034 (1969).

MAACK, T., MACKENSIE, D.S., KINTER, W.B.: Intracellular pathways of renal reabsorption of lysozyme. Amer. J. Physiol. 221, 1609 (1971).

MACCALLUM, BARTLETT, D.: The arterial blood supply of the mammalian kidney. Amer. J. Anat. 38, 153 (1926).

MACDONALD, M.S., EMERY, J.L.: The late intrauterine and postnatal development of human renal glomeruli. J. Anat. (Lond.) 13, 331 (1959).

MACNIDER, W.: A further study of the response of the opossum kidney, Didelphys virginiana, to injury. Proc. Soc. Exp. Biol. Med. 75, 499 (1950).

MACNIDER, W. DE B.: Occurrence of stainable lipoid material in renal epithelium of aminals falling in different age segments. Proc. Soc. Exp. Biol. Med. 58, 326 (1945).

MACPHERSON, D.J.: Metaplasia of renal glomerular capsular epithelium. J. Clin. Path. 16, 220 (1963).

MADSEN, K., BODE, F., HOSEN, P.D.O., BAUMANN, K., MAUNSBACH, A.B.: Effect of basic amino acids on kidney protein uptake and structure of the proximal tubule. J. Ultrastruct. Res. 57, 221 (abstr.) (1976).

MAGNÚSSON, J.: Mikroskopisch-anatomische Untersuchungen zur Fortpflanzungsbiologie des Rot-barsches (Sebastes marinus Linné). Z. Zellforsch. 43, 121 (1955).

MAHIEU, P., WINAND, R.J.: Chemical structure of tubular and glomerular basement membranes of human kidney. Europ. J. Biochem. 12, 410 (1970).

MAILLET, M.: Innervation sympathique du rein: son rôle trophique. I. Acta Neuroveget. (Wien) 20, 155 (1960).

MAILLET, M.: Innervation sympathique du rein: son rôle trophique. II. Acta Neuroveget. (Wien) 20, 337 (1960).

MAILLET, M.: Innervation sympathique du rein: son rôle trophique. III. Acta Neuroveget. (Wien) 20, 473 (1960).

MAJID, A., GLASGOW, E.F.: Morphological and functional attributes of the kidney of *Notomys alexis*. J. Anat. (Lond.) **118**, 400 (1974).

MALVIN, R.L., VANDER, A.J.: Plasma renin activities in marine teleosts and *Cetacea*. Amer. J. Physiol. **213**, 1582 (1967).

MALININ, G.: Cytotoxic effect of DMSO on the ultrastructure of cultured rhesus kidney cells. Cryobiology **10**, 22 (1973).

MANGIONE, F.: Sulla differenziazione segmentale del tubulo prossimale nel nefrone. Arch. Ital. Anat. Embriol. **62**, 1 (1957).

MAPPES, G.: Ricerche morfologiche statistiche sulle cellule epitelioidi dei vasi afferenti nei reni di topo. Minerva Nefrol. (Suppl. a. Minerva Med.) (Torino) **1**, 79 (1954).

MARQUARDT, M., WILSON, C.B., DIXON, J.: Human glomerular basement membrane. Selective solubilization with chaotropes and chemical and immunologic characterization of its components. Biochemistry **12**, 3260 (1973).

MARSH, D.J.: Osmotic concentration and dilution of the urine. In: The Kidney (CH. ROUILLER, A.F. MULLER, eds.), vol. 3, p. 71. New York-London: Academic Press, 1971.

MARSH, D.J., MARTIN, CH.M.: Effects of diuretic states on collecting duct fluid flow resistance in the hamster kidney. Amer. J. Physiol. **229**, 13 (1975).

MARSH, D.J., SOLOMON, S.: Analysis of electrolyte movement in the thin Henle's loops of hamster papilla. Amer. J. Physiol. **208**, 1119 (1965).

MARSHALL, E.K. jr.: The comparative physiology of the kidney in relation to theories of renal secretion. Physiol. Rev. **14**, 133 (1934).

MARSHALL, E.K. jr., GRAFFLIN, A.L.: The function of the proximal convoluted segment of the renal tubule. J. Cell Comp. Physiol. **1**, 161 (1932).

MARSHALL, E.K., SMITH, H.W.: The glomerular development of the vertebrate kidney in relation to habitat. Biol. Bull **59**, 135 (1930).

MARTIN, B.F.: Histological and histochemical studies on the bladder and ureter, with particular reference to alkaline phosphatase and Golgi material. J. Anat. (Lond.) **92**, 286 (1958).

MARTINS, H., BADER, H.: Die arterielle Versorgung der unteren Ureterabschnitte. Zbl. Gynäk. **69**, 457 (1947).

MASUR, S.K., E. HOLTZMAN, R. WALTER: Hormone-stimulated exocytosis in the toad urinary bladder. J. Cell Biol. **32**, 211 (1972).

MATHEWS, L.H., MARSHALL, F.H.A.: In: Marshalls' Physiology of Reproduction (A.S. PARKES, ed.), vol. I, part 1, chapt. 3. London: Longmans, Green u. Co., 1956.

MATTY, H.J., GUINNESS, F.E.: The histochemistry of the urinary bladder of the toad *Bufo bufo* in relation to hormonal studies. J. Anat. (Lond.) **98**, 271 (1964).

MAUL, G.G.: Structure and formation of pores in fenestrated capillaries. J. Ultrastruct. Res. **36**, 768 (1971).

MAUNSBACH, A.B.: Electron microscopic observations on ferritin absorption in microperfused renal proximal tubules. J. Cell Biol. **19**, 48A (1963).

MAUNSBACH, A.B.: Absorption of I^{125}-labelled homologous albumin by rat kidney proximal tubule cells. A study of microperfused single proximal tubules by electron microscopic autoradiography and histochemistry. J. Ultrastruct. Res. **15**, 197 (1966).

MAUNSBACH, A.B.: Absorption of ferritin by rat kidney proximal tubule cells. Electron microscopic observations of the initial uptake phase in cells of microperfused single proximal tubules. J. Ultrastruct. Res. **16**, 1 (1966).

MAUNSBACH, A.B.: Isolation und purification of acid phosphatase-containing autofluorescent granules from homogenates of rat kidney cortex. J. Ultrastruct. Res. **16**, 13 (1966).

MAUNSBACH, A.B.: Observations on the ultrastructure and acid phosphatase activity of the cytoplasmic bodies in rat kidney proximal tubule cells. J. Ultrastruct. Res. **16**, 197 (1966).

MAUNSBACH, A.B., WIRSÉN, C.: Ultrastructural changes in kidney, myocardium and skeletal muscle of the dog during excessive mobilization of free fatty acids. J. Ultrastruct. Res. **16**, 34 (1966).

MAUNSBACH, A.V., MADDEN, S.C., LATTA, H.: Variations in fine structure of renal tubular epithelium under different conditions of fixation. J. Ultrastruct. Res. **6**, 511 (1962).

MAYERSON, M.S.: The lymphatic system with particular reference to the kidney. Surg. Gynec. Obstet. **116**, 259 (1963).

MAYET, A., LÖWENECK, H.: Topographie des Nierenhilus. Z. Anat. Entwickl.-Gesch. **127**, 145 (1968).

MAZZI, V.: Caratterizzazione citologica e citochimica del nefrone di Cyprinus carpio L. Z. Zellforsch. **47**, 631 (1958).

MAZZI, V., PEYROT, A.: Localizzazioni enzimatiche nel tubulo renale della tinca (Tinca tinca L.). Riv. Istoch. norm. pat. **7**, 89 (1961).

McCANN, W.P.: Quantitative histochemistry of the dog nephron. Amer. J. Physiol. **185**, 372 (1956).

McCREIGHT, CH.E., SULLIVAN, N.M.: Hyperplasia in renal epithelium following partial removal of kidneys. Anat. Rec. **139**, 252 (abstr.) (1961).

McKELVEY, R.W.: The presence of a juxtaglomerular apparatus in non-mammalian vertebrates. Anat. Rec. **145**, 259 (abstr.) (1963).

McKELVEY, R.W.: The development of the juxtaglomerular apparatus in rat. Anat. Rec. **148**, 388 (1964).

McKENNA, O.C., ANGELAKOS, E.T.: Adrenergic innervation of the canine kidney. Circulat. Res. **22**, 345 (1968).

McKENNA, O.C., ANGELAKOS, E.T.: Development of adrenergic innervation in the puppy kidney. Anat. Rec. **167**, 115 (1970).

McMANUS, J.F.A.: Histological demonstration of mucin after periodic acid. Nature **158**, 202 (1946).

McMANUS, J.F.A.: The periodic acid routine applied to the kidney. Amer. J. Path. **24**, 643 (1948).

McMANUS, J.F.A.: The myoid nature of the cells covering the human renal glomerulus. Amer. J. Path. **30**, 640 (1964).

MEINERTZ, T.: Eine vergleichende Untersuchung über die Säugetierniere, besonders im Hinblick auf die Nierentypen, das Nierenbecken und die Verzweigung der größeren Gefäße. Gegenbaurs Morph. Jb. **113**, 78 (1969).

MELMAN, A., ROSENBAUM, R.M.: Histochemical correlates for differences in functional activity and cold-stored summer bats (Myotis lucifugus). Anat. Rec. **145**, 401 (1963).

MELSON, G.L., CHASE, L.R., AURBACH, G.D.: Parathyroid hormone-sensitive adenyl cyclase in isolated renal tubules. Endocrinology **86**, 511 (1970).

MENDE, T.J., CHAMBERS, E.L.: Distribution of mucopolysaccharide and alkaline phosphatase in transitional epithelia. J. Histochem. Cytochem. **5**, 99 (1957).

MENEFEE, M.G., MUELLER, C.B.: Some morphological considerations of transport in the glomeruli. In: Ultrastructure of the Kidney (A.J. DALTON, F. HAGUENAU, eds.), p. 73. New York-London: Academic Press 1967.

MEYER, D.: Morphometrische Untersuchungen am juxtaglomerulären Apparat menschlicher Nieren. Veröffentl. a.d. Morphologischen Pathologie, Heft 90. Stuttgart: Fischer 1972.

MEYER, D., JERUSALEM, CH., WALVIG, F.: Untersuchungen zur Feinstruktur der granulierten epithe-loiden Zellen präglomerulärer Arteriolen in den Nieren von Teleostiern. Z. Zellforsch. **83**, 508 (1967).

MICHAEL, A.F., FISH, A.J., GOOD, R.A.: Glomerular localization and transport of aggregated proteins in mice. Lab. Invest. **17**, 14 (1967).

MICHIELSEN, P., CREEMERS, J.: The structure and function of the glomerular mesangium. In: Ultra-structure of the Kidney (DALTON, A.J., F. HAGUENAU, eds.), p. 57. New York-London: Academic Press 1967.

MIGNANI, E., PIEGAIA, D., CARIATI, A.: L'apparato iuxta-glomerulare del cane dopo enervazione renale. Arch. „De Vecchi" (Firenze) **24**, 373 (1956).

MILLER, A.T. jr., HALE, D.M., ALEXANDER, K.D.: Histochemical studies on the uptake of horseradish peroxidase by rat kidney slices. J. Cell Biol. **27**, 305 (1965).

MILLER, F.: Hemoglobin absorption by the cells of the proximal convoluted tubule in mouse kidney. J. biophys. biochem. Cytol. **8**, 689 (1960).

MILLER, F.: Lipoprotein granules in the cortical collecting tubules of mouse kidney. J. biophys. biochem. Cytol. **9**, 157 (1961).

MILLER, F., BOHLE, A.: Vergleichende licht- und elektronenmikroskopische Untersuchungen an der Basalmembran der Glomerulumcapillaren der Maus bei experimentellem Nierenamyloid. Klin. Wschr. **34**, 1204 (1956).

MILLER, F., PALADE, G.E.: Lytic activities in renal protein absorption droplets. An electron microscopical cytochemical study. J. Cell Biol. **23**, 519 (1964).

MILLER, R.A.: Regional responses of interrenal tissue and of chromaffin tissue to hypophysectomy and stress in pigeons. Acta Endocr. **55**, 108 (1967).

MIRAGLIA, T., IRUSTA, V.R.CH., FILHO, B.G.C., PINTO, G.: Histochemical localization of enzyme activity in the kidneys of male marmosets (*Callithrix jacchus* and *Callithrix penicillata*). Acta Anat. **92**, 385 (1975).

MISRA, R.P.: Structure of the glomerular basement membrane. In: Pathobiology Annual (H.L. IOACHIM, ed.). New York: Meredith 1971.

MISRA, R.P., BERMAN, L.B.: Studies on glomerular basement membrane. 1. Isolation and chemical analysis of normal glomerular basement membrane. Proc. Soc. exp. Biol. (N.Y.) **122**, 705 (1966).

MISRA, R.P., BERMAN, L.B.: Studies on glomerular basement membrane. III. Effects of steroid on membrane chemistry and its protein permeability. Lab. Invest. **26**, 666 (1972).

MISRA, U.K., SANYAL, M.K., PRASSAD, M.R.N.: Phospholipids of the sexual segment of the kidney of the Indian house lizard, *Hemidactylus flaviviridis* Rüppell. Life Sci. **4**, 149 (1965).

MITCHELL, G.A.G.: The nerve supply of the kidney. Acta Anat. **10**, 1 (1950).

MITCHELL, G.A.G.: The intrinsic renal nerves. Acta Anat. **13**, 1 (1951).

MIYOSHI, M.: The fine structure of the mesonephros of the lamprey, *Entosphenus japonicus* Martens. Z. Zellforsch. **104**, 213 (1970).

MIYOSHI, M.: Scanning electron microscopy of the renal corpuscle of the mesonephros in the lamprey, *Entosphenus japonicus* Martens. Cell Tiss. Res. **185** (1978).

MIYOSHI, M., FUJITA, T., TOKUNAGA, J.: The differentiation of renal podocytes. A combined scanning and transmission electron microscope study in rats. Arch. histol. jap. **33**, 161 (1971).

MIZUHIRA, V., AMAKAWA, T.: Detection of electrolytes in tissues at the electron microscopic level with special reference to sodium ion transport mechanism in rat kidney. J. Histochem. Cytochem. **14**, 770 (1966).

MIZUHIRA, V., FUTAESAKU, Y.: On the new approach of tannic acid and digitonine to the biological fixatives. Proc. Electr. Microscop. Soc. Amer. **29**, 494 (1971).

MOBERG, E.: Anzahl und Größe der Glomeruli renales beim Menschen nebst Methoden, diese zahlenmäßig festzustellen. Z. mikr.-anat. Forsch. **18**, 271 (1929).

MODELL, W.: Observations on the lipoids in the renal tubule of the cat. Anat. Rec. **57**, 13 (1933).

MODELL, W., TRAVELL, J.: The role of the lipoid in the renal tubule of the cat in uranium nephritis. Anat. Rec. **59**, 253 (1934).

MOFFAT, D.B.: Extravascular protein in the renal medulla. Amer. J. exp. Physiol. **54**, 60 (1969).

MOFFAT, D.B.: The mammalian kidney. In: Biologial Structure and Function 5. Cambridge-London-New York-Melbourne: Cambridge Univ. Press 1975.

MOFFAT, D.B., CREASEY, M.: The fine structure of the intraarterial cushions at the origin of the juxtamedullary afferent arterioles in the rat kidney. J. Anat. (Lond.) **110**, 409 (1971).

MOFFAT, D.B., CREASEY, M.: The distribution of ingested silver in the kidney of the rat and of the rabbit. Acta Anat. **83**, 346 (1972).

MOFFAT, D.B., FOURMAN, J.: The vascular pattern of the rat kidney. J. Anat. (Lond.) **97**, 543 (1963).

MOFFAT, D.B., LAURENCE, K.M.: The structure of the pelvis in the immature human kidney. Nephron **16**, 205 (1976).

MOHOS, S.C., SKOZA, L.: Glomerular sialoprotein. Science **164**, 1519 (1969).

MOHOS, S.C., SKOZA, L.: Variations in the sialic acid concentration of glomerular basement membrane preparations obtained by ultrasonic treatment. J. Cell Biol. **45**, 450 (1970).

MÖLBERT, E., DUSPIVA, F., V. DEIMLING, O.: The demonstration of alkaline phosphatase in the electron microscope. J. biophys. biochem. Cytol. **7**, 387 (1960).

MÖLBERT, E., DUSPIVA, F., V. DEIMLING, O.: Die histochemische Lokalisation der Phosphatase in den Tubuluszellen der Mäuseniere im elektronenmikroskopischen Bild. Histochemie **2**, 5 (1960).

MÖLLENDORFF, W. VON: Die Dispersität der Farbstoffe, ihre Beziehungen zur Ausscheidung in der Niere. Anat. Hefte **53**, 81 (1915).

MÖLLENDORFF, W. VON: Der Exkretionsapparat. In: Handb. der mikrosk. Anatomie des Menschen Bd. VII/1. Berlin: Springer 1930.

MÖLLENDORFF, W. VON: Zur Histophysiologie der Nieren von *Hippocampus guttulatus* and *Lepadogaster candollii*. Z. Zellforsch. **24**, 204 (1936).

MÖLLENDORFF, W. VON: Lehrbuch der Histologie, 24. Aufl. Jena: Fischer 1940.

MOLLER, P.C., ELLIS, R.A.: Fine structure of the excretory system of Amphioxus (*Branchiostoma floridae*) and its response to osmotic stress. Cell Tiss. Res. **148**, 1 (1974).

MOLLO, F., MONGA, G., CANESE, M.G.: Endothelial glomerular cell mitosis in human glomerulonephritis: an electron microscopical observation. Virchows Arch. Abt. B. Zellpath. **11**, 198 (1972).

MOLTENI, A., RAHILL, W.J., KOO, J.-H.: Evidence for a vasopressor substance (renin) in human fetal kidneys. Lab. Invest. **30**, 115 (1974).

MOLTRAM, V.H.: Fat infiltration of the cats kidney. J. Biol. Chan. **24**, 11 (1916).

MONIS, B., ZAMBRANO, D.: Ultrastructure of transitional epithelium of man. Z. Zellforsch. **87**, 101 (1968).

MONSERRAT, A.J., CHANDLER, A.E.: Effect of repeated injections of the sucrose on the kidney. Histologic, cytochemical and functional studies in an animal model. Virchows Arch. B, Cell Path. **19**, 77 (1975).

MORE, R.H., DUFF, G.L.: The renal arterial vasculature in man. Amer. J. Path. **27**, 95 (1951).

MOONEY, J.K., HINMAN, F.: Aging and replacement of the luminal cells in the mammalian bladder studied by scanning electron microscopy. Invest. Urol. **11**, 396 (1974).

MOORE, R.A.: Total glomerular counts in hemihypertrophy. Anat. Rec. **46**, 377 (1930).

MOORE, R.A.: The total number of glomeruli in the normal human kidney. Anat. Rec. **48**, 153 (1931).

MORGAN, R., BERLINER, R.W.: Permeability of the loop of Henle, vasa recta and collecting duct of water, urea and sodium. Amer. J. Physiol. **215**, 108 (1968).

MORGAN, T.: A microperfusion study of influence of macula densa on glomerular filtration rate. Amer. J. Physiol. **220**, 186 (1971).

MORRIS, J.L., CAMPBELL, G.: Renal vascular anatomy of the toad (*Bufo bufo*). Cell Tiss. Res. 1978 (in press).

MORISON, D.M.: A study of the renal circulation, with special reference to its finer distribution. Amer. J. Anat. **37**, 53 (1926).

MORROW, A.G., CARROLL, D.M., GREENSPAN, E.M.: A sex difference in the kidney glucuronidase activity of inbred mice. J. Nat. Cancer Inst. (Wash.) **11**, 663 (1951).

MOSELEY, R.L.: Preganglionic connections of the intraneural ganglia of the urinary bladder. Proc. Soc. exp. Biol. **34**, 728 (1936).

MOSES, J.B., SCHLEGEL, J.U.: Preservation of the juxtamedullary circulation following ligation of the renal artery in the rabbit. Anat. Rec. **14**, 149 (1952).

MOTTRAM, V.H.: Fat infiltration of the cat's kidney. J. Biol. Chem. **24**, 11 (1916).

MOUCHETTE, R., CUYPERS, Y.: Etude de la vascularisation du rein de coq. Arch. Biol. **64**, 579 (1959).

MOURIER, J.-P.: Structure fine du rein de l'Épinoche (*Gasterosteus aculeatus* L.) au cours de sa transformation muqueuse. Z. Zellforsch. **106**, 232 (1970).

MOURIER, J.-P.: Etude de la cytodifférenciation du rein de l'Épinoche femelle après traitement par la méthyltestostérone. Z. Zellforsch. **123**, 96 (1972).

MOURIER, J.-P.: Modifications cytologiques du rein de l'Épinoche traité par les hormones stéroïdes mâles. Thése 3 e Cycle, Université Louis Pasteur, Strasbourg 1972.

MOURIER, J.-P.: Ultrastructural modifications of renal cells in the three-spined stickleback (*Gasterosteus aculeatus* L.) after castration. Cell Tiss. Res. **168**, 527 (1976).

MOURIER, J.-P.: Effects of an antiandrogen, cyproterone acetate, on the kidney of the three-spined stickleback (*Gasterosteus aculeatus* L.). Cell Tiss. Res. **173**, 357 (1976).

MUCKERJEE, J., SRI RAM, J., PIERCE, G.B.: Basement membranes. V. Chemical composition of neoplastic basement membrane mucoprotein. Amer. J. Path. **46**, 49 (1965).

MÜHLENFELD, W.-E.: Über die Entwicklung und Chemodifferenzierung der Rattenniere unter besonderer Berücksichtigung der Geschlechtsunterschiede. Histochemie **18**, 97 (1969).

MUELLER, C.B.: The structure of the renal glomerulus. Amer. Heart J. **55**, 304 (1958).

MUIRHEAD, E.E., GERMAIN, G., LEACH, B.E., PITCOCK, J.A., STEPHENSON, P., BROOKS, P., BROSIUS, W.L., DANIESL, E.G., HINMAN, J.W.: Production of renomedullary prostaglandins by renomedullary interstitial cells grown in tissue culture. Circulat. Res. **30/31**, Suppl. II, 161 (1972).

MUIRHEAD, E.E., RIGHTSAL, W.A., LEACH, B.E., BYERS, L.W., PITCOCK, J.A., BROOKS, B.: Reversal of hypertension by transplants and lipid extracts of cultured renomedullary interstitial cells. Lab. Invest. **35**, 162 (1977).

MUKHERJI, M., DEB, CH.: Lipid distribution in the tissues of hibernating and non-hibernating toad (*Bufo melanostictus*)—a histochemical study. I. Sudanophilia, unsaturated lipid and plasmalogen. J. Histochem. Cytochem. **8**, 242 (1960).

MÜLLER, J., BARAJAS, L.: Electron microscopic and histochemical evidence for a tubular innervation in the renal cortex of the monkey. J. Ultrastruct. Res. **41**, 533 (1972).

MÜLLER, M.M., KAISER, E., BAUER, P., SCHLIBER, V., HOHENEGGER, M.: Lipid composition of the rat kidney. Nephron **17**, 41 (1976).

MUNKACSI, I.: Distribution of intrarenal monoaminergic nerves in the kidneys of the desert rat (*Dipodomys merriami*) and the white rat (*Rattus norvegicus*). Acta Anat. **73**, 56 (1969).

MUNKACSI, I., PALKOVITS, M.: Volumetric analysis of glomerular size in kidney of mammals living in desert, semidesert or water-rich environment in the Sudan. Circulat. Res. **17**, 303 (1965).

MUNKACSI, I., PALKOVITS, M.: Study on the renal pyramid loops of Henle and percentage distribution of their thin segments in mammals living in desert, semidesert and water-rich environment. Acta. biol. Acad. Sci. Hung. **17**, 89 (1966).

MURAKAMI, T.: Vascular arrangement of the rat renal glomerulus. A scanning electron microscopic study of corrosion casts. Arch. histol. jap. **34**, 87 (1972).

MURAKAMI, T.: Double afferent arterioles of the rat renal glomerulus as studied by the injection replica scanning electron microscope method. Arch. histol. jap. **39**, 327 (1976).

MURAKAMI, T., MIYOSHI, M., FUJITA, T.: Glomerular vessels of the rat kidney with special reference to double efferent arterioles. A scanning electron microscope study of corrosion casts. Arch. histol. jap. **33**, 179 (1971).

MURNAGHAN, G.F.: The muscular structure of the ureter with reference to dynamic function. J. Anat. (Lond.) **98**, 493 (abstr.) (1964).

MYERS, C.E., BULGER, R.E., TISHER, C.C., TRUMP, B.F.: Human renal ultrastructure. IV. Collecting duct of healthy individuals. Lab. Invest. **15**, 1921 (1966).

NACHLAS, M.M., SELIGMAN, A.M.: The comparative distribution of esterase in the tissues of five mammals by a histochemical technique. Anat. Rec. **105**, 677 (1949).

NACKMAN, R.L.: Metaplasia of parietal capsular epithelium of renal glomerulus. Arch. Path. **73**, 48 (1962).

NAETS, J.: Erythropoietin. In: The Kidney (Ch. ROUILLER, A.F. MULLER, eds.), vol. II, p. 363. New York-London: Academic Press 1969.

NAGAI, K., SUDA, M., YAMAGISHI, O., TOYAMA, Y., NAKAGAWA, H.: Studies on the circadian rhythm of phosphoenolpyruvate carboxykinase. III. Circadian rhythm in the kidney. J. Biochem. **77**, 1249 (1975).

NAGLE, R.B., JOHNSON, M.E., JERVIS, H.R.: Proliferation of renal interstitial cells following injury induced by ureteral obstruction. Lab. Invest. **35**, 18 (1976).

NAGLE, B., KNEISER, M.R., BULGER, R.E., BENDITT, E.P.: Induction of smooth muscle characteristics in renal interstitial fibroblasts during obstructive nephropathy. Lab. Invest. **29**, 422 (1973).

NAGLE, R.B., KOHNEN, P.W., BULGER, R.E., STRICKER, G.E., BENDITT, E.P.: Ultrastructure of human renal obsolescent glomeruli. Lab. Invest. **21**, 519 (1969).

NAKAMURA, S.: Beobachtungen über die Fette in den Harnkanälchen von Katze und Hund. Fol. Anat. jap. **13**, 45 (1935).

NARATH, P.: Hydromechanics of the calyx renalis. J. Urol. **43**, 145 (1940).

NARATH, P.: Renal pelvis and ureter. New York: Grune & Stratton 1951.

NASH, J.: The number and size of glomeruli in the kidneys of fishes, with observations on the morphology of the renal tubules of fishes. Amer. J. Anat. **47**, 425 (1931).

NATUCCI, G., ZACCHARINI, C.: Risultati sperimentali e sequele determinate dalla legatura dei linfatici all'ilo del rene. Riv. Anat. Patol. Oncol. **2**, 639 (1949).

NEMES, Z., BODOLAY, E., PECZE, K., ENDES, P.: Morphological examination of the juxtaglomerular apparatus following the fluorescence microscopic demonstration of sympathetic nerves. Acta Morph. Acad. Sci. Hung. **23**, 71 (1975).

NEMOTO, M.: Experimental and cytological studies on the function of the urinary bladder epithelium in the normal dog. Arch. histol. jap. **5**, 77 (1953).

NEMOTO, M.: II. On the absorption activity of the transitional epithelium of the urinary bladder and the ureter. Arch. histol. jap. **5**, 355 (1953).

NEUMANN, K.: Quantitativer Beitrag zur Morphologie der Becherschen oder intertubulären Zellgruppen der menschlichen Niere. Z. Zellforsch. **34**, 520 (1949).

NEUSTEIN, H.B.: Hemoglobin absorption in the proximal convoluted tubules of the kidney in the rabbit. J. Ultrastruct. Res. **17**, 565 (1967).

NEUSTEIN, H.B., MAUNSBACH, A.B.: Hemoglobin absorption by proximal tubule cells of the rabbit kidney. A study by electron microscopic autoradiography. J. Ultrastruct. Res. **16**, 141 (1966).

NEVINS, TH.E., KIM, Y., MICHAEL, A.F.: Polyanion and complement receptor of the glomerular epithelium. Relationship to pH. Lab. Invest. **37**, 453 (1977).

NEWSTEAD, J.D.: Filaments in renal parenchymal and interstitial cells. J. Ultrastruct. Res. **34**, 316 (1971).

NEWSTEAD, J., MUNKACSI, I.: Electron microscopic observations on the juxtamedullary efferent arterioles and arteriolae rectae in kidneys of rats. Z. Zellforsch. **97**, 465 (1969).

NIELSEN, E.H.: The bulbourethral gland of the rat. Fine structure and histochemistry. Anat. Anz. **139**, 254 (1976).

NIESEL, W., RÖSKENBLECK, H.: Gegenstromkonzentrierungsprozeß ohne Mitwirkung aktiver Transportvorgänge. In: Sekretion and Exkretion der Zelle. Berlin-Heidelberg-New York: Springer 1965.

NIESSING, K.L.: Nierenkapsel und Gitterfasersystem in ihren funktionellen Beziehungen zur Form und Architektur der Niere. Gegenbaurs morph. Jb. **75**, 331 (1935).

NIESSING, K.: Untersuchungen zur kompensatorischen Hypertrophie der Niere. I. Mitt. Das Verhalten der Nierenkörperchen in den Frühstadien der Hypertrophie. Gegenbaurs Morph. Jb. **85**, 296 (1941).

NIESSING, K.: Untersuchungen zur kompensatorischen Hypertrophie der Niere. 2. Mitteilung: Die Anpassung des Gefässapparates der Niere während der Hypertrophie. Anat. Anz. **95**, 31 (1944).

NISHIMURA, H., SAWYER, W.H., NIGRELLA, R.F.: Effects of changes in external salinity on renin activity in plasma and kidneys of two euryhaline teleost fishes, *Anguilla rostrata* and *Opsanus tau*. Physiologist **14**, 202 (1971).

NISSEN, H.M.: On lipid droplets in renal interstitial cells. I. A histochemical study. Z. Zellforsch. **83**, 76 (1967).

NISSEN, H.M.: On lipid droplets in renal interstitial cells. II. A histological study on the number of droplets in salt depletion and acute salt repletion. Z. Zellforsch. **85**, 483 (1968).

NISSEN, H.M.: On lipid droplets in renal interstitial cells. III. A histological study on the number of droplets during hydration and dehydration. Z. Zellforsch. **92**, 52 (1968).

NISSEN, H.M., ANDERSEN, H.: On the localization of a prostaglandin-dehydrogenase activity in the kidney. Histochemie **14**, 189 (1968).

NISSEN, H.M., ANDERSEN, H.: On the activity of a prostaglandin-dehydrogenase system in the kidney. A histochemical study during hydration/dehydration and salt-repletion/salt-depletion. Histochemie **17**, 241 (1969).

NISSEN, H.M., ANDERSEN, H.: On the enzyme histochemistry of the renal interstitial cells. Histochemie **27**, 109 (1971).

NISSEN, H.M., BOJESEN, I.: On lipid droplets in renal interstitial cells. IV. Isolation and identification. Z. Zellforsch. **97**, 274 (1969).

NOACK, W., JACOBSEN, M., SCHWEICHEL, U.J., YAYYOUSI, A.: The superficial cells of the transitional epithelium in the expanded and unexpanded urinary bladder. Transmission and scanning electron-microscopic study. Acta Anat. **93**, 171 (1975).

NOLTE, A.: Elektronenmikroskopische Untersuchungen zum Natrium- und Chloridionentransport in der proximalen Tubuluszelle der Rattenniere. Z. Zellforsch. **72**, 562 (1966).

NOORD, M.J. VAN, PELT, F.G. VAN, HOLLANDER, C.F., DAEMS, W.T.: The development of ultrastructural glomerular alterations in *Praomys (Mastomys) natalensis*. An electron microscopic study. Lab. Invest. **26**, 364 (1972).

NORVELL, J.E.: A histochemical study of the adrenergic and cholinergic innervation of the mammalian kidney. Anat. Rec. **163**, 236 (abstr.) (1969).

NOTLEY, R.G.: Electron microscopy of the upper ureter and the pelvi-ureteric junction. Brit. J. Urol. **40**, 37 (1968).

NOTLEY, R.G.: The innervation of the upper ureter in man and in the rat: an ultrastructural study. J. Anat. (Lond.) **105**, 313 (1969).

NOTLEY, R.G.: The structural basis for normal and abnormal ureteric motility. The innervation and musculature of the human ureter. Ann. Roy. Coll. Surg. Engl. **49**, 250 (1971).

NOVIKOFF, A.B.: The proximal tubule cell in experimental hydronephrosis. J. biophys. biochem. Cytol. **6**, 136 (1959).

NOVIKOFF, A.B.: The rat kidney: cytochemical and electron microscope studies. In: Biology of Pyelonephritis (E.L. QUINN, E. KASS, eds.), p. 113. Boston: Little, Brown 1960.

NOVIKOFF, A.B.: Lysosomes and related particles. In: The Cell (J. BRACHET, A.E. MIRSKY, eds.), vol. II, p. 424. New York-London: Academic Press 1961.

NOVIKOFF, A.B., ESSNER, E., GOLDFISCHER, J., HEUS, M.: Nucleosidephosphatase activities of cytomembranes. Symp. Intern. Soc. Cell Biol. 1, 149 (1962).

NOVIKOFF, A.B., GOLDFISCHER, S.: Visualization of peroxisomes (microbodies) and mitochondria with diaminobenzidine. J. Histochem. Cytochem. 17, 675 (1969).

NOWINSKY, W.W., GOSS, R.J.: Compensatory renal hypertrophy. New York-London: Academic Press 1969.

NOWINSKY, W.W., PIGON, A.: The Krebs cycle in glomeruli of normal rat kidney and in compensatory hypertrophy. J. Histochem. Cytochem. 15, 32 (1967).

NUSTAD, K., VAAJE, K., PIERCE, J.V.: Synthesis of kallikreins by rat kidney slices. Brit. J. Pharmacol. 53, 229 (1975).

NUZZI, O.: Ulteriore contributo alla conoscenza dell' angioarchitettonica renale; Determinazione topografica e modalita constitutive dei dispositivi vascolari soprapiramidali (analisi epimicrostereoscopica). Anat. Anz. 91, 352 (1941).

OBERLING, CH.: L'existence d'une housse neuro-musculaire au niveau des artères glomérulaires d l'homme. C.R. Acad. Sci. Paris 184, 1200 (1927).

OBERLING, CH., GAUTIER, A., BERNHARD, W.: La structure des capillaires glomérulaires vue au microscope électronique. La Presse Méd. 59, 938 (1951).

OBERLING, CH., HATT, P.-Y.: Etude de l'appareil juxtaglomérulaire du rat au microscope électronique. Ann. d'Anat. Path. 5, 441 (1960).

OBERLING, CH., HATT, P.-Y.: Ultrastructure de l'appareil juxtaglomérulaire du rat. C.R. Acad. Sci. Paris 250, 229 (1960).

OELOFSEN, B.W.: Renal function in the penguin (*Spheniscus demersus*) with special reference to the rôle of the renal portal system and renal portal valves. Zool. Africana 8, 41 (1973).

ØRSTAVIK, T.B., NUSTAD, K., BRANDTZAEG, P., PIERCE, J.V.: Cellular origin of urinary kallikreins. J. Histochem. Cytochem. 24, 1037 (1976).

OGAWA, M.: Seasonal difference of glomerular change of the marine form of the stickleback, *Gasterosteus aculeatus* L., after transfer into freshwater. Sci. Rep. Saitama Univ. B 5, 117 (1968).

OGAWA, M., SOKABE, H.: The macula densa site of avian kidney. Z. Zellforsch. 120, 29 (1971).

OGURI, M., OGAWA, M., SOKABE, H.: Absence of juxtaglomerular cells in the kidneys of *chondrichthyes* and *cyclostomi*. Jap. Soc. Sci. Fish. 36, 881 (1970).

OGURI, M., SOKABE, H.: Juxtaglomerular cells in the teleost kidney. Bull. Jap. Soc. Sci. Fish. 34, 882 (1968).

OGUSHI, N., MOHRI, K., SATO, M., OSHUMI, K., TSUNEKAWA, K.: Histochemical demonstration of adrenergic nerves in the renal tubulus in dog. Experientia (Basel) 26, 401 (1970).

OHKURA, T.: Elektronenmikroskopischer Nachweis hydrolytischer Enzym-Aktivität nach der Azokuppelungsmethode: intravitale Infusionsverfahren an der Rattenniere. Okajimas Fol. Anat. jap. 40, 597 (1965).

OKKELS, H.M.: Sur l'existence d'une spécialisation morphologique au niveau du pole vasculaire du glomérule renal chez la grenouille. C.R. Acad. Sci. Paris 188, 193 (1929).

OKKELS, H.: Cellular structure and cellular activity with contribution to the dynamic cytology of the kidney and the thyroid gland. Scand. Arch. Physiol. 134, 97 (1934).

OLIVER, J.: The structure of the metabolic process in the nephron. J. Mt. Sinai Hosp. 15, 175 (1948).

OLIVER, J.: The morphological aspects of renal tubular secretion and reabsorption. In: Renal Function (S.E. BRADLEY, ed.), p. 15. New York: J. Macy jr. Found. 1950.

OLIVER, J.: Nephrons and kidneys. New York-Evanston-London: Harper & Row 1968.

OLIVER, J., MACDOWELL, M., LEE, Y.C.: Cellular mechanism of protein metabolism in the nephron. I. The structural aspects of proteinuria, tubular adsorption, droplet formation and the disposal of proteins. J. Exp. Med. 99, 589 (1954).

OLIVEREAU, M., LEMOINE, A.-M.: Action de la prolactine chez l'anguille intact. III. Effect sur la structure histologique du rein. Z. Zellforsch. 88, 576 (1968).

OLIVEREAU, M., LEMOINE, A.M.: Action de la prolactine chez l'anguille. V. Effet sur la structure histologique après hypophysectomie. Z. Zellforsch. 95, 361 (1969).

OLIVEROS, L.G., PELLICO, L.G., ROHDE, M.: Über die myo-elastischen Bildungen im Trigonum vesicae des Mannes. Acta Anat. 85, 458 (1973).

OLSON, R.E., DEANE, H.W.: A physiological and cytochemical study of the kidney and the adrenal cortex during acute choline deficiency in weanling rats. Nutrit. **39**, 31 (1949).

O'MORCHOE, CH.C.C.: Collateral blood supply to the rabbit kidney after ligation of the renal artery. Brit. J. Urol. **33**, 278 (1961).

O'MORCHOE, CH.C.C., O'MORCHOE, P.J., DONATI, E.J.: Comparison of hilar and capsular lymph. Amer. J. Physiol. **229**, 416 (1975).

OORDT, G.J. VAN: Secondary sex characters and testis of the ten–spined stickleback (*Gasterosteus pungitius* L.). Proc. Sec. Scie. Kon. Akad. Wetenschapen Amsterdam **26**, 309 (1923).

OORDT, G.J. VAN: Die Veränderungen des Hodens während des Auftretens der sekundären Geschlechtsmerkmale bei Fischen. I. *Gasterosteus pungitius* L. Arch. mikr. Anat. **102**, 379 (1924).

OPPERMANN, G.: Über Schleimzellen im Nephron von Teleostiern. Arch. Hydrobiol. **72**, 384 (1973).

O'RAHILLY, R., MUECKE, E.C.: The timing and sequence of events in the development of the human urinary system during the embryonic period proper. Z. Anat. Entwickl.-Gesch. **138**, 99 (1972).

ORDOÑEZ, N.G., SPARGO, B.H.: The morphologic relationship of light and dark cells of the collecting tubule in potassium-depleted rats. Amer. J. Path. **84**, 317 (1976).

ORMOS, J., SOLBACH, H.G.: Beitrag zur Morphologie der Niere bei Diabetes mellitus. Frankfurt. Z. Path. **72**, 379 (1963).

OSATHANONDH, V., POTTER, E.L.: Development of human kidney as shown by microdissection. I, II, III. Arch. Path. **76**, 271, 277, 290 (1963).

OSATHANONDH, V., POTTER, E.L.: Development of human kidney as shown by microdessection. IV, V. Arch. Path. **82**, 391, 403 (1966).

OSHIMA, K., HATANO, M., MAEYAMA, Y., SUGINO, N., TAKEUCHI, T.: Electron microscopy of the glomerular basement membrane of the rat kidney. Proc. III, p. 45. Int. Congr. Nephrology, Basel 1967.

OSNES, S.: An erythropoietic factor produced in the kidney. Brit. med. J. **11**, 1387 (1958).

OSVALDO, L., JACKSON, J.D., COOK, M.L., LATTA, H.: Reactions of kidney cells during autolysis. Lab. Invest. **14**, 603 (1965).

OSVALDO, L., LATTA, H.: The thin limbs of the loop of Henle. J. Ultrastruct. Res. **15**, 144 (1966).

OSVALDO, L., LATTA, H.: Interstitial cells of the renal papilla. J. Ultrastruct. Res. **15**, 589 (1966).

OTTAVIANI, G., AZZALI, G.: Ultrastructure des capillaires lymphatiques. In: Morphologie und Histochemie der Gefäßwand (M. COMEL, L. LASZT, eds.), vol. II, p. 325. Basel-New York: Karger 1966

OTTOSEN, P.D.: Ultrastructure and segmentation of microdissected kidney tubules in the marine flounder, *Pleuronectes platessa*. Cell Tiss. Res. 1978 (in press).

OTTOSEN, P.D., MAUNSBACH, A.B.: Transport of peroxidase in flounder kidney tubules studied by electron microscope histochemistry. Kid. Internat. **3**, 315 (1973).

PAK POY, R.K.F.: Electron microscopy of the amphibian renal glomerulus. Austral. J. Exp. Biol. Med. Sci. **35**, 583 (1957).

PAK POY, R.K.F.: Electron microscopy of the marsupial renal glomerulus. Austral. J. Exp. Biol. Med. Sci. **35**, 437 (1957).

PAK POY, R.F.K., BENTLEY, P.J.: Fine structure of the epithelial cells of the toad urinary bladder. Cell Tiss. Res. **20**, 235 (1960).

PAK POY, R.K.F., ROBERTSON, J.S.: Electron microscopy of the avian renal glomerulus. J. biophys. biochem. Cytol. **3**, 183 (1957).

PALKOVITS, M., ZOLNAI, B.: Glomerulometrische Untersuchungen I. Quantitativ-histologische Methode zur statistischen Untersuchung des Volumens der Nierenglomeruli und deren Anteil an der Nierenrinde. Z. wiss. Mikr. mikr. Techn. **65**, 342 (1963).

PANNER, B.J., RIFKIN, B.R.: Peroxidase uptake by renal papillary cells of normal and hypokalemic rats. Lab. Invest. **28**, 305 (1973).

PAPPENHEIMER, J.R.: Passage of molecules through capillary walls. Physiol. Rev. **33**, 387 (1953).

PAPPENHEIMER, J.R.: Über die Permeabilität der Glomerulusmembranen in der Niere. Klin. Wschr. **33**, 362 (1955).

PARKER, M.V., SWANN, H.G., SINCLAIR, J.G.: The functional morphology of the kidney. Texas Rep. Biol. Med. **20**, 425 (1962).

PARKS, H.F., McFARLAND, W.: Ultrastructure of tubular and distal epithelium of mesonephric kidney of hagfish. Anat. Rec. **154**, 480 (abstr.) (1966).

Parvis, V., Forni, S.: Particolari caratteri morfologici ed istochimici dell connettivo della papilla renale. Monit. zool. ital. **62**, Suppl., 391 (1953).

Parvis, V., Lucarelli, U.: Studio istochimico dell'epitelio di transizione. Arch. ital. Anat. Embriol. **60**, 1 (1955).

Pauli, B.U., Weinstein, R.S., Alroy, J., Arai, M.: Ultrastructure of cell junctions in FANFT-induced urothelial tumors in urinary bladder of Fischer rats. Lab. Invest. **37**, 609 (1977).

Paulini, K., Beneke, G., Kulka, R.: Die Altersabhängigkeit der sog. Nierenhypertrophie nach einseitiger Nephrektomie. Virchows Arch. Abt. B. Zellpath. **5**, 79 (1970).

Peachey, L.D., Rasmussen, H.: Structure of the toad's urinary bladder as related to its physiology. J. biophys. biochem. Cytol. **10**, 529 (1961).

Pease, D.C.: Infolded basal plasma membranes found in epithelia noted for their water transport. J. biophysic. biochem. Cytol. **2**, Suppl., 203 (1965).

Pease, D.C.: Polysaccharides associated with the exterior surface of epithelial cells: Kidney, intestine, brain. Anat. Rec. **154**, 400 (1966).

Pease, D.C.: Myoepithelial characteristics of capsular and tubular cells of the kidney cortex. J. Cell Biol. **39**, 103a (1968).

Pease, D.C.: Myoid features of renal corpuscles and tubules. J. Ultrastruct. Res. **23**, 304 (1968).

Pease, D.C., Baker, R.F.: Electron microscopy of the kidney. Amer. J. Anat. **87**, 349 (1950).

Peek, W.D., Shivers, R.R., McMillan, D.B.: Freeze-fracture analysis of junctional complexes in the nephron of the garter snake, *Thamnophis sirtalis*. Cell Tiss. Res. **179**, 441 (1977).

Peirce, E.C.: Renal lymphatics. Anat. Rec. **90**, 315 (1944).

Pernkopf, E.: Topographische Anatomie des Menschen, Bd. II/1. Berlin-Wien: Urban u.Schwarzenberg 1941.

Perov, Y.L., Postnov, Y.: Lipid droplets of interstitial medullary cells of intact rat kidney with two-kidney Goldblatt hypertension. Virchows Arch. B. Cell Path. **22**, 163 (1976).

Peter, K.: Untersuchungen über Bau und Entwicklung der Niere. Jena: G. Fischer I 1909; II 1927.

Peter, K.: Urogenitalapparat. In: Handbuch der Anatomie des Kindes (K. Peter, G. Wetzel, F. Heiderich, Hrsg.), Bd. **11**. München: Bergmann 1938.

Peter, St.: Ultrastructural studies on the secretory process in the epitheloid cells of the juxtaglomerular apparatus. Cell Tiss. Res. **168**, 45 (1976).

Peter, St.: The junctional connections between the cells of the urinary bladder in the rat. Cell. Tiss. Res. 1978 (in press).

Peter, St., Lazar, J., Gross, F.: Untersuchungen der juxtaglomerulären Zellen bei adrenalektomierten Ratten. Verh. Anat. Ges. **67**, 161 (1973).

Peter, St., Lazar, J., Gross, F., Forssmann, W.G.: Studies on the juxtaglomerular apparatus. II. Quantitative morphology after adrenalectomy. Cell Tiss. Res. **151**, 457 (1974).

Peter, St., Lazar, L., Gross, F., Forssmann, W.G.: Studies on the juxtaglomerular apparatus. III. Quantitative morphology after treatment with deoxycorticosterone (DOC). Cell Tiss. Res. **151**, 471 (1974).

Peter, St., Möhring, J.: Untersuchungen zur Dynamik der epitheloiden Zellen des juxtaglomerulären Apparates. Verh. Anat. Ges. **70**, 111 (1976).

Peter, St., Möhring, J.: The juxtaglomerular apparatus of rats with hereditary diabetes insipidus. Cell Tiss. Res. 1978 (in press).

Peters, Th., Frimmer, M.: Über die Rückresorption von Serumeiweiß in der Säugerniere. Gegenbaurs morph. Jb. **91**, 273 (1951).

Peters, W.: Possible sites of ultrafiltration in *Tubifex tubifex Müller* (Annelida, Oligochaeta). Cell Tiss. Res. **179**, 367 (1977).

Petry, G., Amon, H.: Licht- und elektronenmikroskopische Studien über Struktur und Dynamik des Übergangsepithels Z. Zellforsch. **69**, 587 (1966).

Petry, G., Amon, H., Herzog, V., Kühnel, W.: Vergleichende Untersuchungen an der Niere des Siebenschläfers (*Glis glis* L.) im Winterschlaf und im sommerlichen Wachzustand. I. Lichtmikroskopische und histometrische Befunde und ihre Korrelation zur Biologie des Winterschlafes. Z. Zellforsch. **64**, 827 (1964).

Peyrot, A., de Angelis, O.: Ricerche istochimiche sul rene dei vertebrati. III. Il rene di *Lampetra zanandrei* (Vladykov). Riv. Istoch. norm. pat. **10**, 311 (1964).

Peyrot, A., Durando, F., Milone, A.: Ricerche istochimiche sul rene dei vertebrati VI. Il rene degli uccelli. Arch. ital. Anat. Embriol. **80**, 7 (1975).

PEYROT, A., FOSSON, R.: Ricerche istochimiche sul rene dei vertebrati. V. Il rene di *Lacerta muralis* (L.) Arch. Zool. ital. **49**, 43 (1964).

PEYROT, A., MASSIMELLO, G.: Le rein du Triton crêté (*Triturus cristatus carnifex* Laur.). Etude morphologique, cytologique et cytochimique. Z. Zellforsch. **54**, 764 (1961).

PEYROT, A., POLLONE, T.: Ricerche istochimiche sul rene dei vertebrati. IV. Il rene di *Bufo b. bufo* (L.) e di *Xenopus laevis* (Daudin). Arch. ital. Anat. Embriol. **69**, 301 (1964).

PFALLER, W., KLIMA, J.: A critical reevaluation of the structure of the rat uriniferous tubule as revealed by scanning electron microscopy. Cell Tiss. Res. **166**, 91 (1976).

PFEIFFER, C.A., EMMEL, V.M., GARDNER, W.W.: Renal hypertrophy in mice receiving estrogens and androgens. Yale J. Biol. Med. **12**, 493 (1940).

PFEIFFER, E.W.: Comparative anatomical observations of the mammalian renal pelvis and medulla. J. Anat. (Lond.) **102**, 321 (1968).

PFEIFFER, E.W.: Ecological and anatomical factors affecting the gradient of urea and non-urea solutes in mammalian kidneys. In: Urea and the Kidney, p. 358. Amsterdam: Excerpta Medica 1970.

PFEIFFER, E.W., NUNGESSER, W., IVERSON, D., WALLERIUS, J.: The renal anatomy of the primitive rodent, *Aplodontia rufa* and a consideration of its functional significance. Anat. Rec. **137**, 227 (1960).

PHILPOTT, C.W.: The use of horseradish peroxidase to demonstrate functional continuity between the plasmalemma and the unique tubular system of chloride cell. J. Cell Biol. **31**, 68A (1966).

PICARD, D., CHAMBOST, MME: Bourrelets valvulaires et sphinctériens à l'origine des artérioles afférentes de certains glomérules renaux. C.R. Ass. Anat. **38**, 813 (1951).

PICARD, D., CHAMBOST, MME: Sur les artérioles afférentes des glomérules juxtamédullaires. Nature des diapositifs de régulation situés à leur origine. C.R. Soc. Biol. (Paris) **146**, 581 (1952).

PIETRAS, R.J., SEILER, B.J., SZEGO, CL.M.: Influence of antidiuretic hormone on release of lysosomal hydrolase at mucosal surface of epithelial cells from urinary bladder. Nature **257**, 493 (1975).

PIEZZI, R., SANTOLAYA, R.C., BERTINI, F.: The fine structure of endothelial cells of toad arteries. Anat. Rec. (1969).

PIIPER, J., SCHÜRMEYER, E.: Über den Nachweis von arterio-venösen Anastomosen in der Hundeniere. Pflügers Arch. ges. Physiol. **261**, 543 (1955).

PINTER, G.G.: Distribution of chylomicrons and albumin in dog kidney. J. Physiol. **192**, 761 (1967).

PINTO, J.A., BREWER, D.B.: Glomerular morphometry. I. Combined light and electron microscopic studies in normal rats. Lab. Invest. **30**, 657 (1974).

PIPAN, N., PŠENIČNIK, M.: The development of microperoxisomes in the cells of the proximal tubules of the kidney and epithelium of the small intestine during the embryonic development and postnatal period. Histochemistry **44**, 13 (1975).

PITCOCK, J., HARTROFT, P.: The juxtaglomerular cells in man and their relationship to the level of plasma sodium and to the zona glomerulosa of the adrenal cortex. Amer. J. Path. **34**, 863 (1958).

PLAKKE, R.K., PFEIFFER, E.W.: Blood vessels of the mammalian renal medulla. Science **146**, 1683 (1964).

POCKRANDT-HEMSTEDT, H., SCHMITZ, J.E., KINNE-SAFFRAN, E., KINNE, R.: Morphologische und biochemische Untersuchungen über die Oberflächenstruktur der Bürstensaummembran der Rattenniere. Pflügers Arch. ges. Physiol. **333**, 297 (1972).

POISEL, S., SPÄNGLER, H.P.: Die Verästelungstypen der Arteria renalis im Hinblick auf die arterielle Blutversorgung des Parenchyms der Niere. Ein Beitrag zum Problem der sogenannten Nierensegmente. Acta Anat. **76**, 516 (1970).

POLICARD, A., COLLET, A., GILTAIRE-RALYTE, L.: Structures péricapillaires et mésangium du glomérule renal du rat observés au microscope électronique. Bull. Microsc. Appl. **5**, 5 (1955).

POLICARD, A., COLLET, C., GILTAIRE-RALYTE, L.: Recherches au microcope électronique sur la structure du glomérule rénal des mammifères. Arch. Anat. Microsc. Morph. exp. **44**, 1 (1955).

POMPEIANO, O.: Anastomosi arterio-venose nella corteccia del rene umano. Riv. Biol. N. S. **43**, 511 (1951).

POMPEIANO, O., CAVALLI, G.: Dispositivi di chiusura nelle arterie dell'apparato escretore del rene umano. Riv. Biol. **44**, 57 (1952).

POMERAT, C.M.: Cinematography, indispensable tool for cytology. Intern. Rev. Cytol. **11**, 307 (1961).

POTTER, E.: Development of the human glomerulus. Arch. Path. **80**, 241 (1965).

POULSON, T.L.: Countercurrent multipliers in avian kidneys. Science **148**, 389 (1965).

PRASAD, M.R.N., REDDY, P.R.K.: Physiology of the sexual segment of the kidney in reptiles. Gen. comp. Endocr. (Suppl) **3**, 649 (1972).

PRASAD, M.R.N., SANYAL, M.K.: Effect of testosterone propionate on the sexual segment of the kidney in the Indian house lizard *Hemidactylus flaviviridis* Rüppell. Naturwissenschaften **50**, 311 (1963).

PRASAD, M.R.N., SANYAL, M.K.: Effect of sex hormones on the sexual segment of kidney and other accessory reproductive organs of the Indian house lizard *Hemidactylus flaviviridis* Rüppell. Gen. comp. Endocr. **12**, 110 (1969).

PRICAM, C., HUMBERT, F., PERRELET, A., AMHERDT, M., ORCI, L.: Intercellular junctions in podocytes of the nephrotic glomerulus as seen with freeze-fracture. Lab. Invest. **33**, 209 (1975).

PRICAM, C., HUMBERT, F., PERRELET, A., ORCI, L.: A freeze-etch study of the tight junctions of the rat kidney tubules. Lab. Invest. **30**, 286 (1974).

PRICAM, C., HUMBERT, F., PERRELET, A., ORCI, L.: Gap junctions in mesangial and lacis cells. J. Cell Biol. **63**, 349 (1974).

PRICE, Z.: A three-dimensional model of membrane ruffling from transmission and scanning electron microscopy of cultured monkey kidney cells (LLCMK$_2$). J. Micr. **95**, 493 (1972).

PUGH, D.: The droplets of immature rat kidney. J. Anat. (Lond.) **101**, 93 (1967).

PUROHIT, K.G.: Observations on histomorphology of kidneys and urine osmolarities in some Australian desert rodents. Zool. Anz. **193**, 221 (1974).

RADKE, B., SCHWARZ, R.: Lageveränderung der mesangialen Zellen im Nierenkörperchen des Huhns. Acta Anat. **99**, 330 (abstr.) (1977).

RAMBOURG, A.: Morphological and histochemical aspects of glycoproteins at the surface of animal cells. Int. Rev. Cytol. **31**, 57 (1971).

RAMBOURG, A., LEBLOND, C.P.: Electron microscope observations on the carbohydrate-rich cell coat present at the surface of cells in the rat. J. Cell Biol. **32**, 27 (1967).

RAMSDALE, D.R.: Further observations on urethral chromaffin cells. Cell Tiss. Res. **148**, 499 (1974).

RAVINOVITCH, M., BRENTANI, R., FERREIRA, S., FAUSTO, N., MAACK, T.: Alkaline ribonuclease activity increase in rat kidney cortex and liver after trypanblue and other azo dyes administration. J. biophys. biochem. Cytol. **10**, 105 (1961).

RAWSON, A.J.: Distribution of the lymphatics of the human kidney as shown in a case of carcinomatous permeation Arch. Path. (Chic.) **47**, 283 (1949).

REALE, E., LUCIANO, E.: Effect of fixation on the alkaline phosphatase activity of mouse proximal convoluted tubule. J. Histochem. Cytochem. **15**, 413 (1967).

REALE, E., LUCIANO, L.: Kritische elektronenmikroskopische Studien über die Lokalisation der Aktivität alkalischer Phosphatase im Hauptstück der Niere von Mäusen. Histochemie **8**, 302 (1967).

REALE, E., LUCIANO, L., BUCHER, O.: Zur Ultrastruktur des Übergangsepithels der Harnblase. Verh. Anat. Ges., Erg.-H. **59**, 62 (1963).

REDDY, J.K., RAO, M.S., MOODY, D.E., QURESHI, S.A.: Peroxisome development in the regenerating pars recta (P$_3$ segment) of proximal tubules of the rat kidney. J. Histochem. Cytochem. **24**, 1239 (1976).

REGER, J.F., HUTT, M.P., NEUSTEIN, H.B.: The fine structure of human hemoglobinuric kidney cells with particular reference to hyalin droplets and iron micelle localization. J. Ultrastruct. Res. **5**, 28 (1961).

REMMELE, W.: Die Niere als Bildungsstätte von Erythropoietin. In: Aktuelle Probleme der Nephrologie (H.P. Wolff, F. Krück, Hrsg.), S. 256. Berlin-Heidelberg-New York: Springer 1966.

RENNICK, B.R., GANDIA, H.: Pharmacology of smooth muscle valve in renal portal circulation of birds. Proc. Soc. exp. Biol. (N.Y.) **85**, 234 (1954).

RENNKE, H.G., COTRAN, R.S., VENKATACHALAM, M.A.: Role of molecular charge in glomerular permeability. Tracer studies with cationized ferritins. J. Cell Biol. **67**, 638 (1975).

RÉNYI-VÁMOS, F., BÁLOGH, R., SZENDRÖI, Z.: The effect of pressure in the renal pelvis on raising blood pressure. Acta Urol. **2**, 50 (1948).

REYNOLDS, A.E.: The normal seasonal reproductive cycle in the male *Eumeces fasciatus* together with some observations on the effects of castration and hormone administration. J. Morph. **72**, 331 (1943).

RHODIN, J.: Correlation of ultrastructural organization and function in normal and experimentally changed proximal convoluted tubule cells of the mouse kidney. Stockholm: Aktiebolaget Godvil 1954.

RHODIN, J.A.G.: Anatomy of kidney tubules. Int. Rev. Cytol. **7**, 485 (1958).

RHODIN, J.A.G.: The diaphragma of capillary endothelial fenestrations. J. Ultrastruct. Res. **6**, 171 (1962).

RHODIN, J.A.G.: Electron microscopy of the kidney. In: Renal Disease (D.A.K. Black, ed.), p. 117. Philadelphia: Davis 1962.

RICHTER, W.R., MOIZE, S.M.: Electron microscopic observations on the collapsed and distended mammalian urinary bladder (transitional epithelium). J. Ultrastruct. Res. **9**, 1 (1963).

RICE, H.G., JACKSON, C.M.: The histological distribution of fats in the liver, kidney, trachea, lung and skin of the rat at various postnatal stages. Anat. Rec. **59**, 135 (1934).

RIEDEL, B.: Eine schnelle Methode zur Darstellung des juxtaglomerulären Apparates in sogenannten dicken Schnitten Vestopal W-, Araldit- und Epon-eingebetteten Materials. Z. mikr.-anat. Forsch. **74**, 209 (1966).

RIEDEL, B., BUCHER, O.: Die Ultrastruktur des juxtaglomerulären Apparates des Meerschweinchens. Z. Zellforsch. **79**, 244 (1967).

RIEDEL, B., BUCHER, O., ERKOÇAK, A.: Weitere Befunde an den Granula intramitochondrialia der distalen Abschnitte der Hauptstücke der Meerschweinchenniere. Z. Anat. Entwickl.-Gesch. **127**, 165 (1968).

RINEHART, J.F.: Fine structure of renal glomerulus as revealed by electron microscopy. A.M.A. Arch. Path. **59**, 439 (1955).

RINKEL, G.L., HIRSCH, G.C.: Die Restitution des Eiweiß-Sekretes zum Nestbau beim Stichling *Gasterosteus* in Verbindung mit dem Arbeitsrhythmus der Niere. Z. Zellforsch. **30**, 649 (1940).

RIPOCHE, P., PISAM, M.: Ultrastructural modification of frog urinary bladder epithelium under the influence of hypertonic media. Z. Zellforsch. **137**, 13 (1973).

ROBERTS, J.S., SCHMIDT-NIELSEN, B.: Renal ultrastructure and excretion of salt and water by three terrestrial lizards. Amer. J. Physiol. **211**, 476 (1966).

ROBINOW, C.: Über das Verhalten der Marksubstanz der Niere erwachsener Kaninchen und Ratten in der Gewebekultur. Z. Zellforsch. **22**, 467 (1935).

RODÈ, B.: Variations in the distribution pattern of acid and alkaline phosphatase activity in the kidney of some selachians. Histochemie **7**, 168 (1966).

RODEWALD, R., KARNOVSKY, M.J.: Porous substructure of the glomerular slit diaphragm in the rat and mouse. J. Cell Biol. **60**, 423 (1974).

RODRIGUEZ, H.J., WIESMANN, W.P., KLAHR, S.: Effect of aldosterone on potassium transport in the toad bladder. Amer. J. Physiol. **229**, 99 (1975).

ROESINGER, B., SCHILLER, A., TAUGNER, R.: A freeze-fracture study of tight junctions in the pars convoluta and pars recta of the renal proximal tubule. Cell Tiss. Res. **186**, 121 (1977).

ROJO-ORTEGA, J.M., YEGHIAGAN, E., GENEST, J.: Lymphatic capillaries in the renal cortex of the rat. An electron microscopic study. Lab. Invest. **29**, 336 (1973).

ROLLASON, D.: Compensatory hypertrophy of the kidney of the young rat with special emphasis on the role of cellular hyperplasia. Anat. Rec. **104**, 263 (1949).

ROLLHÄUSER, H.: Polarisationsoptische Untersuchungen am Nierenparenchym. Bericht d. Oberhessischen Ges. f. Natur- und Heilkunde zu Gießen, N.F., Naturwiss. Abt. **27**, 177 (1954).

ROLLHÄUSER H.: Histologische und cytologische Untersuchungen über den Mechanismus der tubulären Farbstoff-Ausscheidung in der Rattenniere. Z. Zellforsch. **46**, 52 (1957).

ROLLHÄUSER, H.: Histophysiologische Untersuchungen über die tubuläre Ausscheidung in der Rattenniere. Arch. Biol. (Liège) **75**, 317 (1964).

ROLLHÄUSER, H., KRIZ, W., HEINKE, W.: Das Gefäß-System der Rattenniere. Z. Zellforsch. **64**, 381 (1964).

ROLLHÄUSER, H., SANTAMARIA-ARNAIZ, P.: Histologische Untersuchungen über den Mechanismus der Schockwirkung auf die Durchblutung der Rattenniere. Z. Zellforsch. **55**, 696 (1961).

ROLLHÄUSER, H., VOGELL, W.: Elektronenmikroskopische Untersuchungen über die aktive Stoffausscheidung in der Niere. Z. Zellforsch. **47**, 53 (1957).

ROMEN, W., BANNASCH, P., ATERMAN, K.: Toxic glomerulosclerosis-morphology and pathogenesis. Virchows Arch. B. Cell Path. **19**, 205 (1975).

ROMEN, W., MÄDER-KRUSE, I.: The basement membrane of the atrophic kidney tubule. Virchows Arch. B. Cell Path. **26**, 307 (1978).

ROMEN, W., SCHULTZE, B., HEMPEL, K.: Synthesis of the glomerular basement membrane in the rat kidney. Autoradiographic studies with the light and electron microscope. Virchows Arch. B. Cell Path. **20**, 125 (1976).

ROMEN, W., THOENES, W.: Histiocytäre und fibrozytäre Eigenschaften der interstitiellen Zellen der Nierenrinde. Virchows Arch. Abt. B. Zellpath. **5**, 265 (1970).

ROSEN, S.: Localization of carbonic anhydrase activity in turtle and toad urinary bladder mucosa. J. Histochem. Cytochem. **20**, 696 (1972).

ROSEN, S., PIRANI, C.L., MUEHRCKE, R.C.: Renal interstitial foam cells. A light and electron microscopic study. Amer. J. Clin. Path. **45**, 32 (1966).

ROSENBAUER, K.A.: Die granulierten Zellen im Gefäßpol der Nierenkörperchen. Erg. allg. Path. path. Anat. **46**, 81 (1965).

ROSENBAUER, K.A.: Der „juxtaglomeruläre Apparat" am Gefäßpol der Nierenkörperchen. Med. Welt **23** (N.F.), 263 (1972).

ROSENBAUER, K.A., KRÖNIG, B.: Der Effekt von Aldosteron, Desoxycorticosteron und Hydrocortison auf die granulierten epitheloiden Zellen in der Wandung des Vas afferens der Mäuseniere. Z. ges. exp. Med. **144**, 353 (1967).

ROSS, M., REITH, E.J.: Myoid elements in the mammalian nephron and their relationship to other specializations in the basal part of kidney tubule cells. Amer. J. Anat. **129**, 349 (1970).

ROSSI, F., PESCETTO, G., REALE, E.: Histochemical determination of acid and alkaline phosphatase in the initial stage of the urinary apparatus during the prenatal development of man. Acta Anat. **19**, 232 (1953).

ROSSMANN, P., GALLE, P.: Mise en évidence de cellules rénales ciliées chez l'homme. Nephron **5**, 426 (1968).

ROSTGAARD, J., KRISTENSEN, B.I., NIELSEN, L.E.: Electron microscopy of filaments in the basal part of rat kidney tubule cells, and their in situ interaction with heavy meromyosin. Z. Zellforsch. **132**, 497 (1972).

ROSTGAARD, J., THUNEBERG, L.: Electron microscopical observations on the brush border of proximal tubule cells of mammalian kidneys. Z. Zellforsch. **132**, 473 (1972).

ROTHE, H.: Die Größe des Herzens und einiger anderer Organe (Leber, Milz, Nieren) bei der grauen und weißen Hausmaus. Zool. Anz. **105**, 281 (1934).

ROTTER, W.: Die Sperr- (Polster- bzw. Drossel-)Arterien der Nieren des Menschen. Z. Zellforsch. **37**, 101 (1952).

ROUILLER, CH.: General anatomy and histology of the kidney. In: The Kidney (Ch. Rouiller, A.F. Muller, eds.), vol. I, p. 61. New York-London: Academic Press 1969.

RUSKA, H., MOORE, D.H., WEINSTOCK, J.: The base of the proximal convoluted tubule of rat kidney. J. biophys. biochem. Cytol. **3**, 249 (1957).

RUYTER, J.H.C.: Über einen merkwürdigen Abschnitt der Vasa afferentia in der Mäuseniere. Z. Zellforsch. **2**, 242 (1925).

RYAN, G.B., HEIN, S.J., KARNOVSKY, M.J.: Glomerular permeability to proteins. Effects of hemodynamic factors on the distribution of endogenous immunoglobulin G and exogenous catalase in the rat glomerulus. Lab. Invest. **34**, 415 (1976).

RYAN, G.B., KARNOVSKY, M.J.: The distribution of endogenous albumin in the rat glomerulus. Fed. Proc. **34**, 877 (abstr.) 1975.

RYAN, G.B., LEVENTHAL, M., KARNOVSKY, M.J.: A freeze-fracture study of the junction between glomerular epithelial cells in aminonucleoside nephrosis. Lab. Invest. **32**, 397 (1975).

RYAN, G.B., RODEWALD, R., KARNOVSKY, M.J.: An ultrastructural study of the glomerular slit diaphragm in aminonuleoside nephrosis. Lab. Invest. **33**, 461 (1975).

RYSER, M.A., WEBBER, W.A.: Cell junctions in Bowman's capsule in developing rat and human kidney. Cell Tiss. Res. **150**, 399 (1974).

RYTAND, D.A.: The number and size of mammalian glomeruli as related to kidney and to body weight, with methods for their enumeration and measurement. Amer. J. Anat. **62**, 507 (1937/38).

SACCÀ, P.F.: Membrane proprie del nefrone maturo. (Caratteristiche strutturali.) Minerva nefrol. (Suppl. a Minerva med.) (Torino) **2**, 34 (1955).

SAETREN, H.: The diurnal variation of the first mitotic wave released among rat kidney tubule cells by partial nephrectomy. Acta path. microbiol. scand., Sect. A. **80**, 730 (1972).

SAKAGUCHI, H., SUZUKI, V.: Fine structure of renal tubule cells. Keio. J. Med. **7**, 17 (1958).

SALADINO, A.J., TRUMP, B.F.: Evidence for the structural heterogeneity of the granules in the juxtaglomerular cells of the rabbit kidney; electron microscopic observations. Anat. Rec. **145**, 279 (abstr.) (1963).

SANDBORN, E.B.: Cells and tissues by light and electron microscopy, vol. 2, p. 150, New York: Academic Press 1970.

SANYAL, M.K., PRASAD, M.R.N.: Sexual segment of the kidney of the Indian house lizard, *Hemidactylus flaviviridis* Rüppell. J. Morph. **118**, 511 (1966).

SATO, T., GARCIA-BUNUEL, G., BRANDES, D.: Ultrastructural cytochemical localization of adenylate cyclase in the rat nephron. Lab. Invest. **30**, 222 (1974).

SATO, T., MCDOWELL, E.M., MCNEIL, J.S., FLAMENBAUM, W.: Studies on the pathophysiology of acute renal failure. III. A study of the juxtaglomerular apparatus of the rat nephron following administration of mercuric chloride. Virchows Arch. Abt. B, Zellpath. **24**, 279 (1977).

SCADDING, S.R., LIVERSAGE, R.A.: Studies on the response of the adult newt kidney to partial nephrectomy. Amer. J. Anat. **140**, 349 (1974).

SCHABADASCH, A.: Studien zur Architektonik des Nierensystems. I. Neue intramurale Nervengeflechte der Harnblase und des Harnleiters. Z. Zellforsch. **21**, 657 (1934).

SCHADE, H., HÄBLER, F., HEPP, O., PICH, H., v. PEIN, H.: Die Pulsübertragung von der Arterie auf die Vene und ihre Bedeutung für den Blutkreislauf. Z. Kreisl.-Forsch. **28**, 131, 153 (1936).

SCHADE, J., FUCHS, U.: Isolierung der Nierenglomerula und Gewinnung ihrer antigenen Fraktionen. Acta histochem. (Jena), Suppl. **15**, 51 (1975).

SCHECHTER, A.J., FAWCETT, D.W.: Intracellular microtubules in mammalian kidney glomeruli. Anat. Rec. **148**, 332 (abstr.) (1964).

SCHEINMAN, J.I., FISH, A.J., BROWN, D.M., MICHAEL, A.J.: Human glomerular smooth muscle (mesangial) cells in culture. Lab. Invest. **34**, 150 (1976).

SCHIEBLER, T.H.: Morphologie der Nieren. In: Handbuch der Zoologie (J.-G. Helmcke, H. v. Lengerken, D. Starck, Hrsg.), Bd. 8/4, S. 122. Berlin: de Gruyter 1959.

SCHIEBLER, T.H.: Probleme der Chemodifferenzierung. Leopoldina, Mitt. d. Deutschen Akademie der Naturforscher Leopoldina. Reihe 3, Jahrg. 20, **137** (1976).

SCHIEBLER, T.H., MÜHLENFELD, E.: Über die geschlechtsspezifische Chemodifferenzierung der Rattenniere. Naturwissenschaften **53**, 311 (1966).

SCHIEFFERDECKER, P.: Zur Kenntnis des Baues der Schleimdrüsen. Arch. mikrosk. Anat. **23**, 382 (1884).

SCHLEIFER, D.: Histologische Untersuchungen der Sekretionsleistung einzelner Nierentubuli nach mechanischer Abtrennung von ihren Glomerula. Z. Zellforsch. **57**, 597 (1962).

SCHLISIO, W., JÜRSS, K., SPANNHOF, L.: Osmotic and ionic regulation in *Xenopus laevis* Daud. during adaptation to different osmotic environments. – V. Quantitative alterations of the acid glycosaminoglycans in the kidney. Comp. Biochem. Physiol. **51 B**, 363 (1975).

SCHLOSS, G.: Der Regulationsapparat am Gefäßpol des Nierenkörperchens in der normalen menschlichen Niere. Acta Anat. **1**, 365 (1945/46).

SCHLÜNS, J., TIEDEMANN, K.: Zur Lokalisation und Spezifität der K^+-p-Nitrophenylphosphatase-Aktivität in der Urniere des Schafes. Verh. Anat. Ges. **70**, 787 (1976).

SCHMEER, K.: Die Berechnung der Nierenkörperchenzahl beim Hunde. Anat. Anz. **89**, 353 (1940).

SCHMIDT, C.F., HAYMANN JR., J.M.: A note upon lymph formation in the dog's kidney and the effect of certain diuretics upon it. Amer. J. Physiol. **91**, (1930).

SCHMIDT, U., DUBACH, U.C.: Quantitative Histochemie am Nephron. Progr. Histochem. Cytochem. Vorl. 2, No. 3. Stuttgart-Portland/USA: G. Fischer 1971.

SCHMIDT-NIELSEN, B., O'DELL, R.: Structure and concentrating mechanism in the mammalian kidney. Amer. J. Physiol. **200**, 1119 (1961).

SCHMIDT-NIELSEN, K.: Desert animals. Oxford: Clarendon Press 1964.

SCHMIEDT, E.: Zellkerngröße und sog. kompensatorische Hypertrophie der Mäuseniere. Z. mikr.-anat. Forsch. **57**, 249 (1951).

SCHNEEBERGER, E.: Glomerular permeability to protein molecules – its possible structural basis. Nephron **13**, 7 (1974).

SCHNEEBERGER, E.E., COLLINS, A.B., LATTA, H., MCCLUSKEY, R.T.: Diminished glomerular accumulation of colloidal carbon in autologous immune complex nephritis. Lab. Invest. **37**, 9 (1977).

Schneeberger, E.E., Grupe, W.E.: The ultrastructure of the glomerular slit diaphragm in autologous immunocomplex nephritis. Lab. Invest. **34**, 298 (1976).

Schneeberger, E.E., Levey, R., McCluskey, R.T., Karnovsky, M.J.: The isoporous substructure of the human glomerular slit diaphragm in man. Kid. Internat. **8**, 48 (1975).

Schneider, W.: Die Muskulatur der oberen harnableitenden Wege. Z. Anat. Entwickl.-Gesch. **109**, 197 (1939).

Schreiber, H., Oehlert, W., Kugler, K.: Regeneration und Proliferationskinetik des normalen und strahlengeschädigten Urothels der Ratte. Virchows Arch. Abt. B. Zellpath. **4**, 30 (1969).

Schulmann, C.C.: Ultrastructural evidence for adrenergic and cholinergic innervation of the human ureter. J. Urol. **113**, 765 (1975).

Schummer, A.: Ein neues Mittel (Plastoid) und Verfahren zur Herstellung corrosionsanatomischer Präparate. Anat. Anz. **81**, 177 (1935).

Schürholz, J., Schmidt, H.J., Meyer, D., Bohle, A.: Light and electron microscopic investigation of the juxtaglomerular apparatus in a patient with a "pseudo-Bartter"-syndrome. V. Symp. d. Ges. f. Nephrologie, Lausanne 1967. In: Progress in Nephrology (G. Peters, F. Roch-Ramel, eds.), p. 312. Berlin-Heidelberg-New York: Springer 1969.

Schuurmans Stekhoven, J.H., van Haelst, U.J.: Matrixreiche Riesenmitochondrien in den Zellen der proximalen Nierentubuli. Beobachtungen bei 4 Patienten mit einem Nierenleiden. Virchows Arch. Abt. B. Zellpath. **5**, 105 (1970).

Schuurmans Stekhoven, J.H., van Haelst, U.J.G.M.: Intracytoplasmatic granule-lamella structures in visceral epithelial cells of human glomeruli. Virchows Arch. Abt. B. Zellpath. **18**, 61 (1975).

Schwab, H.: Die Entwicklung und das Verhalten der argyrophilen Fasern in der Niere des Menschen. Gegenbaurs Morph. Jb. **83**, 517 (1939).

Schwalew, W.N.: Innervation des Nephrons. Z. mikr.-anat. Forsch. **70**, 517 (1963).

Schwalew, W.N.: Untersuchungen über die Ontogenese der Niereninnervation des Menschen unter normalen und pathologischen Bedingungen. Z. mikr.-anat. Forsch. **71**, 137 (1964).

Schwalew, W.N.: Zur Morphologie des gangliösen Nervenapparates der Niere und seiner afferenten Innervation. Z. mikr.-anat. Forsch. **72**, 81 (1965).

Schwartz, M.V., Karnovsky, M.J., Venkatachalam, B.Ch.: Ultrastructural differences between rat inner medullary descending and ascending vasa recta. Lab. Invest. **35**, 161 (1976).

Schwartz, M.M., Venkatachalam, M.A.: Structural differences in thin limbs of Henle: Physiological implications. Kid. Internat. **6**, 193 (1974).

Scott, E.B.: Modification of the basal architecture of renal tubule cells in aged rats. Proc. Soc. Exp. Biol. Med. **117**, 586 (1964).

Seiler, M.W., Rennke, G.H., Venkatachalam, M.A., Cotran, R.S.: Pathogenesis of polycation-induced alteration ("fusion") of glomerular epithelium. Lab. Invest. **36**, 48 (1977).

Seiler, M.W., Venkatachalam, M.A., Cotran, R.S.: Glomerular epithelium: structural alteration induced by polycations. Science **189**, 390 (1975).

Sellwood, R.V., Verney, E.B.: Enumeration of glomeruli in the kidney of the dog. J. Anat. (Lond.) **89**, 63 (1955).

Selye, H.: Effects of injections of testosterone. J. Urol. **42**, 637 (1939).

Selye, H.: Studies concerning the effects of various hormones upon renal structure. Canad. med. Ass. J. **52**, 571 (1945).

Selye, H., Stone, , H.: Influence of methyl-testosterone upon the "endocrine kidney". J. Endocr. **6**, 86 (1949).

Senarclens de, C.F., Pricam, C.E., Banichahi, F.D., Vallotton, M.V.: Renin synthesis, storage and release in the rat: A morphological and biochemical study. Kid. Internat. **11**, 161 (1977).

Sharon, Z., Schwartz, M.M., Lewis, E.J.: The glomerular localization and transport of aggregated protamine-heparin complexes. Lab. Invest. **37**, 43 (1977).

Shaver, J.L.F., Stirling, Ch.: Ouabain binding to renal tubules of the rabbit. J. Cell Biol. **76**, 278 (1978).

Shea, S.M., Morrison, A.B.: A stereological study of the glomerular filter in the rat. Morphometry of the slit diaphragm and basement membrane. J. Cell Biol. **67**, 436 (1975).

Sheehan, H.L., Davies, J.C.: Anatomy of the pelvis in the rabbit kidney. J. Anat. (Lond.) **93**, 499 (1959).

Shigematsu, H.: An electron microscopic study on an avascular glomerulus in the rat. Arch. histol. jap. **34**, 243 (1972).

SHNITKA, T.K., TALIBI, G.G.: Cytochemical localization by ferricyanide reduction of L-hydroxy acid oxidase activity in peroxisomes of rat kidney. Histochemie **27**, 137 (1971).

SHOEMAKER, V.H.: Osmoregulation and excretion in birds. In: Avian Biology (D.S. Farner, J.R. King, K.C. Parkes, eds.), p. 527. New York-San Francisco-London: Academic Press 1972.

SHUMKINA, O.B.: Development of the mesonephros in sheep and cow embryo (*Ovis aries* and *Bos taurus*). Proc. Acad. Sci. U.S.S.R. Biol. Sci. **127**, 618 (1960).

SIADT-POUR, A.: Die Ultrastruktur der Blut-Harnwege in verschiedenen Abschnitten des Nephrons bei der Maus. Beitr. path. Anat. allg. Path. **120**, 382 (1959).

SILLER, W.G., HINDLE, R.M.: The arterial blood supply to the kidney of the fowl. J. Anat. **104**, 117–135 (1969).

SILLERS, W.G.: The structure of the kidney. In: Physiology and Biochemistry of the Domestic Fowl (D.J. Bell, B.M. Freeman, eds.). London: Academic Press 1971.

SILVERBLATT, F.J., BULGER, R.E.: Gap junctions occur in vertebrate renal proximal tubule cells. J. Cell Biol. **47**, 513 (1970).

SILVERBLATT, F.J., TYSON, G.E., BULGER, R.E.: Effects of vinblastine on the phagolysosome of proximal tubule cells of rat kidney. Lab. Invest. **31**, 170 (1974).

SILVERMAN, A.-J., BARAJAS, L.: Effect of reserpine on the juxtaglomerular granular cells and renal nerves. Lab. Invest. **30**, 723 (1974).

SIMKIN, B., BERGMAN, H.C., SILVER, H., PRINZMETAL, M.: Renal arteriovenous anastomoses in rabbits, dogs and human subjects. Arch. Int. Med. **81**, 115 (1948).

SIMPSON, F.O., DEVINE, C.E.: Adrenergic nerve terminals in arterioles of sheep kidney. Proc. Univ. Otago med. Sch. **42**, 26 (1964).

SIMPSON, F.O., DEVINE, C.E.: The fine structure of autonomic neuromuscular contacts in arterioles of sheep renal cortex. J. Anat. (Lond.) **100**, 127 (1966).

SINGER, E.: Observations on the frog's kidney with the fluorescence microscope. Amer. J. Anat. **53**, 469 (1933).

SITTE, H.: Veränderungen im Glomerulum der Rattenniere nach Fremdeiweißgaben und hypothetische Erklärung der glomerulären Ultrafiltration. Verh. dtsch. Ges. Path. **43**, 225 (1959).

SJÖSTRAND, F.: Über die Eigenfluoreszenz tierischer Gewebe mit besonderer Berücksichtigung der Säugetierniere. Stockholm: P.A. Nordstedt 1944.

SJÖSTRAND, F.S., RHODIN, J.: The ultrastructure of the proximal convoluted tubules of the mouse kidney as revealed by high resolution electron microscopy. Exp. Cell Res. **4**, 426 (1953).

SKAARING, P., KJAERGAARD, J.: Scanning electron microscopy of podocytes of the rat kidney. Acta Anat. **87**, 394 (1974).

SLICK, G.L., AGUILLERA, A.J., ZAMBRASKI, E.J., DIBONA, G.F., KALOYANIDES, G.J.: Renal noradrenergic transmission. Amer. J. Physiol. **229**, 60 (1975).

SMETANA, H., JOHNSON, F.R.: Origin of colloid and lipoid droplets in epithelial cells of renal tubules. Amer. J. Path. **18**, 1029 (1942).

SMITH, C.: A study of the lipoid content of the kidney tubule. Amer. J. Anat. **27**, 69 (1920).

SMITH, C., FREEMAN, B.L.: Distribution of lipoids, lipase and alkaline phosphatase in renal tubule of the cat. Proc. Soc. exp. biol. Med. **86**, 775 (1954).

SMITH, H.W.: The retention and physiological role of urea in the *elasmobranchii*. Biol. Rev. **11**, 49 (1936).

SMITH, H.W.: The kidney. New York: Oxford Univ. Press 1951.

SMITH, J.P.: Anatomical features of the human renal glomerular efferent vessel. J. Anat. (Lond.) **90**, 290–292 (1956).

SMITH, R.E., FARQUHAR, M.G.: Lysosome function in the regulation of the secretory process in cells of the anterior pituitary gland. J. Cell Biol. **31**, 319 (1966).

SOKABE, H.: Phylogeny of the renal effects of angiotensin. Kid. Internat. **6**, 263 (1974).

SOKABE, H., OGAWA, M.: Comparative studies of the juxtaglomerular apparatus. Intern. Rev. Cytol. **37**, 271 (1974).

SONDEREGGER, P.: Der juxtaglomeruläre Apparat der Niere bei Diabetes insipidus. Beitr. path. Anat. **151**, 361 (1974).

SONNTAG, K.: Über die Formentwicklung des menschlichen Nierenbeckens. Z. Anat. Entwickl.-Gesch. **112**, 661 (1943).

SOTTIURAI, V., LONGLEY, J.B.: Quantitation of functional differences between the two segments of the rat proximal tubule in the handling of chlorphenol red and Hippuran ^{131}I. Quart. J. exp. Physiol. **55**, 193 (1970).

Sottiurai, V., Malvin, R.L.: The demonstration of cilia in canine macula densa cells. Amer. J. Anat. **135**, 281 (1972).

Spalteholz, W.: Über die „Endarterien". Eine historische Studie. Erg. Anat. Entwickl.-Gesch. **33**, 21 (1941).

Spanner, R.: Der Abkürzungskreislauf der menschlichen Niere: Beitrag zur Kenntnis der Leistungszweiteilung ihres Gefäßsystems. Klin. Wschr. **16**, 1421 (1937).

Spanner, R.: Über Gefäßkurzschlüsse in der Niere. Anat. Anz. **85**, (Erg.-Bd.) 81 (1937/1938).

Spanner, R.: Die Drosselklappe der veno-venösen Anastomose und ihre Bedeutung für den Abkürzungskreislauf im porto-cavalen System des Vogels, zugleich ein Beitrag zur Kenntnis der epitheloiden Zellen. Z. Anat. Entwickl.-Gesch. **109**, 443 (1939).

Spannhof, L.: Zur Morphologie und Histologie muzinhaltiger Zellen in den Nierentubuli des Krallenfrosches. Zool. Anz. **19**, 291 (1956).

Spannhof, L.: Wirkung osmotischer Belastung auf den Krallenfrosch *Xenopus laevis*. Naturwissenschaften **53**, 588 (1966).

Spannhof, L., Dittrich, S.: Histophysiologische Untersuchungen an den Flaschenzellen der Urniere von *Xenopus laevis* Daudin unter experimentellen Bedingungen. Z. Zellforsch. **81**, 407 (1967).

Spannhof, L., Jonas, L.: Elektronenmikroskopische Untersuchungen zur Genese und Sekretbildung in den Flaschenzellen der Urniere vom Krallenfrosch. Z. Zellforsch. **95**, 134 (1969).

Speller, A.M., Moffat, D.B.: Tubulo-vascular relationships in the developing kidney. J. Anat. (Lond.) **123**, 487 (1977).

Sperber, I.: Studies on the mammalian kidney. Zool. bidr. Uppsala **22**, 249 (1944).

Sperber, I.: Investigations on the circulatory system of the avian kidney. Zool. bidr. Uppsala **27**, 429 (1948).

Sperber, I.: Competitive inhibition and specifity of renal tubular transport mechanisms. Arch. Intern. Pharmacol. **97**, 221 (1954).

Sperber, I.: Excretion. In: Biology and Comparative Physiology of Birds (A.J. Marshall, ed.), vol. 1, p. 469. New York-London: Academic Press 1960.

Spinelli, F.: Structure and development of the renal glomerulus as revealed by scanning electron microscopy. Intern. Rev. Cytol. **39**, 345 (1974).

Spinelli, F., Wirz, H., Brücher, Ch., Pehling, G.: Fine structure of the kidney revealed by scanning electron microscopy. Basel: Ciba-Geigy 1972.

Spinelli, F.R., Wirz, H., Brücher, Ch., Pehling, G.: Non-existence of shunts between afferent and efferent arterioles of juxtamedullary glomeruli in dog and rat kidneys. Nephron **9**, 123 (1972).

Spiro, R.G.: The structure of the disaccharide unit of the renal glomerular basement membrane. J. Biol. Chem. **242**, 4813 (1967).

Spiro, R.G.: Studies on the renal glomerular basement membrane. Nature of the carbohydrate units and their attachment to the peptide portion. J. Biol. Chem. **242**, 1923 (1967).

Spiro, R.G.: Studies on the renal glomerular basement membrane. Preparation and chemical composition. J. Biol. chem. **242**, 1915 (1967).

Spors, S.: Elektronenmikroskopische Untersuchungen der Membran-Phosphatasen und der Lysosomen im proximalen Tubulus der Rattenniere nach Folsäuregabe. Virchows Arch. Abt. B. Zellpath. **9**, 198 (1971).

Staehelin, L.A., Chlapowski, F.J., Bonneville, M.A.: Lumenal plasma membrane of the urinary bladder. I. Three-dimensional reconstruction from freeze-etch images. J. Cell Biol. **47**, 200 (abstr.) (1970).

Staehelin, I.A., Chlapowski, F.H., Bonneville, M.A.: Lumenal plasma membrane of the urinary bladder. I. Three-dimensional reconstruction from freeze-etch images. J. Cell Biol. **53**, 73 (1972).

Stanier, M.W.: The function of mammalian mesonephros. J. Physiol. **151**, 472 (1960).

Strack, D.: Embryologie. 3. Aufl. Stuttgart: Thieme 1975.

Staubesand, J.: Die Blutstrombahn des Nierenbeckens als Quelle renaler Vasa privata. Verh. Anat. Ges. **54**, 339 (1957).

Staubesand, J.: Beobachtungen an Korrosionspräparaten menschlicher Nierenbecken. Ein Beitrag zum Reflux-Problem. Fortschr. Röntgenstr. **85**, 33 (1956).

STAUBESAND, J.: Die Blutstrombahn des Nierenbeckens als Quelle renaler Vasa privata. Anat. Anz. **104**, 339 (1957).

STAUBESAND, J., HAMMERSEN, F.: Zur Problematik des Nachweises arterio-venöser Anastomosen im Injektionspräparat. Beobachtungen am menschlichen Nierenbecken. Z. Anat. Entwickl.-Gesch. **119**, 365 (1956).

STEEN, W.B.: Special secretory cells in the transverse ducts of the frog's kidney. Anat. Rec. **61**, 45 (1934).

STEIGLEDER, S.K.: Konstruktionsanalytische Untersuchungen an den ableitenden Harnorganen. Bruns Beitr. klin. Chir. **178**, 623 (1949).

STEINHAUSEN, M.: Eine Methode zur Differenzierung proximaler und distaler Tubuli der Nierenrinde von Ratten in vivo und ihre Anwendung zur Bestimmung tubulärer Strömungsgeschwindigkeit. Pflügers Arch. ges. Physiol. **277**, 23 (1963).

STEINHAUSEN, M., IRAVANI, K., SCHUBERT, G.E., TAUGNER, R.: Auflichtmikroskopie und Histologie der Tubulusdimensionen bei verschiedenen Diuresezuständen. Virchows Arch. path. Anat. **336**, 503 (1963).

STEJSKAL, J., PIRANI, C.L., OKADA, M., MANDELANAKIS, N., POLLAK, V.E.: Discontinuities (gaps) of the glomerular capillary wall and basement membranes in renal diseases. Lab. Invest. **28**, 149 (1973).

STERNBERG, W.H., FARBER, E., DUNLAP, CH.E., LOUVIERE, C.M.: Histochemical localization of specific oxidative enzymes. II. Localization of diphosphopyridine nucleotide and triphospho-pyridine nucleotide diaphorases and the succinic dehydrogenase system in the kidney. J. Histochem. Cytochem. **4**, 266 (1956).

STILMANT, M.M., COUSER, W.G., COTRAN, R.S.: Experimental glomerulonephritis in the mouse associated with mesangial deposition of autologuous ferritin immune complexes. Lab. Invest. **32**, 746 (1975).

STOCKAMP, K.: Alpha-Rezeptorenblocker und Harnblasendysfunktion. Stuttgart-New York: Schattauer 1976.

STÖHR, PH. jr.: Mikroskopische Anatomie des vegetativen Nervensystems. In: Handbuch der mikroskopischen Anatomie des Menschen (W. BARGMANN, Hrsg.), Bd. IV/5. Berlin-Göttingen-Heidelberg: Springer 1957.

STORCH, V., WELSCH, U.: Über Bau und Funktion der Kiemen und Lungen von *Ocypode ceratophthalma* (Decapoda: Crustae). Marine Biol. **29**, 363 (1975).

STRANGWAYS-DIXON, J., SMITH, D.S.: The fine structure of gill "podocytes" in *Palinurus argus* (Crustacea). Tissue & Cell **2**, 611 (1970).

STRAUS, W.: Cytochemical observations of the transport of intravenously injected horseradish peroxidase and the development of phagosomes in the cells of the kidney of the rat. Exp. Cell Res. **22**, 282 (1961).

STRAUS, W.: Cytochemical investigation of phagosomes and related structures in cryostat sections of the kidney and liver of rats after intravenous administration of horseradish peroxidase. Exp. Cell Res. **27**, 80 (1962).

STRAUS, W.: Colorimetric investigation of the uptake of an intravenously injected protein (horseradish peroxidase) by rat kidney and effects of competition by egg white. J. Cell Biol. **12**, 231 (1962).

STRAUS, W.: Cytochemical observations on the relationship between lysosomes and phagosomes in the liver and kidney by combined staining for acid phosphatase and intravenously injected horseradish peroxidase. J. Cell Biol. **20**, 497 (1964).

STRAUS, W.: Occurrence of phagosomes and phago-lysosomes in different segments of the nephron in relation to the reabsorption, transport, digestion and extrusion of intravenously injected horseradish peroxidase. J. Cell Biol. **21**, 295 (1964).

STRAUS, W.: Factors affecting the cytochemical reaction of peroxidase with benzidine and the stability of the blue reaction product. J. Histochem. Cytochem. **12**, 462 (1964).

STRAUS, W.: Factors affecting the state of injected horseradish peroxidase in animal tissues and procedures for the study of phagosomes and phago-lysosomes. J. Histochem. Cytochem. **12**, 470 (1964).

STRAUS, W.: Cytochemical observations on the transport of horseradish peroxidase in different segments of the nephron. Histochem. J. **4**, 517 (1972).

STRAUS, W.: Altered renal cortical reabsorption of protein and urinary excretion of sodium in relation to vascular leakage induced by horseradish peroxidase. J. Histochem. Cytochem. **25**, 215 (1977).

STRUM, J.M.: Lanthanum "staining" of the lateral and basal membrane of the mitochondriarich cell in toad bladder epithelium. J. Ultrastruct. Res. **59**, 126 (1977).

STRUM, J.M., FELDMAN, D., TAGGART, B., MARVER, D., EDELMAN, J.S.: Autoradiographic localization of corticosterone receptors (type III). Endocrinology **97**, 505 (1975).

SUGIYAMA, S., KADO, H., FUKUDA, T.: Über die Entdeckung der Niereninseln und einige experimentelle Untersuchungen über deren physiologische und pathologische Bedeutung. I. Mitt. Transact. Soc. Path. Jap. **32**, 328 (1942).

SUNDIN, T., DAHLSTRÖM, A., NORLÉN, L., SVEDMYR, N.: The sympathetic innervation and adrenoreceptor function of the human lower urinary tract in the normal state and after parasympathetic denervation. Invest. Urol. **14**, 322 (1977).

SUTER, E.R., MAJNO, G.: Passage of lipid across vascular endothelium in newborn rats. An electron microscopic study. J. Cell Biol. **27**, 163 (1965).

SUTHERLAND, L.E.: Immunological and functional aspects of juxtaglomerular cells. Ph. D. Thesis. Ontario: Univ. of Toronto 1966. (Zit. nach OGAWA and SOKABE, 1971.)

SUTHERLAND, L., HARTROFT, P.M.: Juxtaglomerular cells are present in early metanephron of the hog embryo (*Sus scrofa domestica*). Anat. Rec. **148**, 342 (1964).

SUZUKI, T.: Zur Morphologie der Nierensekretion unter physiologischen und pathologischen Bedingungen. Jena: G. Fischer 1912.

SUZUKI, T., FURUSATO, M., TAKASAKI, S., TSHIKAWA, T.: Giant mitochondria in the epithelial cells of the proximal convoluted tubules of diseased human kidneys. Lab. Invest. **33**, 578 (1975).

SUZUKI, T., MOSTOFI, F.K.: Intramitochondrial filamentous bodies in the thick limb of Henle of the rat kidney. J. Cell Biol. **33**, 605 (1967).

SUZUKI, Y.: An electron microscopy of the renal differentiation. I. Proximal tubule cells. J. Electronmicrosc. **6**, 52 (1958).

SUZUKI, Y.: An electron microscopy of the renal differentiation II. Glomerulus. Keio J. Med. **8**, 129 (1959).

SWAIN, J.A., HEYNDRICKX, G.R., BOETTCHER, D.H., VATNER, S.F.: Prostaglandin control of renal circulation in the unanesthetized dog and baboon. Amer. J. Physiol. **229**, 826 (1975).

SWANN, H.G.: The functional distension of the kidney: A review. Texas Rep. Biol. Med. **18**, 566 (1960).

SWANN, H.G., NORMAN, R.J.: The periarterial spaces of the kidney. Texas Rep. Biol. Med. **28**, 317 (1970).

SYKES, D.: The arterial supply of the human kidney with special reference to accessory renal arteries. Brit. J. Surg. **50**, 368 (1963).

SZABÓ, J., DÉVÉNYI, I.: Ultrastructural data on different types of hyperplasia and hyperfunction of the juxtaglomerular apparatus. Acta Morph. Acad. Sci. Hung. **20**, 39 (1972).

SZOKOL, M.: Histochemical study of the fluorochrome affinity of juxtaglomerular granulated cells. Acta Morph. Acad. Sci. Hung. **18**, 283 (1970).

SZOKOL, M., SOLTÉSZ, M.B.: Histochemical study on the oxidative enzymes of the interstitial cells of the renal medulla in rats. Acta histochem. (Jena) **46**, 120 (1973).

TAKAHASHI, F.: Zur Zytologie der Epithelzellen der Harnblase des Menschen. Okajimas Folia anat. jap. **16**, 315 (1938).

TAKAZAKURA, E., SAWABU, N., HANDA, A., TAKADA, A., SHINODA, A., TAKEUCHI, J.: Intrarenal vascular changes with age and disease. Kid. Internat. **2**, 224 (1972).

TANAKA, K.: Polarisationsoptische Analyse der Übergangsepithelien des Menschen. Arch. histol. jap. **22**, 229 (1962).

TAUGNER, R., SCHILLER, A., KAISSLING, BR., KRIZ, W.: Gap junctional coupling between the JGA and the glomerular tuft. Cell Tiss. Res. **186**, 279 (1978).

TAYLOR, A.A., DAVIES, J.O.: Effects of carp kidney extracts and angiotensin II on adrenal steroid secretion. Amer. J. Physiol. **221**, 652 (1971).

TAYLOR, A.A., DAVIES, J.O., BREITENBACH, R.P., HARTROFT, P.M.: Adrenal steroid secretion and a renal pressor system in the chicken (*Gallus domesticus*). Gen. comp. Endocr. **14**, 321 (1970).

TERBRÜGGEN, A.: Cytologische Untersuchungen zur Frage der Nierenfunktion unter normalen und abgeänderten Verhältnissen. Virchows Arch. **290**, 574 (1933).

TEUTSCH, H.F.: Histochemie des Metanephros beim Goldhamster. I. Glykogen, RNS, LDH, SDH und G 6 PDH während der Organogenese. Histochemistry **39**, 171 (1974).

TEUTSCH, H.F.: Histochemistry of the metanephros in the golden hamster II. The adult ureter. Histochemistry **45**, 227 (1975).

TEUTSCH, H.F.: Zur Frage der Crusta im Übergangsepithel. Verh. Anat. Ges. **71**, 1223 (1977).

THIEL, A.: Elektronenmikroskopische Studien am Nierenglomerulum. Verh. Anat. Ges. **54** (1958).

THIEL, A.: Licht- und elektronenmikroskopische Studie über das Nierenkörperchen der griechischen Landschildkröte (*Testudo graeca* L.). Z. Zellforsch. **47**, 288 (1958).

THIÉRY, G., BERGERON, M.: Etude sur coupes épaisses des polysaccharides acides de la cellule du tube contourné proximal du rein de rat. Biol. Cell. **30**, 279 (1977).

THOENES, W.: Die Mikromorphologie des Nephron in ihrer Beziehung zur Funktion. I. Funktionseinheit Glomerulum-proximales und -distales Konvolut. II. Funktionseinheit: Henlesche Schleife-Sammelrohre. Klin. Wschr. **39**, 504, 827 (1961).

THOENES, W.: Zur Feinstruktur der Macula densa im Nephron der Maus. Z. Zellforsch. **55**, 486 (1961).

THOENES, W.: Fine structure of lipid granules in proximal tubule cells of mouse kidney. J. Cell Biol. **12**, 433 (1962).

THOENES, W.: Feinstruktur des normalen und des funktionsgestörten Nephron. Dtsch. Ges. Path. **49**, 14 (1965).

THOENES, W.: Endoplasmatisches Retikulum und „Sekretkörper" im Glomerulumepithel der Säugerniere. Ein morphologischer Beitrag zum Problem der Basalmembran-Bildung. Z. Zellforsch. **78**, 561 (1967).

THOENES, W.: Neue Befunde zur Beschaffenheit des basalen Labyrinthes im Nierentubulus. Z. Zellforsch. **86**, 351 (1968).

THOENES, W.: Renale Behandlung der Proteine im morphologischen Licht. In: Fortschritte der Nephrologie (A. BOHLE, G.E. SCHUBERT, Hrsg.), S. 123. Stuttgart-New York: Schattauer 1971.

THOENES, W., HIERHOLZER, K., WIEDERHOLT, M.: Gezielte Fixierung von Nierentubuli in vivo durch Mikroperfusion zur licht- und elektronenmikroskopischen Untersuchung. Klin. Wschr. **43**, 794 (1965).

THOENES, W., LANGER, K.H.: Relationship between cell structures of renal tubules and transport mechanism. In: Renal Transport and Diuretics (K. THURAU, H. JAHRMÄRKER, eds.), p. 37. Berlin-Heidelberg-New York: Springer 1969.

THOENES, W., LANGER, K.H.: Die Endocytose-Phase der Eiweißresorption im proximalen Nierentubulus. Virchows Arch. Abt. B. Zellpath. **2**, 361 (1969).

THOENES, W., LANGER, K.H.: Relationship between cell structures of renal tubules and transport mechanism. In: Renal Transport and Diuretics (K. KRAMER, H. JAHRMÄRKER, eds.), p. 37. Berlin-Heidelberg-New York: Springer 1969.

THOENES, W., LANGER, K.H., PFEIFFER, V., ROMEN, W.: Eiweißresorptionstropfen und Lysosomen im proximalen Tubuluskonvolut der Rattenniere. Virchows Arch. Abt. B. Zellpath. **5**, 124 (1970).

THOENES, W., LANGER, K.H., WIEDERHOLT, M.: Resorption von Ferritin im proximalen Konvolut der Rattenniere (nach intratubulärer Applikation durch Mikropunktion). Klin. Wschr. **44**, 1379 (1966).

THORBURN, G.D., STACY, B.D.: A study of the comparative histology of the blood vessels of the renal medulla. J. Anat. (Lond.) **98**, 495 (abstr.) (1964).

THORNING, D., VRACKO, R.: Renal glomerular basal lamina scaffold. Embryologic development, anatomy, and role in cellular reconstruction of rat glomeruli injured by freezing and thawing. Lab. Invest. **37**, 105 (1977).

THUNEBERG, L., ROSTGAARD, J.: Isolation of brush border fragments from homogenate of rat and rabbit kidney cortex. Exp. Cell Res. **51**, 123 (1968).

THUNEBERG, L., ROSTGAARD, J.: Motility of microvilli. A film demonstration. J. Ultrastruct. Res. **29**, 578 (abstr.) (1969).

THURAU, K.: Fundamentals of renal circulation. Proc. 2nd Intern. Congr. Nephrol. Prague 1963. Amsterdam: Excerpta Medica 1963.

THURAU, K.: Die Bedeutung des juxtaglomerulären Apparates für die Funktion des Nephrons. Verh. Anat. Ges. **67**, 137 (1973).

THURAU, K.: IGA renin activity. Constituent of single nephron function and dependence on NaCl at the macula densa. Proc. 5th int. Congress Nephrol. Mexico 1972, vol. 2, p. 183. Basel: Karger 1974.

THURAU, K.: Modification of angiotensin-mediated tubulo-glomerular feedback by extracellular volume. Kid. Internat. **8**, 202 (1975).

THURAU, K., ACQUISTO, P.: Localization of the diluting segment in the dogfish nephron: a micropuncture study. Bull. Mt. Desert Isl. biol. Lab. **9**, 60 (1969).

THURAU, K., BOYLAN, J.W.: Acute renal success. The unexpected logic of oliguria in acute renal failure. Amer. J. Med. **61**, 308 (1976).

THURAU, K., DAHLHEIM, H., GRÜNER, A., MASON, J., GRANGER, P.: Activation of renin in the single juxtaglomerular apparatus by sodium chloride in the tubular fluid at the macula densa Circulat. Res. **31/32**, Suppl. II, 182 (1972).

THURAU, K., DEETJEN, P.: Kinematographische Untersuchungen am Warmblüternephron. Nachr. Akad. Wiss. Göttingen, math.-phys. Kl. H. **2**, 27 (1961).

THURAU, K., HENNE, G.: Dynamik des Harnstromes in der Henleschen Schleife der Goldhamsterniere. Pflügers Arch. ges. Physiol. **278**, 45 (1963/64).

THURAU, K., KRAMER, K., BRECHTELSBAUER, H.: Die Reaktionsweise der glatten Muskulatur der Nierengefäße auf Dehnungsreize und ihre Bedeutung für die Autoregulation des Nierenkreislaufes. Pflügers Arch. ges. Physiol. **268**, 188 (1959).

THURAU, K., LEVINE, D.Z.: The renal circulation. In: The Kidney (CH. ROUILLER, A.F. MULLER, eds.), vol. III, p. 1. New York-London: Academic Press 1971.

THURAU, K., MASON, J.: The intrarenal function of the juxtaglomerular apparatus. In: Physiology of the Kidneys and Urinary Tract Physiology. Intern. Review Physiol., Med. and Tech., p. 357. London: Butterworths 1974.

THURAU, K., SCHNERMANN, J.: Die Natriumkonzentration an den Macula densa-Zellen als regulierender Faktor für das Glomerulumfiltrat (Mikropunktionsversuche). Klin. Wschr. **43**, 410 (1965).

TIEDEMANN, K.: Vergleichende morphologische und histochemische Studien an der Urniere der Katze und des Schafes. Habil.-Schrift, Vet.-med. Fak., Berlin 1975.

TIEDEMANN, K.: The mesonephros of cat and sheep. Comparative morphological and histochemical studies. Adv. Anat. Embryol. Cell Biol. **52**, 1 (1976).

TIEDEMANN, KL., SCHLÜNS, J.: Histochemical localization of Mg^{2+}-Na^{+}-K^{+}-adenosine triphosphatase in different stages of the sheep mesonephros. Histochemistry **45**, 331 (1975).

TISHER, C.C.: Relationship between renal structure and concentrating ability in the rhesus monkey. Amer. J. Physiol. **220**, 1100 (1971).

TISHER, C.C., BULGER, R.E., TRUMP, B.F.: Human renal ultrastructure. III. The distal tubule in healthy individuals. Lab. Invest. **18**, 655 (1968).

TISHER, C.C., BULGER, R.E., VALTIN, H.: Morphology of renal medulla in water diuresis and vasopressin-induced antidiuresis. Amer. J. Physiol. **220**, 87 (1971).

TISHER, C.C., YARGER, W.E.: Lanthanum permeability of the tight junction (zonula occludens) in the renal tubule of the rat. Kid. Internat. **3**, 238 (1973).

TISSIÈRES, A.: L'influence de la castration, du testostérone et de l'oestradiol sur les phosphatases du rein chez le rat. Acta Anat. **4**, 235 (1948).

TOBIAN, L., ISHII, M.: Interstitial cell granules and solutes in renal papilla in post-Goldblatt hypertension. Amer. J. Physiol. **217**, 1699 (1969).

TOBIAN, L., ISHII, M., DUKE, M.: Relationship of cytoplasmic granules in renal papillary interstitial cells to "post-salt" hypertension. J. Lab. Clin. Med. **73**, 309 (1969).

TOBIAN, L., JANACEK, J., TOMBOULIAN, A.: Correlation between granulation of juxtaglomerular cells and extractable renin in rats with experimental hypertension. Proc. Soc. exp. Biol. (N.Y.) **100**, 94 (1959).

TOBIAN, L., THOMPSON, J., TWEDT, R., JANACEK, J.: The granularity of juxtaglomerular cells in renal hypertension, desoxycorticosterone and post-desoxycorticosterone hypertension, adrenal regeneration hypertension and adrenal insufficiency. J. clin. Invest. **37**, 660 (1958).

TOMASCH, J.: Über die Rückbildung von Nephren in der embryonalen Mausniere. Acta Anat. **11**, 290 (1951).

TÖRCK, P.: Die Lokalisation eines Proteinasen-Inhibitors in der Niere der Maus durch Immunfluorescenz. Arzneimittel-Forsch. **22**, 1534 (1972).

TRENCHEV, P., DORLING, J., WEBB, J., HOLBOROW, E.J.: Localization of smooth muscle-like contractile proteins in kidney by immunoelectron microscopy. J. Anat. (Lond.) **121**, 85 (1976).

TRUETA, J., BARCLAY, A.E., DANIEL, P.M., FRANKLIN, K.J., PRITCHARD, M.M.L.: Studies of the renal circulation. Oxford: Blackwell 1947.

TRUMP, B.F.: An electron microscopic study of the uptake, transport, and storage of colloidal materials by the cells of the vertebrate nephron. J. Ultrastruct. Res. **5**, 291 (1961).

TRUMP, B.F., BULGER, R.E.: Experimental modification of lateral and basilar plasma membranes and extracellular compartments in the flounder nephron. Fed. Proc. **30**, 22 (1971).

TRYGGVASON, K., KOUVALAINEN, K.: Number of nephrons in normal human kidneys and kidneys of patients with the congenital nephrotic syndrome. Nephron **15**, 62 (1975).

TSUDA, N., NICKERSON, P.A., MOLTENI, A.: Ultrastructural study of developing juxtaglomerular cells in the rat. Lab. Invest. **25**, 644 (1971).

TURCHINI, J., CATAYEE, G.: A propos de l'activité de la phosphomonoestérase acide non spécifique durant la formation du mésonephros chez l'embryon de poulet de quelques heures d'incubation. Ann. Histochim. **9**, 275 (1964).

TURCHINI, J.P., MALET, P.: Naphtolacétateestérases, succinodéhydrogénase, 5-nucléotidase dans le rein néonatal. Ann. Histochim. **10**, 107 (1965).

TURCHINI, J.P., MALET, P., LAGARDE, R.: B-glucuronidase, glucose-6-phosphatase, leucineaminopeptidase dans le rein néo-natal. Ann. Histochim. **10**, 5 (1965).

TURCHINI, J.P., MALET, P., POURHADI, R.: Ribonucléines, phospholipides, NADH et NADPH-tétrazolium réductases, glucose-6-phosphatedéhydrogénase, nucléotidephosphatase dans le rein néo-natal (souris, premiers jours). Note histochimique. Ann. Histochim. **10**, 157 (1965).

TURGEON, C., SOMMERS, S.C.: Juxtaglomerular cell counts and human hypertension. Amer. J. Path. **38**, 277 (1961).

TYSON, G.E.: The fine structure of the maxillary gland of the brine shrimp, *Artemia salina*: The end-sac. Z. Zellforsch. **86**, 129 (1968).

TYSON, G.E.: The fine structure of the maxillary gland of the brine shrimp, *Artemia salina*: The efferent duct. Z. Zellforsch. **93**, 151 (1969).

TYSON, G.E.: Scanning electron microscopic study of the effect on vinblastine on podocytes of rat kidney. Virchows Arch. B Cell Path. **25**, 105 (1977).

TYSON, G.E., BULGER, R.E.: Endothelial detachment sites in glomerular capillaries of vinblastine-treated rats. Anat. Rec. **172**, 669 (1972).

TYSON, G.E., BULGER, R.E.: Effect of vinblastine sulfate on the fine structure of cells of the rat renal corpusle. Amer. J. Anat. **135**, 319 (1972).

TYSON, G.E., BULGER, R.E.: Vinblastine-induced paracrystals and unusually large microtubules (macrotubules) in rat renal cells. Z. Zellforsch. **141**, 443 (1973).

UEMURA, E., FLETCHER, T.F., DIRKS, V.A., BRADLEY, W.E.: Distribution of sacral afferent axons in cat urinary bladder. Amer. J. Anat. **136**, 305 (1973).

UHLICH, E., BALDAMUS, C.A., ULLRICH, K.J.: Einfluss von Aldosteron auf den Natriumtransport in den Sammelrohren der Säugetierniere. Pflügers Arch. ges. Physiol. **308**, 111 (1969).

ULLRICH, K.J.: Das Nierenmark. Struktur, Stoffwechsel und Funktion. Ergebn. Physiol. **50**, 433 (1959).

ULLRICH, K.J.: Physiologie der Harnkonzentrierung und Verdünnung. In: Diurese und Diuretica. Ein internationales Symposium (E. BUCHBORN, K.D. BOCK, Hrsg.). Berlin-Göttingen-Heidelberg: Springer 1959.

ULLRICH, K.J.: Das Gegenstromsystem im Nierenmark. Stuttgart: Schattauer 1962.

UNSICKER, K., AXELSSON, S., OWMANN, CH., SVENSSON, K.-G.: Innervation of the male genital tract and kidney in the amphibia, *Xenopus laevis Daudin, Rana temporaria* L., and *Bufo bufo* L. Cell Tiss. Res. **160**, 453 (1975).

UNSICKER, K., KRISCH, B.: Kontraktile Filamente im Nephron. Dtsch. med. Wschr. **100**, 116 (1975).

UNSWORTH, B., GROBSTEIN, C.: Induction of kidney tubules in mouse metanephrogenic mesenchyme by various embryonic mesenchymal tissues. Develop. Biol. **21**, 547 (1970).

VACEK, Z., SCHÜCK, O.: Histology and histochemistry of the transitional epithelium of the rat bladder in response to experimental filling. Anat. Rec. **136**, 87 (1960).

VANDER, A.J.: Effect of catecholamines and the renal nerves on renin secretion in anesthetized dogs. Amer. J. Physiol. **209**, 659 (1965).

VANDER, A.J.: Control of renin release. Physiol. Rev. **47**, 359–381 (1967).

VENKATACHALAM, M.A., KARNOVSKY, M.J.: Extravascular protein in the kidney. An ultrastructural study of its relation to renal peritubular capillary permeability using protein tracers. Lab. Invest. **27**, 435 (1972).

VENKATACHALAM, M.A., KARNOVSKY, M.J., FAHIMI, H.D., COTRAN, R.S.: An ultrastructural study of glomerular permeability using catalase and peroxidase as tracer proteins. J. exp. Med. **132**, 1153 (1970).

VERGARA, J., LONGLEY, W., ROBERTSON, J.D.: A hexagonal arrangement of subunits in membrane of mouse urinary bladder. J. molec. Biol. **46**, 593 (1969).

VERGARA, J., ZAMBRANO, F., ROBERTSON, J.D., ELROD, H.: Isolation and characterization of lumenal membranes from urinary bladder. J. Cell Biol. **61**, 83 (1974).

VERNE, J.: Les lipides du rein et la réaction de Feulgen-Verne. C.R. Ass. Anat. **32**, 440 (1937).

VERNIER, R.L., BIRCH-ANDERSEN, A.: Studies of the fetal human kidney. I. Development of the glomerulus. J. Pediat. **60**, 754 (1962).

VERNIER, R.L., BIRCH-ANDERSEN, A.: Studies of the human fetal kidney. II. Permeability characteristics of the developing glomerulus. J. Ultrastruct. Res. **8**, 66 (1963).

VERNIER, R.L., SMITH, F.G.: Fetal and neonatal kidney. In: Biology of Gestation, vol. 2, p. 225. New York-London: Academic Press 1968.

VETTER, M.R., GIBLEY jr., Ch.W.: Morphogenesis and histochemistry of the developing mouse kidney. J. Morph. **120**, 135 (1966).

VILAR, O., ALVAREZ, B., DAVIDSON, O., MANCINI, R.E.: Incorporation by the kidney of fluorescent pituitary hormones. J. Histochem. Cytochem. **12**, 621 (1964).

VILTER, R.W.: The morphology and development of the metanephric glomerulus in the pigeon. Anat. Rec. **63**, 371 (1935).

VIMTRUP, B.: On the number, shape, structure and surface area of the glomeruli in the kidney of man and mammals. Amer. J. Anat. **41**, 123 (1928).

VIMTRUP, B., SCHMIDT-NIELSEN, B.: The histology of the kidney of kangaroo rats. Anat. Rec. **114**, 515 (1952).

VOGLER, E., HERBST, R.: Angiographie der Nieren. Stuttgart: Thieme 1958.

VOOGT DE, H.J., RATHERT, P., BEYER-BOON, M.E.: Urinary Cytology. Phase Contrast Microscopy and analysis of stained smears. Berlin-Heidelberg-New York: Springer 1977.

WACHSMUTH, E.D., STOYE, J.P.: The differentiation of proximal and distal tubules in the male rat kidney: appearance of aldolase isozymes, aminopeptidase and alkaline phosphatase during ontogeny. Histochemistry **47**, 315 (1976).

WACHSMUTH, E.D., THÖNER, M., PFLEIDERER, G.: The cellular distribution of aldolase isozymes in rat kidney and brain determined in tissue sections by the immunohistochemical method. Histochemistry **45**, 143 (1975).

WACHSTEIN, M.: Histochemical staining reactions of the normally functioning and abnormal kidney. J. Histochem. Cytochem. **3**, 246 (1955).

WACHSTEIN, M., BESEN, M.: Electron microscopic study in several mammalian species of the reaction product enzymatically liberated from adenosine triphosphate in the kidney. Lab. Invest. **13**, 467 (1964).

WACHSTEIN, M., BRADSHAW, M.: Histochemical localization of enzyme activity in the kidneys of three mammalian species during their postnatal development. J. Histochem. Cytochem. **13**, 44 (1965).

WACHSTEIN, M., MEISEL, E.: Enzymatic staining reaction in the kidneys of potassium-depleted rats. Amer. J. Path. **35**, 1189 (1959).

WACKER, G., ZARKOWSKY, H., BURCH, H.: Changes in kidney enzymes of rats after birth. Amer. J. Physiol. **200**, 367 (1961).

WAHL, M., SCHNERMANN, J.: Microdissection study on the length of different tubular segments of rat superficial nephrons. Z. Anat. Entwickl.-Gesch. **129**, 128 (1969).

WAKE, C.J., MOFFAT, D.B., CREASEY, M., CLAGUE, H.W.: Studies on the postnatal development of the collecting ducts of the rat kidney, with particular reference to their glycogen content. Acta Anat. **89**, 1 (1974).

WALDEYER, A.: Die Entwicklung der Vogelniere mit besonderer Berücksichtigung des Gefäßsystems. Untersuchungen am Hühnchen. I. Teil. Z. Anat. Entwickl.-Gesch. **96**, 723 (1931).

WALEEWA, C.G.: Vergleichend-anatomische Untersuchungen über die Mikromorphologie des Nervenapparates der Niere. I. Zur Morphologie des Nervenapparates der Niere bei Amphibien. Anat. Anz. **108**, 20 (1960).

WALEEWA, G.G.: Vergleichend-anatomische Untersuchungen über die Mikromorphologie des Nervenapparates der Niere. II. Zur Morphologie des Nervenapparates der Niere bei Reptilien. Anat. Anz. **112**, 163 (1963).

WALKER, A.M., BOTT, P.A., OLIVER, J., MacDOWELL, M.C.: The collection and analysis of fluid from single nephrons of the mammalian kidney. Amer. J. Physiol. **134**, 580 (1941).

WALKER, B.E.: Polyploidy and differentiation in the transitional epithelium of mouse urinary bladder. Chromosoma **9**, 105 (1958).

WALKER, B.E.: Electron microscopic observations on transitional epithelium of the mouse urinary bladder. J. Ultrastruct. Res. **3**, 345 (1960).

WALKER, F.: The deposition of silver in glomerular basement membrane. Virchows Arch. B. Zellpath. **11**, 90 (1972).

WALKER, F.: The origin, turnover and removal of glomerular basement-membrane. J. Path. **110**, 233 (1973).

WALTHER, W.D.: Ein Beitrag zur Insuffizienz der proximalen Tubuli und zur Deutung der Nephrohydrose. Münchn. med. Wschr. **105**, 1370 (1963).

WARNING, A., THOENES, W.: Morphologische Untersuchungen zur Okklusion und Wiedereröffnung proximaler Nierentubuli bei kurzfristiger Ischämie. Virchows Arch. Abt. B. Zellpath. **11**, 310 (1972).

WARREN, R.C., HICKS, R.M.: Correlation between the substructure of the lumenal plasma membrane of the bladder in man and other mammals. Micron **4**, 257 (1973).

WAUGH, D., PRENTICE, R.S.A., YADAV, D.: The structure of the proximal tubule: a morphological study of basement membrane cristae and their relationships in the renal tubule of the rat. Amer. J. Anat. **121**, 775 (1967).

WAUGH, D., SCHLIETER, W., JAMES, A.W.: Infraglomerular epithelial reflux. Arch. Path. **77**, 93 (1964).

WEBBER, W., WONG, W.T.: The function of the basal filaments in the parietal layer of Bowman's capsule. Canad. J. Physiol. Pharmacol. **51**, 53 (1973).

WEBBER, W.A.: The parietal layer of Bowman's capsule in experimental hypertension. Z. Zellforsch. **147**, 183 (1974).

WEBBER, W.A., BLACKBOURNE, J.: The permeability of the immature glomerulus to large molecules. Lab. Invest. **23**, 1 (1970).

WEBBER, W.A., BLACKBOURNE, J.: The permeability of the parietal layer of Bowman's capsule. Lab. Invest. **25**, 367 (1971).

WEBBER, W.A., LEE, J.: The ciliary pattern of the parietal layer of Bowman's capsule. Anat. Rec. **180**, 449 (1974).

WEDEEN, R.P., WINER, B.: The distribution of p-aminohippuric acid in rat kidney slices. I. Tubular localization. Kid. Internat. **3**, 205 (1973).

WEGMANN, W.: Der juxtaglomeruläre Apparat der Niere bei primärem und sekundärem Hyperaldosteronismus. Virchows Arch. Abt. A, Path. Anat. **349**, 27 (1970).

WEHNER, H., HÖHN, D., FAIX-SCHADE, M., HUBER, H., WALZER, P.: Glomerular changes in mice with spontaneous hereditary diabetes. Lab. Invest. **27**, 331 (1972).

WELLER, U.: Das Blutgefäßsystem der Niere des Pferdes *(Equus caballus)*. Inaug.-Diss. Vet.-Med. Fak. Giessen 1964.

WELLING, L.W., GRANTHAM, J.J.: Physical properties of isolated perfused renal tubules and tubular basement membranes. J. clin. Invest. **51**, 1063 (1972).

WELLING, L.W., WELLING, D.J.: Pressure-flow-diameter relationships in isolated perfused thin limb of Henle. Amer. J. Physiol. **229**, 1 (1975).

WELSCH, U.: The fine structure of the pharynx, cyrtopodocytes and digestive caecum of Amphioxus *(Branchiostoma lanceolatum)*. Symp. Zool. Soc. (Lond.) **36**, 17 (1975).

WELSCH, U., STORCH, V.: Comparative animal cytology and histology. London: Sidgwick & Jackson 1976.

WENDELAAR BONGA, S.E.: Morphometrical analysis with the light and electron microscope of the kidney of the anadromous three-spined stickleback, *Gasterosteus aculeatus,* form *trachurus,* from fresh water and from sea water. Z. Zellforsch. **137**, 563 (1973).

WENDELAAR BONGA, S.E.: The effect of prolactin on kidney structure of the euryhaline teleost *Gasterosteus aculeatus* during adaptation to freshwater. Cell Tiss. Res. **166**, 319 (1976).

WENDELAAR BONGA, S.E., VEENHUIS, M.: The membranes of the basal labyrinth in kidney cells of the stickleback, *Gasterosteus aculeatus*, studied in ultrathin sections and freeze-etch replicas. J. Cell Sci. **14**, 587 (1974).

WENDELAAR BONGA, S.E., VEENHUIS, M.: The effect of prolactin on the number of membrane-associated particles in kidney cells of the euryhaline teleost *Gasterosteus aculeatus* during transfer from seawater to freshwater: a freeze-etch study. J. Cell Sci. **16**, 687 (1974).

WENK, H.: Dehydrogenaseverteilung in Pfortadernieren. Vergleichende histochemische Untersuchungen an der Niere von Frosch, Taube und Albinoratte. Z. mikr.-anat. Forsch. **74**, 407 (1966).

WESSING, A., EICHELBERG, D.: Elektronenmikroskopische Untersuchungen zur Lipid-Speicherung in den Nierentubuli von *Drosophila melanogaster*. Z. Zellforsch. **94**, 129 (1969).

WESTBERG, N.G., MICHAEL, A.F.: Human glomerular basement membrane. Preparation and composition. Biochemistry **9**, 3837 (1970).

WHARTON, L.R.: Innervation of the ureter with respect to denervation. J. Urol. **28**, 639 (1932).

WHITE, H.L.: Observations on the intracapsular pressure and the molecular concentration of the renal capsular fluid in *Necturus*. Amer. J. Physiol. **85**, 191 (1928).

WHITE, H.L.: Observations indicating absence of glomerular intermittence in normal dogs and rabbits. Amer. J. Physiol. **128**, 159 (1939).

WICKS, L.F.: Sex and proteinuria of mice. Proc. Soc. exp. Biol. (N.Y.) **48**, 395 (1941).

WIENKER, T., FORSGREN, K., V. DEIMLING, O.: Esterase. XI. Histochemische, elektrophoretische und quantitative Befunde zum geschlechtsspezifischen Substratspaltmuster der unspezifischen Nierenesterase der Maus. Histochemie **37**, 275 (1973).

WIGERT, V., EKBERG, H.: Über binnenzellige Kanälchenbildung gewisser Epithelzellen der Froschniere. Anat. Anz. **22**, 364 (1903).

WIGERT, V., EKBERG, H.: Studien über das Epithel gewisser Teile der Nierenkanäle von *Rana esculenta*. Arch. mikr. Anat. **62**, 740 (1903).

WILKE, U.: Die Feinstruktur des Glomerulus von *Glossobalanus minutus* Kowalewsky (Enteropneusta). Cytobiol. **5**, 439 (1972).

WILSON, R.A., WEBSTER, L.A.: Protonephridia. Biol. Rev. **49**, 127 (1974).

WILLE, K.-H.: Das Blutgefäßsystem der Niere des Hausrindes. Inaug.-Diss. Vet.-Med. Fak. Giessen 1966.

WILLE, K.-H.: Gefäßarchitektonische Untersuchungen an der Nierenkapsel des Rindes *(Bos primigenius f. taurus* L.). Zbl. Veterinärmed. **15**, 372 (1968).

WILLIAMS, M.M.M., MOFFAT, D.B., CREASEY, M.: The effect of antidiuretic hormone on the permeability of the vessels of the renal medulla of the rat during water diuresis. Quart. J. exp. Physiol. **56**, 250 (1971).

WILLIS, A.G., TANGE, J.D., GAEW-IM, K.: The epithelial cells of the human renal glomerulus. Amer. J. Anat. **114**, 551 (1964).

WILSON, W.: A new staining method for demonstrating the granules of the juxtaglomerular complex. Anat. Rec. **112**, 497 (1952).

WINDHAGER, E.E.: Micropuncture techniques and nephron function. London: Butterworths 1968.

WINN, R.A.: Die arterielle Gefäßversorgung der Rattenniere. Eine Variationsstatistik über die Arteriae renales, Rami anteriores et posteriores I. und II. Ordnung und die Arteriae subcorticales. Diss. Med. Fakult. Univ. Düsseldorf 1971.

WIRZ, H.: Der osmotische Druck des Blutes in der Nierenpapille. Helvet. Physiol. Pharmacol. Acta **11**, 20 (1953).

WIRZ, H., HARGITAY, B., KUHN, W.: Lokalisation des Konzentrierungsprozesses in der Niere durch direkte Kryoskopie. Helvet. physiol. Acta **9**, 196 (1951).

WITTIG, H.-D.: Das Polkissen der Ratte. Morphologische Untersuchungen mit Hilfe der Vitalfärbung. Diss. Med. Fak. Universität Düsseldorf 1971.

WOLFF, J.: Mechanische Aspekte der Feinstruktur der Harnblase. Berlin. Med. **14**, 665 (1963).

WOLMAN, M.: Lipids. In: Handbuch der Histochemie (W. GRAUMANN, K. NEUMANN, Hrsg.), Bd. 5/2, S. 1. Stuttgart: G. Fischer 1964.

WORTHINGTON, W.C. jr.: Vital staining of juxtaglomerular granules of the mouse kidney by neutral red. Anat. Rec. **129**, 407 (1957).

WOZNIAK, W., KIERSZ, A., WAWRZYNIAK, S.: The question of the renal arterial segments. Anat. Anz. **132**, 332 (1972).

WROBEL, K.-H.: Das Blutgefäßsystem der Niere von *Sus scrofa dom.* unter besonderer Berücksichtigung des für die menschliche Niere beschriebenen Abkürzungskreislaufes. Inaug. Diss. Vet.-med. Fak. Giessen, 1961.

WROBEL, K.-H.: Vasa privata in der juxtamedullären Rindenzone der Niere des Rehes *(Capreolus capreolus)*. Berl. Münch. tierärztl. Wschr. **75**, 452 (1962).

WROBEL, K.-H.: Untersuchungen über die Blutversorgung der Niere des Seelöwen *(Zalophus californianus)*. Z. Anat. Entwickl.-Gesch. **123**, 577 (1963).

YAAKOBI, D., BORUT, A.: Changes within vascular bundles of rodent kidneys caused by different diets. Cell Tiss. Res. **181**, 205 (1977).

YAMADA, E.: The fine structure of the renal glomerulus of the mouse. J. biophys. biochem. Cytol. **1**, 551 (1955).

YAMADA, E.: Collagen fibrils within the renal glomerulus. J. biophys. biochem. Cytol. **7**, 407 (1960).

YAMAGASHI, S., AZUMA, T.: Innervation of renal blood vessels of the toad. Jap. J. Physiol. **13**, 399 (1963).

YOSHIMURA, F., NEMOTO, M.: Cytological studies on the special cells in the epithelium of the junctional and collecting segments in the mammalian renal tubules. Gunma J. med. Sci. **2**, 315 (1953).

YOUNG, O., WISSIG, S.L.: A histologic description of certain epithelial and vascular structures in the kidney of the normal rat. Amer. J. Anat. **115**, 43 (1964).

YOUSON, J.H.: Absorption and transport of ferritin and exogenous horseradish peroxidase in the opisthonephric kidney of the sea lamprey. I. Renal corpuscle. Canad. J. Zool. **53** (1975).

YOUSON, J.H.: Absorption and transport of ferritin and exogenous horseradish peroxidase in the opisthonephric kidney of the sea lamprey. II. The tubular nephron. Cell Tiss. Res. **157**, 503 (1975).

YOUSON, J.H.: Potassium pyroantimonate and osmium-zinc iodide reactivity in the tubular epithelium of the opisthonephric kidney of the sea lamprey, *Petromyzon marinus*. L. J. Morph. **140**, 119 (1973).

YOUSON, J.H., MCMILLAN, D.B.: The opisthonephric kidney of the sea lamprey of the Great Lakes. *Petromyzon marinus*. L. II. Neck and proximal segments of the tubular nephron. Amer. J. Anat. **127**, 233 (1970).

YOUSON, J.H., MCMILLAN, D.B.: Intertubular circulation in the opisthonephric kidney of the adult and larval sea lamprey, *Petromyzon marinus* L. Anat. Rec. **170**, 401 (1971).

YOUSON, J.H., MCMILLAN, D.B.: The opisthonephric kidney of the sea lamprey of the Great Lakes, *Petromyzon marinus* L. IV. Intermediate, distal, and collecting segments of the adult. Amer. J. Anat. **130**, 281 (1971).

ZAMBONI, L., DE MARTINO, C.: A re-evaluation of the mesangial cells in the renal glomerulus. Z. Zellforsch. **86**, 364 (1968).

ZAMBONI, L., DE MARTINO, C.: Embryogenesis of the human renal glomerulus. Arch. Path. **86**, 279 (1968).

ZEIGER, K.: Kolloidhistologische Untersuchungen an Epithelien. Z. Zellforsch. **24**, 11 (1936).

ZELLER, J.: Zur Cytochemie der Lysosomen in der Rattenniere unter normalen und experimentellen Bedingungen. Histochemie **35**, 235 (1973).

ZIEGLER, M., SCHAECHTELIN, G.: Die Reninaktivität im Blut von Ratten nach Drosselung der Blutzufuhr zu einer Niere. Verh.-Ber. dtsch. Ges. Urol. **1966**, 155.

ZIMMERMANN, H.-D.: Elektronenmikroskopische Befunde zur Innervation des Nephron nach Untersuchungen an der fetalen Nachniere des Menschen. Z. Zellforsch. **129**, 65 (1972).

ZIMMERMANN, H.-D.: Myelinated nerve fibers in the rat kidney. Light- and electron microscopic studies. Cell Tiss. Res. **160**, 485 (1975).

ZIMMERMANN, H.-D., BOSECK, S.: Myofilamentäre Strukturen in Glomerulus- und Tubulusepithelien in der frühfetalen Nachniere des Menschen. Virchows Arch. Abt. A path. Anat. **357**, 53 (1972).

ZIMMERMANN, K.W.: Beiträge zur Kenntnis einiger Drüsen und Epithelien. Arch. mikrosk. Anat. **52**, 552 (1898).

ZIMMERMANN, K.W.: Über das Epithel des glomerulären Endkammerblattes der Säugerniere. Anat. Anz. **48**, 335 (1915).

ZIMMERMANN, K.W.: Über den Bau des Glomerulus der menschlichen Niere. Z. mikr.-anat. Forsch. **18**, 520 (1929).

ZIMMERMANN, K.W.: Über den Bau des Glomerulus der Säugerniere. Z. mikr.-anat. Forsch. **32**, 176 (1933).

ZIMNY, M., LEVY, D.: Ultrastructure of mesangial and juxtaglomerular cells in the kidney of a hibernator. Z. Zellforsch. **118**, 326 (1971).

ZIMNY, M., RIGAMER, E.: Glomerular ultrastructure in the kidney of a hibernating animal. Anat. Rec. **154**, 87 (1966).

ZLABEK, K.: The arrangement of the intraglomerular blood vessels in the human kidney. Rev. Czechoslovak. Med. **3**, 4 (1957).

ZOLLINGER, H.U., MIHATSCH, M.J.: Renal pathology in biopsy. Light, electron and immunofluorescent microscopy and clinical aspects. Berlin-Heidelberg-New York, Springer-Verlag 1977.

ZOLNAI, B.: Bemerkungen zur anatomischen Injektions-Korrosionstechnik. II. Glomerulizählung. Versuch zur quantitativen Wertung von mittels Polyvinylchlorid (PVC) angefertigter Nierenkorrosionspräparate. Anat. Anz. **112**, 47 (1963).

ZOLNAI, B., PALKOVITS, M.: Glomerulometrische Untersuchungen der Niere während des Lebens. Verh. Anat. Ges. 60. Erg. Anat. Anz. **115**, 389 (1965).

ZOLNAI, B., PALKOVITS, M.: New data concerning the growth of the glomeruli in the albino rat. Acta Morph. Acad. Sci. Hung. **15**, 393 (1965).

ZUMOFF, B., PACHTER, M.R.: Studies of rat kidney and liver growth using total nuclear counts. Amer. J. Anat. **114**, 479 (1964).

ZWEMER, R.L., WOTTON, R.M.: Fat excretion in the guinea pig kidney. Anat. Rec. **90**, 107 (1944).

Nachtrag zum Literaturverzeichnis

ÄNGGÅRD, E., BOHMAN, S.-O., GRIFFIN, J.E.III., LARSSON, C., MAUNSBACH, A.B.: Subcellular localization of the prostaglandin system in the rabbit renal papilla. Acta physiol. scand. **84**, 231 (1972).

BABICS, A., RÉNYI-VÁMOS, F.: Das Lymphgefäßsystem der Niere und seine Bedeutung in der Nierenpathologie und Chirurgie. Verlag Ung. Akad. Wiss. Budapest 1957.

BACHMANN, K.-D.: Über die Nierenfunktion bei Durst und Diurese. Ärztl. Forsch. **4** I/577 (1950).

BARAJAS, L.: The development and ultrastructure of the juxtaglomerular cell granule. J. Ultrastr. Res. **15**, 400 (1966).

BARGMANN, W.: Über sezernierende Zellelemente im Nephron von *Xenopus laevis*. Z. Zellforsch. **25**, 764 (1937).

BENNETT, S.H., LUFT, J.H., HAMPTON, J.L.: Morphological classification of vertebrate capillaries. Am. J. Physiol. **196**, 381 (1959).

BOHLE, A., SITTE, H.: Der juxtaglomeruläre Apparat der Niere. In: Aktuelle Probleme der Nephrologie. IV. Symp. Ges. Nephrologie (Krück, F., ed.), p. 3. Berlin-Heidelberg-New York: Springer 1966.

BOHLE, A., TOMSCHE, U.: Das Verhalten der epithelialen Zellen der Vasa afferentia der Nierenkörperchen bei experimenteller Hypotonie. Beitr. path. Anat. **113**, 399 (1953).

BROWN, J.J., DAVIES, D.L., LEVER, A.F., PARKER, R.A., ROBERTSON, J.I.S.: The assay of renin in single glomeruli in the normal rabbit and the appearance of the juxtaglomerular apparatus. J. Physiol. **176**, 418 (1965).

CADE-TREYER, D.: In vitro culture of the proximal tubule of the bovine nephron: The fate of the histiospecific antigens, neosynthesis of an α-foetoprotein. Ann. Immunol. **126C**, 201 (1975).

CAIN, H., KRAUS, B.: Struktur und Funktion des juxtaglomerulären Apparates der Niere unter geordneten Bedingungen. Dtsch. Med. Wschr. **94**, 2173 (1969).

CAIN, H., KRAUS, B.: Sekretionsstudien am juxtaglomerulären Apparat der Niere bei verschieden alten Ratten. Verh. Dtsch. Ges. Pathol. **54**, 565 (1970).

CALAME, S.: Le rôle des composants épithélial et mésenchymateux du métanéphros, d'après les résultats de la culture in vitro. Arch. Anat. Microsc. Morphol. Exptl. **50**, 299 (1961).

CHATELANAT, F., SIMON, G.T.: Ultrastructural pathology of the tubules and interstitial tissue. In: The Kidney. Morphology, Biochemistry, Physiology. (CH. ROUILLER, A.F. MULLER, eds.), vol. 1, p. 449. New York-London: Academic Press 1969.

DALTON, A.J.: Structural details of some of the epithelial cell types in the kidney of the mouse as revealed by the electron microscope. J. nat. Canc. Inst. **11**, 1163 (1951).

DEIMLING, O. VON: Enzymarchitektur der Niere und Sexualhormone. Progr. Histochem. **1**, 1 (1970).

DIETERICH, H.J., SCHÜRHOLZ, K.-H.: Die Ultrastruktur der Gefäße im Mark der Rattenniere. Verh. anat. Ges. **67**, 47 (1973).

ERICSSON, J.L., TRUMP, B.F.: Electron microscopy of the uriniferous tissues. In: The Kidney (CH. ROUILLER, A.F. MULLER, eds.), vol. I, p. 351. New York-London: Academic Press 1969.

ERICSSON, J.L.E.: Electron microscopy of the normal tubule. In: Proc. IIIrd Internat. Congr. Nephrology (G.E. SCHREINER, ed.), p. 1. Basel-München-New York: Karger 1967.

FAARUP, P.: Renin location in the different parts of the juxtaglomerular apparatus. I: The afferent arteriole and the macula densa. Acta path. microbiol. scand. **71**, 509 (1967).

FAARUP, P.: Renin location in the different parts of the juxtaglomerular apparatus. II: Fractions of the afferent, the cell group of Goormaghtigh, the efferent arteriole and the glomerulus. Acta path. microbiol. scand. **72**, 109 (1968).

FERNER, H., ZAKI, CH.: Mikroskopische Anatomie der Niere. In: Handbuch der Urologie (C.E. ALKEN, V.W. DIX, W.E. GOODWIN, E. WILDBOLZ, eds.), vol. I, p. 172. Berlin-Heidelberg-New York: Springer 1969.

GOORMAGHTIGH, N.: La fonction endocrine des artérioles rénales. Rev. Belge Sci. Med. **16**, 1 (1944).

GRAY, H.: Gray's Anatomy, 35th ed. (R. WARWICK, P.L. WILLIAMS, eds.). Edinbourgh: Longman 1973.

GUZSAL, E.: Beiträge zur Anatomie der Robbenniere. Acta vet. Acad. Sci. Hung. **9**, 419 (1959).

HAGEGE, J., GABE, M., RICHET, G.: Scanning of the apical pole of distal tubular cells under differing acid-base conditions. Kid. Internat. **5**, 137 (1974).

HAMILTON, W.J., MOSSMAN, H.W.: Human embryology, 4th ed. Cambridge: Hefter 1972.

HICKS, R.M., KETTERER, B.: Hexagonal lattice of subunits in the thick lumenal membrane of the rat urinary bladder. Nature **224**, 1034 (1969).

HOLT, S.J., WITHERS, R.F.J.: Cytochemical localization of esterases using indoxyl derivatives. Nature (Lond.) **170**, 1012 (1952).

HORSTER, M., THURAU, K.W.C.: Micropuncture studies on the filtration rate of single superficial and juxtamedullary glomeruli in the rat kidney. Pflügers Arch. ges. Physiol. **301**, 162 (1968).

JAMISON, R.L., BENNETT, C.M., BERLINER, R.W.: Countercurrent multiplication by the thin loops of Henle. Am. J. Physiol. **212**, 357 (1967).

KALMBACH, P., FAHIMI, H.D.: Peroxisomes: Identification in freeze-etch preparations of rat kidney. Cell Int. Rep. **2**, 1978 (in press).

KAUFMANN, W.: Renin-Angiotensin-Aldosteronsystem bei Störungen der Blutdruckregulation. Verh. Dtsch. Ges. inn. Med. **74**, 56 (1968).

KLINGER, G., GEYER, G.: Histochemische Untersuchungen an renalen Basalmembranen während der Entwicklung. Acta histochem. (Jena) **21**, 261 (1965).

KRAUSE, R.: Mikroskopische Anatomie der Wirbeltiere. Berlin und Leipzig 1922.

KRÖNIG, B.: Untersuchungen über den Effekt von Mineralo- und Glukokortikoiden auf die granulierten epitheloiden Zellen in der Wandung des Vas effenrens der Mäuseniere. Med. Diss. Düsseldorf 1966.

LUFT, J., HECHTER, O.: An electron microscopic correlation of structure with function in the isolated perfused cow adrenal, preliminary observations. J. biophys. biochem. Cytol. **3**, 615 (1957).

MARTINO, C. DE, ACCINNI, L., PROCICCHIANI, G.: Ultrastructural study on the contractile structures in mammalian nephron. Z. Zellforsch. **140**, 101 (1973).

MÖLLENDORFF, W. VON: Einige Beobachtungen über den Aufbau des Nierenglomerulus. Z. Zellforsch. **6**, 441 (1927).

MONROE, B.G.: Electron microscopy of the thyroid. Anat. Rec. **116**, 345 (1953).

MUELLER, C.B., MASON, A.D., STOUT, D.G.: Anatomy of the glomerulus. Amer. J. Med. **18**, 267 (1955).

MUYLDER, C.G. DE: Nouvelles observations sur les nerfs du rein humain et sur son appareil juxtaglomérulaire. C.R. Soc. Biol. Paris **139**, 189 (1945).

NUSSBAUM, M.: Über den Bau und die Tätigkeit der Drüsen. 5. Mitt. Zur Kenntnis der Nierenorgane. Arch. mikr. Anat. **27**, 442 (1886).

NUSSBAUM, M.: Über die Sekretion der Niere. Anat. Anz. **1**, 67 (1886).

OBERLING, CH.: Further studies on the preglomerular cellular apparatus. Amer. J. Path. **20**, 155 (1944).

PALAY, S.L., KARLIN, L.J.: An electron microscopic study of the intestinal villus. I. The fasting animal. J. biophys. biochem. Cytol. **5**, 363 (1959).

PEASE, D.C.: Electron microscopy of the vascular bed of the kidney cortex. Anat. Rec. **121**, 701 (1955).

PETER, K.: Über die Nierenkanälchen des Menschen und einiger Säugetiere. Anat. Anz. **300**, Erg.-H. 114 (1907).

PICKERING, G.W., PRINZMETAL, M., KELSALL, A.R.: The assay of renin in rabbits with experimental renal hypertension. Clin. Sci. **4**, 401 (1942).

POLICARD, A.: Le fonctionnement du rein de la grenouille. Archives. Anat. micr. **12**, 177 (1910).

RHODIN, J.A.G.: Electron microscopy of the glomerular capillary wall. Exp. Cell Res. **8**, 572 (1955).

RHODIN, J.A.G.: Fine structure of the peritubular capillaries of the human kidney. In: Progress in Pyelonephritis (E.H. KASS, ed.), p. 391. Philadelphia: Davis 1965.

ROLLHÄUSER, H., VOGELL, W.: Die tubuläre Phenolrotausscheidung und die Feinstrukturveränderungen der Glomerula bei der Rattenniere im traumatischen Schock. Z. Zellforsch. **52**, 549 (1960).

ROUILLER, CH., ORCI, L.: The structure of the juxta glomerular complex. In: The Kidney (CH. ROUILLER, A.F. MULLER, eds.), vol. IV, p. 1. New York-London: Academic Press 1971.

ROYER, P., HABIB, R., VERMEIL, G., MATHIEU, H., ALIZON, M.: Les glomérulonéphrites prolongées de l'enfant. Apropos de quatre aspects anatomiques révélés par la biopsie rénale. Semaine Hop. Paris **38**, 173 (1962).

SCAGLIOSI, G.: Über Glomerusanomalien. Virchows Arch. **150**, 426 (1897).

SCHMIDT-NIELSEN, B.: Urea excretion in mammals. Physiol. Rev. **38**, 139 (1958).

SCHÜTZ, W., SCHNERMANN, J.: Pelvic urine composition as a determinant of inner medullary solute concentration and urine osmolarity. Pflügers Arch. Ges. Physiol. **334**, 154 (1972).

SIMON, G.T., CHATELANAT, F.: Ultrastructure of the normal and pathological glomerulus. In: The Kidney. Morphology, Biochemistry, Physiology (CH. ROUILLER, A.F. MULLER, eds.), p. 261, New York and London: Acad. Press 1969.

SOKABE, H., MIZOGAMI, S., MURASE, T., SAKAI, F.: Renin and euryhalinity in the Japanese eel, Anguilla japonica. Nature **212**, 952 (1966).

SOKABE, H., MIZOGAMI, S., SATO, A.: Role of renin in adaptation to sea water in euryhaline fishes. Jap. J. Pharmacol. **18**, 332 (1968).

STRAUS, W.: Localization of intravenously injected horseradish peroxidase in the cells of the convoluted tubules of the rat kidney. Exp. Cell. Res. **20**, 600 (1960).

TISHER, C.C., BULGER, R.E., TRUMP, B.F.: Human renal ultrastructure. I. Proximal tubule of healthy individuals. Lab. Invest. **15**, 1357 (1966).

TISHER, C.C., FINKEL, R.M., ROSEN, S., KENDIG, E.M.: Renal microbodies in the rhesus monkey. Lab. Invest. **19**, 1 (1968).

WISSIG, S.L.: The anatomy of secretion in the follicular cells of the thyroid gland. I. The fine structure of the gland in the normal rat. J. biophys. biochem. Cytol. **7**, 419 (1960).

YOSHIMURA, F., NAKAMURA, M.: Light and electron microscopic study on the proximal convoluted tubules during postnatal development. Okajimas Folia Anat. jap. **41**, 121 (1965).

ZIMMERMANN, K.W.: Zur Morphologie der Epithelzellen der Säugetierniere. Arch. Mikr. Anat. **78**, 199 (1911).

ZIMMERMANN, K.W.: Der feinere Bau der Blutkapillaren. Z. Anat. Entwickl.-Gesch. **68**, 29 (1923).

12. Namenverzeichnis

Clothier, R.H., Worley,
R.T.S., Balls, M. 198,
273, *353*

Cocket, A.T.K., Kado, R.T.,
Roberts, A.P., Moore,
R.S. 291, *353*

Cocket, A.T.K., s. Katz,
Y.C. 291, *371*

Coetzee, H.J., s. Louw,
G.N. 315, *378*

Cohen, A.H., Mampaso, F.,
Zamboni, L. *353*

Cohen, S.L., s. Harris, R.S.
332, *366*

Colindres, R.E., s. Bello-
Reuss, E. *347*

Colindres, R.E., s. Bulger,
R.E. 47, 48, 130, *351*

Collet, A., s. Policard, A.
66, 80, 102, *388*

Collins, A.B., s. Schneeberger, E.E. *392*

Comparini, L., Bastianini,
A. 291, *353*

Connor, Gr., s. Barajas, L.
268, *346*

Cook, M.L., s. Latta, H.
376

Cook, M.L., s. Osvaldo, L.
122, *386*

Cook, W.F. 261, 264, 265,
353

Cook, W.F., Pickerin,
G.W. 264, *353*

Corby, C., s. Lechéne, C. 8,
376

Cordier, R. 36, 56, 118,
152, 212, 317, 338, *353,
354*

Cordier, R., s. Gérard, P.
152, 200, 204, *361*

Costero, Lopez 86

Cotran, R.S., s. Kelley,
V.E. 100, 108, *372*

Cotran, R.S., s. Rennke,
H.G. 100, *389*

Cotran, R.S., s. Seiler,
M.W. 63, 64, *393*

Cotran, R.S., s. Stilmant,
M.M. 108, 109, 110, *396*

Cottran, R.S., s. Venkatachalam, M.A. 100, *401*

Couser, W.G., s. Stilmant,
M.M. 108, 109, 110, *396*

Covino, B.G., s. Lee, J.C.
297, *376*

Crabtree, C. 49, 331, *354*

Craig-Bennet, A. 340, *354*

Crayen, M., Thoenes, W.
185, 186, 187, 188, 200,
205, *354*

Creasey, M., Moffat, D.B.
245, *354*

Creasey, M., s. Moffat,
D.B. *381*

Creasey, M., s. Wake, C.J.
188, 207, *401*

Creasey, M., s. William,
M.M.M. 299, *403*

Creemers, J., s. Michielsen,
P. 104, *380*

Crock, G.W., s. Carroll, N.
210, *352*

Cross, R.J., Taggart, J.V.
214, *354*

Cupédo, R.N.J. 315, *354*

Cuypers, Y., s. Mouchette,
R. 245, *382*

Daems, W.T., s. Noord,
M.J. van 104, *384*

Dahl, E., s. Farsund, T. *358*

Dahlheim, H., s. Granger,
P. 247, *364*

Dahlheim, H., s. Thurau,
K. 266, *399*

Dahlström, A., s. Sundin,
T. 318, *397*

Dalton, A.J. 124, *406*

Dalton, A.J., Haguenau, F.
354

Dalton, A.J., Kahler, H.,
Lloyd, B.J. 124, *354*

Dalton, A.J., Kahler, H.,
Striebich, M.J., Lloyd,
B. 124, *354*

Daneo-Sisto, L., Guglielmone, R. 268, *354*

Daniel, P.M., Peabody,
C.N., Prichard, M.M.L.
221, *354*

Daniel, P.M., s. Trueta, J.
5, 222, 224, *400*

Daniesl, E.G., s. Muirhead,
E.E. 298, *382*

Dantzler, s. Braun 9, 10, 56

Darmady, E.M. 164, *354*

Darnton, S.J. 173, 174, 175,
178, 179, 180, 207, *354*

Dauda, G., Endes, P. 26, *354*

David, H., s. Kemmer, C.
325, *372*

Davidson, O., s. Vilar, O.
151, *401*

Davies, D.L., s. Brown, J.J.
232, *405*

Davies, D.V., s. Davies, J.
30, *354*

Davies, J. 24, 30, 40, 151, *354*

Davies, J., Davies, D.V. 30,
354

Davies, J.C., s. Sheehan,
H.L. 40, *393*

Davies, J.O., s. Taylor,
A.A. 276, *397*

Davis, J.O., Freeman, R.H.
268, *354*

Davis, J.O., s. Taylor, A.A.
198, 273, *397*

Davis, L.E., Schmidt-Nielsen, B. 144, *354*

Davis, W.L., Goodman,
D.B.P., Martin, J.H.,
Matthews, J.L., Rasmus-
sen, H. 320, 321, *354,
355*

Davis, W.L., Goodman,
D.B.P., Schuster, R.J.,
Rasmussen, H., Martin,
J.H. 320, 321, *355*

Dawson, A.B. *355*

Deane, H.W., s. Olson,
R.E. *386*

Deb, C., Sarkar, C. *355*

Deb, Ch., s. Mukherji, M.
158, *382*

Deen, K.J. van, Haan, J. de
33, *355*

Deetjen, P., Brechtelsbauer,
H., Kramer, K. 234, *355*

Deetgen, P., s. Kramer, K.
180, *373*

Deetjen, P., s. Thurau, K.
121, 181, *399*

Dehoff, E. 221, 222, *355*

Dehoff, E., s. Elze, C. 221,
357

Deimling, O. von 331, 332,
333, 334, 335, 336, *355, 406*

Deimling, O. von, Baumann,
G., Noltenius, H. *355*

Deimling, O. von, Gros-
zarth, C. 27, *355*

Deimling, O. von, Neuschäfer-Rube, G., Noltenius,
H. *355*

Deimling, O. von, Wessels,
C.H., Ottermann, U.,
Noltenius, H. *355*

Deimling, O. v., s. Böcking,
A. 331, *349*

Rényi-Vámos, F., s. Babics, A. 288, 291, *405*

Rènyi-Vàmos, F., Bálogh, R., Szendröi, Z. 310, *389*

Reynolds, A.E. 338, *389*

Rhodin, J.A.G. 68, 80, 82, 85, 86, 98, 124, 126, 130, 134, 135, 143, 173, 186, 205, 207, 208, 289, *390, 407*

Rhodin, J., s. Sjöstrand, F.S. 39, 124, 134, 135, *394*

Riad, Z.M., s. Foster, C.L. 86, 102, *360*

Rice, H.G., Jackson, C.M. *390*

Richet,G.,s.Hagege,J.*210,406*

Richter, W.R., Moize, S.M. 323, 326, *390*

Richter, W.R., s. Levin, S. 325, *377*

Ridder, L.I. De, Mareel, M.M. 33, *355*

Riedel, B. 256, *390*

Riedel, B., Bucher, O. 253, *390*

Riedel, B., Bucher, O., Erkocak, A. 163, *390*

Riedel, B., s. Bucher, O. 192, 248, 253, *351*

Rifkin, B.R., s. Panner, B.J. 207, *386*

Rigamer, E., s. Zimny, M. 93, *405*

Rightsal, W.A., s. Muirhead, E.E. 298, *382*

Rinehart, J.F. 82, 102, *390*

Rinkel, G.L., Hirsch, G.C. 212, *390*

Ripoche, P., Pisam, M. 321, *390*

Roberts, A.P., s. Cocket, A.T.K. 291, *353*

Roberts, J.S., Schmidt-Nielsen, B. 132, 144, 146, *390*

Robertson, J.D., s. Knutton, S. 327, 328, *372*

Robertson, J.D., s. Vergara, J. 327, *401*

Robertson, J.I.S., s. Brown, J.J. 232, *405*

Robertson, J.I.S., s. Hosie, K.F. 291, *368*

Robertson, J.S., s. Pak Poy, R.K.F. 114, 273, *386*

Robinow, C. *390*

Rodè, B. *390*

Rodewald, R., Karnovsky, M.J. 63, 68, 69, 70, 71, 72, 75, 87, 88, *390*

Rodewald, R., s. Ryan, G.B. 71, 72, 101, *391*

Rodriguez, G.E., s. Germuth, F. 110, *361*

Rodriguez, H.J., Wiesmann, W.P., Klahr, S. 320, *390*

Rodriguez, J., s. Horky, K. 291, *368*

Rodriguez, N.E., s. Germuth, F.G. *361*

Röckel, A., s. Just, M. 157, *371*

Röhlich, P., s. Jonas, L. 204, *370*

Roepke, M.H., s. Henderson, V.E. 319, *367*

Röskenbleck, H., s. Niesel, W. *384*

Roesinger, B., Schiller, A., Taugner, R. 133, 165, 166, 167, *390*

Rohde, M., s. Oliveros, L.G. 317, *385*

Rojo-Ortega, J.M., Yeghiagan, E., Genest, J. 289, *390*

Rojo-Ortega, J.M., s. Horky, K. 291, *368*

Rollason, D. *390*

Rollhäuser, H. 124, 150, 170, *390*

Rollhäuser, H., Kriz, W., Heinke, W. 227, 234, 235, 237, 238, 239, 240, 241, 242, 243, 244, 276, 279, *390*

Rollhäuser, H., Santamaria-Arnaiz, P. 234, *390*

Rollhäuser, H., Vogell, W. 170, *390, 407*

Roman, W., Schultze, B., Hempel, K. 90, *391*

Romen, W., Bannasch, P., Aterman, K. 40, 66, 68, *391*

Romen, W., Mäder-Kruse, I. 39, *391*

Romen, W., Thoenes, W. 292, 293, *391*

Romen, W., s. Thoenes, W. 156, *398*

Rorsman, H.R., s. Glimstedt, G. 213, *362*

Rosen, J.K., s. Forster, R.P. *360*

Rosen, S. *391*

Rosen, S., s. Tisher, C.C. *407*

Rosen, S., Pirani, C.L., Muehrcke, R.C. 297, *391*

Rosen, V.J., Jr., s. Leak, L.V. 157, *376*

Rosenbauer, Bertrams 218, 220, 234, 235

Rosenbauer, K.A. 250, 257, 261, *391*

Rosenbauer, K.A., Krönig, B. *391*

Rosenbaum, R.M., s. Melman, A. 126, 142, *380*

Ross, M., Reith, E.J. 147, *391*

Rossi, F., Pescetto, G., Reale, E. 32, *391*

Rossmann, P., Galle, P. 132, *391*

Rostgaard, J., Kristensen, B.I., Nielsen, L.E. 147, *392*

Rostgaard, J., Thuneberg, L. 124, 125, 126, 127, 128, 130, *392*

Rostgaard, J., s. Thuneberg, L. 124, 126, *398*

Rostorfer, H.H., s. Hsueh, W. 22, *369*

Roth, L.E., s. Hall, B.V. *365*

Rothe, H. 331, *392*

Rotter, W. 221, *392*

Rouffignac, C. de, s. Baines, A.D. 42, *345*

Rouffignac, C. de, s. Kaissling, B. 2, 8, 43, 276, 284, 285, 286, 309, 310, *371*

Rouiller, Ch. 2, 3, 34, 46, 118, 121, 152, 181, 205, 208, 218, 300, 302, 308, *391, 407*

Rouiller, Ch., Orci, L. 253, 256

Rouiller, C., s. Forssmann, W.G. 121, *359*

Royer, P., Habib, R., Vermeil, G., Mathien, H., Alizon, M. 44, *407*

Ruska, H., Moore, D.H., Weinstock, J. 142, *391*

Ruyter, J.H.C. 247, 256, *391*

Handbuch der mikroskopischen Anatomie des Menschen

Bearbeitet von zahlreichen Fachgelehrten
Herausgeber: W.v. Möllendorff

Gesamtübersicht:

Band 1
Die lebendige Masse

Teil 1
Allgemeine mikroskopische Anatomie und Organisation der lebendigen Masse
Bearbeiter: G. Hertwig, F.K. Studnička, E. Tschopp
Reprint der Erstauflage Berlin 1929
453 zum Teil farbige Abbildungen. (4) XII, 626 Seiten
Gebunden etwa DM 390,–;
US $ 195.00
ISBN 3-540-07843-6

Teil 2
Wachstum und Vermehrung der lebendigen Masse
1929. 464 zum Teil farbige Abbildungen. X, 807 Seiten
DM 360,–; US $ 180.00
ISBN 3-540-01094-7

Teil 3
Chromosomes
in Mitosis and Interphase
By H.G. Schwarzacher
1976. 116 figures, 3 tables.
VIII, 182 pages
Cloth DM 136,–; US $ 68.00
ISBN 3-540-07456-2

Band 2
Die Gewebe
Epithel-, Stütz- und Muskelgewebe. Bewegungsapparat

Teil 1
Epithel- und Drüsengewebe, Bindegewebe, Blut
Reprint der Erstauflage Berlin 1927. 305 zum Teil farbige Abbildungen, 1 Tafel.
(4) X, 704 Seiten
Gebunden etwa DM 420,–;
US $ 210.00
ISBN 3-540-07844-4

Teil 2
Stützgewebe. Knochengewebe. Skeletsystem
1930. 521 zum Teil farbige Abbildungen. VIII, 699 Seiten
DM 340,–; US $ 170.00
ISBN 3-540-01117-X

Teil 3
Gewebe und Systeme der Muskulatur
1931. 137 zum Teil farbige Abbildungen. VI, 247 Seiten
DM 170,–; US $ 85.00
ISBN 3-540-01145-5

Teil 4
Gewebe und Systeme der Muskulatur
(Ergänzung zu Band 2/3).
1956. 40 Abbildungen.
VIII, 119 Seiten
DM 85,–; US $ 42.50
ISBN 3-540-02031-4
Einbanddecke DM 19,80
ISBN 3-540-02032-2

Teil 5
K.-H. Knese
Stützgewebe und Skelettsystem
In Vorbereitung

Band 3
Haut- und Sinnesorgane

Teil 1
Haut, Milchdrüse, Geruchsorgan, Geschmacksorgan, Gehörorgan
Reprint der Erstauflage Berlin 1927. 321 zum Teil farbige Abbildungen.
(4) VIII, 506 Seiten
Gebunden etwa DM 330,–;
US $ 165.00
ISBN 3-540-07845-2

Teil 2
Auge
1936. 475 zum Teil farbige Abbildungen. VIII, 782 Seiten
DM 300,–; US $ 150.00
ISBN 3-540-01226-5

Teil 3
Die Haut. Die Milchdrüse
(Ergänzung zu Band 3/1)
1957. 359 zum Teil farbige Abbildungen. VIII, 524 Seiten

Gebunden DM 390,–;
US $ 195.00
ISBN 3-540-02160-4

Teil 4
Das Auge und seine Hilfsorgane
(Ergänzung zu Band 3/2)
1964. 227 zum Teil farbige Abbildungen. XII, 662 Seiten
Gebunden DM 490,–;
US $ 245.00
ISBN 3-540-03152-9

Band 4
Nervensystem

Teil 1
Nervengewebe, das peripherische Nervensystem, das Zentralnervensystem
Bearbeiter: M. Bielschowsky, S.T. Bok, R. Greving, A. Jakob, G. Mingazzini, P. Stöhr, C. Vogt, O. Vogt
Reprint der Erstauflage Berlin 1928. 880 zum Teil farbige Abbildungen.
(4) X, 1094 Seiten
Gebunden etwa DM 490,–;
US $ 245.00
ISBN 3-540-07846-0

Teil 2
Plexus und Meningen. Saccus vasculosus
1955. 176 zum Teil farbige Abbildungen. VI, 195 Seiten
DM 130,–; US $ 65.00
ISBN 3-540-01912-X
Einbanddecke DM 19,80
ISBN 3-540-01913-8

Teil 3
Sensible Ganglien
(Ergänzung zu Band 4/1)
1958. 298 zum Teil farbige Abbildungen. VIII, 485 Seiten
Gebunden DM 360,–;
US $ 180.00
ISBN 3-540-02282-1

Teil 4
Das Neuron. Die Nervenzelle. Die Nervenfaser
(Ergänzung zu Band 4/1).
1959. 374 zum Teil farbige Abbildungen. XII, 763 Seiten
Gebunden DM 580,–;
US $ 290.00
ISBN 3-540-02406-9

Teil 5
**Mikroskopische Anatomie
des vegetativen Nervensystems**
(Ergänzung zu Band 4/1)
1957. 501 zum Teil farbige
Abbildungen. XII, 678 Seiten
Gebunden DM 460,–;
US $ 230.00
ISBN 3-540-02161-2

Teil 7
Hypothalamus
(Ergänzung zu Band 4/1)
1962. 287 zum Teil farbige
Abbildungen. XII, 525 Seiten
Gebunden DM 495,–;
US $ 247.50
ISBN 3-540-02837-4

Teil 8
Das Kleinhirn
(Ergänzung zu Band 4/1)
1958. 197 zum Teil farbige
Abbildungen. VIII, 323 Seiten
Gebunden DM 240,–;
US $ 120.00
ISBN 3-540-02283-X

Teil 9
Allocortex
Bearbeitet von H. Stephan
1975. 465 zum Teil farbige
Abbildungen. X, 998 Seiten
Gebunden DM 680,–;
US $ 340.00
ISBN 3-540-07037-0

Band 5
**Verdauungsapparat
Atmungsapparat**

Teil 1
**Mundhöhle, Speicheldrüse,
Tonsillen, Rachen, Speise-
röhre, Serosa**
Reprint der Erstauflage
Berlin 1927. 276 zum Teil
farbige Abbildungen.
(4) VIII, 374 Seiten
Gebunden etwa DM 380,–;
US $ 190.00
ISBN 3-540-07847-9

Teil 2
Magen, Leber, Gallenwege
1932. 254 zum Teil farbige
Abbildungen. X, 489 Seiten
DM 280,–; US $ 140.00
ISBN 3-540-01169-2

Teil 3
**Zähne. Darm. Atmungs-
apparat**

1936. 426 zum Teil farbige
Abbildungen. XVI, 908 Seiten
Gebunden DM 400,–;
US $ 200.00
ISBN 3-540-01227-3

Teil 4
**Die Leber-Gallengang-
systeme, Gallenblase und
Galle**
(Ergänzung zu Band 5/2)
Bearbeitet von J. Wallraff
1969. 183 zum Teil farbige
Abbildungen. VII, 384 Seiten
Gebunden DM 290,–;
US $ 145.00
ISBN 3-540-04530-9

Band 6
**Blutgefäß- und Lymphgefäß-
apparat. Innersekretorische
Drüsen**

Teil 1
**Blutgefäße und Herz. Lymph-
gefäße und lymphatische
Organe. Milz**
1930. 299 zum Teil farbige
Abbildungen. VIII, 584 Seiten
DM 280,–; US $ 140.00
ISBN 3-540-01118-8

Teil 2
**Innersekretorische Drüsen I:
Schilddrüse, Epithelkörper-
chen. Langerhanssche Inseln**
1939. 152 zum Teil farbige
Abbildungen. VIII, 306 Seiten
DM 160,–; US $ 80.00
ISBN 3-540-01269-9

Teil 3
**Innersekretorische Drüsen II:
Hypophyse**
1940. 339 zum Teil farbige
Abbildungen. VIII, 625 Seiten
DM 320,–; US $ 160.00
ISBN 3-540-01284-2

Teil 4
**Innersekretorische Drüsen III:
Thymus, Paraganglien.
Epiphyse. Lymphgefäßapparat**
(Ergänzung zu Band 6/1)
1943. 236 zum Teil farbige
Abbildungen. X, 535 Seiten
DM 300,–; US $ 150.00
ISBN 3-540-01294-X

Teil 5
**Die Nebenniere.
Neurosekretion**
1954. 336 zum Teil farbige

Abbildungen. XVI, 1199 Seiten
Gebunden DM 640,–;
US $ 320.00
ISBN 3-540-01811-5

Teil 6
Die Milz
Bearbeiter: F. Tischendorf
1969. 325 zum Teil farbige .
Abbildungen. VIII, 968 Seiten
Gebunden DM 640,–;
US $ 320.00
ISBN 3-540-04531-7

Band 7
Harn- und Geschlechtsapparat

Teil 1
**Exkretionsapparat und weib-
liche Genitalorgane**
1930. 422 zum Teil farbige
Abbildungen. VIII, 574 Seiten
DM 300,–; US $ 150.00
ISBN 3-540-01119-6

Teil 2
Männliche Genitalorgane
1930. 245 zum Teil farbige
Abbildungen. VIII, 399 Seiten
DM 280,–; US $ 140.00
ISBN 3-540-01120-X

Teil 3
**Weibliche Genitalorgane.
Das Ovarium**
(Ergänzung zu Band 7/1)
1957. 120 zum Teil farbige
Abbildungen. VI, 178 Seiten
DM 130,–; US $ 65.00
ISBN 3-540-02162-0
Einbanddecke DM 19,80
ISBN 3-540-02163-9

Teil 4
**Tube, Vagina und äußere
weibliche Genitalorgane**
(Ergänzung zu Band 7/1)
1966. 121 zum Teil farbige
Abbildungen. VI, 178 Seiten
Gebunden DM 295,–;
US $ 147.50
ISBN 3-540-03546-X

Preisänderungen vorbehalten

Springer-Verlag
Berlin
Heidelberg
New York